6th Edition

재활의학

*Rehabilitation
Medicine*

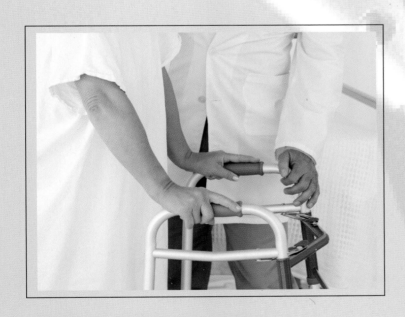

대표저자 한태륜 I 방문석 I 정선근

Vol. **1**

재활의학
Rehabilitation Medicine 6th

첫째판 1쇄 발행		1997년 2월 26일
첫째판 3쇄 발행		1999년 3월 05일
둘째판 1쇄 발행		2002년 2월 23일
둘째판 6쇄 발행		2007년 1월 25일
셋째판 1쇄 발행		2008년 3월 05일
셋째판 3쇄 발행		2011년 9월 10일
다섯째판 1쇄 인쇄		2014년 1월 20일
다섯째판 1쇄 발행		2014년 2월 10일
여섯째판 1쇄 인쇄		2019년 5월 29일
여섯째판 1쇄 발행		2019년 6월 13일
여섯째판 2쇄 발행		2021년 1월 29일

지 은 이   한태륜·방문석·정선근 외
발 행 인   장주연
출 판 편 집   박호경
편집디자인   양은정
표지디자인   김재욱
일 러 스 트   김명곤
발 행 처   군자출판사(주)
　　　　　등록 제4-139호(1991. 6. 24)
　　　　　본사 (10881) **파주출판단지** 경기도 파주시 회동길 338(서패동 474-1)
　　　　　전화 (031) 943-1888　　팩스 (031) 955-9545
　　　　　홈페이지 | www.koonja.co.kr

ISBN   979-11-5955-452-0
정가   100,000원

서문

1994년에 초판이 발행되었던 "재활의학" 교과서가 올해 만 25년째를 맞아 6판을 발간하게 되었습니다. 눈부시게 발전하는 재활의학의 발전에 발맞추고자 평균 5년마다 개정판을 발간하신 교실 교수님들의 노고에 감사드립니다.

이번 개정판에서는 최근 재활의학의 임상적 역량과 학문적 수준이 급격히 높아짐에 따라 이를 충족하기 위해 많은 노력을 기울였습니다. 특히, '수술 중 신경계 감시' 장을 추가하였고 암환자재활, 노인재활, 호흡재활 등의 분량을 늘였습니다. 재활보조기구 부분에도 최신지견들을 포함하기위해 노력하였습니다.

이를 위해 전국의 각 대학에서 분야별 최고의 교수님들을 집필진으로 모셨습니다. 재활의학과 교수님들뿐만 아니라 정형외과, 비뇨의학과, 정신건강의학과, 재활공학과, 물리치료학과, 작업치료학과 간호학과 등 재활의학을 구성하는 다양한 분야의 저자들을 망라하였습니다. 뿐만 아니라 실용학문으로서의 성격이 강한 물리치료학과 작업치료학 분야에서는 의료 현장에서의 최고의 전문가를 집필진으로 모셨습니다.

이 과정에서 저자 수가 5판의 67명에 비해 6판에서는 78명으로 증가하였습니다. 늘어나는 분량을 최소화하기 위해 노력을 하였으나 5판에 비하여 100쪽 가까이 늘어나 결국 1권, 2권으로 분권 출간하게 되었습니다. 새롭고 알찬 교과서의 내용과 2권으로 분권한 새로운 형식에 독자 여러분들의 큰 호응이 있기를 기대합니다.

재활의학 6판의 출간을 위해 바쁘신 중에도 옥고를 보내주신 모든 저자들께 진심으로 감사의 말씀을 드립니다. 기획부터 저자 섭외, 원고 관리까지 전 과정을 책임지고 완성도 높은 교과서를 만들어주신 신형익 교수님께 깊은 감사를 드립니다. 또한, 많은 실무적인 문제들을 해결하기 위해 동분서주했던 교실원 여러분들께도 감사드립니다. 판이 거듭될수록 수준 높은 책을 만들기 위해 노력해주시는 군자출판사에도 감사드립니다.

모쪼록 재활의학 6판이 대한민국 재활의학의 수준을 높이고 외연을 넓히는 역할을 하기를 바랍니다.

2019년 5월
지은이들

집필진

강은경 | 강원의대 강원대학교병원 재활의학과

고명환 | 전북의대 전북대학교병원 재활의학과

고영진 | 가톨릭의대 서울성모병원 재활의학과

고현윤 | 부산대학교 의학전문대학원 양산부산대학교
병원 재활의학과

권범선 | 동국의대 동국대학교일산병원 재활의학과

권정이 | 성균관의대 삼성서울병원 재활의학과

김기원 | 서울의대 서울대학교병원 재활의학과

김대열 | 울산의대 서울아산병원 재활의학과

김돈규 | 중앙의대 중앙대학교병원 재활의학과

김명옥 | 인하의대 인하대학교병원 재활의학과

김미정 | 한양의대 한양대학교병원 재활의학과

김미현 | 분당서울대학교병원 작업치료실

김민욱 | 가톨릭의대 인천성모병원 재활의학과

김봉옥 | 근로복지공단 대구병원 재활의학과

김붕년 | 서울의대 서울대학교병원 정신건강의학과

김상범 | 동아의대 동아대학교병원 재활의학과

김완호 | 국립재활원 재활병원 재활의학과

김 원 | 울산의대 서울아산병원 재활의학과

김원석 | 서울의대 분당서울대학교병원 재활의학과

김장환 | 한서대학교 재활과학기술학과

김종배 | 연세대학교 작업치료학과

김현동 | 인제의대 부산백병원 재활의학과

김희상 | 경희의대 경희대학교병원 재활의학과

남경완 | 분당서울대학교병원 작업치료실

류주석 | 서울의대 분당서울대학교병원 재활의학과

박경희 | 수원대학교 간호학과

박근영 | 가톨릭의대 부천성모병원 재활의학과

박문석 | 서울의대 분당서울대학교병원 정형외과

박시복 | 한양의대 류마티스병원 관절재활의학과

박진우 | 동국의대 동국대학교일산병원 재활의학과

박희원 | 강원의대 강원도재활병원 재활의학과

방문석 | 서울의대 서울대학교병원 재활의학과

방희제 | 충북의대 충북대학교병원 재활의학과

백남종 | 서울의대 분당서울대학교병원 재활의학과

백소라 | 강원의대 강원대학교병원 재활의학과

범재원 | 중앙의대 중앙대학교병원 재활의학과

서관식 | 서울의대 서울대학교병원 재활의학과

서한길 | 서울의대 서울대학교병원 재활의학과

성덕현 | 성균관의대 삼성서울병원 재활의학과

신명준 | 부산의대 부산대학교병원 재활의학과

신용범 | 부산의대 부산대학교병원 재활의학과

신형익 | 서울의대 서울대학교병원 재활의학과

신희석 | 경상의대 경상대학교병원 재활의학과

양은주 | 서울의대 분당서울대학교병원 재활의학과

오무연 | Rutgers New Jersey Medical School, Kessler Institute for Rehabilitaiton

오민균 | 경상의대 경상대학교병원 재활의학과

오병모 | 서울의대 서울대학교병원 재활의학과

오승준 | 서울의대 서울대학교병원 비뇨기과

유승돈 | 경희의대 강동경희대학교병원 재활의학과

윤범철 | 고려대학교 물리치료학과

윤준식 | 고려의대 고려대학교구로병원 재활의학과

이경무 | 충북의대 충북대학교병원 재활의학과

이경우 | 동아의대 동아대학교병원 재활의학과

이범석 | 국립재활원 재활병원 재활의학과

이상윤 | 서울의대 서울특별시보라매병원 재활의학과

이성재 | 단국의대 단국대학교병원 재활의학과

이시욱 | 서울의대 서울특별시보라매병원 재활의학과

이양수 | 경북대학교 의학전문대학원 경북대학교병원 재활의학과

이인식 | 건국대학교 의학전문대학원 건국대학교병원 재활의학과

이자호 | 가톨릭의대 인천성모병원 재활의학과

이재신 | 건양대학교 작업치료학과

이　정 | 서울의대 서울대학교병원 정신건강의학과

이종민 | 건국대학교 의학전문대학원 건국대학교병원 재활의학과

이호준 | 동국의대 동국대학교일산병원 재활의학과

임재영 | 서울의대 분당서울대학교병원 재활의학과

전민호 | 울산의대 서울아산병원 재활의학과

전재용 | 울산의대 서울아산병원 재활의학과

정선근 | 서울의대 서울대학교병원 재활의학과

정세희 | 서울의대 서울특별시보라매병원 재활의학과

정진엽 | 서울의대 분당서울대학교병원 정형외과

정한영 | 인하의대 인하대학교병원 재활의학과

조병모 | 한국복지대학교 의료보장구학과

최경효 | 울산의대 서울아산병원 재활의학과

최은석 | 가톨릭의대 대전성모병원 재활의학과

최치환 | 서울대학교병원 물리치료실

편성범 | 고려의대 고려대학교안암병원 재활의학과

한종태 | 서울대학교병원 물리치료실

허서윤 | 경복대학교 작업치료학과

REHABILITATION MEDICINE

목 차

8장　수술 중 신경생리 감시 Intraoperative neurophysiological monitoring

PART 02
치료기술 및 기구

9장　물리치료 Physical Modalities

23장   부동과 침상안정의 합병증 Complications of Immobilization and Bed rest

24장   욕창 Pressure Ulcer

PART 04
질환에 따른 재활의학적 접근 및 치료

28장　외상성 뇌손상의 재활 Rehabilitation of Traumatic Brain Injury

51장   노인 재활 Geriatric Rehabilitation

REHABILITATION MEDICINE

CHAPTER 01

재활의학의 특성과 원칙
Principle of Rehabilitation Medicine

| 방문석

Ⅰ. 재활의학의 소개

재활의학은 질병 예방, 건강 증진, 치료, 완화 요양과 더불어 건강 의료서비스의 중요한 한 축으로 질병이나 외상으로 건강에 문제가 발생하거나 예측되는 사람에게 최적의 신체적 사회적 기능으로 회복시켜 장애를 최소화하게 하는 의학 분야이다.[1] 이를 통해 궁극적으로는 개인이 사회로 복귀하여 사회 일원으로 참여하는 재통합을 이루는 것을 목표로 하는 것이 특징이다.

국제적으로는 우리 나라의 공식 표기인 'Rehabilitation Medicine (RM)', 미국식 표기인 'Physical Medicine and Rehabilitation (PM&R)', 국제학회의 공식 표기인 'Physical and Rehabilitation Medicine (PRM)'으로 불리며 우리나라에서는 한문으로는 '再活醫學'으로 표기한다. 명칭의 차이는 초기에 발전 단계에 물리의학의 비중이 높았던 점에 비해 점차 재활의 비중이 높아져 발전되었기 때문으로 생각된다. 재활의학의 국제기구인 ISPRM (International Society of Physical and Rehabilitation Medicine)과 유럽, 아시아 학회 등에서는 PRM을 공식 명칭으로 쓰고 있다.[2]

재활의학의 한 분야인 물리의학은 히포크라테스 시대나 그 이전부터 여러 나라의 전통의학에서 열치료, 냉치료, 수치료 등이 전통 치료 의학의 한 분야로 활용되어 왔다. 하지만 현대적인 의미의 재활의학은 다른 의학 분야에 비해서는 비교적 늦게 20세기에 전문 과목이 수립된 진료 분야이다. 유럽이나 미국에서는 1, 2차 세계대전을 거치면서 전쟁으로 인해 많은 참전 군인들이 부상 후 생존하였으나 절단, 척수손상 등으로 인해 후유 장애와 통증 등의 수반된 증상을 갖고서 귀향하게 되었다. 이들을 위한 전문 치료의 수요가 늘어나게 되고 기존의 의학적인 치료와 더불어 의지, 보조기, 통증치료, 물리치료, 작업치료, 심리치료, 직업 복귀 등의 다양한 서비스가 포괄적으로 제공될 필요성이 대두되었다. 전쟁 이후에는 참전 군인 외에도 소아마비, 선천성 질환, 산업재해, 교통사고 등으로 인해 재활 의학적 서비스를 필요로 하는 수요층이 증가하여 이에 맞추어 재활의학의 영역이 발전해 왔다. 21세기 들어서는 의학의 발전으로 비전염성 질환의 이환률과 만성질환이 증가하고 인구의 노령화로 인해 재활의학의 수요는 계속해서 늘고 있는 추세이다. 세계보건기구에서는 늘어난 평균 수명 중 장애를 가지고 생존하는 기간(years lived with disability, YLD)이 미래 재활의학의 수요를 결정 짓는 중요한 요소로 판단하고 있다.[3]

전문과목으로 제도화되기 시작한 곳은 미국이다. 1939년에 미국 재활의학회가 발족하고 1947년에 전문의 제도가 생겨나 1949년에 처음으로 재활의학 전문의가 배출되었다. 우리나라에도 재활의학의 소개는 빠른 편이었다. 6.25 전쟁 이후 많은 전쟁 부상자와 소아마비 환자들이 발생하여 수요가 증가하였고 그 당시 한미재단의 도움으로 일찍 미국에서 재활의학을 접하고 귀국한 의사들과 유럽에서 초기 재활의학의 형태인 물리의학을 전공하고 귀국한 의사들이 국내에 재활의학을 소개하기 시작하였다. 이후 1972년에 학회가 창립되고 1983년에 처음으로 재활의학 전문의를 배출하게 되었다.[4, 5]

Ⅱ. 장애의 개념

재활 치료는 장애를 최소화하는 것이 일차적인 목표이므로 장애에 대한 개념부터 정확히 할 필요가 있다. 장애와 관련한 개념은 이전에는 1980년에 세계보건기구에서는 손상(impairment)으로 인해 활동에 제약이 와서 장애(disability)가 발생하고 이로 인해 사회적 역할 수행이 어려움(handicap)이 생겨나는 것으로 설명했으나 최근에는 기능 수행(functioning), 장애(disability), 건강 상태(health condition)를 포함하여 장애를 설명하고 정의하고 있다. 이러한 개념으로 세계보건기구에서는 2001년 기능수행, 장애와 건강의 국제적 분류체계(International Classification of Functioning, Disability and Health, ICF)모델을 승인하여 이 개념을 기반으로 국제적인 건강과 장애 정보를 비교하고 공유하는 시도를 하고 있다.[1]

기능 수행(functioning)은 기능과 구조(body function and structure), 활동(activity), 참여(participation)를 아우르는 총체적인 용어이다. 장애(disability)는 신체 기능과 구조의 손상(impairment), 활동의 제한(limitation), 참여의 제한(restriction)을 나타낸다. 기능은 건강 상태에 영향을 받고 배경 요인인 환경요인과 개인 요인에 서로 영향을 미치게

된다.

국내의 장애와 관련된 법으로는 1981년 '심신장애자복지법'이 제정되어 1989년 개정된 '장애인복지법'에서 주로 장애인 복지와 일부 건강 보건에 대한 조항이 포함되어 있었다. 1991년에는 '장애인 고용촉진 등에 관한 법률'이 제정되고 2008년에는 '장애인 차별금지 및 권리 구제 등에 관한 법률'이 제정되었다. 2015년에는 '장애인 건강권 및 의료접근성 보장에 관한 법률'이 제정되어 복지 관점이 아닌 보건 의료 관점에서 장애인의 건강과 보건을 관장하는 법이 생겨나 앞으로 장애인의 보건 의료와 재활의료전달체계와 재활의료기관 정립에 발전적인 변화가 있을 것으로 기대된다.

우리 나라의 장애인 관련 통계는 장애등록 기준으로 인구의 약 5% 정도이다. OECD 국가 중에서 가장 낮은 비율을 보이고 있는데 이는 장애인 전체에 대한 파악이 되고 있지 않고 등록 장애인 기준으로 작성한 통계이기 때문으로 여겨진다.

장애인을 표현할 때, 1980년대까지는 법률에서도 장애자로 표현한 적이 있었다. 1988년 서울장애인 올림픽이 개최되고 장애인 관련 법률이 개정되면서 이는 적절하지 못한 표현으로 올바르게 장애인으로 표현하게 되었다. 이 후 일부에서 장애우로 부르는 경우도 있었는데 올바른 표현은 장애인이다. 상대적인 명칭으로 일반인, 정상인 표현보다는 비장애인이라는 표현이 맞는 표현이다. 영어에서도 disabled, handicapped, crippled 등의 표현은 부적절한 표현이다.

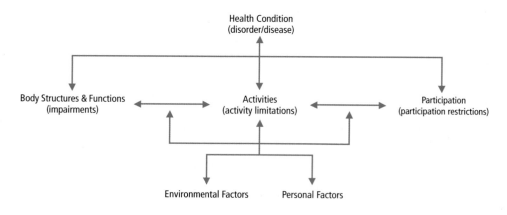

표 1-1 | 기능수행, 장애와 건강의 국제적 분류체계

Ⅲ. 재활의학의 특성

다른 전문의학과에 비교해서 재활의학의 특징은 첫째는 기능 중심의 의학이다. 재활 치료의 목표가 기능의 향상을 통한 장애의 최소화이고, 이를 통해 환자의 독립성을 향상시켜 조속한 사회 통합을 성취하는 한다는 정의를 생각하면 이해가 쉽다. 이를 위해서는 기능 정도의 평가가 치료 전, 치료 과정, 치료 후의 모두 중요하다. 이 때문에 재활의학에서는 다양한 분야의 기능 평가 도구가 이용된다. 질환 별 기능평가 도구가 있고 대부분 의학적인 상태와 더불어 일상생활동작, 보행을 포함한 이동성, 인지 상태 등의 영역을 포함하고 있다. 이에 따라 전인적인 환자 개인별 접근 방식의 치료를 하는 것이 두 번째 특징이다. 치료에는 다양한 전문분야의 인력이 팀으로 참여하는 다원적 팀 접근 방식이 세 번째 특징이다. 네 번째 특징은 목표를 설정해 치료하는 것이다. 개별 기능 역량(functional capacity)과 수행(performance) 정도를 평가해 단기적, 장기적 치료 목표를 세우게 된다. 재활 치료에 참여하는 모든 전문인력은 설정된 목표를 공유하고 각자의 전문영역의 평가, 치료를 하게 된다. 이러한 재활의학의 특징상 재활병동에 입원한 환자의 치료 과정에서 중요한 것이 다양한 컨퍼런스이다. 환자와 가족, 의료진이 모두 모여 환자 상태와 재활 치료, 예후를 의논하는 가족 컨퍼런스, 의료진이 모두 모여 정기적으로 평가정보와 치료 목표를 공유하는 팀 컨퍼런스 등이다.

　재활의료서비스는 급성기 치료에서부터 아급성기, 만성기, 사회복귀에서도 제공되어야 하는 것이 특징이다. 국제보건기구에서는 1차, 2차, 3차 의료시스템에 재활이 필수적으로 포함되어 있어야 한다고 권고하고 있다. 또한 각 시기별로 충분한 양의 재활 치료가 제공되어야 한다. 부족하거나 늦은 재활 치료의 시작은 환자의 기능과 독립성에 중요한 역할을 미치게 되어 입원 기간을 연장시키고 퇴원한 후 사회로의 복귀를 늦추게 되고 재입원의 비율도 증가시키게 된다. 이는 사회 경제학적 측면에서도 큰 손실이다. 사회로 복귀하여서도 적절한 기능의 유지를 위한 재활 서비스가 제공되어야 함은 당연하다(그림 1-1).

Ⅳ. 재활의학에서 다루는 분야

재활의학에서 다루는 분야는 크게 진단과 평가, 근골격계 질환과 통증의 치료, 다양한 질환의 재활 치료로 나눌 수 있다. 구체적인 분야는 다음과 같다.

- 뇌질환 및 뇌손상 재활
- 척수손상 및 질환의 재활
- 중추 및 말초신경 손상의 재활
- 뇌성마비, 신경근육질환 척수수막류, 난치성희귀질환 등의 소아재활
- 경부통, 요통 등 근골격계질환의 비수술적 치료
- 지체 절단 환자의 재활

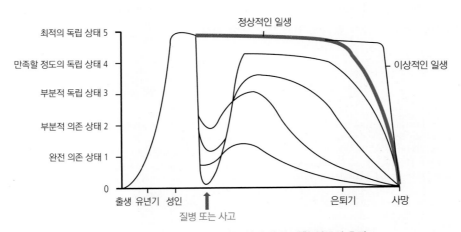

그림 1-1 | 장애 발생 후의 재활 치료의 효과

- 암환자의 재활
- 심장 및 호흡 재활
- 노인 질환의 재활
- 중추 및 말초신경계의 전기진단
- 연하곤란
- 각종 장애 평가

최근 들어 세부분야의 전문화도 다양해져서 국내에서도 전문의 취득 후에도 뇌질환, 척수손상 재활, 근골격계, 소아재활, 전기진단 등의 세부전문 학회와 전문의 후 수련 프로그램이 생겨나기 시작하였다.

V. 재활의료팀의 구성

재활의료는 재활의학과 전문의가 리더 역할을 하는 다양한 구성의 팀이 참여하게 된다. 물리치료사, 작업치료사, 언어치료사, 재활전문간호사, 임상심리사, 의료사회복지사, 의지보조기 제작사, 재활 공학자, 직업재활 전문가, 특수교사, 관련과목 전문의 등의 인력이 환자의 평가, 치료, 사회복귀를 위해 함께 일하게 된다. 각각의 전문가의 역할이 조화롭게 환자 중심으로 제공되기 위해서 재활의학 전문의는 환자를 치료하는 의사이면서 오케스트라의 지휘자처럼 각 전문가의 역할을 조율하여 최대한의 재활 치료 성과를 내기 위해 팀의 지휘자 역할을 하게 된다.

우리나라의 경제 수준은 국제 은행 기준의 고소득 국가에 해당하는데 비해 활동하는 재활의료인력의 비율은 세계보건기구에 통계와 비교하면 고소득 국가 평균에 훨씬 못 미친다. 양질의 인력이 지속적으로 배출되는데도 불구하고 취업하여 활동 중인 재활인력이 적은 것은 국제적으로도 특이한 현상이다. 이는 우리나라 국민건강보험의 보장성이 낮은데, 특히나 투약이나 검사 위주가 아니고 인력이 많이 필요한 재활의료 부분의 보장성이 더 낮기 때문이다. 우리나라 의료를 선진화하고 양질의 재활의료 서비스를 공급하기 위해서는 재활 관련 인력의 고용 증대와 보장성 현실화를 위한 국민건강보험의 정책 개선이 시급하다.

VI. 재활의학의 국제적 전망

국제적으로는 비전염성 만성 질환의 증가와 노령사회 진입 등으로 재활의학의 수요는 꾸준히 증가할 것으로 예상된다.[6] 재활의학의 수요는 이제 특정 질환에 국한 되기보다는 의료시스템 전체에 포함되어야 하는 문제로 인식되고 있다. 전 생애 주기에서 급성 질환이던 만성 질환이던 어떠한 원인에 의하였건 적절한 기능의 유지와 향상이 필요한 경우에는 재활의료서비스가 제공되어야 한다.[7] 현재에도 저소득국가와 중간소득국가에는 재활의 미충족 수요가 꾸준히 증가하고 있고 각 질병별 장애를 가지고 생존하는 기간(years lived with disability, YLD)의 지표가 이를 반영해주고 있다. 2015년 전세계 질병부담 연구(2015 Global Burden of Disease Study)에 의하면 전 세계의 건강상태를 반영한 전체 YLD의 74%에 재활이 도움이 되는 것으로 보고하고 있다.[3] 모든 국가가 보건정책 수립 시에 꾸준한 수요의 증가가 예산되는 재활의료서비스에 대한 대비가 있어야 한다.

참고문헌

1. Stucki G, Cieza A, Melvin J. The International Classification of Functioning, Disability and Health: a unifying model for the conceptual description of the rehabilitation strategy. J Rehabil Med 2007;39:279-85.
2. Han TR Bang MS. Rehabilitation Medicine. The Asian Perspective. American Journal of Physical Medicine and Rehabilitation Medicine 2007;86:335-338.
3. GBD 2015 Disease and Injury Incidence and Prevalence Collaborators. Global, regional, and national incidence, prevalence, and years lived with disability for 310 diseases and injuries, 1990-2015: a systematic analysis for the Global Burden of Disease Study 2015. Lancet. 2016;388:1545-602.
4. 대한재활의학회. 대한재활의학회 30년사. 의학문화사. 2007.
5. Han TR. Physical Medicine and Rehabilitation in South Korea: Past, Present, and Future PM&R 2013;11:964-969.
6. World report on disability. Geneva: World Health Organization and The World Bank; 2011.
7. WHO global disability action plan 2014-2021. Better health for all people with disability. Geneva: World Health Organization; 2015.

CHAPTER 02

재활의학에서의 평가
Evaluation in Rehabilitation Medicine

| 이경무, 김완호

I. 임상적 평가

재활의학에서의 치료는 환자 상태에 대한 정확한 진단과 평가에서부터 시작된다. 재활을 위해서 병의 진단은 물론 환자의 현재 기능과 잠재적 능력을 알아야 한다. 재활의학에서의 임상적 평가는 일반적으로 진료에서 얻을 수 있는 자료와 진찰 즉 병력, 신체검사 및 검사 소견과 여기에 환자의 가정, 생활환경, 직업 및 여가 활동, 그리고 환자의 태도, 적응 능력 등의 개인적 요인과 사회적 환경도 포함해야 한다. 이는 재활의 치료 목표를 설정하고 치료 계획을 수립하는 데 필수적이며 개별 환자에게 가장 적합한 재활 프로그램을 제공하는 과정의 시작이다.

재활의학의 평가는 다음의 세 가지 특징을 가진다.

첫째, 재활의학의 평가는 기능의 평가이다. 재활은 건강문제가 있는 개개인의 기능을 최적화하고 환경과의 상호작용에서 장애를 감소시키기 위해 설계된 일련의 중재 프로그램을 말한다. 또한 재활 치료의 목적은 기능(function)을 향상시켜 장해(impairment)를 최소화하고 활동(activity)과 참여(participation)를 증진시키는 데 있다. 세계보건기구에서 제안한 국제기능장애건강 분류(ICF)의 개념에 의하면 건강상태의 이상 및 질병은 기능과 장애의 포괄적 과정에 영향을 미치며 개인적인 요인과 환경에 상호 영향을 받는다고 하였다. 건강문제(health condition)란 질병(disease), 신체기능의 장애(disorder), 상해(injury) 또는 외상(trauma)을 말하며 장해는 인체기관의 차원에서 질병으로 인한 신체의 구조(body structure) 및 생리적, 심리적 기능(body function)의 손상 또는 이상을 말하며, 활동제한(activity limitation)은 전인적인 차원에서 장해로 인하여 그 사람에게 필요한 활동을 수행하는데 제한이 있음을 말하며, 참여제약(participation restriction)은 사회적인 차원에서 장애로 인한 그 개인의 역할의 손실과 불이익을 말한다. 여기서 기능(functioning)은 모든 신체 기능 및 활동과 참여를 포괄하는 용어이며 여기에 대응하는 장애(disability)는 손상 및 활동제한 및 참여제약을 포괄하는 용어로 사용하고 있다(표 2-1).[1]

둘째, 재활의학의 평가는 포괄적(comprehensive) 평가이다. 재활 치료의 목표는 장애가 있는 환자의 남아 있는 기능을 이용하여 신체적, 정신적, 사회적, 직업적, 교육적으로 그 능력을 최대로 발휘할 수 있도록 하는 데 있기 때문

표 2-1 | WHO의 국제 기능과 장애 분류에 따른 정의

건강상태(health condition)	질병, 장해, 상해, 외상
신체구조(body structure)	신체의 해부학적 부위
신체기능(body function)	신체의 생리적, 심리적 기능
활동(activity)	개인이 과제나 행위를 실행하는 것
참여(participation)	생활의 상황에 관여하는 것
환경요인(environmental factor)	사람들이 살아가는 물리적, 사회적, 태도적 환경

에 환자를 전인적인 관점에서 한 사람의 인격으로 다루어야 한다. 이를 위해 다양한 정보, 즉 질병이나 신체적 문제 등의 건강 관련 문제와 더불어 가족 및 보호자, 직업 등의 생계활동, 생활환경, 지역사회 지지체계 등을 포함하는 사회 경제적 문제 등을 포괄적으로 평가해야 한다. 또한 장애 이후의 변화된 개인의 삶에 대한 새로운 희망이나 꿈들도 함께 공유하는 것이 필요하다.

셋째, 재활의학의 평가는 여러 분야 협동의(interdisciplinary) 평가이다. 재활은 질병 자체뿐 아니라 여러 방면의 기능 즉 일상생활, 언어, 인지 능력, 심리 상태, 직업 및 기타 활동 능력 등을 평가하고 치료하기 때문에, 재활의학 의사를 중심으로 재활간호사, 물리치료사, 작업치료사, 언어치료사, 의지보조기 기사, 임상심리사, 사회복지사 등이 협동(team approach)으로 평가한다. 각 분야별 평가를 통하여 환자의 상태를 전인적으로 파악하여 문제 목록을 작성하고 치료 목표를 설정한다. 다양한 전문가와의 협동적 평가는 환자 개인의 평가 시뿐 아니라 전 재활 과정에 함께 참여해야 한다.

1. 문진

문진은 다른 의학 분야와 마찬가지로 중요하나 재활의학의 특수성에 따라 부가되어야 할 사항이 있다. 질병으로 인해 발생하는 일상생활동작(activities of daily living, ADL)의 장애, 인지기능의 장애, 사회 심리적 상태, 직업 경력 등이 포함되어야 한다.

1) 주소

환자들로 하여금 의사를 찾게 하는 주된 증상을 주소라 한다. 건강상의 변화로 환자는 불안해하거나, 불편을 느끼거나, 기능을 못하게 되어 의사를 찾게 된다. 재활의학 분야에서 흔한 주소는 통증(아프다), 근력 약화(힘이 없다), 보행 장애(걷지 못한다), 언어 장애(말을 못한다) 등이다. 가능하면 환자가 말한 대로 한두 마디로 적는다. 재활의학과 의사는 환자가 손상을 주소로 표현할 때 그와 연관된 활동의 제약이나 참여의 제한에 대해 고려해야 한다.

2) 현 병력

현 병력을 청취하여 문제점을 알아내는 과정에서 질환을 밝히는 것뿐 아니라 이로 인한 기능적 장애의 영향을 아는 것이 중요하다. 따라서 발병일, 이로 인한 신체적 및 정신적 문제점, 현재까지의 치료 경과, 합병증, 현재 투여 중인 약물 등에 대해서 뿐 아니라 우성수에 대한 기록과 기능적 소실과 제한에 대한 기술이 포함되어야 한다.

3) 기능적 병력

기능적 병력은 재활의학의 평가에 중요한 항목으로 질병으로 인한 어떤 장애가 있는지를 알기 위해 그리고 보존되어 있는 능력을 알기 위해 필요하다. 재활의학과 의사는 기능적 병력의 청취 시 기존의 기능의 정도도 함께 파악해야 한다. 기능적 병력에 포함되어야 할 일상생활동작의 항목들은 식사, 개인위생 및 치장하기, 착탈의 동작, 목욕, 용변처리, 의사소통 그리고 운동기능 등이다. 운동기능의 평가에는 침상활동, 이동, 휠체어 사용, 보행 및 전동이동도구의 조작 등이 포함된다. 이들 동작을 수행할 때 환자가 독립적으로 수행할 수 있는지, 도움이 필요한지, 의존적인지를 파악한다.

4) 과거 병력

과거 병력에는 현재의 질환과 관련이 있는 동반 질환과 위험 인자들, 수술 및 외상의 과거력, 과거부터 잔존하던 장애와 그 원인질환, 현재 장애 상태와 재활에 영향을 줄 수 있는 질환 등을 포함해야 한다. 특히 재활의학에서는 신경계, 근골격계, 심혈관계 및 호흡기계 질환에 대한 병력이 중요하다.

5) 전신 소견

환자가 가진 질환과 관련 있는 기관을 포함하여 전신적인 증상을 문진 한다. 재활 치료의 과정에서 장애를 최소화하고 기능을 회복시키기 위해 여러 가지 특별한 운동이나 동작의 훈련 등이 필요한 경우가 많은데, 이런 치료와 훈련을 위해서는 심혈관계, 호흡기계, 신경계 및 근골격계 증상들에 대한 세밀한 문진이 필요하며 주요 증상들은 다음과 같다.

- 심혈관계: 흉통, 숨참(shortness of breath), 두근거림(palpitation), 좌위호흡(orthopnea), 부종
- 호흡기계: 기침, 가래, 객혈, 흉통, 호흡곤란
- 신경계: 무감각, 저림, 위약(weakness), 두통, 현기증
- 근골격계: 통증, 뻣뻣함(stiffness), 관절가동범위의 제한 (limitation of motion)

6) 개인력

환자 개인의 생활습관이나 심리적인 상태, 음식, 술이나 약물 복용 여부 등을 파악하고 가옥 구조와 생활환경, 가족 상황과 성 생활, 그리고 직업, 교육 정도, 경제 상태, 여가 활동, 사회적 지지 등을 조사한다.

7) 가족력

가족의 유전적 질환 여부와 가정에서 건강한 지지 체계 등을 조사한다.

2. 신체검사

문진 과정에서 얻은 정보를 바탕으로 환자의 질병을 진단하고 문제들을 파악하기 위해 시진, 촉진, 타진, 청진 등 신체검사를 시행한다. 신체검사의 목적은 다음과 같다. 첫째, 환자의 증상과 검사 소견과 함께 신체검사 소견에서의 이상 소견을 종합하여 질병의 진단을 한다. 둘째, 질병에 의해 발생한 장애, 혹은 꼭 질병 자체로 인해 일어나는 결과는 아니지만 이차적으로 잘 생기는 관절 구축 등의 장애가 있는지를 면밀히 검사한다. 셋째, 질병으로 인해 손실되지 않은 부분의 남아있는 신체적, 정신적, 지적 능력이 어느 정도 인가를 알아낸다. 재활 치료는 환자의 남은 능력을 기초로 하여 잃어버린 기능을 다시 회복시키게 된다.

재활의학 분야에서 특히 중요한 신체검사는 근골격계와 신경계 검사이다. 이외에도 다음과 같은 전신에 대한 신체검사를 시행한다.

- 활력징후와 전신적 외관: 혈압, 맥박, 체온, 체중 등을 측정하고 일반적인 외관을 관찰한다.
- 피부와 림프절: 특히 돌출된 부위와 감각이 없는 부위에 피부 손상이 없는지 관찰하고 림프절 종창과 압통의 여부를 검사한다.
- 머리/눈/귀/코/입과 인후: 결막, 공막 등 안구의 이상 유무와 구강과 인두 점막, 치아와 잇몸 등을 관찰하고, 시력, 청력을 측정한다.
- 흉부: 흉곽을 시진하여 호흡의 횟수와 리듬, 흉곽의 대칭성과 기형 등을 관찰하고, 호흡음과 심음을 청진한다.
- 복부: 압통, 종괴(mass)의 유무 등을 촉진하고, 장운동을 청진한다.
- 비뇨생식기계 및 직장: 도뇨관 삽입이 필요한 경우 외부 생식기의 짓무름이나 궤양이 있는지 직장, 항문, 항문근의 긴장도, 회음부 감각 등을 검사한다.

1) 근골격계 검사

근골격계에 대한 신체검사는 시진(inspection), 촉진(palpation), 수동적 및 능동적 관절가동범위 측정, 관절의 안정성검사, 도수근력검사 및 기타 각 관절에 대한 특수한 진단적 검사들로 구성된다.

시진은 문진 과정에서부터 시작한다. 신체의 양쪽이 대칭인지를 보고, 상하지를 비교하여 위축(atrophy), 종창(swelling), 피부색깔의 변화, 관절과 뼈의 변형, 근육의 모양과 크기 등을 관찰한다. 척추는 측만증(scoliosis), 후만증(kyphosis), 전만증(lordosis) 등이 없는지 관찰한다.

촉진은 시진의 과정에서 나온 추적진단(impression)을 확정하기 위해 사용된다. 근육, 뼈 및 관절 등을 촉진하여 국소적 및 전신적 연축(spasm), 근 긴장도, 종창, 종괴

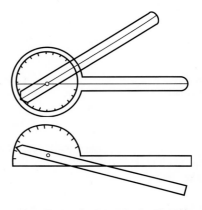

그림 2-1 | 관절가동범위 측정에 사용되는 각도기(goniometer)

표 2-2 | 관절가동범위 측정방법

부위	운동	정상범위	환자 자세	각도기의 위치
견관절	굴곡	0~180°	바로누운자세 팔은 몸통 옆에 두고 전완 회내	회전축: 견봉(acromion)의 바로 아래 한쪽은 중간액와선(midaxillary line)과 평행하게, 다른 한쪽 변은 상완골과 평행하게 위치
	신전	0~60°	엎드린자세 팔은 몸통 옆에 두고 전완 회내	
	외전	0~180°	바로누운자세 팔은 몸통 옆에 위치	회전축: 견봉(acromion)과 같은 높이로 관절의 앞쪽 한쪽 변은 몸통의 중간선과 평행하게, 다른 한쪽 변은 상완골과 평행하게 위치
	내회전	0~70°	바로누운자세 견관절 90° 외전, 주관절 90° 굴곡 전완 회내	회전축: 상완골의 세로축 한쪽 변은 바닥과 수직으로, 다른 한쪽 변은 전완과 평행하게 위치
	외회전	0~90°		
주관절	굴곡	0~150°	바로누운자세 팔은 몸통 옆에 두고 주관절 신전 전완 회내	회전축: 상완골의 왼쪽 상과(epicondyle) 한쪽 변은 상완골과 평행하게, 다른 한쪽 변은 전완과 평행하게 위치
전완	회내 0~80° (pronation)		앉은(선)자세 팔은 몸통 옆에 붙이고 주관절 90° 굴곡 전완과 손목은 중립 위치에서 손은 연필을 쥠	회전축: 전완의 세로축 한쪽 변은 상완골과 평행하게, 다른 한쪽 변은 연필(엄지 쪽)과 평행하게 위치
	회외 0~80° (supination)			

표 2-2 | 관절가동범위 측정방법(계속)

부위	운동	정상범위	환자 자세	각도기의 위치	
수근 관절	굴곡	0~80°	주관절 굴곡, 전완과 손목은 중립 위치	회전축: 손목의 배측면 위에 위치 (제3 중수골 연결선 부위) 양쪽 변은 각각 전완과 손의 배측면에 위치	
	신전	0~70°		회전축: 손목의 배측면 위에 위치 (제3 중수골 연결선 부위) 양쪽 변은 각각 전완과 손의 배측면에 위치	
	요측 편위	0~20°	전완은 회내, 손목은 중립 위치	회전축: 손목의 배측면 수근골 중간 부위 양쪽 변은 각각 전완과 손의 배측면에 위치	
	척측 편위	0~30°			
제1 중수지 절관절	굴곡	0~60°	팔꿈치는 약간 굴곡, 손은 회외 손가락은 신전	회전축: 중수지절관절의 외측면 양쪽 변은 각각 중수골(metacarpal bone), 기절골(proximal phalanges)과 평행하게 위치	
제2-5 중수지 절관절	굴곡	0~90°	팔꿈치는 굴곡, 손은 회외 손목은 중립 위치	회전축: 관절의 배측면 중간 양쪽 변은 각각 중수골, 기절골의 배측면 중간에 위치	
제1 지절간 관절	굴곡	0~80°	팔꿈치는 굴곡, 전완은 회외 지절간관절은 신전	회전축: 지절간관절의 외측면 양쪽 변은 각각 기절골, 말절골(distal phalanges)과 평행하게 위치	
제2-5 지절간 관절	굴곡	0~100°	팔꿈치는 굴곡, 전완은 회내 지절간관절은 신전	회전축: 관절의 배측면 양쪽 변은 각각 기절골, 중절골(middle phalanges)의 배측면에 위치	

표 2-2 │ 관절가동범위 측정방법(계속)

부위	운동	정상범위	환자 자세	각도기의 위치	
	굴곡	0~120°	옆으로 누운 자세 또는 바로 누운 자세	회전축: 대전자에 위치 한쪽 변은 전상장골극(ASIS) 및 후상장골극(PSIS)을 잇는 선에 수직으로, 다른 쪽 변은 대퇴골의 축을 따라 위치	
	신전	0~15°			
고관절	외전	0~45°	바로 누운 자세 다리는 신전	회전축: 고관절에 위치 한쪽 변은 양쪽 전상장골극을 잇는 선에 평행하게, 다른 쪽 변은 대퇴골의 축을 따라 위치	
	내전	0~30°			
	내회전	0~35°	앉은 자세 혹은 누운 자세 슬관절은 90° 굴곡	회전축: 대퇴골의 세로축 한쪽 변은 테이블과 평행하게, 다른 한쪽 변은 경골과 평행하게 위치	
	외회전	0~45°			
슬관절	굴곡	0~135°	엎드린 자세 혹은 앉은 자세	회전축: 슬관절 외측 양 변은 각각 대퇴골, 비골과 평행하게 위치	
족관절	배측굴곡 (dorsiflexion)	0~20°	앉은 자세 무릎은 90° 굴곡	회전축: 외측 복사뼈(lateral malleolus) 아래 발바닥 양 변은 각각 비골, 제5 중족골과 평행하게 위치	
	족저굴곡 (plantar flexion)	0~50°			

(mass), 열감 혹은 압통 및 통증과 운동과의 관련성 등을 알아낸다.

(1) 관절가동범위의 측정

관절가동범위의 측정은 각도기(goniometer)(그림 2-1)의 회전축을 관절의 중심에 맞추고 각도기의 팔을 관절과 연결된 지절에 일치하게 고정시킨 후 가동범위를 눈금에 따라 읽는다. 가동범위는 각도(degree)로 기록하는데 각 관절마다 정상 가동범위가 측정되어 있다.

관절가동범위의 측정 방법은 해부학적 자세를 0°로 하여 운동범위를 0°에서의 편향각도로 정하는 180° 방법이 많이 쓰인다. 360° 방법도 가끔 사용되는데, 이는 머리 쪽을 0°로 하고 발쪽을 180°로 하는 방법이다. 모든 각도는 수동적인 관절운동범위를 측정하여 기록하며, 측정할 때의 환자의 자세를 기록한다. 자세변화에 의한 오차를 줄이기 위해 측정 관절의 근위부를 고정시킨다. 모든 관절의 가동범위를 늘 측정할 필요는 없으며 관절가동범위가 환자의 병리적 혹은 기능적 진단이나 치료계획에 필요한 경우에만 측정한다. 척추의 가동범위 측정 시에는 정확한 측정을 위해 경사계(inclinometer)를 사용한다.

주요 관절의 가동범위 측정 방법 및 정상 범위는 표 2-2와 같다.[2,3]

(2) 근력 검사

근력 검사는 Lovett가 시작한 도수근력검사(표 2-3)가 많이 사용되는데 이는 중력과 저항, 관절가동범위의 세 가지로 검사하는 방법이다. 0부터 5, 또는 Zero, Trace, Poor, Fair, Good, Normal의 6개 등급으로 분류되며, 각 등급 사이에 플러스(+)나 마이너스(-)의 사용은 Fair+, Poor+, Poor- 이외에는 권장되지 않는다.

도수근력검사는 환자의 협조와 정확한 이해가 필요하다. 인지능력이 저하되어 있거나 동통이 있을 때는 정확도가 떨어지고, 힘이 일정치 않을 때는 환자가 근 위약을 가장하는 것을 의심할 수 있다.

장애의 평가에서는 3등급(Fair)의 근력이 중요하다. 그 이유는 첫째, 환자의 동작은 중력 하에서 시행되기 때문에 3등급 정도의 근력이 있으면 중력을 이기고 사용이 가능하나 3등급 이하의 근력인 경우에는 사용하기 위해 외부의 도움이 필요하기 때문이며, 둘째, 근력이 3등급 이하

표 2-3 | 근력 검사법

5	100%	Normal (N)	중력과 충분한 저항 하에서 능동적 정상 관절 운동
4	75%	Good (G)	중력과 어느 정도의 저항 하에서 능동적 관절 운동
3	50%	Fair (F)	중력을 이기고 능동적 관절 운동
2	25%	Poor (P)	중력 제거 상태에서 능동적 관절 운동
1	10%	Trace (T)	수축은 가능하나 능동적 관절 운동은 불가능
0	0%	Zero (Z)	근육 수축의 증거가 없음

인 근육이 지나가는 관절은 구축이 잘 일어나기 때문이다. 4등급 이상에서는 민감도가 떨어지므로 근력계를 사용하여 근력을 측정하기도 한다.

상지와 하지의 운동과 관련된 근육 및 신경은 표 2-4와 같다.[4,5]

2) 신경학적 검사

근골격계 검사와 더불어 신경학적 검사는 재활의학 영역에서 매우 중요한 신체검사의 한 부분이다. 신경학적 검사는 신경계 질환의 감별진단 및 병변부위 진단뿐 아니라 환자의 재활을 위해 필요한 남은 능력의 측정에 중요하다. 신경학적 검사는 정신 기능, 뇌신경, 운동, 반사, 감각에 대한 검사로 구성된다.[6]

(1) 정신 상태의 검사

① 의식 상태(level of consciousness)

의식이란 주변 환경에 대한 자각 상태를 일컫는다. 기면(lethargy) 상태는 반응이 느리고 쉽게 잠이 들지만 쉽게 깨울 수도 있는 상태를 말하며, 혼미(stupor)는 통증을 유발할 수 있는 강한 자극에만 반응하는 정도의 의식 수준을 말한다. 혼수(coma)는 주변 환경에 대한 아무런 반응이 없고 수면-각성 주기도 없는 상태를 말한다. 의식 상태에 대한 여러 가지 기술 용어들은 정의가 불명확하여 검사자 간의 기술의 차이가 있기 때문에 표준화된 방법이 필요하다. 글라스고우 혼수 척도(Glasgow coma scale)는 환자의 눈, 언어 및 운동반응을 이용하여 정량적으로 환자의 의식 상태를 분류하는 방

표 2-4 | 각 부위별 운동과 관련된 주요 근육 및 신경

부위	운동	근육	말초신경	신경근
견관절	굴곡	① 삼각근, 앞부분 (deltoid)	액와신경 (axillary)	C5, 6
		② 대흉근, 쇄골부 (pectoralis major)	흉근신경 (pectoral)	C5, 6, 7, 8, T1
		③ 오훼완근 (coracobrachialis)	근피신경 (musculocutaneous)	C5, 6, 7
		④ 상완이두근 (biceps brachii)	근피신경 (musculocutaneous)	C5, 6
	신전	① 삼각근, 뒷부분 (deltoid)	액와신경 (axillary)	C5, 6
		② 대원근 (teres major)	견갑하신경 (subscapular)	C5, 6
		③ 광배근 (latissimus dorsi)	흉배신경 (thoracodorsal)	C6, 7, 8
	외전	① 극상근 (supraspinatus)	견갑상신경 (suprascapular)	C5, 6
		② 삼각근, 중간부분 (deltoid)	액와신경 (axillary)	C5, 6
	내전	① 대흉근 (pectoralis major)	흉근신경 (pectoral)	C5, 6, 7, 8, T1
		② 대원근 (teres major)	견갑하신경 (subscapular)	C5, 6
		③ 광배근 (latissimus dorsi)	흉배신경 (thoracodorsal)	C6, 7, 8
	내회전	① 삼각근, 앞부분 (deltoid)	액와신경 (axillary)	C5, 6
		② 대원근 (teres major)	견갑하신경 (subscapular)	C5, 6
		③ 견갑하근 (subscapularis)	견갑하신경 (subscapular)	C5, 6
		④ 대흉근 (pectoralis major)	흉근신경 (pectoral)	C5, 6, 7, 8, T1
		⑤ 광배근 (latissimus dorsi)	흉배신경 (thoracodorsal)	C6, 7, 8

표 2-4 | 각 부위별 운동과 관련된 주요 근육 및 신경(계속)

부위	운동		근육	말초신경	신경근
견관절	외회전		① 삼각근, 뒷부분 (deltoid)	액와신경 (axillary)	C5, 6
			② 소원근 (teres mi nor)	액와신경 (axillary)	C5, 6
			③ 극하근 (infraspinatus)	견갑상신경 (suprascapular)	C5, 6
주관절	굴곡		① 상완이두근 (biceps brachii)	근피신경 (musculocutaneous)	C5, 6
			② 상완근 (brachialis)	근피신경 (musculocutaneous)	C5, 6
			③ 상완요골근 (brachioradialis)	요골신경 (radial)	C5, 6
	신전		① 상완삼두근 (triceps brachii)	요골신경 (radial)	C6, 7, 8
전완	회내		① 원회내근 (pronator teres)	정중신경 (median)	C6, 7
			② 방형회내근 (pronator quadratus)	정중신경(전골간신경) (median)	C8, T1
	회외		① 상완이두근 (biceps brachii)	근피신경 (musculocutaneous)	C5, 6
			② 회외근 (supinator)	요골신경(후골간신경) (radial)	C5, 6

표 2-4 │ 각 부위별 운동과 관련된 주요 근육 및 신경(계속)

부위	운동	근육	말초신경	신경근
수근 관절	굴곡	① 요측수근굴근 (flexor carpi radialis) ② 척측수근굴근 (flexor carpi ulnaris)	정중신경(median) 척골신경(ulnar)	C6, 7, 8 C6, 7, 8
	신전	① 장요측수근신근 (extensor carpi radialis longus) ② 단요측수근신근 (extensor carpi radialis brevis) ③ 척측수근신근 (extensor carpi ulnaris)	요골신경(radial) 요골신경(radial) 요골신경(radial)	C6, 7 C6, 7 C7, 8
무지	외전	① 단무지외전근 (abductor pollicis brevis) ② 장무지외전근 (abductor pollicis longus) ③ 단무지신근 (extensor pollicis brevis)	정중신경(median) 요골신경(radial) 요골신경(radial)	C8, T1 C7, 8 C7, 8
	대립	① 무지대립근 (opponens pollicis) ② 단무지굴근 (flexor pollicis brevis) • 단무지외전근 (abductor pollicis brevis)	정중신경(median) 정중신경(median) 정중신경(median)	C8, T1 C8, T1 C8, T1

표 2-4 | 각 부위별 운동과 관련된 주요 근육 및 신경(계속)

부위	운동	근육	말초신경	신경근
제2-5 수지	굴곡	① 천지굴근 (flexor digitorum superficialis)	정중신경(median)	C7, 8, T1
		② 심지굴근 (flexor digitorum profundus)	정중신경(median) 척골신경(ulnar)	C7, 8, T1
		③ 충양근 (lumbricals)	정중신경(median) 척골신경(ulnar)	C8, T1
		• 골간근(interossei)	척골신경(ulnar)	C8, T1
	신전	① 총지신근 (extensor digitorum communis)	요골신경(radial)	C6, 7, 8
		② 시지신근 (extensor indicis)	요골신경(radial)	C7, 8
		③ 소지신근 (extensor digiti minimi)	요골신경(radial)	C7, 8
	외전 내전	골간근(interossei) ① 장측(palmar) ② 배측(dorsal)	척골신경(ulnar)	C8, T1
		③ 소지외전근 (abductor digiti minimi)	척골신경(ulnar)	C8, T1
		④ 소지굴근 (flexor digiti minimi)	척골신경(ulnar)	C8, T1
고관절	굴곡	① 장골근(iliacus)	대퇴신경(femoral)	L2, 3, 4
		② 요근(psoas)	요신경총 (lumbar plexus)	L1, 2, 3, 4
		③ 대퇴근막장근 (tensor fascia lata)	상둔신경 (superior gluteal)	L4, 5, S1
		④ 대퇴직근 (rectus femoris)	대퇴신경(femoral)	L2, 3, 4
		⑤ 치골근(pectineus)	대퇴 또는 폐쇄신경 (femoral or obturator)	L2, 3
		⑥ 내전근(adductors)	폐쇄신경(obturator)	L2, 3, 4

표 2-4 | 각 부위별 운동과 관련된 주요 근육 및 신경(계속)

부위	운동	근육	말초신경	신경근
고관절	신전	① 대둔근 (gluteus maximus)	하둔신경 (inferior gluteal)	L5, S1, 2
	외전	① 중둔근 (gluteus medius)	상둔신경 (superior gluteal)	L4. 5, S1
		② 소둔근 (gluteus minimus)	상둔신경 (superior gluteal)	L4. 5, S1
		• 대퇴근막장근 (tensor fascia lata)	상둔신경 (superior gluteal)	L4. 5, S1
	내전	① 치골근(pectineus)	대퇴 또는 폐쇄신경 (femoral or obturator)	L2, 3
		② 장내전근 (adductor longus)	폐쇄신경(obturator)	L2, 3, 4
		③ 단내전근 (adductor brevis)	폐쇄신경(obturator)	L2, 3, 4
		④ 대내전근 (adductor magnus)	폐쇄신경(obturator)	L3, 4
	내회전	① 대퇴근막장근 (tensor fascia lata)	상둔신경 (superior gluteal)	L4. 5, S1
		• 치골근 (pectineus)	대퇴 또는 폐쇄신경 (femoral or obturator)	L2, 3
		• 소둔근 (gluteus minimus)	상둔신경 (superior gluteal)	L4. 5, S1
	외회전	① 이상근(piriformis)	하둔신경(inferior gluteal)	S1, 2
		② 대둔근 (gluteus maximus)	하둔신경(inferior gluteal)	L5, S1, 2
		③ 상쌍자근 (superior gemelli)	하둔신경(inferior gluteal)	L5, S1, 2
		④ 외폐쇄근 (obturator internus)	하둔신경(inferior gluteal)	L5, S1, 2
		⑤ 하쌍자근 (inferior gemelli)	하둔신경(inferior gluteal)	L4, L5, S1
		⑥ 대퇴방형근 (quadratus femoris)	하둔신경(inferior gluteal)	L4, 5, S1

표 2-4 │ 각 부위별 운동과 관련된 주요 근육 및 신경(계속)

부위	운동	근육	말초신경	신경근
슬관절	굴곡	① 반건상근 (semitendinosus) ② 반막상근 (semimembranosus) ③ 대퇴이두근 (biceps femoris)	좌골신경(sciatic) 경골부분 좌골신경(sciatic) 경골부분 좌골신경(sciatic) 경골부분	L5, S1 L5, S1 L5, S1, 2
	신전	• 대퇴사두근 (quadriceps femoris) ① 대퇴직근(rectus femoris) ② 중간광근(vastus intermedius) ③ 외측광근(vastus lateralis) ④ 내측광근(vastus medialis)	대퇴신경(femoral)	L2, 3, 4
족관절	외전 내전	① 전경골근 (tibialis anterior) ② 장지신근 (extensor digitorum longus) ③ 장무지신근 (extensor hallucis longus)	심비골신경 (deep peroneal) 심비골신경 (deep peroneal) 심비골신경 (deep peroneal)	L4, L5, S1 L4, L5, S1 L4, L5, S1
	족저 굴곡	① 비복근(gastrocnemius) ② 가자미근(soleus)	경골신경(tibial) 경골신경(tibial)	S1, 2 S1, 2

표 2-4 | 각 부위별 운동과 관련된 주요 근육 및 신경(계속)

부위	운동	근육	말초신경	신경근
족관절	내번 (inversion)	① 후경골근 (tibialis posterior)	경골신경(tibial)	L5, S1
		② 장지굴근 (flexor digitorum longus)	경골신경(tibial)	L5, S1
		③ 전경골근 (tibialis anterior)	심비골신경 (deep peroneal)	L4, 5, S1
		④ 장무지굴근 (flexor hallucis longus)	경골신경(tibial)	L5, S1, 2
	외번 (eversion)	① 장비골근 (peroneus longus)	천비골신경 (superficial peroneal)	L4, 5, S1
		② 단비골근 (peroneus brevis)	천비골신경 (superficial peroneal)	L4, 5, S1
		③ 장지신근 (extensor digitorum longus)	심비골신경 (deep peroneal)	L4, 5, S1
족지	신전	① 장무지신근 (extensor hallucis longus)	심비골신경 (deep peroneal)	L4, 5, S1
		② 장지신근 (extensor digitorum longus)	심비골신경 (deep peroneal)	L4, 5, S1
		③ 단지신근 (extensor digitorum brevis)	심비골신경 (deep peroneal)	L5, S1
	굴곡	① 장무지굴근 (flexor hallucis longus)	경골신경(tibial)	L5, S1, 2
		② 장지굴근 (flexor digitorum longus)	경골신경(tibial)	L5, S1
		③ 단지굴근 (flexor digitorum brevis)	내측족저신경 (medial plantar)	L5, S1
		• 단무지굴근 (flexor hallucis brevis)	내측족저신경 (medial plantar)	L5, S1

법이다. 8점 이하의 점수를 받은 환자는 90% 이상이 혼수상태이며 9점 이상인 경우에는 혼수상태가 아니라고 할 수 있다(표 2-5).

② 인지능력(cognition)

• 지남력(orientation) : 시간, 장소, 상황 및 사람에 대한 인식을 검사한다. 환자의 이름을 묻고, 현 거주지, 현재의 시간과 날짜, 지금 있는 장소(병원)와 여기 온 이유 등을 묻는다.

• 주의력(attention) : 몇 개의 숫자를 무작위로 불러주고 따라 하게 한다. 대개 두 자리 숫자에서 시작하여 숫자를 한 개씩 늘려 7개의 숫자까지 따라 하게 하여 검사한다.

• 기억력(memory) : 3~4개의 사물이나 단어를 기억시키고 5~10분 후에 다시 이야기하게 한다. 최근 기억(recent memory)을 검사하기 위해 '어떻게 이곳까지 왔습니까?', '오늘 아침식사로는 무엇을 먹었습니까?' 등 24시간 이내에 있었던 일을 물어본다. 원격 기억(remote memory)은 출생지와 학교 등을 물어 검사한다.

• 상식(general information) : 환자의 나이, 문화적 배경, 교육 수준 등에 맞는 질문을 통하여 검사한다.

• 계산력(calculation) : 100에서 7을 계속 빼는 계산을 시행하거나 간단한 연산 문제로 검사한다.

• 유사성(similarity) : 사과와 귤의 비슷한 점 등을 질문한다.

• 판단력(judgement) : 환자에게 우표를 붙인 편지봉투를 가졌을 때 어떻게 하는가, 또는 집으로 가려면 어떻게 하는가 등의 질문을 한다.

　인지 능력은 환자가 독립생활을 하는데 있어서 중요하며 따라서 재활의학의 평가에는 인지 능력의 선별검사(screening test)가 필요하다. 흔히 쓰이는 선별검사 방법은 간이 정신상태 검사(mini mental state examination, MMSE)이다(표 2-6).

③ 의사소통(communication)

실어증(aphasia), 실행증(apraxia), 구음장애(dysarthria) 등의 존재 여부와 정도를 검사한다. 말하기는 사물의 이름을 대게 하거나 그림을 보여주고 설명하게 하여 검사하며, 발성과 조음 기능도 함께 평가한다. 듣기는 말

표 2-5 | 글라스고우 혼수 척도

관찰반응	반응	점수
Eye opening	자발적으로 눈을 뜬다(spontaneous)	E4
	불러서 눈을 뜬다(to speech)	3
	통증 자극에 의해 눈을 뜬다(to pain)	2
	전혀 눈을 뜨지 않는다(nil)	1
Best motor response	명령에 따른다(obeys)	M6
	동통에 국소적 반응을 보인다(localizes)	5
	자극에 움츠린다(withdraws)	4
	이상 굴곡 반응(abnormal flexion)	3
	이상 신전 반응(extensor response)	2
	전혀 움직임이 없음(nil)	1
Best verbal response	지남력이 있음(oriented)	V5
	혼돈된 회화(confused conversation)	4
	부적절한 말(inappropriate words)	3
	이해 불명의 음성(incomprehensible sounds)	2
	전혀 소리를 안냄(nil)	1

표 2-6 | 약식 정신상태 검사(K-MMSE)

항목	반응		점수
시간지남력	년(1)		/ 5
	월(1)		
	일(1)		
	요일(1)		
	계절(1)		
장소지남력	나라(1)		/ 5
	시/도(1)		
	무엇하는 곳(1)		
	현재 장소 명(1)		
	몇 층(1)		
기억등록	비행기(1)		/ 3
	연필(1)		
	소나무(1)		
주의등록 및 계산	100-7(1)		/ 5
	-7(1)		
	-7(1)		
	-7(1)		
	-7(1)		
기억회상	비행기(1)		/ 3
	연필(1)		
	소나무(1)		
언어 및 시공간 구성	이름대기(2)	연필, 시계	/ 9
	명령시행(3)	오른손으로 집어서 반접어서 주기	
	따라말하기(1)	백문이 불여일견	
	오각형(1)		
	읽기(1)	눈을 감으세요	
	쓰기(1)		
		총점: 점	

로 하는 지시를 통해 청각적 이해능력을 검사한다. 읽기와 쓰기 능력도 검사한다.

④ 지각능력(perception)

실인증(agnosia)은 흔히 쓰는 물건들의 사진을 보여주고 무엇인지 이야기 해보라고 하여 검사할 수 있으며, 신체실인증(somatopagnosia)은 환자가 자신이나 검사자의 팔, 귀, 혹은 손가락 등을 가리켜보라고 하여 검사한다. 특히 좌측 편마비 환자들에게는 좌측 무시(neglect) 등 지각장해들이 잘 나타나며, 환자의 퇴원 후의 생활에서 위험요소로 작용할 수 있기 때문에 지각 능력의 장해를 찾아내는 것이 중요하다. 편측 시각 무시(unilateral visual neglect)는 환자가 걷거나 의자차를 밀고 갈 때 환자가 모서리 등을 못 돌거나 장애물에 부딪히는 등의 행동을 관찰하여 알 수 있다. 시각 무시를 보기 위한 간단한 검사 방법으로 시계 그리기, 십자가 그리기, 알버트 검사(Albert test), 선 나누기 검사(line bisecton test), 글자 지우기 검사(letter cancellation test) 등이 있다(그림 2-2).

(2) 뇌신경의 검사

- 제1 뇌신경(후각신경) : 뇌손상 후 제1 뇌신경의 손상이 흔하기 때문에 후각 기능은 꼭 검사하여야 한다. 자극적이지 않은 냄새를 맡게 하여 검사한다.
- 제2 뇌신경(시각신경) : 양안의 시력과 시야검사 및 안저

검사를 시행한다.

- 제3(동안신경), 제4(활차신경), 제6(외전신경) 뇌신경 : 동공의 반사와 안구 운동(extraocular movement)으로 검사한다.
- 제5 뇌신경(삼차신경) : 각막반사(corneal reflex), 저작근과 얼굴의 감각을 검사한다.
- 제8 뇌신경(청신경) : 청력검사 및 안구진탕(nystagmus)을 검사한다.
- 제7(안면신경), 제9(설인신경), 제10(미주신경), 제12(설하신경) 뇌신경 : 뇌간의 하부에서 나오는 뇌신경들은 각 신경 개개의 기능 검사가 어렵고 함께 작용을 하므로, 맛보기(제7, 9, 10 뇌신경), 얼굴의 표정 짓기(제7 뇌신경), 발음하기(제7, 9, 10, 12 뇌신경), 삼키기(제9, 10, 12 뇌신경) 등으로 검사한다.
- 제11 뇌신경(더부신경) : 흉쇄유돌근(sternocleidomastoid)과 승모근(trapezius)의 근력을 검사한다.

(3) 감각 검사

환자의 협조와 검사자의 정상 피부절(dermatome)과 말초신경 지배 영역에 대한 숙지가 반드시 필요하다(그림 2-3).

① 표재부 감각

가벼운 촉각은 화장지의 끝 등 부드러우면서 가는 것으로, 표재부 통각은 핀으로, 온도감각은 뜨거운 물과 찬물을 담근 두 개의 시험관으로 검사한다.

② 심부 감각

고유수용감각(proprioception)은 손과 발의 원위부 관절에서부터 시작하여 근위부로 환자가 정상으로 느낄 때까지 시행한다. 심부 통각은 상지에서는 손의 관절들을 과신전시켜서, 하지에서는 장딴지의 근육이나 아킬레스건을 압박하여 시행한다. 진동감각은 뼈의 돌출부위에 저주파와 긴 진동지속 시간을 갖춘 소리굽쇠(tuning fork)를 대어 검사한다.

③ 대뇌부 감각(cortical sensation)

두 점 구분 능력(two point discrimination), 입체감각(stereognosis), 도서감각(graphesthesia) 등을 평가한다. 두 점 구분 능력의 정상치는, 입술은 2~3 ㎜, 손끝은 3~5

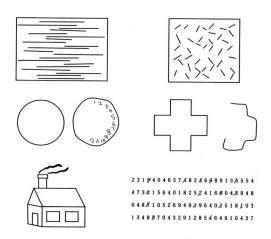

그림 2-2 | 시각 무시를 보기 위한 검사들

A: 전면

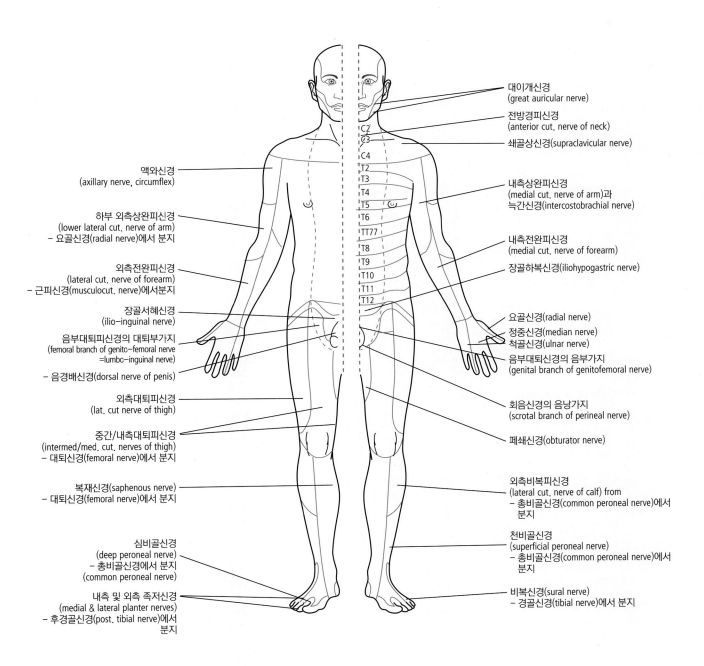

대이개신경
(great auricular nerve)

전방경피신경
(anterior cut. nerve of neck)

쇄골상신경(supraclavicular nerve)

액와신경
(axillary nerve, circumflex)

내측상완피신경
(medial cut. nerve of arm)과
늑간신경(intercostobrachial nerve)

하부 외측상완피신경
(lower lateral cut. nerve of arm)
– 요골신경(radial nerve)에서 분지

내측전완피신경
(medial cut. nerve of forearm)

외측전완피신경
(lateral cut. nerve of forearm)
– 근피신경(musculocut. nerve)에서분지

장골하복신경(iliohypogastric nerve)

장골서혜신경
(ilio–inguinal nerve)

요골신경(radial nerve)
정중신경(median nerve)
척골신경(ulnar nerve)

음부대퇴피신경의 대퇴부가지
(femoral branch of genito–femoral nerve
=lumbo–inguinal nerve)

음부대퇴신경의 음부가지
(genital branch of genitofemoral nerve)

– 음경배신경(dorsal nerve of penis)

외측대퇴피신경
(lat. cut nerve of thigh)

회음신경의 음낭가지
(scrotal branch of perineal nerve)

중간/내측대퇴피신경
(intermed/med. cut. nerves of thigh)
– 대퇴신경(femoral nerve)에서 분지

폐쇄신경(obturator nerve)

복재신경(saphenous nerve)
– 대퇴신경(femoral nerve)에서 분지

외측비복피신경
(lateral cut. nerve of calf) from
– 총비골신경(common peroneal nerve)에서
분지

천비골신경
(superficial peroneal nerve)
– 총비골신경(common peroneal nerve)에서
분지

심비골신경
(deep peroneal nerve)
– 총비골신경에서 분지
(common peroneal nerve)

내측 및 외측 족저신경
(medial & lateral planter nerves)
– 후경골신경(post. tibial nerve)에서
분지

비복신경(sural nerve)
– 경골신경(tibial nerve)에서 분지

그림 2-3 │ 말초신경 지배 영역과 피부절의 분포

B: 후면

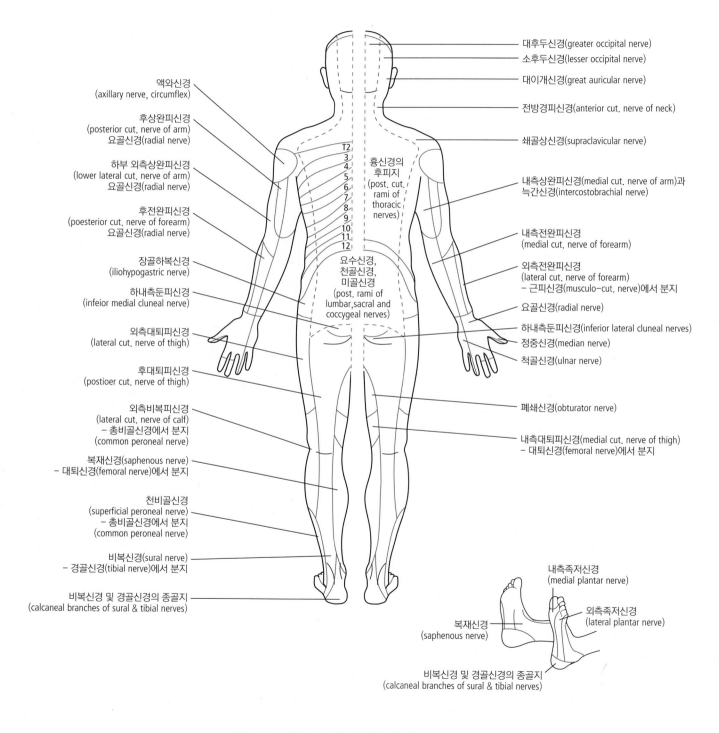

액와신경
(axillary nerve, circumflex)

후상완피신경
(posterior cut. nerve of arm)
요골신경(radial nerve)

하부 외측상완피신경
(lower lateral cut. nerve of arm)
요골신경(radial nerve)

후전완피신경
(poesterior cut. nerve of forearm)
요골신경(radial nerve)

장골하복신경
(iliohypogastric nerve)

하내측둔피신경
(infeior medial cluneal nerve)

외측대퇴피신경
(lateral cut. nerve of thigh)

후대퇴피신경
(postioer cut. nerve of thigh)

외측비복피신경
(lateral cut. nerve of calf)
– 총비골신경에서 분지
(common peroneal nerve)

복재신경(saphenous nerve)
– 대퇴신경(femoral nerve)에서 분지

천비골신경
(superficial peroneal nerve)
– 총비골신경에서 분지
(common peroneal nerve)

비복신경(sural nerve)
– 경골신경(tibial nerve)에서 분지

비복신경 및 경골신경의 종골지
(calcaneal branches of sural & tibial nerves)

대후두신경(greater occipital nerve)

소후두신경(lesser occipital nerve)

대이개신경(great auricular nerve)

전방경피신경(anterior cut. nerve of neck)

쇄골상신경(supraclavicular nerve)

내측상완피신경(medial cut. nerve of arm)과
늑간신경(intercostobrachial nerve)

내측전완피신경
(medial cut. nerve of forearm)

외측전완피신경
(lateral cut. nerve of forearm)
– 근피신경(musculo-cut. nerve)에서 분지

요골신경(radial nerve)

하내측둔피신경(inferior lateral cluneal nerves)

정중신경(median nerve)

척골신경(ulnar nerve)

폐쇄신경(obturator nerve)

내측대퇴피신경(medial cut. nerve of thigh)
– 대퇴신경(femoral nerve)에서 분지

흉신경의
후피지
(post. cut.
rami of
thoracic
nerves)

요수신경,
천골신경,
미골신경
(post. rami of
lumbar, sacral and
coccygeal nerves)

T2
3
4
5
6
7
8
9
10
11
12

내측족저신경
(medial plantar nerve)

외측족저신경
(lateral plantar nerve)

복재신경
(saphenous nerve)

비복신경 및 경골신경의 종골지
(calcaneal branches of sural & tibial nerves)

그림 2-3 | 말초신경 지배 영역과 피부절의 분포(계속)

㎜, 손바닥은 8~15 ㎜, 손등은 20~30 ㎜, 몸통은 4~7 ㎝이다.

⑷ 운동 기능 검사

① 근력 검사
근력 검사에 대해서는 근골격계 검사에서 이미 기술하였다.

② 근육의 긴장도
근육의 긴장도(tone)는 수동적인 신장에 대한 근육의 저항을 말한다. 환자를 수동적 관절운동을 시켜서 경직(spasticity), 경축(rigidity), 긴장저하(hypotonicity) 등을 평가한다. 경직(spasticity)은 속도의존적인 근 신장반사의 항진 상태이며, 경축(rigidity)은 이완상태에서도 수동적 운동에 저항이 있는 상태이다.

③ 협동운동(coordination)
상지의 협동운동은 손가락을 코에 대기(finger-nose), 손가락을 코에 대고 검사자의 손가락 끝에 대기(nose-finger-nose) 등의 검사로, 하지의 협동운동은 발뒤꿈치로 하지 긁기(heel-knee-shin) 등으로 검사한다. 교대 운동 속도(alternate motion rate)는 환자의 손을 빨리 반복적으로 뒤집는 동작을 시켜서 운동의 진폭과 리듬과 정확도를 관찰하며, 소뇌 손상으로 교대 운동에 이상이 있는 경우를 길항운동반복불능증(dysdiadochokinesia)이라고 한다.

④ 불수의운동(involuntary movement)
진전(tremor), 무도병(chorea), 무정위운동(athetosis), 도리깨질(ballismus), 근육긴장이상(dystonia), 간대성 근경련증(myoclonus), 틱(tic) 등을 관찰한다.

⑤ 실행증(apraxia)
실행증이란 근력이나 협동운동, 감각 등이 정상인데도 운동계획(motor planning)과 실행(execution)을 못하는 것을 말한다. 환자는 생각을 하지 않고 자동적으로는 시행이 가능하나, 연필이나 칫솔을 사용해보라고 하면 하지 못한다. 컵의 물 마시기, 연필을 통에 넣기, 성냥을 켜고 불어서 끄기 등을 하게 하여 검사한다. 관념운동실행증(ideomotorapraxia)은 복합적인 동작을 자동적으로는 수행 가능하나 지시에 의해서는 할 수 없는 상태이며, 관념실행증(ideational apraxia)은 각각의 구분된 동작을 수행할 수 있으나 순서적인 작업을 수행할 수 없는 상태를 말한다. 구성실행증(constructional apraxia)은 시계 그리기, 집 그리기 등을 시행하여 검사한다.

⑸ 반사

① 심부건반사(deep tendon reflex)
환자를 이완시킨 후 심부 건반사를 시행한다. 흔히 쓰이는 근육은 상완이두근(biceps brachii, C5-6), 상완삼두근(triceps brachii, C7-8), 상완요골근(brachioradialis, C5-6), 대퇴사두근(quadriceps femoris, L2-4), 하퇴삼두근(triceps surae, S1-2) 등이다.

② 표재성 반사(superficial reflex)
병소를 밝히는데 도움이 되는 표재성 반사들로 각막반사(corneal reflex, pons), 표재복벽반사(superficial abdominal reflex, T8-12), 고환올림근반사(cremasteric reflex, L1-2), 구해면체근반사(bulbocavernous reflex, S3-4), 항문반사(anal reflex, S2-4) 등이 있다.

③ 병적 반사(pathologic reflex)
상부운동신경원(upper motor neuron)의 손상 때는 심부 건반사가 항진되어 있는데 이 때에는 바빈스키 징후(Babinskisign)나 호프만 징후(Hoffman sign) 등을 잘 동반한다. 바빈스키 징후는 바깥쪽 발바닥을 아프지 않게 긁어주면 엄지발가락이 펴지면서 나머지 발가락들이 부채처럼 펴지는 것을 말하며, 호프만 징후는 가운데 손가락의 말절골(distal phalanx)을 굽혔다가 튕기면 심지굴근(flexor digitorum profundus)이 신장되어 손가락 끝마디가 다시 굽혀지는 현상을 말한다. 그 외에 간대(clonus)도 잘 동반되는데 이는 신장에 의해 유발되는 율동성의 비자발적인 근육의 수축을 말하는데 흔히 족관절을 빠른 속도로 배측굴곡(dorsiflexion)시켜서 검사한다.

3. 기능평가

1) 기능평가의 목적

기능평가는 사람이 살아가는데 필요한 활동을 수행할 수 있는 능력을 객관적으로 측정하는 것이다. 특정한 동작에 국한하여 평가하는 것이 아니고 환자의 전반적 기능에 대해 평가하므로 종합적 평가라고 할 수 있다. 기능평가의 목적은, 첫째, 환자의 기능 상태를 객관적으로 파악하여 치료 계획을 수립하기 위함이고, 둘째, 주기적인 기능평가를 통해 기능의 변화를 객관적으로 비교하여 치료의 효과를 파악하고 모니터링하며, 셋째, 기능적 예후를 예측하여 재활의 목표를 설정하고 목표의 달성 여부와 치료의 종료를 결정하는 데 필요한 정보를 얻고자 함이다.

2) 기능평가 항목

사람이 살아가는 데 필요한 신체의 기본적인 기능적 활동은 이동성(mobility)과 일상생활동작(activities of daily living, ADL)이라고 할 수 있다. 평가할 항목과 내용은 다음과 같다.

(1) 이동성
- 침상활동: 침대에서 옆으로 돌아눕기, 일어나 앉기
- 옮겨가기: 앉은 자세에서 일어서기, 침대에서 의자차로 (의자차에서 침대로) 옮겨가기
- 보행: 서서 균형 잡기, 평지 걷기, 계단 오르내리기, 보행보조도구의 활용 여부

(2) 일상생활동작
- 식사
- 개인위생 및 치장하기
- 착탈의
- 목욕
- 용변

이 외에도 전화, 텔레비전 등 생활 기구의 사용이나, 음식 만들기, 다림질, 청소하기 등의 가사 활동도 일상생활동작에 포함되는데, 이러한 활동들은 기구를 사용하게 되므로 도구적 일상생활동작(instrumental activities of daily living, IADL)이라고 한다. 기본적인 일상생활동작이 독립

적으로 수행 가능한 환자들에게는 이런 활동들도 평가한다.

3) 기능 수행 정도

각 평가 항목의 수행 정도는 대체로 다른 사람의 도움의 필요성 여부에 따라 다음과 같이 구분한다.

(1) 독립적(Independent)
특정한 동작을 아무런 도움 없이 안전하게 그리고 일정한 시간 내에 정상적으로 수행하는 것을 말한다. 자조기구를 사용하거나, 시간이 정상보다는 많이 걸리더라도 다른 사람의 도움이 필요 없으면 독립적이라고 할 수 있다.

(2) 의존적(Dependent)
필요한 도움의 정도에 따라 다음과 같이 구분한다.

- 감독 또는 대기 필요(standby assistance)
- 경미한 도움(minimal assistance)
- 중등도의 도움(moderate assistance)
- 많은 도움(maximal assistance)
- 전적인 도움(total assistance)

4. 문제 목록의 작성과 목표 정하기

문진과 신체검사 및 기능평가가 끝나고 나면 재활의학 의사는 환자의 문제 목록을 작성하고 치료 계획을 세우게 된다. 문제 목록은 질병의 진단명과 동반된 의학적 문제들, 정신적 혹은 심리적 문제들, 활동 제한과 참여 제약 등 기능적 문제들, 생활환경과 직업 등 사회적 문제들을 포함해야 한다.

재활의학 의사는 재활 팀의 리더로서 재활 팀과의 평가 회의를 통해 환자의 재활 치료 계획과 장단기 재활 목표를 설정한다. 단기 목표는 1~2주 이내에 달성 가능한 것으로 설정하고 장기 목표는 퇴원 시까지의 목표를 수립한다. 또는 단기목표는 퇴원 시까지의 목표로 설정하고 장기 목표는 퇴원 후 지역사회의 생활을 염두에 두고 설정하기도 한다. 치료가 시작되면 치료에 참가하고 있는 재활 팀이 정기적으로 모여 치료에 대한 환자의 반응을 점검하고, 각

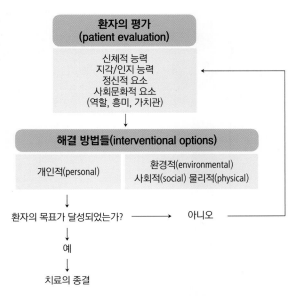

환자의 평가
(patient evaluation)

신체적 능력
지각/인지 능력
정신적 요소
사회문화적 요소
(역할, 흥미, 가치관)

↓

해결 방법들(interventional options)

개인적(personal) | 환경적(environmental)
사회적(social) 물리적(physical)

↓

환자의 목표가 달성되었는가? → 아니오

↓

예

↓

치료의 종결

그림 2-4 | 환자의 평가와 문제 해결 및 재평가 과정

목표의 달성 여부를 재평가하고 필요 시에는 목표를 수정하며 계속 치료 여부를 결정하게 되며, 그 환자에게 세운 목표에 도달할 때까지 가장 적절한 치료를 계속 시행한다 (그림 2-4).

II. 기능평가 도구

1. 일상생활동작(Activities of Daily Living)의 평가

일상생활동작의 능력을 평가하는 것은 발병 초기, 환자의 예후를 예측하고 재활 치료 중 환자의 기능 회복의 정도를 평가하며, 치료 효율을 측정하는 중요한 과정이다. 현재 재활의학 영역에서 널리 사용되고 있는 일상생활동작의 평가 방법으로는 수정바델지수(Modified Barthel index, MBI), 기능적 독립성 평가(Functional independence measure, FIM), 캣츠지수(Katz index), 수정랭킨척도(Modified Rankin scale) 등이 있다.[7]

일상생활동작은 식사하기, 목욕하기, 개인위생과 같은

자신의 몸 관리(self care)에 초점을 둔 기본적 일상생활능력(basic activities of daily living)과 지역사회에서 타인과 같이 생활할 수 있는 개인의 능력인 확장일상생활능력(extended activities of daily living) 또는 도구적 일상생활능력(instrumental activities of daily living)으로 나눌 수 있다.[8] 기본적 일상생활능력을 평가하는 대표적 평가 방법으로 수정바델지수, 수정랭킨척도 등이 있고, 확장일상생활능력을 평가하는 방법으로 프렌체이 활동 지수(Frenchay activities index) 등이 있으며, 기본적 일상생활능력과 도구적 일상생활능력을 같이 평가하는 기능적 독립성 평가 및 기능적 평가측정(Functional independence measure and Functional assessment measure), 캐나다 작업수행평가(Canadian occupational performance measure) 등이 있다.[8]

1) 수정바델지수(Modified Barthel Index)

Mahoney와 Barthel이 일상생활동작의 자립도를 평가하기 위하여, 바델지수(Barthel Index)를 발표하였다.[9] 국내에서는 Shah 등이 발표한 수정바델지수 제5판을 한글로 번역하고 표준화한 한글판 수정바델지수(K-MBI)가 발표되었다.[10]

수정바델지수는 일상생활에 필요한 10개 항목으로 구성되어 있다. 각 항목은 과제를 수행할 수 없는 경우, 최대의 도움이 필요한 경우, 중등도의 도움이 필요한 경우, 최소의 도움이나 감시가 필요한 경우, 완전히 독립적인 경우의 5단계로 구분되어 있으며, 전 항목에 대해 수행을 전혀 할 수 없는 경우 수정바델지수 0점, 독립적으로 완전히 수행할 수 있는 경우 100점이 된다(표 2-7).

환자의 과제 수행 속도가 느린 경우에도, 그 기능의 수행을 위해 다른 사람의 도움을 필요로 하지 않는다면 점수를 아래 단계로 분류하지 않는다.

2) 기능적 독립성 척도(Functional Independence Measure)

기능적 독립성 척도는 Granger 등에 의해 개발되어 널리 사용되고 있으며, 미국에서는 uniform data system for medical rehabilitation (UDSMR®)의 일부로 사용되고 있다.[12]

이 평가 도구는 운동 능력 부분과 인지 능력 부분으로 나뉘는데, 운동 능력 부분은 자신의 몸 관리, 괄약근 조절, 이동, 보행의 4항목으로 구성되며, 인지 능력 부분은 의사

표 2-7 | 한글판 수정바델지수(K-MBI)[10]

항목	1. 과제를 수행할 수 없는 경우	2. 최대의 도움이 필요한 경우	3. 중등도의 도움이 필요한 경우	4. 최소의 도움이나 감시가 필요한 경우	5. 완전히 독립적인 경우
			한글판 수정바델지수 점수체계		
개인위생	0	1	3	4	5
목욕하기	0	1	3	4	5
식사하기	0	2	5	8	10
용변처리	0	2	5	8	10
계단 오르기	0	2	5	8	10
옷 입기	0	2	5	8	10
대변조절	0	2	5	8	10
소변조절	0	2	5	8	10
보행	0	3	8	12	15
의자차*	0	1	3	4	5
의자/침대 이동	0	3	8	12	15
범위	0←				→100

수정바델지수의 일반적인 사용지침

1	평가항목의 과제를 수행할 수 없는 경우는 1로 분류하고 바델 점수는 0점에 해당한다.
2	보호자에게 거의 대부분을 의지하는 경우, 또는 누군가 곁에 있지 않으면 안전에 문제가 있는 경우는 2로 분류한다.
3	보호자에게 중등도로 의지하는 경우, 또는 과제를 끝까지 수행하기 위해 보호자의 감시가 필요한 경우는 3으로 분류한다.
4	보호자의 도움이나 감시를 최소로 필요로 하는 경우는 4로 분류한다.
5	완전히 독립적으로 과제를 수행할 수 있는 경우에는 5로 분류한다. 환자의 과제 수행 속도가 느린 경우, 그 기능의 수행을 위해 다른 사람의 도움을 필요로 하지 않는다면 점수를 아래 단계로 분류하지 않는다.

* 보행이 불가능한 경우

소통, 사회인식의 2항목으로 구성되어, 총 6항목으로 이루어진다. 이 검사는 다시 총 18가지 동작의 세부항목으로 구분되며, 그 수행 정도에 따라 7단계의 점수를 부여한다. 그러므로 환자가 전 항목을 수행하는데 전적인 도움이 필요한 경우 18점, 완전히 독립적으로 수행할 수 있는 경우 126점을 얻게 된다(표 2-8).

기능적 독립성 척도는 신뢰도 및 타당도가 입증되었으며 환자의 전체적인 기능상태를 잘 나타낼 수 있는 표준화된 평가도구이다. 그러나 한글판이 발표되지 않았고, 임의로 사용할 경우에는 저작권 등의 문제가 있을 수 있다. 또한 식사하기, 의사소통과 같은 일부 항목은 동서양의 문화적인 차이 때문에 사용하기에 다소 문제점이 있다.[10,11] 또한 소아용 기능적 독립성 척도(Functional independence measure for children)도 개발되어 장애가 있는 소아 환자의 일상생활동작 평가에 이용되고 있다.[8]

3) 캣츠지수(Katz index of independence in ADL)

Katz는 노인과 만성 질환 환자의 치료와 예후 예측을 위해 캣츠지수를 발표하였고, 이 지수는 일상생활동작의 평가에 사용되고 있다.[13] 캣츠지수는 목욕, 옷 입기, 용변, 이동, 실금, 그리고 식사의 총 6가지 평가 항목에 대하여 각 0점과 1점으로 평가한다. 캣츠지수는 일상생활동작을 간

표 2-8 | 기능적 독립성 척도(Functional independence measure, FIM)[8,14]

운동 수행 능력	
자신의 몸 관리 (self care)	식사(eating) 몸치장(grooming) 목욕(bathing) 착탈의, 상의(dressing-upper body) 착탈의, 하의(dressing-lower body) 용변(toileting)
괄약근 조절 (sphincter control)	방광관리(bladder management) 대장관리(bowel management)
이동(transfer)	침대, 의자, 휠체어간 이동 화장실(toilet) 출입 욕조(bath tub) 또는 샤워장(shower stall) 출입
보행(locomotion)	보행(walk)/휠체어(wheel chair) 계단(stairs)

인지 기능 수행 능력	
의사소통 (communication)	이해력(comprehension) 표현력(expression)
사회인식 (social cognition)	사회적 상호작용(social interaction) 문제해결(problem solving) 기억력(memory)

기능적 독립성 척도 점수 체계	
독립(Independence)	
7	완전한 독립(complete independence: timely, safely)
6	한정적 독립(modified independence: extra time, devices)
부분적 의존(modified dependence)	
5	감독 필요(supervision: curing, coaxing, prompting)
4	경미한 도움 필요(minimal assist: performs 75% or more of task)
3	중등도의 도움 필요(moderate assist: performs 50% to 74% of task)
완전 의존(complete dependence)	
2	최대한 도움 필요(maximal assist: performs 25% to 49% of task)
1	전적인 도움 필요(total assist: performs less than 25% of task)

편하게 평가할 수 있지만, 항목이 너무 간단하여 민감도가 낮은 단점이 있다.

4) 수정랭킨척도(Modified Rankin Scale)

랭킨척도는 뇌졸중 환자의 일상생활동작 자립도와 장애 정도를 평가하기 위한 도구로서 Warlow 등에 의해 수정, 발표된 수정랭킨척도가 널리 사용되고 있다.[15] 수정랭킨 척도는 일상생활의 자립도를 0단계에서 6단계로 나누어 평가한다(표 2-9).[16] 수정랭킨척도는 수행이 간단하여 의료 인이 쉽게 평가할 수 있고, 교육을 잘 받는다면 전화를 통 해서도 평가가 가능하다. 그러나 이 척도도 항목이 너무 간단하여 민감도가 낮은 단점이 있으며, 인지기능의 저하 가 동반된 환자에서는 장애 정도가 충분히 반영되지 않을 수 있다.[16]

5) 세계보건기구 장애평가도구(World Health Organization Disability Assessment Schedule 2.0, WHODAS 2.0)

WHODAS 2.0은 2001년 WHO에서 승인한 건강 분류체 계인 ICF를 기반으로 개발되어 일반적인 인구조사 및 임 상현장에 적용할수 있는 실용적이며 포괄적인 건강 및 장 애 평가도구이다. 건강상태를 설명하는 ICF의 구성요인 중 '활동'과 '참여'에 중심을 두어 원활한 활동과 참여 상태 를 건강한 것으로, 그렇지 않은 것을 건강하지 않은 것으 로 파악한다. 이는 질환, 잘병, 손상 또는 장 단기간 지속 되는 건강상태들로 인한 어려움을 생활의 6가지 영역 (1) 인지(cognition), (2)이동성(mobility), (3)자가관리(self-care), (4)어울리기(getting along), (5)생활활동(life activities), (6)참 여(participation)로 나누어 측정한다. WHODAS 2.0은 서

표 2-9 | Modified Rankin Scale (MRS)[16]

mRS 0	No symptom at all
mRS 1	No significant disability despite symptoms; able to carry out all usual duties and activities.
mRS 2	Slightly disability; unable to carry out all previous activities, but able to look after own affairs without assistance.
mRS 3	Moderate disability; requiring some help, but able to walk without assistance.
mRS 4	Moderately severe disability; unable to walk without assistance, and unable to attend to own bodily needs without assistance.
mRS 5	Severe disability; bed-ridden, incontinence and requiring constant nursing care and attention.
mRS 6	Dead

로 다른 문화권에 적용이 가능하도록 하였으며, 장애관련정보를 수집하는 데 있어서 발생하는 차이를 표준화하여 다양한 인구집단뿐 아닌 국가 간 비교가 가능하다. WHODAS 2.0은 간편버전 12항목과 전체버전 36항목으로 사용할 수 있으며 각 항목에 대한 점수는 5점 척도이며 scoring 및 해석은 점수합산 및 WHO에서 제시한 알고리즘에 의해 환산하여 해석할 수 있다.

다음은 WHODAS 2.0 Short Version 12 항목 질문이다.

In the last 30 days how much difficulty did you have in:

1. Standing for long periods such as 30 minutes?
2. Taking care of your household responsibilities?
3. Learning a new task, for example, learning how to get to a new place?
4. How much of a problem did you have joining in community activities (for example, festivities, religious or other activities) in the same way as anyone else can?
5. How much have you been emotionally affected by your health problems?
6. Concentrating on doing something for ten minutes?
7. Walking a long distance such as a kilometre [or equivalent]?
8. Washing your whole body?
9. Getting dressed?
10. Dealing with people you do not know?
11. Maintaining a friendship?
12. Your day to day work?

2. 인지기능의 평가

노인인구가 증가함에 따라 뇌졸중이나 치매환자들이 늘어나고 있으며, 이에 따라 환자의 인지기능을 평가하고, 치료의 과정에서 환자의 변화를 측정하기 위하여 표준화된 신경심리검사가 필요하다.[17] 뇌졸중이나 치매환자들의 인지기능을 평가하는 많은 종류의 인지기능검사가 사용되고 있으며 검사목적에 따라 타당하고 표준화된 인지기능 검사를 선택하여야 한다. 여기에서는 우리나라 실정에 맞게 표준화되어 비교적 널리 쓰이는 다양한 신경심리검사에 대하여 알아보고자 하였다.

1) 간이 정신상태 검사(Mini-Mental State Examination, MMSE)

간이 정신상태 검사는 10분 내외의 짧은 시간에 간편하게 시행할 수 있으며, 연습효과가 적어 질병의 치료과정 중에 반복 측정이 가능하여, 인지기능을 스크리닝(screening)하기 위하여 가장 널리 쓰이는 검사 중 하나이다.[18,19] 권용철 등이 간이 정신상태 검사(MMSE)의 원본을 번안하고, 부분적으로 개정하여 표준화한 Korean Version of Mini-Mental State Examination (MMSE-K)을 발표하였다.[20] 그후 강연욱 등이 MMSE-K와는 달리 MMSE의 원래 문항을 가능한 한 그대로 유지한 Korean Mini-Mental State Examination (K-MMSE)를 표준화하여 발표하였다(표 2-10).[21] 한국판 간이 정신상태 검사(K-MMSE)는 시간에

표 2-10 | 한국판 간이 정신상태 검사(K-MMSE) [21]

관찰반응	반응
I. 시간지남력	1. 년(1) 2. 월(1) 3. 일(1) 4. 요일(1) 5. 계절(1)
II. 장소지남력	1. 나라(1) 2. 시/도(1) 3. 현재 장소명(1) 4. 몇 층(1) 5. 무엇하는 곳(1)
III. 기억 등록	1. 비행기(1) 2. 연필(1) 3. 소나무(1)
IV. 주의집중과 계산	1. 100-7(1) 2. -7(1) 3. -7(1) 4. -7(1) 5. -7(1)
V. 기억회상	1. 비행기(1) 2. 연필(1) 3. 소나무(1)
VI. 언어	1. 이름대기(2) : (손목)시계(1), 볼펜(1) 2. 명령시행(3) : "종이를 뒤집고(1), 반으로 접은 다음(1), 저에게 주세요(1)." 3. 따라말하기(1) : "백문이불여일견" 4. 읽고그대로하기(1) : "눈을 감으세요" 5. 쓰기(1) : "오늘 기분이나 오늘 날씨에 대해서 써 보십시오"
VII. 시각적 구성	보고 그리기(1) : 겹쳐진 두 개의 오각형
총점(30)	

대한 지남력(5점), 장소에 대한 지남력(5점), 기억등록(3점), 기억회상(3점), 주의집중 및 계산능력(5점), 언어능력(8점), 시각구성(1점)으로 구성되어 있으며, 총점은 30점으로 학력과 연령에 따라 보정방법을 제시하고 있다.[17] 간이 정신상태 검사는 치매의 스크리닝 검사로 널리 쓰이고 있는데, 치매 진단에 대한 위음성률이 20~30% 정도 되기 때문에 인지기능 손상 정도가 심하지 않은 초기 치매환자들은 제대로 탐지하지 못할 수 있다.[22]

2) 신경행동학적 인지상태 검사(Neurobehavioral Cognitive Status Examination, NCSE)

신경행동학적 인지상태검사(NCSE)는 인지기능을 의식 (consciousness), 언어(language), 구성능력(constructions), 기억력(memory), 수리력(calculation), 추리력(reasoning) 등의 영역에 따라 다면적으로 평가할 수 있는 신경심리학적 평가도구이다.[23] 또한 각 영역마다 선별항목이 있어 검사시간을 단축할 수 있기 때문에, 검사시간이 10~20분 정도만이 소요되어 인지기능 전 영역에 대한 평가를 비교적 간편하게 시행할 수 있다. 우리나라에서는 1993년 전덕인 등에 의하여 타당도 평가가 이루어 졌으며, 환자의 순응도가 좋으며 간편하게 활용할 수 있는 신경심리검사의 하나이다.[23]

3) 한국판 임상치매척도(Clinical Dementia Rating, CDR)

임상치매척도(CDR)는 치매환자의 인지 및 사회 기능 정도를 측정하는 등급 척도이다.[24,25] 임상치매척도(CDR)는 인지 및 사회 기능을 평가하기 위해서 기억력, 지남력, 판단력과 문제 해결능력, 사회활동, 집안 생활과 취미, 그리고 위생 및 몸치장의 여섯 가지 세부항목으로 구성되어 있다. 2001년 최성혜 등이 0~5점 척도를 사용하는 확장판을 표준화하여 보급하여, 치매환자 인지기능 저하의 중증도를 평가하는 데 널리 쓰이고 있다.[26]

4) 한국판 전반적 퇴화척도(Global Deterioration Scale, GDS)

전반적 퇴화척도(GDS)는 치매의 중증도를 평가하기 위해 개발된 도구이다.[27] 우리나라에서는 1~7점 척도로 구성된 한국판 GDS가 표준화되어 발표되었다.[28] GDS는 각 단계의 인지장애 정도를 구체적인 예를 들어 기술하여 검사자가 보다 쉽게 단계를 확인하며 판단할 수 있어, 짧은 시간에 치매의 중증도를 판단할 수 있다는 장점이 있다.[29]

5) 한국판 웩슬러 성인용 지능검사(Korean-Wechsler Adult Intelligence Scale, K-WAIS)

웩슬러는 지능이란 개인이 합리적으로 사고하고, 목적 달성을 위해 행동하고, 환경을 효율적으로 처리하는, 전체적인 능력이라고 정의하였으며, 웩슬러 지능검사의 주목적은 지능 측정이지만, 개별 인지 영역을 평가할 수 있는 신경심리 평가도구로도 활용되고 있다.[30] 한국 웩슬러 성인용 지능검사 4판(Korean Wechsler Adult Intelligence Scale-Fourth Edition, K-WAIS-IV)은 16세 0개월부터 69세 11개월까지의 청소년과 성인의 지적 능력을 평가할 수 있도록 만들어진 임상도구이다. K-WAIS-IV는 4개의 소검사인 언어이해, 지각추론, 작업기억, 처리속도 검사들로 구성되어 있으며, 검사를 통해 각 소검사 항목 지수와 전체 지능지수를 얻는다. 웩슬러 성인용 지능검사의 해석은 전체 지능지수와 소검사 지수를 통하여 이루어지는데, 이중 전체 지능지수는 가장 대표적인 점수로서 전체 지능지수, 지능수준, 백분위, 오차범위의 순으로 기술되며, 또한 각 소검사 지수들이 결과 해석에 이용된다.[31]

6) 사회성숙도 검사(Social Maturity Scale, SMS)

한글판 사회성숙도 검사는 Vineland social maturity scale 5판을 모체로 해서 한글로 번안, 발표되었다.[32] 사회성숙도 검사는 자조능력, 이동능력, 사회적 능력을 평가한다. 이 검사는 사람이 사회생활을 하는데 필요한 여러 행동들을 117개 문항으로 제시하고 있으며, 각 행동은 습득 연령별로 나뉘어서 제시된다. 검사 결과, 사회연령(social age)과 사회지수(social quotient)를 구할 수 있으며, 이를 통하여 개인의 사회적 적응능력을 평가할 수 있다. 또한 추적 검사를 통하여 치료 및 훈련 후의 향상을 측정하는 도구로 사용할 수 있다.[32]

7) 레이킴 기억검사(Rey-Kim Memory Test)

레이킴 기억검사는 언어 기억검사인 K-Auditory Verbal Learning Test (K-AVLT)와 시각 기억검사인 K-Complex Figure Test (K-CFT)의 두 소검사로 구성되어 있다.[33] K-AVLT에서는 15개의 단어들을 반복적으로 학습시킨 후 이 단어들에 대한 기억이 얼마나 잘 형성되었는지를 검사하며, K-CFT에서는 복잡한 도형을 학습시킨 후 이 도형에 대한 기억이 얼마나 잘 형성되었는지를 검사한다. K-AVLT, K-CFT 두 검사를 종합하여 Memory Quotient (MQ)를 구하며, MQ의 점수는 평균이 100, 표준편차 15로서 한국판 성인용 지능검사의 점수 체계와 동일하다. 그러므로 한국판 웩슬러 성인용 지능검사에 적용되는 일반적인 해석기준을 MQ의 해석에도 적용할 수 있다.[33]

8) 서울신경심리검사 2판(Seoul Neuropsychological Screening Battery 2nd Edition, SNSB-Ⅱ)

서울신경심리검사(SNSB-Ⅱ)는 인지기능 전반에 대한 종합적인 평가를 할 수 있는 도구의 하나이다. 이 검사는 특히 치매를 조기진단하고, 원인 질환을 추정하는데 필요한 정보를 얻고, 치료의 효과를 평가하기 위해 사용되고 있다.[23] 서울신경심리검사(SNSB-Ⅱ)는 집중력, 언어, 시공간 기능, 기억력, 전두엽 집행기능의 다섯 가지 인지 영역을 검사하며, 검사 지시가 단순하고 수행이 쉬워 학력이 낮은 노인들도 용이하게 검사할 수 있다.[34] 이 검사는 다섯 가지 인지 영역마다 몇 개의 소검사로 이루어져 있으며, 위의 다섯 가지 인지 영역 외에도 환자의 우울 정도와 일상생활능력, 치매의 중증도 등을 보기 위한 기타 영역 검사도 포함되어 있다.[34] 검사에 필요한 시간은 2시간 정도이며, 검사 결과는 채점 프로그램을 통해 자동 계산되어 각 소검사와 다섯 가지 인지 영역의 점수 등이 백분위로 제시된다.[34]

3. 운동기능의 평가

1) Motricity Index

Motricity index는 Demeurisse 등이 뇌졸중으로 인한 편마비가 있는 환자에서 상지와 하지의 운동 기능을 평가하기 위하여 통계분석법의 하나인 Hotelling's method를 사용하여 개발한 도구이다.[35] 이 검사는 상지의 기능 평가를 위하여 집게 쥐기(pinch grip), 주관절 굴곡, 견관절 외전을 평가하고 하지의 기능 평가를 위해서는 족관절 배측굴곡, 슬관절 신전, 고관절 굴곡을 평가한다. 상지와 하지의 점수 총합은 각각 100점이고 상지와 하지 점수의 평균으로 편측 점수가 측정된다(표 2-11).

편마비 환자에서 각 근육의 운동 기능을 자세하게 평가

표 2-11 | Motricity Index[36]

측정 자세	
ARM	
(1) Pinch grip	2.5 cm cube between thumb and forefinger from 90 degrees, voluntary contraction/ movement abduction from against chest
(2) Elbow flexion	
(3) Shoulder	
LEG	
(4) Ankle dorsiflexion	from plantar flexed position
(5) Knee extension	from 90 degrees, voluntary contraction/ movement from 90 degrees
(6) Hip flexion usually	

점수 체계	
Test (1) (Pinch grip)	
0	no movement
11	beginning of prehension (any movement of finger or thumb)
19	grips cube, but unable to hold against gravity
22	grips cube, hold against gravity, but not against weak pull
26	grips cube against pull, but weaker than other side
33	normal pinch grip
Test (2)–(6)	
0	no movement
11	palpable contraction in muscle, but no movement
14	movement seen, but not full range/not against gravity
19	movement ; full range against gravity, not against resistance
25	movement against resistance, but weaker than other side
33	normal power
Arm score = scores (1)+(2)+(3)+1	
Leg score = scores (4)+(5)+(6)+1	
Side score = (Arm+Leg)/2	

하는 것은 시간이 많이 걸리고, 어려운 작업이다. 또한 공력 현상과 경직 등으로 인하여 특정 동작을 평가하는 것이 어려울 때가 많은데, Motricity index를 사용하면 편마비 환자의 운동기능을 간편하게 평가할 수 있다. 또한 Motricity index는 운동 기능을 상지 및 하지, 편측 기능으로 나누어 평가할 수 있어서 편마비 환자의 운동 능력을 기술하고 운동 능력의 변화를 추적 관찰하기에 유용하다. 그리고 검사 시 도수근력검사를 활용하기 때문에 특별한

훈련이 필요하지 않다.[35,36]

2) 체간조절검사 (Trunk Control Test)

체간조절검사는 뇌졸중 환자에서 몸통의 조절능력을 간단하게 평가할 수 있는 검사로 Collin과 Wade에 의해 고안되었다.[36] 이 검사는 총 4가지 간단한 방법으로 운동 능력을 평가하는데, 환자가 침상에 누운 상태에서 마비측과 비마비측으로 구르는 동작과 앉은 자세의 균형, 그리고 일어나 앉는 동작(sitting up from lying down)을 평가한다. 각 평가는 0점, 12점, 25점을 부여하여 총점은 100점이다(표 2-12). 체간조절검사는 Motricity index와 마찬가지로 검사시간이 짧고 병상에서 바로 시행할 수 있으며 특별한 훈련이 필요 없다는 장점이 있으나, 점수 체계가 단순하기 때문에 작은 변화에 대해서는 민감도가 떨어진다는 단점도 있다.[36]

3) Brunnstrom stage

Brunnstrom은 편마비 환자의 운동기능 회복 시, 초기에는 대부분 근력 약화와 근 긴장도가 저하된 이완기 상태(flaccid stage)에 있게 되고, 시간이 지나면서 근 긴장도가 회복되고, 이후 공력 현상(synergy movement)이 나타나는 시기를 거쳐 수의적 움직임이 회복됨을 관찰했다. 이러한 현상을 바탕으로 근 긴장도, 근력, 공력 현상에 따라, 운동기능의 회복의 정도를 6단계로 나누었다.[37] Brunnstrom stage는 간결하고 용이하게 나타낼 수 있는 반면 평가단계가 세밀하지 못하기 때문에 치유 중의 호전 정도를 정확하게 반영하기는 힘들다(표 2-13).[38]

4) 후글-마이어 평가(Fugl-Meyer Assessment, FMA)

후글-마이어 평가는 뇌졸중 환자의 운동 기능과 균형의 회복 정도를 평가하기 위하여 만들어졌다. 또한 평가항목에는 감각 기능, 수동 관절 운동 범위와 수동 운동 시 발생하는 통증의 정도도 포함되어 있다. 3점 척도를 사용하며 총점 226점으로 113문항으로 구성되어 있으며, 문항 수가 많아 필요에 따라 해당 영역만을 평가하는 것도 가능하다(표 2-14). 운동기능은 Brunnstrom의 회복 수준에 의거하여 50가지 세부 항목을 정하여 상지와 하지로 나누어 시행하는데, 반사 활동과 공력 패턴에 의한 관절의 움직임, 상위 관절과 분리된 하위 관절의 움직임, 손에서의 파악

형태, 협조성을 평가한다.[39] 후글-마이어 평가는 신뢰도와 타당도가 우수하여 널리 사용되고 있다.[40,41] 후글-마이어 평가는 천정 효과가 있으며 하지보다 상지의 기능 평가에 치우친 경향이 있다.[42]

4. 보행능력의 평가

1) 10 m 보행검사(10-meter walking test)

10 m 보행검사는 편마비 환자의 보행 능력을 측정할 수

표 2-12 | 체간조절검사(Trunk Control Test, TCT)[36]

Tests (On bed)	Scoring
1. Rolling to weak side	0 – Unable to
2. Rolling to strong side	12 – Able to do with non-muscular help
3. Balance in sitting position	25 – Normal
4. Sitting up from lying down	

표 2-13 | Brunnstrom Stage[38]

1단계	근 긴장도가 없으며, 신경학적 반응이 나타나지 않는 상태로 수의적 움직임이 없는 상태
2단계	근 긴장도가 생기면서 경직이 느껴지며, 수의적인 움직임은 나타나나 아주 미약하게 나타나는 상태
3단계	경직과 공력이 나타나며, 공력 패턴 내에서만 수의적인 움직임이 가능한 상태
4단계	공력 패턴에서 벗어난 움직임이 나타나는 시기
5단계	경직이 감소하면서 움직임이 대부분 공력에서 벗어난 상태
6단계	거의 정상인 움직임을 보이는 상태

표 2-14 | Fugl-Meyer Assessment의 평가 영역과 하부 항목

영역	하부 항목(문항 수)
운동 기능	상지(33)와 하지(17)의 움직임과 반사, 협조성
균형	앉은 자세(3)와 서 있는 자세(4)
감각	접촉 감각(4)과 관절의 위치 감각(8)
관절 운동범위	운동범위 상하지 관절의 수동적인 운동 범위(22)
통증	상하지 관절의 수동 운동 시 발생하는 통증의 정도(22)

있는 검사이며, 낙상의 위험도와도 높은 상관관계를 보인다.[43] 환자가 편안하게 걸을 수 있는 속도로 10 m를 보행하게 하여 그 시간을 측정한다.[44] 10 m 보행 검사의 측정자 간, 측정자 내 신뢰도는 매우 높으며, Wade 등은 이 검사가 재활 치료의 효과를 판단하는데도 유용하다고 하였다.[43,45]

2) Functional ambulation category

Functional ambulation category는 환자의 보행 능력을 간편하게 기능적 단계에 따라 평가할 수 있는 도구로 Holden 등에 의해 발표되었다.[46] Functional ambulation category는 보행 시 물리적 도움이 얼마나 필요한지에 따라 총 6단계로 구분되는데 각 단계는 다음과 같다(표 2-15).[46,47] Functional ambulation category는 특별한 측정 장치 없이 육안으로 평가하기 때문에 임상에서 쉽고 빠르게 적용이 가능하며 신뢰도가 높은 평가 도구이다.[47]

3) 6분 보행검사(6-minute walk test, 6mWT)

심폐질환을 가진 환자들에게서 현재 환자의 상태, 치료 전후의 효과, 예후를 추정하는 방법으로 고안된 6분 보행검사는 여러 영역에서 활용되고 있다.[48] 6분 보행검사는 3 m마다 표시되어 있고 직선으로 되어 있는 평평한 실내에서 환자가 6분 동안 걸을 수 있는 거리를 측정한다. 6분 보행 검사를 통하여 환자의 심폐지구력과 보행능력을 평가할 수 있으며 6분 보행거리는 환자의 일상생활능력 정도와 상관관계가 높다.[48] 이 검사는 시행하기 간편하며 환자의 순응도가 높은 검사이다.[48]

5. 균형능력 평가

1) 버그 균형척도(Berg balance scale)

버그 균형척도는 균형능력을 평가하는 척도로서 신뢰도, 민감도 및 특이도가 높아 널리 사용되고 있으며, 국내에서는 이를 한글로 번안한 한글판 버그 균형척도가 쓰이고 있다.[49,50] 버그 균형척도는 넓은 공간이 필요치 않고, 특별한 장비도 필요치 않다.[51] 검사에 약 20분 정도의 시간이 소요되며 평가에 필요한 장비는 의자, 발판, 자, 시계 정도이다.[51] 버그 균형척도의 검사항목은 14개의 균형 동작들로 이루어져 있으며 5점 척도(0~4점)를 사용한다(표 2-16).[50]

표 2-16 | 한글화된 버그균형척도 평가지[50]

내용	점수
1. 앉은 상태에서 서기	
2. 도움 없이 서 있기	
3. 기대지 않고 스스로 앉기	
4. 선 상태에서 앉기	
5. 이동하기	
6. 눈감고 서 있기	
7. 양 발을 모으고 서 있기	
8. 선 자세에서 팔을 펴고 뻗기	
9. 선 상태에서 바닥에서 물건 잡아 올리기	
10. 서서 양쪽 어깨를 넘어 뒤돌아보기	
11. 360도 돌기	
12. 서 있는 동안 발판에 양 발을 교대로 놓기	
13. 한 발을 다른 발 앞에 놓고 지지 없이 서 있기	
14. 한발로 서 있기	
합계 점수	/56

표 2-15 | Functional ambulation category (FAC)[46,47]

Level 0 (nonfunctional ambulator)
patient who is not able to walk at all or needs the help of 2 therapists

Level 1 (ambulator, dependent on physical assistance [level II])
patient who requires continuous manual contact to support body weight as well as to maintain balance or to assist coordination

Level 2 (ambulator, dependent on physical assistance [level I])
patient who requires intermittent or continuous light touch to assist balance or coordination

Level 3 (ambulator, dependent on supervision)
patient who can ambulate on level surface without manual contact of another person but requires standby guarding of one person either for safety or for verbal cueing

Level 4 (ambulator, independent, level surface only)
patient who can ambulate independently on level surface but requires supervision to negotiate (eg, stairs, inclines, nonlevel surfaces)

Level 5 (ambulator, independent)
patient who can walk everywhere independently, including stairs

따라서 버그 균형척도의 점수는 최하 0점에서 최고 56점까지이다. Berg 등은 45점 이상에서 안전한 독립보행이 가능하다고 하였고, Shumway-Cook 등은 40점 이하의 점수는 낙상 위험의 증가를 나타낸다고 하였다.[52,53] 버그 균형척도는 균형능력이 좋은 건강한 노인들이나, 균형능력이 너무 떨어져 설 수 없는 환자들에게 적용하기에는 민감도가 떨어진다.[51]

2) Get up and go test

Get up and go test는 노인들의 균형능력을 측정하기 위한 검사이다.[54] 검사에는 등받이와 팔 받침대가 있는 의자, 3 m의 보행로, 검사 장면을 기록할 비디오 장비가 필요하다. 검사 시 피험자는 팔걸이가 있는 의자에 편하게 앉아 있다가, 검사자의 지시에 따라 일어서서 잠시 선 후, 3 m 앞의 목표점까지 갔다가 돌아와서 다시 의자에 앉는다.[54] 검사자는 이 과정을 관찰하여 1점에서 5점 사이의 점수를 준다.[51] 1점은 normal, 5점은 severely abnormal로 점수를 표시하며 3점 이상은 낙상 위험이 있다는 것을 의미한다.[54] 이 검사는 수행이 용이하며, 짧은 시간에 평가가 가능하지만, 점수 체계가 주관적이라는 단점이 있다.[55] 이를 보완하기 위해서 Podsiadlo 등은 점수 척도를 시간(seconds)으로 변형한 Timed up and go test를 발표하였다.[55] 검사 절차는 Get up and go test와 같고 '시작'이라는 검사자의 신호부터 피험자가 목표점에 갔다가 의자로 돌아와 시작 자세를 취할 때까지의 시간을 측정한다.[51] Bohannon은 Timed up and go test의 연령에 따른 기준값을 제시하였는데, 60~99세 정상 노인의 검사 평균값은 9.4±0.25초인 것으로 보고하였다.[56] Timed up and go test 상 대부분의 건강한 성인은 10초 이내로 측정되며, 20초 이내로 수행하는 피험자들 또한 독립적인 이동이 가능하다.[51,55]

3) 한발서기 검사(One leg stance test)

한발서기 검사는 균형능력 손상을 알아보기 위한 간편한 검사로 검사에 걸리는 시간은 1분 이내이다. 한발서기 검사는 좁은 기저면에서 균형을 유지해야 하기 때문에 환자에겐 어려운 검사이다.[57] 한발서기 검사는 상지나 반대 측 다리의 어떠한 지지 없이 한쪽 다리로 서있는 시간을 측정하는 것이다.[58] 검사 방법은 표준화 되어있지 않으나 일

반적으로 2~3회 측정하여 가장 좋은 값을 기록한다.[59] 한발서기 균형능력은 나이가 증가함에 따라 감소하는 경향을 보이기 때문에 결과 해석 시 연령을 고려해야 한다.[60] Bohannon은 메타분석을 통하여 연령에 따른 기준 값을 제시하였는데, 60~99세의 정상인의 한발서기 평균 시간은 15.7±1.5초로 보고하였다. 한발서기를 10초 이상 할 수 없는 피험자는 균형능력 저하가 있는 것으로 판단하고, 5초 미만인 피험자는 정상인보다 낙상으로 인한 부상의 확률이 두 배 정도 높은 것으로 간주한다고 하였다.[61]

4) 기능적 도달검사(Functional reach test)

기능적 도달검사는 1990년 Duncan 등에 의하여 개발된 방법으로, 선 자세에서 발을 떼지 않고 팔을 앞으로 뻗어 최대한 도달할 수 있는 거리를 검사하는 것이다.[62] 주로 정상 노인과 뇌졸중으로 인한 편마비 환자를 대상으로 선 자세 균형능력을 평가하는 방법이다. 기능적 도달 검사는 수행하기 쉽고, 시간, 공간 및 비용적 측면에서 임상적으로 사용이 용이하다. 편마비 환자에서 기능적 도달검사의 전방 도달 거리가 길수록 보행속도가 빠르다고 하며, 이 검사는 환자의 보행능력 및 낙상의 위험을 간편하게 평가할 수 있다.[63]

6. 상지기능의 평가

1) 젭슨 손기능 평가(Jebsen Hand Function Test)

젭슨 손기능 평가는 손 기능을 객관적으로 측정하기 위한 검사도구로서 일상생활에서 자주 사용하는 7가지 손기능을 이용하여 검사를 시행한다. 검사항목은 문장 쓰기, 카드 뒤집기, 작은 물건 옮기기, 장기 말 쌓기, 먹는 흉내 내기, 가벼운 깡통 옮기기와 무거운 깡통 옮기기 등으로 구성되어 있으며 항목별 수행 시간을 측정하여 기록한다(표 2-17).[64] 젭슨 손기능 평가는 값싸고 편리하게 구할 수 있는 물건들로 이루어져 있어 쉽게 시행할 수 있으나 표준화된 도구를 사용하지 않으면 검사의 신뢰도가 떨어질 수 있다.[65] 15분에서 30분 정도의 검사 시간이 소요되며 치료 전후의 변화를 판정할 수 있고 검사 항목별로 기능 변화를 관찰할 수 있는 장점이 있다.[66] 국내 성인과 소아의 검사 결과가 보고되어 있다.[67,68]

표 2-17 │ 젭슨 손기능 평가(Jebsen Hand Function Test)의 성인에서의 평균값[67]

Subtests(sec)	남		여	
	우세손	비우세손	우세손	비우세손
Writing	9.0±2.2	24.1±6.0	8.6±3.5	24.0±10.5
Card turning	3.3±0.5	3.5±0.5	3.2±0.4	3.5±0.5
Small objects grip	5.6±1.0	6.2±1.1	5.5±1.0	5.5±0.9
Simulated feeding	7.3±1.1	8.6±1.3	7.1±1.4	8.3±1.5
Stacking checkers	3.1±0.7	3.3±0.5	3.3±1.1	3.7±1.6
Large light objects	3.0±0.6	3.2±0.6	3.2±0.5	3.3±0.4
Large heavy objects	2.9±0.6	3.1±0.5	3.1±0.5	3.2±0.4

Mean±SD

2) 상자와 나무토막 검사(Box and Block Test)

상자와 나무토막 검사는 gross manual dexterity를 평가하는 도구로, 8세 이상의 아동 및 성인에서 시행이 가능하다.[69,70] 검사도구는 2.5 ㎝ 정육면체 나무토막 150개와 중앙에 칸막이가 달린 53.7 ㎝×8.5 ㎝×27.4 ㎝ 크기의 직사각형 나무 상자로 구성된다. 검사 방법은 나무상자의 한쪽 칸에서 중앙 칸막이를 넘어 다른 한쪽으로 정육면체 나무토막을 옮기는 것으로, 한 번에 한 개의 나무토막을 잡아 가능한 한 많은 토막을 옮겨야 한다. 우세손, 비우세손의 순서로 검사하며, 60초간 옮긴 나무토막의 개수를 점수화한다.[69] 검사방법이 간단하여 인지기능이나 주의집중력, 지구력이 감소한 환자에게도 사용할 수 있다.[70]

3) 퍼듀 페그보드 검사(Purdue Pegboard Test)

퍼듀 페그보드 검사는 처음에는 직업 고용을 위한 기능 평가 도구로 개발되었으나, 이후에는 신경학적 손상이 있는 환자에서 손가락의 기민성 측정을 위해 널리 사용되고 있다.[71,72,73] 이 도구는 직사각형의 나무판과 금속 재질의 핀(pin), 와셔(washer), 고리(collar)로 구성된다.[74] 검사는 우세손, 비우세손, 양손, 조립의 4개 항목으로 이루어져있다(표 2-18).[72] 우세손, 비우세손, 양손 검사는 판의 위쪽 홈에 담겨있는 핀을 손끝으로 잡아 가능한 빨리 구멍에 가져다 꽂는 것으로, 30초 내에 꽂은 핀의 개수를 기록한다. 조립 검사는 60초 동안 핀, 와셔, 고리, 와셔 순서로 조립한 총 개수를 기록한다.[71]

4) 오코너 손가락 기민성 검사(O'connor Finger Dexterity Test)

오코너 손가락 기민성 검사는 손의 조작능력과 기민성을 평가하기 위해 개발되었다.[76] 15 ㎝×29.5 ㎝ 크기의 나무판에 핀을 한번에 3개씩 잡아 100개의 구멍에 꽂는 시간을 측정하며 우세손, 비우세손의 순서로 시행한다.[77] 수정된 버전으로는 핀셋을 이용해 한 번에 한 개의 핀을 잡아 100개의 구멍에 꽂는 시간을 측정하는 오코너 핀셋 기민성 검사(O'connor Tweezer Dexterity Test)가 있다.[78] 두 검사 모두 직업 고용을 위한 평가 검사로도 활용이 가능하다.[79]

7. 통증의 평가

1) 시각상사척도(Visual Analogue Scale, VAS)

시각상사척도는 통증을 측정하기 위한 도구로 널리 사용되고 있다.[80,81,82] 100 ㎜ 길이의 수평 혹은 수직선의 시작부에는 통증 없음(no pain)이라는 문구가 있고 끝에는 피검자가 생각하기에 가장 극심한 통증(worst possible pain)이라는 문구가 있는 검사지를 환자에게 보여주고, 현재 자신이 느끼는 통증의 정도를 이 선상에 표시하도록 하여 통증을 평가한다.[83] 이 검사에서 측정한 수치는 비율척도(ratio scale)로서, 평가의 민감도가 높아 임상에서 널리 쓰이는 척도이다.[84] 시각상사척도는 피검자가 이 검사를 이해할 수 없을 경우 정확히 자신의 상태를 표현하는 것이 어렵다는 단점이 있다.[85,86]

표 2-18 | Purdue Pegboard Test 평균값[75]

남	우세손	비우세손	양손	조립
11~15	14.2±2.5	12.5±2.4	11.6±1.8	32.0±5.8
16~19	16.9±2.9	15.0±1.0	13.6±2.6	39.3±4.8
20~29	16.1±2.0	14.6±1.9	12.8±2.9	38.2±4.8
30~39	15.9±1.4	154±1.7	12.8±1.5	39.7±6.1
40~49	14.4±2.2	14.0±2.1	11.6±1.9	31.5±6.3
50~59	14.7±1.3	13.8±1.5	11.2±1.0	27.9±5.8
60~	11.3±2.1	9.8±1.4	7.9±1.7	20.2±3.4

여	우세손	비우세손	양손	조립
11~15	15.5±2.4	13.6±1.5	11.3±1.3	34.1±4.0
16~19	16.5±2.8	14.8±2.5	13.4±2.1	40.9±8.4
20~29	17.4±1.6	16.9±1.9	13.6±0.9	39.0±4.2
30~39	16.4±1.4	16.1±1.2	14.0±2.3	38.9±6.5
40~49	16.7±1.8	15.4±1.8	13.4±1.7	33.2±5.9
50~59	15.6±2.2	14.1±1.8	11.9±1.4	30.4±3.7
60~	10.2±2.7	11.0±1.6	8.2±1.8	19.5±7.3

Mean±SD

2) 수치통증척도(Numeric Rating Scale, NRS)

수치통증척도는 말로 표현된 숫자로 통증의 강도를 표현한다.[87] 환자는 현재 자신의 통증 정도를 0부터 10까지의 숫자로 표현하는데, 0은 통증 없음(no pain)을 의미하고 10은 피검자가 생각하기에 가장 극심한 통증(worst possible pain)을 의미한다. 이 검사에서 산출된 수치는 등간척도(interval scale)이다.[87] 이 검사는 시력저하를 보이는 환자나, 손에 장애가 있는 환자에게도 적용할 수 있고, 평가지와 필기도구가 없어도 쉽게 평가가 가능하여 임상에서 널리 쓰이고 있다.[88] 또, 평가 결과가 숫자로 표현되고, 피검자가 병원을 직접 방문하지 않고 전화나 온라인 방식으로도 자료를 수집할 수 있어 통증에 관한 연구에도 많이 이용되고 있다.[88] Price 등은 의사들에게 시각상사척도, 수치통증척도 구두통증척도에 대한 선호도를 조사한 결과 56%가 통증의 평가 방법으로 수치통증척도를 선호하였으며, 뒤를 이어 구두통증척도, 시각상사척도를 선호하였다고 하였다.[84]

3) 구두통증척도(Verbal Rating Scale, VRS)

구두통증척도는 통증의 강도를 표현하는 형용사로 이루어져 있다.[86] 주로 쓰이는 단어로는 통증 없음(no pain), 약한 통증(mild pain), 보통 통증(moderate pain), 심한 통증(severe pain)과 같은 단어들이 쓰이며,[89] 이러한 단어들을 숫자로 표현하기도 한다. 이 검사에서 산출된 수치는 서열척도(Ordinal Scale)로서 통계분석 시 비모수 통계를 사용하여야 한다.[87] 검사를 이해하는데 지적 능력을 요구하지 않고 통증을 표현하는데 쓰이는 형용사를 이용하여 쉽게 표현하기 때문에, 노인이나 아이들에게도 쉽게 적용할 수 있다.[86]

8. 삶의 질 평가

삶의 질(Quality of life, QOL)이라는 용어는 의학 분야뿐 아니라 사회의 여러 영역에서 널리 쓰이고 있다. 의학 분야에서 언급되는 삶의 질은 대부분 건강 관련 삶의 질을 지칭한다. 건강 관련 삶의 질을 평가하기 위하여 여러 가지 검사도구들이 사용되는데, 주로 신체적, 정신적, 사회적 영역에서의 삶의 질을 평가한다.

건강 관련 삶의 질을 평가하는 도구는 여러 질환에서 범용적으로 쓰이는 삶의 질 지표와 특정 질환에서의 삶의 질을 평가하는 지표로 나눌 수 있다. 범용적으로 쓰이는 검사도구로는 36-item short-form health survey (SF-36), EQ-5D 등의 측정도구가 있으며, 특정 질환에서의 삶의 질을 평가하는 도구의 예로는 뇌졸중 환자의 삶의 질을 평가하는 Stroke specific quality of life scale이나 파킨슨병 환자를 평가하는 39-item Parkinson's disease quality of life scale 등이 있다.

SF-36은 가장 널리 쓰이는 측정도구의 하나로서 타당도와 신뢰도가 검증되었으며[90] 한글판으로 번역되어 있다.[91,92] SF-36은 전체 문항이 36개로써 이루어져 있으며, 삶의 질을 신체적 기능, 신체적 역할제한, 통증, 일반건강, 활력, 사회적 기능, 감정적 역할제한, 정신건강의 8분야로 분류하여 평가한다.[92] SF-36은 문항수가 비교적 적고 시행이 간편하며 검사 시행 시간도 오래 걸리지 않는다.

EQ-5D의 문항은 운동능력, 자기관리, 일상활동, 통증/불편감, 불안/우울의 5분야로 나뉘어져 있으며 각 분야를 상태에 따라 level 1(문제없음), level 2(중등도의 문제 있음), level 3(중증의 문제 있음)으로 평가한다.[93] EQ-5D는 측정 분야와 문항이 간결하고 시행시간도 비교적 짧으며, 한글판으로 번역되어 타당성 연구가 시행되어 있다.[94]

참고문헌

1. World Health Organization. International classification of functioning, disability and health. 2001.

2. Ganter BK, Erickson RP, Butters MA, Takata JH, Noll SF. Clinical evaluation. In: DeLisa JA, editor. Physical medicine and rehabilitation: Principles and practice, 4th ed. Philadelphia: Lippincott Williams & Wilkins, 2005; 1-60.

3. O'Dell MW, Lin CD, Panagos A, Fung NQ. The physiatric history and physical examination. In: Braddom RL, editor. Physical medicine and rehabilitation, 3rd ed. Saunders Elsevier, 2007; 1-35.

4. Hislop HJ, Montgomery J. Daniels and Worthingham's muscle testing, 8th ed. Saunders Elsevier, 2007.

5. Jenkins DB. Hollinshead's functional anatomy of the limbs and back, 8th ed. Philadelphia, Saunders, 2002.

6. Wiebers DO, Dale AJD, Kokmen E, Swanson JW, editors. Mayo clinic examinations in neurology, 7th ed. Mosby, 1998.

7. Gresham GE, Phillips TF, Labi ML. ADL status in stroke: relative merits of three standard indexes. Arch Phys Med Rehabil 1980; 61: 355-358.

8. Charles HC, Sandra LR, Kristine LH. Functional evaluation and management of self-care and other activities of daily living. In Delisa JA, editor. Physical medicine and rehabilitation: Principles and practive, 5th ed. Philadelphia: Lippincott Williams & Wilkins, 2010; 243-288.

9. Mahoney FI, Barthel D. Functional evaluation: The Barthel Index, Maryland State Medical Journal 1965; 14: 56-61.

10. 정한영, 박병규, 신희석, 강윤규, 편성범, 백남종, 김세현, 김태현, 한태류. 한글판 수정바델지수(K-MBI)의 개발: 뇌졸중 환자 대상의 다기관 연구, 대한재활의학회지 2007; 31: 283-297.

11. 이종하, 황치문, 김희상, 안경희. 뇌졸중 환자에서의 Functional Independence Measure(FIM)와 Modified Barthel Index(MBI)의 비교. 대한재활의학회지 1995; 19: 271-280.

12. Granger CV, Hamilton BB, Keith RA, Zielezny M, Sherwin FS. Advances in functional assessment for medical rehabilitation. Top Geriatr Rehabil 1986; 159: 74.

13. Katz S, Ford AB, Moskowitz RW, Jackson BA, Jaffe MW. Studies of illness in the aged: The index of ADL: A standardized measure of biological and psychosocial function. JAMA, 1963; 185(12): 914-919.

14. 박시운. 재활의학에서의 평가. In: 한태류, 방문석. 재활의학, 제 3판, 서울특별시: 군자 출판사, 2008; 11-35.

15. van Swieten JC, Koudstaal PJ, Visser MC, Schouten HJ, van Gijn J. Interobserver agreement for the assessment of handicap in stroke patients. Stroke 1988; 19(5): 604-607.

16. 홍근식. 뇌졸중 임상시험에서 결과변수의 평가 및 분석. Korean J Stroke 2011; 13: 1-10.

17. World Health Organization. Measuring Health and Disability Manual for WHO Disability Assessment Schedule WHODAS 2.0 2010 / 신준현. Diagnosis of Dementia: Neuropsychological Test. Korean Journal of Family Medicine, Vol. 31, No. 4 Apr 2010.

18. Folstein MF, Folstein SE, McHugh PR. "Mini-mental state". A practical method for grading the cognitive state of patients for the clinician. J Psychiatr Res 1975; 12: 189-198.

19. Kaszniak AW. The neuropsychology of dementia. In: Gran I, Adams KM, editors. Neuropsychological assessment of neuropsychiatric disorders. 1st ed. New York: Oxford University Press; 1986; 172-220.

20. Kwon YC, Park JH. Korean version of Mini-Mental State Examination (MMSE-K): Part I. Development of the test for the elderly. J Korean Neuropsychiatr Assoc 1989; 28: 125-135.

21. Kang YW, Na DL, Han SH. A vailidity study on the Korean Mini-Mental State Examination (K-MMSE) in dementia patients. J Korean Neurol Assoc 1997; 15: 300-308.

22. Lee JH, Lee KU, Lee DY, Kim KW, Jhoo JH, Kim JH, et al. Development of the Korean version of the Consortium to Establish a Registry for Alzheimer's Disease Assessment Packet (CERAD-K): clinical and neuropsychological assessment baeries. J Gerontol B Psychol Sci Soc Sci 2002; 57: 47-53.

23. 전덕인, 남궁기, 유계준. 노인성 치매진단에 대한 한국어판 신경행동학적 인지상태 검사의 타당성. J Korean Neuropsychiatr Assoc Vol 32, No 4.

24. Hughes CP, Berg L, Danziger WL, Coben LA, Martin RL. A new clinical scale for the staging of dementia. Br J Psychiatry 1982; 140: 566-572.

25. Morris JC. The Clinical Dementia Rating (CDR): current version and scoring rules. Neurology 1993; 43: 2412-2414.

26. Choi SH, Na DL, Lee BH, Hahm DS, Jeong JH, Yoon SJ, et al. Estimating the validity of the Korean version of expanded Clinical Dementia Rating (CDR) scale. J Korean Neurol Assoc 2001; 19: 585-591.

27. Reisberg B, Ferris SH, de Leon MJ, Crook T. The Global Deterioration Scale for assessment of primary degenerative dementia. Am J Psychiatry 1982; 139: 1136-1139.

28. Choi SH, Na DL, Lee BH, Hahm DS, Jeong JH, Jeong Y, et al. The validity of the Korean version of Global Deterioration Scale. J Korean Neurol Assoc 2002; 20: 612-617.

29. Padovani A, Di Piero V, Bragoni M, Iacoboni M, Gualdi GF, Lenzi GL. Patterns of neuropsychological impairment in mild dementia: a comparison between Alzheimer's disease and multiinfarct dementia. Acta Neurol Scand 1995; 92: 433-442.

30. 박영숙. 심리평가의 실제. 이화여자대학교 의대 신경정신과학교실. 1994. chapter 7.

31. 염태호, 박영숙, 오경자, 김정규, 이영호(1992). K-WAIS 실시요강. 서울: 한국가이던스.

32. 김승국, 김옥기. 사회성숙도 검사 표준화 연구. 단국대학교 논문집, 1977, 11, 155-178.

33. 김홍근 (1999a). Rey-Kim 기억검사: 해설서. 대구: 도서출판 신경심리.

34. Kang Y, Na DL. Seoul Neuropsychological Screening Battery (SNSB). 1st ed. Incheon: Human Brain Research & Consulting Co.; 2003.

35. Demeurisse G, Demol 0, Robaye E. Motor evaluation in vascular hemiplegia. Eur Neurol 1980; 19: 382-389.

36. Collin C, Wade D. Assessing motor impairment after stroke: a pilot reliability study. J Neurol Neurosurg Psychiatry. 1990 Jul; 53(7): 576-579.

37. Brunnstrom S. Motor testing procedures in hemiplegia: Based on sequential recovery stages. Physical therapy 1966 Apr; 46(4): 357-375.

38. 한태륜, 방문석,. Stroke rehabilitation. In: 한태륜, 김연희, 백남종, editors. Rehabilitation medicine, 3rd ed, 군자출판사, 2008; 511-513.

39. Fugl-Meyer AR, The post-stroke hemiplegic patient1: a method for evaluation of physical performance, Scand. J Rehab Med 1975; 7: 13-31.

40. Duncan PW, Propst M, Nelson SG. Reliability of the Fugl-Meyer Assessment of Sensorimotor Recovery Following Cerebrovascular Accident. J Physical Therapy 1983; 10: 1606-1610.

41. Greshan GE., Duncan PW, Stason WB., et al. Post stroke rehabilitation : Clinical practice guidelines no. 16. Rockvile MD : U.S. Depatment of health and human service. AHCPR publication 1995; 95-66236.

42. Gladstone DJ, Danells CJ, Black SE. The fugl-meyerassessment of motor recovery after stroke: a critical review of its measurement properties. Neurorehabil Neural Repair 2002; 16: 232-240.

43. Wade, D.T., Wood, W.A. et al. Walking after stroke. Scand J Rehab Med 1987; 19: 25-30.

44. 김성렬, 이제훈, 안승헌. 만성 편마비 환자의 modified Emory Functional Ambulation Profile의 임상 적용. 대한물리의학회지 제5권 제4호, 2010년 11월 Vol.5, No.4, November 2010; 655-666.

45. Steffen TM, Hacker TA, Mollinger L. Age and gender-related test performance in community dwelling elderly people: Six-minute walk test, Berg balance scale, timed up & go test, and gait speeds. Phys Ther. 2002; 82(2): 128-137.

46. Holden MK, Gill KM, Magliozzi MR, Nathan J, Piehl-Baker L. Clinical gait assessment in the neurologically impaired. Reliability and meaningfulness. Phys Ther 1984; 64: 35-40.

47. Mehrholz J, Wagner K, Rutte K et al. Predictive validity and responsiveness of the functional ambulation category in hemiparetic patients after stroke. Arch Phys Med Rehabil. 2007; 88(10): 1314-1319.

48. Enright PL. The six-minute walk test. Respir Care. 2003 Aug; 48(8): 783-785.

49. Berg KO, Wood-Dauphinee S, Williams JI, Gayton DG. Measuring balance in the elderly: preliminary development of an instrument. Physiother Can 1989; 41: 304-11.

50. Jung HY, Park JH, Shim JJ ,Kim MJ , Hwang MR, Kim SH. Reliability Test of Korean Version of Berg Balance Scale. J Korean Acad Rehab Med 2006; 30: 611-618.

51. Karen W. Hayes, Marjorie E. Johnson. Measures of Adult General Performance Tests: The Berg Balance Scale, Dynamic Gait Index (DGI), Gait Velocity, Physical Performance Test (PPT), Timed Chair Stand Test, Timed Up and Go, and Tinetti Performance-Oriented Mobility Assessment (POMA). Arthritis & Rheumatism (Arthritis Care & Research) 2003; 49: 28-42.

52. Berg KO, Wood-Dauphinee SL, Williams JI, Maki B. Measuring balance in the elderly: validation of an instrument. Can J Public Health 1992; 83 Suppl 2: S7-11.

53. Shumway-Cook A, Baldwin M, Polissar NL, Gruber W. Predicting the probability of falls in community-dwelling older adults. Phys Ther. 1997; 77(8): 812-819.

54. Mathias S, Nayak USL, Isaacs B. Balance in elderly patients: the "get-up and go" test. Arch Phys Med Rehabil 1986; 67: 387-389.

55. Podsiadlo D, Richardson S. The timed "up & go": a test of basic functional mobility for frail elderly persons. J Am Geriatr Soc 1991; 39: 142-148.

56. RW Bohannon. Reference Values for the Timed Up and Go Test: A Descriptive Meta-Analysis. J Geriatr Phys Ther 2006; 29; 64-68.

57. Carole L, Keiba S. One-legged stance test. Advance for physical therapy and rehab medicine 2006; 17: 10.

58. Wendy K. Michelle E. Functional Tools for Assessing Balance and Gait Impairments. Top Geriatr Rehabil 1999; 15: 66-83.

59. RW Bohannon. single limb stance times. A descriptive meta-analysis of data from individuals at least 60 years of age. Journal of Geriatric Physical Therapy 2006; 22: 70-77.

60. Briggs RC, Gossman MR, Birch R, Drews JE, Shaddeau SA. Balance performance among noninstitutionalized elderly women. Phys Ther 1989; 69(9): 748-756.

61. Vellas BJ, Wayne SJ, Romero L, Baumgartner RN, Rubenstein LZ, Garry PJ. One-leg stance is an important predictor of injurious falls in older persons. J Am Geriatr Soc. 1997; 45: 735-738.

62. Duncan PW, Weiner DK, Chandler J, Studenski S.: Functional reach: a new clinical measure of balance. J Gerotolo 1990; 45: M192-M197.

63. 이경무, 강전완, 한수환: Functional Reach Test를 이용한 편마비 환자의 기립위 균형력 평가. 대한재활의학회지 2002; 제26권 제 6호; 647-51.

64. Jebsen RH, Taylor N, Trieschmann RB, Trotter MJ, Howard LA: An objective and standardized test of hand function. Arch Phys Med Rehab 1959; 50: 311-319.

65. Jarus T. Poremba R. Hand function evaluation : A factor analysis study. Am J Occup Ther 1994; 47: 439-443.

66. Hunter JM, Schreider LH, Mackin EJ, Gallahan AD: Rehabilitation of the hand, The CV Mosby Company, Saint Louis, 1984; 91-100.

67. 김연희, 최미숙, 김봉옥. Jebsen hand function test에 의한 정상 한국인의 손기능 평가. 대한재활의학회지 1984; 8: 109-114.

68. 김병식, 장철민, 김연희, 김봉옥. Jebsen hand function test에 의한 정상 한국 소아의 손평가. 대한재활의학회지 1987; 11: 102-106.

69. Mathiowetz V, Volland G, Kashman N, Weber K. Adult Norms for the Box and Block Test of Manual Dexterity. Am J Occup Ther 1985; 39: 386-391.

70. 김진현, 정원미. 상자와 나무토막 검사(Box and Block Test)의 정상아동 표준치에 관한 연구-서울시 초등학생을 대상으로. 대한작업치료학회지 2004; 12: 55-68.

71. Tiffin J, Asher EJ. The Purdue Pegboard: norms and studies of reliability and validity. J Appl Psychol 1948; 32: 234-247.

72. Mathiowetz V, Logers SL, Dowe-Keval M, Donahoe L, Rennells C. The Purdue Pegboard: Norms for 14 to 19 year olds. Am J Occup Ther 1986; 40: 174-179.

73. Lafayette Instrument. Quick Reference Guide for The Purdue pegboard Test #32020 Administrator's Manual 1999.

74. Buddenberg L, Davis C. Test-Retest Reliability of the Purdue Pegboard Test. Am J Occup Ther 2000; 54 : 555-558.

75. 김윤태, 강세윤, 김형신, 신병순. 연령에 따른 장악력과 손의 기민성 평가. 대한재활의학회지 1994; 18: 780-788.

76. Katie EY, Dana H. A Narrative Review of Dexterity Assessments. Journal of Hand Therapy 2009; 22: 258-270.

77. Lafayette Instrument. O'connor Finger Dexterity Test Model 32021 User's Manual 2002.

78. Lafayette Instrument. O'connor Tweezer Dexterity Test Model 32022 User's Manual 2002.

79. 양영애, 김희수, 정현애, 이선명, 박수희, 박수정, 박주형, 박주영. 평가 및 측정 1판. 메디컬코리아 2008, 277.

80. Freyd M. The graphic rating scale. J Educ Psych 1923; 14: 83-102.

81. Hayes MHJ, Patterson DG. Experimental development of the graphic rating method. Psychol Bull 1921; 18: 98.

82. Kersten P, Kucukdeveci, Tennant A. The use of the Visual Analogue Scale (VAS) in Rehabilitation Outcomes.J Rehabil Med 2012; 44: 609-610.

83. Scott J, Huskisson EC. Graphic representation of pain, Pain 1976; 2: 175-184.

84. Price DD, Bush FM, Long S, Harkins SW. A comparison of pain measurement characteristics of mechanical visual analogue and simple numerical rating scales. Pain 1994; 56: 217-226.

85. Carlsson AM. Assessment of chronic pain. I. Aspects of the reliability and validity of the visual analogue scale. Pain 1983; 16: 87-101.

86. Kremer E, Atkinson JH, Ignelzi RJ. Measurement of pain: Patient preference does not confound painmeasurement. Pain 1981; 10: 241-248.

87. Williamson A, Hoggart B. Pain: A review of three commonly used pain rating scales. J Clinical Nursing 2005; 14: 798-804.

88. Breivik H, Borchgrevink PC, Allen SM, Rosseland LA, Romundstad L, Breivik Hals EK, Kvarstein G, Stubhaug A. Assessment of pain. British J Anaesthesia 2008; 101: 17-24.

89. Ohnhaus EE, Adler R. Methodological problems in the measurement of pain: A comparison between the verbal rating scale and the visual analogue scale. PAIN 1975; 1: 379-384.

90. Ware JE Jr, Kosinski M, Bayliss MS, McHorney CA, Rogers WH, Raczek A. Comparison of methods for the scoring and statistical analysis of SF-36 health profile and summary measures: summary of results from the Medical Outcomes Study. Med Care. 1995; 33(4 Suppl): AS264-279.

91. 고상백, 장세진, 강명근, 차봉석, 박종구. 직장인들의 건강수준 평가를 위한 측정도구의 신뢰도와 타당도 분석. 예방의학회지 1997; 30(2): 251-266.

92. 강은정, 신호성, 박혜자, 조민우, 김나연. EQ-5D를 이용한 건강수준의 가치 평가. 보건경제와 정책연구. 2006; 12(2): 19-43.

93. Hurst NP, Kind P, Ruta D, Hunter M, Stubbings A. Measuring health-related quality of life in rheumatoid arthritis: validity, responsiveness and reliability of EuroQol (EQ-5D). Br J Rheumatol. 1997; 36(5): 551-559.

94. Kim MH, Cho YS, Uhm WS, Kim S, Bae SC. Cross-cultural adaptation and validation of the Korean version of the EQ-5D in patients with rheumatic diseases. Qual Life Res. 2005; 14(5): 1401-1406.

CHAPTER 03

소아 발달의 평가
Assessment of Development in Children

ㅣ 정한영

I. 소아 발달이란

1. 발달의 정의 및 기본 개념

소아에서 발달이란 시간이 흐름에 따라 어린아이가 기능적인 능력을 습득하여 그들의 부모로부터 독립하여가는 과정이라고 말할 수 있다. 어린 아이들의 발달은 넓은 정상범위를 갖고 있지만 매우 규칙적인 순서로 진행된다. 발달은 크게 다음과 같은 네 가지 영역으로 구분할 수 있다.

- 대운동(Gross motor)
- 시력 및 소운동(Vision and fine motor)
- 인지, 언어, 의사소통(Cognitive, linguistic, and communication)
- 사회, 감정 및 행동(Social, emotion and behavior)

이들 중 어떤 한 영역에서 발달에 어려움이 생긴다면 이는 다른 영역에서 기술을 습득하는데 영향을 미칠 수 있다. 예를 들면 청력손실을 가지고 있는 아동은 말이 늦을 수 있으며, 이것은 다른 아이들과 어울릴 수 있는 기회를 줄이며, 결과적으로 아동의 사회성 발달을 저해하게 된다.

발달이란 항상 앞으로 나아가는 과정이어야 하며, 아동의 발달이나 행동이 정상적인 형태이지만 정체되거나 비

정상이고 미성숙한 형태로 지속되거나 혹은 수행하던 행동이 퇴행하는 경우는 매우 중요한 문제라는 것을 인식해야 한다. 발달은 아동의 유전적인 요인과 환경 사이에서 서로 상호작용의 결과로 나타난다. 즉 아동이 정상적으로 운동기술을 발달시키기 위해서는 1) 중추신경계 기능이 정상이어야 하며 2) 새로운 기술을 수행하고자 하는 호기심이 있어야 하고 또한 3) 새로운 기술에 참여할 수 있는 기회가 있어야 한다. 따라서 아동의 발달을 정확히 파악하기 위해서는 아동의 성장에 대한 과거력, 정상적인 발달과정에 대한 지식, 발달평가에 대한 이해가 필요하다.[1]

1) 대운동 발달

출생과 생후 첫 일 년 동안 아동은 대운동(Gross motor) 발달에서 가장 큰 변화를 겪는다. 근육긴장, 근력, 그리고 근육 조화가 머리에서부터 다리 쪽으로 내려오면서 발달하면서 아동은 점차 머리를 가누고, 뒤집고 앉고 네발기고 붙잡고 서고 옆으로 가고 마침내 한 살쯤에는 독립적인 보행이 가능하게 된다. 나이에 따른 대운동이정표보다 대운동이 늦거나 비대칭적인 움직임, 혹은 근육 긴장도의 증가나 감소가 보인다면 이는 반드시 조기 검진이 필요하다. 어린 아이가 자신이 나이에 맞게 초기 운동기술을 적절히 습득할 수 있도록 여러 가지 형태로 안전하게 놀 수 있는 기회를 제공하는 것이 중요하다.

2) 소운동 발달

손과 눈의 조화, 소운동(Fine motor) 기능 역시 신생아기에 엄청난 변화를 겪는다. 이런 행동들은 초기에는 반사적인 손잡기에서 시작하여 점차 의식적인 손잡기와 손 놓기, 신체의 중앙에서의 손 움직임, 한 손에서 다른 손으로 물건 옮기기, 모든 손가락으로 움켜 집기에서 두 손가락으로 꼭 집기, 스스로 먹기, 그리고 한 살쯤에는 크레용으로 낙서하기가 가능해진다. 이들도 역시 소운동을 발달시킬 수 있도록 장난감이나 음식을 가지고 놀 수 있는 기회가 있어야 한다.

3) 인지, 언어 및 의사소통

출생 후 첫 일 년 동안에는 환경적인 요소가 신생아의 두뇌발달에 지대한 영향을 미친다. 부모와 함께 지속적이고 예측 가능한 일상생활 속에서 생활한다면 영아는 자신의 환경에 대한 신뢰와 참여를 배운다. 영아의 두뇌발달은 부모나 보모와 식사하기, 놀기, 다독이기, 그리고 잠자기 등의 일상적인 경험에 의해 영향을 받는다.

신생아는 출생 시부터 어른과 같이 들을 수 있으나 어른들이 그들의 반응을 이해하기 힘들 뿐이다. 또한 출생 후 3일에는 부모의 음성을 식별할 수 있다고 한다. 신생아들은 병원에서 퇴원하기 전에 청력판별검사를 받아야 하며, 병원에서 출생하지 않은 아기는 출생 후 1개월 내에 청력판별검사를 받아야한다.

신생아 역시 색상을 구별할 수 있는 시각을 가지고 있으며 신생기의 원시는 빠르게 회복되어 5~6세경에 정상적인 시력을 갖게 된다. 신생아는 출생 시부터 다른 사람의 얼굴표정을 복사하여 그들의 감정 표현을 이해하는데 활용하며 출생 후 8개월경에는 몸짓을 이해하고 사용한다. 출생 후 8주경에 아이는 정답게 조잘거리며 6~8개월에는 모음과 자음을 활용한 옹알이를 시작하며 생후 1세경에는 몇 개의 짧은 단어를 사용하게 된다. 이러한 언어 이전의 언어발달 단계는 여러 가지 환경적인 요인에 의해 부분적으로 영향을 받으며, 특히 옹알이 이후의 언어발달은 아이들에 대한 언어적 자극이 영향을 미친다고 알려져 있다.

4) 사회 및 정서

부모들은 아이들이 원하거나 원하지 않는 행동을 이해하게 될 때, 그들은 아이들에게 적절하고도 일관된 반응을 보여야하며, 그러면 아이들은 보모에 대한 사랑과 신뢰를 배우게 된다. 생후 3개월경에 아동은 낯선 사람에게는 다르게 반응할 수 있으며, 8개월에는 낯선 환경에서 어떻게 반응하여야 할지 모를 때는 부모를 쳐다보는 등 공동체에 대한 친밀감을 보인다. 또한 생후 8개월에는 부모와 이방인에 대한 식별능력이 생기며 이를 낯가림으로 표현하기도 한다. 14개월까지는 낯선 사람과도 자신감을 갖고 대화하고 대처할 수 있는 능력을 키우게 된다.

그러나 특별한 보육이 필요한 아동들은 정상적인 아동과 같은 반응을 보이지 못할 수 있다. 이런 경우 부모들은 아이들이 필요로 하는 것을 적절히 알지 못할 수 있기 때

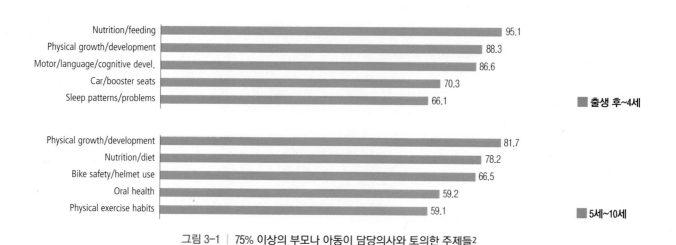

그림 3-1 | 75% 이상의 부모나 아동이 담당의사와 토의한 주제들2

문에 전문가들이 부모들에게 아이들의 작은 변화를 찾을 수 있도록 도와주는 것이 매우 중요하다. 또한 의료인들은 부모들이 아이들의 행동을 수정하고자 할 때에는 지속적이고 엄격하면서도 점잖게 행동하도록 충고하여야 한다. 미국의 보고에 의하면 출생 후 4세까지의 아동을 키우는 부모는 영양과 섭식(95.1%), 육체적인 성장과 발달(88.3%), 운동, 언어, 인지발달(86.6%), 자세유지보조기(70.3%), 그리고 수면문제(66.1%) 등에 대해 담당 의사와 상담을 많이 하고 있다고 보고한 바 있다(그림 3-1).[2]

2. 발달이정표

발달이정표(Developmental milestone)는 중요한 발달기술이다. 이런 각각의 발달기술을 습득하는 정상 발달연령대가 있으며, 아동들의 50%가 이런 발달기술을 습득하는 연령대를 중앙 연령대(Median age)라고 지칭한다. 제한 연령이란 어떤 기술을 반드시 습득해야하는 연령을 말하며 이것은 평균값의 2.0 표준편차의 나이를 말한다.[1] 제 2판 미국 덴버발달평가법 교육 교재를 기준으로 적성된 각 연령대별 발달이정표(표 3-1)[3] 및 미국 질병관리본부에서 제시하고 있는 보다 자세한 발달이정표는 다음과 같다(부록 1).[4]

II. 발달 평가

1. 기왕력 청취

아동의 발달은 아동이 생활하고 있는 환경에 의해 많은 영향을 받기 때문에 환경에 대한 기왕력 및 병력 청취는 중요한 단서를 찾는 기회가 될 수도 있다. 기왕력 청취는 가족력에 바탕을 둔 출생 전 이력 조사와 조산 여부를 포함한 출산이력이 중요하며, 아동의 발달을 평가하기 위해서는 생후 2세까지는 교정연령을 사용하는 것을 권장한다. 이러한 기왕력 청취와 아울러 부모가 아동들의 발달과정을 잘 이해하도록 정확한 정보를 제공하고 교육하는 것이 중요하다. 이를 통해 부모들이 스스로 아동의 발달과정을

관찰하고 감시(Surveillance)할 수 있도록 도와주고 자녀의 발달과정에서 이상을 발견했을 때 즉시 전문가의 도움을 받도록 유도할 수 있기 때문이다. 아동들이 성장하는 과정을 지속적으로 지켜보는 것은 아동들에게 발생할 가능성이 있는 문제들을 조기에 찾아낼 수 있는 단서를 제공할 수 있다. 부모나 보모들이 다음과 같은 상황에 직면하면 즉시 전문가에의 의견을 들어야 한다(표 3-2).[5]

2. 신체검사법

아동에 대한 신체검사로는 신장, 체중, 머리둘레, 체질량지수(Body mass index), 그리고 시력, 청력 검사, 그리고 기본적인 혈액검사 등이 있다.

발달이정표는 아동의 발달을 평가할 수 있는 귀중한 정보를 제공해준다. 실례로 도움 없이 발달이정표 상 독립보행이 가능한 시기는 11개월(25%), 12개월(50%), 13개월(75%), 15개월(90%), 18개월(97.5%)이며, 이 시기를 지나서도 정상적인 독립보행이 가능한 아동들도 간혹 있을 수 있지만, 18개월까지 독립보행이 불가능한 아동은 추후에 뇌성마비나 근육병 등으로 진행할 수 있기 때문에 추가적인 정밀 검사가 필요하다.

3. 발달 검사법

1) 판별검사

발달과정에서 명백한 이상이 없거나 혹은 일반적인 아동들보다 발달이 빨라 보이더라도 모든 아동은 표준화된 판별검사(Screening assessment)도구를 이용하여 주기적으로 검사를 받아야 한다. 이러한 판결검사는 부모나 보모들이 쉽게 사용할 수 있는 내용을 비교적 짧은 시간 내에 검사할 수 있도록 구성되어 있다. 미국에서는 발달판별검사는 생후 9개월, 18개월, 그리고 30개월에 시행하며 이 시점들이 아동들이 정상적으로 발달하고 있는가를 살펴보는 기준점으로 삼고 있다.[6] 자폐증 여부에 대한 판별검사는 생후 18개월, 24개월에 시행하며 또한 부모가 자녀에게 자폐증이 의심될 때 시행할 수 있으며, 평가는 자폐증 판별에 적절한 검사도구로 시행하여야 한다.[7]

표 3-1 | 제2판 덴버발달평가에 따른 아동의 발달이정표

나이	성취도	대운동	소운동	인지, 언어, 의사소통	사회-정서
2개월	50~90%	45°까지 머리 들기	중앙선을 넘어까지 따라보기	웃기	자동적으로 미소짓기
	>90%	머리 들기	중앙선내에서 따라보기	소리내기	반응하며 미소짓기
4개월	50~90%	뒤집기	180°까지 따라보기	딸랑이소리 나는 쪽으로 머리 돌리기	
	>90%	앉힐 때 목 가누기	딸랑이를 잡고 있기	웃기	자신의 손에 집중함
6개월	50~90%	도움 없이 앉기	바닥에 떨어진 실 쳐다보기	목소리 쪽으로 머리 돌리기	혼자 먹기
	>90%	뒤집기	손 내밀기	딸랑이 소리 쪽으로 머리 돌리기	손에 닿지 않는 장난감을 잡으려고 애씀
9개월	50~90%	바닥집고 일어서기	두 개의 큐브잡기	다다/마마 등 비특이적인 말하기	손으로 빠이빠이함
	>90%	잡고 서있기	큐브 양손 옮기기	단음절 말하기	혼자 먹기
1년	50~90%	혼자 서기	컵에 블록 넣기	말과 소리 흉내내기 재잘거리기*	원초적인 지시하기* 손으로 빠이빠이함 행동을 모방함
	>90%	바닥집고 일어서기	양손에 든 2개의 큐브를 서로 부딪치기	한 단어 말하기	손바닥 치기 놀이
15개월	50~90%	뒤로 걷기	낙서하기	한 단어 말하기*	컵으로 마시기
	>90%	몸을 구부렸다 펴기 잘 걷기	컵에 블록 넣기	세 단어 말하기	손으로 빠이빠이함
18개월	50~90%	계단 오르기 뛰기	지시한 건포도 줍기 큐브 2개 쌓기	최소 몸의 한 부분 가리키기 6단어 말하기	옷 벗기
	>90%	뒤로 걷기	낙서하기	3단어 말하기	집안일 돕기
2년	50~90%	머리로 공 던지기 위로 점프하기	큐브 6개 쌓기	한 개 그림의 이름 말하기 단어 조합하기	옷 입기
	>90%	앞으로 공차기 계단 오르기	큐브 4개 쌓기	2개의 그림 가리키기	옷 벗기
2.5년	50~90%	머리로 공 던지기	수직선 따라 그리기 큐브 8개 쌓기	2가지 행동 알기 50% 정도 이해할 수 있는 말하기	손 씻고 말리기
	>90%	위로 점프하기	큐브 6개 쌓기	6개의 그림 가리키기 1개 그림의 이름 말하기	옷 입기
3년	50~90%	1초간 한발로 중심잡기 멀리뛰기	엄지손가락을 씰룩거림 수직선 따라 그리기 큐브 8개 쌓기	모두 이해할 수 있는 말하기 1개의 색깔 말하기 2개의 형용사 말하기	친구 이름 말하기
	>90%	머리로 공 던지기	큐브 6개 쌓기	4개 그림의 이름 말하기	도움받으며 양치하기
4년	50~90%	한발로 깡충 뛰기	사람의 3 부분 그리기	5단어 정의하기 4개의 색깔 말하기	십자(+)따라 그리기
	>90%	2초간 한발로 중심잡기	큐브 8개 쌓기	모두 이해할 수 있는 말하기	원(○)따라 그리기

위 발달이정표는 제 2판 미국 덴버발달평가법 교육 교재 내용 중 일부를 정리한 것이며, 50~90%의 아동이 성취한 내용과 90% 이상의 아동이 성취한 발달내용을 수록하였으며, *표가 표시된 발달이정표에서 문제가 있는 경우는 자폐증에 대한 판별검사를 고려하여야 한다.

표 3-2 | 아동들의 발달이상 증후들[4]

출생 연령	아동들의 이상 반응들	출생 연령	아동들의 이상 반응들
생후 2개월	• 시끄러운 소리에 반응 하지 않을 때 • 움직이는 물체를 따라 보지 않을 때 • 사람들을 보고 웃지 않을 때 • 입으로 손을 가져가지 않을 때 • 엎드린 자세에서 배를 받쳐 들어 올릴 때 머리를 가누지 못할 때	생후 2세	• "우유를 마셔라" 같은 두 단어로 된 문장을 사용하지 않을 때 • 머리빗, 전화기, 포크, 숟가락 같은 일상적인 물건의 사용법을 모를 때 • 행동이나 말을 따라 하지 않을 때 • 단순한 지시를 수행하지 못할 때 • 안정적으로 걷지 못할 때 • 한 때 익혔던 기술을 할 수 없게 되었을 때
생후 4개월	• 움직이는 물체를 보지 않을 때 • 사람들을 보고 웃지 않을 때 • 소리를 내지 못할 때 • 입으로 손을 가져가지 않을 때 • 딱딱한 바닥에 발이 닿아도 다리를 밀어내리지 않을 때 • 한쪽 눈이나 양쪽 눈의 시선이 여러 방향으로 움직이는데 문제가 있을 때	생후 3세	• 자주 넘어지거나 계단 오르내리기를 어려워 할 때 • 침을 흘리거나 발음이 불명확할 때 • 단순한 장난감(돌아가는 손잡이가 있는), 간단한 퍼즐을 가지고 놀지 못할 때 • 완성된 문장으로 말하지 못할 때 • 간단한 지시를 이해하지 못할 때 • 역할극을 하지 못할 때 • 다른 아이들과 또는 장난감을 가지고 함께 놀고 싶어하지 않을 때 • 눈을 맞추지 않을 때 • 한 때 익혔던 기술을 할 수 없게 되었을 때
생후 6개월	• 닿을 수 있는 사물을 잡으려하지 않을 때 • 보호자들에게 관심을 보이지 않을 때 • 주변의 소리에 반응하지 않을 때 • 사물을 입으로 가져가기 어려울 때 • 모음 소리(아, 에, 오)를 내기 어려울 때 • 여러 방향으로 뒤집기 어려울 때 • 웃거나 신경질적인 소리를 내지 않을 때 • 근육이 너무 뻣뻣하거나 경직되어 있을 때 • 아이가 헝겊 인형처럼 축 늘어져 있기만 할 때		
생후 9개월	• 지지해주어도 다리에 체중을 싣지 못할 때 • 도움을 주어도 앉지 못할 때 • 자음을 이야기 하지 못할 때(마마, 빠빠, 다다) • 장난감을 앞뒤로 가져가는 것을 포함한 놀이를 하지 못할 때 • 자신의 이름에 반응 하지 못할 때 • 익숙한 사람에 반응 하지 않을 때 • 보호자가 가리키는 곳을 쳐다보지 않을 때 • 장난감을 한 손에서 다른 손으로 옮기지 못할 때	생후 4세	• 제자리에서 뛰지 못할 때 • 낙서하거나 선을 긋지 못할 때 • 상호반응이 있는 놀이에 관심을 보이지 않을 때 • 다른 아이를 무시하거나 가족 외의 사람에게 대답을 하지 않을 때 • 옷 입기, 잠자기, 화장실 사용 등에 저항하는 모습을 보일 때 • 좋아하는 이야기를 다시 이야기하지 못할 때 • 3단계로 구성된 지시를 수행하지 못할 때 • "같다"와 "다르다"의 의미를 이해하지 못할 때 • "나"와"너"를 올바르게 사용하지 못할 때 • 불명확하게 말을 할 때 • 한 때 익혔던 기술을 할 수 없게 되었을 때
생후 1세	• 기어 다니지 못할 때 • 도와주지 않으면 서기를 하지 못할 때 • 사물을 숨기면 찾지 않을 때 • 엄마, 아빠 같은 간단한 단어를 이야기 못할 때 • 머리를 기울인다던지 흔드는 간단한 동작을 하지 못할 때 • 사물을 가리키지 못할 때 • 이전에 했던 행동들을 하지 못할 때	생후 5세	• 다양한 감정을 표현하지 못할 때 • 극단적인 행동(흔히 공포, 공격적, 수줍음, 슬픔 등의 감정 등)을 보일 때 • 보통 수줍어하고 소극적인 상태이며, 적극적인 면이 보이지 않을 때 • 낮은 집중력으로 한 가지 활동에 5분 이상 집중하지 못할 때 • 타인에게 대답하지 않거나 대답하더라도 피상적인 대답만 할 때 • 어떤 것이 사실이고 어떤 것이 꾸며낸 것인지 구별하지 못할 때 • 다양한 놀이나 활동을 하지 못할 때 • 성과 이름을 말하지 못할 때 • 문법에 맞게 말하지 못할 때 (복수형이나 과거형을 올바르게 말하지 못함) • 일상생활이나 경험에 대하여 이야기하지 못할 때 • 그림을 그리지 않을 때 • 도움 없이는 이를 닦거나, 손을 씻고 말리거나, 옷을 벗지 못할 때 • 과거에 익혔던 기술을 할 수 없게 될 때
생후 18개월	• 다른 사람에게 물건을 손가락으로 가리키지 못할 때 • 걷지 못할 때 • 익숙한 물건의 용도를 알지 못할 때 • 다른 사람의 움직임을 따라 하지 못할 때 • 새로운 단어를 익히지 못할 때 • 적어도 여섯 개의 단어를 알지 못할 때 • 익숙한 사람이 오거나 가는 것에 주의를 기울이지 않을 때 • 익혔던 기술을 잊어버릴 때		

우리나라에서도 외국의 사례와 비슷하게 영유아검진 사업의 일환으로 2007년부터 모든 아동들에게 발달선별검사를 제공하고 있으며, 검사 시기는 생후 9~12개월, 18~24개월, 30~36개월, 42~48개월, 54~60개월, 66~71개월경에 영유아검진에 대한 소정의 교육을 이수한 재활의학과, 소아과 병/의원, 보건소 등에서 무료로 검사를 받을 수 있다(표 3-3).[8]

국내외제적으로 널리 알려진 표준화된 판별검사방법들은 다음과 같다.

(1) 덴버발달판별검사

덴버발달판별검사(Denver Developmental Screening Test)는 영유아의 발달정도를 측정하기 위해 1967년에 의해 개발되었고 그 후 1992년 개정판이 발표되었다. 개정된 덴버발달판별검사는 출생 시부터 생후 6세 아동에서 검사가 가능하며, 이 검사는 쉽고 간편하게 시행할 수 있으나, 이것은 발달장애를 진단하기 위한 검사가 아니라, 발달지연이 있을 가능성이 있는 아동들을 판별하는 검사이다. 즉, 단지 같은 나이 또래의 아동과 검사아동의 수행능력을 비교하는 검사이다. 여기에는 125개의 검사항목들이 개인-사회성, 소운동-적응, 언어, 대운동 등 크게 4개의 소항목으로 나누어져 있다. 각 소항목에 속하는 검사 항목들은 각 연령별로 표준 집단이 수행할 수 있는 평균연령에 대한 25%, 50%, 75% 그리고 90%의 성취도를 표시하고 있으며, 표준 연령의 90% 이상을 통과하지 못하면 의미 있는 것으로 해석한다. 또한 이 검사는 신뢰도, 타당도가 입증된 객관적인 검사임이 입증된 바 있다.[10]

(2) 연령단계별 부모 작성형 유아모니터링체계

부모들의 관찰 결과를 이용하여 조기에 발달지연 유무를 선별하고자 하는 목적으로 만들어진 검사 방법이 부모 작성형 유아 모니터링체계(Ages & Stages Questionaries, ASQ)이다. 이는 기존의 게셀 발달검사 항목들을 바탕으로 발달의 유형, 발달의 문제가 있는 아동을 분류하기 위해 4개월 간격의 6개의 질문지 세트로 개발되었으며, 그 후 출생 당시부터 생후 60개월까지의 아동을 추적 관찰할 수 있는 현재의 설문지로 발전하였다.

현재 미국, 프랑스, 스페인뿐 아니라 한국에서도 서울

표 3-3 ｜ 영유아 건강검진 프로토콜(2013년 기준)[9]

검진항목		1차 (4~6개월)	2차 (9~12개월)	3차 (18~24개월)	4차 (30~36개월)	5차 (42~48개월)	6차 (54~60개월)	7차 (66~71개월)
문진 및 진찰		○	○	○	○	○	○	○
신체계측		○	○	○	○	○	○	○
발달평가 및 상담			○	○	○	○	○	○
건강 교육	안전사고예방	○	○	○	○	○	○	○
	영양	○	○	○		○	○	○
	수면	○						
	대소변가리기			○				
	정서/사회성				○			
	개인위생					○		
	구강		○					
	취학준비						○	
	간접흡연							○
구강검진				○		○		

장애인복지관에서 제 2판 부모 작성형 유아 모니터링 체계를 한국의 문화적, 사회적 특성에 맞게 한국어로 표준화한 한국형 부모 작성형 유아 모니터링 체계(Korea ages & Stages Questionaries, K-ASQ)를 개발하여 국내에서도 널리 사용되고 있다.[11] 한국형 부모 작성형 유아 모니터링 체계는 출생 4개월에서 출생 60개월까지 19개의 연령대 아동을 평가하도록 구성되어있으며 각 연령대의 아동에게 다섯 가지 발달영역, 즉 의사소통, 대운동, 소운동, 문제해결, 그리고 개인-사회성에 각 6개의 질문으로 이루어진 총 30개의 질문에 응답하도록 만들어졌다. 각 질문에는 예, 가끔, 아니오 중 한 가지를 선택하여 표기하여야 하며, 이들은 각각 10점, 5점, 0점으로 환산된다. 위 여섯 영역의 질문에 대한 점수는 전국의 영유아를 대상으로 하여 얻은 평균점수의 2표준편차 점수(절선점수)와 비교하여 전문적인 진단에 의뢰여부를 결정한다. 아동이 얻은 점수가 절선점수 이상이면 통과이며, 절선점수 이하이면 전문가에게 의뢰하여 보다 정밀한 발달진단검사를 받도록 의뢰된다. 만약 예, 가끔, 아니오 중 한 가지도 선택하지 않은 문항이 있는 경우에는 이미 선택한 문항의 합산점수를 이미 선택한 항목 개수로 나눈 점수(이를 비율점수라고 한다)로 대신하여 계산한다. 질문지의 연령 간격 사이에 있는 아동의 경우 중 1개월 전후의 질문지는 모두 평가 타당성을 갖지만, 2개월 이상의 벗어난다면 아동의 나이 위, 아래 평가서를 모두 사용하는 것이 유용할 것이다.

(3) 한국 영유아 발달선별검사

각 나라의 어린이는 인종이나 그 나라의 문화와 환경 등에 의해 영향을 받을 수 있기 때문에 각 나라사이에 영유아의 발달과정이 다소 다를 수 있다. 따라서 각 나라의 상황에 맞는 영유아 발달선별검사 도구의 개발이 필요한데, 한국에서는 자체적으로 개발한 발달선별도구가 없어 외국에서 개발된 선별도구를 한국형으로 표준화하여 사용하고 있었다. 이에 2014년 정부는 보건복지부와 질병관리본부, 그리고 국내 관련 분야의 여러 전문가들과 함께 한국 현황에 맞는 한국형 영유아 발달선별검사 도구(Korean Developmental Screening Test for Infants & Children, K-DST)를 개발하였다. 이 선별평가 도구는 취학 전 연령인 6세 미만 영유아 아동인 생후 4개월부터 71개월 영유아까지 적용 가능하며, 부모가 아동의 현재 행동을 관찰한 후 다양한 영역의 발달정도에 대해 설문지 형식으로 작성하도록 구성되어 있다. 한국형 영유아 발달선별검사는 나이에 따라 총 5~6개의 영역으로 구성되어 있으며, 생후 초기엔 발달속도가 매우 빠른 반면 만 4~5세 집단은 상대적으로 발달속도가 느린 영유아의 발달특성을 반영하여 각 월령집단의 간격을 2개월에서 6개월 사이로 차이를 주었다. 이에 4~5개월용, 6~7개월용 등은 2개월 간격으로, 24~26개월용, 27~29개월용 등은 3개월 간격, 36~41개월용부터는 6개월 간격으로 구성되어 있으며, 각 영역은 8개의 문항으로 구성되어 총 40~48문항이 한 연령구간별 검사지에 포함된다. 평가하는 발달영역은 대근육운동, 소근육운동, 인지, 언어, 사회성, 자조이며, 자조능력의 경우 일정한 발달기술을 획득한 후 계발되는 특성을 지니고 있기 때문에 18개월 이후의 월령부터 검사하도록 구성하였다.또한 각 검사지의 각 영역 내 문항은 쉬운 항목에서 어려운 항목 순으로 배치되어 있다. 한국형 영유아 발달선별검사는 높은 신뢰도와 타당도를 확보하고 있어 발달문제가 의심되는 영유아를 효과적으로 판별해 낼 수 있다고 보고되고 있다. 즉, 내적 일치도는 0.73~0.93 수준이며, 검사·재검사 신뢰도는 0.77~0.88로 안정성을 보였다. 문항분석 결과, 문항의 난이도와 변별도가 양호하였으며, 절단점에 따른 민감도가 0.88, 특이도가 0.95로 타당도가 상당 높았다.[9]

(4) 소아발달목록

소아발달목록(Child Development Inventory, CDI)은 평가 아동의 나이에 따라 세 가지의 독립된 목록, 즉 영아발달목록(3~18개월), 조기 유아발달목록(18~36개월), 그리고 학년 전기 발달목록(36~60개월)으로 구성되어 있으며, 이들은 각각 60개의 예, 아니오의 문항으로 이루어져 있다. 평가 항목으로는 대운동, 소운동, 이해력, 개인-사회성으로 구성되어 있고, 1.5표준편차를 사용하여 절선기준을 사용하고 있다. 영아발달목록은 각각의 평가항목에 대한 절선기준이 있으며 발달이 빠르거나 늦음을 표기할 수 있다. 이 검사는 부모가 직접 작성하거나 혹은 부모에 대한 질문형식으로 사용되며 평가시간은 10여 분 이내이며 조기 영아목록은 정규 정밀 인지검사와 높은 상관관계(r=0.92)를 보이고 있다.[12]

(5) 아동기 자폐증 평가척도

아동기 자폐증 평가척도(Childhood Autism Rating Scale, CARS)는 Kanner(1943)의 자폐 분류와 Creak(1964)의 자폐 분류를 포함하고 이들의 제한점인 아동의 특징적인 증상을 포함하여 총 15개 평가항목을 만들어져 처음에는 아동기 정신평가척도(Childhood Psychosis Rating Scale)로 부르다가 1980년부터 현재의 아동기 자폐증 평가척도로 개정하였다.[13] 점수는 1점은 해당연령에서 정상, 2점은 경증, 3점은 중증도, 4점은 중증을 의미하며 각 점수의 중간에 해당된다면 중간 점수 즉 0.5점을 조정할 수 있다. 따라서 총점은 15점~60점이며, 자폐증 진단을 위한 절선점수는 총점 30점 이상이다. 총점이 30~37점은 경증 혹은 중등도의 자폐증을, 총점이 38~60점은 중증의 자폐증을 의심할 수 있다. 본 검사는 검사자간에 항목간 높은 내적 일치도와 높은 타당도가 보고된바 있다(표 3-4).

2) 진단검사

판별검사를 통해 발달이상이 의심되는 아동은 보다 의학적 검진과 함께 보다 정밀한 발달 진단 검사(Diagnostic assessment)를 받아야 한다. 의학적 검사로는 혈액검사를 통한 대사장애, 유전성질환 등을 감별하며 일반 영상 검사, 뇌컴퓨터단층촬영, 뇌자기공명영상 검사와 같은 정밀한

표 3-4 | 아동기 자폐증평가척도

항목	점수
1. 인간관계	1~4
2. 모방	1~4
3. 정서 반응	1~4
4. 신체 사용	1~4
5. 물체 사용	1~4
6. 변화에 대한 적응	1~4
7. 시각 반응	1~4
8. 청각 반응	1~4
9. 미각, 후각, 촉각반응 및 사용	1~4
10. 두려움 또는 신경과민	1~4
11. 언어적 의사소통	1~4
12. 비언어적 의사소통	1~4
13. 활동 수준	1~4
14. 지적기능의 수준과 항상성	1~4
15. 일반적 인상	1~4
총점	15~60

영상검사를 통해 뇌, 근육 골격계의 이상 유무 검사, 그리고 조직검사, 신경전도 검사 및 침근전도 검사로 근육병과 신경성 병증에 대한 진단을 실시하게 된다. 이런 과정을 통해 발달이상아동의 약 65%에서는 의학적인 진단이 가능하다고 알려져 있고, 이런 의학적 검사결과는 발달이상 아동의 의학적 치료 및 예후판단, 그리고 재활 치료, 특수교육 등에 많은 도움을 줄 수 있다. 이런 의학적인 검진과 더불어 발달지연이 의심되는 아동에게는 보다 표준화된 진단적 평가도구를 사용하여 발달영역에 대한 재평가가 필요하다.

(1) 베일리영유아발달검사

현재 국제적으로 가장 널리 사용되고 있는 영유아발달검사법중 하나인 베일리영아발달검사(Bayley Scales of Infant Development, BSID)는 1969년 제1판 베일리영아발달검사, 1993년 제2판을 발표하였고, 2006년에 기존의 제1, 2판과는 달리 미국 정부의 발달지연아동 분류 방법과 유사한 형식으로 재구성하여 제3판이 발표되었다. 제3판 베일리영유아발달평가(Bayley Scales of Infant and Toddler Development, BSITD-III)도 제2판과 같이 1~42개월의 영유아를 대상으로 평가가 가능하며, 아동의 발달 진척정도를 평가할 수 있어 치료사나 부모들에게 아동의 성장정도를 설명할 수 있고, 나아가 아동의 발달에 대한 임상 연구에도 사용할 수 있다.[14] 제3판 베일리영유아발달평가에서는 제2판의 정신평가영역(Mental scale)을 인지영역과 언어영역으로 분리하였으며, 운동평가영역(Motor scale)은 대운동영역과 소운동영역으로 분리하여 평가할 수 있도록 구성하였다. 또한 부모나 보모에 설문조사에 의한 사회-정서영역평가(Social-emotional scale)를 추가하였으며, 언어영역은 표현 의사소통영역, 수용의사소통영역으로 더욱 세분화하였다.

제3판 베일리영유아발달검사는 평가아동의 발달 연령을 산출하는 방법을 사용하고 있다. 평가한 아동의 정상유무를 평가하는 기준연령은 같은 나이의 정상아동과 발달지연을 보이는 아동들의 사례를 통해 분석함으로서 평가의 정확도를 높이고자 하였으며, 제3판에서는 다른 영유아발달평가도구들의 동급의 연령대 아동의 정상 표준치 산정을 검증하여 제2판 베일리영아발달검사법보다 더 향상된 타당도를 가진 정상 표준치를 만들고자 하였다. 그러나 일부 조산아의 발달지연 아동을 대상으로 발표한 연구

에 의하면 제3판 베일리영유아발달검사는 제2판에 비해 발달지연에 대해 다소 저평가하는 경향이 있어 추가적인 연구가 필요하다는 지적이 있어 이에 대한 지속적인 관심이 필요하다.[15] 최근 국내에서도 제3판 베일리영유아발달검사에 대해 인지영역 및 언어영역에 대한 세밀한 연구를 포함하여 한국어로 표준화한 한국어판이 개발이 거의 완성되어 올해 후반기부터는 국내에서도 제3판 베일리영유아발달검사가 가능할 듯하다.

(2) 영유아를 위한 그리피스 활동평가

이 평가도구는 출생에서 2세의 영유아 발달 평가를 위해 1954년 영국의 그리피스에 의한 처음 개발된 이후 1967년에는 출생에서 8세까지의 영유아까지 확대하여 지능 혹은 기능적인 정신발달의 평가하는 것을 중점으로 발달하였다(Griffiths Abilities of Babies and Young Children).[16] 현재는 0~2세, 2~8세의 두 가지의 평가서가 사용되고 있으며, 0~2세 평가서는 보행, 사람-사회성, 언어, 눈과 손, 협응과 성취도 평가로 구성되어 있으며, 2~8세의 평가서는 실제적인 추론능력 평가가 추가되어있다. 각각의 아동들의 나이에 따라 흥미를 줄 수 있는 서로 다른 평가도구를 사용하여 평가하도록 하였다. 그 이후 1996년에는 0~2세 평가도구는 다시 8개의 새로운 평가항목이 추가되어 재구성되었으며, 2~8세 평가도구 역시 2006년에 요즈음의 아동들에게 흥미로운 평가도구로 새롭게 바뀌어 재구성되어 주로 임상심리사나 소아발달 전문가들에 의해 임상과 연구에서 널리 사용하고 있다.[17]

(3) 유아 및 아동을 위한 지능 검사법

아동을 위한 지능검사 방법으로는 3~7세 아동을 위한 검사로 1989년 Wechsler 등에 의해 개발된 웩슬러 유아지능검사법(Wechsler Preschool and Primary Scale of Intelligence, WPPSI)이 있으며, 한국에서는 1996년에 한국형 웩슬러 유아지능검사법(Korean version of Wechsler Preschool and Primary Scale of Intelligence, K-WPPSI)이 개발되어 임상의사나 임상심리사 등에 의해 널리 시행되고 있다.[18] 또한 6세에서 16세 11개월 아동의 인지적 능력을 평가할 수 있는 한국판 웩슬러 아동용 지능검사(K-WISC-IV)가 최근에 개발되었다.[19] 이는 기존의 한국판 웩슬러 아동용 지능검사(K-WISC-III)를 개정한 것으로 전반적인 지적능력(전체검

사 IQ)을 나타내는 합성점수는 물론, 특정 인지 영역에서의 지적 기능을 나타내는 소검사와 합성점수를 제공한다. 또한 인지 능력이 평균 이하로 추정되는 아동, 아동의 인지기능을 재평가해야하는 아동, 낮은 지적능력이 아닌 신체적 · 언어적 · 감각적 제한이 있는 아동, 청각장애아 또는 듣는 데 어려움이 있는 아동의 평가 등이 가능하다.

3) 장애 혹은 기능적 관점에서의 사용되는 평가도구들

(1) 소아용 기능적독립성측정법

소아용 기능적독립성측정법(Functional Independence Measure for Children, WeeFIM)은 아동의 일상생활능력을 평가하는 도구로 1991년 Granger 등에 의해 발표된 성인용 기능적독립성측정법(FIM)와 비슷한 형태를 갖고 있다. 이 검사는 여섯 개의 주 평가항목들, 즉 자조, 괄약근조절, 움직임, 이동, 대화, 사회인지에 속하는 총 18개의 평가항목들로 구성되어 있고 평가대상은 생후 6개월에서 7세의 영, 유아이다. 이 검사는 준거참조검사로서, 아동의 능력을 관찰을 검사자가 직접 통해 평가하거나 보호자의 설명에 의해 평가될 수 있다. 이 평가방법은 기능 손상을 평가하는 것이 아니라 장애정도를 평가하는 것이며, 평가의 초점은 평가대상이 얼마나 독립적인 일상생활을 할 수 있는가 하는 것이다. 이 평가방법 역시 높은 신뢰도(0.74~0.99)와 타당도를 갖고 있다.[20]

(2) 대운동기능평가법

대운동기능평가법(Gross Motor Function Measure, GMFM)은 발달장애 중 뇌성마비의 운동기능을 평가하기 위해 개발되었다.[21] 다른 발달장애와 같이 뇌성마비 아동이 갖고 있는 운동장애의 평가 역시 복잡하다. 대운동기능평가법은 운동발달을 5단계의 기본 모형으로 평가하며 누운 자세에서의 움직임과 뒤집기, 앉기, 무릎서기와 네발기기, 서기, 그리고 걷기, 뛰기와 제자리 뛰기 등이다. 각 항목은 0~3점으로 4단계의 난이도로 점수화된다. 이렇게 평가된 각 다섯 단계의 항목은 각 단계별 총점에 대한 백분율로 표시한다. 최근에는 총 66개의 평가 문항으로 구성되어 있는 간단형의 대운동기능평가법도 소개되었다.

(4) 대운동기능분류체계

대운동기능분류체계(Gross Motor Function Classification System, GMFCS)는 뇌성마비아동의 대근육운동기능, 특히 스스로 앉기, 걷기, 휠체어를 사용하여 이동하기 등을 평가하여 다섯 단계로 표현하는 분류체계이다. 대운동기능분류체계는 각 단계분류를 통해 현재 아동의 기능 상태와 대근육운동기능 중 부족한 부분이 무엇인가를 표현하고자 노력하였으며, 뇌성마비 아동들이 할 수 있다고 생각하는 것이 무엇인가를 알고자 하는 것보다는 그들이 집이나 학교, 지역사회에서 실제 수행할 수 있는 것이 무엇인가를 기록하고자 하였다.[22]

아동의 운동능력은 나이에 따라 운동능력이 서로 다르기 때문에 대운동기능분류체계는 나이에 따라서 다섯 단계분류체계(2세 이하, 2~4세, 4~6세, 6~12세, 12~18세)로 구분하여 평가하고 있다. 제 I 단계는 제한 없이 독립보행이 가능한 경우이며, 제 II 단계는 독립보행은 가능하지만 장거리 보행은 제한이 있으며 달리기, 제자리 뛰기는 어렵다. 제 III 단계는 스스로 앉을 수 있으며, 실내에서 지팡이를 이용하여 보행이 가능하며, 실외이동을 위해서는 수동 휠체어를 사용하기도 한다. 제 IV 단계는 보통 지지대에 의지하여 앉으며 스스로의 움직임이 제한되어 있으며 대부분의 이동에서 수동 혹은 전동 휠체어를 사용한다. 제 V 단계는 목과 체간 조절에 상당한 제한이 있으며 전동휠체어사용법을 배울 수 있다면 스스로 이동이 가능하기도 하다. 현재 대운동기능분류체계는 캐나다뿐만 아니라 한국을 포함한 세계 여러 나라에서 각국의 언어로 번역되어 사용되고 있다(그림 3-2).[23]

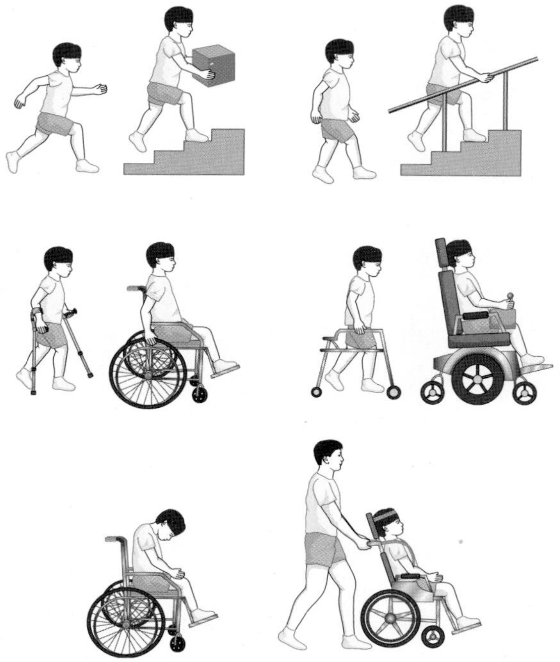

III. 발달지연과 발달장애

이상과 같이 소아의 발달은 시간이 흐름에 따라 아린아이가 일정한 능력을 습득하는 것이 정상적인 과정이다. 그렇지 못한 경우에 어린 아이들의 발달은 넓은 정상범위를 갖고 있지만 매우 규칙적인 순서로 진행된다. 발달은 크게 다음과 같은 네 가지 영역으로 구분할 수 있다.

1. 발달지연의 정의

발달지연이란 정상적인 아동의 발달에 비해 발달이 늦은 아동을 말하며 이는 미국 연방법인 장애아동개인교육법(Individuals with Disabilities Education Act, IDEA)에서 포괄적으로 설명하고 있다.[24,25] 주로 3~5세까지의 어린 연령대의 아동을 대상으로 하다가 요즈음에는 9세까지 연장할 것을 권장하고 있으나 구체적인 프로그램은 각 주에서 발달지연에 대한 기준과 평가방법을 채택하여 사용하도록 하고 있다. 즉, 발달지연이란 5세 이하의 발달이 느리거나 발달에 문제가 있는 아동들, 그리고 다음 중 한 가지 이상의 문제로 발달장애로 진행할 위험이 있는 아동을 규정하고 있는 경우가 많다.

- 지적장애와 관련된 유전적인 조건을 가진 경우
- 발달지연과 관련이 있는 유전적인 증후군을 가진 경우
- 대사질환을 가진 경우
- 임신 중 혹은 출생 중 감염 및 심각한 의학적 문제가 있었던 경우

그림 3-2 | 나이 6세에서 12세 뇌성마비 어린이를 위한 대운동기능분류체계[19]

- 출생 시 체중 1200 g 이하의 저체중아
- 출생 후 병중으로 심각한 발달지연이 예상되는 경우
- 3~5세 어린이로서 의사소통, 자조, 사회-정서, 운동기술, 감각발달 혹은 인지발달이 정상발달보다 두 가지 영역에서 표준편차 1.5 이상 늦은 경우 혹은 한 가지 영역에서 표준편차 2.0 이상인 경우 또는 한 가지 영역 이상에서 25~50% 이상 늦은 경우
- 3세 이하의 어린이로서 양부모 혹은 한쪽 부모가 지적장애를 가진 경우

2. 발달장애의 정의

미국의 경우 학년 전기 아동의 약 8%~17%에서 발달상에 문제를 가지고 있다고 보고에서 볼 수 있듯이 많은 아동들에서 운동, 지각, 언어, 사회성 등이 성장과정에서 어려움을 겪고 있는 것을 알 수 있다.[26] 이에 미국에서는 1976년 장애지원 및 권리장전법(Developmental Disabilities Assistance and Bill of Rights)이 제정된 이후 2000년에 추가로 확대 재정비하면서 각 주에 발달장애인을 위한 기구를 설치하고 발달장애인 개개인의 법률적, 인권 차원의 보호를 받을 수 있게 하였으며, 대학에 센터를 두어 발달장애 교육, 연구 및 서비스를 제공하도록 하고 또한 필요한 정보를 모으고 기술적인 지원에 정부가 적극 지원하도록 법제화하였다. 동법의 발달장애편(102조 8항)에서 발달장애란 5세(5세 이하는 발달지연으로 분류하여 지원하고 있음)부터 22세 이전에 발생한 육체적, 정신적 손상이 각각 혹은 함께 동반하면서 결과적으로 다음의 일상생활영역(자기관리, 수용언어와 표현언어, 학습, 이동능력, 자기관리, 독립생활, 경제적 자립) 중에서 세 가지 이상의 영역에서 실질적이고 기능적인 제한을 가지며, 동시에 이는 중증이면서 만성적인 장애라고 정의하였다. 이들은 평생 동안 혹은 장기간 동안 특별하고, 다 학문적인 지원과 일반적인 혹은 개별화된 지원과 포괄적인 서비스가 복합적으로 필요한 경우 아동들이라고 정의하고 있다(부록 1).[27]

부록 1 | 미국 질병관리본부에서 제시하는 발달이정표

나이	발달 내용	나이에 따른 적절한 발달 행동들
2개월	운동/육체적 발달	• 머리를 약간 가눌 수 있으며 배를 받쳐 들어 올리면 머리를 든다 • 팔 다리를 좀 더 부드럽게 움직인다
	인지(교육, 사고, 문제해결)	• 사람을 쳐다본다 • 움직이는 물체를 따라 시선을 움직인다 • 만약 행동이 변하지 않는다면 지루해 한다
	언어/의사소통	• 쿠, 그렁거리는 소리를 낸다 • 소리가 나는 쪽으로 머리를 돌린다
	사회성/감정	• 사람들을 향해 웃기 시작한다 • 쉽게 진정시킬 수 있다(손을 입게 가져다 대면 빤다) • 부모를 보려고 한다
4개월	운동/육체적 발달	• 머리를 보조해주지 않아도 가눌 수 있다 • 발이 딱딱한 바닥에 있다면 다리를 밀친다 • 배 쪽으로 엎어 놓으면 등 쪽으로 돌리려 한다 • 장난감을 잡을 수 있고 흔들려 한다 • 손을 입으로 가져간다 • 배로 누우면 팔꿈치로 밀어 올린다
	인지(교육, 사고, 문제해결)	• 기쁘거나 슬플 때 보호자에게 알리려 하고 감정 상태에 반응한다 • 장난감을 한 손으로 만지려 한다 • 장난감을 보거나 만지려할 때 손과 눈을 이용한다 • 사물이 움직일 때 시선이 따라간다 • 얼굴을 가까이서 쳐다본다 • 친밀한 사람과 멀리 있는 사물을 인식한다

부록 1 | 미국 질병관리본부에서 제시하는 발달이정표(계속)

나이	발달 내용	나이에 따른 적절한 발달 행동들
4개월	언어/의사소통	• 옹알이를 시작한다 • 표정을 지으며 옹알이를 하거나 들었던 소리를 모방한다 • 배고플 때 아플 때 지칠 때 등 각각 다르게 운다
	사회성/감정	• 특히 사람들을 보고 자연스럽게 웃는다 • 놀이를 좋아하고 놀이를 멈추면 울곤 한다 • 웃거나 찌푸리는 얼굴 표정이나 다른 동작들을 모방한다
6개월	운동/육체적 발달	• 등에서 배로 배에서 등으로 양 방향으로 뒤집기가 가능하다 • 지지해주지 않아도 앉을 수 있다 • 세워 놓으면 다리로 뻗어 몸을 지탱하고 튀어오르는 행동을 하기도 한다 • 앞뒤로 왔다갔다 하려고, 가끔 앞으로 가기 전에 뒤로 기기도 한다
	인지(교육, 사고, 문제해결)	• 주위에 있는 것들을 지켜본다 • 사물을 입에 가져가려한다 • 사물에 대해서 호기심을 보이며 닿지 않는 곳에 있는 것들을 잡으려 한다 • 한 손에서 다른 손으로 사물을 이동시킨다
	언어/의사소통	• 소리를 냄으로써 소리에 반응한다 • 여러 음절의 모음 소리를 낸다(아, 에, 오) • 본인 이름에 반응한다 • 기쁨과 슬픔을 보이기 위해서 소리를 낸다 • 자음을 말하기 시작한다
	사회성/감정	• 익숙한 얼굴을 인식하고 낯선 사람을 구분한다 • 특히 부모님을 포함한 사람들과 놀이를 좋아한다 • 타인의 감정에 반응한다 • 거울에 보이는 자기 자신을 보고 좋아한다
9개월	운동/육체적 발달	• 선 상태를 유지한다 • 혼자 일어나 앉는다 • 지지해주지 않아도 앉은 상태를 유지한다 • 붙잡고 일어선다 • 기어다닌다
	인지(교육, 사고, 문제해결)	• 떨어져있는 사물의 움직이는 경로를 본다 • 숨겨진 사물을 찾는다 • 까꿍 놀이를 한다 • 입안에 사물을 넣는다 • 한 손에서 다른 손으로 사물을 부드럽게 옮긴다 • 엄지와 검지를 사용하여 시리얼 같은 것을 집을 수 있다
	언어/의사소통	• 아니오라는 말을 이해한다 • 반복되는 자음 분절을 낸다(마마, 빠빠) • 소리나 행동을 따라한다 • 물체를 가리키기 위해서 손가락을 사용한다
	사회성/감정	• 낯선 사람을 두려워한다 • 익숙한 어른들에게 친근감을 표현한다 • 좋아하는 장난감을 가지고 있다
1세	운동/육체적 발달	• 혼자 걷는다 • 계단을 오를 수 있고, 달리기를 할 수 있다 • 장난감을 끌면서 걸을 수 있다 • 옷을 입을 때 팔, 다리를 뻗어 도움을 준다 • 컵에 담긴 음료를 마실 수 있다 • 숟가락으로 음식을 먹는다

부록 1 | 미국 질병관리본부에서 제시하는 발달이정표(계속)

나이	발달 내용	나이에 따른 적절한 발달 행동들
1세	인지(교육, 사고, 문제해결)	• 일상에서 접하는 물건을 알고 있다(전화기, 머리빗, 숟가락 등) • 다른 사람의 주의를 끌기 위해 손가락으로 가리킨다 • 인형에게 음식을 주는 방식으로 흥미를 표현한다 • 몸의 일부분을 가리킨다 • 스스로 선 긋기, 낙서를 한다 • 몸동작으로 지시하지 않아도 간단한 명령에 따를 수 있다; 예를들면, "앉아"라고 말하면 앉는다
	언어/의사소통	• 단어 몇 개를 말한다 • "아니오"라고 말하고 머리를 가로 젓는다 • 원하는 것을 표시하기 위해 손가락으로 가리킨다
	사회성/감정	• 놀이로 다른 사람에게 물건을 건넨다 • 짜증이나 화를 낸다 • 낯선 사람을 무서워한다 • 익숙한 사람에게 애정을 표시한다 • 인형에게 밥을 먹이는 등의 간단한 연기놀이를 한다 • 새로운 환경과 마주치면 돌봐 주는 사람에게 의지한다 • 어떤 물건에 흥미가 있음을 손가락으로 가리켜서 다른 사람에게 알린다 • 혼자 새로운 곳을 탐험하지만 부모에게서 멀리 떨어지지는 않는다
18개월	운동/육체적 발달	• 까치발로 걸을 수 있다 • 공을 발로 찬다 • 달리기를 하기 시작한다 • 도움 없이 가구 위로 기어 오르고 내려온다 • 손을 잡은 상태에서 계단을 오르내린다 • 머리 위로 공을 던진다 • 직선이나 원을 그리거나 따라 그린다
	인지(교육, 사고, 문제해결)	• 두 겹이나 세 겹으로 숨겨져 있는 물건도 찾을 수 있다 • 물건을 모양이나 색에 따라 분류하기 시작한다 • 익숙한 책에 나오는 문장이나 노랫말을 완성할 수 있다 • 간단한 가장놀이(make-believe games)를 한다 • 블록을 4개 이상 세로로 쌓는다 • 한쪽 손을 다른 쪽보다 더 많이 쓰는 경우도 있다 • "신발을 들어서 신발장에 넣어라"와 같은 두 단계 지시를 따라 한다 • 그림책에 나오는 고양이, 새, 강아지 같은 사물의 이름을 말한다
	언어/의사소통	• 이름을 부르면 물건이나 그 물건의 그림을 가리킬 수 있다 • 익숙한 사람들의 이름이나 신체의 부분의 이름을 안다 • 두 개에서 네 개의 단어로 이루어진 문장을 말한다 • 간단한 지시에 따를 수 있다 • 타인의 대화에서 들은 단어를 따라 말할 수 있다 • 책 안에 나온 물건을 가리킬 수 있다
	사회성/감정	• 다른 사람, 특히 성인이나 나이 많은 어린이를 따라 한다 • 다른 아이와 만나면 신나 한다 • 점점 더 독립성을 띈다 • 반항적인 행동을 보인다(하지 말라고 했던 일을 한다) • 주로 다른 아이들과 함께 놀며, 잡기 놀이처럼 상대를 포함시키는 놀이를 한다
2세	운동/육체적 발달	• 까치발로 걸을 수 있다 • 공을 발로 찬다 • 달리기를 하기 시작한다 • 도움 없이 가구 위로 기어 오르고 내려온다 • 손을 잡은 상태에서 계단을 오르내린다 • 머리 위로 공을 던진다 • 직선이나 원을 그리거나 따라 그린다.

부록 1 | 미국 질병관리본부에서 제시하는 발달이정표(계속)

나이	발달 내용	나이에 따른 적절한 발달 행동들
2세	인지(교육, 사고, 문제해결)	• 두 겹이나 세 겹으로 숨겨져 있는 물건도 찾을 수 있다 • 물건을 모양이나 색에 따라 분류하기 시작한다. • 익숙한 책에 나오는 문장이나 노랫말을 완성할 수 있다 • 간단한 가장놀이를 한다 • 블록을 4개 이상 세로로 쌓는다 • 한쪽 손을 다른 쪽보다 더 많이 쓰는 경우도 있다 • "신발을 들어서 신발장에 넣어라"와 같은 두 단계 지시를 따라 한다 • 그림책에 나오는 고양이, 새, 강아지 같은 사물의 이름을 말한다
	언어/의사소통	• 이름을 부르면 물건이나 그 물건의 그림을 가리킬 수 있다 • 익숙한 사람들의 이름이나 신체의 부분의 이름을 안다 • 두 개에서 네 개의 단어로 이루어진 문장을 말한다 • 간단한 지시에 따를 수 있다 • 타인의 대화에서 들은 단어를 따라 말할 수 있다 • 책 안에 나온 물건을 가리킬 수 있다
	사회성/감정	• 다른 사람, 특히 성인이나 나이 많은 어린이를 따라 한다 • 다른 아이와 만나면 신나 한다 • 점점 더 독립성을 띈다 • 반항적인 행동을 보인다(하지 말라고 했던 일을 한다) • 주로 다른 아이들과 함께 놀며, 잡기 놀이처럼 상대를 포함시키는 놀이를 한다
3세	운동/육체적 발달	• 기어오르기에 어려움이 없다 • 달리기에 어려움이 없다 • 세발자전거를 탈 수 있다 • 한 발씩 디디며 계단을 오르거나 내려올 수 있다
	인지(교육, 사고, 문제해결)	• 단추, 지렛대, 움직이는 부분이 있는 장난감을 가지고 논다 • 인형, 동물인형 및 사람들과 가장놀이를 한다 • 세 네 조각이 있는 퍼즐을 맞출 수 있다 • "둘"이라는 단어의 의미를 안다 • 연필이나 크레용으로 동그라미를 따라 그릴 수 있다 • 책의 책장을 한 장씩 넘길 수 있다 • 6개 이상의 블록을 수직으로 쌓을 수 있다 • 병의 나사식 뚜껑이나 손잡이를 돌려서 열 수 있다
	언어/의사소통	• 2단계나 3단계의 명령을 따라 한다 • 아주 익숙한 물건의 이름을 부를 수 있다 • "안에"나 "위에"," 아래에" 같은 말을 이해한다 • 성과 나이, 성별을 말할 수 있다 • 친구를 이름으로 부른다 • "나", "우리', "너"와 같은 단어를 말할 수 있다. (단어의 복수형을 말할 수 있다 – 우리말에 해당되지 않음) • 낯선 사람과 의사소통이 대부분 가능하도록 말을 할 수 있다 • 두세 문장을 사용하여 대화가 지속될 수 있다
	사회성/감정	• 어른이나 친구의 행동을 따라 한다 • 부추기지 않아도 친구에게 애정을 표현한다 • 놀이에서 차례를 정해 번갈아 실행한다 • 우는 친구에게 관심을 표현한다 • "내 물건"이나 "다른 아이의 물건"의 개념을 이해한다 • 다양한 감정을 표현한다 • 엄마나 아빠와 쉽게 따로 지낼 수 있다 • 일상적인 것에서 큰 변화가 있으면 불안해 할 수 있다 • 혼자서 옷을 입고 벗는다

부록 1 | 미국 질병관리본부에서 제시하는 발달이정표(계속)

나이	발달 내용	나이에 따른 적절한 발달 행동들
4세	운동/육체적 발달	• 뜀뛰기를 하며 한 발로 2초까지 서 있을 수 있다 • 바닥에 튕긴 공을 대부분의 경우 잡을 수 있다 • 액체를 부을 수 있고, 감시 하에 음식을 잘라 먹을 수 있으며 스스로 음식을 다져서 먹는다
	인지(교육, 사고, 문제해결)	• 색의 이름이나 숫자를 말할 수 있다 • 수를 센다는 것의 개념을 이해한다 • 시간의 개념을 이해하기 시작한다 • 이야기의 부분을 기억한다 • "같다"와 "다르다"의 개념을 이해한다 • 사람을 두 개에서 네 개의 신체부분이 포함되도록 그린다 • 가위를 쓸 수 있다 • 글자를 베껴 쓰기 시작한다 • 색 이름을 네 가지 이상 말한다 • 보드 게임이나 카드 게임을 할 수 있다 • 책의 다음 내용을 상상하여 말할 수 있다
	언어/의사소통	• 기본적인 문법에 맞는 말을 한다 • 동요 가사를 외워서 부를 수 있다 • 짧은 이야기를 할 수 있다 • 성과 이름을 말할 수 있다
	사회성/감정	• 새로운 것을 즐겁게 받아들인다 • "엄마"와 "아빠"의 역할놀이를 한다 • 가장놀이에서 점점 창조성이 늘어난다 • 혼자 놀기보다는 다른 아이와 놀고 싶어 한다 • 다른 아이와 협동하여 놀 수 있다 • 가끔 무엇이 사실이고 무엇이 꾸며낸 것인지 헷갈려 한다 • 무엇을 좋아하고 어떤 것에 관심이 있는지 말한다
5세	운동/육체적 발달	• 한 다리로 10초 이상 서 있을 수 있다 • 제자리 뛰기와 번갈아 뛰기를 할 수 있다 • 공중제비를 할 수 있다 • 포크와 숟가락을 사용하며 나이프도 사용할 수 있다 • 혼자 화장실을 이용할 수 있다 • 그네타기, 기어오르기를 한다
	인지(교육, 사고, 문제해결)	• 10 이상의 수를 셀 수 있다 • 적어도 여섯 개의 부분으로 이루어진 사람을 그릴 수 있다 • 글자나 숫자를 쓸 수 있다 • 삼각형을 그릴 수 있고 다른 기하학적 모양을 그릴 수 있다 • 돈과 음식 등 매일 이용하는 사물에 대하여 알고 있다
	언어/의사소통	• 매우 명확하게 이야기를 할 수 있다 • 간단한 이야기를 완전한 문장을 사용하여 말할 수 있다 • "할머니가 오실 거야"같은 미래 시제의 문장을 말할 수 있다 • 이름과 주소를 말할 수 있다
	사회성/감정	• 친구가 기뻐하도록 해주고 싶어한다 • 친구처럼 되기를 원한다 • 규칙에 보다 협조적인 모습을 보인다 • 노래 부르거나, 춤추거나, 연기하는 것을 즐긴다 • 성 역할을 이해한다 • 어떤 것이 사실이고 어떤 것이 꾸며낸 것인지 구별할 수 있다 • 보다 독립적이 된다 　(예를 들어 이웃을 혼자 방문할 수 있다 – 성인의 보호가 아직은 필요한 수준) • 가끔씩은 요구를 하거나, 매우 협조적이 된다

참고문헌

1. Rachel B. Development and developmental assessment. Pediatr Neurol 2010; 10: 18-20.

2. Olson LM, Tanner JL, Stein MT, Radecki L. Well-child care: looking back, looking forward. Pediatr Ann 2008; 37: 143-151.

3. Frankenburg WK, Dodds J, Archer P, et al. DENVER II Training Manual: Denver Developmental materials, 1992.

4. http://minwon.nhic.or.kr/portal/site/minwon/MENU_WBMFB02/

5. http://www.cdc.gov/ncbddd/actearly/milestones/index.html

6. Council on Children With Disabilities, Section on Developmental Behavioral Pediatrics, Bright Futures Steering Committee, Medical Home Initiatives for Children With Special Needs Project Advisory Committee. Identifying infants and young children with developmental disorders in the medical home: an algorithm for developmental surveillance and screening. Pediatrics 2006; 118(1): 405-420.

7. Gupta VB, Hyman SL, Johnson CP, et al. Identifying children with autism early? Pediatrics 2007; 119(1): 152-153.

8. Council on Children With Disabilities, Section on Developmental Behavioral Pediatrics, Bright Futures Steering Committee, Medical Home Initiatives for Children With Special Needs Project Advisory Committee. Identifying infants and young children with developmental disorders in the medical home: an algorithm for developmental surveillance and screening. Pediatrics 2006; 118(1): 405-420.

9. 대한소아과학회, 질병관리본부. 한국 영유아 발달선별검사 사용 지침서, 제1판: 2014.

10. Akaragian S, Dewa C. Standardization of the Denver Developmental Screening Test for Armenian children. Dev Med Child Neurol 1989; 31(6): 774-781.

11. 하계형, Jane Squires, 이소영, 이준석. K-ASQ 사용 지침서(부모 작성형 유아 모니터링 체계), 1판, 서울: 드림프랜드, 2006.

12. Ireton H, Glascoe FP. Assessing children's development using parents' reports. The Child Development Inventory. Clin Pediatr(Phila) 1995; 34(5): 248-255.

13. Schopler E, Reichler RJ, DeVellis RF, Daly KJ. Toward objective classification of childhood autism: Childhood Autism Rating Scale(CARS). J Autism Dev Disord 1980; 10: 91-103.

14. Bayley N. Bayley Scales of Infant and Toddler Development, San Antonio, TX: The Psychological Corporation, 2006.

15. Anderson PJ, De Luca CR, Hutchinson E, Roberts G, Doyle LW, The Victorian Infant Collaborative Group. Underestimation of Developmental Delay by the New Bayley-III Scale. Arch Pediatr Adolesc Med 2010; 164: 352-356.

16. R. Griffith. The Abilities of Young Children: A Comprehensive System of Mental Measurement London: Child Development Research Centre, 1967.

17. P. Preston, A practitioner's guide to the Assessment of Mental Development in Infants and Young Children, Ashland: Hogrefe Publishing GmbH, 2006.

18. 박혜원, 곽금주, 박광배. 한국 웩슬러 유아지능검사, 제2판: 도서출판 특수교육, 2002.

19. 곽금주, 문수백, 오상우. 한국판 웩슬러 아동지능검사, 제4판: 학지사, 2012.

20. Msall ME, DiGaudio K, Rogers BT, LaForest S, Catanzaro NL, Campbell J, Wilczenski F, Duffy LC. The Functional Independence Measure for Children (WeeFIM). Conceptual basis and pilot use in children with developmental disabilities. Clin Pediatr (Phila) 1994; 33: 421-430.

21. Nordmark E, Hägglund G, Jarnlo GB. Reliability of the gross motor function measure in cerebral palsy. Scand J Rehabil Med 1997; 29: 25-28.

22. Rosenbaum P, Walter S, Hanna S, Palisano R, Russell D, Raina P, Wood E, Bartlett D, & Galuppi B. Prognosis for gross motor function in cerebral palsy: Creation of motor development curves. Journal of the American Medical Association 2002; 288: 1357-1363.

23. Graham HK. Classifying cerebral palsy, J Pediatr Orthop 2005; 25: 127-128.

24. http://nectac.org/~pdfs/topics/earlyid/partc_elig_table.pdf

25. http://nichcy.org/disability/specific/dd?pfstyle=wp

26. Council on Children With Disabilities, Section on Developmental Behavioral Pediatrics, Bright Futures Steering Committee, Medical Home Initiatives for Children With Special Needs Project Advisory Committee. Identifying Infants and Young Children With Developmental Disorders in the Medical Home: An Algorithm for Developmental Surveillance and Screening. Pediatrics 2006; 118: 405-420.

27. http://www.txddc.state.tx.us/resources/publications/state_plan/sp02-06sec1.asp

CHAPTER 04

장애의 평가
Disability Evaluation

ǀ 고영진

I. 머리말

1957년 유엔에서 발표한 장애인 권리선언 1조에 장애란 "선천적 혹은 후천적이든 관계없이 신체적, 정신적 능력의 불완전으로 인하여 개인의 일상생활 또는 사회생활에 필요한 것을 확보하는 데 자기 자신으로서는 완전하게 또는 부분적으로 할 수 없는 상태"라 정의하였다. 그 후 장애에 대한 각국의 관심이 고조되며, 이를 객관적으로 평가하는 다양한 방법이 개발되었으나 아직도 장애를 평가하는 데는 많은 어려움이 있다.

의학 분야, 특히 재활의학 분야에서 장애의 정도를 평가하는 일은 매우 중요하다. 장애를 평가하기 위해서는 의학적 지식이 기초가 되어야하며, 특히 장애의 평가에는 의학적 치료 후에도 잔존하는 기능을 평가하는 것이 중요하므로 그 분야의 전문가인 재활의학과 의사가 장애를 평가하는 것은 당연한 일이라 하겠다.

그러나 이런 장애의 원인이 되는 질병이나 손상이 제3자에 의해 제공되었다면 후일 법적인 문제가 발생할 수 있다. 그러므로 일반적인 의무기록의 작성도 소홀히 할 수 없지만 법적이 문제가 발생할 수 있는 환자의 의무기록에는 좀더 신중을 기할 필요가 있다. 대부분의 환자가 장기 치료를 받아 많은 의무기록이 남게 되는데 모든 의무기록지를 온전하게 보존하는 일이 중요하며, 일정한 간격을 두고 환자 상태에 대한 경과를 종합하여 기록하면 도움이 된다. 모든 기록은 누구나 알아볼 수 있는 글자체를 사용하고, 어려운 표현은 한글을 사용하여 자세히 기록하며, 이해를 돕기 위하여 그림을 이용하는 것도 좋은 방법이다.

특히 진료 시 환자의 전반적인 재활 과정을 성실하게 기록하는 일은 재활의학과 의사의 기본적인 의무이지만 후일 발생할 수 있는 여러 가지 상황을 대비하여 환자의 잔존 능력, 간병이나 개호의 필요성, 의학적 추적 관찰의 필요성, 보조 기구의 필요성 및 종류, 이차적 합병증의 가능성 등을 자세히 기록하여야 한다. 또한 이런 법적인 문제가 발생할 경우 이와 관련된 절차를 기피하거나 부정적 감정을 갖기보다는 적극적으로 해결하려는 자세를 유지하여야 한다.

II. 장애 평가의 역사

로마 시대에도 장애보상 제도가 있었으나 근로자의 재해 보상을 보장하기 위한 제도는 1884년 독일의 재해 보험법을 효시로 하여 많은 나라에서 채택하고 있다. 비슷한 시기에 영국에선 고용인 책임법과 노동자 보상법이 선을 보였으며, 1907년 러시아에서는 장애보상 계획이 발전하여 국소 부상을 신체 전체에 대한 백분율에 따라 보상하는 개념이 도입되었다.[1]

미국에서는 1908년 연방 피고용인 보상법이 탄생되었고, 1914년 캘리포니아 산업 사고법이 만들어져 노동자의 나이, 직종, 장애 등급에 따라 보상하였으며, 1949년에는 미국 모든 주에서 노동자에 대한 보상이 가능하게 되었다. 미국에서는 연방 정부가 주 정부로 하여금 노동자 보상법을 강제 조항으로 마련하도록 하였는데 이는 두말할 것 없이 장애를 가진 노동자의 권익을 보호하는 데 목적이 있었다. 이 법에서 장애란 "작업과 관계된 부상으로 최근에 하던 직종을 제대로 수행하지 못하게 되는 것"을 의미하며, 보상에는 입원비, 진료비, 재활 치료비, 손실임금 등이 포함되고, 보상 받을 사람이 사망한 경우에는 유족에 대한 보상이 이루어졌다. 1956년에 사회보장장애 연금법, 1990년에 장애인법이 마련됨에 따라 미국 장애인은 고용과 이동에 있어서 일반인과 동등한 권리를 보장받게 되었다.

우리나라에서는 1953년 근로기준법이 제정되어 근로자가 취업 중 또는 사업장 안에서 부상 또는 질병에 걸리거나 사망한 경우의 보상 문제를 다룰 수 있게 되었고, 1963년 산업재해보상보험법이 제정되어 근로자의 업무상 재해를 신속 공정하게 보상함과 동시에, 이에 필요한 보험 시설을 설치, 운영함으로써 근로자의 권익 보호에 기여하였다. 1967년에는 국가배상법이 제정되어 국가 또는 지방 자치 단체의 손해 배상의 책임과 배상 절차를 규정하였으며, 1984년에는 자동차 손해배상보장법이 제정되어 자동차의 운행으로 사람이 사망하거나 부상한 경우 손해 배상을 보장하는 제도가 확립되었다. 1987년에는 장애인복지법이 제정되어 서울의 관악구와 충청북도의 청원군에서 장애인 등록 시범 사업이 실시되고, 1988년부터 장애인 등록 사업이 전국적으로 확대 실시되었다. 같은 해 국민연금법이 제정되어 현재는 전 국민 연금제도로 발전하였다. 장애인복지법의 시행규칙에는 장애인에 대한 장애등급 판정기준이 마련되어있고, 현재 수차례의 개정을 거쳐 2010년 개정된 판정기준을 사용하고 있다. 그러나 장애인 관련 단체들의 꾸준한 요구와 사회적 합의에 의해 장애인복지법과 장애인연금법의 일부 개정을 통하여 2019년 7월 1일부터는 장애인에 대한 등급을 단계적으로 폐지하기로 하였다.

표 4-1 │ 장애인복지법에 따른 장애인의 분류(2017년 4월 13일 일부 개정)

대분류	중분류	소분류	세분류
신체적장애	외부 신체기능의 장애	지체장애	절단장애, 관절장애, 지체기능장애, 변형 등의 장애
		뇌병변장애	중추신경의 손상으로 인한 복합적인 장애
		시각장애	시력장애, 시야결손장애
		청각장애	청력장애, 평형기능장애
		언어장애	언어장애, 음성장애, 구어장애
		안면장애	안면부의 추상, 함몰, 비후 등 변형으로 인한 장애
	내부기관의 장애	신장장애	투석치료중이거나 신장을 이식 받은 경우
		심장장애	일상생활이 현저히 제한되는 심장기능 이상
		간장애	일상생활이 현저히 제한되는 만성·중증의 간기능 이상
		호흡기장애	일상생활이 현저히 제한되는 만성·중증의 호흡기기능 이상
		장루·요루장애	일상생활이 현저히 제한되는 장루·요루
		뇌전증장애	일상생활이 현저히 제한되는 만성·중증의 뇌전증
정신적장애	발달장애	지적장애	지능지수와 사회성숙지수가 70 이하인 경우
		자폐성장애	소아청소년자폐 등 자폐성장애
	정신장애	정신장애	정신분열병, 분열형정동장애, 양극성정동장애, 반복성우울장애

Ⅲ. 장애 평가법

다양한 종류의 질병이나 사고로 인하여 발생된 육체적 또는 정신적 문제는 적절한 치료 후에도 일정부분 기능의 결손을 초래하며, 이런 기능의 결손 즉 장애를 평가하기 위해서는 증상의 고정이 선행되어야 한다. 따라서 어떠한 의학적 치료에도 더 이상의 증상 호전이 되지 않는 시점에 이르러서 장애를 평가하여야 한다. 불가피하게 치료의 종료 시기에 장애 평가를 실시한다면 향후 6개월 이내에 증상이 고정될 수 있는 경우에 한하며, 장애를 평가하되 고정될 것으로 인정되는 증상에 대하여 장애 판정을 실시한다. 미국의사협회에서는 이를 "최대 의학적 호전(maximal medical improvement, MMI)"이라 명명하고, 향후 1년 동안 예상되는 신체 상태의 변화가 3% 이하로 예상되는 시기에 장애 평가 할 것을 권유하고 있다. 따라서 일반적으로 장애를 평가하는 시기는 발병 후 1년이 지난 후가 대부분이며, 빠른 경우라도 6개월 이후에 실시하게 된다.[2]

장애의 평가에는 영구적인 장애율을 산정하는 방법, 장애정도에 따른 장애등급을 산정하는 방법, 장애에 따른 노동능력상실율을 측정하는 방법 등이 사용되고 있으며, 각각의 방법에 장단점이 있다. 현재 우리나라에서 많이 사용되고 있는 장애평가도구로는 1971년 미국의사협회에서 발간하고 2008년 6번째 개정된 영구장애의 평가 지침서(Guides to the Evaluation of Permanent Impairment)와 1936년 맥브라이드가 저술하고 1963년 6번째 개정한 "배상이 필요한 손상의 치료원칙과 장애평가서(Disability Evaluation and Principles of Treatment of Compensable Injuries)"가 있으며, 장애인복지법에 의한 장애등급판정법과 각종 보험회사 약관에 의한 장애등급 분류법, 자동차 손해배상 보장법, 국가배상법, 근로기준법, 산업재해 보상보험법에 따르는 평가방법 등이 있다.

1. 장애인복지법에 의한 장애등급 판정

1987년 12월 30일 장애인복지법이 발효되고, 1989년 개정된 이 법의 제2조에서 "장애인"이라 함은 지체장애, 시각장애, 청각장애, 언어장애 또는 정신지체등 정신적 결함으로 인하여 장기간에 걸쳐 일상생활 또는 사회생활에 상당

한 제약을 받는 자로서 대통령령으로 정하는 기준에 해당하는 자를 말한다고 정의하였다. 또 이법의 시행규칙에서는 장애인에 대한 장애등급판정기준을 마련하여, 장애등급 사정 기준을 구체적으로 해석하고, 규정에 의거하여 의사가 장애를 판정할 때 필요한 표준 검진방법을 제시하였다. 처음 5개 분야로 한정되었던 장애인의 범주는 2000년에 뇌병변장애, 발달장애, 정신장애, 신장장애, 심장장애가 추가되었고, 2003년에 호흡기장애, 간장애, 안면장애, 장루요루장애, 뇌전증장애가 추가되었으며, 그 후 수차례 장애의 중소분류에 대한 일부 개정을 거쳐 2017년 현재에는 장애인의 범주를 15개 소분류로 규정하고 있다(표 4-1).

장애등급은 최고 중증인 1등급에서 최저로 경미한 6등급까지 분류하고 있으며, 장애유형에 따라 6개 등급 중 일부 등급만으로 분류된 경우도 있다. 장애등급의 판단은 장애의 유형에 따라 자격이 주어지는데 지체장애, 뇌병변장애, 언어장애, 지적장애 등은 재활의학과 전문의에 의해 판정이 의뢰되고, 장애 판정 의뢰는 원인 질환 또는 부상 등이 발생한 후 6개월 이상 적절한 치료를 시행한 후에 이루어지며, 6개월이 경과하였다하더라도 뚜렷하게 기능의 향상이 진행되고 있는 경우에는 장애 판정 의뢰를 미루어야한다. 또한 발달단계에 있는 아동이거나 향후 장애정도의 변화가 예상되는 경우에는 장애검진서의 검진의사 소견서에 재판정의 필요성과 재판정의 시기를 명시하여야 한다. 또한 2010년 이후에는 검진 병원의 진료의사는 장애등급을 명시하지 않고 국민연금공단에서 2인의 장애판정의사가 진료의사가 발행한 소견서와 진료기록을 검토하고 장애등급을 최종 판정하도록 되었다.

표 4-2 | **중복장애 합산 시 장애등급 상향조정표**

	1급	2급	3급	4급	5급	6급
1급	1급	1급	1급	1급	1급	1급
2급	1급	1급	1급	1급	2급	2급
3급	1급	1급	2급	2급	3급	3급
4급	1급	1급	2급	3급	3급	4급
5급	1급	2급	3급	3급	4급	4급
6급	1급	2급	3급	4급	4급	5급

동일인에게 2종류 이상의 중복 장애가 있는 경우에는 주된 장애와 동반된 모든 장애를 합산할 수 있으며, 장애등급의 상향 조정은 표 4-2와 같다. 다만, 동일부위의 지체장애와 뇌병변장애는 합산할 수 없으며 뇌병변장애와 지체장애가 중복된 경우에는 뇌병변장애 판정기준에 따라 장애정도를 판정하여야 하지만 지체장애가 상위등급이고 뇌병변장애가 경미한 경우에는 지체장애로 판정할 수 있다. 지적장애와 자폐성장애도 합산할 수 없으며, 지적장애와 언어장애, 자폐성장애와 언어장애, 또는 정신장애와 그

에 따른 언어장애도 합산할 수 없으며 장애부위가 동일한 경우에도 중복장애로 합산할 수 없다.

또한 이 법의 시행규칙에서는 보행 장애가 있는 장애인들은 보행상 장애 표준 기준표(표 4-3)에 따라 보행상 장애를 판정받을 수 있으며, 국가에서는 이들에게 장애인 차량의 이용, 장애인 주차 구역 내 주차 등을 허용하고 있다.[3] 장애인복지법 시행규칙 제2조 및 [별표 1]의 장애인 장애등급표에서는 장애 유형별 장애등급의 사정 기준을 구체적으로 해석하고 표준진단 기준을 제시하여 정확하게 장

표 4-3 | 보행상 장애 표준 기준표

구분	장애 유형		1급	2급	3급	4급	5급	6급
신체적 장애	지체 장애	상지 절단						
		하지 절단	○	○	○			
		상지 관절						
		하지 관절	○	○	○	○	○	
		상지 기능						
		하지 기능	○	○	○	○	○	
		척추 장애	○	○	○		○	
		변형 장애					○	
	뇌병변장애		○	○	○			
	시각장애		○	○	○	○	○	
	청각 장애	청력						
		평형			○	○	○	
	언어 장애							
	신장 장애			○				
	심장 장애		○	○				
	호흡기 장애		○	○				
	간 장애		○	○				
	안면 장애							
	장루 · 요루 장애			○				
	간질 장애							
정신적 장애	지적 장애		○					
	자폐성장애		○	○				
	정신 장애		○					

애등급을 판정하도록 하였다. 이를 기준으로 판정된 우리나라의 등록장애인은 매년 증가하여 1990년 전 인구의 2.21%, 2000년 3.09%, 2010년 3.75%이었고, 2016년에는 전 인구의 5.5%인 2,510,000명에 이르렀으나 세계보건기구에서 예상하는 전 인구의 약 10%에는 아직 미치지 못하는 숫자이다. 이는 장애인복지법에 따른 장애 유형이 아직은 모든 장애의 유형을 포함하고 있지 못하며, 최저장애인 6급 장애의 기준이 높게 산정되어있고, 장애를 등록함으로써 얻는 실질적 이득이 그리 많지 않아 장애 등록에 적극적이지 않은데 있다. 향후 장애 유형을 확대하고, 최저장애의 기준을 하향조정하며, 장애 유형간의 형평성을 맞추는 노력이 요구된다. 궁극적으로는 장애인에 대한 등급제를 폐지하고 다양한 장애의 유형에 따라 그들에게 필요한 맞춤형 서비스를 제공하는 방향으로의 제도 개선이 이루어져야 할 것이다.

2. 맥브라이드식 장애평가

미국 오클라호마 의과대학의 정형외과 임상교수인 맥브라이드(Earl Duwain McBride, 1891~1975)는 1936년 그가 저술하고 1963년 개정한 제6판인 "배상이 필요한 손상의 치료원칙과 장애평가(Disability Evaluation and Principles of Treatment of Compensable Injuries)" 중 제5장에서 장애평가 방법을 기술하였는데 이 방법은 우리나라에서 가장 흔히 이용되는 장애평가법 중의 하나이다. 우리나라에서는 2005년 자동차보험 진료수가분쟁심의회에서 이 저서의 제 5장을 해설하는 "맥브라이드 장해평가방법 가이드"라는 한글 안내서를 발간하였으며 많은 의사들이 이를 이용하고 있다.

맥브라이드식 장애평가의 가장 큰 특징은 손상에 대한 장애를 평가하는 것이 아니라 노동능력상실을 평가하는 방법으로 배상이 관련된 경우에 유용하며, 영구적 장애가 아닌 경우일지라도 한정된 기간 동안의 노동능력상실을 평가할 수 있는 장점이 있다. 그러나 영구적 장애와 한시적 장애를 유발하는 항목이 함께 혼재되어 있어 평가자에 따라 상이한 결과가 나올 수 있는 소지가 있다.

이 평가는 동일한 손상일지라도 279가지의 직업에 따라 1에서 9등급까지의 직업계수를 적용하여 노동능력상

실을 다르게 평가하는 합리적인 방법이다. 예를 들면 직업이 대장장이인 하퇴 절단자는 직업계수 7등급을 적용하여 46%의 노동능력상실을 예상하고, 책 제본공인 경우에는 직업계수 5등급을 적용하여 40%의 노동능력상실을 예상하고 있다. 그러나 279가지의 직업이 대부분 육체노동자로 구성되어있어 현대의 다양한 직업에 따르는 노동능력상실을 평가하는 데는 한계가 있다.

또, 나이에 따른 평가도 다르게 한다. 손상시점의 나이를 30세로 기준하여 30세보다 적은 경우에는 20세까지 매년마다 계산된 노동능력상실의 0.5~1%를 감산하고, 30세보다 많은 경우에는 60세까지 매년마다 동일한 정도로 가산하는데 이는 노동에 대한 숙련도가 30세부터 60세까지 점진적으로 증진되므로 이에 따라 노동능력의 상실이 증대된다는 가정에서 비롯된 결과이다. 직업이나 나이에 대한 차등 평가와 더불어 상지의 장애가 있을 경우, 열성 상지(non-dominant upper extremity)는 우성 상지(dominant upper extremity) 보다 10% 정도 노동능력상실(전신으로 계산하면 5%)을 감산한다. 그러나 하지의 장애인 경우에는 이를 적용하지 않는다.[4]

관절 강직에 대한 평가 시 전체 관절운동범위에 대한 운동범위의 제한을 평가할 뿐만 아니라 어떤 관절운동 시점에서 운동이 제한되는지를 평가하는 합리적인 방법이다. 예를 들면 슬관절의 완전강직(total ankylosis)에서 완전 신전위에서 된 강직된 경우와 90° 굴곡 위에서 강직된 경우의 노동능력상실이 다르고, 부분강직(partial ankylosis)에서도 완전 신전위에서 70° 움직일 수 있는 경우와 160° 신전위에서 70° 움직일 수 있는 경우의 노동능력상실을 다르게 평가하고 있어 합리적인 기능평가를 하고 있다. 그러나 다양한 관절 강직 각도에 대한 평가를 할 수 없어 많은 부분을 준용해야 되는 어려움이 있다.

맥브라이드식 장애평가법은 한사람에게 복수장애가 있을 때 합산하는 방법이 합리적이며 많은 장애가 있더라도 노동능력상실이 100%를 넘지 않는다. A%와 B% 2가지 장애가 있을 경우 노동능력상실의 합은 $A+(100-A) \times B$이며, A%, B%, C% 등 3가지 장애가 있을 경우 노동능력상실의 합은 $[A+(100-A) \times B]+[100-[A+(100-A) \times B] \times C]$이다. 따라서 A (50%), B (30%), C (20%) 등 3가지 장애가 있을 경우 이 사람의 총 노동능력상실은 $[50+(100-50) \times 0.3]+[100-[50+(100-50) \times 0.3] \times 0.2]$이므로 72%이다.

이 평가법은 많은 장점과 함께 문제점도 가지고 있다. 1963년에 마지막 6판이 발행된 이후에는 개정되지 않은 상태로 지난 40여 년간 눈부시게 발전된 의학 소견들이 반영되지 못하였을 뿐만 아니라 정형외과적인 손상 영역을 제외한 의학 분야의 손상에 대한 분류가 세밀하지 못한 단점이 있다. 또한 일부 손상의 경우 손상의 정도가 세분되지 않아 평가에 어려움이 있다. 예를 들면 하반신 마비성 실조증은 경도, 중등도, 중증, 극도의 중증 등 4단계로 분류되고, 각각의 노동능력상실은 약 10%, 30%, 70%, 100%로 예상하고 있어 다양한 하반신 마비를 평가하는데 한계가 있다. 따라서 평가하는 의사가 손상의 정도에 따라 각 단계의 중앙값을 산정하거나 어떤 단계의 일정분만을 산정하는 융통성을 발휘하는 것이 타당할 것으로 판단된다.

또, 상하지 중 일지에 여러 가지의 손상이 다발성으로 발생한 경우 이를 합산하다보면 일지를 근위부에서 절단한 경우보다도 많은 노동능력상실이 나타날 수 있으나 이런 경우에는 일지에서 측정된 노동능력의 상실이 근위부 절단의 경우보다 높게 평가하지 못하게 하고 있다. 그러나 한편에서는 근위부 절단 후 의지를 장착한 경우에서 노동능력의 상실이 적을 수 있다하여 논란의 여지가 있다. 또 다른 논란은 말초신경손상의 경우에서 볼 수 있다. 예를 들면, 대퇴하반부에서 완전 좌골신경 손상의 경우 직업계수 3등급을 기준으로 20%의 노동능력상실이 예상되고, 좌골신경의 분지인 총비골신경과 경골신경의 완전 손상 시 직업계수 3등급을 기준으로 각각 17%의 노동능력상실이 있어 이를 합산하면 약 31%의 노동능력상실이 예상되어 근위부의 손상이 원위부의 손상보다 낮게 평가되는 모순이 있다.

미국의사협회의 장애평가법과는 달리 보행이나 손의 파악력과 같은 복합적인 기능의 장애가 있을 경우 이에 대한 평가에 어려움이 있으며, 노동능력의 상실에 중점을 두다보니 일부 질환의 노동능력상실이 과도하게 높거나 낮게 평가된 경우가 있다. 또한 오랫동안 개정되지 않아 요즘 사용하지 않는 의학 용어가 사용되어 혼란의 여지가 있으며, 장애를 평가하기 위한 자세한 시행세칙이 없어 평가자간의 견해 차이가 발생할 수 있는 단점이 있다.

3. 미국의사협회의 영구장애평가

1956년 미국의사협회(American Medical Association)에서는 특별 위원회를 만들어 1958년부터 1970년 8월까지 미국의사협회지에 13회에 걸쳐 영구장애등급 판정법을 게재하였으며, 그 후 이들을 종합하여 "영구장애의 평가 지침서"를 만들어 1971년 제1판을 발행하였다. 그 후 지속적인 내용의 수정하여 1993년 발행된 제4판에서는 전통적으로 해부학인 면에 치중하던 것을 진단 관련 추정(diagnosis-related estimates, DRE)이란 것을 도입하여 새로운 시도를 하였으며, 2001년 발행된 제5판에서는 진단기준과 영구장애평가를 위한 평가과정을 최신화 하고 과학적인 근거와 현재의 의학적 견해를 추가, 보완하였다. 해부학적 손실이란 기관이나 신체구조의 손상을 의미하고, 기능적 손실이란 기관이나 신체 계통의 기능 변화를 의미하는데, 이 영구장애평가법은 맥브라이드 평가법과는 달리 해부학적 손실과 기능적 손실을 둘 다 고려한다는 점이다. 그러나 일부 분야에서는 편의상 해부학적 손실 또는 기능적 손실 중 하나를 더 강조하였는데, 예를 들면 근골격계의 운동범위 측정에서처럼 해부학적 손실에 주안점을 두고, 정신행동 분야에서는 기능적인 손실을 강조한 점 등이다. 2007년 발행된 제6판에서는 일부 통증에 대한 기준을 마련하였으나 이에 대한 논란이 지속되고 있어 임상 현장에서는 제5판과 제6판이 혼용되고 있는 실정이다.

이 영구장애평가 지침서는 빈번한 개정으로 인하여 혼란스러운 점이 없지는 않으나 지속적인 개정을 통하여 최신 의학 개념들 반영하고, 평가 분야 간 최소한의 형평성을 유지하고 있다는데 큰 장점이 있다. 또한 표준화되고 의학적으로 안정된 접근법을 통하여 영구적인 장애를 평가하는 방법으로 직접적인 금전적 보상을 위해 사용하거나 노동능력상실의 유일한 판단 근거로 삼지 않고 있다는 특징이 있다.

이 영구장애평가법은 복수장애에 대한 합산, 우성 상지에 대한 장애율 가산 등은 맥브라이드 평가법과 유사하나, 보행이나 손의 파악력과 같은 복합적인 기능의 장애가 있을 경우에 이를 개개의 손상으로 평가하지 않고 하나의 기능으로 평가하는 합리적인 방법을 사용하고 있으며, 손상 항목마다 하나의 장애율을 지정하지 않고 최대 장애율과 최소 장애율을 일정한 범위 내로 지정하여 손상정도에 따

라 평가자의 융통성을 발휘할 수 있도록 하였다.[5,6]

4. 기타 장애등급을 이용한 장애평가

1953년 제정된 근로기준법에 따라 1969년 제정된 근로기준법시행령의 제41조 제1항에 관련하여 제1급에서 제14급까지의 "신체장해등급표"를 발표하였는데 여기에는 각각의 등급에 따른 보상액으로서 평균 임금의 지급 일수가 표시되어있다.

산업재해보상보험법은 산업재해보상보험사업을 행하여 노동자의 업무상의 재해를 신속하고 공정하게 보상하고, 재해노동자의 재활 및 사회복귀를 촉진하기 위하여 이에 필요한 보험시설을 설치 운영하며 재해예방 및 기타 노동자의 복리증진을 위한 사업을 시행함으로써 노동자 보호에 이바지함을 목적으로 1963년 제정되었다. 이 법에 따라 1971년 산업재해보상보험법시행령을 발표하며, 시행령 제31조 제1항에 관련하여 제1급에서 14급까지의 "신체장해등급표"를 발표하였다.

1967년 제정된 국가배상법시행령의 제2조에서 취업가능기간과 신체장해의 등급 및 노동능력상실률 등을 정하고 이에 따라 장해에 대한 배상을 실시하고 있다. 국가배상법시행령의 "신체장해의 등급과 노동력상실률표"는 장애를 제1급에서 14급까지 14등급으로 분류하고 각각의 등급에 따라 노동능력상실률을 표기하고 있다. 이에 의하면 제1급에서 제3급까지는 100%, 제4급 90%, 제5급 80%, 제6급 70%, 제7급 60%, 제8급 50%, 제9급 40%, 제10급 30%, 제11급 20%, 제12급 15%, 제13급 10%, 제14급 5%의 노동능력상실 추정하고 있으며, 2개 부위 이상의 신체장해가 있을 경우에는 이를 병합하여 조정하는 "신체장해 종합평가 등급표"에 의하도록 하였다.

자동차의 운행으로 사람이 사망하거나 부상한 경우에 있어서 손해배상을 보장하는 제도를 확립함으로써 피해자를 보호하고 자동차운전의 건전한 발전을 촉진하기 위하여 1984년 제정된 자동차손해배상보장법은 동 시행령 제3조 제1, 2항에 관련하여 "상해의 구분과 보험금등의 한도금액"을 발표하여 1급에서 14급까지 상해 내용을 구분하고 상해에 따른 상해급별 보험금 지급한도를 규정하였으며, 시행령 제3조 제3항에 관련하여 "후유장해의 구분과 보험금등의 한도금액"을 발표하여 1급에서 14급까지 장해 내용을 구분하고 장해에 따른 장해급별 보험금 지급한도를 규정하였다.

각각의 법령에 의해 제정되어 사용되고 있는 신체장해등급표는 결손, 변형, 단축, 추흔 등의 기질적 장해와 기능적 장해로 나눈 다음 장해 정도에 따라 14개 등급, 129~133호로 분류하여 작성되어있으며, 모든 신체장해등급표가 대동소이한 것을 볼 수 있다. 이런 신체장해등급표는 비교적 간단하고 등급 수가 적어 해당 등급을 결정하는 데는 자세한 시행 세칙이 필요한데, 노동부 예규에 의한 장해 등급 판정 요령이 이에 해당된다. 이 노동부 예규는 산업재해보상보험법에만 적용되는 것이지만 근로 기준법, 국가 배상법, 자동차손해배상보장법등에서도 이런 시행 세칙이 필요하므로 그대로 적용되고 있으며 국내법 상의 신체장해 평가의 기본 개념을 형성하고 있다.

IV. 장애 평가의 고려 사항

장애의 평가는 더 이상의 치료에도 불구하고 기능의 호전이 기대되지 않는 치료 종결의 시기에 적절한 장애평가법을 이용하여 장애등급, 장애율 또는 노동능력상실률을 산정하는 것으로 그치는 것이 아니라 몇가지 고려해야할 사항이 있다. 또 대부분의 장애 평가 시 환자, 보호자 또는 해당 관계자로부터 이런 고려 사항에 대한 의견을 조회 받게 된다. 장애 평가 시 고려해야 될 사항으로는 치료의 종결 여부, 장애가 확정된 시기, 현 장애와 질병이나 손상의 인과관계, 질병이나 손상이 현 장애에 관여한 기여도, 여명의 단축 여부와 그 정도, 개호의 여부와 그 정도, 보조기구 등의 필요성과 보조기구의 수명 및 가격, 향후 치료가 필요한지 여부와 향후치료비의 산정 등이다.

1. 기여도(寄與度)

장애 평가의 많은 경우가 배상과 밀접한 관계가 있다. 따라서 원인과 결과 사이에서 인과 관계가 성립된 경우에 배상이 이루어지고, 원인이 되는 외상 및 질병과 장애의 인과 관계를 평가할 때는 경험 법칙 상 개연성이 있는 상당한 인과 관계의 성립 여부를 따지게 되는데 "상당한 인과 관계"가 성립되려면 두 가지 조건이 구비되어야 한다. 첫째, 그런 외상을 받지 않았다면 장애가 발생하지 않았을 것이며, 둘째, 그런 종류나 정도의 외상을 받았다면 장애가 발생할 것이다. 이 두 번째 조건은 개연성을 뜻하는 것이며 이것을 숫자적으로 표현한다면 50~90%의 가능성을 말한다. 그러나 질병에 따라서는 의학적으로도 그 원인을 모르는 경우가 있고, 서로 다른 원인이 복합적으로 관여하기도 하기 때문에 모든 질병의 원인과 결과를 규명할 수는 없다. 따라서 어떤 질병이든 그 원인을 찾을 때는 외인과 내인을 함께 생각하여야하며, 각 원인이 영향을 준 정도를 따져보아야 한다.

기여도를 판정하기 위하여 몇가지 방법이 사용되는데, 문국진은 외상이 장애에 기여한 기여도를 기준으로 기여도 100%, 증상 악화 80%, 증상 상승 50%, 증상 촉진 20%, 무관 0%로 구분하였다. 또한 임광세는 외상이 장애에 미치는 기여도를 A단계에서 E단계까지 5단계로 나누고, A단계는 장애가 외상과의 상당한 인과 관계가 전혀 인정되

지 않는 경우(0%), B단계는 장애가 외상과의 상당한 인과 관계가 어느 정도 인정은 되나 타 원인에 기인되었을 가능성이 높은 비율로 인정되는 경우(25%), C단계는 외상과의 상당한 인과 관계가 있을 수 있는 가능성과 없을 수 있는 가능성이 반반인 경우(50%), D단계는 외상 이외의 원인에 기인되었을 가능성이 어느 정도는 인정되나 외상에 기인되었을 가능성이 높은 비율로 인정되는 경우(75%), E단계는 외상과의 상당한 인과 관계가 확실하게 인정되는 경우(100%)로 구분하였으며, 와타나베는 좀 더 세분화하여 장애 또는 사망에 대한 외상의 기여도를 11단계로 구분하였다(표 4-4).[7]

2. 여명(餘命)

여명이라 함은 어떤 사람이 앞으로 몇 년이나 살 수 있는지를 산출한 값을 의미하는데 이를 구체적으로 추정하는 것은 매우 어렵다. 일반적으로 평균여명을 추정하게 되는데 평균여명이란 어떤 연령에서의 생존자 중 다음 해에는

표 4-4 | 와타나베의 장애에 대한 외상의 기여도 판정기준(Watanabe, 1984. 2)

단계	내용	외상의 기여도
제0단계	장애(사망)가 외상과 무관하다는 견해와 외상에 기인된다는 견해가 공존하고 있지만, 전자에 장애(사망)의 원인구성에 확실성이 있는 경우	0
제1단계	장애(사망)가 외상이 유발한 질환으로서 외상 후 단시간 내에 장애(사망)를 발생한 경우	10%
제2단계	장애(사망)가 외상이 원인이 되어 발생했을 가능성이 있는 상병이 타 상병보다 열세인 장애(사망)의 경우	20%
제3단계	장애(사망)가 외상이 주원인이 되어 발생했을 가능성이 있는 상병이 타 상병보다 열세인 장애(사망)의 경우	30%
제4단계	장애(사망)가 외상이 결정적인 원인이 되어 발생했을 가능성이 있는 상병이 타 상병보다 열세인 장애(사망)의 경우	40%
제5단계	장애(사망)가 외상과 관계없는 상병과 외상에 기인되는 상병이 서로 경합하여 그 한쪽만 가지고도 장애(사망)를 일으키지 않을 가능성이 있는 경우	50%
제6단계	장애(사망)가 외상과 관계없는 상병과 외상에 기인되는 상병이 서로 경합하여 그 한쪽만 가지고도 장애(사망)를 일으킬 수 있는 개연성이 있는 경우	60%
제7단계	장애(사망)가 외상이 원인이 되어 발생했을 개연성이 많은 상병이 타 상병보다 우세한 장애(사망)의 경우	70%
제8단계	장애(사망)가 외상이 주원인이 되어 발생했을 개연성이 많은 상병이 타 상병보다 우세한 장애(사망)의 경우	80%
제9단계	장애(사망)가 외상이 결정적 원인이 되어 발생한 개연성이 많은 상병이 타 상병보다 우세한 장애(사망)의 경우	90%
제10단계	단계 장애(사망)가 외상과 무관하다는 견해와 외상에 기인된다는 견해가 공존하고 있지만, 후자에 장애(사망)의 원인구성에 확실성이 있는 경우	100%

가능성: 1~5단계, 개연성: 6~9단계, 확실성: 0단계와 10단계

몇 명이 살아남는가를 연령별 사망률을 이용하여 산출하고, 이런 계산을 연령마다 차례로 반복하여 그 연령대의 모든 사람이 사망할 때까지 계속한 후 각 연령에서의 생존자 수의 총합을 처음 연령의 생존자 수로 나누면 그 연령의 평균여명이 산출된다.

법적인 배상 등의 문제로 장애의 원인된 질병이나 손상에 의하여 단축된 여명의 정도를 추정하는 것 또한 대단히 어렵다. 이 추정에는 의학적 근거가 있어야 되며 적절한 참고 서적이나 문헌이 제시되어야 한다. 그러나 이런 문헌이 그리 많지 않고, 대부분 다른 나라의 것이어서 우리나라의 여건과는 매우 다르며, 현재의 당사자와 문헌 내의 상황도 달라 정확한 여명 단축의 추정은 불가능하다 하겠다.

여명 단축 여부의 판단은 대부분 뇌손상이나 척수손상으로 인한 장애가 발생된 경우에 이루어진다. 2차 세계대전 당시 두부 관통상을 입은 군인들 중 뇌손상으로 인한 뇌전증이 있었던 환자에서 그렇지 않은 환자에 비해 여명의 단축이 많았으며, 교육정도가 낮았던 환자에서 여명의 단축이 많았다는 보고가 있다. 그러나 이 보고는 의학의 수준이 달랐던 오래 전의 보고이고, 뇌손상의 기전이 현재와는 많이 달라 요즘 환자에게 적용하기에는 무리가 있다. 그러나 뇌전증이 있는 뇌손상 환자가 그렇지 않은 환자에 비해 여명 단축이 높다는 것은 많이 보고되고 있다. 한편, 뇌손상으로 인하여 지속적인 식물 상태인 환자에서 41년을 생존했다는 기록이 있으나 15년 이상의 생존은 매우 드물고, 보통 3~10년 정도 생존하는 것으로 알려져 있다. 그러나 많은 중증 뇌손상 환자들이 뇌손상 후 1년 내에 사망하고, 이런 기록들은 수상 1년 내에 사망한 환자를 포함하여 나타난 통계이다. 따라서 일반적으로 장애를 평가하는 시기인 수상 1년 이후까지 생존하는 환자를 대상으로 한

표 4-5 | 두부 외상 후유장애인의 정상인의 여명에 대한 여명 비율

장애정도	참고사항	여명비율
식물상태	만 7세 미만	10~20%
	만 7세 이상	15~25%
거동 불가능한 중증장애	밥먹기, 손쓰기, 몸굴리기, 지능 모두 나쁨	20~30%
	4가지 중 3가지 나쁨	25~35%
	4가지 중 2가지 나쁨	30~40%
	4가지 중 1가지 나쁨	35~45%
	모두 좋음	40~50%
거동 가능한 중증장애	밥먹기, 손쓰기, 지능, 몸씻기, 용변가리기, 옷입기 중 5~6가지 나쁨	45~55%
	6가지 중 3~4가지 나쁨	50~60%
	6가지 중 1~2가지 나쁨	55~65%
	모두 좋음	60~70%
외상성 간질	1년에 6회 이상 발작	65~75%
	1년에 4~5회 발작	70~80%
	1년에 2~3회 발작	75~85%
	1년에 1회 발작	80~90%
	1년 이상 발작 없음	85~95%
중등도 장애	우울증 또는 자살 가능성	90~100%

*여명비율 = (장애인의 여명)/(정상인의 여명)×100

다면 이들의 여명은 좀 더 연장될 수 있다. 궁극적으로 여명 단축의 정도는 다르지만 뇌손상이 여명에 영향을 미치는 것으로 알려져 있고, 뇌손상 환자의 기대 여명을 정확하게 추정할 수는 없으나 일반적으로 통용되는 뇌손상 환자의 기대 여명은 이경석이 제시한 표 4-5와 같다.

척수손상 환자의 여명에 대한 연구는 뇌손상 환자에 비해 많은 편이나 환자의 대상, 연구 시기 등으로 인하여 현재의 환자에게 적용하기에는 문제점이 있다. 척수 손상 환자의 경우 급성기 치료 후에도 폐렴, 폐색전, 패혈증, 욕창, 심부정맥혈전증, 요로결석, 신기능부전, 골절 등 많은 중증 합병증들이 나타날 수 있으며 이런 합병증 들이 환자의 여명에 영향을 미친다. 또한 척수손상이 완전 손상인지 불완전 손상인지, 손상 부위가 경수부인지 흉-요수부인지, 인공호흡기의 사용 여부, 성별 등에 따라 여명에 많은 영향을 미친다. 그 외에도 손상 시의 연령, 시대, 생활 조건, 결혼 상태나 가족의 태도, 교육 정도, 경제력 등이 여명에 영향을 미칠 수 있다. 이런 다양한 변수로 인하여 특정 척수손상 환자의 여명을 정확히 추정하기는 불가능하나 몇 가지 상응하는 소견과 근거에 의하여 근사치를 추정해 낼 수 있으리라 생각되며, 일반적으로 통용되는 척수손상 환자의 기대 여명은 이경석이 제시한 표 4-6과 같다.

3. 개호(介護)

간혹 질병이나 손상으로 인하여 중대한 신체적, 정신적 장애가 남았을 때 자신의 잔존 능력만으로는 생존이 불가능한 경우가 있다. 심한 장애로 인하여 노동능력상실이

100%에 이르고, 음식물 섭취, 세면, 옷 입고 벗기, 배변 및 배뇨, 목욕 등의 일상생활동작과 보행이나 이동이 불가능한 경우에는 경제적 활동을 수행할 수 없을 뿐만 아니라 자신의 생명을 유지하기 위하여 타인의 도움이 필요하게 된다. 이때 이런 도움을 주는 타인의 행위가 개호로 정의될 수 있다. 흔히 간병이나 간호와 혼동되는 경우가 있으나 간병이나 간호는 간병인이나 간호사가 환자를 돌보는 일로 개호와는 구별되어야한다.

개호인의 필요성을 인정하는 기준은 장해가 심하여 자력으로 일상생활을 전혀 할 수 없는 상태 또는 고도의 치매와 정서의 황폐와 같은 상태에 있을 때이다. 실제로는 음식물의 섭취, 배변, 배뇨 및 이동이 불가능한 자를 개호인 인정 기준으로 삼고 있으며, 이 세 가지 조건에 약간 미달되는 경우에는 부분적 개호 즉 수시 개호를 인정할 수 있다.

개호의 필요성이 있을 경우에는 "여명 기간 동안 1일 8시간 일반적인 의학 상식을 갖춘 성인 남자 1인이 필요함" 등과 같이 개호 기간, 개호 시간, 개호인의 자격과 성별, 개호인의 수 등을 분명하게 기술하여야 한다.

4. 향후 치료

치료가 종결되고 장애 판정을 받았고 그에 따르는 배상이 이루어졌다면 더 이상의 치료는 필요 없을 것으로 판단된다. 그러나 일정기간이 지나더라도 장애의 정도가 크게 변하지 않는데도 불구하고 장애가 고정되는 시기까지 많은 시간을 기다려야 하는 경우에는 조기에 장애를 판정하며,

표 4-6 | 1년 이상 생존한 척수손상 후유장애인의 정상인의 여명에 대한 여명 비율

마비 정도 나이	완전마비			불완전마비	
	사지마비(호흡기의존)	사지마비(자발호흡)	하지마비	사지마비	하지마비
0~20세	27~30%	61~71%	78~88%	81~91%	92~100%
21~40세	24~34%	55~65%	71~81%	76~86%	91~100%
41~60세	22~32%	50~60%	63~73%	69~79%	89~99%
61세~	22~32%	36~46%	37~47%	64~74%	88~98%

*여명비율 = (장애인의 여명) / (정상인의 여명) × 100

남아있는 치료에 대한 비용을 산출할 수 있다. 또 장애 판정은 받았으나 치료 과정에서 삽입한 금속 고정물을 제거하기 위한 수술비용이나 척수손상에 의한 상하지 마비 환자와 같이 장애 판정 후에도 평생 동안 주기적인 검진이 필요한 경우와 뇌 손상에 의한 간질발작을 지속적으로 치료해야 하는 경우에 산출할 수 있다. 향후 치료가 필요한 경우에는 치료의 목적, 치료의 방법과 내용, 예상되는 치료의 결과와 추정되는 치료비를 제시하여야한다. 향후 치료비에는 진찰료, 검사료, 처치료, 수술료, 마취료, 입원료, 투약료 등이 포함될 수 있으며, 치료의 횟수가 많거나 오랜 기간 지속되는 경우에는 1년 단위로 비용을 산출하여 여명기간이나 필요한 년 수만큼 곱하여 산정한다.

5. 보조기구

보조기구란 장애로 인해 발생하는 일상생활동작 수행이나 보행의 불편을 덜어주거나 향후 발생할 수 있는 신체의 변형을 예방하기 위한 기구나 장비를 말한다. 보조기구에는 절단환자를 위한 의수지, 마비 환자를 위한 상하지 보조기와 척추보조기, 이동이 어려운 환자를 위한 휠체어, 욕창 방지를 위한 큐션이나 매트리스, 일상생활 동작을 도와줄 수 있는 각종 기구 등이 포함된다. 보조기구가 필요한 경우에는 보조기구의 종류와 사양뿐만 아니라 보조기구의 비용, 사용기간 등을 함께 제시하여야 한다.

V. 맺음말

현대의 의학은 질병이나 손상을 치료하는 단순한 학문이 아니라 질병을 피하거나 손상을 줄이기 위한 예방에 힘쓰며, 피할 수 없는 질병이나 손상으로부터 발생되는 기능의 손실을 최소화하고, 남아있는 기능을 최대한 이용할 수 있도록 도와주는 포괄적인 학문이다. 따라서 질병이나 손상을 예방하고 치료하며 남는 장애를 최소화하는 일들은 의사로서 마땅히 수행하여야 할 고유 업무이다. 치료 후 발생하는 장애를 평가하고 이를 기술하는 일 또한 의사의 고유 업무이며, 질환의 치료 못지않게 중요한 일이다. 그러나 대부분의 의사들이 장애를 평가하고 진단서를 작성하는데 어려움을 느끼거나 피하려는 경향이 있다. 이는 이런 업무가 자신의 일이 아니라는 생각과 법적인 문제에 노출될 수 있다는 막연한 두려움에 기인한다. 의사의 장애 평가는 의학 전문가가 아닌 제3자에게 의학적 견해를 제시함으로써 그들의 판단에 도움을 주는 매우 중요한 행위이나 환자에게 남겨진 장애를 평가함에 있어 의사간 다소의 견해 차이가 있을 수 있고, 이는 당연한 결과이며 이런 것들은 의학이라는 학문의 고유한 특성으로 생각된다. 따라서 이제까지 배워온 의학적 지식에 기초하여, 중립적 위치에서, 양심에 반하지 않는 평가를 실시한다면 아무런 문제가 되지 않으며, 최종 판단은 제3자인 법률가나 해당 업무 종사자가 하는 것이다.

참고문헌

1. 김진호. 장애의 평가. In: 김진호, 한태륜. 재활의학, 제2판, 서울특별시: 군자 출판사, 2002, pp95-104.
2. 김장한, 이숭덕. 의료관련법의 이해. In: 강대영, 강현욱, 곽정식. 법의학. 초판, 서울특별시: 정문각, 2007, pp316-332.
3. 보건복지부. 장애등급판정기준, 서울특별시: ㈜이문기업, 2009, pp3-14.
4. McBride ED. Disability Evaluation and Principle of Treatment of Compensable Injuries. 6th ed, Philadelphia: J.B. Lippincott Company, 1963, pp40-103.
5. Cocchiarella L, Andersson GBJ. Guides to the Evaluation of Permanent Impairment, 5th ed, USA: American Medical Association, 2001, pp17-24.
6. Rondinelli RD, et al. Guides to the Evaluation of Permanent Impairment, 6th ed, USA: American Medical Association, 2007, pp22-47.
7. 이경석. 배상과 보상의 의학적 판단, 제4판, 서울특별시: 중앙 문화사, 2006, pp17-32, 227-280.

CHAPTER 05

인지 기능 및 신경심리 평가
Cognitive Function and Neuropsychological Assessments

| 이종민, 정세희

I. 머리말

인지 기능의 장애는 외상성 뇌손상이나 뇌경색 등 뇌손상 이후에 흔하게 동반되며 환자의 기능적 회복에 중요한 영향을 미친다.[1] 뇌손상 환자에서 인지 기능의 회복을 위한 치료는 1970년 후반부터 중요한 분야가 되었으며, 인지 기능을 회복시키기 위한 여러 치료방법들이 뇌손상 이후 재활 치료의 기본적인 구성요소가 되었다.[2]

인지 기능(cognition)이란 관련된 정보를 구별(discrimination), 선택(selection)하여, 정보를 습득(acquisition), 이해(understanding), 보유(retention)하고 이를 적절한 상황에서 표현(expression)하고 적용(application)하는 일련의 정신적인 과정이며, 지각(perception), 추론(reasoning), 판단(judgment), 직관(intuition), 그리고 기억(memory)에 대한 개인의 인식 정도를 포함한다.[2,3] 따라서 인지 기능의 손상은 일상생활동작(activities of daily living)의 수행을 저해하고, 새로운 지식의 습득이나 학습 및 문제해결을 저해한다.[2]

인지 기능 및 신경심리 평가는 다음과 같은 목적으로 흔하게 사용되는데, 1. 인지 손상 유무 판별을 위한 선별검사(screening test), 2. 인지 기능 저하의 원인 규명, 3. 뇌손상의 결과로 나타날 수 있는 인지 기능 장애에 대한 포괄적 이해, 4. 환자의 전체적인 기능에서 인지 기능이 기여하는 정도를 분석, 5. 평가된 신경심리학적 소견(neuropsychological findings)을 재활 치료에 이용, 6. 손상의 중증도 평가 및 예후 예측, 7. 환자의 삶의 질을 향상하거나 직업,

학교, 혹은 공동체의 구성원으로 복귀시키는 과정에서 신경심리학적 요소를 통합하기 위함 등이다. 이러한 평가를 위해 임상적으로 여러 가지 평가도구들이 개발되어 왔다.

이러한 평가 도구는 짧은 시간에 수행할 수 있는 선별검사로부터 몇 시간씩 걸리는 정식 신경심리 평가(neuro-psychological assessments)까지 다양하다. 따라서 평가 도구를 목적에 맞게 선택하는 것이 중요하다. 심리학적으로 개발된 신경정신과적 평가 방법들은 실제로 검사를 시행하기 어렵거나, 비용, 시간 등의 문제로 인하여 정신과를 제외한 다른 임상 분야에서는 활용도가 떨어진다. 또한 많은 검사들이 인지 증상의 유무는 평가할 수는 있으나, 인지 기능 장애의 특성을 정량적으로 평가하는 데 한계가 있어 뇌손상 환자에는 그다지 유용하지 않은 경우도 있다. 더욱이 뇌손상 환자들은 동반된 신체적 마비, 언어 장애 등으로 인하여 검사에 협조하거나 집중하지 못하기 때문에 평가가 어려운 경우가 많다. 재활의학 영역에서 신경심리 평가는 뇌질환의 특성에 부합되면서 기질적 뇌손상에 의한 인지 증상과 개개인의 정신과적, 심리적, 정서적 문제를 구분할 수 있어야 하며, 인지 기능 장애가 기능적 장애에 미치는 영향을 파악할 수 있어야 하고, 뇌손상에 대한 치료 결과와 인지 장애에 대한 치료 효과를 추적 관찰할 수 있어야 한다.[3]

신경심리학(neuropsychology)이라는 용어는 1913년 William Osler경(Phipps Psychiatric Clinic at Johns Hopkins Hospital)에 의해 소개되었다.[4] 당시 Osler경은 뇌기능과

정신질환 사이 연관성에 대한 관심을 유도하기 위해 신경심리학이라는 단어를 사용하였는데, 현대 신경심리학에서는 위와 같은 연관성은 뇌와 행동 사이 상호 관계(brain-behavior relationships)를 연구하는 영역으로 발전하였다. 국소 뇌병변을 가지고 있는 환자에서 어떠한 행동 장애나 인지 저하가 나타나는지를 관찰함으로써 뇌 영역의 기능을 이해하게 되었고,[5,6] 최근에는 자기공명 영상(magnetic resonance imaging, MRI), 기능적 자기공명 영상(functional MRI), 양전자 방출 단층 촬영(positron emission tomography, PET) 등과 같은 뇌영상 기법의 발전으로 뇌손상 후 나타나는 여러 신경심리학적 변화를 이해하는 데에 도움을 주고 있다.[7,8]

재활의학에서 신경심리 평가는 환자에게 효과적인 재활 치료 방법을 찾는 데 필수 불가결하다. 재활의학 분야에서 신경심리 평가는 영상의학기술과 뇌가소성(neuroplasticity)에 대한 기초 연구의 발전과 함께 그 중요성이 더욱 대두되고 있다.

II. 신경심리 평가와 신경심리 검사(Neuropsychological assessment VS. neuropsychological test)

다양한 신경심리 평가 도구들을 이해하기 위해서는 평가(assessment)와 검사(test)의 차이점에 대해서 이해하는 것이 중요하다. 평가(assessment)는 환자의 상태를 포괄적이고 종합적으로 이해하는 과정을 의미하며, 검사(test)는 일정 시점의 환자의 상태를 단면적으로 파악하는 것을 의미한다. 신경심리평가(neuropsychological assessment)는 규준이 있는(norm-referenced) 표준화된 검사(standardized tests)를 이용하여 행동을 관찰하는 방식을 일컫는 것으로,[6] 직접 의뢰 주체나 환자를 면담하는 과정부터 시작된다. 이후 환자의 의무기록 검토, 면담 전 질문 사항들에 대한 정리, 환자 및 가족들과의 임상적면담, 신경심리검사 시행, 검사 항목에 대한 채점 및 해석, 검사결과 보고, 그리고 검사 결과 설명 후 되먹임 과정(feedbacksession)까지 포함한다. 이러한 과정을 통해 심층적인 평가가 이루어져 광범위한 뇌와 행동의 상호 작용에 대한 규명이 가능해진다. 뇌손상 환자의 재활 치료라는 측면으로 국한해서 볼 때, 위와 같은 신경심리 평가는 궁극적으로 인지치료를 포함한 전반적인 재활 치료의 전략을 계획하고 구성하는 데 중요한 자료를 제시한다. 예를 들어, 운동이나 일상생활 동작 수행 과정을 환자에게 그림으로 보여주거나 환자가 기억할 수 있는 단계를 적당하게 조절하여 운동이나 훈련을 시키는 등, 재활 치료의 방법을 조금씩 변경하여 훈련시킬 수도 있다. 즉, 신경심리 평가에서 조사된 기억력 장애에 대한 정보를 바탕으로, 운동이나 훈련의 전체적인 구성 요소들을 조직, 분할하거나 학습에 필요한 반복 횟수도 결정할 수 있다. 또한 신경심리 평가는 종종 재활 치료를 방해하는 요소나 장애물에 대한 정보도 제공한다. 예를 들어, 어떤 환자에게 심한 기억력 장애가 동반되었다면 치료사들에게 환자가 보이는 기억력 장애의 형태나 정도에 대한 정보를 제공함으로써, 환자에게 주는 명령이나 단서(verbal cues)를 조절하여 운동이나 일상생활동작 훈련을 잘 수행할 수 있도록 도움을 줄 수 있다. 결과적으로 재활 치료에서 신경심리 평가는 환자의 기능적 상태를 증진시키는데 중요한 도구가 된다.

인지 기능에 대한 신경심리학적 검사는 검사하는 분야의 목적에 따라 정신 기능 검사(mental examination), 인지 기능 검사(cognitive function test), 신경정신과적 검사(neuropsychiatric examination), 신경행동학적 인지 기능 선별 검사(neurobehavioral cognitive screening test), 신경심리학적 평가(neuropsychological assessments) 등 다양하게 명명되고 있다. 기존의 검사를 바탕으로 새로운 평가 도구들이 개발되고 있으며, 그 검사들을 각 분야에서 통칭하여 신경심리학적 평가(neuropsychological assessment)로 언급하는 경향이다. 또한 점차 컴퓨터를 이용하여 검사를 수행하도록 프로그램을 개발하는 추세이다. 컴퓨터를 이용한 전산화 인지 평가는 검사 결과를 표준화하기 쉽고 효율적이며 반응 속도 등과 같은 정량적인 정보를 제공해준다. 환자를 치료하는 의사가 직접 구체적으로 인지 기능의장애를 파악하여 치료 계획을 세우고, 치료 효과를 평가할 수 있다는 장점이 있으며, 검사 방법 자체를 인지 기능 훈련의 도구로 이용할 수 있다. 따라서 치료자가 중간 과정을 거치지 않고 검사를 직접 시행하면 환자에 대한 의학적 상태를 검사 결과에 정확하게 적용시킬 수 있으며, 인지 기능 치료를 뇌의학적으로 발전시킬 수 있는 장점이 있다.[3]

Ⅲ. 신경심리 평가 항목들

1. 인지 기능 및 정신 상태 검사(Cognitive screening and mental status examination)

뇌질환으로 인하여 신체적, 인지적, 행동학적 장애가 유발된다. 이들 장애는 손상 초기에는 혼재되다가, 후기 회복기로 갈수록 그 장애 유형이 뚜렷해지는 경향을 지니고 독립적으로 평가가 가능해지기도 한다. 그러나 이들은 상당히 복잡하게 연관되어 있기 때문에 장애의 유형을 쉽게 설명할 수 없는 경우가 대부분이다.

인지 기능은 기억(memory), 학습(learning), 정보 처리(information processing), 주의력(attention span), 동기 부여(motivation) 그리고 행동 개시 능력(initiation) 등 다양한 측면을 포함한다. 글라스고우 결과 척도(Glasgow Outcome Scale)상(표 5-1) 중등도 이상의 심한 뇌손상 환자에서 인지 기능의 장애가 기능 회복의 주된 저해 요인인 경우가 흔하다.

인지 기능의 검사는 주로 신경심리사, 언어치료사, 그리고작업치료사에 의해 이루어진다. 여기에 사용되는 평가 도구들에는 단어 연상(word association), 문체의 유창성(writtenword fluency), 형태적 유창성(figural fluency), 그리고 카드 분류 검사(card sorting test)들이 포함되어 있다. 인지 기능의 평가는 사람, 장소, 시간, 그리고 날짜에 대한 판단 능력을 측정하는 것부터 시작하며 이러한 내용은 단순하게 물어봐야 하는데, 보통은 환자와 친근한 사람들을 선별하여 시작한다.[4]

주의력(attention)은 기억(memory)이나 실행능력(executivefunction)과 같은 고위인지 기능을 가능하게 하는 기본적인 요소이다. 주의력 장애는 대뇌 손상 이후 가장 흔하게 나타나는 인지 기능의 장애이며, 다른 인지 기능이 보존되어 있는 경우에도 주의력 장애가 있는 경우에는 전반적인 인지 기능의 저하를 초래할 수 있다.[5] 주의력은 특정 감각 자극에 반응하는 초점 주의(focused attention), 업무나 과제 수행 시 지속적으로 집중할 수 있는 지속적 주의(sustained attention), 여러 가지 자극이 한꺼번에 들어올 때 의미 있는 자극에만 선택적으로 집중할 수 있는 선택적 주의(selective attention), 주의력 이동(set shifting)과 사고의 유연성(mental flexibility)에 필요한 교대 주의(alternating attention)와 여러 가지 과제를 동시에 수행할 때 적절하게 주의를 분산시킬 수 있는 분리 주의(divided-attention)로 나눌 수 있다.[6] 주의력 장애(attentional deficit)는 환자를 직접 관찰하거나 혹은 환자를 직접 치료하는 치료사를 대상으로 한 면담을 통해서 알 수 있다. 그러나 주의력 장애를 정확히 판별하기 위해서는 환자의 정신적 집중력(concentration)보다는 주어진 작업을 지속하는 능력(persistence)이 좋은지 나쁜지를 평가하는 지속적 주의(sustained attention)을 평가하는데 중점을 두어야 한다. 주의력과 관련된 이러한 두 가지 측면을 구별하는 것은 주의력 장애 혹은 주의력 결핍의 평가에 중요하다. 주의력은 연속하여 빼기(serial-seven test), 숫자 주의력 검사(digit-span test), 글자 지우기 검사(letter cancellation test), 선 잇기 검사(trail-making test), 혹은 웩슬러 지능검사(Wechsler Intelligence Scale)상

표 5-1 │ 글라스고우 결과 척도

점수/항목	정의
1. 사망(death)	뇌손상의 직접적인 결과로 환자는 의식을 회복했으나, 그 이후 이차적 합병증 혹은 다른 원인으로 사망함
2. 지속적 식물 인간 상태 (persistent vegetative state)	환자가 오랜 기간 동안 반응이 없고 말하지 못함. 스스로 눈을 뜨며 수면과 각성 주기를 가지지만 행동학적 측면에서 뇌 피질의 기능이 없음
3. 심한 장애(severe disability)	정신적 혹은 육체적 장애로 인하여 일상 생활에 의존적임. 육체적 장애가 작거나 없는 경우, 심한 정신적 장애만 있어도 이 분류에 해당됨
4. 중등도 장애(moderate disability)	공공 교통 수단을 이용할 수 있고 제한된 환경에서 작업할 수 있으며 일상 생활에서는 독립적임. 발견되는 장애는 연하 곤란, 편마비, 운동 실조, 인지 장애, 기억 장애, 성격 변화를 포함함. 독립성은 환자가 집안에서 자신을 돌보는 정도의 단순한 능력 이상으로 유지됨
5. 회복(good recovery)	작은 신경학적 그리고 병리학적 장애가 있더라도 정상적인 생활을 영위할 수 있음

계산 능력 평가(arithmetic test)로 평가가 가능하다.[7]

정보 처리 능력(information processing)은 반응시간 검사(reaction time test)나 수지 기호 검사(digit symbol test)로 볼 수 있다. 선택 반응 검사(choice reaction time)는 정보 처리 정도의 척도이며, 뇌손상 환자에서 흔하게 남아있는 인지 기능장애 평가에 유용하다.

지능 검사(intellectual functions)는 웩슬러 지능검사(Wechsler Adult Intelligence Scales, WAIS 또는 WechslerIntelligence Scale for Children, WISC) 검사로 살펴볼 수 있다. WAIS-IV 혹은 WISC-IV가 가장 널리 이용되는 지능 검사로 한국형 검사가 표준화되어 있으며, 언어적, 지각적 소 항목 테스트를 복합하여 지적 기능을 측정할 수 있다. 그러나 정식 검사는 뇌손상 환자가 적절하지 못한 인지(perceptual), 시각(visual), 그리고 운동(motor) 수행력을 보이는 경우 정확하게 검사되지 않을 수도 있는 문제점이 있다.

웩슬러 지능검사 혹은 웩슬러 기억척도(Wechsler Memory Scale, WMS-IV)로 기억력(memory)에 대한 평가도 가능하지만, 기억력 평가에는 간이 정신상태 검사(Mini-Mental Status Examination, MMSE)나 Galveston 지남력 기억 상실 검사(Galveston Orientation and Amnesia Test, GOAT)가 자주 사용된다. 이외에도 홉킨스 언어 학습 검사(Hopkins Verbal LearningTest-Revised, HVLT-R)는 검사가 용이하고 간편한 간이 정신상태 검사에 비하여 학력에 영향을 받지 않는 장점이 있으며 경도의 치매환자에서는 간이 정신상태 검사보다 더 예민한 검사로 알려져 있다.[8] 국내에서는 홉킨스 언어 학습 검사를 표준화한 서울신경심리검사(Seoul Neuropsychological Screening Battery, SNSB) 내의 서울언어학습검사(SeoulVerbal Learning Test, SVLT)가 많이 이용되고 있다.

Rancho Los Amigos 인지 척도(Rancho Los Amigos Cognitive Scale)는 외상성 뇌손상 환자들의 회복 정도를 의식상태, 인지 기능, 운동 능력에 따라 분류한 인지 기능 척도이다. 신경학적 기능의 반응 수준을 서술적으로 설명하고 있으며, 뇌손상 환자의 재활 치료를 실시하는 의료기관에서 광범위하게 사용하는 척도이나, 외래 환자에게는 유용성이 떨어지는 단점이 있다.

전반적인 인지 기능(general cognitive functioning)에 대한 대략적인 정보를 평가하는 선별 검사들은 환자의 기능적 능력을 빠르고 간편하게 평가하는 데 유용하다. 이들은 손상 후 회복 초기에 환자가 복잡하고 전체적인 검사를 수행할 수 없을 때 많이 사용된다. 이러한 평가의 결과는 재활 치료 팀이 일반적으로 지니게 되는 질문들 1) 환자가 환자 자신의 인지 정도를 이해할 수 있는 정신적 능력이 있는가? 2) 어느 정도 지남력(orientation)을 지니며 보호 관찰(supervision)이 필요한가? 3) 환자가 치료 스케줄이나 간단한 교육을 따라갈 수 있는 정도의 능력이 되는가? 4) 환자의 대략적인 주의집중(attention) 능력이 얼마나 되는가? 5) 간단한 작업을 수행하는 데 필요한 정도의 인지 능력이 보존되어 있는가? 등에 대한 답을 줄 수 있다. 한국형 표준화 간이 정신상태 검사(K-MMSE), 경도의 인지장애를 평가하기 위하여 개발된 몬트리올 인지평가(Montreal Cognitive Assessment, MoCA)의 한국형 표준화 검사(K-MoCA)가 일반적인 인지 기능의 선별 검사로 많이 이용되고 있다. 이러한 인지 기능 선별 검사에서 이상이 발견되면 환자에게는 여러가지 다양한 방법의 재활 치료가 시행될 수 있다. 즉, 지남력(orientation)을 증진시킬 목적으로 환자의 방에 달력을 걸어놓거나, 환자가 작업 수행을 잘할 수 있도록 손가락으로 가리키며 도와주거나, 반복 학습을 하도록 하고, 환자가 효과적으로 집중할 수 있는 치료 시간을 설정하고, 치료 환경의 배치(setting)를 수시로 변경하지 않는 방법 등을 적용할 수 있다.[7]

2. 전반적 수행 수준(General level of performance)

전반적 수행 수준(general performance) 평가 도구는 환자의 전반적인 신경심리학적 통합(neuropsychological integrity)의 정도를 평가하고, 환자의 독립적 기능을 판단하고 예측할 수 있어야 한다. 평가 도구로는 Halstead 장애 지수(Halstead Impairment Index), 일반적 신경심리 결핍 척도(General Neuropsychological Deficit Scale), 루리아-네브라스카 신경심리 검사-장애 지수(Luria-Nebraska Neuropsychological Battery (LNNB)-Impairment Index), 웩슬러 성인 지능검사-IV 또는 전체 성인 지능(Full Scale IQ), Kaplan Baycrest 신경인지 평가(Kaplan Baycrest Neurocognitive Assessment) 및 MicroCog 등이 있다. 이 중 Halstead 장애 지수는 전체적인 임무 수행 능력을 평가하는 방법 중 가장

흔하게 사용되는 방법의 하나이며, 뇌손상 환자의 치료 결과(outcome) 연구에 많이 사용되어 왔다.

3. 감각-운동 통합(Sensory-motor integrity)

일상적인 행위(예를 들면, 병을 집는 것, 운전을 하면서 운전대를 조작하는 것, 이불을 개는 것 등)는 표면상으로는 인지 기능과는 연관성이 없는 사적인 행동으로 보이기도 한다. 그러나 상위 인지 기능이 주변 환경 자극과 행동 간에 통합을 유지하는 과정은 매우 복잡하다.

따라서 중추신경계에 문제가 있는 경우에는 감각-운동계에 복잡한 장애를 유발한다. 수부의 감각-운동 입력에 장애가 있을 때, 촉각을 이용하여 검색하는 훈련은 부적절하다.

루리아-네브라스카 신경심리 검사는 21개 항목의 운동력(motor act) 평가로 구성되어 양손을 번갈아가며 손가락을 쥐고 펴게 한다. 이 항목들이 내재하고 있는 인지 기능은 섬세 운동 속도(finemotor speed)와 운동 변환 능력(alternation and switching of motor acts)으로, 평가 시 눈으로 보고 귀로 듣는 지시 사항들을 얼마나 빠르게 분석하고 통합하여 정확한 운동으로 나타내는가를 평가할 수 있다. 여기에 장애가 있으면 시범 보여주기(visual demonstration)를 통한 학습, 작업 순서를 따라가고 유지하는 능력, 협동 운동(motor coordination)을 유지하는 능력에 어려움이 있음을 나타낸다. 또한 루리아-네브라스카 신경심리 검사는 촉각-공간 분석(tactile-spatial analysis), 두 점 식별(two-point discrimination) 등을 포함한 광범위한 촉각 기능을 평가할 수 있다.

4. 시각 공간 분석 및 시각 구성 능력(Visuospatial analysis and visuoconstruction ability)

뇌질환 혹은 뇌손상 후에 나타나는 시각 공간 및 시구상 능력의 장애는 다양한 형태로 나타난다. 이러한 환자들은 도해나 도식을 인지하는데 문제를 가진다. 예를 들면, WAIS-IV의 블록 설계(Block Design) 검사에서 환자는 서로 다른 패턴이나 색상을 지닌 시각적 디자인들을 조합할

수 없다. 디자인의 전체 혹은 형태의 일부분을 잃어버리는 것이다. 우측 두정엽 손상 시에 발생하는 거스트만 증후군(Gerstmann syndrome)에서는 실서증(agraphia), 계산 불능증(acalculia), 손가락 실인증(finger agnosia), 좌-우 혼돈(left-right disorientation) 등의 증상을 보인다.[9] 손가락 실인증은 좌측 두정엽 병변에서 관찰되며, 한 번에 한 개의 손가락을 짚으면서 어떤 부위인지 맞추도록 하거나 특정 손가락을 움직이라고 요구해 본다. 이 증상은 손가락을 이용한 동작이 안되며, 단추 끼우기 등의 어려움이 있다. 지각-운동 통합(perceptual-motor integration)의 장애는 시각적 정보를 적절하게 인식하지 못하는 경우를 일컫는다. 이에 따라 도형을 모방해서 그리지 못하는 등 적절한 운동 반응을 나타내지 못하는 것이다. 구성 실행증(constructional apraxia) 환자는 본래 보이는 시공간적 형상을 그대로 인지하지 못하므로 왜곡되거나 뒤틀린 형태로 그림을 그리게 된다. 시각-지각적 능력의 문제로 좌우에 관계없이 후두-두정엽의 병변에서 관찰되는 것으로 전체의 일부분을 인식하지 못하거나 구성 요소들 간의 관계를 인식하지 못하고 구조적 계획 세우기(constructive planning)에도 장애가 있다. 이 증상에 대한 검사는 집, 꽃 등의 물체 그림을 보여주면서 그리게 하거나, 3차원적 형태의 간단한 구조물을 보여주면서 그려보게 하는 것으로 검사하나, 일측성 부주의(unilateral inattention) 등에 의해 검사가 왜곡될 수 있다. 이 증상이 있을 경우 옷 입기 등을 잘 하지 못한다. 물체의 조합에 문제가 있는 경우는 시구상 능력의 장애가 원인이 될 수 있다.

이상과 같은 시각 공간 분석 및 시각 구성 능력의 문제점을 평가하기 위한 방법으로는 지각적 조직화 지수-WAIS-IV (Perceptual Organization Index-WAIS-IV), 레이 복잡 도형 검사(Rey-Osterrieth Complex Figure Test), 벤톤 선 정위 판단(Benton Judgment of Line Orientation), 벤톤 시각 형태 식별(Benton Visual Form Discrimination), 벤톤 안면 인식(Benton Facial Recognition), 벤톤 좌-우 정위(Benton Right-Left Orientation), 후퍼 시각 정위(Hooper Visual Organization), 선 나누기 검사(Line Bisection Test), 시각 대상과 공간 지각 검사(Visual Object and Space Perception Battery), 시각 기능 척도-LNNB (Visual Functions Scale-LNNB), 비운동성 시지각 검사(Motor-Free Visual Perception Test) 등이 있다.

도구를 다루는 능력은 시각 구성 능력이 얼마나 되는가와 상당히 밀접한 연관성을 지닌다. 재활 훈련 초기에 일상 생활동작 수행 능력은 시각 구성 능력의 손상 정도에 따라 영향을 받게 된다. 옷을 입는 순서나 좌-우 방향 감각에 장애가 있는 환자에게는 처음부터 환자와 마주 본 상태로 대면해서 치료하는 것이 어려울 수 있다. 이런 경우에는 좌측에서 우측으로, 혹은 우측에서 좌측으로 하나하나를 짚어 주며 정확한 방향 감각에 대해 훈련할 수 있는 기회를 주어야 한다. 이런 장애가 지속되면 후에 보행(혹은 이동), 운전이나 부엌일 등을 할 때에 많은 어려움을 겪을 수 있다. 길찾기(pathfinding skill)의 학습은 언어적 지시(verbal instruction)를 받고, 시각적 단서(visual cue)로 강화되고, 주어진 작업에 대한 예행연습(rehearsal)을 통해 촉진된다. 난독증(dyslexia)은 글을 읽는 능력에 문제가 생기는 증상으로 글자 착오(dysgraphia) 증상의 한 형태로 나타날 수도 있는데, 이상의 경우 모두에서 책읽기의 효용성이 저하된다. 이러한 환자에서는 큰 글씨체로 쓰여진 도서나 적절한 단서를 주는 것이 치료에 도움이 된다. 오디오북 등의 대체 방법도 고려할 수 있다.[10]

1) 입체 인지(Stereognosis)

피부에 닿는 물체의 성질이 무엇인지를 알아내는 감각 기능중의 하나로 평가되지만, 일반적으로 대뇌 피질에 전달된 감각을 총체적으로 구분하여 분석하는 대뇌 피질 기능인 인지 기능으로 평가된다. 따라서 입체 인지의 평가는 대뇌 피질 자체의 기능이나 대뇌 피질에 관련된 신경 경로의 기능을 평가하는데 이용된다. 대뇌 반구 병변의 좌우측에 관계없이 증상이 유발될 수 있으며, 두정엽(parietal lobe)과 관련되어 있는 것으로 알려져 있다. 이 기능의 평가는 눈을 가리고 환자의 손에 물체를 대주면서 손으로 만져서 물체가 무엇인지 어떤 성질의 물체인지 알아 맞추게 하여 평가한다.

2) 신체 인식(Body scheme)

편측무시가 가장 흔한 형태이며, 환자의 신체 여러 부위를 지적해 보게 하거나, 사람의 형태를 그리게 하여 평가한다. 이 증상은 무시(neglect), 감각 결손(sensory deficit), 부인(denial), 실인(anosognosia)에 의해 나타날 수 있으며, 여러 가지 검사를 시행하여 신체의 인식이 안 되는 주 증상

과 기전을 구분하도록 해야 한다. 여러 증상이 복합적으로 공존하면서 나타나는 증상일 경우에는 대뇌 피질의 장애에 의한 인지의 장애가 우선하는지 관련된 신경 경로의 장애인지를 구분해야 약물 치료, 작업 치료, 물리 치료의 계획을 수립할 수 있다. 이 증상이 있는 경우 이환측으로 체중 부하나 중심 잡기 등이 잘 안되며, 옷 입기 등의 일상 생활 동작이 어렵게 된다.

3) 실행(Praxis)

운동성 실행증(motor apraxia)의 경우는 복잡한 과정의 새로운 임무를 배우거나, 과거에 알고 있던 것을 수행하지 못하는 것이다. 관념실행증(ideational apraxia)은 도구의 의미(concept)를 형성하지 못하거나 행동의 관념적 구조화를 하는데 장해가 있는 것으로 도구를 부적절하게 사용하거나 순차적인 행동(sequential actions)을 하는데 어려움이 있다. 관념운동성 실행증(ideomotor apraxia)은 도구의 의미 형성에는 문제가 없으나 행동을 시간적 또는 공간적으로 적절하게 형성(temporal and spatial organization)하는데 어려움이 있다.[11] 관념운동성 실행증(ideomotor apraxia)의 경우는 좌측이나 우측 전두엽(frontal lobe) 병변의 경우에서 관찰되는 것으로 되어 있으며, 나머지는 좌측 두정엽이나 전체적인 뇌손상에서 나타나는 것으로 되어있다. 평가는 통각이나 관절 감각을 자극하여 이환측의 수의적운동 능력을 확인한 후, 환자에게 어떤 임무를 수행하도록 요구해 보고, 수행하지 못하면 다른 사람이 수행하는 것을 보여주면서 따라 하게 하고, 그래도 못하면 실제 임무를 수행하도록 동작을 유도하여 보도록 한다.

4) 형태 인식(Form constancy)

우측 두정엽 병변과 관련되어 있는 것으로 알려져 있으며, 여러 가지 모습의 그림을 환자에게 보여주면서 원과 사각형을 따라 그리게 하거나, 특정 형태를 적합한 칸에 끼워 맞추기 등의 Frostig 형태 인식 검사(Frostig Form Constancy Test)를 시행할 수 있다. 이 기능에 문제가 있을 경우 한 물체를 다른 것으로 잘 못 알 수 있다.

5) 공간 위치(Position in space)

우측 두정엽과 관련되어 있는 것으로 알려져 있으며, 공간에서 일치된 물체를 선별하는 능력을 평가하는 Frostig 공

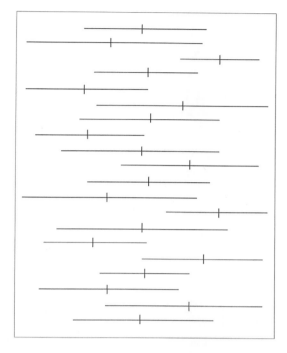

그림 5-1(1) | 정상 선 나누기 검사

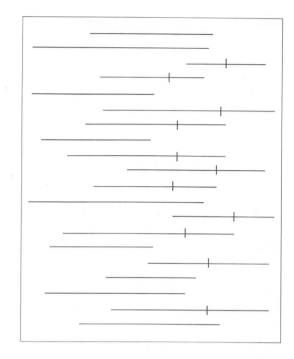

그림 5-1(2) | 편측무시가 있는 환자의 선 나누기 예

간내 위치 검사(Frostig Position-in-Space Test)를 할 수 있다. 이 기능에 문제가 있을 때 역시 옷 입기 등이 어려울 수 있다.

6) 도형 배경(Figure ground)

두정엽과 관련된 증상으로 여겨지며, 주변에서 어떤 물체를 명명하면서 지적하게 하여 검사하며, 주변으로부터 물체를 구분하는 능력을 평가하는 것이다. 이 기능에 문제가 있을 경우 주변으로부터 물건을 찾지 못한다.

7) 공간 관련성(Spatial relations)

우측 두정엽과 관련된 증상으로 되어 있으며, Frostig 공간 관련성 검사(Frostig Spatial Relation Test)에서 주어진 그림에 그려진 대로 1인치 큐브 쌓기를 시켜보는 방법으로 검사하며, 이 기능에 장애가 있으면 이동 동작, 옷 입기 등에 문제가 있을 수 있다.

8) 깊이와 거리 지각(Depth and distance perception)

좌우와 관계없이 두정엽 병변에서 관찰될 수 있으며, 다양

한 거리와 평면에서 물체를 잡도록 하거나 물건을 상자 안에 집어넣게 하는 임무를 시행하여 검사한다. 이 기능에 문제가 있으면 이동 동작이나 계단 오르기 등의 장애가 있을 수 있다.

9) 편측무시(Unilateral neglect)

우측 두정엽과 관련된 증상으로 되어 있으며, 환자로 하여금 사람, 집, 시계 등을 그리게 하거나, 그림을 보여주면서 따라 그리게 하여 평가할 수 있다. 이 외에 직면 검사(confrontation test), Albert 검사(Albert's test), 글자 지우기(letter cancellation test), 선 나누기 검사(line bisection test)(그림 5-1), 비운동성시지각 검사(Motor-Free Visual Perception Test) 등으로 검사할 수 있다. 이 기능에 문제가 있으면 옷 입기, 목욕, 면도 등의 일상행활 동작의 장애가 있을 수 있다.

10) 부인(Denial)

우측 두정엽과 관련된 증상으로 되어 있으며, 환자에게 직접 환자의 병적 상태, 기능적 능력, 신체적 수행 능력 등

을 물어볼 때, 환자는 마치 장애가 없는 것처럼 행동을 하기 때문에 충동적으로 보일 수가 있다. 이 기능의 장해 시 이동 동작과 옷 입기 등의 장애가 있을 수 있다. 뇌졸중 환자에서 뇌의 비정상적인 신호 발생뿐만 아니라 분리적인 (disruptive) 뇌질환으로 인하여 들어오는 감각적 실체를 분석하고 통합하지 못하여 신체의 이환측 및 이환측 주변 뿐 아니라 병 자체에 대한 부인 증상이 나타나게 된다. 부인은 일반적으로 무시(neglect)로 언급되며, 이로 인하여 환자에게서 편측무시(hemi-neglect)의 소견을 보이게 된다.

5. 집행 기능(Executive functioning)

집행 기능(Executive function)은 일상생활에 전반적으로 필요한 다양한 기술들과 관련된 복잡한 인지 영역을 일컬으며 다양한 출처로부터의 정보들을 판독하여 사용하고, 이러한 정보들을 효과적이고 빠르게 처리하며, 의사 결정 과정에 관여시키는 능력과 연관되어 있다. 직무 수행 과정은 다양한 신경해부학적 위치들의 상호연결과 관련되어 있지만[12] 특히 전두엽(frontal lobe)의 기능과 밀접한 연관성이 있다고 알려져 왔다.[13] 전두엽은 뒤가쪽 전전두엽(dorsolateral prefrontal cortex), 안와전두엽(orbitofrontal cortex), 내측 전두엽(medial frontal cortex)의 세 영역으로 나뉠 수 있는데, 이 중 뒤가쪽 전전두엽이 집행 기능과 관련된 것으로 알려져 있다.[14] 직무수행 능력이 부족할 경우 문제 해결, 추론, 계획 수립, 반응 억제, 판단 등의 장애, 일에 대한 동기 저하 등이 나타난다.

집행 기능을 검사하는 방법으로는 위스콘신 카드 분류검사(Wisconsin Card Sorting Test), 범주 검사(Category Test), 열 만들기 검사/색채 열 검사(Trail Making Test/Color Trail Test), 스트룹 색채-단어 검사(Stroop Color-Word Test), 인지 추정 검사(Cognitive Estimation Test), Ruff 형태 유창성 검사(Ruff Figural Fleuncy Test), 실행 조절 검사(Executive Control Battery), 지적 과정(Intellectual process), 전두엽 점수(Frontal Lobe Score), 하노이 탑(Tower of Hanoi), Delis-Kaplan 실행 기능체계(Delis-Kaplan Executive Function System), 이상실행 증후군의 행동 평가(Behavioral Assessment of the Dysexecutive Syndrome, BADS), 네모와 삼각 교대(Alternating square andtriangle), 루리아 고리(Luria loop) 등

이 있다.

그러나 임상에서 평가된 집행 기능의 정도를 실제 생활에서의 수행 정도로 일반화하는 것에는 문제가 있다.[15] 임상에서 이루어지는 평가는 환자의 집중력을 최대화시킬 수 있는 조절된 환경에서 평가자가 단서를 주기도 하고, 환자의 행동을 격려하기도 하는 등의 상황에서 이루어진다. 그러나 실제 일상생활은 이러한 환경과는 많이 다르고, 어떤 경우는 정반대의 상황에 환자가 노출되기도 한다. 그러므로 임상에서의 평가가 병원 밖의 삶에서 어떤 일을 할 수 있는지 혹은 할 수 없는지를 평가하는 절대적인 수단이 될 수 없다는 것은 인지하고 있어야한다. 그럼에도 불구하고, 집행 기능의 평가는 환자의 회복 정도를 예측할 수 있는 유효한 도구라는 데는 이견이 없는 편이며, 최근의 연구들에서도 뇌손상 환자의 회복 정도를 예측하는데 효과적인 수단이 될 수 있다는 결과들이 보고되고 있다. 집행 기능에는 고도의 인지 기능이 필요하므로, 직무수행 능력 장애를 보이는 환자를 치료하기는 쉽지 않다. 실행능력과 연관된 인지 기능에 대한 보상적 전략 혹은 대체 훈련을 통해 치료적 접근이 가능하다. 이외에도 문제가 되는 집행 기능 장애에 대한 직접적인 치료적 접근이 시도되기도 한다. 이 방법에는 일정하고 지속적으로 시 · 청각적 되먹임을 제공하는 방법, 문제 해결 과정의 구성 제공, 환자 가정이나 작업 환경의 조성 및 단순화 과정 등이 사용된다.[7]

6. 감정 조절(Mood)

우울과 불안, 인격 장애, 물질 남용, 질병 부정 등은 재활 치료 환경에서 흔히 관찰되며, 이러한 증상 들은 뇌손상 환자의 기능적 측면에서 중요한 부분을 차지한다. 비록 환자의 감정상태와 대인관계에서의 성향에 대한 평가는 신경심리학적 변수들과는 연관성이 없다고 알려져 있지만, 환자를 전인적인 측면에서 평가할 때는 필수적인 요소이다. 뇌질환이나 뇌손상에서 감정 조절의 장애는 흔하게 나타나며 신경심리학적 이상의 원인으로도 작용할 수 있다. 또한, 발병 전 혹은 손상 전인지 능력 및 감정 상태는 손상 후 경험하는 고통의 정도와 연관성이 있어 보인다. 그러나 임상적으로 뇌손상 환자의 감정 상태를 평가하는 데

는 어려움이 존재하는데, MMPI2나 Beck 우울 척도(Beck Depression Inventory)와 같이 대다수의 평가 방법들이 환자의 자기 보고(self-report)에 의존하며, 또한 몇몇 방법들은 환자군에서 표준화가 이루어지지 않았다는 문제점을 지닌다.

우울, 근심, 혹은 분노와 같은 감정의 문제는 정신 사회학적혹은 인지 기능의 장애를 심화시킨다.[16] 그러므로 임상에서는 우울증의 치료를 통해 인지 기능의 향상을 보이기도 한다.[17] 뇌손상 환자에서 다른 신경행동학적 장애로 무감정(apathy) 상태나 저하된 감정 조절 능력을 보이기도 하는데, 이는 우울증과 유사한 증상으로 나타나거나 우울과 함께 동반되어 나타나기도 한다. 이러한 환자에서 우울증의 정도는 환자에 대한 질문지나 인터뷰, 또는 가족, 친지, 담당 의사나 치료사에 의한 환자 관찰을 통해서 적절하게 평가될 수 있다. 뇌손상 환자에서 주어진 상황에 대처하는 능력은 감정 조절의 문제를 적절하게 완화할 수 있다. 그러나 적절한 상황 대처 능력은 직무 수행 능력에 이상이 없는 상태를 기본으로 한다. 적절한 약물치료와 심리치료의 조합으로 뇌손상 후 나타나는 감정 조절의 장애는 호전될 수 있으며, 운동치료를 통한 신체적인 활동이 환자의 전반적인 기분에도 좋은 영향을 주기도 한다. 즐거운 놀이나 활동에 참여함으로써 환자의 기분이 상승하는 효과를 볼 수 있으므로 급성기 후 재활 치료에서 환자의 기분 상태를 좋게 유지하거나 증진시키기 위해 즐거운 놀이나 여가 활동을 접목시키는 치료 방법을 사용할 수 있다.

환자의 감정 상태를 평가할 수 있는 방법은 크게 두 종류로 나뉠 수 있는데 환자가 질문지의 구체적인 질문에 대답한 것을 평가하는 방법인 자기보고 질문지(Self-report inventories)와 구조화된 면담과 임상가 평가이다. 자기보고 질문지는 간단하고 수시로 사용할 수 있는 반면 환자가 솔직하게 응답하지 않고 진실을 부인하는 경우에는 사실을 정확하게 탐지하기 어려운 단점이 있다. 선별검사에는 역학 조사 센터 우울 척도(Center for Epidemiological Studies Depression Scale, CES-D), 한국 우울척도(Korean depression scale) 등이 있으며 질병의 진단 및 중증도 평가를 위해서는 Beck 우울 척도/Beck 불안 척도(Beck Anxiety Inventory), 노인 우울 척도(Geriatric Depression Scale, GDS) 등이 이용된다. 감정 상태에 대한 구조화된 면담을 이용하여 감정상태의 중증도를 평가하는 도구로는 해밀턴 우울 평가

척도(Hamilton Depression Rating Scale), 몽고메리-애스버그 우울 평가 척도(Montgomery-Asberg Depression Rating Scale, MADRS) 등이 있다. 해밀턴 우울 평가 척도 21문항 중 이를 수정한 17문항의 수정본이 국내에서 표준화 되어 사용되고 있으며, 몽고메리-애스버그 우울 평가 척도는 주로 항우울제 치료 효과를 알아보기 위해 개발된 것으로 슬픔, 수면, 내적긴장 등 10개의 문항으로 구성되어 있다.

7. 주의력(Attention)

주의력 결핍은 환자가 노력함에도 불구하고 어떠한 사물이나 행동에 초점을 맞출 수 없는 증상으로 표출된다. 주의력에는 초점 주의(focused attention), 지속적 주의(sustained attention), 선택적 주의(selective attention), 교대 주의(alternative attention), 분리 주의(divided attention) 등이 있다.[18] 주의력 결핍은 외상성 뇌손상 및 뇌졸중 후 흔히 보고되며[19,20] 기능적인 장기 예후에 좋지 않은 영향을 미치기도 한다.[21] 주의력 문제의 원인을 밝히기 위해서는 주의력에 관한 정식 검사뿐만 아니라 환자의 행동을 관찰하는 것이 중요하다. 이로써 환자의 증상이 전반적인 주의력 부족에 의한 것인 것 혹은 복잡한 과제에 대한 특이적인 문제인지를 구별하는데 도움이 된다. 주의력 문제는 전자보다는 후자에 의한 것일 가능성이 더 높다.[22]

주의력 검사를 성공적으로 마치기 위해서는 주의력을 일정시간 동안 유지할 수 있어야 한다. 대부분의 주의력 검사들이 60개 이상의 항목으로 구성되어 있고, 이에 대한 반응으로 대개 바닥을 두드리거나 손을 들어야 하므로, 일정시간 동안 주의력을 유지해야 검사에 성공할 수 있다.

1) 반응시간(Reaction time)

주의력 결핍은 사고의 속도와 반응시간(reaction time)이 지연되는 원인이 된다.[23] 반응시간 검사는 직접적으로는 사고의 속도를 측정할 수 있고, 간접적으로는 주의력 결핍을 알아볼수 있다.[24] 뇌질환이나 뇌손상 환자의 경우에는 반응시간이 종종 지연되어 나타나고, 과제가 복잡할수록 지연의 정도가 심해진다.[25] 치매환자 역시 정상인에 비해 반응시간이 지연되는데, 이는 과제의 자극이나 반응의 종류에 따라 차이가 있다.[26] 실제로 치매를 진단하는데 있어

반응시간은 다른 신경심리 검사보다 민감도(sensitivity)가 우수하기 때문에 조기 치매를 진단하는데 사용되기도 하지만, 우울증 환자에서도 반응시간이 지연되어 나타나므로, 우울증 환자에서 보이는 반응시간 지연을 조기 치매로 오인해서는 안 된다.[27] 반응시간 지연이 느린 행동과 동반되어 있다면, 다른 주의력검사를 실시해야 한다.[28]

2) 글자 지우기 검사(Letter cancellation test)

검사지에 적혀진 여러 글자 중 특정 글자를 빠른 속도로 펜을 이용하여 지워나가는 검사이다(그림 5-2). 이 검사를 성공적으로 마치기 위해서는 집중력뿐만 아니라 시각 주사(visual scanning) 반응의 활성과 억제(activation and inhibition of response)가 함께 요구된다. 점수가 낮을 경우 주의력 결핍 이외에도 무관심, 운동장애, 편측무시(unilateral neglect) 등을 고려해야 한다.[29]

3) 숫자 주의력 검사(Digit span test and verbal span test)

주의력 측정을 위해 가장 흔히 사용되는 방법으로 즉각적인 언어 회상 능력을 측정한다(그림 5-3). 1초에 하나씩 들리는 숫자를 순서 그대로 말하는 전방 숫자 주의력 검사(forward digit span test)와 반대 순서로 말하는 후방 숫자 주의력 검사(backward digit span test)가 있다. 순서 그대로 말하는 검사는 대부분 주의력에 의해 결정되고, 반대 순서로 말하는 검사는 주의력 이외에 작업 기억 단계가 추가로 요구된다.[30] 피험자가 제시된 순서를 정확히 맞추었을 대

검사자는 한 단계 긴 배열을 제시하게 된다. 피험자가 9개의 배열을 다 맞추거나 같은 길이의 숫자를 세 번 틀리게 되면 검사를 중단한다.[22]

① 전방 숫자 주의력 검사

대부분의 경우에 전방 숫자 주의력 검사에서 후방 숫자 주의력 검사에 비해 긴 배열을 맞추게 되나, 그 반대의 경우에는 단순 과제에 대한 피험자의 노력이 부족하다고 생각할 수 있다. 이러한 경우 하위 단계에서 실패하였으나 오히려 다음 단계의 검사를 성공하기도 한다.[22] 순서 그대로 말하는 검사의 정상범위는 6±1이다.[31] 6개 이상이면 정상, 4~5개는 경계선, 3개 이하는 비정상으로 해석한다. 많은 연구에서 65세 이상의 노인은 낮은 점수를 보인다고 보고되었다.[32] 이 검사는 반복하면 점수가 올라가는 학습효과가 나타나게 되고, 검사·재검사의 기간이 짧거나 낮은 연령에서 학습 효과가 더 크다고 알려져 있다.

좌반구 손상 환자가 우반구 손상 환자보다 낮은 점수를 보이는 경향이 있고,[33] 외상성 뇌손상 환자 및 뇌 수술 환자에서는 수상 1개월 이내에는 대부분 정상 이하의 점수를 보인다.[34] 조기 치매 단계가 넘어가게 되면 뚜렷한 감소를 보인다.[35]

② 후방 숫자 주의력 검사

2~7개의 숫자 배열을 듣자마자 반대로 말하는 검사이다. 주의력과 일시적으로 저장된 정보를 조작하는 노력이 필

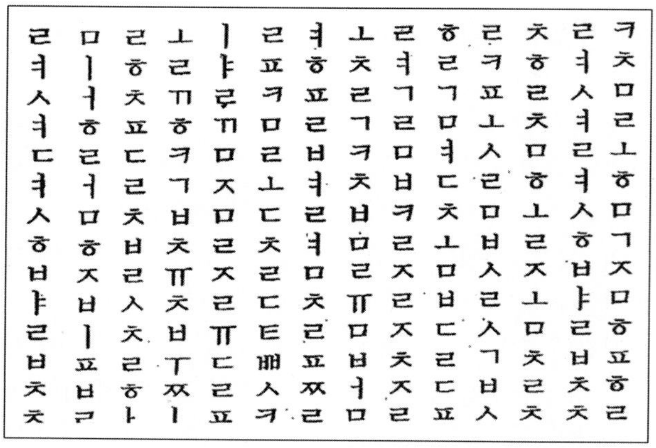

그림 5-2 | 글자취소 검사

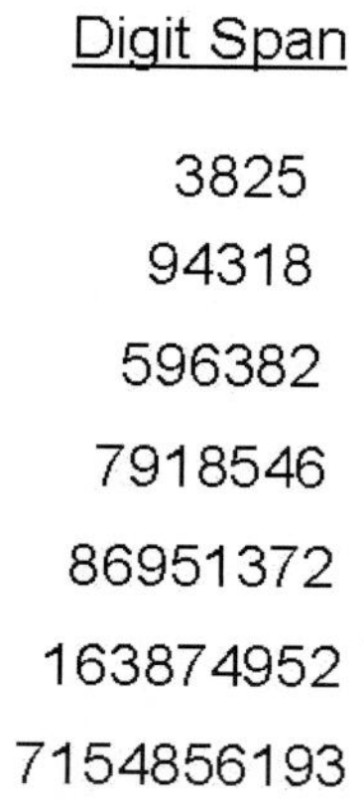

Digit Span

3825

94318

596382

7918546

86951372

163874952

7154856193

그림 5-3 | 숫자 주의력 검사

요하며 이를 작업기억(working memory)이라고 부른다.[30] 그러므로, 전방 숫자주의력 검사에 비해 기억력 검사의 성격이 강하다. 시야 장애가 있는 환자에서 낮은 점수를 보이는 경향이 있기 때문에 시각적 주사(visual scanning)의 영향을 받는다는 견해도 있다.[36] 정상인의 경우 전방 숫자주의력 검사보다 대개 하나 정도 적은 배열까지 성공한다. 4~5개 이상이면 정상 범위에속하고 3개면 경계선, 2개 이하는 비정상으로 해석한다.[35] 70세 이상의 노인은 낮은 점수를 보이며, 교육 수준이 높으면 높은 점수를 획득하는 것으로 보고되어 있다.[35] 다른 주의력 검사들보다 뇌질환에서 예민한 검사이며 좌반구 손상 환자, 시야 장애가 있는 환자, 치매 환자에서 낮은 점수를 보인다. 뇌 병변이 클수록 점수가 낮은 경향이 있다.[36]

4) 시각 주의력 검사(Visual span test)

시공간 자극에 대한 주의력을 측정하는 검사로 숫자 주의력검사와 달리 시공간 지각 능력에 영향을 받는다.[22] 시각 주의력검사의 한 종류인 Corsi 블록 검사는 직사각 판에 한 변의 길이가 1.5인치인 10개의 정육면체 블록들의 한쪽 면에 0~9까지의 숫자를 기록하여 숫자가 적혀있는 쪽이 검사자를 향하게 한 후검사자가 임의의 정해진 순서대로 블록을 짚으면, 피검자는 같은 순서대로 블록을 두드려야 한다(그림 5-4).[37] 이는 시공간 위치들을 단기적으로 얼마나 효율적으로 저장할 수 있는지를 측정하는 것이며 특히 전전두엽(prefrontal lobe) 손상 환자들에게서 가장 저하된 반응을 보인다. 대개 정상인은 시각 주의력검사 보다 하나 적은 개수의 정답을 맞추는 경향이 있고, 블록 사이거리가 짧을수록 실패할 확률이 높다. 교육 수준이 높을수

록 높은 점수를 받으며, 여성에 비해 남성이 높은 점수를 받으나 교육 수준이 높을수록 이런 차이는 없어진다는 보고가 있다.[38] 뇌졸중 환자를 대상으로 시행한 연구에서 시각 장애가 있는 경우 낮은 점수를 보였으며, 좌반구에 병변이 있는 환자가 우반구에 병변이 있는 환자에 비해 좋은 점수를 보이는 경향은 있으나 통계적 차이는 없었으며, 병변의 위치와는 관계가 없다는 주장도 있다.[33, 39]

8. 기억력(Memory)

기억력은 이전에 겪었던 일이나 경험을 등록(register), 저장(store), 유지(retain), 회수(retrieve)하는 복잡한 시스템에 의해 결정된다.[28] 뇌질환이나 고령뿐 아니라 불쾌한 감정 등 여러 요인에 의해 일련의 기억 과정 중 어느 한 과정이라도 문제가 생기면 기억 장애가 발생하게 된다.

기억력 검사는 즉각 저장(immediate retention), 학습(learning; recent memory), 저장된 정보의 회수(retrieval of information) 기능을 모두 평가할 수 있어야 한다.[22] 기억력은 언어적 기억력(verbal memory)과 시각적 기억력(visual-memory)으로 나누어 평가한다. 언어적 기억력은 단어 목록을 이용하여 검사하는데 평가 도구에는 Rey Auditory-VerbalLearning Test, California Verbal Learning Test, Hopkins VerbalLearning Test (HVLT), Seoul Verbal Learning Test (SVLT) 등이 있다. 시각적 기억력을 검사하는 대표적인 방법으로 레이 복합도형 검사(Rey-Osterrieth complex figure test)가 있다.

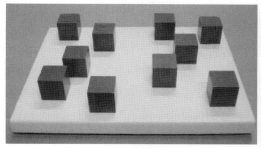
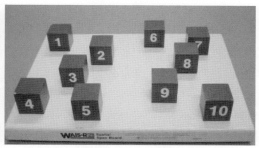

그림 5-4 │ Corsi 블록 검사

1) 언어적 기억력

① 청각적 언어학습 검사(Auditory verbal learning test, AVLT)

이 검사는 쉽게 적용할 수 있는 방법이면서 환자의 기억을유지하는 여러 가지 측면 즉, 즉각 정보 저장, 학습과정, 학습전략 등을 측정할 수 있다.[22] 검사 중간에 간섭 자극을 주어 기억 과제를 수행하는데 혼란이 발생하는지를 알아내게 되고, 장기 기억(지연 회상)을 검사하게 된다. 검사 방법은 15개의 단어를 들려주고 피험자로 하여금 기억나는 단어를 말하게 하고(시험 1), 이 과정을 다섯 번 반복한다(시험 2~5). 여섯 번째는 간섭 자극 단계로 이전 들려주었던 단어가 아닌 다른 15개의 단어를 들려주고 이전에 들었던 단어를 말하게 한다(시험 6). 그리고 30분 후 간섭 자극 이전에 들었던 단어를 말하게 한다(시험 7). 어떤 경우에는 한 시간 혹은 하루가 지난 다음 검사하기도 한다. 첫 번째 단어 리스트를 듣고 기억나는 단어(시험 1)를 통해 즉각 정보 저장 능력을 알 수 있고, 시험 1에서 시험 5로 진행하면서 정답 수의 변화 및 정답 단어의 배열을 통해 학습과정 및 학습 전략을 알 수 있으며, 시험 6을 통해 간섭효과를 파악하고, 시험 7을 통해 장기 기억(지연 회상)을 평가할 수 있다.[22]

AVLT의 정상 수치에 대한 여러 연구들을 보면 30~32, 정상인은 시험 1에서 6.3~7.8단어, 시험 5에서 12~14단어를 회상하는 것으로 나타났다. 시험 6에서는 시험 5에 비해 1.5~2개의 단어가 감소하고, 시험 6, 7 사이에는 차이가 거의 없는 경우가 많았다. 뇌손상 환자에서 시험 1~5에 걸쳐 지속적으로 학습효과가 나타난다면 신경재활 치료를 통해 효과를 얻을 수 있다. 이 검사는 여러 질환에서 기억 장애를 가려내는 데 유용성이 증명되었다. 외상성 뇌손상 환자에서는 점수는 낮으나 학습 효과가 있고 지연 회상에서 더 점수를 획득하지는 못하는 경향이 있었다.[40] 전두엽 손상 환자에서는 각 시험에서 회상해 내는 단어 개수는 적으나 학습 효과는 정상인과 비슷하게 나타났다.[41,42] 우반구 손상 환자에서 좌반구 손상 환자에 비해 높은 점수를 보였다.[43]

② Seoul Verbal Learning Test (SVLT)

국내에서 개발된 신경심리 검사도구인 서울 신경심리 선별검사(Seoul Neuropsychological Screening Battery) 내

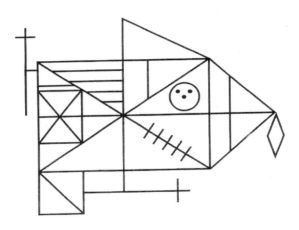

그림 5-5 | 레이 복잡 도형 검사

의 HVLT 표준화 양식으로, 가장 많이 사용하는 세 가지 언어범주(semantic category)에서 각각 네 개 단어로 총 12개 단어 목록으로 구성되어 있다. 이들 단어를 환자에게 불러준 후에 환자가 순서와 관계없이 회상하게 하며 이러한 과정을 3회 반복하여 평가한다. 각 과정마다 맞춘 단어의 개수를 적고 이들의 합을 구한다(total recall). 20분 후에 이 단어들을 다시 회상하게한 후 목록에 있는 12개의 단어(true positive)와 이 단어와 어의적으로 같지만 목록에 있지 않은 오답(false positive, related) 6개와 어의적으로 관계없는 오답(false positive, unrelated) 6개로 구성된 24개의 단어를 불러준 후에 "예/아니오"로 답하게하여 목록에 있는 단어 중 "예"라고 답한 단어 수에서 목록에 없는 단어 중 "예"라고 답한 단어 수를 뺀 변별계수(discrimination index)를 구한다.

2) 시각적 기억력

① 레이 복잡 도형 검사(Rey complex figure test, RCFT)

시공간 구성 능력과 시각 기억을 측정하는 검사이며 전전두엽에서 주로 담당하는 집행기능과도 연관성이 있는 것으로 알려져 있다(그림 5-5). 특히 미묘한 형태의 구별 능력과 다양한 시공간 관계를 인식하는 능력을 평가하는데 유용하다. 이 검사는 세 가지 단계 즉, 제시된 그림을 보고 그대로 따라 그리게하는 복사(copy), 3분 후 기억하는 그림을 그리도록 하는 단기회상(immediate recall), 다시 30분이 경과한 후 기억하는 그림을 그리도록 하는 지연 회상(delayed recall)으로 구성되어 있다.[22] 좌반구 손상 환자는 그림을 단순화할 수 있지만 전반적인 회상은 보존되어 있고, 우반구 손상 환자는 복사 단계에서 이미 어려움이 있고, 회상에서는 수행력이 더 떨어지는 경향이 많다.[44, 45] 전두엽 손상 환자도 복사 단계에서 왜곡된 그림을 그리는 경우가 있고, 회상 단계에서는 점점 더 심해지는 경향이 있다.[46]

IV. 치매 환자의 신경심리 평가

치매는 다양한 인지 기능 영역에 영향을 미치기 때문에 치매 환자의 평가에서 가장 우선적으로 생각해야 할 것은 인지 기능에 대한 평가이며 최근 여러 가지 신경심리 검사가 개발되어 치매 환자의 평가에 사용되고 있다. 이러한 신경심리검사는 목적에 따라 치매 선별을 위한 신경심리 검사, 포괄적 치매 신경심리 검사, 치매 단계 평가를 위한 신경심리 검사로 나누어 볼 수 있다.[47]

1. 치매 선별을 위한 신경심리 검사

신경심리 선별검사는 전체적인 정신 상태를 짧은 시간에 평가하여 인지 기능의 이상이 있는지 평가하기 위한 검사이다. 일반적으로 의식 수준 및 주의력, 지남력, 기분 및 동기, 언어, 기억력, 실행(praxis), 인식(gnosis), 시공간 및 구성 능력, 계산력, 추상력, 판단력 등의 인지 영역에 대한 간단한 검사로 구성되어 있다. 대표적인 검사들로는 간이 정신상태 검사(Mini-Mental Status Examination), Mattis 치매 평가 척도(Mattis Dementia Rating Scale), Blessed 치매 평가 척도(Blessed Dementia Rating Scale), 하세가와 치매 척도(Hasegawa Dementia Scale) 등이 있다.[48]

간이 정신상태 검사는 가장 많이 사용되고 있는 선별검사의 하나로 지남력, 기억등록 및 회상, 주의집중, 수리능력, 언어능력, 명령수행, 시공간 구성 능력을 포함한 12가지 종목을 평가하며 총점은 30점으로 대개 10분 이내에 검사를 마칠 수 있다. 국내에서도 한글판 검사가 표준화되

어 사용되고 있으나(K-MMSE)[49] 난이도가 낮은 문항들로 구성되어 변별력이 제한적이며, 집행기능을 측정하는 문항 부재 등으로 치매 진단에 있어 중등도나 중증 수준의 치매에서는 어느 정도 타당도가 있지만 경미한 치매에서는 낮은 제한점이 있다.[50]

Mattis 치매 평가 척도는 주의력, 관리 기능, 구성, 개념화, 기억력 등의 검사로 구성되어 있으며 집행 기능을 평가할 수 있어 전두엽 기능 이상을 선별할 수 있는 장점이 있으나 언어기능 평가가 없는 단점이 있다. 이는 특히 정상 노인으로부터 초기 치매를 감별하는데 민감한 것으로 알려져 있다. Blessed 치매 평가 척도는 기억 능력을 강조한 검사이며 하세가와 치매척도는 간이 정신상태 검사에 비해 언어 기능과 전두엽 기능의 손상에 대한 평가가 가능하며 명령 수행, 그리기와 같은 검사가 없어 시각 기능이나 운동 기능의 장애가 있는 환자에서도 사용할 수 있는 장점이 있다. 하세가와 치매 척도도 한글판 검사가 표준화되어 사용되고 있다(K-HDS-R).[49]

2. 포괄적 치매 신경심리검사

선별검사에서 치매가 의심되는 환자는 문제가 되는 인지 영역에 대한 심층적인 신경심리검사를 시행하거나 포괄적 신경심리 검사를 시행하여 치매의 감별 진단 및 중증도 평가에 도움을 받을 수 있다. WAIS-R과 같은 지능 검사나 Wecher Memory Scale (WMS-R)과 같은 기억력 검사가 사용될 수 있으며 언어기능에 대해서는 보스턴 이름대기 검사(Boston Naming Test)나 웨스턴 실어증 검사(Western Aphasia Battery), 전두엽 기능검사로서는 위스콘신 카드 분류검사(Wisconsin Card Sorting Test)나 스트룹 검사(Stroop Test)를 사용하여 장애가 있는 인지 영역을 심층적으로 평가할 수 있으며[4] 국내에서도 한국판 캘리포니아 언어학습검사(Korean-California Verbal Learning Test, K-CVLT), 서울언어학습 검사(Seoul Verbal Learning Test, SVLT) 그리고 Rey-Kim 언어기억 검사(Rey-Kim Auditory Verbal Learning Test)가 표준화되어 사용되고 있다.[47]

이외에도 치매의 임상 시험 결과를 평가하기 위한 도구로 알츠하이머병 평가 척도의 인지 부척도(Cognitive Subscale of Alzheimer's Disease Assessment Scale, ADAS-cog)

가 개발되어 사용되고 있으며 여러 가지 인지 영역에 신경심리검사, 치매 평가 척도 및 일상생활동작 평가를 포함한 포괄적 치매 평가검사로 알츠하이머병 등록체계 확립을 위한 협회(Consortium to Establish a Registry for Alzheimer's Disease, CERAD) 검사가 개발되어 사용되고 있다. 국내에서도 한국판 치매 평가 검사(K-DRS), 서울 신경심리 선별검사(Seoul Neuropsychological Screening Battery, SNSB) 등이 개발되어 사용되고 있다.[47] SNSB는 주의집중능력, 언어 능력 및 기타 기능들, 시공간적 지각 및 구성능력, 기억력, 전두엽/수행기능 등의 인지영역을 평가하는 신경심리검사들로 구성되어 있다.[47]

3. 치매 단계 평가를 위한 신경심리검사

치매 환자는 진행 단계에 따라 다양한 형태의 인지 기능 장해가 나타나는데 초기에는 경도의 지남력, 기억력 및 판단력의 장애와 단어 찾기가 어려워지는 증상이 있으며 중간 단계가 되면 지남력 및 기억력의 장애가 더 심해지고 언어 능력의 장애가 동반된다. 후기 단계가 되면 자율적이고 목적이 있는 활동을 수행할 수 없게 된다. 이러한 각 단계를 비교하기 위해서는 모든 단계에서 같은 민감도로 평가할 수 있는 신경심리 검사도구가 필요하며 임상 치매 평가 척도(Clinical Dementia Rating Scale, CDR), 전반적 퇴화 척도(Global Deterioration Scale, GDS) 등이 개발되어 사용되고 있다. 임상 치매 평가 척도는 한국판 Expanded CDR로 표준화 되어 사용되고 있으며, 검사자는 환자 및 보호자와 자세한 면담을 통하여 기억력, 지남력, 판단력 및 문제해결능력, 사회생활, 가정생활과 취미, 개인 위생 등의 6가지 영역을 5단계로 점수를 주어 총점을 구하게 된다(그림 5-6).[49] 각 영역에서 0점부터 5점까지(0, 0.5, 1, 2, 3, 4, 5) 점수를 매긴다. 6가지 영역의 점수를 고려하여 최종 CDR 점수를 계산하게 되는데 이때는 6가지 영역의 점수를 모두 합산한 Sum of Boxes (CDR-SB), 기억력 검사를 기준으로 전체 CDR 점수(Global score)를 결정할 수 있다. CDR을 평가할 때 주의할 점은 인지장애로 인한 기능의 저하만을 평가해야 한다는 것이다. 신체적 질병(예를 들어 뇌졸중으로 인한 마비), 사회적, 정서적인 문제로 인한 기능의 저하는 평가에 고려하지 않는다.[51] GDS는 CDR과 함께 치매 환자의 중증도를 제시하는 대표적 등급척도로 CDR에 비해 각 단계의 인지장애 정도를 구체적인 예를 들어 기술하고 있어 검사자가 어느 단계인지 쉽게 판단할 수 있으며, 평가 시간이 상대적으로 덜 걸린다는 장점이 있다. GDS는 또한 초기 인지장애를 세밀하게 여러 단계로 분류하고 있어 치매 초기 단계 진단에 유용한 검사 도구로 활용될 수도 있다(그림 5-7).[52]

참고문헌

1. 김진호, 한태륜. 재활의학. 제 2판. 서울: 군자출판사; 2007. p. 75-84.
2. Bruce D. On the origin of the term "neuropsychology". Neuropsychologia 1985; 23: 813-814.
3. Johnstone B, Farmer JE. Preparing neuropsychologists for the future: The need for additional training guidelines. Arch Clin Neuropsychol 1997; 12: 523-530.
4. Umphred DA. Neurological Rehabilitation. 4thed. St. Lois: Mosby; 2001. p. 425-427.
5. Barker-Collo SL, Feigin VL, Lawes CM, Parag V, Senior H, Rodgers A. Reducing attention deficits after stroke using attention process training: a randomized controlled trial. Stroke 2009; 40: 3293-3298.
6. Sohlberg MM, Mateer CA. Improving attention and managing attentional problems. Adapting rehabilitation techniques to adults with ADD. Ann N Y Acad Sci 2001; 931: 359-375.
7. Shapiro AM, Benedict RH, Schretlen D, Brandt J. Construct and concurrent validity of the Hopkins Verbal Learning Testrevised. Clin Neuropsychol 1999; 13: 348-358.
8. Goldenberg G. Apraxia and the parietal lobes. Neuropsychologia

2009; 47: 1449-1459.
9. M. C. The enigma of the Gerstmann's syndrome. Brain 1966; 89: 183-198.
10. von Hofsten C, Rosander K. Progress in Brain Research: From Action to Cognition. 1sted. Oxford: Elsevier; 2007.
11. 12. Fuster JM. Cognitive functions of the frontal lobes. In: Miller BL, Cummings JL, editors. The human frontal lobes: functions and disorders. 1sted. New York: Guilford Press; 1999.
12. Miller BL, Cummings JL. The human frontal lobes: functions and disorders. 1sted. New York: Guilford Press; 1999.
13. Stuss DT, Benson DF. Neuropsychological studies of the frontal lobes. Psychol Bull 1984; 95: 3-28.
14. Linda C. The ecological validity of executive function testing. In: Sbordone RJ, Long CJ, editors. Ecological validity of neuropsychological testing. 1sted. Florida: CRC Press/St Lucie Press, 1996. p. 171-202.
15. Fann JR, Uomoto JM, Katon WJ. Sertraline in the treatment of major depression following mild traumatic brain injury. J Neuropsychiatry Clin Neurosci 2000; 12: 226-232.

16. Fann JR, Uomoto JM, Katon WJ. Cognitive improvement with treatment of depression following mild traumatic brain injury. Psychosomatics 2001; 42: 48-54.

17. Sohlberg MM, Mateer CA. Cognitive rehabilitation: an integrative neuropsychological approach. New York: Guilford Press; 2001.

18. Kreutzer JS, Gordon WA, Rosenthal M. Neuropsycholigical characteristics of patients with brain injury: preliminary findings from a multicenter investigation. J Head Trauma Rehabil 1993; 8: 47-59.

19. Lesniak M, Bak T, Czepiel W. Frequency and prognostic value of cognitive disorders in stroke patients. Dement Geriatr Cogn Disord 2008; 26: 356-363.

20. Brooks DN. Measuring neuropsychological and functional recovery. In: Levin HS, Grafman J, Eisenberg HM, editors. Neurobehavioral recovery from head injury. Oxford: Oxford University Press; 1987.

21. Lezak MD. Neuropsychological Assessment. 3rd ed. New York: Oxford University Press; 1995.

22. Klove H. Activation, arousal, and neuropsychological rehabilitation. J Clin Exp Neuropsychol 1987; 9: 297-309.

23. Posner MI, Walker JA, Friedrich FJ, Rafal RD. Effects of parietal injury on covert orienting of attention. J Neurosci 1984; 4: 1863-1874.

24. Stuss DT, Stethem LL, Picton TW, Leech EE, Pelchat G. Traumatic brain injury, aging and reaction time. Can J Neurol Sci 1989; 16: 161-167.

25. Ferris S, Crook T, Sathananthan G, Gershon S. Reaction time as a diagnostic measure in senility. J Am Geriatr Soc 1976; 24: 529-533.

26. Cornell DG, Suarez R, Berent S. Psychomotor retardation in melancholic and nonmelancholic depression: cognitive and motor components. J Abnorm Psychol 1984; 93: 150-157.

27. Spikman JM, van Zomeren AH, Deelman BG. Deficits of attention after closed-head injury: slowness only? J Clin Exp Neuropsychol 1996; 18: 755-767.

28. Endres M, Nyary I, Banhidi M, Deak G. Stroke rehabilitation: a method and evaluation. Int J Rehabil Res 1990; 13: 225-236.

29. Black FW. Digit repetition in brain-damaged adults: clinical and theoretical implications. J Clin Psychol 1986; 42: 770-782.

30. Spitz HH. Note on immediate memory for digits: invariance over the years. Psychol Bull 1972; 78: 183-185.

31. Jarvik LF. Aging of the brain: how can we prevent it? Gerontologist 1988; 28: 739-747.

32. De Renzi E, Faglioni P, Previdi P. Spatial memory and hemispheric locus of lesion. Cortex 1977; 13: 424-433.

33. Uzzell BP, Langfitt TW, Dolinskas CA. Influence of injury severity on quality of survival after head injury. Surg Neurol 1987; 27: 419-429.

34. Botwinick J, Storandt M, Berg L. A longitudinal, behavioral study of senile dementia of the Alzheimer type. Arch Neurol 1986; 43: 1124-1127.

35. Weinberg J, Diller L, Gerstman L, Schulman P. Digit span in right and left hemiplegics. J Clin Psychol 1972; 28: 361.

36. Berch DB, Krikorian R, Huha EM. The Corsi block-tapping task: methodological and theoretical considerations. Brain Cogn 1998; 38: 317-338.

37. Orsini A, Chiacchio L, Cinque M, Cocchiaro C, Schiappa O, Grossi D. Effects of age, education and sex on two tests of immediate memory: a study of normal subjects from 20 to 99 years of age. Percept Mot Skills 1986; 63: 727-732.

38. Canavan AG, Passingham RE, Marsden CD, Quinn N, Wyke M, Polkey CE. Sequence ability in parkinsonians, patients with frontal lobe lesions and patients who have undergone unilateral temporal lobectomies. Neuropsychologia 1989; 27: 787-798.

39. Bigler ED, Rosa L, Schultz F, Hall S, Harris J. Rey-Auditory Verbal Learning and Rey-Osterrieth Complex Figure Design performance in Alzheimer's disease and closed head injury. J Clin Psychol 1989; 45: 277-280.

40. Janowsky JS, Shimamura AP, Kritchevsky M, Squire LR. Cognitive impairment following frontal lobe damage and its relevance to human amnesia. Behav Neurosci 1989; 103: 548- 560.

41. Janowsky JS, Shimamura AP, Squire LR. Source memory impairment in patients with frontal lobe lesions. Neuropsychologia 1989; 27: 1043-1056.

42. Miceli G, Caltagirone C, Gainotti G, Masullo C, Silveri MC. Neuropsychological correlates of localized cerebral lesions in non-aphasic brain-damaged patients. J Clin Neuropsychol 1981; 3: 53-63.

43. Milner B. Interhemispheric differences in the localization of psychological processes in man. Br Med Bull 1971; 27: 272-277.

44. Milner B. Disorders of learning and memory after temporal lobe lesions in man. Clin Neurosurg 1972; 19: 421-446.

45. Taylor AE, Saint-Cyr JA, Lang AE. Memory and learning in early Parkinson's disease: evidence for a "frontal lobe syndrome". Brain Cogn 1990; 13: 211-232.

46. 대한치매학회. 치매-임상적 접근. 제 2판. 서울: 아카데미아; 2012.

47. Gauthier S. Clinical Diagnosis and Management of Alzheimer's Disease, 2nd ed. London: Martin Dunitz; 2001.

48. 대한노인정신의학회. 한국형 치매 평가검사. 서울: 학지사; 2003.

49. Tangalos EG, Smith GE, Ivnik RJ, Petersen RC, Kokmen E, Kurland LT, Offord KP, Parisi JE. The Mini-Mental State Examination in general medical practice: clinical utility and acceptance. Mayo Clin Proc. 1996; 71: 829-837.

50. 최성혜, 나덕력, 이병화, 함동석, 정지향, 윤수진, 유경희, 하충건, 한일우. 한국판 Expanded Clinical Dementia Rating(CDR) 척도의 타당도. 대한신경과학회지 2001; 19: 585-591.

51. 최성혜, 나덕렬, 이병화, 함동석, 정지향, 정용, 구은정, 하충건, 안성신. 한국판 Global Deterioration Scale의 타당도. 대한신경과학회지 2002; 20: 612-617.

52. Reisberg B, Ferris SH, De Leon MJ, Crook T. The global deterioration scale for assessment of primary degenerative dementia. Am J Psychiatry 1982;139:1136-1139.

Clinical Dementia Rating (CDR)

	CDR 0	CDR 0.5	CDR 1	CDR 2	CDR 3
기억력 Memory(M)	기억장애가 전혀 없거나 경미한 건망증이 때때로 나타남	경미한 건망증이 지속적으로 있거나 사건의 부분적인 회상만 가능 "양성 건망증"	중등도의 기억장애로서 최근 것에 대한 기억장애가 더 심함 일상생활에 지장이 있음	심한 기억장애 과거에 반복적으로 많이 학습한 것만 기억하고 새로운 정보는 금방 잊음	심한 기억장애 부분적이고 단편적인 사실만 보존됨
지남력 Orientation(O)	정상	정상	시간에 대해 약간 장애가 있음. 사람과 장소에 대해서는 검사상으로는 정상이나 실생활에서 방향감각이 떨어질 수 있음	시간에 대한 지남력은 상길되어 있거 장소에 대한 지남력 역시 자주 손상됨	사람에 대한 지남력만 유지되고 있음
판단력과 문제해결 능력 Judgement and Problem Solving(JPS)	일상생활의 문제를 잘 해결함. 판단력이 과거와 비교하여 볼 때 양호한 수준을 유지함	문제해결능력, 유사성, 상이성 해석에 대한 장애가 의심스러운 정도	복잡한 문제를 다루는 데에는 중등도의 어려움이 있음: 사회생활에서의 판단력이 손상됨	문제해결, 유사성, 상이성 해석에 심한 장애가 있으며, 사회생활에서의 판단력이 손상됨	판단이나 문제해결이 불가능함
사회활동 Community Affairs(CA)	직장생활(사업), 물건사기, 금전적인 업무(은행업무), 자원봉사 등의 사회적 활동 등에서 보통 수준의 독립적 기능이 가능함	이와 같은 활동에 있어서의 장애가 의심되거나 약간의 장애가 있음	이와 같은 활동의 일부에 아직 참여하고 있고 언뜻 보기에는 정상활동을 수행하는 것처럼 보이나 사실상 독립적인 수행이 불가능함	집 밖에서는 독립적인 활동을 할 수 없으나 외견상으로는 집 밖에서 기능을 잘 할 수 있어 보임	집 밖에서 독립적인 활동을 할 수 없고, 외견상으로는 가정을 떠나 외부에서는 정상적인 기능을 할 수 없어 보임
집안생활과 취미 Home and Hobbies(HH)	집안생활, 취미생활, 지적인 관심이 잘 유지되어 있음	집안생활, 취미생활, 지적인 관심이 다소 손상되어 있음	집안생활에 경하지만 분명한 장애가 있고, 어려운 집안일은 포기된 상태임. 복잡한 취미나 흥미(예, 바둑)는 포기됨	아주 간단한 집안일만 할 수 있고, 관심이나 흥미가 매우 제한됨	집안에서 있더라도 자기방 밖에서는 집안일을 포함한 어떤 기능도 하지 못함
위생 및 몸치장 Personal Care(PC)	정상	정상	가끔 개인위생에 대한 권고가 필요함	옷입기, 개인위생, 개인소지품의 유지에 도움이 필요함	개인위생과 몸치장의 유지에 많은 도움이 필요하며, 자주 대소변의 실금이 있음

기억력 점수가 0인 경우   CDR=0: 다른 항목도 전부 0이거나 한가지가 0.5인 경우
                                   CDR=0.5: 위의 사항에 해당되지 않는 모든 경우
기억력 점수가 0.5인 경우   CDR=0.5:
                                     CDR=1: 위생 및 몸치장을 제외한 나머지 항목 중 적어도 3가지가 CDR 1 이상 되어야 한다.
기억력 점수가 1, 2, 3인 경우   6항목 중 3가지 이상 공통되는 항목의 점수를 CDR 점수로 하고 흩어져 있는 경우에는 기억력 점수를 기준으로 한다.

그림 5-6 | 임상 치매 평가 척도(Clinical Dementia Rating, CDR)

환자의 인지능력은?		
1 = ☐	인지장애 없음	**임상적으로 정상** 주관적으로 기억장애를 호소하지 않음. 임상 면담에서도 기억장애가 나타나지 않음.
2 = ☐	매우 경미한 인지장애	**건망증의 시기** 주관적으로 다음과 같은 기억장애를 주로 호소함: ① 물건을 둔 곳을 잊음 ② 전부터 잘알고 있던 사람 이름 또는 물건 이름이 생각나지 않음. 임상 면담에서 기억장애의 객관적인 증거는 없음. 직장이나 사회생활에 문제 없음. 이러한 자신의 증상에 적절한 관심을 보임.
3 = ☐	경미한 인지장애	**분명한 장애를 보이는 가장 초기 단계** 숙련된 임상가의 자세한 면담에 의해서만 객관적인 기억장애가 드러남. 새로 소개 받은 사람의 이름을 기억하기 어려울 수 있음. 책을 읽어도 예전에 비하여 기억하는 내용이 적을 수 있음. 단어나 이름이 금방 떠오르지 않는 것을 주위에서 알아차리기도 함. 귀중품을 엉뚱한 곳에 두거나 잃어버린 적이 있을 수 있음. 낯선 곳에서 길을 잃은 적이 있을 수 있음. 임상검사에서는 집중력의 감퇴가 보일 수 있음. 직업이나 사회생활에서 수행 능력이 감퇴함. 동료가 환자의 일 수행능력이 떨어짐을 느낌. 환자는 이와 같은 사실을 부인할 수 있음. 경미하거나 중등도의 불안증이 동반될 수 있음. 현재 상태로는 더이상 해결할 수 없는 힘든 사회적 요구에 직면하면 불안증이 증가됨.
4 = ☐	중등도의 인지장애	**후기 혼동의 시기** 자세한 임상 면담 결과 분명한 인지장애. 다음 영역에서 분명한 장애가 있음: ① 자신의 생활의 최근 사건과 최근 시사 문제들을 잘 기억하지 못함 ② 자신의 중요한 과거사를 잊기도 함 ③ 순차적 빼기(예: 100-7, 93-7…)에서 집중력 장애가 관찰됨 ④ 혼자서 외출하는 것과 금전 관리에 지장이 있음 그러나 대개 다음 영역에서는 장애가 없음: ① 시간이나 사람에 대한 지남력 ② 잘 아는 사람과 낯선 사람을 구분하는 것 ③ 익숙한 길 다니기 더이상 복잡한 일을 효율적이고 정확하게 수행할 수 없음. 자신의 문제를 부정하려 함. 감정이 무디어지고 도전적인 상황을 피하려고 함.
5 = ☐	초기 중증의 인지장애	**초기 치매** 다른 사람의 도움 없이는 더이상 지낼 수 없음 자신의 현재 일상 생활과 관련된 주요한 사항들을 기억하지 못함(예: 집주소나 전화번호, 손자와 같은 가까운 친지의 이름 또는 자신이 졸업한 학교의 이름을 기억하기 어려움) 시간(날짜, 요일, 계절 등)이나 장소에 대한 지남력이 자주 상실됨. 교육을 받은 사람이 40에서 4씩 또는 20에서 2씩 거꾸로 빼나가는 것을 하지 못하기도 함. 이 단계의 환자들은 대개 자신이나 타인에 관한 주요한 정보는 간직하고 있음. 자신의 이름을 알고 있고 대개 배우자와 자녀의 이름도 알고 있음. 화장실 사용이나 식사에 도움을 필요로 하지는 않으나 적절한 옷을 선택하거나 옷을 입는데는 문제가 있을 수 있음(예: 신발을 좌우 바꾸어 신음).
6 = ☐	중증의 인지장애	**중기 치매** 환자가 전적으로 의존하고 있는 배우자의 이름을 종종 잊음. 최근의 사건들이나 경험들을 거의 기억하지 못함. 오래된 일은 일부 기억하기도 하나 매우 피상적임. 일반적으로 주변 상황, 년도, 계절을 알지 못함. 1~10 또는 거꾸로 10~1까지 세는데 어려움이 있을 수 있음. 일상 생활에 상당한 도움을 필요로 함(예: 대소변 실수). 또한 외출 시 도움이 필요하나 때때로 익숙한 곳에 혼자가기도 함. 낮과 밤의 리듬이 자주 깨짐. 그러나 거의 항상 자신의 이름은 기억함. 잘 아는 사람과 낯선 사람을 대개 구분할 수 있음. 성격 및 감정의 변화가 나타나고 기복이 심함: ① 망상적인 행동(예: 자신의 배우자가 부정하다고 믿음, 주위에 마치 사람이 있는 것처럼 얘기하거나 거울에 비친 자신과 얘기함) ② 강박적 증상(예: 단순히 바닥을 쓸어내는 행동을 반복함) ③ 불안증, 초조, 과거에 없었던 난폭한 행동이 나타남 ④ 무의지증, 즉 목적 있는 행동을 결정할 만큼 충분히 길게 생각할 수 없기 때문에 나타나는 의지의 상실임.
7 = ☐	후기 중증의 인지장애	**말기 치매** 모든 언어 구사 능력이 상실됨. 흔히 말은 없고 단순히 알아들을 수 없는 소리만 냄. 요실금이 있고 화장실 사용과 식사에도 도움이 필요함. 기본적인 정신 운동 능력이 상실됨(예 : 걷기). 뇌는 더이상 신체에 무엇을 하라고 명령하는 것 같지 않음. 전반적인 피질성 또는 국소적 신경학적 징후나 증상들이 자주 나타남.

그림 5-7 | 한국판 Global Deterioration Scale

CHAPTER 06

보행과 보행 분석
Gait and Gait Analysis

Ⅰ 정선근, 김기원

Ⅰ. 머리말

보행(gait)이란 두 하지를 반복적으로 번갈아 이용하여 우리 몸을 한 장소에서 다른 장소로 이동(locomotion)하는 행위를 뜻한다.[1] 보행에는 걷는 보행(walking gait)과 달리는 보행(running gait)이 있는데 보행 중 어느 시점에라도 최소한 일측 하지가 지면과 접지하고 있어야 걷는 보행이라고 할 수 있고 본 장에서는 주로 걷는 보행을 다룬다.

이동은 보다 포괄적인 의미로 보행뿐만 아니라 다른 모든 방법에 의한 위치 변화를 통칭한다. 기어가거나 자전거를 타거나 어떤 방법으로든 몸이 이동되는 것을 뜻한다. 눈부신 인류문명의 발달에도 불구하고 보행(gait)은 모든 이동 중에서 가장 흔히 사용되는 방법이며 일상 생활 동작(ADL)의 많은 부분을 차지한다.

보행은 중추, 말초신경의 협력에 의해 206개의 뼈와 수백 개의 감각 수용체와 수천 개의 신경 전달계와 636개의 근육을 조화롭게 움직임으로써 가능한 인간이 가진 가장 복잡한 습관적 무의식적 동작이라고 볼 수 있다. 따라서 많은 신경계, 근골격계 질환들이 보행 장애를 초래하여 장애와 장해를 발생시키므로 정상 및 병적 보행에 대한 이해는 재활의학 분야의 중요한 기초 지식이 되겠다.

Sutherland[2]가 지적했듯이 보행을 이해하는 방법에는 시각적 관찰을 통한 것과 생역학적 측정을 이용하는 방법이 있는데 두 가지 모두 보행의 원리와 생역학적 원칙에 대한 정확한 이해를 바탕으로 많은 임상례를 경험하는 것

이 필요하다. 본 장에서는 보행의 기본 개념, 정상 및 병적 보행의 생역학, 정량적 보행 분석 방법론에 대한 소개 등을 포함한다.

Ⅱ. 보행의 기본 개념과 정상 보행

1. 보행 주기

보행은 몸의 이동을 위해 한쪽 다리가 지면에 닿아 체중을 지탱하고 있는 동안 반대쪽 다리는 허공을 가로질러 앞으로 나아간 후 지면에 닿으면서 그 전까지 체중을 지탱하고 있던 다리로부터 체중을 인수받아 이를 지지하는 역할을 하고 체중을 지지해야 할 임무로부터 자유로워진 반대쪽 다리는 다시 허공을 가르며 앞으로 전진하는 행동이 목적지에 닿을 때까지 무수히 반복되는 동작이다. 똑같은 동작이 계속되므로 반복되는 일련의 기본 동작을 "주기(cycle)"의 개념으로 볼 수 있고 이를 보행 주기(gait cycle)라 한다.[1]

반복되는 동작에서 주기란 동작의 어느 시점에서부터 다시 그 동작이 반복되기 시작하는 시점까지이므로 보행의 주기는 발이 땅에 붙는 시점, 땅에서 떨어지는 시점, 허공을 가로지르고 있는 시점 등 어느 시점에서부터라도 시작한다고 할 수 있으나 보통 한쪽 발이 땅에 닿는 시점에

서 시작하여 그 발이 다시 땅에 닿는 시점까지를 보행 주기로 택한다. 족부 스위치(foot switch)나 힘판(force plate)을 이용하면 발이 땅에 닿는 시점을 정확히 알아낼 수 있어 이러한 보행 주기의 정의가 널리 쓰이게 되었다.[3]

2. 입각기, 유각기와 양하지 지지기

한쪽 다리의 입장에서 보행 주기를 보면 다리가 땅에 닿아 체중을 지지하는 시기와 땅에서 떨어져 허공을 가로질러 앞으로 전진하는 시기로 크게 나눌 수 있어 전자의 기간을 입각기(stance phase), 후자를 유각기(swing phase)라고 한다. 정상 성인이 편안한 속도로 걸음을 걷는 경우 입각기는 보행 주기 전체를 100%로 봤을 때 60% 정도를 차지하고 유각기는 40%를 차지하게 된다. 한 보행 주기에 참여하는 두 다리를 모두 생각하면 각각의 다리가 60%의 입각기를 가지므로 전체 보행 주기(100%) 중 20%의 기간 동안은 양 다리가 동시에 땅에 닿아 있게 되는데 이를 양하지 지지기(double stance phase)라 하며 하나의 보행 주기 중 10%씩 2회에 걸쳐 관찰된다.

양하지 지지기는 입각기 동안 체중을 지지하고 있던 한쪽 다리에서 방금 유각기를 끝낸 다른 쪽 다리로 체중을 인계, 인수하는 시기로 보행의 동역학(dynamics)에 중요한 요소를 차지한다. 보행의 속도가 빨라짐에 따라 양하지 지지기는 점점 짧아지게 되고 달리기 시작하면 양하지 지지기가 없어지게 된다. 따라서 양하지 지지기의 유무로 걷는 보행(walking gait)과 달리는 보행(running gait)을 구분하게 된다.[1]

3. 보행 주기의 세분화

과거에는 보행 주기를 발 뒤축 접지(heel strike), 발 편평기(foot flat), 발 뒤축 들림(heel rise), 발가락 들림(toe off) 등의 시점을 기준으로 나누었으나, 이는 정상 보행에서만 적용될 수 있는 구분 방법이며 발 스위치(foot switch)를 쓰지 않으면 상기 정보를 정확히 얻을 수 없고 발 스위치를 써도 병적 보행의 경우 각 시점의 구분이 어렵다. 더욱이 보행의 가장 근본이 되는 개념으로 양 다리의 상호 작용에

대한 정보를 전혀 포함할 수 없기 때문에 현재는 거의 쓰이지 않는다.

최근에는 양측 다리가 각각 땅에 닿아 있는가 아닌가를 기준으로 보행 주기를 세분화한다. 다리가 땅에 닿아 있는지 아닌지는 힘판(force plate)을 사용하면 애매모호한 시점 구분이 없이 정확히 알아 낼 수 있어 병적 보행에서도 적용이 쉽고 양하지의 상호 작용에 대해 정확한 정보를 주는 장점이 있다.

보행 주기에서 확연히 구분할 수 있는 시점은 일측 하지가 땅에 붙는 순간(접지기), 반대측 하지가 땅에서 떨어지는 순간(들림기), 반대측 하지가 땅에 붙는 순간, 일측 하지가 땅에서 떨어지는 순간, 일측 하지가 땅에 붙는 순간 등이라고 볼 수 있고 정상 성인의 편안한 보행 속도에서는 상기 기술된 순서로 일어난다.

따라서 각 순간들 사이의 기간으로 보행 주기를 세분화하면 허공을 날아온 일측 하지가 땅에 붙은 이후 그 동안 땅에 붙어서 체중을 지탱하던 반대측 하지가 땅에서 떨어지는 순간까지는 양하지가 모두 땅에 붙어 있는 양하지 지지기가 되고 이 기간을 부하 수용기(loading response phase)라고 한다. 반대측 하지가 땅에서 떨어져서 유각기를 거친 다음 다시 땅에 붙을 때까지는 일측 하지만 땅에 붙어 있는 단하지 지지기(single limb support)가 되고 이를 보통 중

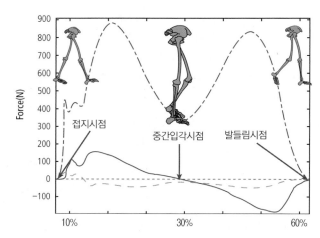

그림 6-1 | 힘판 데이터를 이용한 접지 시점, 중간입각 시점, 발 들림 시점의 정의
실선: 전후방 지면 반발력, 파선: 내외측 지면 반발력, 1점쇄선: 상하방 지면 반발력

간입각 시점(midstance point)을 기준으로 두 기간으로 더 세분화하여 중립입각기(midstance phase)와 말기 입각기(terminal stance phase)로 나눈다.

중간입각 시점은 유각기에 있는 반대측 하지의 족부가 입각기에 있는 일측 하지와 겹쳐지는 시기를 기준으로 나눌 수도 있고 힘판(force plate) 사용이 가능한 경우는 전후방 지면 반발력의 방향이 바뀌는 시점, 즉, 후방 지면 반발력이 생겼다가 전방 지면 반발력으로 바뀌는 시점을 기준으로 할 수도 있다(그림 6-1).[4] 물론 후자가 훨씬 정확하고 동역학적 의미도 높다.

반대측 하지가 땅에 닿고 나서 일측 하지가 땅에서 떨어질 때까지 또 한 번의 양하지 지지기가 오게 되고 이때를 보통 전유각기(preswing phase)라고 부른다. 그러나, 일측 하지의 전유각기는 반대측 하지의 부하 수용기와 정확히 일치하며 동역학적으로 볼 때도 일측 하지가 지탱하던 부하를 반대측 하지로 옮겨주는 상황이므로 일측 하지의 입장에서 보면 부하 전달기(unloading phase)라고 부르는 것이 더 합당할 것이다. 부하 전달기 혹은 전유각기는 일측 하지가 땅에서 떨어지면서 끝나고 유각기가 시작된다.

유각기를 더 세분화 하는 방법으로 초기 유각기(initial swing phase)와 말기 유각기(terminal swing phase)의 두 기간으로 나누는 방법과 초기(initial), 중기(mid), 말기(termi-nal) 유각기의 세가지 기간으로 나누는 방법이 있겠다. 초기와 말기로 나누는 방법은 일측 하지 지지기를 중립입각기와 말기 입각기로 나누는 방법과 동일하다. 초기, 중기, 말기로 나누는 경우는 두 기간으로 나눈 후 유각기 중인 하지의 하퇴가 지면에 수직이 되는 시점을 기준으로 말기를 중기와 말기로 나누게 된다.

보행이라는 것은 두 다리가 조화롭게 움직임으로써 가능한 것이므로 보행을 관찰하고 보행 주기를 생각할 때는 일측 하지의 상태뿐만 아니라 그와 동시에 일어나는 반대측 하지의 상태에 대해서도 주의를 기울여야 한다. 그림 혹은 동영상이 이해에 많은 도움이 된다(그림 6-2).

4. 보와 활보

한 발이 지면에 닿아 있는 상태에서 다른 발이 지면에 닿게 되는 것을 보(step)라 하고 한 발이 지면에 닿은 후 입각기와 유각기를 거쳐 즉, 1회의 보행 주기를 거쳐 다시 지면에 닿게 되는 것을 활보(stride)라 한다. 따라서 하나의 활보는 우측 보와 좌측 보를 포함하게 된다(그림 6-3).

보장(step length)은 보에서 두 발 사이의 보행 진행 방향 거리를 뜻한다. 우측 보장이라 함은 우측 발이 좌측 발

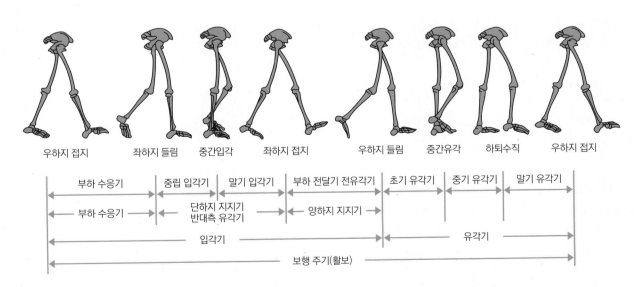

그림 6-2 │ 보행 주기. 단, 각 기(phase)의 폭이 실제 시간 경과와 일치하지는 않음

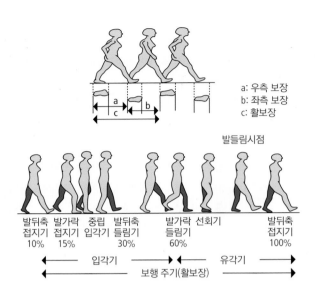

a: 우측 보장
b: 좌측 보장
c: 활보장

발들림시점

발뒤축접지기 10% 발가락접지기 15% 중립입각기 발뒤축들림기 30% 발가락들림기 60% 선회기 발뒤축접지기 100%

입각기   유각기

보행 주기(활보장)

그림 6-3 | 보행 주기와 기타 보행 요소

보다 전방에 놓였을 때의 보장을 뜻하고 좌측 보장은 좌측 발이 전방에 놓였을 때의 거리이다. 정상 성인에서 보장은 남자 성인의 경우 약 74 ㎝이며 여성의 경우 64 ㎝ 정도이다. 보행 속도가 빨라지면 보장도 길어진다. 보폭(step width)은 보에서 두 발 사이의 넓이(보행 진행 방향의 수직 방향으로의 거리)를 뜻한다. 정상 성인에서 약 5 ㎝ 정도이다. 보장과 보폭은 발 뒤축의 중심점을 기준으로 측정하게 된다.

활보장(stride length)은 활보의 정의에 따라 좌측 보장과 우측 보장을 합친 값이 된다. 정상인에서는 약 135 ㎝ 내지 150 ㎝가 되며 정상 보행 속도에서 약 1초 내지 1.2초 정도 걸린다.

5. 분속수

분속수(cadence)는 보행 주기의 개념에서 볼 때 주파수(frequency)에 해당된다. 일정한 시간 동안의 보 혹은 활보의 수를 뜻한다. 보통 1분 동안 일어나는 보의 수로 표시하는 경우가 많다. 정상 성인의 보행에서는 약 100~110 정도이다. 여성의 경우 좀 더 높고(평균 117) 소아에서는 더 높다 (만 1세: 176, 만 7세: 143).

6. 보행 속도

보행 속도는 신체의 이동 거리를 이동 시간으로 나누어 계산하기도 하고 평균 보장과 평균 초당 보수를 곱하거나 평균 활보장과 평균 초당 활보수를 곱하여 계산하기도 한다. 보행 속도는 상황에 따라 달라질 수 있고 보행 속도에 따라 같은 개체에서도 보폭, 분속수, 관절각 등이 달라지게 되므로 보행 분석 결과를 해석함에 있어 보행 속도를 먼저 확인하는 것이 중요하다.

정상 성인이 일상 환경에서 걸을 때의 평균 속도는 시속 4.5 km(초속 1.24 m)부터 시속 4.9 km(초속 1.35 m) 정도로 계산된다. 일상적 보행 속도(usual, habitual, or preferred gait speed)는 최근에 신체 기능(physical performance)의 건강 상태에 대한 중요성이 알려 지면서, 중요한 지표로 받아들여지고 있다.[5] 근감소증의 진단 기준은 보행 속도가 초속 0.8~1.0 m 이하인 경우 신체 기능이 저하된 것으로 판단한다.[6] 노령 인구에 있어서는 보행 속도가 0.1 ㎧ 증가하면 생존률이 유의하게 증가한다고 알려져 있다.[7]

보행 속도가 빨라질수록 몸의 무게 중심의 좌우 이동은 작아지나 상하 이동은 커지는 것으로 알려져 있어[8] 병적 보행 분석 시 보행 속도를 고려하여야 하며 안정된 보행이 느린 보행은 아니라는 것을 나타내어 준다. 10명의 정상 성인들을 대상으로 한 최근 연구[9]에 따르면 메트로놈을 이용하여 다양한 분속수 및 보장으로 걷게 하고 전후, 좌우 및 상하 평면에서의 안정성을 검사하였을 때 평상 시 분속수 및 보장으로 걷는 경우가 가장 안정된 것으로 알려져 있다.

7. 에너지 보존

정상 보행에서 보행 효율의 최대화 즉, 산소 비용의 최소화를 위해 보행주기를 끊임없이 반복하는 동안 운동 에너지(kinetic energy)와 위치 에너지(potential energy)의 총합을 일정하게 유지하는 생물학적 에너지 보존 원칙이 작용한다고 알려져 있다. 이는 몸 전체의 무게가 무게 중심점(통상 제 2 천추체의 1인치 앞쪽)에 집중되어 있다고 볼 때 중간 입각시점(midstance point)에 무게 중심점의 높이가 최대가 되어 위치 에너지는 최대가 되는 반면, 무게 중심점의 전

동영상 6-1

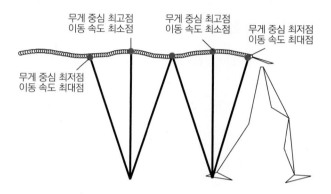

그림 6-4 │ 전도된 진자 운동(inverted pendulum movement)를 보이는보행 중 무게 중심점 이동

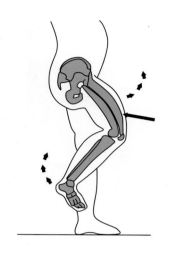

그림 6-5 │ 하지 분절의 에너지 교환

방 이동 속도는 최소가 되어 운동 에너지는 최소가 된다. 무게 중심점이 최고점을 지나면 그 위치 에너지가 전방, 하방으로 이동하는 운동 에너지로 바뀌면서 무게 중심점의 전방 이동 속도가 점차 증가하여 중심점의 높이와 위치 에너지가 최저가 되는 양하지 지지기에는 전방 이동 속도와 운동 에너지가 최대가 된다. 결국 어느 시점에서도 운동 에너지와 위치 에너지의 총합은 일정하게 유지되는 역진자 운동(inverted pendulum)으로 설명된다는 것이다(그림 6-4)(동영상 6-1).

이러한 양상은 보행 효율의 향상에 큰 도움을 주는데 무게 중심점의 전방 이동을 위해 하지의 근수축을 지속하는 것이 아니라 무게 중심의 전도된 진자 운동을 가능케 하는 지지대(하지 골격)만을 제공하고 전방 이동 에너지는 중력(위치 에너지)으로부터 도출하게 되는 것이다. 이는 Perry 등[10]의 보행이 낙하하는 무게 중심으로부터 발생한다는 가설로서, 최근 연구[11]에 따르면 근 수축 없이 무게 중심이 낙하하는 것만으로는 보행속도 및 지면 반발력의 수평, 수직 방향의 힘을 설명하는 데에 한계가 있다

고 한다.

역진자 운동이 번갈아 전방 이동하는 양측 하지에서 지속적으로 일어나게 하기 위해 능동적 근수축이 필요하지만 인체는 최적의 시기에 최소의 근수축을 제공함으로써 보행 효율을 극대화하는 조절과 조화의 기능을 보인다. 최근 가장 중요한 근수축은 진출기(push-off) 때 족관절 족저굴곡근의 수축이며, 보행 속도의 변화를 지배하는 데에 중요하다는 주장이 제기되고 있다.[12]

또한, 역진자 운동의 지지대로서 하지는 에너지 소모를 최소화하기 위한 근골격계의 기전을 갖고 있는데 하지의 배열 안정성(alignment stability)과 다관절 근육(multiple joint muscles)을 이용하여 원위부 관절의 운동 에너지를 근위부 관절로 전달하는 것 등을 들 수 있다. 하지의 배열 안정성이란 단하지 지지기 중 지면 반발력이 슬관절과 고관절에 신전 우력으로 작용할 때 강력한 제한 인대인 후방 슬와 인대(posterior popliteal ligament)와 장골대퇴 인대(iliofemoral ligament)가 이를 저항하여 족관절 족저굴곡근의 수축만으로도 붕괴 없이 지지할 수 있게 하는 것이다.

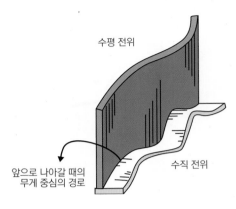

그림 6-6 │ 정상 보행의 무게 중심 이동

수평 전위

수직 전위

앞으로 나아갈 때의
무게 중심의 경로

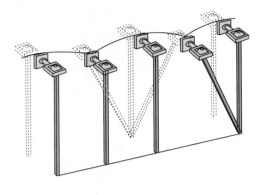

그림 6-7 │ 컴퍼스 보행의 무게 중심 이동

다관절 근육의 효율성은 부하 전달기(전유각기)에 슬관절의 수동적 굴곡이 일어날 때 이 동적에너지를 유각기를 위한 고관절 굴곡 운동으로 바꾸는 대퇴직근의 작용과 유각기 중 보행 속도의 2배로 전방 이동하는 족부하퇴를 접지기를 위해 감속하는 슬굴곡근이 그 운동 에너지를 고관절에 전달하는 과정에서 볼 수 있다(그림 6-5).

8. 에너지 소모

보행 분석과 보행의 평가에서 간과하기 쉬우나 보행 양상을 결정하는 근본적인 요소로서 에너지 소모량이 있다. 보행 시 에너지 소모 정도를 나타내는 방법으로는 체중 1 kg당 분당 산소 소모 정도를 나타내는 산소 소모율(O₂ consumption rate, $m\ell/kg \cdot min$)과 체중 1 kg당 1 m 이동 당 산소 소모 정도를 나타내는 산소 비용(O₂ cost, $m\ell/kg \cdot m$)이 있다. 전자는 일률(power), 후자는 일(work)의 개념과 유사하다고 볼 수 있겠다.

정상 보행 속도에서 산소 소모율은 12.0~12.1 $m\ell$/kg·min이고 보행 속도가 초속 67 cm에서 167 cm까지인 경우 속도의 증가에 따라 산소 소모율은 직선적으로 증가되는 양상을 보인다. 보행 속도가 아주 낮아지면 신체 균형을 위해 사용하는 에너지가 커져서 산소 소모율이 오히려 증가한다. 보행 속도가 초속 190 cm 이상이 되면 정상인의 경우 달리는 것이 걷는 것보다 산소 소모율을 적게 하므로

달리는 쪽을 택하게 된다.

병적 보행에서는 보행의 효율이 떨어져 산소 비용의 증가를 초래하지만 환자는 자신이 감당할 수 있는 정도의 산소 소모율을 유지하는 범위에서 보행 속도를 결정한다. 예로 편마비 환자의 산소 비용은 정상 보행의 산소 비용(0.15 $m\ell/kg \cdot m$)의 5배에 해당되는 0.73 $m\ell/kg \cdot m$ 정도이지만 보행 속도를 정상 보행의 12.5% 정도에 해당하는 초속 10 cm로 결정하여 산소 소모율은 정상 보행보다 낮은 7.3 $m\ell$/kg·min를 유지하게 되는 것이다. 앞서 보행 속도가 관절각, 보장, 분속수 등 보행의 여러 요소에 영향을 주는 중요한 요소임을 언급하였는데 산소 비용과 산소 소모율은 보행 속도를 결정하여 보행 양상에 더욱 근본적인 영향을 미치는 것이다.

9. 정상 보행의 6가지 결정 요소

1950년대 임상 보행 분석의 선구적인 그룹이었던 샌프란시스코의대 스탠퍼드대학 팀은 정상인의 보행에서 시상면 상 무게 중심점이 약 2인치 진폭의 매끄러운 사인파를 그리며 상하운동을 하며 전진함을 알게 되었고 수평면 상에서 역시 비슷한 정도의 진폭으로, 그러나 절반의 주파수로 좌우 운동을 하는 사인파를 관찰하였다(그림 6-6, 동영상 6-1). 이들은 골반과 고관절만 있고 족부, 족관절, 슬관절이 없이 하지가 뻣뻣한 나무막대로 되어 있는 컴퍼스

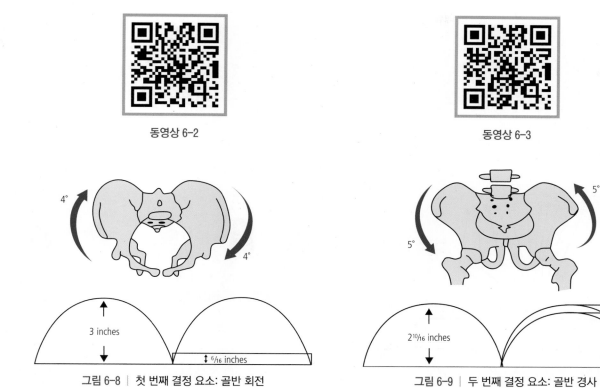

동영상 6-2

동영상 6-3

그림 6-8 │ 첫 번째 결정 요소: 골반 회전

그림 6-9 │ 두 번째 결정 요소: 골반 경사

(compass) 보행 모델을 가상하여 이의 무게 중심점 이동을 계산하니 상하 운동 진폭 3인치, 좌우운동 진폭 6인치의 값을 보였고 상하 운동의 경우 매끄러운 사인파가 아닌 원호와 꼭지점을 가지는 궤적을 가짐을 알게 되었다(그림 6-7). 이러한 비교를 통해 정상 보행의 무게 중심점 이동 궤적이 컴퍼스 보행에 비해 에너지 소모에 있어 훨씬 효율적임을 직관하였고 정상 하지의 어떤 움직임(요소)이 이러한 효율적 무게 중심점 이동을 가능하게 하는지를 설명하는 정상보행의 6가지 결정 요소를 주장하였다.[1]

첫 번째 요소로 골반 회전(pelvic rotation)을 주장하였는데 보행 중 골반의 움직임을 수평면에서 보면 중간입각 시점에는 전방 이동 방향에 대해 수직을 이루고 양하지 지지기에는 앞선 하지측으로 4° 가량 회전하게 된다. 즉, 머리 위에서 보행하는 골반을 볼 때 우측보(right step)의 시점에는 골반이 반시계 방향으로 좌측보에는 시계 방향으로 회전하게 된다(동영상 6-2: 전방으로 진행하는 정상 보행을 위에서 아래로 바라본 보행분석 영상으로 골반의 회전이 관찰된다.).

이는 무게 중심점이 최소가 되는 양하지 지지기에 하지의 길이를 길게 하는 효과를 가져 무게 중심점 이동 궤적의 최저점을 6/16인치 가량 높인다(그림 6-8).

두 번째 요소인 골반 경사(pelvic obliquity)는 골반의 움직임을 전방에서 관찰하면 단하지 지지기 때 골반이 유각기 측으로 기울어지는 골반 경사를 보여 지지하는 하지의 고관절이 내전이 되는 양상이다(positive Trendelenberg)(동영상 6-3: 정상보행을 앞에서 뒤로 바라본 보행분석 영상). 이러한 양상은 무게 중심점이 최고가 되는 중간입각 시점에서 최대가 되어 5°의 골반 경사를 이루게 되고 이는 최고점을 3/16인치 낮추는 효과를 가지는 것으로 주장하였다(그림 6-9).

세 번째 요소인 입각기 슬관절 굴곡(stance knee flexion)이란 입각기 중 슬관절은 신전굴곡신전 운동을 하는데 무게 중심점 최고점인 중간입각기 시점에서 슬관절은 15°의 굴곡을 보여 무게 중심점 최고점을 7/16인치 감소시킨다고 생각되었다(그림 6-10, 동영상 6-4).

동영상 6-4

동영상 6-5

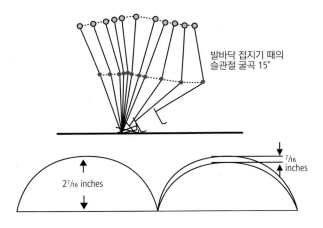

발바닥 접지기 때의
슬관절 굴곡 15°

$2^7/_{16}$ inches

$^7/_{16}$ inches

그림 6-10 │ 세 번째 결정 요소: 슬관절 굴곡

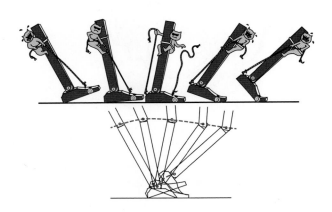

그림 6-11 │ 네 번째, 다섯 번재 결정 요소

이상의 세 가지 요소에 의해 상하 운동 진폭이 1인치(6/16+3/16+7/16) 감소됨을 주장하였고 이는 컴퍼스 모델에 비해 원호의 지름을 2배 이상 증가시키고 원호 마지막 지점에서 다음 원호로 진행하는 꼭지점에서 무게 중심점 궤적의 급격한 방향 전환을 약간 완화하는 역할도 하게 된다. 그러나, 원호의 꼭지점은 여전히 존재한다.

꼭지점을 없애고 매끄러운 사인파로 바꾸는 역할을 위해 네 번째 요소인 족부와 족관절의 움직임과 다섯 번째 슬관절의 움직임이 필요하다. 족부와 족관절의 움직임이란 최초 접지 시점 이후 전경골근의 원심 수축(eccentric contraction)에 의해 족관절이 서서히 족저 굴곡하면서 무게 중심점 궤적의 꼭지점(충격)을 매끈하게 만들고(동영상 6-5) 단하지 지지기에 하퇴 삼두근(triceps surae)의 원심 수축을 하며 최고점을 지난 다음 계속해서 말기 입각기에는 하퇴 삼두근의 구심 수축(concentric contraction)으로 무게

중심점의 급격한 하강을 막아 다음 꼭지점을 매끈하게 하는데 기여한다(그림 6-11).

원호의 꼭지점 부위 즉, 접지기 시점에서 슬관절의 움직임 역시 족부와 족관절과 유사하여 대퇴 사두근의 원심 수축을 통해 슬관절 굴곡이 일어나며 접지 시점의 충격을 흡수하고 꼭지점을 매끈하게 만들며 입각기의 말기에는 전방 이동하는 무게중심점에 대해 접지되어 있는 하퇴부에 의해 슬관절이 수동적으로 신전되면서 역시 무게 중심점의 급격한 하강을 막아 다음 꼭지점을 매끈하게 하는데 기여한다.

여섯 번째 요소는 골반의 수평면상의 전위(pelvic movement)로 보행 중 단하지 지지기 때 안정성을 위해 무게 중심점이 지지 기저부(base of support: 단하지 지지기의 경우 접지된 족부) 위로 이동해야 하는 원칙에 유래한다. 즉, 컴퍼스 보행 모델에서는 지지하는 하지로 무게 중심을 옮기

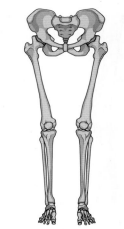

그림 6-12 | 생리학적 슬외반

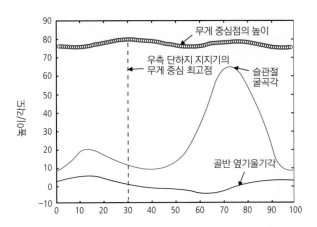

그림 6-13 | 무게 중심점의 최고점과 슬관절 굴곡각, 골반 옆기울기각의 관계

기 위해 6인치의 좌우측 이동이 필요하다. 그러나 정상 성인은 생리학적 슬외반(normal physiologic valgus)을 갖고 있어(그림 6-12) 족부가 고관절에 비해 내측에 위치하므로 슬관절 없이 곧은 막대로 하지를 가정한 컴퍼스 모델에 비해 보폭도 훨씬 작고 좌우측 진폭도 같은 정도로 작게 보이는 것이다.

상기 주장은 정량적 보행 분석이 제대로 정립되기 전인 1953년도에 발표되어 정확한 측정 결과보다는 직관에 의존한 부분이 있음을 지적하는 반론이 최근 제기되었다.[12] 특히, 최고점을 하강시키는데 작용하는 것으로 알려진 골반 경사와[13] 슬관절 굴곡이 반론의 대상이 되었다.[14] 무게 중심점 상하 이동진폭의 감소가 보행 효율 향상에 기여함은 인정되나 실제 3차원 보행 분석에서 골반 경사와 슬관절 굴곡이 최대가 되는 시점은 무게 중심점의 최고점보다 일찍 일어난다는 사실에 그 근거하고 있다(그림 6-13).

Della 등[15]은 30명의 정상 성인들을 대상으로 한 보행 분석을 통하여 무게 중심점의 상하 이동 진폭의 감소는 주로 말기입각기의 발뒤꿈치 들림(heel rise)이 주된 역할을 하며 중기입각기의 슬관절 굴곡이나 골반 경사는 거의 미미하다고 주장하였다.

10. 보행 주기별 정상 보행 양상

1) 부하 수용기(Loading response phase)

일측 하지가 유각기를 끝내고 접지를 시작한 시점부터 반대측 하지가 유각기를 시작할 때까지의 기간이며 이 때 일어나는 가장 중요한 생역학적 사건은 유각기를 끝낸 하지가 지면과 접지를 하는 것이다. 접지하는 하지는 고관절 30° 굴곡, 슬관절과 족관절 중립위에서 접지하게 되며, 직후 슬관절 신전근과 족관절 배굴근의 원심 수축을 통해 슬관절을 약간 굴곡하고 족관절을 족저굴곡하는데 이는 접지로 오는 충격을 완화하고 무게 중심점 이동 궤적의 최소점에서 꼭지점을 사인파로 바꾸는 역할을 하며 기존 지지하던 하지의 역진자 운동에 의해 발생된 전방 이동 에너지를 새로이 접지하는 하지의 역진자 운동에 의해 다시 위치 에너지로 바꾸는 과정이기도 하다. 이러한 과정에서 골반의 전상방 전위를 도와 위치 에너지의 회복을 촉진하는 것이 고관절 신전근과 슬굴곡근(hamstring)의 활동이다. 슬굴곡근은 유각기 말기부터 유각하는 하지의 감속을 위해 활동을 시작하고 부하 수용기 초기까지 지속한다(그림 6-14).

2) 중간 입각기(Midstance phase)

반대측 하지가 유각기로 들어가는 시점부터 힘판의 전후

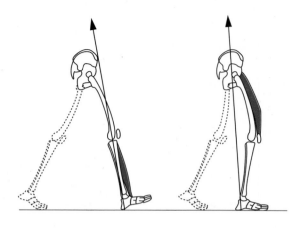

그림 6-14 | 부하 수용기

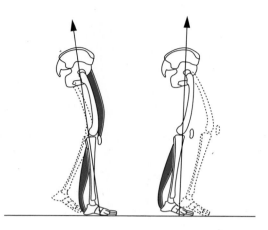

그림 6-15 | 중간입각기

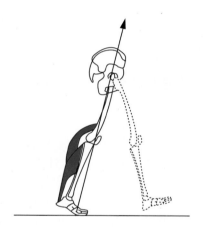

그림 6-16 | 말기입각기

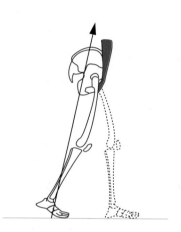

그림 6-17 | 전유각기

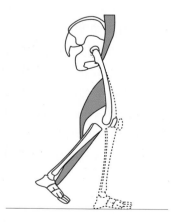

그림 6-18 | 초기 유각기

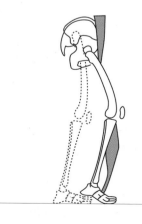

그림 6-19 | 중간 유각기

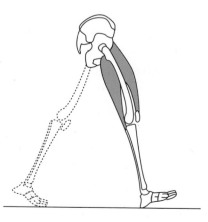

그림 6-20 | 말기 유각기

방 반발력의 방향이 바뀌는 시점(중립입각 시점)까지의 기간이며 무게 중심점이 최고가 되어 위치 에너지를 완전히 회복하는 시점까지이다. 이때는 지면 반발력과 하지의 배열 안정성으로 무게 중심을 지지하므로 족관절의 배측굴곡을 편심성으로 조절하는 하퇴 삼두근만 활동하고 고관절, 슬관절은 수동적으로 신전 상태를 유지한다. 단하지 지지기이므로 관상면상(coronal plane)에서 골반의 안정성을 유지하기 위해 고관절 외전근(중둔근 소둔근 복합체)의 활동이 일어난다(그림 6-15).

3) 말기 입각기(Terminal stance phase)

중립입각 시점으로부터 반대측 하지가 접지를 하는 단하지 지지기의 후반기이다. 이 때는 최고점에 위치한 무게 중심점을 전하방으로 떨어뜨리면서 위치 에너지를 전방 이동 에너지로 변환하는 시기이고 이를 위해 하퇴 삼두근이 원심 수축으로 조절된 족관절 배측굴곡(최대 10°)을 유지하다가 말기에는 무게중심점의 급격한 하강을 막기 위해 하퇴 삼두근이 구심으로 수축하여 중심점을 전상방으로 진출시키는 작용을 한다. 고관절과 슬관절은 근육의 활동 없이 지면 반발력에 의해 수동적으로 신전된 상태를 유지한다(그림 6-16).

4) 부하 전달기, 전유각기(Unloading phase, preswing phase)

반대측 하지가 접지를 시작하고 일측 하지가 유각기에 들어가는 시점까지이며 반대측 하지의 부하 수용기와 일치한다. 이때는 지금까지 지지하던 무게 중심점을 반대측 하지에 넘겨주고 유각기를 준비해야 하는 시기이다. 족관절 족저 굴곡이 20° 정도인 상태에서 근위부와 무게 중심점은 전방으로 이동하는데 하퇴 삼두근의 활동이 멈추게 되므로 슬관절은 더 이상 수동적으로 신전되지 않고 수동적 굴곡이 일어난다(그림 6-17). 이러한 작용으로 슬관절 굴곡이 45° 정도는 되어 있어야 발끌림 배제(toe clearance)를, 슬관절 굴곡에 주로 의존하는 초기유각기 때 최대 60°까지의 슬관절 굴곡을 기대할 수 있다. 슬관절 수동적 굴곡이 갖는 또 다른 의미는 이 작용에 의해 대퇴직근에 장력이 가해지고 이는 고관절 굴곡력으로 작용하여 유각기의 시작을 도와주어 보행 효율을 높이는 것이다. 상부 운동계 질환의 보행에서 하지의 신전 공력이 강하면 부하 전달기, 전유각기의 슬관절 수동 굴곡이 발생되기 힘들어 뻣정다

리보행으로 유각기 보행 장애를 초래하는 경우가 많다.

5) 초기 유각기(Initial swing phase)

고관절 굴곡근과 대퇴 직근에 의해 고관절의 굴곡이 일어남으로써 유각기가 시작되는데 이 때는 족관절의 배측굴곡 정도보다 슬관절의 굴곡에 의해 발끌림 배제가 유지되는 시기이다(그림 6-18).

6) 중간 유각기(Midswing phase)

유각 중인 하지가 더욱 가속되는 시기이며 이때는 발끌림 배제가 족관절 배측굴곡에 의해 유지된다(그림 6-19).

7) 말기 유각기(Terminal swing phase)

앞으로 닥쳐올 접지를 앞두고 이를 준비하는 활동이 일어난다. 즉, 유각 중인 하지를 감속하고 슬관절, 족관절을 중립위에 고관절을 30° 굴곡 위에 두기 위해 슬굴곡근, 족관절 배측굴곡근, 고관절 신전근, 슬관절 신전근이 활동한다(그림 6-20).

11. 보행의 발달

신경학적 발달과 학습 효과와 더불어 정상 소아의 경우 만 1세경 독립 보행이 가능하게 된다. 이 시기의 보행 양상은 성인과 무척 달라 보폭을 넓게 가지고 고관절과 슬관절을 과도하게 구부리는 양상을 보이며 발 뒤축 접지기가 없이 발바닥 전체로 접지하고 상지의 상반 운동(reciprocal movement)도 볼 수 없다.

Sutherland[2]의 연구에 따르면 보행 양상의 성숙은 만 4세까지 가장 현저한 변화를 보이며 보통의 경우 만 2년 6개월 정도면 발 뒤축 접지, 상지의 상반 운동이 가능해지고 보행 시 관절각의 변화 양상도 거의 정상 성인의 것과 비슷해진다. 그러나 보행 속도, 보장, 분속수 등은 만 7세가 되어야 성숙되는 양상을 보여 Sutherland는 보행 양상의 성숙을 규정짓는 다섯 가지 요소로 단하지 지지기의 기간, 보행 속도, 분속수, 보장, 보폭대비 골반 넓이 등을 주장하였다. 만 7세까지 보행이 성숙됨에 따라 감소하는 분속수를 제외한 나머지 요소는 모두 증가하게 된다. 1세에서 6세 사이 아동을 대상으로 한 국내 연구[16]에 따르면

2세 경부터 초기 접지를 뒤꿈치로 하게 되고 부하 반응시기에 슬관절에서 초기 굴곡 파형이 나타나며, 두 팔을 번갈아 흔드는 것은 3.5세에 완성되는 등 해외 보고와 비슷하나 보행 중 횡단면에서 골반의 내외회전이 증가하는 등 골반의 움직임을 안정되게 하는 하지 근위부 근육의 발달이 늦는 것으로 나타났으며 이로 인해 단하지 지지 시간이 짧고 고관절의 내회전 움직임과 슬관절의 내반 움직임이 증가되어 있다.

III. 정량적 보행 분석

장비를 이용한 정량적 보행 분석은 관찰적 보행 분석에 비해 정확하고 객관적, 정량적 평가를 가능하게 해주며 보통 60 Hz 이상의 표본 추출률을 가져 시간적으로 더욱 자세히 관찰할 수 있는 기본적인 장점을 가진다. 이를 위해 각 분절의 움직임을 정량화하는 운동형상학적(kinematic) 분석, 힘판(forceplate)으로 측정한 지면 반발력과 운동 형상학적 데이터를 결합하여 계산하는 운동역학적(kinetic) 분석, 그리고 각 근육의 활동도를 측정하는 동적 근전도(dynamic EMG)가 가장 흔히사용되는 측정 방법이다. 이중 운동역학적 분석과 동적 근전도분석은 눈으로도 확인할 수 있는 움직임에 대한 정량화(운동형상학적 분석)뿐만 아니라 보행 이상을 초래하는 병적 상황을 알아낼 수 있는 방법을 제공한다.

1. 운동형상학적 분석

1) 운동형상학적 분석
장비방법론에 있어서는 전기 측각계(electrogoniometer), 초음파장비(ultrasonic measure), 광전자(optoelectric) 혹은 전자기(electromagnetic)를 이용한 방법 등이 있다.

전기 측각계의 경우 한 평면(주로 시상면)에서의 움직임만 측정할 수 있는 간단한 장비로부터 6개의 전위차계(potentiometer)를 이용하여 한 관절에 대한 6 자유도(6 degree of freedom, three rotations and three translations)의 측정을 가능하게 하는 장비도 있으나 사용하기 번거롭고 이에 비

해 단지 인접한 두 분절 사이의 관계만을 측정하여 지면 반발력과의 결합이 불가능하다는 단점이 있어 널리 사용되지 않는다(그림 6-21).

초음파 장비는 초음파를 발생하는 능동적 표식자를 사용하므로 혼동의 문제는 없으나 표식자까지 전선 연결이 필요하고 표식자가 많아지면 표본 추출률이 감소되는 단점이 있다.

최근에 개발된 전자기 장비는 하나의 표식자(marker)가 광전자 장비의 세 개의 표식자에 해당하는 6 자유도의 결과를 도출할 수 있고 광전자 장비의 단점인 표식자 소실, 혼동 등이 없다는 점 등 획기적인 장점이 있으나 아직 표식자의 크기가 크고, 표식자의 수가 늘어갈수록 표본 추출률이 떨어지며, 하나의 표식자가 하나의 신체 분절(강체)의 삼차원적 움직임을 대변할 수 있으나 관절 중심점의 추정이 어려운 단점, 금속성 물질에 의한 전자기 방해 등의 단점이 있어 아직은 많이 사용되지 않고 있으나 향후 발전 방향을 주시할 가치가 있는 방법으로 생각된다(그림 6-22).

19세기 영화의 발명 시점 전후로 미국과 유럽에서 인체 혹은 동물의 동작을 카메라로 연속 촬영하여 객관적 동작 분석을 성공한 과학자들이 있었다. 처음에는 제각기의 방법으로 시도되었으나 이후 서로 영향을 주고받으면서 현재 사용하는 광전자 장비의 시초가 되었다.[17]

광전자 장비는 스스로 신호를 발하는 능동 표식자를 사용하는 경우와 외부에서 가해진 광원에 대해 신호를 반사하는 수동표식자를 사용하는 경우로 크게 나눈다. 전자의 경우 표식자의 혼동이 절대로 없다는 점과 정확도가 무척 높다는 점(통상 인체 동작 분석에서 1 cm 이하)에서 큰 장점을 가지지만 능동 신호 발산을 위한 전선이 각 표식자마다 공급되어 동작을 방해할 수 있고 표식자 수가 많아지면 표본 추출률이 떨어지며, 표식자의 신호 발산 각도가 넓지 않아 회전 운동의 경우 표식자 소실의 가능성이 높아지는 단점 때문에 임상 보행 분석보다는 실험실에서 많이 사용된다. 현재 임상 보행 분석에서 가장 많이 사용되는 운동 형상학적 장비는 수동 표식자를 이용한 광전자방식이다. 이는 표식자의 소실과 혼동이 가장 큰 단점으로 손꼽히지만 컴퓨터와 멀티미디어 기술의 발달로 많은 보완이 이루어지고 있는 상태이다(그림 6-23).

아직까지는 표식자를 이용한 보행 분석이 운동형상학적 분석의 표준으로 받아들여지고는 있으나, 공간 및 시간

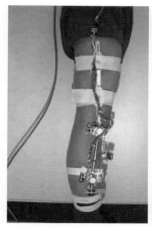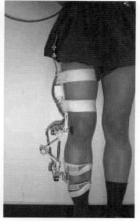

그림 6-21 │ 3차원 전기 측각계(SMPP of RIC 제공)

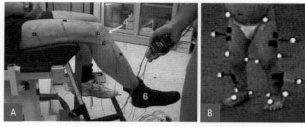

그림 6-23 │ **능동 표식자와 수동 표식자**
A: 능동 표식자를 부착한 모습이며 발광체를 활성화시키기 위한 전선과
트랜스미터가 보인다. B: 수동 표식자를 부착한 모습이다.

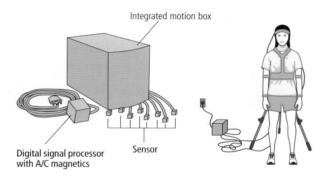

그림 6-22 │ 전자기(Electromagnetic) 장비

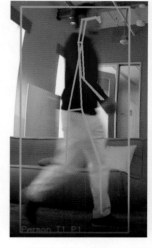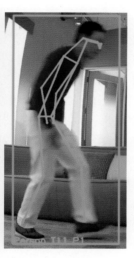

그림 6-24 │ **자세 추정 알고리즘을 이용한 보행 분석**
특별한 표식자나 장비 없이 비디오 영상만으로 보행 분석이 가능하다.

적 제약과 피험자의 불편이다. 피험자가 표식자를 부착한 의상을 입고, 카메라가 설치된 공간 내에서 기록된 움직임만 분석이 가능하다. 일상 환경에서의 보행을 정확하게 반영하지 못할 수 있고, 피험자 및 검사자의 수고를 요하여 임상에서 적용하는 데 제한이 있다.

최근에는 공학 기술의 발달로 소형 관성센서를 각 신체 부위에 착용(wearable inertial sensor)하여 보행을 분석하려는 시도들이 있다.[18] 일상 생활에서 장시간의 보행 양상을 기록할 수 있다는 장점이 있으나, 센서의 정확성이 떨어지고 관절의 움직임을 각 센서 사이의 상대좌표계의 회전을 계산하여 얻게 되어 오차가 크다는 단점이 있다.

적외선을 이용하여 대상(object)의 3차원 정보를 획득할 수 있는 깊이 카메라(depth camera, RGBD camera) 역

시 새로운 보행 분석 기술로 적용될 수 있다. 피험자가 표식자나 센서를 부착할 필요는 없이 1대의 카메라로 3차원 운동형상학적 정보를 얻을 수 있는 장점이 있으나, 적외선 조사를 통한 3차원 깊이 정보가 광학 표시자 만큼 정확하지 않다는 단점이 있다. 마이크로소프트에서 일반에 공개한 키넥트(Kinect)가 가장 대표적인 깊이 카메라로, 싼 가격에 구입할 수 있고 설치가 용이하여 높은 정확도를 요구하지 않는 상황에서 정량적인 분석 방법으로 활용될 수 있다.[19]

최근 수년 사이 급격히 발전한 기계학습의 딥러닝이 적용된 자세 추정 알고리즘(pose estimation algorithm)은 일반적인 비디오 영상에서 각 신체 부위의 좌표를 얻어낼 수 있는 가능성을 보여 주었다. 구글에서는 DeepPose라는 이

름으로, 페이스북에서는 DensePose라는 이름으로 알고리즘을 공개하였으며, 이외에도 공개된 코드들이 있다. 이 기술을 이용하면, 피험자가 아무런 표식자나 센서를 부착하지 않고 일반 카메라로 촬영한 영상을 통해 보행 양상을 분석할 수 있다. 아직은 3차원 좌표를 정확하게 얻어내는 데에 한계가 있으나 계속 발전하고 있어, 임상 환경 및 일상 생활에서의 보행 또는 운동 분석의 적용을 크게 넓힐 것으로 예상된다(그림 6-24).

또한 최근에는 기계공학의 발달로 가속계(accelerometer)와 회전의(gyroscope)로 구성된 모바일 보행분석 장비가 발전되고 있다. 기존 광전자 장비나 전자기 장비에 비해 정확도는 떨어지나 공간적 제약이 거의 없고 오랜 기간 지속적인 동작의 기록이 가능하다는 점에서 향후 큰 발전이 기대된다.

분석 장비를 선택함에 있어 물론 비싸고 좋은 장비를 갖추면 좋겠지만 중요한 것은 정량화하려는 보행 요소를 정확히 측정할 수 있다면 기술적 난이도가 낮다고 해서 검사의 가치가 떨어지는 것은 아니라는 것이다. 특히 정상 보행의 대부분의 움직임은 시상면에서 일어나므로 2차원적 분석만으로도 충분히 가치 있는 정보를 얻을 수 있으며 때로는 분속수와 보행 속도만을 측정하여도 충분한 경우가 있다.

2) 운동형상학적 분석의 표식자

사용 장비에 관계없이 운동형상학적 분석의 기본 전제는 신체 각 분절이 강체(rigid body)라는 것이다. 각 분절에 대한 2차원적 운동을 측정하기 위해서는 최소한 2개의 표식자가 필요하고 3차원적 운동을 측정하기 위해서는 같은 직선상에 있지 않는 3개의 표식자가 필요하다. 즉, 두 점이 연결된 직선만으로는 직선 축을 중심으로 회전하는 움직임을 측정할 수 없고 한 강체에 대해 평면이 규정되어야만 3차원적 움직임을 모두 측정할 수 있다는 것이다. 따라서 양하지와 골반의 움직임을 분석하기 위해서는 21개의 표식자가 필요하나 현재의 광전자 장비로는 표식자의 소실과 혼동의 문제로 실제적 사용을 위해 대부분의 경우 골반에만 3개의 표식자를 쓰고 나머지 분절에는 두 개씩의 표식자만 사용하고 나머지 하나는 가상 표식자(virtual marker)를 이용한다(그림 6-25). 대퇴의 경우 골반 표식자로부터 추정된 고관절 중심점, 하퇴의 경우는 대퇴에서 추정

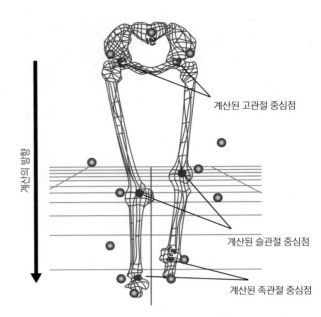

그림 6-25 | 전형적인 임상 보행 분석의 표식자
실제 표식자들은 골반에만 세 개가 부착되고 나머지 분절에는 두 개씩 부착되는 것을 나타낸다. 계산된 관절 중심점이 가상 표식자로 사용된다. 따라서 고관절 중심점(가상 표식자)을 제일 먼저 계산하고 이를 토대로 슬관절, 족관절 중심 순으로 계산을 하게된다.

된 슬관절 중심점, 족부에서는 하퇴에서 추정된 족관절 중심점이 가상 표식자가 된다. 물론 여기에는 인접한 두 분절은 관절 중심점으로 연결되어 있고 상대적 전위(relative translation)는 일어나지 않고 순수한 회전 운동만 존재한다는 전제가 필요하다. 그러나 이 접근을 자세히 보면 고관절 중심은 골반의 세 표식자로부터 추정되고 나머지 분절은 근위부의 가상 표식자를 기준으로 원위부의 가상 표식자를 추정하게 되므로 오류값이 원위부로 갈수록 증폭된다는 문제점이 있다.

3) 3차원 회전 변위의 해부학적 분해

인접한 두 분절에 고정된 각각 세 표식자의 3차원적 위치를 알면 두 분절 사이의 회전, 전위 정도는 수학적으로 쉽게 계산된다. 문제는 두 분절 사이의 회전, 전위 정도를 해부학적으로 분해 즉, 굴곡/신전, 외전/내전, 외회전/내회전으로 분해해서 표시하는 것이 간단하지 않아 지금까지 많은 학자들이 오일러각(Euler angles)과 나선각(Helical

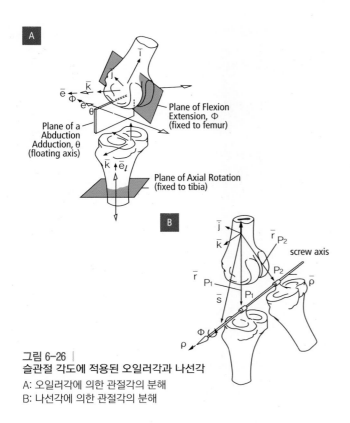

그림 6-26 |
슬관절 각도에 적용된 오일러각과 나선각
A: 오일러각에 의한 관절각의 분해
B: 나선각에 의한 관절각의 분해

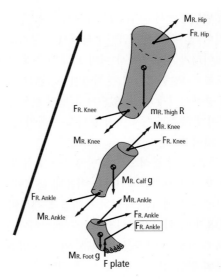

그림 6-27 | 신체 각 분절에 작용하는 외력

힘판 측정을 통해 알게 된 Fplate과 그림에는 표시되지 않았지만 운동 형상학적 결과에서 도출한 족부가 움직이는 각속도, 각가속도, 인체 측정학적 지표로 알 수 있는 족부의 무게($M_{R,Foot}$)로 족부에 미치는 족관절력, 우력($F_{R,Ankle}$, $M_{R,Ankle}$)을 계산할 수 있다. 그림에서 볼 수 있는 것처럼 뉴턴의 제 3법칙에 따라 각 분절에 작용하는 관절력이 인접한 분절 간에 크기는 같고 방향은 정반대인 것을 이용하여 족부에 대한 계산으로 얻은 족관절력을 슬관절력 계산에 사용할 수 있고 계산된 슬관절력은 고관절력 계산에 사용된다. 즉 원위부에서 근위부로 순서적으로 계산된다.

angles)에 기초한 방법에 대해 토론하였다(그림 6-26).[4] 오일러각은 2차각이 수직이 되면 계산 불능 상태가 되는 나침반 잠금 현상(Gimbal lock phenomenon)이 나타나는 등의 이유로 수학적으로는 나선각이 우월하지만 보행에서는 그러한 상황이 발생하기 어려우며 이미 많은 연구자와 실험실에서 오일러각을 오랫동안 사용해 오고 있어 익숙하고 나선각으로 계산한 해부학적 각도가 오일러각에 비해 큰 차이가 없다는 이유로 오일러각으로 표준화가 될 것으로 보인다.

2. 운동역학적 분석

운동역학적 분석을 위해서는 정확한 운동형상학적 결과와 이에 시간적 공간적으로 일치하는 힘판(force plate) 결과가 필요하고 역동역학적(inverse dynamcis) 접근 방법이 필요하다. 단순히 설명하면, 힘을 알고 물체의 질량을 알면 그

물체의 가속도를 알 수 있는 뉴턴의 제2 법칙이 순동역학(forward dynamics)이라 한다면 역동역학은 물체의 질량과 가속도를 측정함으로써 이를 초래한 힘을 계산해 낼 수 있다는 것이다. 족부를 예로 들면 보행의 특정 순간에 ① 족부와 지면 사이에서 발생된 지면 반발력 혹은 우력과 ② 족부와 하퇴 사이(족관절)에서 발생된 족관절력 혹은 우력의 차이가 ③ 족부에 대한 선상 혹은 회전 운동을 초래한다고 볼 수 있다. ①항은 힘판의 결과로부터 지면 반발력과 압력 중심점(center of pressure)을 계산하여 알 수 있고 ③항은 운동 형상학적 결과에서 족부의 순간 속도, 가속도, 각속도, 각가속도를 알아내어 인체 측정학적 지표를 통해 족부의 무게와 무게 중심점의 위치를 추정함으로써 얻을 수 있게 된다. 따라서 ①, ③항을 알아냄으로써 족관절에서 발생하는 힘과 우력을 계산해 내게 되는 것이다. 같은 방법으로 슬관절, 고관절의 순서로 계산이 이루어진다. 문제는 운동형상학적 분석과는 반대로 원위부 관절의 결과를 사용해 근위부 관절의 결과를 계산해야 하므로 오

류가 원위부에서 근위부로 가면서 증폭되는 경향이 있다는 것이다. 이는 운동역학분석에서 사용하는 운동형상학적 데이터가 원위부에서 이미 오류가 증폭되어 있는 경우 그 오류를 역 동역학적 분석에서는 원위부에서 근위부로 다시 증폭시키게 될 수 있으므로 보행 분석 결과가 임상적 관찰이나 예측과 동떨어지게 나오는 한가지 원인이 될 수 있는 것이다(그림 6-27).

운동역학적 분석으로 구한 3차원적 힘과 우력 결과는 역시 오일러각이나 나선각을 이용해 분해할 수 있으며 임상 보행 분석에서는 당연히 우력을 분해하여 굴곡신전력, 외전내전력, 외회전내회전력으로 표현하게 된다. 각 관절에 대해 신전근, 굴곡근, 내전근, 외전근, 외회전근, 내회전근 등의 활동 정도를 알 수 있게 된다. 그러나 이는 각 근육에 대한 정보가 아니라 기능적 근육군에 대한 정보이며 두 개 이상의 길항근이 동시에 활동을 하게 되면 단지 그 우력의 합산된 결과만 알 수 있다는 단점이 있다. 예를 들면 슬관절 신전근이 3Nm로 활동하고 슬관절 굴곡근은 활동이 없는 경우와 슬관절 신전근이 9Nm로 활동하고 굴곡근은 6Nm로 활동하는 경우가 역동역학 분석 결과는 동일하게 슬관절 신전력 3Nm로 계산된다는 것이다.

최근에는 힘판에서 측정된 반발력으로부터 역동역학으로 각 관절의 우력을 계산하는 것에서 나아가, 각 근육의 해부학적 정보 및 표면 근전도 신호 등을 추가로 분석하여, 실재 보행 시 근육의 조절을 더 정확하게 추정하는 방법들이 제안되고 있다.[35]

역동역학으로 계산된 관절 우력 분력과 관절 각속도를 곱하여 관절의 일률(power)을 계산하는 이는 해당 근육군의 원심 혹은 구심 수축 여부를 알 수 있게 하는 유용한 정보이다. 즉, 슬관절 신전력이 작용하는 결과를 볼 때 일률을 같이 확인하면 원심 수축에 의한 것인지 구심 수축에 의한 것인지를 알 수 있게 된다(그림 6-28).

3. 동적 근전도 분석

동적 근전도는 신호 강도가 낮은 특성을 가지므로 전증폭기(preamplifier)가 붙어 있는 전극 혹은 전극으로부터 전증폭기까지의 거리를 최소화한 전극을 사용해야 한다. 표면 전극 혹은 침전극을 사용할 수 있는데, 침전극의 경우

표 6-1 | 시상면에서의 보행 이상 및 가능한 원인들

부위	비정상 양상	가능한 원인들
골반	전방 골반 경사	고관절 굴곡근 단축 또는 경직 고관절 신전근 위약 복부근 위약 균형 장애 증가된 대퇴골 전경사에 대한 보상작용
	후방 골반 경사	대둔근 또는 근위부 대퇴이두근 단축 요추부 후만
	단일 돌출성	골반과 대퇴부 간 부조화(편마비에서) - 고관절 굴곡근 단축 또는 경직 - 대퇴이두근 단축 또는 경직 중기입각기 때 고관절 신전근 위약
	이중 돌출성 골반 양상	골반과 대퇴부 간 부조화 (양하지 마비에서) - 고관절 굴곡근 단축 또는 경직 - 대퇴이두근 단축 또는 경직 중기입각기 때 고관절 신전근 위약
고관절	말기 입각기 때 고관절 신전 감소	고관절 굴곡근 단축 또는 경직 전방 골반 경사의 증가 웅크림 보행
	유각기 때 고관절 굴곡 감소	대퇴사두근 경직 고관절 신전근 단축 고관절 굴곡근 위약 느린 보행 속도 후방 골반 경사의 증가
	유각기 때 고관절 굴곡 증가	굴곡근 공력 현상 발끌림 제거를 위한 보상작용 전방 골반 경사의 증가
	입각기 때 고관절 신전 증가	후방 골반 경사의 증가 슬관절 과신전
	증가된 고관절 움직임	반대측 하지에서 단일 돌출성 골반 경사에 대한 이차 반응
	감소된 고관절 움직임	골반과 대퇴부의 부조화 - 고관절 굴곡근 단축 또는 경직 - 대퇴이두근 단축 또는 경직 웅크림 보행
슬관절	부하수용기 때 슬관절 굴곡 증가	대퇴이두근 단축 또는 경직 근위부 비복근 단축 또는 경직 균형 장애
	입각기 때 슬관절 굴곡 증가	하퇴 삼두근 위약 슬관절 굴곡 구축 대퇴이두근 단축 또는 경직 고관절 굴곡 구축 고관절 신전근 또는 대퇴사두근 위약 균형 장애
	입각기 때 슬관절과 신전	비복근 단축 또는 경직 대퇴이두근 위약 대퇴사두근 위약 슬관절 주변 인대 이완
	유각기 때 슬관절 굴곡 감소	대퇴사두근 경직 느린 보행 속도 또는 작은 보폭 고관절 굴곡근 위약 균형 장애

표 6-1 │ 시상면에서의 보행 이상 및 가능한 원인들(계속)

부위	비정상 양상	가능한 원인들
족관절	유각기 때 족관절 배굴 증가	하퇴 삼두근 위약 발뒤꿈치 인대의 과도한 연장술 전경골근 경직 또는 구축
	유각기 때 족관절 배굴 감소	하퇴 삼두근 단축 또는 경직 건측부에서의 다리 들어올림(vaulting) 슬관절 과신전 다리 길이 차이에 따른 단측 부의 보상 작용
	입각기 때 이중돌출성 골반	하퇴 삼두근 단축 또는 경직 다리 들어올림(vaulting) 슬관절 과신전
	유각기 때 족관절 족저굴곡 증가	하퇴 삼두근 단축 또는 경직 전경골근 위약 발끌림
	유각기 때 족관절 배굴 증가	굴곡근 공력 현상 전경골근 단축 또는 경직

표 6-2 │ 횡단면에서의 보행 이상 및 가능한 원인들

부위	비정상 양상	가능한 원인들
골반	외회전 증가	골반 끌어당김근 (pelvic retractors) 단축 골반과 대퇴부 간 부조화 (편마비) 대퇴 비틀림 비대칭 비대칭적 발 진행 기능적 또는 정적 아킬레스건 단축
	내회전 증가	반대측 외회전 증가의 원인
	회전각 증가	보폭 증가에 대한 보상 작용
고관절	내회전 증가	대퇴부 내측 비틀림 과다 내측 대퇴이두근 단축 또는 경직 내회전근 단축 또는 경직 골반 외회전에 대한 보상 작용
	외회전 증가	내회전 감소 균형 장애 골반 내회전에 대한 보상 작용 대퇴부 비만 과도한 대퇴 외측 비틀림
족관절	외측 진행 증가	증가된 하퇴부 외측 비틀림 고관절 외회전 골반 외회전 외회전이 동반된 발끌림 발끌림 제거를 위한 하지 원회전 슬관절 외회전
	내측 진행 증가	하퇴부 내측 비틀림 고관절 내회전 후경골근 경직 전경골근 경직 또는 비골근 위약 앞발 내전 내회전이 동반된 발끌림 슬관절 내회전

표 6-3 │ 관상면에서의 보행 이상 및 가능한 원인들

부위	비정상 양상	가능한 원인들
골반	입각기 시 상승 증가	고관절 내전근 단축 다리 길이 차이 편측 고관절 외전근 약화 고관절 아탈구 척추 측만증 체간 측면부 단축 또는 경직
	입각기 시 하강 증가	고관절 외전근 단축 골반의 외회전 증가(편마비)
	증가된 움직임 유각기 시 상승 증가	양측 고관절 외전근 약화 유각기 시 발끌림 제거를 위한 골반 들어올림
고관절	입각기 시 외전 증가	골반 경사 균형 장애 고관절 외전근 단축 골반 내회전 증가 발 내측 진행 고관절 내전근 약화(폐쇄 신경 차단술 후)
	입각기 시 내전 증가	고관절 내전근 단축 또는 경직 고관절 외전근 약화 골반 경사(위 방향) 슬관절 굴곡과 동반된 고관절 내회전
	유각기 시 외전 증가	골반 경사(아래 방향) 원회전(circumduction) 균형 장애
족관절	외반족 증가	하퇴삼두근 단축 비골근 단축 또는 경직 중족부 회내
	중족부 회내전 증가	외반족 증가와 연관된 원인 중족부의 이완으로 인한 발의 외측 진행 하퇴 외측부 단축
	앞발 외전 증가	중족부 회내 내반족 증가 후경골근 단축 또는 경직 아킬레스건 단축 앞발 회외전 족관절 족저굴곡 증가 발의 내회전
	중족부 회외전 증가	내반족과 연관된 원인 전경골근 경직
	앞발 내전 증가	무지외전근 단축 중족부 회외전 족저건막 단축
요족	족저건막	단축

특이도가 높고 신호 강도가 높은 특성을 가지나 관혈적이라는 단점이 있어 표면 전극이 널리 쓰이나 횡전달(cross talk), 잡음 등의 문제는 악명이 높고 근전도 신호가 근 장력을 직접 대변하지 못한다는 단점도 따른다. 이를 최대 등척성 근수축을 기준으로 정상화(normalize)하여 사용하기도 한다. 그러나 동적 근전도 신호로부터 도출할 수 있는 정보인 근육의 활동 시기와 활동 강도 중 많은 실험실에서 전자를 주로 사용하는 것을 볼 수 있다.

4. 에너지 소모율의 측정

보행에서 에너지 소모율과 보행 효율이 중요하나 이를 측정하는 장비를 사용함으로써 평소 보행 양상을 왜곡할 가능성이 높아 보행 분석실에서 에너지 소모율을 측정하는 경우는 그리 많지 않다. 오히려 보행 전후의 심박수 비교로 생리학적 비용지수를 계산하는 것이 더 실제적일 수 있다.

IV. 병적 보행

정상 보행이란 좌우측 대칭성을 유지하는 반복적인 보행 주기가 계속되고, 최대의 보행 효율로 최소의 에너지 소모를 보이고 통증, 손상을 유발하지 않으며 보행 보조기를 필요로 하지 않는 보행이라고 간주할 수 있다. 병적 보행이란 이러한 조건을 갖추지 못하는 경우를 말한다. 보행이란 중추, 말초신경계 근골격계의 조절, 조화, 반사, 학습이 총체적으로 작용하는 것이므로 이들 중 어떠한 분야에서라도 병적 보행의 원인이 제공될 수 있다. 또 병적 보행의 원인은 달라도 그 양상은 비슷할 수 있다. 어떤 원인에 의해 병적 보행 양상이 초래되면 인체는 이에 대한 보상을 꾀하게 되는데 특정 병적 보행의 양상이 원인인지 보상성 기전인지를 정확히 파악해야 어떤 치료를 할 것인지를 결정할 수 있겠다. 3차원 동작 분석을 이용하여 나타난 운동학적 자료들을 바탕으로 이러한 결과들이 나올 수 있는 대표적인 원인들을 표 6-1~3에 제시하였다.

1. 구조 이상에 의한 병적 보행

관절 구축, 관절의 불안정성, 하지의 변형, 양하지 길이의 차이 등에 해당된다.

1) 족저굴곡 구축
유각기 발끌림 제거(toe clearance)에 지장을 받으므로 이를 보상하는 계보(steppage gait)나 원회전(circumduction)을 보일 수도 있고 더 큰 문제는 입각기에 족관절 배측굴곡이 제한되므로 무게 중심점의 전방 이동이 제한된다는 점이다. 이를 보상하기 위해 슬관절이 과신전 되거나 고관절을 굴곡하여 체간을 전방으로 이동시킨다. 이때 고관절 신전근의 근력이 필요하고 충분치 않으면 지팡이 등의 보조장구가 필요하다. 반대측의 보폭 감소도 볼 수 있다(그림 6-29).

2) 슬관절 굴곡 구축
단하지 지지기에 지면 반발력과 하지 배열 안정성을 꾀하는 기전이 불가능해짐에 따라 슬관절 신전근의 활동이 입각기 내내 필요하게 된다. 15° 정도까지의 굴곡 구축은 눈에 띄는 파행을 초래하지 않으나 그 이상이 되면 파행이 보이고 보행 효율이 심하게 감소된다. 보행 속도가 빨라지면 15° 이전의 굴곡 구축에서도 파행이 보일 수 있다. 입각기에 고관절과 족관절도 굴곡과 배측 굴곡이 된다.

3) 고관절 굴곡 구축
역시 배열 안정성을 통한 지면 반발력을 이용하여 수동적으로 고관절을 신전할 수 있는 기전이 깨어지므로 고관절 신전근의 활동이 커져야 하고 상대적으로 척추 전만이 심해진다. 고관절 신전근의 활동만으로 보상이 안되는 경우는 목발 등의 보조장구가 필요하다(그림 6-30).

4) 일측 하지의 단축
통상 1 ㎝ 이하의 차이는 정상 범위로 간주되며 그 이상의 경우에는 짧은 다리로 지지하는 동안 반대측 유각기에 발이 끌리게 되어 이를 보상하기 위해 짧은 다리(지지하는 하지) 측으로 상체를 기울이는 양상을 보여 마치 대상성 중둔근 보행 같은 양상을 보인다. 다리의 길이 차이가 3 ㎝ 이상이 되면 상기의 보상 보다 짧은 다리를 발끝으로 걷는

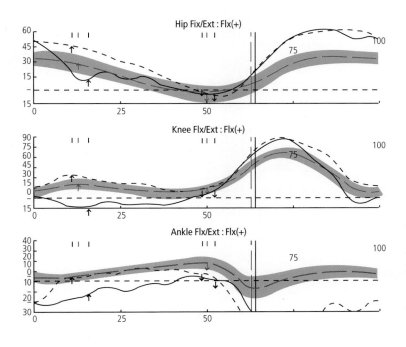

그림 6-29 | 족저굴곡 구축의 운동형상학적 결과
귈랑-바레 증후군 환자로 양하지 위약과 우측 족관절 구축을 보였다. 유각기에 족저굴곡이 심하고 이에 대한 보상으로 슬관절 고관절이 과도하게 굴곡되는 것을 볼 수 있으며 우측 입각기때 슬관절 과신전은 족저굴곡 구축과 슬관절 신전근의 위약에 의한 것으로 보인다. 실선: 우측, 점선: 좌측, 불연속선: 정상, 회색 범위: 정상 범위(1SD)

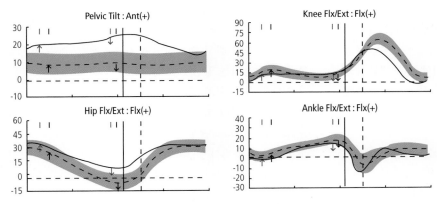

그림 6-30 | 골관절염으로 인한 우측 고관절 굴곡 구축 보행의 운동형상학적 결과
우하지의 입각기 말기에 고관절의 신전이 부족한 양상을 보이며 이는 입각기 중 슬관절의 신전을 막고 골반 앞뒤기울기(pelvic tilt)를 증가(전방 기울기를 증가) 시키게 된다.

방법을 택한다.

2. 동통에 의한 병적 보행

보행 중 동통이 있으면 이를 경감하기 위한 동통 보행(antalgic gait)을 보이는데 동통 회피를 원칙으로 한다. 즉, 입각기에 하지에 대한 부하로 동통이 심해지는 경우가 많으므로 접지 시 충격과 입각기의 기간을 최소화하고 각 관절에 동통이 유발되는 자세를 피하려 한다. 슬관절에 부종이 있으면 약간 굴곡시킨 상태에서 관절낭의 부피가 가장 커

지므로 그 상태로 걸으려 하는 것이 한 예이다. 고관절에 압력이 높아서 발생하는 동통에 대한 동통 보행은 대상성 중둔근 보행과 유사한 양상을 보이며 그 회피의 기전도 대상성 중둔근 보행의 보상 기전과 같다. 즉, 환측의 단하지 지지기에는 골반이 반대측으로 떨어지는 것을 막기 위해 골반 외전근의 활동이 필요한데 고관절에 가해지는 압력은 체중과 골반 외전근의 근력을 합친 값이 된다. 따라서 체간을 단하지 지지측(환측)으로 기울이면 무게 중심점이 고관절 쪽으로 가까워져 골반 옆기울기의 우력이 감소하고 따라서 이에 대항해야 할 고관절 외전근의 근력이 적게 필요하게 되어 결국 고관절에 가해지는 압력이 낮아지는

것이다. 중둔근의 위약이 있는 경우도 같은 기전으로 보상된다.

3. 중추 신경계 이상에 의한 병적 보행

1) 편마비 보행

더 강하게 나타나는 공력, 관절 구축, 특정한 근육의 심한 경직 등에 따라 보행 양상이 달라지나 많은 경우 신전 공력이 강하게 작용하여 고관절, 슬관절 신전과 족관절 족저굴곡이 일어나는 경우가 많다. 이런 경우는 환측 하지의 접지 시점에 발 뒤축 접지가 안되고 발끝이나 발바닥 접지를 하게 되며 환측 하지의 유각기 때 뻗정다리 보행으로 발끌림 배제가 불가능해 이를 보완하기 위해 원회전(circumduction)을 하거나 상체를 건측으로 기울이는 양상을 보인다.

뇌졸중 환자들의 보행 양상을 분류하려는 시도[18-20]들이 되고 있으며, 그 원인 분석에 도움을 주고 있으나 아직까지는 분류에 따라 치료법을 달리하지는 않는다. Mulroy[20] 등은 뇌졸중 환자들이 입원 시 시행한 보행분석 결과에서 나온 보행 속도, 중기 입각기 때 최대 슬관절 신전력과 유각기 때 최대 족관절 굴곡력에 따라 세 군으로 나눌 수 있다고 한다.

뇌졸중 환자들은 환측 견관절 위약으로 아탈구가 되는 것을 방지하기 위하여 팔걸이(arm sling)를 하면서 보행을 하게 되는데 팔걸이를 한 경우, 안 한 경우와 비교 시 보행 속도와 환측 부위의 입각기의 호전이 관찰되었으며 무게 중심의 이동과 환측 체중 부하의 감소가 나타나는 것으로 알려졌다.[23]

2) 경직성 양측 마비 보행

편마비 보행과 마찬가지로 마비의 양상에 따라 여러 가지 병적 보행을 보일 수 있다. 양측 고관절 내전근의 경직성 마비가 심하면 보폭이 심하게 감소하고 심지어는 양측 발이 교차되는 가위 보행(scissor gait)을 보일 수도 있다. 뇌성마비 환아에서 흔히 보이는 양상은 어릴 때는 신전 공력의 작용이 강하여 양측 족관절 족저 굴곡을 포함한 양하지 의 신전 양상을 보이며(동영상 6-6) 가위 보행을 보이다가 나이가 들면서 다관절 근육들의 구축으로 슬관절 고관절이

구부러져 걷게 되는 웅크림 보행(crouch gait)을 흔히 볼 수 있다(그림 6-31).

경직성 뇌성마비 환아들의 보툴리눔 독소 치료 전, 후의 보행 분석을 비교하여 그 치료 효과를 정량적으로 분석하려는 노력이 많이 시도되고 있다.[24-33] 특히 가자미근과 비복근에 대한 보툴리눔 독소 치료 효과를 보기 위하여 보행 시 근육 길이의 변화를 반영하는 동적 가자미근과 비복근에 대한 모델들을 개발하여 치료 효과를 판정하는 데에 이용하고 있다.[34] 동영상 6-7에서 경직성 뇌성마비 환아의 치료 전(A)과 후(B)의 보행을 관찰할 수 있다.

3) 실조성 보행(Ataxic gait)

소뇌성 운동 실조 보행은 마치 파도에 마구 흔들리는 배의 갑판에서 넘어지지 않으려고 노력하면서 걷고 있는 모습을 보이는데 몸통 전체가 흔들리며 보폭은 넓고 상지의 흔들림은 없으며 보장이 매우 짧고, 일측 하지의 지면 접지가 일어난 후 균형을 잡기 위해 체간을 흔들며 지체를 한 후 다시 다른 쪽 하지가 전진하게 된다. 넘어지지 않기 위해 보폭을 넓게 잡고 소뇌병변이 일측에 있는 경우 병변측으로 향하게 되는 양상을 보인다.

척추성 운동 실조 보행은 감각 신경성 실조 보행(sensory ataxic gait)이라 하여 척수로(tabes dorsalis), 다발성 경화증(multiple sclerosis), 아급성 감각신경병증(subacute sensory neuropathy) 등에서 볼 수 있다. 이 때는 위치 감각의 소실에 대해 시각적 보상을 필요로 하므로 지면과 발을 쳐다보면서 걷게 되고 눈을 감으면 바로 균형이 흔들리는 양상을 보인다. 유각기 때 발을 높이 드는 경향을 보이고 다시 접지할 때 접지점을 겨냥하지 못해 수차례 흔드는 양상을 보이며 발 뒤축 접지는 일어나지 않고 발바닥 전체로 강하게 지면을 치는 양상을 보인다.

4) 점진성 보행(Propulsive gait)

파킨슨씨병 혹은 파킨슨씨 증후군 등에서 보인다. 보행의 시작은 어려우나 일단 시작되면 상체를 앞으로 구부려 무게 중심을 발보다 앞에 떨어뜨리고 마치 자신의 무게 중심과 경주를 하듯이 점점 보행 속도가 빨라지는 양상을 보여 점진성 보행이라고 한다. 보행의 상태 바꾸기 즉, 보행의 시작, 보행의 종료, 방향 전환 등이 무척 어렵고 이러한 것을 시도할 때 넘어지는 경우가 많다.

동영상 6-6

동영상 6-7

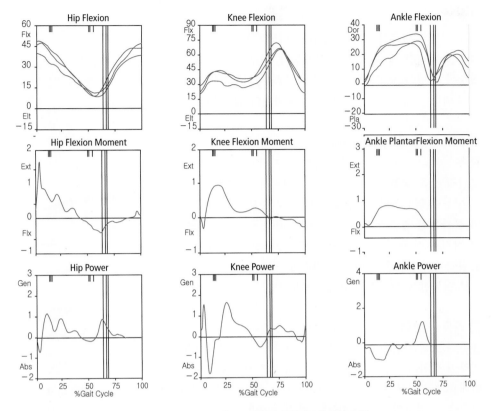

그림 6-31 | 경직성 양하지 마비의 뇌성마비아의 보행

양하지의 이상 보행이 비슷하여 우력과 일률은 좌측만 제시한다. 슬관절과 고관절의 과도한 굴곡을 보여 웅크림 보행임을 짐작케하고 족관절의 경우 저측 굴곡으로 접지하여 지속적으로 배굴되는 양상을 보인다. 배굴되는 동안 족저굴곡근의 강한 원심 운동을 보이나 막상 구심 수축으로 능동적 족저굴곡을 해야 하는 말기 입각기의 족저 굴곡 우력과 일률 발생은 오히려 정상보다 감소된 양상을 보인다. 고관절 신전근과 슬관절 신전근의 우력 발생이 높으며 고관절이 입각기의 대부분 동심성 수축을 하는 것으로 봐서 웅크림 보행으로 인한 배열 안정성 기전을 잃었기 때문으로 보인다.

Ebersbach 등[35]은 파킨슨씨병, 소뇌성 실조증 및 피질하 동맥경화 뇌병변증(subcortical arteriosclerotic encephalopathy) 환자들을 대상으로 동작 분석을 실시하여 각각의 보행에 대한 차이를 분석하였는데 파킨슨씨병 환자들은 보행 속도가 증가하면 그에 비례하여 활보장이 증가하는 양상을 보이나 실조성보행 및 피질하 동맥경화 뇌병변증 환자들은 속도와 활보장이 서로 무관하다고 하여 객관적인 자료들을 이용하여 육안으로는 구분하기 어려운 질병별 보행의 특징들을 구분하였다.

5) 보행 실행증(Apraxia)

대뇌 전두엽에 손상이 있는 경우 전두엽 풀림 증세(frontal lobe releasing sign)로 마치 발바닥으로 지면을 거머쥐려는 듯한 양상을 보여 환측 하지의 전방 전위가 무척 어렵게 된다. 보행 분석 상 나타나는 특징은 전진 시 족부 압력을 나타내는 수직 벡터 각이 감소되어 있고 동적 근전도에서 굴곡근과 신전근 모두에서 활동 전위를 보이는 집단화가 관찰되는 것이다.

4. 마비성 보행

마비성 보행(paralytic gait)은 마비된 근육에 따라 보행의 형태가 달라지는데 대체로 마비 근육의 이름을 붙이게 된다. 일반적으로 고관절 굴곡근, 하퇴 삼두근 등과 같은 가속근의 위약이 있으면 경사를 오를 때 파행이 심하게 나타나고 고관절 신전근, 슬관절 신전근, 족관절 배굴근 등의 접지 시점에 활동하는 충격 흡수근의 병변이 있을 때에는 경사를 내려갈 때 파행이 더 심해진다. 보행 속도가 빨라질수록 파행이 줄어드는 중둔근 보행을 제외하고는 대부분의 마비성 보행은 보속이 빨라지면 파행이 심해진다.

1) 대둔근 보행(Gluteus maximus gait)

환측 하지의 부하 수용기에 발생되는 지면 반발력에 의해 고관절 굴곡 경향이 발생하고 이를 저지하기 위해 대둔근의 활동이 필요하나 대둔근의 위약으로 충분한 근력 발생이 불가능한 경우 배부 근육, 반대측 대둔근 등을 이용하여 접지기 직후 빠른 속도로 체간과 골반을 뒤로 제쳐 고관절을 신전시키고 고관절의 위치를 지면 반발력보다 앞으로 이동한다. 슬관절의 강한 신전도 보상의 한 부분이다.

2) 중둔근 보행(Gluteus medius gait)

중둔근 보행 양상은 중둔근의 위약 정도에 따라 달라진다. 위약이 심하지 않을 경우 환측의 단하지 지지기에 골반이 반대측으로 떨어지기는 하나 옆기울기가 심해진 상태에서 고정을 할 정도의 수축이 가능한 경우는 골반의 보상성 움직임이 없이 비대상성 중둔근 보행(uncompensated gluteus medius gait)을 하게 된다. 이 때 환측 단하지 지지기에 골반 옆기울기가 심해 상체가 건측으로 기울어지게 되고 유각기에 있는 건측의 발끌림 배제(toe clearance)가 어려워지고 이를 보상하기 위해 유각기의 건측 슬관절과 고관절을 많이 구부리는 계보(steppage gait) 양상을 보인다.

중둔근 위약이 심해져 비정상적인 골반 옆기울기에서도 단하지 지지기의 골반 고정이 불가능해지면 앞서 고관절 동통 보행 때 설명한 것과 같은 기전으로 무게 중심점을 환측 고관절 쪽으로 더욱 이동하여 골반 안정성을 위해 필요한 중둔근의 활동 필요성을 줄이게 되는 대상성 중둔근 보행(compensated gluteus medius gait)이 된다. 따라서 환측 단하지 지지기에 상체를 환측으로 많이 기울이게 되고 계보 양상은 오히려 줄어든다(그림 6-32)(동영상 6-8: 소아마비후 증후군으로 인해 좌측하지의 위약이 있는 환자로 전형적인 대상성 중둔근 보행이 관찰된다).

3) 고관절 굴근 마비 보행(Hip flexor paralytic gait)

고관절 굴근이 약해지면 유각기의 시작이 불가능하므로

동영상 6-8

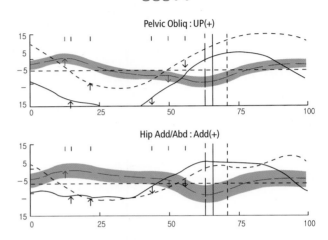

그림 6-32 | 양측 소아마비에 의한 대상성 중둔근 보행의 운동형상학적 예
골반 옆기울기의 경우 양측 모두 단하지 지지기 중 심하게 하강(동측의 골반이)하는 양상을 보이고 그로 인하여 고관절도 외전되는 양상을 보인다.

환측의 유각기의 시작 시점에 상체를 뒤로 젖힘으로써 고관절 전방의 장골대퇴 인대(iliofemoral ligament)를 이용하여 하지를 유각하게 한다. 상체를 급격히 뒤로 젖힘으로써 보상하려는 양상은 대둔근 마비 보행과 유사하나 보상이 발생하는 시기가 전혀 다른 점에 유의해야 한다. 원회전 보행(circumduction gait)과 몸통을 건측으로 전위하면서 발끌림 배제 효과를 얻으려고하는 양상도 볼 수 있다.

4) 대퇴 사두근 보행(Quadriceps gait)

슬관절 위약에 대한 보상은 고관절 신전근과 족저 굴근을 강하게 수축하면서 얻을 수 있다. 따라서 보행 내내 슬관절을 신전시킨 상태를 유지한다. 이러한 양상에 환측 입각기에 몸을 앞으로 구부려 무게 중심을 앞으로 보냄으로 지면 반발력에 의해 슬관절의 신전이 계속 유지되도록 하는 보상도 하게 된다. 오랜 시간 이러한 보상을 하는 경우 슬관절 과신전(genu recurvatum) 변형이 초래되기도 한다. 이

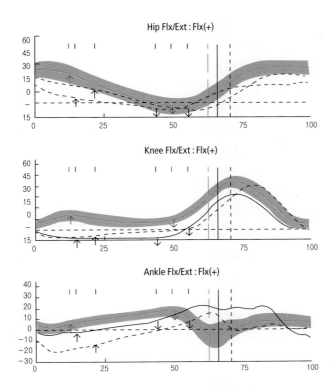

그림 6-33 │ 소아마비로 인한 양측 슬관절 신전근 위약을 보이는 보행
입각기 중 양측 슬관절의 굴곡을 극히 배제하고 오히려 슬관절 과신전 상태를 보인다. 이와 더불어 양측 고관절을 신전하고 족관절을 족저 굴곡하여 슬관절 신전근의 위약을 보상하려 한다.

러한 보상에도 슬관절 굴곡에 의한 지지 하지의 붕괴 위험이 있는 경우는 손으로 무릎을 눌러 수동적으로 신전 상태를 유지하는 수동 슬관절 신전(hand on knee) 보행 양상을 보인다(그림 6-33). 동영상 6-9에서 환자의 좌측 하지에서 슬관절 과신전이 관찰되고(A) 장하지보조기 착용 후 보행이 교정된 것을 확인할 수 있다(B).

5) 하퇴 삼두근 위약 보행(Triceps surae weakness gait)

하퇴 삼두근 위약이 오면 단하지 지지기에 과도한 족관절 배굴이 오고 그 영향으로 과도한 슬관절 굴곡을 볼 수 있다. 따라서 슬관절 신전근의 높은 활동을 요구하게 된다. 슬관절 신전근의 위약이 있거나 피로해지면 더 이상 상기의 방법으로 보상할 수 없어 단하지 지지기에 족관절 배굴을 초래하지 않는 방법 즉, 건측 하지의 보장을 짧게 하여 건측 족부를 환측 족부 바로 옆까지만 전방 이동하는 한발짝보행(step-to-gait) 양상을 보인다.

6) 전경근 위약 보행(Pretibial muscle weakness gait)

많은 사람들이 보행에서 전경근의 가장 중요한 역할로 유각기의 발끌림 배제라고 생각하지만 부하 수용기 때 원심 수축을 통해 족관절을 조절된 양상으로 족저굴곡 시키는 것도 또 하나의 중요한 기능이다. 근 활동 강도의 측면에서는 후자가 훨씬더 강해야 한다. 따라서 전경근 위약이 심한 경우에는 환측의 유각기에 발끌림을 보상하기 위해 슬관절, 고관절을 과도히 구부려 발을 높이 드는 계보(steppage gait)를 보이고 첨족 접지를 하는 양상을 보인다. 전경근 위약이 심하지 않으면 환측의 유각기 중 족부를 배굴시키는 정도는 가능하나 부하 수용기에 지면 반발력에 대항하여 조절된 양상으로 족관절을 족저굴곡 시키는 것은 불가능해진다. 이런 경우는 일단 발 뒤축 접지를 한 후 지면 반발력에 의해 족관절이 빠른 속도로 족저굴곡하여 지면 때림(foot slap)을 보인다.

V. 맺음말

특정한 보행 양상은 중추 및 말초신경계 그리고 근골격계를 거치는 수많은 단계에서 초래된 최종적 결과물이며 보행 분석은 이러한 결과물을 정량적으로 측정하는 것이므로 보행 분석결과로부터 보행 장애의 병인을 진단할 것이라는 기대는 곤란하다. 지금까지의 보행 분석은 보행에 관여하는 수많은 단계에 대한 치료 효과를 정량적으로 평가하는데 주로 사용되어 왔고 제한적 범위에서 치료 방침의 결정을 위한 기초 자료로 사용되어 왔다.

치료 방침을 결정하는 데에 제한적으로 밖에 사용되지 못했던 이유로는 정확도에 대한 문제, 임상의사의 이해 부족, 증례의 집적화 부족 등을 들 수 있겠다. 첨단 장비와 수학적 개념을 도입한 3차원 동작 분석과 역동역학적 운동역학 개념이 발전되면서 임상의사와 보행 분석 결과물 사이에는 괴리가 생기기 시작하였다. 이는 임상의사의 보행 분석에 대한 이해 부족에 따른 이유도 있지만 측정 및 계산 오류가 발생하기 쉬운 분석자료임에도 오류 발생 여부에 대한 평가가 쉽지 않아 분석 결과와 임상적 의견이 일치되지 않는 경우를 자주 보게 되는 이유가 더 크다고 볼 수 있다. 보행 분석 자료 자체로부터 오류 여부를 판정하고 이를 교정할 수 있는 접근이 필요하며 이를 통하여 임상례와 보행 분석 결과의 집적이 이루어져야만 임상적으로 유용한 검사 및 학문이 될 것이다.

현재의 보행 분석이 갖는 또 하나의 중요한 도전은 병적 보행에 대한 치료는 특정한 보행 양상을 초래하는 병인 혹은 병인에 의해 왜곡된 몇 가지 단계에서 이루어져야 하나 보행 분석에 의해 정량화된 자료가 보여주는 것은 병적 상황이 초래한 몇 가지 단계의 최종적 결과물이라는 점이다. 특히, 보행 분석의 초기에는 가장 표면적 정량화에 불과한 운동형상학적(kinematic) 분석에 주로 의존하였고 이러한 자료는 치료 효과의 정량적 평가, 기록에만 사용될 수밖에 없었다. 이러한 한계를 극복하기 위해 지면 반발력(ground reaction force)과 운동형상학적 결과를 복합하여 수학적으로 각 관절에서 발생하는 우력을 계산하는 역동역학(inverse dynamics) 방법의 운동역학적(kinetics) 분석 기법과 더불어 동적 근전도 측정 등의 방법이 발전되었다. 그러나, 역동역학적 방법에 의한 운동역학적 자료는 고관절 굴곡근, 신전근 등의 근육군에 대한 정보는 얻을 수 있으나 개개의 근육에 대한 정보를 줄 만큼 특이도가 높지 않은 문제가 있고 동적 근전도 측정은 신호 중 신호 발생 시기에서만 정보를 도출하고 신호 강도에 대한 분석이 정확히 이루어지지 않는 문제점의 이유로 치료 방침 결정에 제한적으로밖에 사용되지 못하고 있다.

상기 문제점들이 보완되어 특정한 보행 양상을 초래하는 병적 상황에서 개개 근육의 활동 상태에 대한 정확한 평가가 가능해진다면 보행 분석의 임상적 유용성은 획기적으로 높아질 수 있을 것이라고 생각된다.

참고문헌

1. Rose J, Gamble JG, editors. Human Walking. 2nd ed, Baltimore: Lippincott, Williams & Wilkins, 2000.

2. Sutherland, D. Gait Disorders in Childhood and Adolescence, 1st ed, Baltimore: Williams and Wilkins, 1984.

3. Esquenazi, MA. Gait Analysis: Technology and Clinical Applications, Physical medicine & Rehabilitation, 3rd ed, Philadelphia: W.B. Saunders, 2007.

4. Allard P, Strokes I, Blanchi J. Three-Dimensional Analysis of Human Movement. Champaign: Human Kinetics, 1995.

5. Middleton A, Fritz SL, Lusardi M. J Aging Phys Act. 2015 Apr;23(2):314-22. doi: 10.1123/japa.2013-0236. Epub 2014 May 2.

6. Alfonso J. Cruz-Jentoft. Age and Ageing, Volume 39, Issue 4, 1 July 2010, Pages 412-423, Liang-KungChen. Journal of the American Medical Directors Association Volume 15, Issue 2, February 2014, Pages 95-101.

7. Stephanie Studenski, JAMA. 2011;305(1):50-58. doi:10.1001/jama.2010.1923.

8. Orenduriff MS, et al. The effect of walking speed on center of mass displacement. J Rehabil Res Dev, 2004;41:829-834.

9. Latt MD, et al. Walking speed, cadence and step length are selected to optimize the stability of head and pelvis accelerations. Exp Brain Res 2008;184:201-209.

10. Perry J. Gait analysis; Normal and Pathological Function, Thorofare, NJ: Slack, 1992.

11. Buczek FL, et al. Performance of an inverted pendulum model directly applied to normal human gait. Clin Biomech (Bristol, Avon) 2006;21:288-296.

12. Kerrigan DC, Della CU, Marciello M, Riley PO. A refined view of the determinents of gait: signigicance of heel rise. Arch Phys Med Rehabil 2000;81:1077-1080.

13. Kerrigan DC, Riley PO, Lelas JL, Della Croce U. Quantification of pelvic ratation as a determinant of gait. Arch Phys Med Rehabil, 2001;82:217-220.

14. Gard SA, Childress DS. The Influence of stance-phase knee flexion on the vertical displacement of the trunk during normal walking. Arch Phys Med Rehabil, 1999;80(1)26-32.

15. Della Croce, et al. A refined view of the determinants of gait. Gait Posture 2001;14:79-84.

16. 조상현, 박창일, 박은숙, 김유철, 신지철, 박진석. 한국 소아에 서 보행 발달 과정의 삼차원 동작분석 특성. 대한재활의학회 지 1998;22:1206-1218.

17. Allard P, Cappozzo A, Lundberg A, Vaughan C. Three-Dimensional Analysis of Human Locomotion. Chichester: John Wiley and Sons, 1997.

18. Gait analysis using wearable sensors W Tao, T Liu, R Zheng, H Feng - Sensors, 2012.

19. Conf Proc IEEE Eng Med Biol Soc. 2012;2012:1964-7. doi: 10.1109/EMBC.2012.6346340. Full body gait analysis with Kinect.

20. Kinsella S and Moran K. Gait pattern categorization of stroke participants with equinus deformity of the foot. Gait Posture 2008;27:144-151.

21. Kim CM and Eng JJ. Magnitude and pattern of 3D kinematic and kinetic gait profiles in persons with stroke: relationship to walking speed. Gait Posture 2004;20:140-146.

22. Mulroy S, et al. Use of cluster analysis for gait pattern classification of patients in the early and late recovery phases following stroke. Gait Posture 2003;18:114-125.

23. Yavuzer G and Ergin S. Effect of an arm sling on gait pattern in patients with hemiplegia. Arch Phys Med Rehabil 2002;83: 960-963.

24. Galli M, et al. Computerized gait analysis of botulinum toxin treatment in children with cerebral palsy. Disabil Rehabil 2007;29:659-664.

25. Desloovere K, et al., Motor function following multilevel botulinum toxin type A treatment in children with cerebral palsy. Dev Med Child Neurol 2007;49:56-61.

26. Molenaers G, et al. The effects of quantitative gait assessment and botulinum toxin a on musculoskeletal surgery in children with cerebral palsy. J Bone Joint Surg Am 2006;88:161-170.

27. Papadonikolakis AS, et al. Botulinum A toxin for treatment of lower limb spasticity in cerebral palsy: gait analysis in 49 patients. Acta Orthop Scand 2003;74:749-755.

28. Polak F, et al., Double-blind comparison study of two doses of botulinum toxin A injected into calf muscles in children with hemiplegic cerebral palsy. Dev Med Child Neurol 2002; 44:551-555.

29. Galli M, et al. Short-term effects of"botulinum toxin a"as treatment for children with cerebral palsy: kinematic and kinetic aspects at the ankle joint. Funct Neurol 2001;16: 317-323.

30. Zurcher AW, et al. Kinematic and kinetic evaluation of the ankle after intramuscular injection of botulinum toxin A in children with cerebral palsy. Acta Orthop Belg 2001;67: 475-480.

31. Boyd RN, et al. Biomechanical transformation of the gastroc- soleus muscle with botulinum toxin A in children with cerebral palsy. Dev Med Child Neurol 2000;42:32-41.

32. Corry I.S, et al. Botulinum toxin A in hamstring spasticity. Gait Posture 1999;10:206-210.

33. Sutherland DH, et al. Double-blind study of botulinum A toxin injections into the gastrocnemius muscle in patients with cerebral palsy. Gait Posture 1999;10:1-9.

34. Eames NW, et al. The effect of botulinum toxin A on gastrocnemius length: magnitude and duration of response. Dev Med Child Neurol, 1999;41:226-232.

35. G. Ebersbach et al. Comparative analysis of gait in Parkinson's disease, cerebellar ataxia and subcortical arteriosclerotic encephalopathy. Brain 1999; 122, 1349-1355

CHAPTER 07

전기진단
Electrodiagnosis

| 성덕현, 백소라

Ⅰ. 서론

전기진단은 병력 청취와 신체진찰을 통하여 감별 진단을 열거하고 이를 바탕으로 전기진단 검사를 계획하고 시행하며 검사를 진행하면서 그 결과에 따라 감별 진단을 추가하거나 좁혀 나가 최종 진단에 이르게 되는 역동적 과정이다. 전기진단 검사는 다른 검사들과 마찬가지로 신경 – 근육계 진단에 사용되는 보조적 수단으로, 그 자체로 진단명이나 병인이 밝혀지는 것은 아니므로 반드시 기본적인 병력 수집과 신체진찰이 선행되어야 하며 이 바탕 위에 전기진단검사의 결과를 병합하여야 올바른 진단을 할 수 있다. 또한 각 병변의 상황에 따라 필요한 신경과 근육을 선택하여 검사해야 하므로 이에 대한 정확한 해부학적 지식과 생리학적 지식을 갖춘 수련된 의사에 의해 시행되어야 한다.[1]

전기진단 검사는 위약, 통증, 감각 장애, 근위축, 근피로 등의 진단 및 예후 설정에 매우 유용한 검사이다. 전기진단 검사는 크게 신경전도 검사(nerve conduction study, NCV)와 침근전도 검사(needle electromyography)로 대별할 수 있으나 관례상 '전기진단 검사(electrodiagnostic test)'보다 '근전도 검사(electromyography)'란 용어로 널리 알려져 있다. 전기진단은 말초 신경계의 진단을 위한 수단으로 발전되어 왔으나 유발 전위 검사(evoked potential study)를 시행함으로써 일부 중추 신경계 질환의 진단도 가능하게 되었으며 신경 – 근육계(neuromuscular system)의 기초적 연구를 위한 수단으로도 점차 세분화되고 있다.[1]

전기진단 검사로 진단되는 말초 신경계의 질환들은 운동 기능을 위한 말초 신경계의 기본 생리적 활동 단위인 운동단위(motor unit)의 병변들로 신경의 전각세포, 축삭과 수초를 포함한 신경 섬유, 신경 – 근육 접합부(neuromuscular junction), 그리고 근섬유의 질환(myopathy)들이 포함된다(그림 7-1). 전각 세포의 질환으로는 소아마비(poliomyelitis), 근위축성 측삭 경화증(amyotrophic lateral sclerosis), 척수 근위축증(spinal muscular atrophy) 등이, 신경 섬유의 질환으로는 다발성 신경병증(polyneuropathy), 단발성 신경병

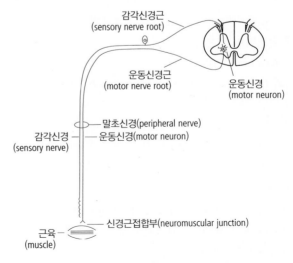

그림 7-1 | 운동단위(Motor unit)

증(mononeuropathy), 신경근 병증(radiculopathy), 신경총 병증(plexopathy) 등이 포함되고, 신경-근육 접합부 질환으로는 중증 근무력증(myasthenia gravis), 근무력 증후군(myasthenic syndrome), 보툴리눔독소증(botulism)등이, 근섬유의 질환에는 진행성 근 위축증(progressive muscular dystrophy), 다발성 근염(polymyositis) 등이 포함된다.[1]

전기진단의 목적은 병변의 존재 유무를 확인하고, 병변이 말초 신경계 운동 단위 혹은 중추 신경계 중 어느 곳을 침범하고 있는가, 병변이 국소적 혹은 전신적인가, 병변의 병태 생리(pathophysiology)와 심도(severity)는 어떠한가, 그리고 병변의 진행 즉, 호전 혹은 악화 등을 판별하는 데 있다.[1]

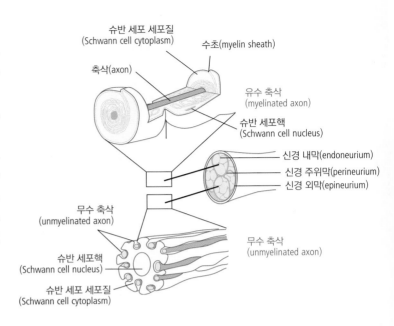

그림 7-2 | 말초 신경의 해부학적 구조

Ⅱ. 말초 신경의 해부학적 구조와 생리

1. 말초 신경의 해부학적 구조

신경 섬유는 안쪽으로부터 신경 섬유막(endoneurium), 신경 다발막(perineurium)과 신경 외막(epineurium)으로 구성된 결체조직에 차례로 둘러싸여 있다. 신경 줄기(nerve trunk) 내에는 유수 신경 섬유(myelinated nerve fiber)와 무수 신경 섬유(unmyelinated nerve fiber)가 함께 존재한다. 유수 신경은 신경집 세포(Schwann cell)가 신경 섬유를 나선형으로 둘러싸고 있으며, 신경집 세포가 서로 만나는 부위에 수초막이 없는 틈이 존재하는데 이를 란비에르 결절(Ranvier's node)이라고 한다. 신경 전도 과정에서 수초는 전기의 누수를 막는 절연체의 역할을 하며, 란비에르 결절에서 다음 란비에르 결절로 넘어가는 도약 전도(saltatory conduction)를 통해 신경 전도가 빠르게 전파되도록 한다. 이에 비해 무수 신경은 여러 신경 섬유가 하나의 신경집 세포를 함께 소유하고 있으며 신경 전도 속도가 느리다(그림 7-2).[2]

신경 중에서 고유 위치 감각(proprioceptive), 위치각(position), 촉각(touch)을 담당하는 감각 신경과 알파 운동 신경(alpha-motor neuron)이 유수 신경의 대표적인 예로 직경이 크고 빠른 신경 전도 속도를 가진다. 반면, 통각(pain)과 온도각(temperature)을 전달하는 감각신경과 자율신경(autonomic nerve)은 대표적인 무수 신경이다.[2]

2. 말초 신경 생리

1) 막전위의 이온과 흐름

막전위(membrane potential)는 세포 안팎의 전위차(voltage difference)를 말한다. 세포 안쪽은 세포 밖에 비해 상대적으로 음극으로 유지되며 이를 휴지기 막전위(resting membrane potential)라 한다. 신체 조직에 따라 세포안팎의 전위차는 -20∼-100 mV 정도이며 신경은 -90 mV, 근육은 -70 mV로 유지되고 있다. 탈분극(depolarization)은 막전위가 휴지기에 비해 양극쪽으로 변화하는 것을 말하며, 과분극(hyperpolarization)은 막전위가 더욱 음극 쪽으로 변화하는 것을 의미한다.[2]

휴지기 막전위는 소듐(Na^+), 포타슘(K^+) 등의 이온이 세포막을 가운데 두고 비균등하게 분포하기 때문에 발생한다. 휴지기 막전압은 -90 mV이며, 소듐 이온과 포타슘 이온이 3:2의 비율로 수동 확산되는 만큼 소듐-포타슘-ATP 펌

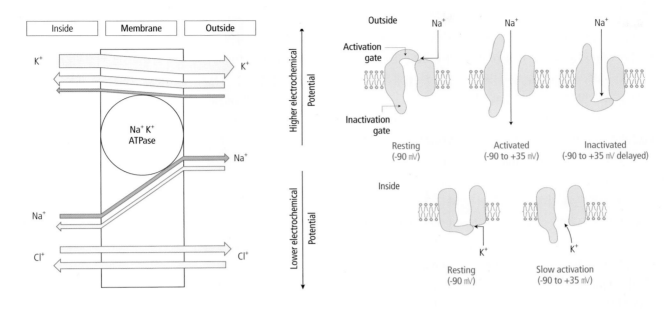

그림 7-3 | 휴지기 막전위를 유지하는 기능을 가진 소듐(Na⁺)-포타슘
(K⁺)-ATP 펌프[5]

그림 7-4 | 전위의존성 채널[5]

프를 통하여 소듐 이온과 포타슘 이온을 능동 이동하여 막전위를 유지시킨다(resting steady state). 이 시기에 막전위의 변화는 없고 전위 의존성 소듐 이온 채널과 포타슘 이온 채널은 닫혀있다(그림 7-3).

2) 전위 의존성 채널과 활동전위의 생성과 전파

전위 의존성 채널(voltage-gated channel)이 가지는 전기생리적 상태의 다양성과 채널의 개방 또는 폐쇄는 활동전위를 형성하는 근거가 된다. 소듐 이온 채널과 포타슘 이온 채널은 전위 의존성 채널이며 막전위에 의하여 개방과 폐쇄가 결정된다(voltage-gated). 포타슘 이온 채널은 막전위에 따라 활성 개방(activated)와 불활성 폐쇄(deactivated)의 2가지의 전위 의존성 형태로 변화한다. 소듐 이온 채널은 포타슘 이온 채널과 유사한 활성 관문을 가지고 있으나 포타슘 이온 채널 보다 전기생리적 상태가 더욱 복잡하다. 관문(gate)이 개방되더라도 투과가 불가능한 비활성상태(inactivated)라는 3번째 형태를 형성하며, 채널 내부로의 이온의 흐름을 독립적으로 막는 비활성 관문(inactivation gate)의 개념을 설명하는 원리이다.

활동 전위(action potential)는 소듐 이온 및 포타슘 이온이 통과하는 특정한 채널(channel)에 의해 발생하는 이온의 흐름을 통해 조절 된다. 휴지기 막전압은 -90 ㎷이며, 소듐-포타슘-ATP 펌프를 통해 전위가 유지된다. 이 막전위가 15~20 ㎷ 감소하여 탈분극의 역치인 -65~-70 ㎷에 근접하면 전위 의존성 소듐 이온 채널은 활성 개방 상태(activated)로 빠르게 전환한다. 소듐 이온 채널이 개방되면 소듐 이온의 막투과도는 약 5000배 증가하여 소듐 이온은 세포 안으로 급속히 유입된다. 약 1 ㎳ 후에 소듐 관문은 비활성화되며(inactivated) 소듐 이온의 유입은 중단된다. 소듐 이온의 유입으로 막전위가 소듐 평형 전위인 +40 ㎷까지 탈분극된다. 포타슘 이온 채널 역시 소듐 이온 채널이 역치를 감지하였을 때 동일한 전기적 역치를 감지하여 포타슘 관문을 개방하기 위해 구조적 변화를 시작한다. 포타슘 관문의 구조적 변화는 소듐 관문 보다 시간이 오래 걸리기 때문에 포타슘 이온 채널의 활성화는 소듐 채널의 개방보다 늦게 시작되고, 소듐 이온 관문이 비활성화된 시점에서 포타슘 이온 채널이 개방되게 된다. 개방된 포타슘 이온 채널은 포타슘 이온의 세포 투과도를 증가시키며 결과적으로 포타슘 이온의 세포 외 유출을 야기하여 세포막이 다시 휴지기 막전위로 돌아오게 하는 역할을 한다. 실제로 포타슘 관문은 막전위가 정확히 탈분극전의 상태로 돌아갈 만큼의 시간보다 약간 더 오래 개방되어서 휴지기 막전위보다 과분극(hyperpolarization)이 되었다가 포타슘 누설채널(leak channel)을 통해 포타슘 이온의 평형을 이루면서 휴지기 막전위로 돌아오게 된다.

휴지기 막전위로의 복귀에는 채널 관문 조절 과정의 초기화가 필요하며, 또한 다음 탈분극을 위해서도 필요하다. 소듐 비활성 관문(inactivation gate)은 막전위가 휴지기의 전위로 될 때까지 다시 열리지 않는다(그림 7-4).

비활성 관문이 강한 탈분극 전류 자극에 의해서도 개방되지 않는 시기를 절대 불응기(absolute refractory period)라고 한다. 이 시기에 세포막은 활동 전위를 전도하지 못한다. 상대적 불응기(relative refractory period)는 절대 불응기 시기 다음에 나타나며, 활동전위를 발생시키기 위해 보통의 탈분극에 필요한 자극보다 더 강한 자극이 필요한 시

기이다. 이 시기는 수 msec 가량 지속되는데, 강한 자극에 의해서는 탈분극이 되는 이유는 포타슘 이온 채널의 개방 및 포타슘 이온이 세포외로 유출로 인한 막전위가 과분극되어 추가적인 양이온의 세포내 유입이 필요 때문이다.

탈분극은 all-or-none 형태로 일어나며 자극의 종류와 상관없이 동일한 최대 활동 전위를 형성하고 발생된 전위는 소멸되지 않고 신경을 따라 양방향으로 전파된다(그림 7-5).

III. 전기진단 장비

전기진단 장비의 일반적인 구성은 그림 7-6과 같다.[3]

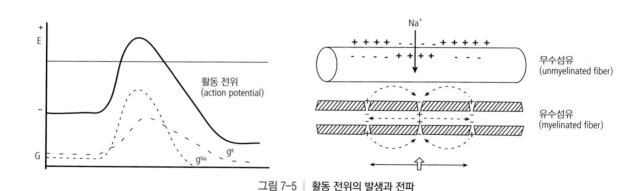

그림 7-5 | 활동 전위의 발생과 전파

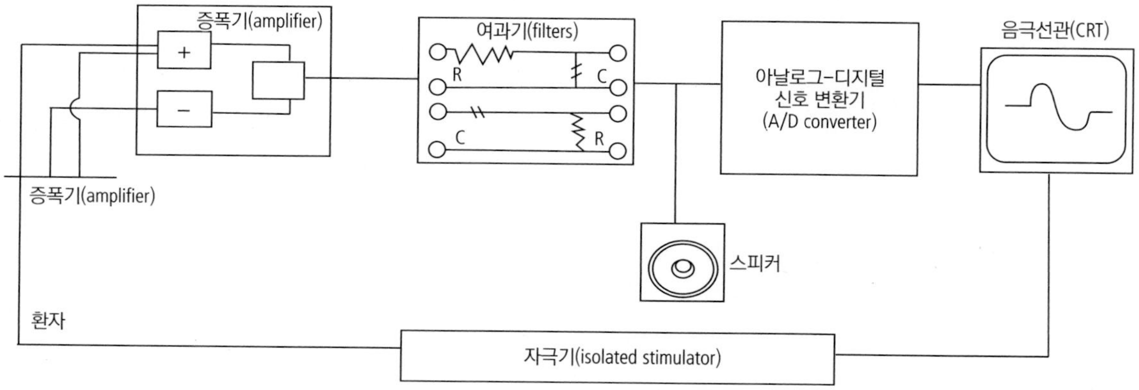

그림 7-6 | 전기진단 장비의 구성[8]

1. 전극

전극(Electrode)에는 표면 전극(surface electrode), 침 전극(needle electrode) 등이 있다. 표면 전극은 피부에 부착 하여 사용하는데 신경 및 근섬유에서 나오는 모든 활동 전위(compound action potential)를 기록하는데 유용하고 사용이 간편해 신경 전도 검사에서 일반적으로 사용하는 전극이다. 표면 전극은 그 모양에 따라 원판 전극(disc electrode), 막대 전극(disc electrode imbedded in a plastic bar), 링 전극(ring electrode), 클립형(self-retaining clips) 전극, 펠트 전극(saline soaked felt pads) 등 다양하며 전극의 지름은 약 0.5~2.5 ㎝ 정도 범위이다. 전극의 재질은 전기 전도성이 좋은 금, 백금, 은, 주석, 스테인레스 스틸 등을 이용한다. 최근에는 일회용으로 피부에 접착해 사용할 수 있는 전극이 많이 사용되고 있다.

침 전극은 단극성 침 전극(monopolar needle), 동심성 침 전극(concentric needle), 단일섬유 전극(single fiber electrode) 등의 종류가 있다. 침 전극은 표면 전극에 비해 국소 부위의 활동 전위를 기록하고 침 전극의 위치에 따른 파형 의 변화가 심하고 환자에게 통증과 불안을 유발시켜 신경 전도 검사에서 일상적으로 기록전극으로는 사용하지 않는다. 그러나 신경 손상이 심하거나, 부종이 심해 표면 전극으로 전위가 기록되지 않을 때 신경 근처나 근육에 삽입해 사용한다. 침 근전도 검사에 사용되는 전극으로는 단극성 침 전극, 동심성 침 전극을 가장 많이 사용한다. 단일 섬유 전극은 근섬유 하나의 활동전위를 기록하는 단일섬유근전도 검사(single fiber electromyography, SFEMG)에 사용된다.[5]

2. 증폭기

증폭기(Amplifier)는 기록전극에서 얻어지는 낮은 진폭의 생체신호를 증폭시켜 주고 불필요한 간섭신호를 제거하는 기능을 갖는다. 증폭(amplification)은 증폭비율 또는 민감도로 표현된다. 증폭비율(gain)은 입력 신호(input signal)에 대한 증폭기 출력(amplifier's output)의 비율이다. 예로 10 μV의 입력 신호를 1 V의 신호로 출력되었다면 증폭기가 100,000의 증폭비율(output/input: 1 V/0.00001 V=100,000)을 가진다는 것을 의미한다. 반면 민감도(sensitivity)는 화면(음극선관, CRT)의 파형 크기에 대한 입력 전압의 비율이다. 화면의 파형 크기는 ㎝ 단위로 표시되며 10 μV의 파형이 화면의 1 ㎝ 크기로 기록되었다면 증폭기는 10 μV/㎝ 혹은 10 μV/division의 민감도를 가진다.

증폭기에는 기록 전극처럼 저항이 있으며, 그리고 신체의 신호는 전기 회로(electric circuit)을 이루며 Ohm의

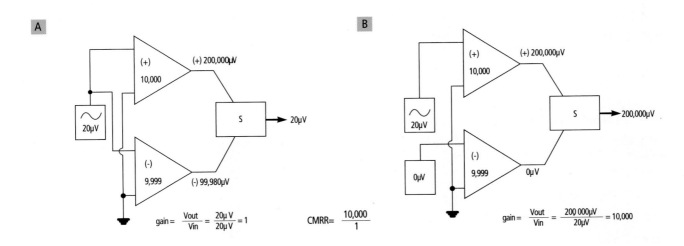

그림 7-7 | 이중 증폭

A: Common-mode 신호의 증폭비율(Gain)=1, B: Difference-mode 신호의 증폭비율(Gain)=10,000, CMRR=10,000:1.(From Dumitru D, Walsh NE: Electrophysiologic instrumentation. In Dumitru D (ed): Clinical Neurophysiology. Philadelphia, Hanley and Belfus, 1989[8])

법칙(E=I×R)을 따른다. 신체 신호는 교류처럼 변화하므로 기록전극과 증폭기의 저항(resistance, R)은 저항(resistance)과 용량(capacitance)을 고려한 교류 저항(impedance)으로 대치되어, E=I×Z을 따르게 된다.[4] 생체, 기록전극, 증폭기 회로를 단순화하였을 때, 이 회로에 흐르는 전류는 동일하고, 생체에서 발생된 활성 전위(E_{total})는 기록전극(Z_{elec})과 증폭기(Z_{amp})를 지나면서 감소되는 전위의 정도와 같다($E_{total}=E_{elec}+E_{amp}$). Ohm의 법칙에 따라 다음과 같이 공식은 $E_{total}=I×Z_{elec}+I×Z_{amp}=I×(Z_{elec}+Z_{amp})$로 표현될 수 있다. $I=E_{amp}/Z_{amp}$를 공식에 대입하면, $E_{total}=E_{amp}/Z_{amp}×(Z_{elect}+Z_{amp})$로 표현된다. 화면에서 관찰되는 전위($E_{amp}$)는 증폭기의 교류 저항($Z_{amp}$)을 전극의 교류 저항($Z_{elec}$)과 증폭기의 교류 저항($Z_{amp}$)의 합으로 나눈 값과 신체 신호($E_{total}$)를 곱하여 구하여 진다($E_{amp}=(E_{total}×Z_{amp})/(Z_{elec}+Z_{amp})$). 이는 증폭기의 교류 저항이 전극의 교류 저항보다 많이 커야 전극의 교류 저항을 최소화 하여 신체 신호를 잘 관찰할 수 있다는 의미이다.[5] 즉, 증폭기의 교류 저항이 기록 전극의 교류 저항보다 커야 신체에서 기록된 전기 신호가 기록 전극에서 상쇄되지 않고 증폭기에 감지된다.

전기진단 장비에서 사용되는 증폭기는 2개의 증폭기로 구성된 이중 증폭기(differential amplifier)이다. 활성 전극(active electrode 또는 E1)에는 양의 방향으로 증폭시키는 증폭기(noninverting amplifier)가 연결되고, 참고 전극(reference electrode 또는 E2)에는 음의 방향으로 증폭시키는 증폭기(inverting amplifier)가 연결된다. 두 증폭기로 전달된 신호가 합쳐질 때, 동일한 신호는 서로 상쇄되고 동일하지 않은 신호만이 증폭되는데 이것이 이중 증폭의 개념이다.

이 때, 상쇄되는 신호를 common-mode 신호라고 하며, 상쇄되지 않은 신호를 difference-mode 신호라고 한다. 실제 완전히 동일한 증폭기는 불가능하므로 해당 이중 증폭기가 동일 신호를 상쇄할 수 있는 능력은 common-mode 신호의 증폭비율을 difference-mode 신호의 증폭비율과 비교한 비율로 구할 수 있고, 이를 CMRR (common mode rejection ratio)이라고 하며 이는 10,000：1 이상이어야 한다 (그림 7-7).[5]

3. 주파수 여과 장치

주파수 여과 장치(Filter)의 기능은 원하는 주파수의 파형을 얻고 필요치 않은 신호, 즉 잡음을 제거하는 것이다. 고주파 여과기(High frequency filter)는 높은 주파수의 신호를 제거하는 여과기이며 저주파 통과 여과기(low-pass filter)라고도 불린다. 저주파 여과기(Low frequency filter)는 낮은 주파수의 신호를 제거하는 여과기이며 고주파 통과 여과기(high-pass filter)라고도 불린다. 각 검사에 적절한 주파수 여과 장치를 설정하여 각 전위의 잠시, 진폭, 지속기간을 정확히 측정할 수 있다(표 7-1).[4]

4. 스피커

근전도 검사에서, 특히 침 근전도 검사에서는 파형의 변화 뿐 아니라 소리의 변화로도 비정상 소견을 알 수 있다.[1]

표 7-1 | 추천되는 주파수 여과 범위 설정

검사항목	저주파 여과 범위	고주파 여과 범위
운동 신경 전도(motor NCV)	2~10 Hz	10,000 Hz
감각 신경 전도(sensory NCV)	2~10 Hz	2,000 Hz
일반 근전도(routine EMG)	20~30 Hz	10,000 Hz
정량적 근전도(quantitative EMG)	2~5 Hz	10,000 Hz
단일섬유 근전도(SFEMG)	500~1,000 Hz	10,000~20,000 Hz
체성감각 유발전위(SEP)	1~10 Hz	500~3,000 Hz

5. 아날로그-디지털 신호 변환기

전기진단 장비에서는 아날로그-디지털 신호 변환기(A/D converter)로 생체학적 신호를 실시간으로 디지털 신호로 변화시켜 파형을 기록한다. Sine wave의 아날로그 신호를 디지털 신호로 변환하기 위해서는 한 cycle 동안 최소한 2회의 추출이 있어야 하며, 이를 Nyqvist frequency 혹은 minimum sampling frequency라고 한다. 따라서 아날로그 신호가 가진 해상도를 최소한으로 유지하면서 신호를 추출하기 위해서는 해당 파형을 구성하는 가장 빠른 주파수 신호의 2배의 빈도로 추출을 해야 한다. 실제로 적합한 해상도의 디지털 파형을 얻기 위해서는 Nyqvist frequency의 3배의 빈도로 추출을 해야 한다.

6. 평균화기(Averager)

잡음은 줄이고 본래의 전위를 잘 기록하기 위해 근전도기의 평균화 기능을 이용한다. 평균화의 목적은 전위/잡음 비(signal-to-noise ratio, $S/N=\{S \times (\sqrt{n})\} \div A$)를 호전시키는 것이다(S signal's amplitude; $\sqrt{n}$, square root of the number of averages performed; A, noise's amplitude). 유발 전위 검사, 감각 신경전도 검사(특히 신경 병증이 있어 전위 진폭이 감소된 경우)처럼 기록되는 전위의 진폭이 작은 경우에 이용된다.[1]

7. 음극선관

전기진단 검사에서 얻은 파형은 음극선관(cathode ray tube, CRT)에 기록되며 화면의 수평축은 소인 속도(sweep speed, millisecond/division), 수직축은 민감도(sensitivity, mV or μV/ division)를 나타낸다.[1]

8. 자극기

자극기(Stimulator)는 신경을 흥분시키기 위해 전기 자극을 주는 장치로 0.5~1 ㎝ 정도의 직경을 가진 음극(cathode)

표 7-2 | 전기자극 시 artifact를 줄이기 위한 방법

자극기과 기록 전극 사이의 팔/다리 둘레의 땀을 제거한다.
피부와 자극기, 피부와 기록 전극 사이의 저항을 줄인다.
전극풀(electrolyte paste)은 최소한으로 사용한다.
자극기의 음극과 양극 사이에 전극풀은 쓰지 않도록 한다.
자극기와 기록 전극 사이에 바디로션이나 화장품은 제거한다.
접지 전극(ground electrode)은 자극기와 기록 전극 사이에 위치시킨다.
자극 강도는 초최대자극(supramaximai stimulation)까지만 올린다.
음극을 중심으로 양극을 회전하며 자극한다.
자극 위치에 접근하기 위해 침 전극으로 자극을 할 수 있다.
Constant-voltage 자극보다는 constant-current 자극 방법을 사용한다.

과 양극(anode)이 2~3 ㎝의 거리를 두고 고정되어 있다. 신경을 자극할 때는 자극하고자 하는 지점에 음극이 놓이게 하며 이때 음극 밑에 위치한 신경에서는 탈분극이 일어나게 된다. 일반적으로 피부 표면에서 자극하지만 서혜부의 대퇴 신경과 같이 깊은 곳에 신경이 위치한 경우 자극기의 음전극에 침 전극(needle electrode)을 연결해 직접 신경 근처에서 자극하기도 한다. 이 경우 피부를 통과할 때 통증은 있지만 낮은 자극 강도로도 검사하고자 하는 신경을 쉽게 흥분시킬 수 있는 장점이 있다. 전기 자극의 강도를 조절하는 유형에 따라 전류를 일정하게 유지하고 전압이 임계 저항(impedance)에 따라 변화하는 자극기(constant－current stimulator)와 전압은 일정하게 유지되면서 전류가 변화하는 자극기(constant－voltage stimulator)로 구분할 수 있다. 전류를 일정하게 유지하는 것이 좀 더 일관성 있게 자극을 조절할 수 있는 것으로 알려져 있다. 전기 자극시 발생할 수 있는 artifact를 줄이기 위해서는 표 7-2의 방법을 사용할 수 있다.

Ⅳ. 신경 전도 검사(Nerve conduction study, NCS)

1. 신경 전도 검사

1) 서론

신경 전도 검사는 운동 신경, 감각 신경 또는 혼합 신경(mixed nerve)에 대해 전기 자극을 통해 탈분극을 유도하고 이로 인해 유발된 활동 전위가 신경을 따라 전파된 것을 자극 지점에서 떨어진 부위의 신경이나 근육에서 기록하는 것을 말한다. 신경 전도 검사에서 전위를 기록하기까지의 과정을 간단히 살펴보면, 자극기(stimulator)를 통해 신경에 전기 자극을 주면 유발된 활동 전위가 신경을 통해 전파되며 이 전위가 신경이나 근육에 위치한 기록 전극(recording electrode)을 통해 근전도기로 받아들여진 후 증폭기(amplifier)와 주파수 여과장치(frequency filter)를 거쳐 필요 없는 잡음(noise)은 제거되고 순수하게 신경과 근육의 파형만이 증폭된다. 이렇게 기록된 아날로그 신호(analog signal)는 아날로그 – 디지털 신호 변환기(A/D converter)를 거쳐 디지털 신호(digital signal)로 바뀌어 음극선관(CRT)을 통해 화면에 나타나고 검사자는 파형의 잠시, 진폭, 지속시간, 신경 전도 속도 등 원하는 지표를 측정하게 된다(그림 7-6).[3]

2) 나이와 온도의 영향

신경 전도 검사 결과에 영향을 미치는 인자 중에 온도와 나이가 중요하다. 온도가 낮아지면 잠시(latency)가 지연되고 신경 전도 속도(conduction velocity)가 감소하며 지속 시간(duration)은 증가한다. 신경 전도 검사를 시행할 때 일반적으로 피검자의 피부 온도를 32℃ 이상으로 유지하여 검사하는 것이 좋다.

나이에 의한 영향으로 신생아 시기에는 정상 성인의 1/2 수준을 보이고, 신경 전도 속도는 수초화가 진행되면서 급속히 빨라져 3~5세가 되면 성인 값에 도달하게 된다. 이후 30~40세 정도의 나이부터 신경 전도 속도가 서서히 감소하게 된다.[1,2]

3) 신경 자극

신경 전도 검사에서는 대체로 낮은 자극 강도(intensity)부터 시작하여 점차 높은 자극 강도로 올리면서 검사하는데 화면에 나타나는 활동 전위의 크기나 모양이 변화가 없을 때의 강도를 최대(maximal) 자극 강도라고 하고, 그보다 작은 자극 강도를 주는 것을 최대하(submaximal) 자극, 최대 자극보다 약 20~33% 정도 초과한 강도로 자극하는 것을 초최대(supramaximal) 자극이라고 한다. 운동 신경 및 감각 신경 전도 검사와 F파 검사에는 주로 초최대 자극을 사용해 자극하며, H반사를 검사하는 경우에는 최대하 자극을 이용한다.

일반적으로 건강한 신경을 완전히 자극하려면 자극 강도는 100~300 V 또는 5~35 mA 정도면 충분하지만 신경 질환이 생긴 경우 신경의 흥분성이 감소하기 때문에 400~500 V 또는 60~75 mA 정도의 높은 자극 강도가 필요하게 된다. 자극기에서 흘러나오는 전기 자극의 지속 시간(duration)은 일반적으로 0.01~0.1 ms 범위를 사용하며 1.0 ms 이상의 자극 시간은 환자가 견디기 힘들고, 0.05 ms보다 짧은 경우 효과적인 자극을 주지 못한다.

4) 신경 전도 검사의 기록

기록 전극(Recording electrode)으로는 신경 및 근섬유에서 나오는 모든 활동 전위를 기록하는데 유용하고 사용이 간편한 표면 전극을 주로 사용한다. 그러나 신경 손상이 심하거나, 부종이 심해 표면 전극으로 전위가 기록되지 않을 때는 침 전극을 신경 근처나 근육에 삽입해 사용한다. 전극은 기능에 따라 활성 전극(active electrode 또는 E1), 참고 전극(reference electrode 또는 E2) 및 접지 전극(ground electrode)으로 구분한다. 검사에서 기록되는 모든 파형은 활성 전극과 참고 전극 사이의 전위차를 기록하는 것으로 참고 전극은 활성 전극에 대해 비교 전극의 역할을 한다. 이에 비해 접지 전극은 자극기와 활성 전극 사이에 부착하고 땅에 연결된 접지선과 연결되어 건물에 설치된 피뢰침과 같이 환자를 전기 자극의 위험으로부터 보호하는 역할을 한다.

신경 전도 검사에서는 일반적으로 파형을 명명할 때 기저선(baseline)을 중심으로 위쪽으로 올라가는 파형을 음성(negative) 파형, 아래로 내려가는 경우를 양성(positive) 파형으로 명명한다. 정상적으로 운동 및 감각 신경 전도 검사에서 기록된 전위는 음성 파형으로 시작되는 이상성(biphasic) 또는 삼상성(triphasic) 파형을 보인다. 이렇게 기록된 전위는 잠시, 진폭, 신경 전도 속도와 같은 신경 전도 검사에서 중요한 지표를 측정하여 각 검사실에서 설정한 참고치와 비교하여 이상 유무를 판정하게 된다.[6]

2. 운동 신경 전도 검사(Motor nerve conduction study)

1) 운동 신경 검사의 원칙

인체에 분포하는 신경 중 순수하게 운동 신경 섬유만을 가진 신경은 존재하지 않고 한 신경 줄기 안에는 운동 및 감각 신경 섬유를 모두 포함하고 있다. 운동 신경 전도 검사는 운동 신경에서 직접 신경 활동 전위를 직접 기록하지 않고 근육에서 기록하므로 복합근 활동 전위(compound muscle action potential, CMAP) 또는 M-반응(M-response)이라고 한다. 근전도기의 주파수 여과 범위(filter)는 10~10,000 Hz, 기록 소인 속도(sweep speed) 2~5 msec/division, 민감도(sensitivity)는 1~5 mV/divison으로 한다.

운동 신경 전도 검사에서 기록 전극의 위치는 검사하고자 하는 신경의 원위부 근육에 부착하여 검사한다. 예를 들면, 정중 신경에서 단무지 외전근(abductor pollicis brevis)에 기록전극을 부착한다. 활성 전극(E1)은 그 근육의 운동점(motor point)에 부착하는데 이 부위는 신경이 근막(epimysium)을 뚫고 근육으로 들어가는 곳으로 일반적으로 근육의 중간 지점이나 가장 볼록한 근복(muscle belly)에 존재하며 전기적으로 활성도가 매우 높은 곳이다. 참고 전극(E2)은 동일한 근육의 건이나 건이 뼈에 부착하는 곳

처럼 근육의 탈분극이 더 이상 전달되지 않는 전기 불활성(electrical inactivity) 지역에 부착하며, 이와 같이 검사하는 것을 근복 - 건 기록법(belly-tendon recording)이라고 한다.

신경의 자극점은 검사하고자 하는 운동 신경의 주행 경로를 따라 기록 전극보다 근위부의 두 지점 또는 세 지점 이상을 자극한다. 검사하는 신경마다 적절한 자극 위치가 정해져 있다. 이렇게 두 부위 이상의 지점을 자극하여 자극 지점 사이 신경 분절의 기능을 평가할 수 있다(그림 7-8).

2) 복합근 활동 전위의 측정 지표

운동 신경 전도 검사에서는 전형적으로 음성파(negative spike)와 양성파(postive spike)의 순으로 구성된 이상성(biphasic) 파형을 보인다. 운동 신경 검사의 복합근 활동 전위에서 측정하는 지표(parameters)는 일반적으로 기시 잠시, 진폭, 신경 전도 속도, 지속시간 등이다(그림 7-9). 그 외에도 면석(area), 상승 시간(rise time) 등을 측정해 변수로 사용한다. 신경 손상이 있는 경우 일반적으로 ① 진폭의 감소, ② 잠시의 지연과 전도 속도의 감소, ③ 반응이 유발되지 않는 경우의 세 가지 형태의 소견을 보일 수 있다.

(1) 기시 잠시

기시 잠시(Onset latency)는 자극을 준 후 활동 전위의 음성 파형이 기저선에서 처음 시작되는 점까지의 시간으로 가장 빠른 신경 섬유를 통해 전달된 활동 전위가 처음 기록

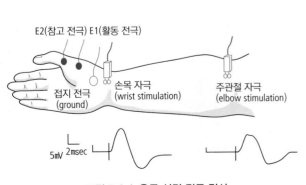

그림 7-8 | 운동 신경 전도 검사

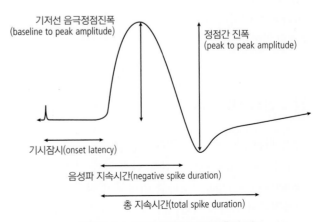

그림 7-9 | 복합근 활동 전위의 측정 지표

될 때까지의 시간을 의미한다.

(2) 진폭

운동 신경 전도 검사에서 진폭(amplitude)은 주로 ㎷ 단위로 표시되며 기저선에서 음성 정점까지 측정하는 것이 일반적이다. 진폭은 대부분 신경 축삭의 전체 수와 지배 받는 탈분극된 근섬유의 수를 잘 반영하는 것으로 알려져 있다.

(3) 신경 전도 속도

운동 신경 전도 검사에서 신경 자극 후 측정한 기시 잠시에는 ① 운동 신경의 전도 시간(nerve conduction time), ② 신경근 접합부의 지연 시간(neuro-muscular transmission time), 그리고 ③ 근섬유가 활동 전위를 발생하는데 걸리는 시간이 모두 포함된다. 그러므로 운동 신경 전도 속도(nerve conduction velocity, NCV)를 구하기 위해서는 원위부와 근위부의 두 지점을 자극하여 근위부와 원위부 잠시의 차이를 구하면 신경근 접합부와 근섬유에서 소모되는 시간을 제외한 순수한 신경 전도 시간을 구할 수 있다. 검사 구간의 신경 전도 속도는 두 자극 지점사이의 거리(D)를 근위부 잠시(proximal latency, Lp)와 원위부 잠시(distal latency, Ld)의 차이로 나누어 구한다.

신경 전도 속도(㎧) = D(㎜)/Lp-Ld(㎳)

(4) 지속 시간

전위의 지속기간(Duration)은 주로 파형의 시작점(onset point)에서부터 음성 파형이 다시 내려와 기저선의 연장선과 만나는 지점까지의 음성파 지속기간(negative spike duration)을 측정한다.

3. 감각 신경 전도 검사(Sensory nerve conduction study)

1) 감각 신경 전도 검사의 원칙과 방법

감각 신경 전도 검사에서는 감각 신경 활동 전위(sensory nerve action potential, SNAP)를 기록하고 자극하는 위치와 기록전극의 위치에 따라 정방향성 검사와 역방향성 검사가 사용된다. 근전도기의 주파수 여과 범위는 20~2000 Hz, 기록 소인 속도는 1~2 msec/division으로 하며 기록 감응도는 5~10 ㎶/divison에서부터 시작한다.

정방향성(orthodromic) 검사 방법은 신체의 원위부에서 신경을 자극하고 근위부에서 기록하는 검사 방법이다. 감각 신경에서는 감각이 신경을 따라 구심성(afferent) 방향으로 전달되는데 신경 자극을 통해 유발된 활동 전위도 같은 방향으로 신경을 따라 올라가면서 전위를 기록하므로 전달 방향이 일치해 붙여진 이름이다. 정방향성 검사 방법의 한 예로 정중 감각 신경 전도 검사를 시행할 때 셋째 손가락에서 정중 감각 신경을 자극하고 손목이나 팔꿈치 등에 기록 전극을 부착하여 활동 전위를 기록하는 경우를 들 수 있다. 정방향성 검사와 반대 방향으로 검사하는 것을 역방향성(antidromic) 검사라고 한다. 즉, 손목에서 정중 신경을 자극하고 셋째 손가락에 전극을 부착하여 전위를 기록하여 자극 지점이 기록 전극보다 근위부에 위치한다. 정방향성 방법과 역방향성 방법 결과에서 잠시나 전도 속도 결과는 동일하나, 진폭은 다른 결과를 보인다. 일반적으로 역방향성 방법에서 정방향성 방법보다 기록 전극이 위치한 피부와 감각 신경의 거리가 더 가까워 활동 전위의 진폭이 더 크다.

감각 신경 전도 검사에서는 신경에서 직접 활동 전위를 기록하므로 한 지점에서만 자극해도 신경 전도 속도를 구할 수 있으며, 정중 신경이 손목에서 눌리는 수근관 증후군과 같이 신경의 손상 부위를 명확히 해야 하는 경우에는 각 분절에 해당하는 지점을 각각 자극하여 병변 부위를 찾을 수 있다.

기록 전극은 신경의 주행 방향에 따라 해부학적인 특정 지점에 활성 전극을 부착하고, 참고 전극은 활성 기록 전극과 4 ㎝ 정도 떨어진 지점에 부착한다. 두 전극 사이의 거리가 4 ㎝일 때 최대의 진폭을 얻을 수 있다. 자극 지점과 활성 전극사이의 거리는 일정하게 고정시켜 검사하는 것이 일관된 결과를 얻을 수 있어 좋다(그림 7-10).

2) 감각 신경 전도 검사의 측정 지표

감각 신경 전도 검사에서 잠시, 진폭, 그리고 신경 전도 속도를 측정하며(그림 7-11), 이상 소견으로 잠시의 지연, 진폭 감소, 신경 전도 속도의 감소를 보일 수 있고 전위가 유발되지 않을 수 있다.

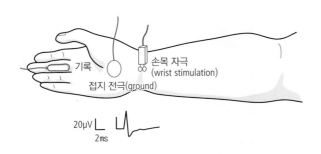

그림 7-10 | 감각 신경 전도 검사

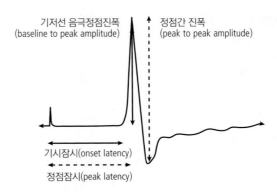

그림 7-11 | 감각 신경 활동 전위의 측정 지표

(1) 잠시

감각 신경 전도 검사에서 잠시는 순수하게 자극점부터 기록 전극까지의 신경 전도 시간만 포함되며, 일반적으로 기시 잠시(onset latency)와 정점 잠시(peak latency)를 함께 측정한다. 기시 잠시는 기저선에서 파형이 음성 파형으로 올라가는 시작점까지의 시간으로 감각 신경 섬유 중 가장 빠른 전도 속도를 가진 신경 섬유의 잠시를 의미한다. 정점 잠시는 음성 정점(negative peak)까지의 잠시를 측정하는 것으로 artifact나 기저선의 잡음이 심한 경우 기시 잠시보다 측정이 용이하다.

(2) 진폭

감각 활동 전위에서 진폭은 운동 신경 전도 검사 보다 매우 작아 μV 단위로 기록되며, 주로 기저선에서 음성 정점(baseline to negative peak), 또는 음성 정점에서 양성 정점(negative peak-to-positive peak)까지의 진폭을 측정한다. 진폭은 개인에 따른 차이가 많지만 동일한 사람의 좌우의 차이를 비교하여 평가하며 일반적으로 50% 이상 차이를 보이는 경우에 비정상 소견으로 판정한다.

(3) 신경 전도 속도

감각 신경 전도 검사에서 측정한 잠시가 순수하게 신경의 전도 시간만 포함하고 있으므로 속도=거리/시간을 적용해 쉽게 계산할 수 있다.

　신경 전도 속도(㎧)
　= 자극점에서 활성 전극까지의 거리(㎜)/잠시(㎳)

4. 운동 및 감각 신경전도 검사의 판독

1) 잠시의 지연

운동 및 감각 신경전도 검사에서, 말단부의 탈수초화, 굵은 유수신경섬유의 손실, 축삭 지름의 감소, 그리고 기록 부위의 온도 저하 등에 의한다. 대표적 질환으로는 광범위하게 병변을 일으키는 다발성 신경병증, 국소 병변인 수근관 증후군 등이 있다.

2) 진폭의 감소

(1) 운동 신경 전도 검사

기록 전극이 위치한 근육에서 신경 지배를 받는 근섬유의 밀도가 감소한 경우(전각세포 질환, 신경병증, 국소적 근섬유 괴사)나 근섬유 내의 활동 유발전위를 생성할 수 있는 기능적 이상(근육 병증)이 있을 때, 그리고 시간 분산(temporal dispersion), 전도차단(conduction block)으로 인해 진폭의 감소를 보일 수 있다. 또한 기술적 오류로 기록 전극이 잘못 부착되거나, 기록 부위의 부종, 최대하 자극의 경우에도 발생할 수 있다.

(2) 감각 신경 전도 검사

시간 분산, 전도차단, 심한 축삭 협착, 굵은 유수 신경섬유의 과도한 손실이 있는 경우에 발생하고 기술적 오류로 기록 전극이 잘못 부착되거나, 기록 부위의 부종, 최대하 자극의 경우에도 진폭의 감소를 나타낼 수 있다.

(3) 시간 분산과 전도차단

① 시간 분산

말초 신경은 여러 직경을 가지는 유수 섬유로 구성되어 있고 각 축삭은 전기 자극에 의해 거의 동시에 활동 전위를 발생한다. 그러나 각 축삭의 전도 속도는 조금씩 차이가 있어 자극 전극의 위치를 근위부로 이동하여 기록 전극과 자극 전극 사이의 거리가 길어지면 그 차이가 더 커지게 되어 동시성이 떨어진다. 따라서 이로 인해 유발된 전위는 지속 기간이 길어지고, 전위의 진폭이 감소하는 결과를 초래하게 되며 이를 시간 분산이라고 한다. 시간 분산은 정상 신경에서도 관찰되어 생리적 시간 분산(physiologic temporal dispersion)이라고 한다.

정상에서 신경 자극을 완관절로부터 근위부인 액와부까지 시행하였을 때 운동신경 전도 검사에서는 전위의 시간 분산과 진폭의 변화는 적어 형태가 비슷하게 유지 되나 감각신경은 근위부로 자극점이 이동되면 진폭의 감소가 크다. 이는 감각활동전위의 지속기간이 짧아 위상 상쇄(phase cancellation)에 의해 시간 분산의 현상이 현저하게 반영된 결과이다(그림 7-12).

병적인 경우로 다발성 탈수초화를 초래하는 갈랑 바레 증후군(Guillain-Barre syndrome), 만성 염증성 탈수초 다발성 신경병증(chronic inflamatory demyelinating polyneuropathy) 등에서는 일부 신경 섬유만 침범되어 운동 신경과 감각신경의 시간 분산이 크게 증가하게 된다(그림 7-13).

② 전도차단

슈반세포나 축삭의 손상이 있어 손상 부위를 경유하여 활동 전위가 전달되지 않는 경우를 전도차단(conduction block)이라고 한다. 전도차단은 여러 경우에 발생할 수 있어 신경 절단으로 인한 축삭과 수초의 손상, 탈수초 병변, 신경 압박, 신경의 국소빈혈에서 손상 원위부로 활동 전위의 전달이 이루어 지지 않는다. 임상에서 가장 흔히 경험하게 되는 경우는 신경 압박, 국소빈혈로 손상부 원위부 자극으로 유발된 전위의 진폭에 대한 근위부 자극으로 기록된 전위의 진폭 차이를 평가하여 진단한다. 일반적으로 운동신경 전도검사에서 25 ㎝ 구간을 검사할 때 근위부 진폭이 25% 이상 감소하면 전도차단으로 평가한다.

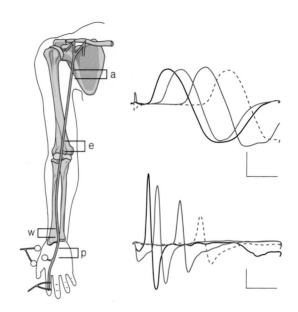

그림 7-12 | 정중 운동 신경 활동 전위와 감각 신경 활동 전위의 기록
자극지점: 손바닥(p), 손목관절(w), 수관절(e), 액와부(a). 운동신경활동전위 진폭의 변화는 적으나 감각신경활동전위의 진폭은 근위부 자극에서 많이 감소. 이는 생리학적 시간분산에 의한 정상 소견[19]

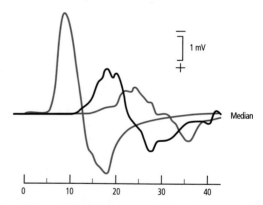

그림 7-13 | 급성 염증성 탈수초 병변 환자에서 발병 11일째 기록한 운동 신경 전도 검사
근위부자극에서 활동전위의 지속기간이 15% 이상 증가되어 시간 분산이 크게 증가된 소견[20]

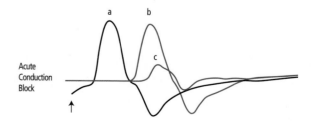

그림 7-14 | 족하수를 보이는 환자에서 기록한 비골 운동 신경 전도 검사
자극지점(a), 족관절부(b), 비골두(c), 슬와부. 비골두와 슬와부 사이에서 전도차단의 소견[16]

활동전위의 진폭 감소가 시간 분산에 의한 것인지 전도차단에 의한 것인지의 감별은 활동 전위의 면적으로 정확히 평가할 수 있다. 시간 분산에서는 면적의 감소가 거의 없거나 위상 상쇄에 의한 다소의 감소를 보일 수 있으나, 전도차단의 경우에는 면적의 감소를 보인다(그림 7-14).[2]

3) 전도 속도의 감소

운동 및 감각 신경 전도 검사에서, 광범위한 탈수초화, 굵은 유수신경의 손실, 국소적 또는 다발성 탈수초화, 심한 축삭의 협착, 그리고 기록 부위의 온도 저하 등에 의한다. 대표적 질환으로는 탈 수초화가 주된 병변인 길랑 바레 증후군, Charcot-marie-Tooth disease, 만성 염증성 탈수초 신경병증 등이 있다.[2]

5. 후기 반응

운동 신경 전도 검사에서 복합근 활동 전위(또는 M-반응)가 나타나고 어느 정도 시간이 경과한 후 후기 반응(late response)이 나타난다. 후기 반응 중 신경 전도 검사에서 유용하게 관찰되는 것은 F파(F-wave), H반사(H-reflex), 그리고 축삭 반사(axon reflex) 등이 있다.

1) F파(F-wave)

(1) F파의 발생 기전

1950년 Magladary와 McDougal은 척골 운동 신경(ulnar motor nerve) 전도 검사에서 복합근 활동 전위(M-response)가 유발된 후 약 30 ms 후에 나타나는 작은 반응을 처음 기록하고 이를 F파로 명명하였다. F파는 운동 신경에 초최대 자극을 가할 때 근위부로 전달된 역방향성 자극이 운동 신경세포 집단(motor neuron pool)을 흥분시키고, 이 중 1~2%의 흥분된 운동 신경 세포에서 발생한 방전(discharge)이 알파 운동 신경을 타고 되돌아 나와 발생한 것으로 설명하고 있다(그림 7-15).

(2) F파의 진단적 응용과 측정변수

일반적인 신경 전도 검사로는 말초 신경의 근위부를 평가

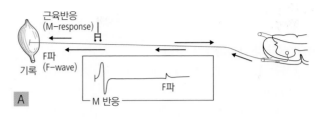

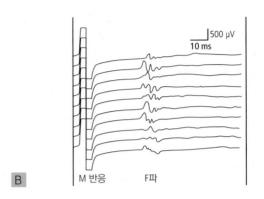

그림 7-15 | F파의 발생기전

하는데 어려움이 있는데 F파 검사를 이용하여 운동 신경의 근위부 평가에 유용한 정보를 준다. 신경에 전반적인 이상이 초래되는 다발성 말초 신경병증(peripheral polyneuropathy)이나 신경근병증 등과 같이 근위부 신경에 이상이 있을 때 부가적인 정보를 얻을 수 있으며 그 외에도 상부 운동 신경원(upper motor neuron)의 영향에 따른 운동 신경절의 흥분성 검사에도 이용된다.

F파는 신체의 어느 근육에서나 기록할 수 있으며, 특히 손발의 작은 근육에서 쉽게 기록할 수 있다. F파를 유발하기 위한 자극 및 기록 전극의 위치는 일반적인 운동 신경 전도 검사와 같으며 자극할 때 음극을 근위부로 향하게 하며 초 최대 자극을 주면 F파가 유발된다. 이때 한 신경에서 자극 회수는 10~20회 정도가 적당하다.

F파는 자극을 가할 때 유발되는 전위의 진폭과 잠시가 일정하지 않으며 잠시와 진폭, 지속성(persistence) 등의 지표를 측정하는데, 이중 가장 중요한 것은 잠시이다. 일반적으로 잠시 중 최소 F파 잠시(minimal F latency)를 측정하여 결과를 해석한다.

2) H반사(H-reflex)

(1) H반사의 기전과 검사방법

H반사는 1918년 Hoffmann에 의해 처음 기술되었으며, Hoffmann을 기념하는 의미로 H반사로 명명되었다. H반사는 근육에서 기원하는 Ia 구심성 감각 신경을 자극하여 구심성으로 전달된 전위가 척수의 후각(dorsal horn)에서 단일 시냅스를 통해 같은 근육을 지배하는 알파 운동 신경으로 전달되어 내려와 기록되는 복합근 활동 전위이다. 그 반사궁 안에는 감각 신경과 운동 신경의 두 종류의 신경이 모두 관여한다.

　H반사의 일반적인 검사 방법은 슬와(popliteal fossa)에서 경골 신경(tibial nerve)을 음전극을 근위부로 하여 자극하고 장딴지의 비복근 및 가자미근(gastrocnemio-soleus muscle)에 활성 전극을 부착하여 기록하며, 자극 후 약 30 ms가 경과한 뒤 관찰된다(그림 7-16). H반사를 시행할 때 전기 자극은 혼합 신경 안에서 감각 신경을 선택적으로 자극하기 위하여 최대하 자극 강도로 0.5~1.0 ms의 상대적으로 긴 지속 시간의 자극을 사용한다.

(2) H반사의 임상적 유용성 및 측정 지표

H반사는 우선 근위부 말초 신경의 전도 상태를 평가하는 데 주로 사용되며 잠시가 가장 중요한 측정 지표이다. H반사의 잠시는 구심성 감각 신경 섬유와 원심성 운동 신경 섬유로 구성되는 전체 경로를 반영하며, 나이와 다리의 길이와 높은 상관 관계를 가진다. H반사의 평균 잠시는 29.8±2.74 ms 정도이다. H반사 검사에서 전위가 한쪽에서만 유발되지 않거나, 양측 잠시의 차이가 1.5 ms 이상인 경우 제1천추 신경근병증을 의심할 수 있다. 또한 알콜성, 요독성(uremic) 및 당뇨병성 신경병증과 같이 다양한 다발성 신경병증(polyneuropathy)에서는 양측의 H반사의 잠시가 길어지거나 유발되지 않는다.

6. 그 외 특수한 반응 검사

1) 순목 반사(Blink reflex)

순목 반사는 각막 반사(corneal reflex)와 같이 삼차 신경을 자극하면 뇌간의 시냅스를 거쳐 안면 신경을 통해 안륜근

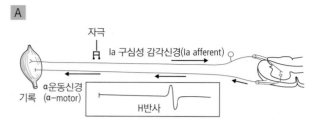

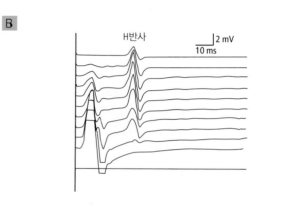

그림 7-16 │ H반사의 발생기전

(orbicularis oculi)의 수축이 일어나는 것으로 전기진단학적인 검사 방법을 통해 이 경로를 평가할 수 있다.

　기계적인 자극이나 전기 자극을 삼차 신경의 눈확위 신경(supraorbital nerve)에 주면 같은 측의 안륜근에서 짧은 잠시의 R1 반응과 늦은 잠시의 R2 반응이 기록되며 자극의 반대측 안륜근에서도 R2 반응이 나타난다. R1 반응은 뇌교(pons)를 통해 전파되는 짧은 반사 경로이며 R2 반응은 뇌교와 외측 연수(lateral medulla)를 모두 거치는 좀더 복잡한 경로를 가진다(그림 7-17). 정상 소견은 동측 R1은 13 msec 이내이어야 하고 동측과 반대측 R2는 각각 40 msec, 41 msec를 넘지 않아야 한다. 삼차 신경에 손상이 오는 경우 자극이 유입되는 구심성 공통 경로(afferent common pathway)의 이상이므로 같은 쪽의 R1, R2와 반대쪽 R2, 즉 모든 반응의 잠시가 지연되며, 얼굴 한쪽의 안면 신경에 이상이 있는 경우 병변이 있는 쪽에서 기록된 R1과 R2 반응의 잠시가 지연된다. 이와 같이 R1과 R2 잠시의 이상이 나오는 유형에 따라 삼차 신경, 삼차 신경의 감각 신경핵, 연수, 안면 신경 등 반사 경로의 어느 부분에 손상이 있는지를 알 수 있어 뇌간의 손상 부위를 규명하는 데 좋은 정보를 제공한다.

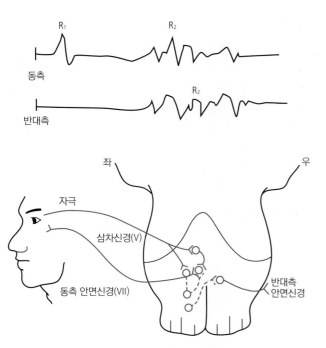

그림 7-17 | 순목 반사의 발생기전

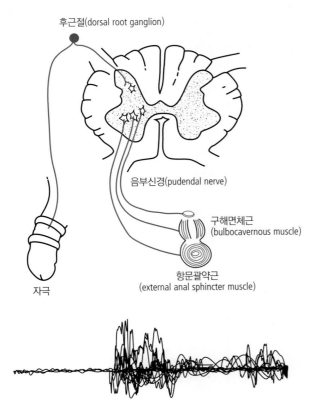

그림 7-18 | 구해면체반사의 발생기전과 전위기록

2) 구해면체 반사(Bulbocavernous reflex, BCR)

구해면체 반사는 신경학적 검사에서 척수 손상이나 하부 천수 신경절(lower sacral segment)의 기능을 평가하는데 유용한 검사 방법이다. 임상적으로 귀두(glans penis)나 음핵(clitoris)을 자극할 때 항문의 괄약근이 수축이 일어나는 것이 정상적인 구해면체 반사 소견이다.

전기진단 검사로 귀두나 음핵의 음부 신경(pudendal nerve)를 전기 자극하고 외부 항문 괄약근(external anal sphincter)이나 구해면체근(bulbocavernous muscle)에서 기록할 때 약 33 ms 정도의 잠시를 보이는 반사가 나타난다 (그림 7-18). 이 검사를 통해 장, 방광 및 성 기능을 평가하는데 도움을 줄 수 있다. 특히 척수 손상의 일반적인 평가나 신경인성 방광의 검사에 이용되며, 반응이 유발되지 않거나 잠시가 지연되면 비정상 소견이다. 또한 당뇨병성 신경병증이나 이차적인 신경 손상에 따른 발기 부전(impotence)의 경우에도 잠시가 지연된다.

7. 신경 반복 자극 검사(Repetitive nerve stimulation study)

1) 신경근 접합부의 해부생리학적 구조와 생리

신경근 접합부는 운동 신경의 축삭 종말(axon terminal, 또는 presynaptic terminal)과 근섬유에 존재하는 시냅스 후막(postsynaptic membrane), 그리고 그 사이에 존재하는 연접 틈새(junctional cleft)로 이루어진다. 신경근 접합부의 신경 전달 물질은 아세틸콜린(acetylcholine, ACh)으로 축삭 종말에는 ACh 분자를 10,000여 개 정도 함유한 수많은 소포(vesicle)가 존재한다. 운동 신경 축삭에서 발생한 탈분극이 축삭 종말에 도달하면 연접 틈새에 있던 Ca^{++}이 축삭 종말 안으로 유입되고, 이 Ca^{++}은 ACh이 소포로부터 연접 틈새로 방출되도록 촉발한 후 다시 연접 틈새로 유출된다. 유리된 ACh은 시냅스 후막에 분포된 ACh 수용체에 작용하여 근섬유의 탈분극을 일으키며, 정상에서는 신경 흥분에 의해 유리되는 ACh이 근섬유의 탈분극을 일으키는데 필요한 양의 약 3~5배 정도로 충분히 넓은 안전 범위(safety margin)를 가지고 있어 모든 신경 흥분이 빠짐 없이 근육의 탈분극으로 연결된다.

2) 신경 반복 자극 검사 방법과 임상적 적용

신경 반복 자극 검사는 운동 단위(motor unit) 구성 요소 중 신경근 접합부(neuromuscular junction)의 병변인 중증 근무력증(myasthenia gravis), 근무력 증후군(myasthenic syndrome), 보툴리눔 독소증(botulism) 등의 진단을 위해 주로 사용된다.

신경 반복 자극 검사에서 기록과 자극 강도는 운동 신경과 같으며 자극 빈도는 5 Hz 이상을 고속(high rate) 자극, 5 Hz 미만을 저속(low rate) 자극이라고 한다. 앞서 신경근 접합부 생리에서 언급한 Ca^{++}이 축삭 종말에 머무는 시간이 100~200 ms이므로 고속 자극에서는 Ca^{++} 축적에 의한 Ach 방출의 촉진(facilitation)이, 저속 자극에서는 Ca^{++} 유출에 의한 Ach의 고갈(depletion)이 일어난다.

저속(low rate) 반복 자극 검사는 중증 근무력증과 같이 신경근 접합부의 시냅스 후막에 이상이 있는 질환의 진단에 주로 이용된다. 신경을 2~3 Hz 정도의 저빈도로 자극하여 복합근 활동 전위를 연속적으로 기록하면 정상인 경우 진폭에 변화가 나타나지 않지만, 중증 근무력증에서는 첫째 자극으로 유발된 전위에 비해 이후에 유발된 전위에서 진폭이 점차 감소하게 된다(그림 7-19). 일반적으로 첫째 자극과 둘째 자극 사이의 진폭 감소가 가장 크고, 첫째 전위에 비해 5~6번째 유발된 전위의 진폭이 10% 이상 감소하게 되면 비정상으로 판정한다. 저속 반복 자극 검사로 중증 근무력증을 진단할 때 민감도는 약 60~70% 정도인 것으로 알려져 있다(그림 7-19).

고속(high rate) 반복 자극 검사는 시냅스 전막(presynaptic membrane)에 병소가 있는 근무력 증후군이나 보툴리즘의 진단에 사용하며, 20~50 Hz 빈도의 자극을 사용한다. 시냅스 전막의 이상이 있는 질환에서는 주로 ACh의 방출이 저하된 경우로 일반적인 운동 신경 전도 검사에서 복합근 활동 전위가 특징적으로 낮은 소견을 보이는데, 고빈도 자극을 시행하면 Ca^{++}이 축삭 종말에 축적되어 ACh 방출이 촉진되므로 복합근 활동전위는 첫 번째 전위에 비해 적어도 2배 이상(220~1900%) 증가하게 된다(그림 7-19). 시냅스 전막 질환에서 저속 자극을 시행하면 진폭이 감소하는 양상을 보이지만 시냅스 후막 질환처럼 특징적인 소견을 보이지는 않는다.

V. 침 근전도 검사(Needle electromyography)

1. 서론

운동 신경계는 대뇌피질과 척수에 이르는 상부 운동계와 전각세포, 말초신경, 신경-근 접합부, 근육, 근육 내의 근수축 요소를 포함하는 하부 운동계로 나뉘며 근전도 검사는 근 위약을 유발할 수 있는 상기 각 구조들의 보존 상태(integrity)를 평가한다.[2]

일반적으로 명명되는 근전도 검사는 신경전도 검사 침 근전도 검사로 나뉘며 침 근전도 검사는 침 전극을 근육 내에 삽입하여 근육의 전기적 활동을 기록하는 검사이다. 근육도 신경과 마찬가지로 휴식기에는 분극 상태(polariza-

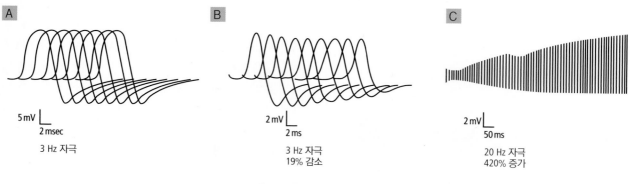

A

5 mV
2 msec
3 Hz 자극

B

2 mV
2 ms
3 Hz 자극
19% 감소

C

2 mV
50 ms
20 Hz 자극
420% 증가

그림 7-19 | 신경 반복 자극 검사

tion)이나 신경의 자극에 의해 탈분극이 일어나면서 전기 활동이 발생되는데 이를 근 활동 전위(muscle action potential)라 한다. 전각세포, 말초 신경, 신경-근 접합부, 근육으로 이루어진 하나의 운동단위(motor unit)는 여러 개의 근섬유를 지배하고 있다. 하나의 운동단위가 흥분할 때는 여러 개의 근섬유가 동시에 흥분하게 되고 침 근전도 검사에서는 각각의 근섬유에서 발생되는 활동전위의 시간적 공간적 합을 관찰하게 되고, 이를 운동단위 활동 전위(motor unit action potential)라고 부른다.[2]

침 근전도 검사는 환자에게 이학적 검사를 실시한 후 각 증상과 징후에 따라 검사할 근육을 선택하게 된다. 검사과정은 4단계로 구성되고 1, 2단계는 휴식기에, 3, 4단계는 근육의 수축기에 검사한다. 1단계는 침 전극을 근육에 삽입할 때 발생되는 삽입 전위(insertional activity)를 관찰하고, 2단계는 근육을 이완시키고 자발 전위(spontaneous activity)를 관찰하며, 3단계는 최소한의 수축을 시켜 개개의 운동단위 활동 전위의 모양과 점증 양상(recruitment pattern)을, 4단계에서는 최대한의 수축으로 운동단위 활동 전위의 간섭 양상(interference pattern)을 관찰한다.[7]

검사는 일정한 계획안에 의해서 시행되기 보다는 원칙을 지키면서 환자의 이학적 검사 소견과 진행되어가는 검사소견을 근거로 융통성을 가지고 접근하는 것이 바람직하다. 따라서 검사는 반드시 의사가 시행하여야 한다. 또한 검사를 시작하기 전에 환자에게 검사 과정과 검사의 목적을 설명하여 환자가 이해하고 있어야 불안을 줄일 수 있다.[7]

2. 침 전극의 종류

침 근전도 검사에 사용되는 전극으로는 단극침상 전극(monopolar needle electrode), 동일침상 전극(concentric electrode)이 가장 많이 사용되고 그 외에 동측전극(coaxial electrode), 단일섬유 전극(single fiber electrode) 등이 있고 단일섬유 전극은 근섬유 하나의 활동 전위를 기록하는 단일섬유 근전도(single fiber electromyography)에 사용된다.[5]

3. 근전도 검사의 원칙

1) 운동단위 활동 전위의 기록
침 근전도로 기록되는 전위는 볼륨전도를 통한 세포외 기록(extracellular recording)이며 양극상으로 시작되는 삼상성 파(initially positive triphasic wave)를 나타내고 전위의 크기는 세포와 기록 침 전극의 공간적 관계에 의해 결정된다. 정상에서는 신경자극(neural impulse)에 의해 각 근육세포에서 동시에 방전(discharge)이 발생하여 운동단위 활동 전위를 이루나 탈신경된 근육에서는 각 섬유가 신경자극 없이 개별적으로 발화(fire)하게 된다. 이러한 자발전위를 찾아내는 것이 침 근전도 검사에서 중요한 소견이다.

2) 검사 전 고려사항
항 응고제 사용 중이거나 출혈 경향이 있는 환자, 전신성 감염 환자, 심장 판막의 질환 환자, 지나치게 불편해 하는 환자, 비만 환자에서는 주의를 요한다.

3) 검사 과정
• 병력 조사와 이학적 검사
• 환자와 검사기의 준비
• 병력과 이학적 검사를 통해 내린 임상 진단에 따라 검사할 근육을 선택
• 삽입 전위와 자발 전위의 평가
• 운동단위 활동 전위의 특징과 점증 양상의 조사
• 결과의 분석

4. 검사 단계

1) 삽입 전위
침 전극을 근육 내에 삽입하거나 움직일 때 짧은 전기적 활동전위의 돌발(burst)이 관찰된다. 이 삽입전위(insertional activity)는 평균 몇 백 msec 지속되고 정상에서는 300 msec 이하이다. 탈신경된 경우와 근육병증에서는 삽입 전위가 증가하고, 침 전극이 지방조직 내에 있거나 근육이 섬유화된 경우, 그리고 허혈로 인해 근육이 괴사(necrosis)된 경우에는 삽입 전위가 감소한다(그림 7-20).

2) 자발 전위

자발 전위는 근육의 휴식기에 관찰되는 전위를 말한다. 정상에서는 침 전극을 근육에 삽입하면 일정 기간의 삽입 전위를 보이게 되고 그 이후에는 침 전극이 종판대(end plate zone)에 위치하지 않는 한 전기적으로 조용하다. 종판은 한 개의 근섬유에 말단의 축삭이 근육과 접합하여 형성된 신경-근 접합부를 의미하며 침 전극이 종판에 위치하면 정상 근육에서도 종판잡음과 종판전위가 동시에 또는 따로 나타날 수 있다. 비정상 자발 전위로는 섬유 자발 전위, 양성파, 복합 연속 방전, 근긴장성 전위, 섬유속 자발 전위, 섬유성 근간대경련 방전 등이 있다.

(1) 정상 자발 전위

① 종판잡음(end plate noise)

종판잡음은 침 전극이 종판에 위치할 때 관찰되는 전위로 아세틸콜린이 자발적으로 방출되어 형성된 축소형 종판전위(miniature end-plate potential)의 반영으로 알려져 있다. 지속기간 0.5~2 msec, 진폭 10~40 μV의 단상성 음성전위(monophasic negative potential)로 조개껍질 소리(sea shell murmur)를 내며 침 전극 삽입부위의 통증이 심하다(그림 7-21).

② 종판전위(end plate potential)

침 전극이 종판에 위치할 때 관찰되고 지속기간은 3~5 msec, 진폭은 100~200 μV로, 불규칙적으로 발화하며, 음극상으로 시작되는(initial negative) 이상성(biphasic, negative-positive) 또는 삼상성(triphasic, negative-positive-

negative) 전위이다. 이 전위는 아세틸콜린이 충분히 분비되어 형성된 역치상 종판전위(suprathreshold end-plate potential)의 반영이다(그림 7-21).

(2) 비정상 자발 전위

① 섬유 자발 전위(Fibrillation potential)

섬유 자발 전위는 하나의 근육섬유가 자발적으로 탈분극되는 것으로 지속기간 1~5 msec, 진폭 20~400 μV의 양극상으로 시작되는(initial positive) 이상성(biphasic, positive-negative) 또는 삼상성(triphasic, positive-negative-positive) 전위로 대체로 규칙적인 리듬을 가지며 1~50 Hz의 빈도로 발화되고 양철지붕위에 비가 떨어지는 소리(rain on tin roof)를 낸다. 이 전위는 여러 경우의 근육병증, 신경병증(전각세포병증, 신경근병증, 말초신경병증 등)에서 주로 관찰된다(그림 7-22).

② 양성파(Positive sharp wave)

Jasper와 Ballem에 의해 처음 보고 되었고 탈신경된 근육에서 관찰되는 전위로 큰 양극상 파 뒤에 작은 음극상 파가 따르는 형태로 지속기간은 몇 msec에서 100 msec 사이이다. 임상적 의미는 섬유 자발 전위와 같으며 1~50 Hz의 빈도를 보인다(그림 7-22).

③ 섬유 자발 전위와 양성파

섬유자발전위와 양성파는 신경병증과 근육병증에서 관찰된다. 이들의 심도는 발현되는 수에 따라 4단계로 나뉘며 신경병증의 경우 수상 후 1~3주에 관찰되나 이

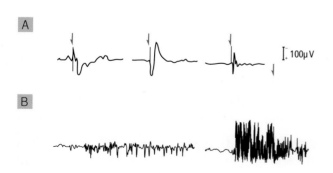

그림 7-20 | 삽입 전위 A: 정상 삽입 전위, B: 증가된 삽입 전위[41]

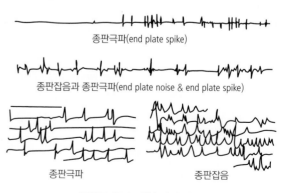

그림 7-21 | 정상 자발 전위[9]

시기는 손상 부위와 검사 근육 사이의 거리에 의해 결정된다. 즉 거리가 멀면 발현 시기가 늦어진다. 그 예로 신경근병증의 경우 척추 주위근에서는 발병 후 7~10일에, 사지(limb) 근육에서는 약 21일에 나타나는 것으로 알려져 있다(그림 7-22).

④ 복합 연속 방전(Complex repetitive discharge)
간단한 또는 복잡한 파형의 전위가 지속적으로 이어지는 것으로 진폭은 50 μV-1 mV이고 0.3~150 Hz의 빈도로 규칙적으로 발화되며 반복되는 파형은 같은 모양을 갖는다. 이 전위는 오토바이가 공회전하는 소리를 내며 갑자기 시작되고 갑자기 멈춘다. 이 전위가 관찰되는 경우는 근육병증과 만성적인 탈신경 상태, 즉 전각세포병증, 만성적인 신경병증 등이고 정상에서도 장요근(iliopsoas), 이두박근(biceps brachii) 근육에서 보일 수 있다(그림 7-23).

⑤ 근긴장성 전위(Myotonic discharge)
근긴장은 근수축 후에 근이완이 지연되는 현상을 말하며 임상적으로 근육의 강한 활동 뒤의 휴식기에서 더 잘 관찰된다. 전위의 모양은 삼상성이거나 양성파이며 빈도와 진폭이 증가되고 감소(wax and wane)되는 변화를 보이고 침 전극을 움직일 때나 근 수축 후에 관찰된다. 이 전위는 근긴장성 이영양증증(myotonic dystrophy), 선천성 근긴장증(myotonia congenita) 등의 근육병에서 관찰된다(그림 7-24).

⑥ 섬유속 자발 전위(Fasciculation potential)
임상적으로 근육의 자발적 수축이 관찰되는 것을 섬유속 자발이라고 하고 침 전극을 근육에 삽입하였을 때 관찰되면 섬유속 자발전위라고 한다. 섬유속 자발전위는 한 운동단위에 속해 있는 근육 섬유가 동시에 탈분극 된 것이다.

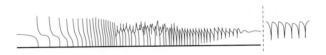

그림 7-24 | 근긴장성 전위[41]

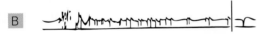
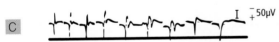

그림 7-22 | 비정상 자발 전위
A: 섬유 자발 전위, B: 양성파, C: 섬유 자발 전위와 양성파

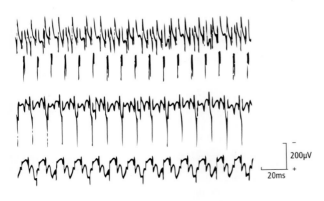

그림 7-23 | 복합 연속 방전

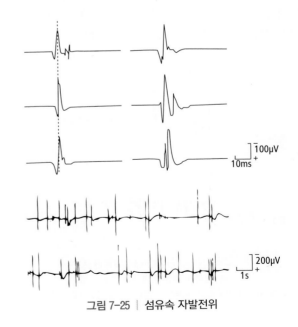

그림 7-25 | 섬유속 자발전위

섬유속 자발전위의 모양은 정상 운동활동전위 또는 다상성 운동활동전위의 모양을 가지며 0.1~10 Hz의 빈도로 불규칙하게 발화된다. 이 전위는 근육병증, 만성적인 신경근병증이나 신경병증에서 주로 관찰된다(그림 7-25).

⑦ 섬유성 근간대경련 방전(Myokymic discharge)

벌레가 움직이는 것 같은 피부의 움직임을 섬유성 근간대경련이라고 하고 침 근전도로 기록되는 것을 섬유성 근간대경련 방전이라고 한다. 정상적인 모양의 운동활동전위의 돌발(burst)이 0.1~10 Hz의 빈도로 규칙적, 반복적으로 나타나며 각 돌발 사이는 전기적으로 조용하다. 섬유성 근간대 경련 방전은 정상에서도 안륜근(obicularis oculi)의 경련이 있을때 관찰되며 질병으로는 다발성 경화증(multiple sclerosis) 또는 뇌간의 종양이 있을 때 보이며 사지의 근육에서는 방사선 치료 후에 보이는 경우가 많다(그림 7-26).

3) 최소한의 수축에서 관찰되는 전위

(1) 운동단위 활동 전위의 평가

휴식기 검사 후 환자에게 최소한의 수축을 시키면 한 운동단위(motor unit)의 지배를 받는 근육들에서 발생되는 각 운동단위 활동 전위를 분리하여 관찰할 수 있다. 한 운동단위에 속해 있는 각 근섬유들은 한 곳에 위치하지 않고 산재되어 있으며 이 근육 섬유들에서 발생되는 전기적 활

동들의 합을 침 전극으로 기록한다. 각 근섬유와 침 전극 사이의 거리와 전달 속도가 각기 다르므로 이들이 공간적, 시간적으로 합하게 되면 이상성, 삼상성의 운동단위 활동 전위(motor unit action potential)를 관찰하게 된다(그림 7-27-1).

운동단위 활동 전위의 모양은 진폭(amplitude), 상승시간(rise time), 지속기간(duration), 위상수(phase)로 표현되며 전위의 진폭은 음극정점과 양극 정점사이의 크기를 말하며 기록 침전극의 500 ㎛ 이내의 근섬유 수에 의해 영향을 받으며 12개 이하의 근섬유에 이루어진다. 발화되는 근섬유와 침 전극 사이의 거리가 멀어질수록 감소하고 운동

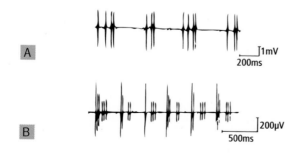

그림 7-26 | 섬유성 근간대경련 방전
A: 방사선 치료에 의한 신경총 손상
B: 수근관 증후군 환자에서 관찰된 섬유성 근간대경련 방전9

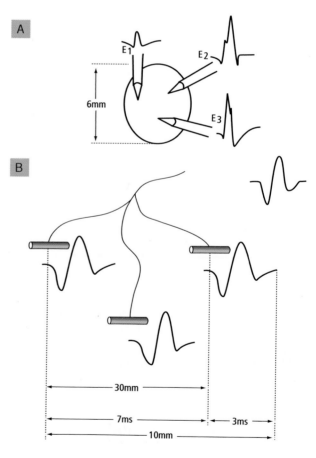

그림 7-27-1 | 운동단위 활동 전위
A: 한 운동단위에 속한 근육섬유가 6 ㎜의 타원형 영역 속에 산재되어 있고 세 위치에서 기록된 세 개의 운동단위 활동 전위는 같은 운동단위의 특성을 표현하고 있음
B: 각각의 근육섬유로부터의 활동전위가 통합되어 한 개의 운동단위 활동 전위를 형성하고, 지속기간은 각 근육섬유의 공간적, 시간적 합에 의해 형성9

단위 활동 전위는 침 전극이 가능한 한 하나의 운동단위에 속해 있는 근섬유들에 가까이 위치하도록 하여 기록하며 이를 위해 상승시간이 동일한 침상전극을 사용할 때 0.5 msec 이하, 단일 침상 전극의 경우는 0.8~1.0 msec가 되도록 한다.

운동단위 활동 전위의 지속기간은 전위가 기저선에서 벗어났다 다시 돌아오는 지점 간의 시간 간격을 말하며 각 근섬유의 종판에 이르는 가장 짧은 말단 축삭과 가장 긴 축삭의 길이 차이, 그리고 말단 축삭과 근섬유의 전도속도에 의해 결정된다.

위상은 근전도기의 화면상에서 전위가 기저선을 교차

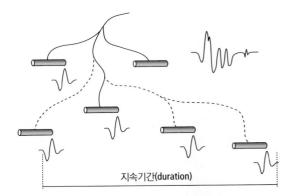

그림 7-27-2 | 신경병증에서의 다상성 운동단위 활동 전위
신경병증에서, 탈신경된 근육섬유 주위의 정상적인 운동단위의 축삭이 신경지배를 하므로(점선 표시), 새로 형성된 종판의 거리가 길어져 진폭이 크고 지속기간이 긴 다상성 운동단위 활동 전위를 형성함[9]

하는 수에 하나를 더한 수로 정의되고, 기저선을 교차하지는 않으나 전위 극상의 변화는 회전(turn)이라고 한다(그림 7-28).

정상 운동단위 활동 전위는 진폭 0.3~5 ㎷, 지속기간 3~16 msec의 이상성, 삼상성 전위이고 위상이 5 이상이면 다상성 운동단위 활동 전위로 비정상 소견이다. 그러나 정상근육에서도 관찰되는 전위 중 12~35%는 다상성 운동단위 활동 전위(polyphasic motor unit potential)를 보일 수 있다.

병적 소견으로 신경 병변에서 탈신경된 근육 섬유가 생기고 시간이 경과하면서 탈신경된 섬유에 대해 정상 신경에 의해 측방 발화가 이루어져 한 전각세포가 지배하는 근섬유의 수가 많아지므로 큰 진폭과 긴 지속기간의 다상성 운동단위 활동 전위(large amplitude, long durtion polyphasic motor unit potential)를 나타내게 된다(그림 7-27-2). 근육병증에서는 근세포의 변성, 위축이 발생되고, 한 운동단위에 속하는 근섬유수가 감소되어 작은 진폭, 짧은 지속기간의 다상성 운동단위 활동 전위(small amplitude, short duration polyphasic motor unit potential)가 나타난다(그림 7-27-3).[1]

(2) 점증 양상(recruitment pattern)의 평가
약한 수축기에 운동단위 활동 전위의 발화 빈도와 동원에 대한 정량적 검사를 할 수 있다.

하나의 운동단위 활동 전위가 처음 동원될 때 발화빈도를 시작 빈도(onset frequency)라 하고, 두 번째 운동단위 활

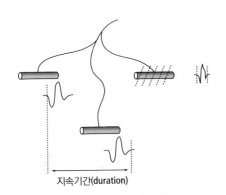

그림 7-27-3 | 근육병증에서의 다상성 운동단위 활동 전위
근육병증에서 한 운동단위에 속한 근육섬유의 소실로 종판의 거리가 감소하고, 운동단위 활동 전위의 지속기간이 짧아지며 소실된 근육섬유로 인해 전체적인 통합이 잘 안 되므로 여러 위상수와 회전을 가진 다상성 운동단위 활동 전위를 형성함[9]

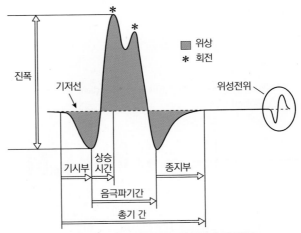

그림 7-28 | 운동단위 활동 전위의 측정 지표
진폭, 상승시간, 지속기간, 위상수, 회전[41]

동 전위가 동원 될 시점의 첫 번째 운동단위 활동 전위의 발화 빈도를 점증 빈도(recruitment frequency)라 한다. 정상에서는 시작 빈도가 5~12 ㎐, 동원 빈도가 7~16 ㎐이나 근육마다 다소 차이가 있다. 화면에 여러 모양의 운동단위 활동 전위가 보일때 가장 빠르게 발화하는 운동단위 활동 전위의 발화 빈도를 운동단위 활동 전위 종류의 수로 나눈 것을 점증비(recruitment ratio)라고 하며 정상에서는 5 이하이다. 점증비가 10 이상이면 운동단위(functional motor unit)가 소실되어 있음을 의미한다.[1,2]

4) 최대 수축기에서 관찰되는 전위

휴식기와 최소 수축기의 검사 후 피검자에게 최대 수축을 시키면 한 운동단위에서 발생되는 운동단위 활동 전위의 발화 빈도가 증가하고, 이어서 다른 운동단위에서 발생되는 운동단위 활동 전위가 나타나며, 점차로 각 운동단위 활동 전위의 발화 빈도와 참여하는 운동단위의 수가 증가되면서 근전도기 화면에서 개개의 운동단위 활동 전위를 분리하여 관찰할 수 없고 기저선을 볼 수 없게 된다. 이를 간섭양식(interference pattern)이라고 하고, 앞서 설명한 각 운동단위가 점차로 동원되어 가는 현상을 점증양식(recruitment pattern)이라고 한다. 관찰되는 소견으로 정상소견은 기저선을 볼수 없는 것으로 완전(full) 간섭양식이라고 하고, 이상 소견은 그 정도에 따라 감소(reduced), 이산(discrete), 단일(single) 간섭양식으로 평가한다(그림 7-29).[2] 병적 소견으로 신경병증에서는 동원되는 운동단위의 수가 감소하므로 감소, 이산, 단일 간섭양상을 보이고, 근육병증에서는 운동단위의 수는 정상이고, 근 섬유가 위축 또는

수의 감소를 보이므로 작은 진폭, 짧은 지속기간의 다상성 운동단위 활동 전위와 조기 점증양식(early full recruitement)을 보이게 된다.[1,2,8]

5. 단일섬유근전도 검사(Single fiber electromyography, SFEMG)

단일섬유근전도 검사는 하나의 운동단위에 속한 근섬유에서 발생되는 전위를 기록하는 것으로 일반 침 근전도 검사의 추가 검사로 사용될 수 있다. 이 검사 시행에는 쌍극 침 전극으로 종판대(end plate zone)를 자극하여 유발된 전위를 기록하는 방법과 특수 침 전극을 근육에 삽입하여 최소한의 수축을 유도하면서 유발된 진위를 기록하는 두 가지 방법이 있다. 이 검사에 적절한 주파수 여과 범위(frequency setting)는 low frequency filter는 300~100 ㎐, high frequency filter는 10,000~20,000 ㎐이다. 기록 민감도는 0.2~1 ㎷/㎝이며, 기록 소인속도는 0.5~1 msec/㎝이다. 유발된 전위 중 200 ㎶ 이상의 진폭과 300 usec 이내인 전위를 평가해야 한다. 측정 변수로는 섬유밀도(fiber density)와 jitter가 있다. 섬유밀도는 기록전극 반경 내의 섬유 수를 말하고 jitter는 한 운동단위에 속한 서로 다른 두 개의 근섬유에서 발생되는 전위사이 기간의 변동을 말한다(그림 7-30). 섬유밀도의 정상치는 근육과 연령대 별로 차이가 있고, 신경병증의 경우 증가를 보인다. jitter는 MCD (mean value of consecutive differences)로 나타내고 중증 근무력증과 같은 신경-근 접합부 질환, 만성 신경병증 등에서 증가를 보일 수 있다. 정상 이두박근의 섬유밀도의 평

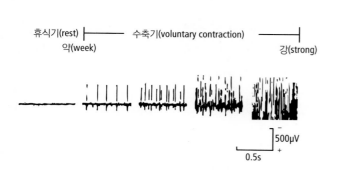

그림 7-29 | 휴식기와 수축기의 수축강도에 따라 관찰되는 간섭양상[41]

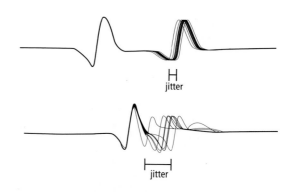

그림 7-30 | 단일섬유근전도 검사의 기록

균치는 1.25이고 jitter는 55 usec 이하를 정상으로 평가한다.

6. 침 근전도 검사의 판독(Interpretation)

환자의 이학적 검사소견과 신경전도, 침 근전도 소견을 근거로 진단을 하게 된다. 전각세포, 말초신경, 신경-근 접합부, 근육을 포함하는 운동단위의 각 병변에 따라 특징적인 소견을 보이게 되나 같은 부위의 손상에서도 환자마다 차이를 보일 수 있어 각 환자에 따른 판독이 요구된다.

VI. 각 병변에 따른 소견

1. 운동 신경세포 병변(전각세포 질환)

운동 신경세포 병변에서는 감각신경전도 검사는 정상 소견을 보이고 운동신경전도 검사는 침범 정도에 따라 다르다. 즉 운동신경전도 검사가 경도의 병변에서는 정상 소견을 보이나 중등도 또는 중도의 경우에는 비정상 소견을 나타낼 수 있으며 주로 진폭의 감소를 보인다. F파와 H반사와 같은 후기 반응은 정상소견을 보인다.

침 근전도 소견의 이상이 주된 소견으로 침범된 운동세포 지배를 받는 모든 근육에서 비정상 자발 전위와 큰 진폭과 긴 지속기간의 다상성 운동단위 활동 전위, 점증 양상(recruitment pattern)의 감소를 나타낸다.

2. 신경병증

말초신경은 뇌신경(cranial nerve), 신경근(nerve root), 상완신경총(brachial plexus), 그리고 정중신경, 비골신경 등의 개별 신경을 포함하며 말초신경병증은 각 신경의 병변인 단발성 신경병증(mononeuropathy), 여러 신경을 동시에 침범하는 다발성 신경병증(polyneuropathy)으로 분류할 수 있다. 또한 수초와 축삭 중 어느 부분이 더 침범되었는가에

따라 탈수초화 신경병증(demyelinating neuropathy)과 축삭 신경병증(axonal neuropathy)으로 구분되기도 하고 국소 신경병증(focal neuropathy)에서는 그 심도에 따라 신경차단(neurapraxia), 축삭절단(axonotmesis), 신경절단(neurotmesis)로 분류한다.[2]

뇌신경병증 중에는 안면 신경병증이 가장 흔하고 신경근병증은 추간판핵 탈출증, 척추 협착증 등에 의해 발생할 수 있으며 상완신경총과 요천추신경총의 병변은 외상에 의해 발생하는 경우가 많다. 다발성 신경병증은 당뇨, 알코올성, 요독증(uremia), 악성 종양 등의 내과적 질환에 동반된 경우, 대사성 또는 독성 병변과 귈랑-바레 증후군(Guillain-Barre syndrome), 만성 염증성 탈수초 다발성 신경병증(chronic inflammatory demyelinating polyneuropathy) 등의 염증성 신경병증, 그리고 포착성 신경병증(entrapment neuropathy)에 의해 각 신경에 발생할 수 있다.

신경병증의 경우에는 일반적으로 신경전도 검사에 이상 소견을 보인다. 그러나 신경근병증에서는 신경 전도 검사가 정상 범위에 속한다. 이유는 한 근육이 대체로 두 개 이상의 신경절에 의해 지배되므로 한 개의 신경근 병변으로는 운동 신경전도 검사에서 이상 소견을 보이지 않고, 감각신경전도 검사에서는 후각 신경절이 침범되지 않기 때문이다.[1]

각 다발성 및 단발성 신경병증에서는 운동신경과 감각신경 전도 검사에서 이상 소견을 보이고 병변의 병태 생리와 심도에 따라 그 소견이 달라질 수 있다. 일반적으로 탈수초 병변에서는 잠시의 지연과 신경전도 속도의 감소를 보이고, 축삭 병변의 경우에는 활동전위의 진폭 및 면적의 감소가 주된 소견이다. 그러나 임상에서 경험하는 대부분의 신경병증에서는 두 소견이 혼합되어 나타나고 주된 소견에 따라 탈수초 또는 축삭 병변으로 분류한다. 다발성 신경병증 중 후천성으로 탈수초 병변을 주로 보이는 귈랑-바레 증후군, 만성 염증성 탈수초 다발성 신경병증 등에서는 부분적 탈수초화에 의해 활동전위의 시간분산이 뚜렷하고 전도차단의 소견을 보이나 유전성 탈수초화 병변은 신경섬유가 균일하게 침범되므로 현저한 신경전도 속도의 감소와 잠시의 지연을 보이고 활동전위의 진폭과 형태는 비교적 잘 유지된다. 국소 신경증에서는 각 심도와 시간경과에 따른 신경전도 검사 소견의 차이는 그림과 같다(그림 7-31).[11]

F파와 H반사와 같은 후기 반응은 신경병증, 특히 근위부 신경병증(예: 당뇨병성 신경병증, 신경근 병증)과 탈수초 신경병증에서 이상 소견을 보일 수 있어 소실 또는 지연을 보인다.

침 근전도 검사에서 신경차단(neurapraxia)의 경우에는 주된 소견으로 침범된 근육에서 점증 양상(recruitment pattern)의 감소를 보이고 휴식기에 소량의 비정상 자발전위를 보일 수 있으나 이에 대해서는 논란이 있다. 축삭절단(axonotmesis)와 신경절단(neurotmesis)의 경우에는 휴식기에 침범된 신경근 또는 신경의 지배를 받는 근육에서 비정상 자발전위를 보이고 약한 수축기의 다상성 운동단위 활동 전위의 증가와 최소한의 수축기에 점증 양상의 감소를, 최대 수축기의 간섭양상(interference pattern)의 감소를 나타낸다. 신경병증에서 관찰되는 다상성 운동단위 활동 전위는 시간이 경과하면서 측부발아(collateral sprouting)에 의해 전위의 진폭과 지속기간이 증가된다.

3. 신경-근 접합부 병변

신경-근 접합부 질환은 운동신경의 반복자극 검사와 침 근전도, 특히 단극 침 근전도 검사로 진단한다. 운동신경의 반복자극 검사는 저속(low rate)과 고속(high rate) 반복자극 검사가 있어 저속 반복 자극 검사(2~3 ㎐)는 주로 중증 근무력증과 같이 신경-근 접합부의 시냅스 후막에 이상이 있는 질환의 진단에, 고속 반복 자극 검사(20~50 ㎐)는 시냅스 전막(presynaptic membrane)에 병소가 있는 근무력 증후군이나 보툴리눔독소증의 진단에 사용한다.

신경-근 접합부 질환의 운동신경의 반복자극 검사 소견은 "신경 반복 자극 검사 방법과 임상적 적용"에 기술한 바와 같다.[1,2]

침 근전도 검사에서는 휴식기에 비정상 자발전위를 보일 수 있으나 대체로 정상 소견을 보이고 수축기에도 일반적으로 정상 소견을 보인다. 그러나 수축기에 관찰되는 같은 운동 단위 활동 전위의 모양의 변화를 관찰할 수 있다.

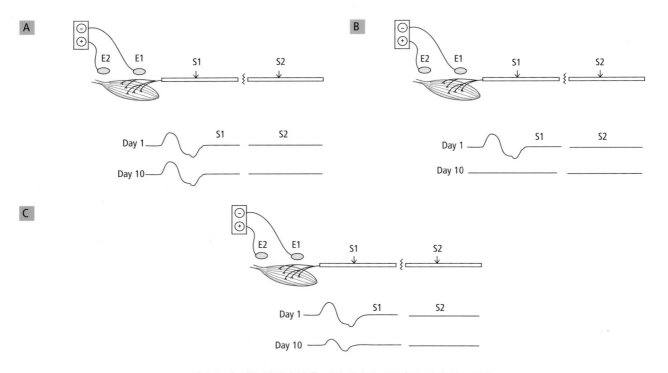

그림 7-31 | 말초 신경 손상 후 시간 경과에 따른 운동 신경 전도 검사
A: 완전 신경 차단, B: 완전 축삭 절단 또는 완전 신경 절단, C: 혼합 병변 후 복합근활동전위의 변화
E1: 활동전극, E2: 참고전극, S1: 병변 원위부 자극, S2: 병변 근위부 자극, Day1: 발병 1일 후 검사, Day 10: 발병 10일 후 검사[11]

단일섬유근전도 검사에서는 기록전극에 인접한 두 개의 근섬유에서 기록되는 전위 사이의 시간 차이의 변화(variability of interpontential difference)인 지터(jitter)가 증가하고(그림 7-30)[12] 하나의 운동단위에 속한 근섬유의 밀도(fiber density)가 신경근접합부의 재형성에 의해 증가할 수 있다.

4. 근육병증

근육병증에는 많은 질병 즉 선천성 근육병증, 다양한 근디스트로피(muscular dystrophy), 대사성 근육병증, 미토콘드리아 근육병, 전해질 불균형에 의한 근육병증, 그리고 염증성 근육병증 등이 있다.

근육병증에서는 운동 및 감각 신경 전도 검사는 대체로 정상소견을 보이나 말기에는 근 위축으로 인해 운동단위 활동 전위의 진폭의 감소를 보일 수 있다.[1]

근육병증의 특징적 소견은 침 근전도 소견으로 휴식기에 정상 소견을 보이는 경우도 있으나 대체로 비정상 자발 전위를 보이고 수축기에는 특징적인 작은 진폭, 짧은 지속기간의 다상성 운동단위 활동 전위(low amplitude, short duration polyphasic motor unit potentials)를 보이며, 조기 점증 양상(early recruitment pattern)을 나타낸다. 그러나 병변이 만성화되면 재생된 근섬유가 생기고 일부 근섬유의 활동전위가 증가되어 운동단위 활동 전위의 진폭과 지속기간이 증가를 보여 신경병증에서 보이는 다상성 운동단위 활동 전위와 감별이 어려운 경우도 있다.[2]

VII. 유발 전위 검사

1. 체성감각 유발 전위 검사

체성감각 유발 전위(somatosensory evoked potential, SEP)는 말초신경을 자극하였을 때 체성감각 경로를 따라 일어나는 일련의 전위의 변화를 말하며 시각 유발 전위나 청각 유발 전위와 더불어 유발 전위 검사 중에서 가장 많이

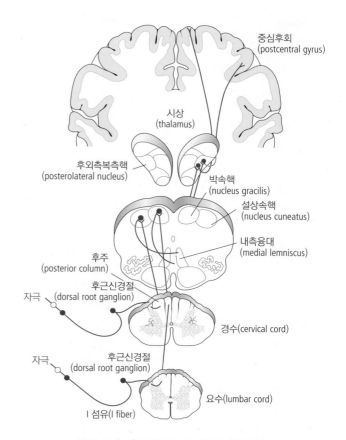

그림 7-32 | 체성감각 유발 전위의 전달 경로

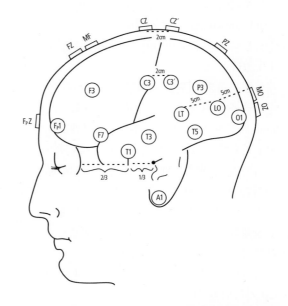

그림 7-33 | 체성감각 유발 전위 검사의 전극 부착 위치: 10-20 기록법

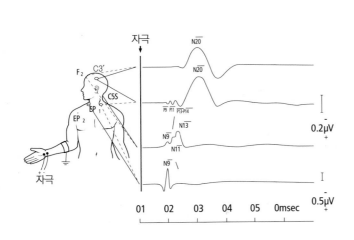

그림 7-34 | 정중신경 자극시의 체성감각 유발 전위 검사

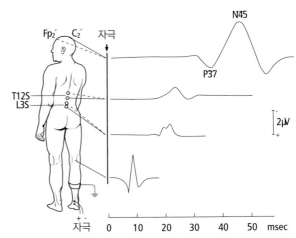

그림 7-35 | 경골신경 자극시의 체성감각 유발 전위 검사

사용되는 검사의 하나이다. 체성감각 유발 전위 검사는 1947년 Dawson이 인간의 두피에서 체성감각 유발 전위를 발견한 이후 많은 발전을 보여 보편화 되었으며 임상에 많은 도움을 주고 있다.[13]

체성감각의 전달 경로(그림 7-32)는 학자들 간에 다소의 이견이 있으나 대체로는 전통적인 후주경로(posterior column pathway)를 경유하는 것으로 알려져 있다. 즉 근섬유의 구심성 섬유 중 큰 직경을 가진 Ia 및 II섬유를 지나 척수의 후각에 도착한 후 후주(dorsal column)와 내측융대(medial lemniscus)를 거쳐 시상(thalamus)을 경유하여 체성감각피질(somatosensory cortex) 부위에 도달하는 것으로 알려져 있다.

체성감각 유발 전위를 측정할 때는 100회 이상 많은 횟수의 자극을 하여 전위를 찾아내는 평균화 기법(averaging technique)을 사용하는데 그 이유는 체성감각 유발 전위를 두피나 척수에서 기록하려 할 때 그 주위 근육의 근전도파 혹은 뇌파 등의 잡파를 제거하고 자극에 의해 유발되는 순수 전위만을 찾기 위함이다. 즉 자극 횟수가 많아지면 자극 후 일정한 시간에 나타나지 않는 잡파는 음극과 양극이 점차 상쇄되어 기준선에 가깝게 되고 보고자 하는 체성감각 유발 전위는 점차 집합되어 크게 나타나기 때문이다.

체성감각 유발 전위의 기록은 뇌파의 국제 기록법인 10-20 기록법을 사용하고 있으며(그림 7-33) 기록 방법도 여러 가지가 있으나 일반적으로 기준전극(reference elec-trode)은 FPz에 위치하며 활동전극(active electrode)은 하지의 체성감각 유발 전위 검사일 경우에는 Cz, 상지의 체성감각 유발 전위 검사일 경우에는 C3 혹은 C4에 위치시킨다. 그러나 대개는 C3 혹은 Cz보다는 이보다 약 1 ㎝ 후방인 C3′또는 Cz′에서 진폭이 더 크게 기록되기 때문에 이곳에 활성전극을 위치시키는 것이 보통이다. 지면전극(ground electrode)은 자극 부위와 기록 부위의 중간에 위치시킨다.

기록된 체성감각 유발 전위는 여러 개의 파형을 나타내는데 각 파형은 각각 다른 발생 부위를 나타내며 나타나는 전위의 위상(phase)과 잠시(latency)로 표시한다. 즉 N9는 9 msec의 잠시를 가진 음위전위를 말한다. 유발전위를 잠시에 따라 단잠시전위(Short latency potential), 중간잠시전위(Medium latency potential), 장잠시전위(Long latency potential)로 분류하기도한다. 단잠시전위는 의식의 변화에 내성이 있으며, 중간 및 장잠시전위는 각성과 여러 의식 기능에 따라 변한다. 단잠시유발전위의 진폭이 장잠시전위에 비해 크지만, 단잠시유발전위가 훨씬 일정하므로 여러 진단에 유용하다. 일반적으로 정중신경 체성감각 유발 전위의 경우 일차적 감각피질전위(primary sensory cortex potential)로 생각되는 N19까지를 단잠시전위, 그 이후에 나타나는 전위들을 장잠시전위라 하고, 하지의 경골 신경 유발전위의 경우 일차적 감각피질전위로 생각되는 P39까지를 단잠시전위, 그 이후를 장잠시전위라 한다. 장잠시에

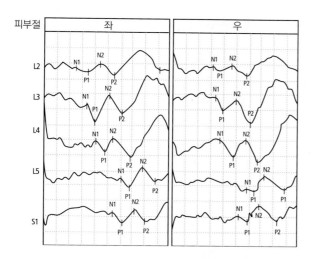

그림 7-36 | 하지의 피부절에서 자극한 체성감각 유발 전위 검사

나타나는 전위의 근원은 아직 많은 부분을 모르고 있으므로 임상적으로는 주로 단잠시의 유발 전위를 검사한다. 단잠시 내에도 여러 개의 파형이 나타나며 이 파형의 유무 및 잠시의 지연, 파형 모습의 이상 등으로 이상 여부 및 이상 부위를 판별하게 되는데, 흔히 알려져 있는 유발전위의 근원으로는 정중신경을 자극하여 나타난 체성감각유발 전위의 경우 N9가 상완신경총, N13이 후주핵, N20이 피질로 알려져 있으며, 경골신경을 자극하여 나타나는 체성감각 유발 전위의 경우 이에 상응하는 것으로 N9가 다리오금, N22가 마미, N24가 후주핵, P37이 피질에 해당하는 것으로 알려져 있다(그림 7-34, 35).[13]

체성감각 유발 전위는 자극 부위에서 기록 부위에 이르는 말초신경 및 중추신경의 기능을 모두 대변하고 있으나 중추전달시간(central conduction time) 등을 산출할 수 있으므로 중추신경계의 생리학적 기능 이상을 판별하는데 주로 사용된다.

체성감각 유발 전위 검사는 그 자극 부위 및 측정 부위 또는 측정 방법에 따라 여러 가지로 응용될 수 있다. 자극하는 부위에 따라서는 정중신경이나 경골신경 등의 감각 및 운동신경을 모두 포함하고 있는 복합신경을 자극하는 복합신경(mixed nerve) 체성감각 유발 전위 검사, 순수 감각신경만을 자극하는 감각신경(cutaneous nerve) 체성감각 유발 전위 검사, 감각신경이 지배하는 피부 영역을 자극하는 피부절(dermatomal) 체성감각 유발 전위 검사 등이 있

다(그림 7-36).[14]

또한 측정 부위에 따라서는 크게 두부에서 측정하는 것과 척수에서 측정하는 것으로 분류할 수 있다. 따라서 임상적으로는 질병에 따라 자극 부위와 기록 부위를 적절히 조합하고 응용하여야 검사의 유용성을 높이고 다양한 정보를 얻을 수 있다.

체성감각 유발 전위 검사의 목적은 체성감각 경로의 전도기능의 이상 여부 및 이상 부위를 밝혀내기 위한 것으로 체성감각의 이상을 호소하는 어떤 경우에도 시행할 수 있으므로 유발전위 검사 중 가장 많이 사용되며 중추신경계의 기능을 측정하는 임상생리학적 검사 중 가장 큰 비중을 차지하고 있다. 체성감각 유발 전위는 임상적으로 크게 말초신경병증, 신경총병변(plexus lesion), 신경근병변, 척수병변, 뇌병변, 수술 중 감시(intraoperative monitoring) 등에 이용된다.[15]

말초신경병증에서 체성감각 유발 전위를 검사하는 이유는 일반적인 감각 신경 전도 검사로는 감각 신경 활동전위를 찾을 수 없는 경우에도 축삭이 연결되어 있으면 체성감각 유발 전위를 기록할 수 있는 경우가 있으므로 그 손상 정도 및 축삭의 연결 여부를 알 수 있고 말초 신경의 재생 여부를 비교적 조기에 판별할 수 있기 때문이다. 그 밖에 말초신경의 직접적 손상 이외에도 당뇨병성신경병증, 길랑-바레 증후군 등 대부분의 말초신경병증에서 그 병변 정도 및 신경 재생 여부의 판별에 많은 도움을 준다.

신경총손상에서는 신경절전침범(preganglionic involvement)의 여부가 예후 및 치료의 방향 설정에 매우 중요한데 그 판별에 체성감각 유발 전위의 소실이 매우 중요한 단서가 된다. 즉 일반적 감각신경 활동 전위는 정상적으로 기록되나 체성감각 유발 전위는 기록되지 않고 경추부 근육에서 비정상 자발전위가 발견되면 신경절전 침범을 의미한다.

신경근병변은 대부분 신경절전 병변이므로 감각신경 활동전위는 정상적으로 나타나 환자가 호소하는 감각의 이상을 객관적으로 증명할 수 없으나, 체성감각 유발 전위에서는 이상이 나타나는 경우가 종종 있으며, 경우에 따라 감각신경 섬유만 침범한 신경근병변의 경우 일반적 침 근전도 검사는 정상인 반면, 체성감각 유발 전위 검사에서만 이상 소견이 나타나는 경우가 있다. 따라서 체성감각 유발 전위 검사는 신경근병변에서 기본적인 근전도검사의 보조

검사로서 진단을 향상시키는데 이용된다.

척수의 거의 모든 병변은 체성감각 유발 전위 검사의 대상이 되는데 후주(dorsal column)를 침범한 경우에만 이상 소견이 관찰되므로 모든 병변의 정도를 완전히 나타내지는 못하는 단점이 있으나 기존의 일반적 근전도 검사만으로는 진단하기 어려운 병변의 진단이나 병변의 부위 판별, 그 정도 및 예후 판정 등에 많은 도움을 준다. 예를 들면 다발성경화증(multiple sclerosis)이나 척추협착증(spinal stenosis), 척수공동증(syringomyelia), 종양을 포함한 척수내 병변의 진단 및 부위 판정, 정도, 경과, 예후 판정 등에 많은 정보를 제공한다. 또한 외상성 척수손상의 경우에도 불완전 손상 여부 및 예후의 판정 등에 사용된다.

뇌병변 환자에서 비정상적인 체성감각 유발 전위와 임상적인 감각소실과의 관련성은 명확하지 않다. 즉 유발 전위의 비정상 소견이 통증과 체온감각이 저하된 환자나 감각저하가 없는 환자에서도 나타날 수 있다. 하지만, 많은 뇌병변이 체성감각 유발 전위 검사의 도움을 받는데 다발성경화증은 척수의 병변에서와 같이 많은 도움을 받으며 그 외 뇌경색과 뇌출혈을 포함한 뇌졸중, 외상성뇌손상, 종양을 포함한 기타 뇌병변에서도 그 병변의 정도 및 예후 판별에 큰 도움을 받는다. 특히 다발성 경화증에서 체성감각 유발 전위 검사의 진단적인 유용성이 특히 높다. 비정상적인 단잠시전위 소견은 감각저하가 없을 때도 발견되며, 임상적으로 무증상 탈수초(silent demyelination)라고 볼 수 있다. 또한 혼수 상태 환자의 예후를 판정하거나 뇌사(brain death)를 판정하는 데에도 도움을 받을 수 있는데, 양쪽 N20/P26이 나타나지 않을 때 예후가 좋지 않으며, 환자의 80%가 사망하고 10%에서 지속적인 식물상태(Vegetative state)가 지속된다.[15]

수술 중 감시 기능은 신경 조직을 다루어야 하는 수술에서 수술 전 정상이었던 체성감각 유발 전위를 수술 중 지속적으로 모니터 함으로써 수술 조작에 의한 유발전위의 이상 변화를 조기에 파악하여 수술 중 있을 수 있는 사고를 미리 예방하고 그 후유증을 최소화하기 위한 목적으로 이용된다. 따라서 척추 및 척수 수술에는 이미 보편적으로 이용되고 있으며 그 외 대동맥 수술, 경동맥 수술, 뇌동맥류(cerebral aneurysm) 수술이나 말초신경의 수술에도 널리 이용되고 있다.

2. 자기자극 검사(Magnetic stimulation)

1980년대 이전에 고전압, 짧은 지속시간의 전기자극을 두피에 행하는 연구가 이루어졌으나, 상대적인 불쾌감 등의 문제로 인해 임상적으로 적용하는 데 부적절하였다. 1985년 Barker 등이 경두개 자기자극이 도입된 이후로 운동조절 및 대뇌피질의 기능 등 많은 새로운 분야의 연구가 이루어졌다.[16]

1) 자기자극의 특성

낮은 강도의 경두개 전기자극은 축삭둔덕(axon hillock)의 위치에 있는 흥분성 신경세포를 활성화시켜 직접 피질척수 경로로부터 단일 하강 연발(direct wave, D wave)로 전달된다. 강도를 증가할 때 피질척수 경로의 경연접 활성화를 통해 다른 volley (indirect wave, I wave)로 전달된다. 반면에 경두개 자기 자극의 경우 낮은 강도의 경우 전기자극의 경우에 비해 기록되는 전위의 기시잠시가 2 ms 정도 지연되는 걸로 보아 I wave로 전달되며, 높은 강도로 자극할 때 잠시가 같아지므로 D wave로 전달되는 것을 알 수 있다(그림 7-37).[16]

이는 전기자극의 경우 표면에서 수평 및 수직방향으로

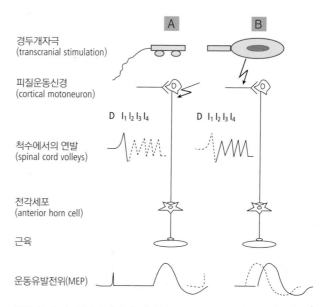

경두개자극
(transcranial stimulation)

피질운동신경
(cortical motoneuron)

척수에서의 연발
(spinal cord volleys)

전각세포
(anterior horn cell)

근육

운동유발전위(MEP)

그림 7-37 | 경두개전류자극(A)과 경두개자기자극(B) 운동피질 활성화 경로

피라미드 세포가 활성화되지만, 자기자극은 주로 생성되는 전류가 대뇌표면으로부터 평행하게 전달되므로 수직방향으로 향한 신경에 대해 더 높은 역치를 가진다고 할 수 있다. 결국 자극하는 코일의 위치가 매우 중요하며 위치의 조그마한 변화에도 운동 유발 전위(motor evoked potential)의 진폭이나 잠시에 영향을 끼친다. 자기자극은 국소회로의 억제사이신경세포(inhibitory interneuron)도 활성화하는 것으로 알려져 있다.[16]

경두개 자기자극시 기록하는 근육을 수축할 때 이완 상태에 비해 운동 유발 전위가 나타나는 역치가 낮아지며, 잠시가 짧아지고, 진폭이 증가하는 데 이를 촉진(facilitation)이라고 한다. 이런 촉진현상은 비록 촉진의 정도는 낮으나, 수축에 대한 사고 또는 반대쪽 근육을 수축해도 유발할 수 있다. 기전은 정확하지는 않지만, 피질성 혹은 척수성 흥분성이 증가되는 것으로 설명한다(그림 7-38).[17]

2) 자기자극과 코일

자기자극기는 내부에 코일이 있어서 짧고 강한 자장이 발생되며 이 때 침투된 자장에 의해 대뇌 피질 신경의 조직에서 전류가 유발되고 이 전류가 운동 피질 세포를 자극하게 된다. 자장의 강도는 테슬라(tesla, T)로 표시되며, 자극 전류는 코일 아래 원형 부위가 최대로 높으며 이상(biphasic)이거나 단상(monophasic)이다. 전류흐름의 방향과 상은

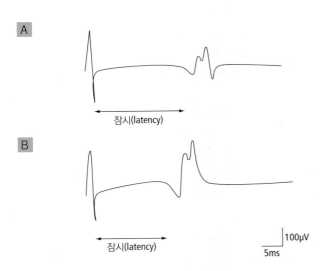

A

잠시(latency)

B

잠시(latency)

100μV
5ms

그림 7-38 | 운동 유발 전위의 촉진 현상
A: 안정 시의 운동 유발 전위, B: 근육수축 시의 운동 유발 전위

대뇌피질 내의 어떤 신경 부분이 활성화되느냐에 따라 결정되므로, 이상 자극(biphasic impulse)이 단상 자극에 비해 다양한 세포를 흥분시킨다. 단상자극은 주로 한쪽이며, 반면에 다상자극은 양쪽이 자극된다. 두정(vertex)에서 원형코일에서의 전류흐름이 시계 방향이면 좌측 반구가 활성화되며, 반시계방향이면 우측 반구가 활성화된다. 자극 코일은 원형코일(round coil), 8자형(나비형)코일(butterfly or figure of eight coil), 이중원뿔코일(double cone coil)이 있으며, 원형코일은 사이즈가 크며, 깊은 곳에 자극이 가능하지만, 국소적으로 자극되지 않는다. 반면에 8자형코일은 국소적 자극은 가능하나, 자극강도가 상대적으로 약하며, 깊은 조직으로 자극전달이 어려운 단점이 있다. 이중원뿔코일은 깊은 곳에 자극이 되어 주로 하지 근육을 기록할 때 사용된다(그림 7-39).[16]

3) 검사 방법 및 측정

단일 자기자극이 대표적인 방법이며, 자기자극기를 근전도 기계에 연결하여 자극을 가하면 기록하려고 하는 근육에 복합근 활동전위가 기록되며 이를 운동 유발 전위라고 한다. 평가는 피질역치, 잠시, 중추전도시간, 진폭, 운동 유발 전위와 복합근 활동전위의 비 등이 있다(그림 7-40).[16]

피질역치(cortical threshold)는 이완된 근육에서 큰 피라미드 세포, 피질 흥분성 및 억제성사이신경세포, 척수 운동신경 세포를 포함한 운동경로의 흥분성을 나타낸다. 약간의 근수축은 역치값을 감소시킨다. 자기자극에서의 역치는 10~20회의 연속적인 자극에 대해서 반 이상에서 50~100 μN의 유발전위가

나타나는 최소한의 자극강도라고 정의를 내린다. 피질역치를 구할 때 자극이 가장 잘 나오는 지점(Hot spot)을 정한 후에 자극강도를 낮추면서 구하는데, 8자형코일이

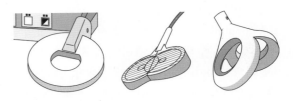

그림 7-39 | 자기자극기
A: 원형코일, B: 8자형(나비형)코일, C: 이중원뿔코일

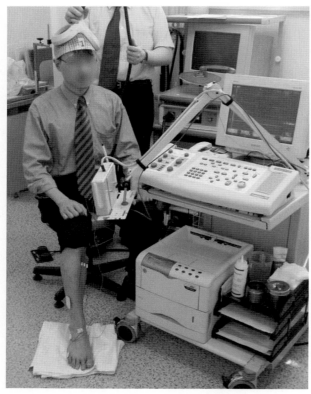

그림 7-40 │ 하지 근육에서 기록하는 경두개자기자극 모습

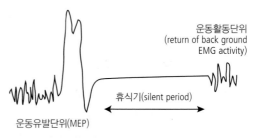

운동활동단위
(return of back ground
EMG activity)

휴식기(silent period)

운동유발단위(MEP)

그림 7-41 │ 경두개자기자극 후 기록된 운동 유발 전위와 휴식기

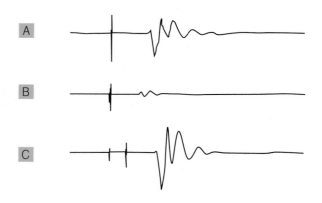

그림 7-42 │ 이중 자기자극시 기록된 운동 유발 전위
A: 단일 자기자극, B: 이중 자기자극(자극간간격: 1 ms), C: 이중 자기자극(자극간간격: 15 ms)

원형코일보다 코일의 위치에 따라 값이 쉽게 달라진다.[16]
    잠시(Latency)는 기시잠시를 이용하는데 근육수축 여부에 관계없이 잘 구할 수 있으나, 병변이 있는 경우 전위가 작을 때 촉진방법을 이용하면 주위의 운동단위활동전위로 인해 구별하기 힘들 경우가 있다. 중추전도시간(central conduction time)은 운동유발전위의 잠복기에서 말초전도시간(peripheral conduction time)을 빼 줌으로써 계산된다. 말초전도시간은 F파 검사나 신경근자극(root stimulation) 검사 등을 이용하여 구한다.[16]
    진폭(Amplitude)은 상부운동 및 하부운동신경의 활동을 합한 것이라 할 수 있다. 그러나 자극 강도 및 코일의 위치에 대해 변화가 심한 편이어서 진폭의 절대값은 임상적으로 유용하지 못하다. 그러나 반대측에 비해서 50% 이상 감소했을 때 비정상으로 해석한다. 운동유발전위/복합근활동전위 비율은 피질에 기인하는 질병에서 훨씬 유용

한 값이지만, 이 또한 역시 매우 변화가 심하다고 할 수 있다.[16]
    뇌의 가소성을 보기 위한 기능적 지도(cortical mapping)를 자기자극을 통해서 그릴 수 있는데, 주로 8자형코일을 이용해 1 ㎝ 간격으로 자극을 하여 위치에 따른 진폭을 구하여 가장 큰 진폭을 중심점으로 잡고 측정하나, 시간이 오래 걸리는 단점이 있으므로, 최근에 다양한 기능적 이미지 검사로 대체하는 분위기이다.[16]
    휴식기(Silent period)는 자기자극에 의해 수의적인 근전도 신호가 나타나지 않는 시기로 정의한다. 보통 역치 이상의 자극과 중등도의 근수축에 의해 발생한다. 휴식기 기간은 운동유발전위의 끝에서부터 근전도 신호가 다시 나타나는 기간으로 측정할 수 있다. 휴식기의 전반부는 척수 수준의 불응화(refractoriness)에 의한 것이며, 후반부는 뇌 피질의 억제에 의해 발생한다고 알려져 있다(그림 7-41).[18]

이중자기자극(paired-pulse stimulation)은 뇌운동피질의
다양한 억제성 및 흥분성의 연결을 평가하는 한 방법으
로 역치하의 조건부 자극(conditioning stimulus)을 실제 자
극(test stimulus)보다 선행해서 자극할 때 피질내 억제 또
는 촉진 현상이 보이는데, 짧은 자극간 시간(interstimulus
interval)(<5 msec)에는 운동 유발 전위의 진폭이 감소되
며, 8~20 msec의 자극간 시간에는 진폭이 증가된다(그림
7-42).[18] 이는 피질의 신경 사이의 활동을 반영하며, 피질
내 억제는 GABA에 의해 설명되고, 피질내 촉진은 글루탐
산염(glutamate)에 의한 현상으로 설명한다. 이는 많은 연
구를 통해 유용한 측정도구로 사용되었는데, 서경(Writer'
scramp)의 중추성 흥분성의 변화에 대한 것과 보툴리늄 독
소의 중추성 효과에 대한 연구 등에 이용되었다.[19] 최근에
이중 자기자극 후에 운동 유발 전위와 휴식기가 자극간 시
간에 따라 연관성이 있다는 연구보고도 있다.[20]

반복적 자기자극(repetitive transcranial magnetic stimula-
tion)을 이용하여 치료적 목적으로 많은 연구가 이루어지
고 있다. 자극 빈도에 따라 뇌피질 활성도를 조절하게 되
는데, 저빈도는 활성도를 억제하며, 고빈도자극은 활성도
를 촉진시킨다고 알려져 있다. 흥미로운 점은 뇌의 가소
성과 대뇌의 활성도의 변화로 인한 가능한 기전들을 밝히
는 데 있는데, 기능적 자기공명영상검사로 반복적 자기자
극 검사의 효과 및 기전을 보는 연구가 활발하지만, 아직
정확한 기전은 알려져 있지 않았다. 이미 우울증을 비롯해
정신과적 질환에는 치료효과가 있는 것으로 알려져 있고,
운동, 언어, 인지, 통증 등에 대해 연구가 진행 중이다.[18]

4) 안전성 및 부작용
운동피질에 대한 단일 자기자극의 부작용은 매우 드물다.
간질성 발작의 위험성이 있으나, 지금까지 소수의 예에서
보고되었다. 그러나 반복적 자기자극의 경우에는 자극방
법에 따라서 정상인이나 신경학적 병변이 있는 환자에게
서 발작을 유발할 수 있다. 따라서 자기자극의 절대적인
금기는 별로 없으나 간질의 병력이 있거나 과거 뇌동맥류
수술 등의 신경외과 수술로 뇌에 금속 물질이 삽입되어 있
는 경우, 와우이식물(cochlear implant) 및 심박조율기(pace-
maker)를 삽입한 경우에는 주의를 기울여야 한다. 정상인
에서 반복적 자기자극 후에 심전도, 뇌파, 인지기능, 신경
학적 검사 및 호르몬 수치에 변화가 없었다고 보고하므로,

경련 유도를 예방하기 위해서 반복적 자기자극의 안전한
기준에 맞게 자극 빈도 및 시간을 정할 필요가 있다.[17]

5) 여러 질환에서의 자기자극검사의 유용성
다발성 경화증(multiple sclerosis)에서 자기자극검사는 보고
에 따라서는 체성감각 유발 전위 검사보다 더 민감한 검사
로 알려져 있으며, 운동 경로 중 신경의 말이집탈락에 의
해 중추전도 시간이 지연된다. 또한 이러한 운동유발전위
잠시의 지연정도는 환자의 예후와 상관관계가 큰 것으로
알려져 있다.

경추척추증(cervical spondylosis)에 의한 척수병증의 진
단에도 자기자극검사가 체성감각 유발 전위 검사보다 민
감하다고 알려져 있는데, 이는 경추척추증에 의한 척수 병
변은 주로 척수의 전외측 1/4 부위에서 진행되기 때문에
후주경로보다는 운동경로만이 선택적으로 침범되기 때문
인 것으로 보인다.

대개 완전척수손상(complete spinal cord injury) 후에는
손상 부위 이하의 근육에서는 운동 유발 전위가 기록되지
않고 손상 부위 이상에서만 정상적으로 운동 유발 전위가
기록된다. 따라서 손상 부위 이하의 근육에서 기록한 운동
유발 전위는 운동경로의 손상 정도 평가에 이용될 수 있어
척수손상 환자의 예후 예측에 매우 유용하다.

또한 운동 유발 전위는 운동신경원 병변에서도 이상 소견
을 보이는 것으로 알려져 있다. 이상 소견으로는 운동 유
발 전위가 유발되지 않거나 잠시의 지연 혹은 진폭의 감소
등이 나타나는데 이 때 잠시의 지연은 탈수초(demyelin-
ation)보다는 신경전도속도가 빠른 축삭의 탈락 때문으로
생각되고 있다. 뇌졸중에서 환측을 자극했을 때 무반응이
나 진폭이 작은 유발 전위를 나타내며, 피질역치는 증가한
다. 그리고 경두개자기자극은 뇌졸중의 기능적 결과의 예
측인자로 알려져 있는데, 발병초기에 운동 유발전위가 나
타나면 예후가 좋다고 할 수 있다.[17]

참고문헌

1. Dumitru D: Electrodiagnostic Medicine, 2nd ed., Philadelphia: Hanley & Belfus, 2001.

2. Kimura J: Electrodignosis in diesease of nerve and muscle: Principles and practice, 3rd ed., New York: Oxford University Press, Inc., 2001.

3. Goodgold J, Eberstein A.: Electrodiagnosis of neuromuscular diseases, 2nd ed, Baltimore: Williams & wilkins, 1983, pp21-35.

4. Gitter AJ, Stolov WC: Instrmentation and measurement in electrodiagnosis. AANEM minimonograph # 16, 1995.

5. Dumitru D.: Instrumentation: Parts, Pieces, and Function. In: Finally, an instrumentation course you can understand AANEM Course C, 1995.

6. Lee HJ, Delisa JA: mAnual of Nerve Conduction Study and Surface Anatomy for Needle EMG, 4th ed, Philadelphia: Lippincott William & Wilkins, 2005, pp148-152.

7. Daube JR: AAEM Minimonograph #11: Needle examination in clinical electromyography. Muscle Nerve 1991;14:685-700.

8. Herbison GJ: Needle electromyography in nerve and muscle disease. In: Fundamentals in electrodiagnostic medicine. AANEM Course D, 1993.

9. Dumitru D:. Origins of needle electromyographic potentials. Needle EMG-fundamentals. AAEM 18th annual continuing education courses. AAEM, 1995.

10. American Association of Electrodiagnostic Medicine Binenclature Committee: AAEM glossary of terms in electrodiagnostic medicine. John Wiley & Sons, Inc., 2001.

11. Robinson LR: Peripheral nerve injury. In; TraumAtic injurty to peripheral nerve. AANEM Course E, 2007.

12. Sanders DB, Howard JF: Single fiber electromyotraphy in myasthenia gravis. AANEM Minimonograph, 1986.

13. Chippa KH: Evoked potentials in clinicla medicine, 3rd ed., Philadelphia: Lippincott-Raven Publisher, 1997.

14. Storm SA, Kraft GH: The clinical use of dermAtomAl somAtosensory evoked potentials in lumbosacral spinal stenosis. Phys Med Rehabil Clin N Am 2004;15:107-115.

15. YamAda T, Yeh M, Kimura J: Fundamental principles of somAtosensory evoked potentials. Phys Med Rehabil Clin N Am 2004;15:19-42.

16. Weber M, Eisen AA: mAgnetic stimulation of the central and peripheral nervous systems. Muscle Nerve 2002;25:160-175.

17. Sohn YH, Hallett M: Motor evoked potentials, Phys Med Rehabil Clin N Am 2004;15:117-131.

18. Reid V: Transcranial mAgnetic stimulation. Phys Med Rehabil Clin N Am 2003;14:307-325.

19. Kim DY, Oh BM, Paik NJ: Central effect of botulinum toxin type A in humAns. Int J Neurosci 2006;116:667-680.

20. Kim DY, Oh BM, Paik NJ: Excitability profile of motor evoked potentials and silent periods. Int J Neurosci 2005;115:267-283.

수술 중 신경생리 감시
Intraoperative neurophysiological monitoring

| 김기원

본 장에서는 최근 임상에서의 활용이 급격히 증가하고 있는 수술 중 신경생리감시(intraoperative neurophysiological monitoring [IOM], intraoperative neuro-monitoring, IOM)를 다루도록 한다. 신경생리에 대한 매우 기초적인 내용부터 실제 활용이나 최신 연구에 이르는 다양한 측면을 담았는데, 재활의학과 의사를 포함한 많은 임상의사들이 수술 중 신경생리 감시에 대해 경험이 부족한데 비해, 많은 의료 기관에서 이에 대한 수요가 급격히 늘고 있어, 새롭게 공부하는 분들에게 최대한 유용한 정보를 제공하기 습득하고 적용해야 하는 경우, 기본 원리 및 방법에서 IOM의 주요 방법론들을 익히고, 임상 적용에서 해당하는 부분을 참조하여 임상 적용을 계획하고 수행하면 도움이 될 것이다.

I. 서론

1. IOM의 정의

수술 중 신경생리 감시, IOM은 '수술 중 신경계의 기능적 상태를 평가하거나 신경 구조물을 확인하기 위한 전기생리학적 검사'로 정의될 수 있다. 흔히 intraoperative 'monitoring'(수술 중 '감시')라고 기술하고 IOM이라는 약어로 많이 불리우나, 이 용어만으로는 위에 정의된 실제 임상에서의 활용을 정확히 설명하지 못한다. 첫째로, 실제 IOM은 감시(monitoring)만이 아니라 맵핑(mapping)도 포함한다. 두번째로, 신경생리(neurophysiology)를 평가하는 방법에는 초음파, 핵의학 등 영상의학적 방법 등이 포함될 수 있지만, 실제 IOM은 주로 전기생리학적 방법을 가리킨다. 따라서, intraoperative electrophysiological mapping and monitoring이라고 부르는 것이 정확하겠으나, 통상적으로 intraoperative monitoring, IOM이 이를 뜻한다고 이해하면 된다.

2. IOM의 목적

IOM의 목적은 여러 가지를 생각해 볼 수 있다. IOM의 직접적인 효용은, 1) 수술 중 신경계의 기능적 상태를 정확히 평가하여 수술 후 예후를 정확히 예측할 수 있고, 2) 수술 중 신경 조직의 위치와 기능을 확인하여 수술 진행에 도움을 받을 수 있다. 방어적인 측면으로는, 3) 환자의 기능을 보존·향상시키기 위한 최선의 노력의 근거로써, 수술 후 장애와 관련된 법적 책임을 덜 수 있다. 그러나, 궁극적으로는 4) IOM을 통해 수술 후 환자의 기능적 결과(functional outcome)를 향상시키기 위함이라고 할 수 있다. 즉, IOM 없이 수술하였을 때와 비교할 때, IOM을 사용하여 수술하면 수술 후 환자가 겪게 되는 장애가 예방되거나 덜 심각하기를 기대한다. 잠재적 재활의학과 환자의 수를 줄이는 것이라고도 볼 수 있다.

II. IOM의 역사 및 임상적 근거

1. 기원 및 발전

IOM의 역사를 살펴볼 때, 캐나다의 신경외과 의사였던 펜필드(Wilder Graves Penfield, 1891~1976)를 선구자로 꼽을 수 있다. 이전에도 환자의 피질을 전기 자극하여 반응을 확인한 연구자나 의사들은 있었으나[1,2], 그는 뇌전증(epilepsy) 환자 수술 시 직접피질자극(direct cortical stimulation, DCS)을 통해 주요기능피질(eloquent area)을 확인하는 방법을 임상적으로 확립하였다.[3,4] 이후, 수술 중 뇌전증유발병변(epileptogenic area)을 확인하기 위해 피질에서 전기 신호를 직접 읽는 피질뇌파(electrocorticography, ECoG)가 함께 이용되었다.[4,5] 이 기법들은 세세한 기술들은 조금 변화되기는 하였으나, 여전히 뇌전증 수술에서 중요하게 사용되고 있고, DCS 시에 사용되는 저빈도 단일펄스 트레인 자극(low frequency, single pulse train stimulation)을 "펜필트 테크닉"이라고 부르고 있다. .

한 동안 IOM 관련 큰 진전이 없다가, 심장 또는 주요 혈관 수술 도중 뇌허혈의 발생을 감시하기 위해 수술 중 뇌파(electroencephalography, EEG)를 기록하게 되었다.[6-8] 이전에는 뇌경색이나 허혈을 확인하기 위해서는 심장 수술을 전신마취 없이 환자가 깨어 있는 상태에서 시행했다고도 한다. 그후 최근의 급격한 발전까지, 척추·척수 수술에서의 감시가 IOM의 핵심이었고, 이에 대한 많은 임상 근거가 쌓이게 되었다. 척수 감시가 다른 신경계에 비해 가장 빠르게 정립된 이유는, 척수 신경의 손상은 매우 심각한 장애를 남긴다는 것과, 척수에서 관찰되는 전기생리학적 변화는 비교적 단순하고 진단 또는 수술에 상관없이 일관된다는 점을 꼽을 수 있다. 1970년대에 척추/척수 수술 중 두피에서 기록되는 감각유발전위(Somatosensory evoked potentials, SEP)를 활용하기 시작하였고, 1980년대에는 피질척수로(corticospinal tract, CST)를 감시하기 위해 운동유발전위(motor evoked potentials, MEP)가 이용되었다.

초기에는 경두개 자기 자극(transcranial magnetic stimulation, TMS)이 활용되었고, 오늘날에도 여전히 수술장 밖, 근전도실에서 활용되고 있으나, 수술장 내에서 전신마취된 환자에게는 적용되기 어려웠다. Burke 등은 경두개 전기 자극(transcranial electrical stimulation)을 통해 전신마취된 환자에서도 안정적으로 신호를 얻을 수 있는 방법을 제안하였다.[9,10] 여전히 SEP와 MEP는 다양한 수술의 IOM에서 가장 기본적이고 중요한 요소이다.

이후, 뇌간청각유발전위(brainstem auditory evoked potentials, BAEP) 및 근전도(electromyography, EMG)가 뇌신경 감시, 특히 천막하 병변(infratentorial lesion) 수술의 감시를 위한 IOM의 방법으로 활용되기 시작하였다.[11] 이후 특수한 기법들, 예를 들어 신경근 감시를 위한 척추경 나사 자극(pedicle screw stimulation) 등의 기법들이 도입되기 시작하였다.[12] 마침내, 뇌피질에서 뇌간, 척수 및 신경근·말초 신경을 포함하는 거의 대부분의 신경계가 IOM을 통해 평가될 수 있게 된 것이다.

최근의 IOM의 급격한 보급 및 발전에 있어, 상업용 멀티 채널 IOM 장비의 도입을 빼놓을 수 없다. 의료기기 산업의 성장이 IOM 기법의 발전과 임상적용 확대를 일부 견인했다고 볼 수 있다. 상업적 IOM 장비들이 도입된 1981년 이전까지는 신경생리학자들이 직접 자신의 장비를 개발하거나 EEG, EMG 기계를 변형하여 수술실에서 사용하여야 했다.

또 하나, 마취 기술의 발전도 IOM의 발전에 크게 기여하였다. 아래에 다시 다루겠지만 일반적인 할로탄 기체(halothane gas)를 바탕으로 한 흡입 마취(inhalation anesthesia)는 전기적 신경활동을 상당히 억제하게 된다. 그러나 정맥 마취(intravenous anesthesia)의 발전으로 안정적으로 신경계의 전기 신호를 얻으면서 수술을 진행할 수 있게 되었고, 덕분에 IOM이 더 많은 수술에서 적용될 수 있었다.[13-17]

2. 임상적 근거 및 시행 지침

IOM의 목적은 환자의 기능적 결과를 예측하고, 궁극적으로 수술 후 환자의 기능적 예후를 향상시키는 것이라고 앞서 설명하였으나 이에 대한 임상적 근거는 확보하기가 쉽지 않다.

우선, IOM을 근거로 한 예측도(predictive value)는 IOM이 진단적(diagnostic) 도구이면서 중재적(interventional) 도구이기 때문에 정확한 평가가 제한된다. 다시 말해, 수술 중 IOM에서 신경손상의 가능성을 시사하는 신호가 관찰되었고(검사 상 양성) 수술 중 적절하게 대처하거나 수술 진행을 달리하여 신경 손상이 예방되었다면(결과 상 음성), 위양성으로 집계된다. 이상적으로는 정확한 예측도의 평가를 위해서, 수술 중 신경 손상을 시사하는 IOM 소견을 집도의가 모르게 하여 수술을 진행하는 방법이 고려될 수 있으나, 윤리적 문제가 있을 수 있다. 전염병 예측, 교통량 예측 처럼 IOM도 자기 부정적 예측(self-cancelling prediction)의 특징을 지닌 지표라고 할 수 있다.

IOM 덕분에 환자의 기능적 예후가 더 좋아졌는지의 판단도 간단하지 않다. 단순하게는 IOM을 시행한 수술과 시행하지 않은 수술을 후향적으로 비교해 볼 수 있겠으나, IOM이 주로 신경 손상의 위험이 더 높은 경우에 사용되기 때문에 정당한 비교가 어렵다. IOM 도입 전과 후의 과거 데이터를 비교(historical comparison)하는 것은, 의학 지식 및 수술 기술의 발전이 동반되어 IOM의 효과만을 평가하기 어렵다. 결국 IOM 적용으로 환자의 기능적 예후가 향상되는지 확인하기 위해서, 무작위 대조 임상시험을 시행하여 수술 후 신경 손상의 정도를 비교하여 볼 수 있겠으나, 이 역시 윤리적 고려가 선행되어야 한다.

그럼에도 불구하고, IOM의 유용성을 증명하는 상당한 수준의 임상 근거가 쌓여 있고, 이를 근거로 임상 지침이 제안되어 있다. 우선 진단적 도구로서 IOM의 예측도는 체계적 문헌고찰(systematic review) 수준에서 입증되었고[18], IOM의 여러 방법들(multi-modality)을 함께 사용하여, IOM의 민감도 및 특이도를 향상시킬 수 있음이 보여졌다.[19,20] 일부 질환 및 수술에서 IOM을 통해 기능적 또는 의학적 예후가 향상됨 역시 밝혀져 있다.[21-24] IOM의 임상적 유용성을 밝히기 위해서는 여전히 더 많은 기초 연구와 임상적 근거가 필요하겠지만, 지금까지의 근거만으로도, 척수, 뇌간, 뇌혈관 수술에서의 IOM 시행은 추가 연구 없이도 환자에게 도움이 된다고 판단할 수 있다.[25]

III. 기본 원리 및 방법

1. 감시 및 매핑

IOM이라는 용어가 감시(monitoring)를 지칭하고 있으나, IOM의 활용은 크게 감시와 매핑으로 나눌 수 있다. 감시는 "지속적으로 신경 신호를 관찰하여 신경계의 기능 상태를 평가"하는 것을 가리키고, 매핑은 "수술 범위 내의 신경 손상을 피하거나 최소화하기 위해 전기생리학적 방법을 통해 특정 신경 구조물을 확인"하는 것을 뜻한다. 이러한 구분은 관찰하는 신호의 종류에 따른 것이 아니라, 적용 목적과 활용에 따른다. 예를 들어, 같은 SEP 신호를 보더라도, 측만증 교정 수술 중 척수 기능을 지속적으로 확인하기 위해 SEP를 시행하는 것은 '감시'에 해당되고, 척수내 종양(intramedullary tumor) 수술 중 후기둥의 위치를 확인하기 위해 척수에 전기 자극을 하여 두피에서 SEP 파형을 읽는 것은 매핑에 해당한다.

2. 마취

전신마취는 정의 그대로, 진통(analgesia), 기억상실(amnesia), 부동(immobility), 최면(hypnosis), 마비(paralysis)를 유도하며, 모두 신경 활동을 억제하여 이루어진다. 할로탄 흡입 전신마취는 유발전위들을 유의하게 억제되고, 마취 심도에 따라 EEG는 단계적으로 특징적인 변화를 보이게 된다.[26] SEP는 EEG 억제와 함께 전위가 감소하고 잠시가 증가하며[27], 여러 시냅스를 거치는 BAEP의 특정 파형(waves)들은 마취에 따라 점진적으로 영향을 받게 된다.[28,29] MEP는 신경근접합을 거치기 때문에 SEP에 비해 마취에 더 취약하고, 할로탄 용량에 따른 비선형적으로 억제되며[30,31], 근이완제는 완전히 MEP신호를 완전히 사라지게 한다.

그러나, 프로포폴(propofol) 및 아편양 진통제(opioid)를 혼합한 정맥 마취, 또는 전정맥마취(total intravenous anesthesia, TIVA)는 수술을 진행하는 데 충분한 마취를 제공하면서 안정적인 전기생리 신호를 얻을 수 있게 해준다. 기관에 따라, 또는 마취과 의사에 따라 차이가 있겠지만,

TIVA만으로 수술을 진행할 수도 있고, 흡입마취와 정맥마취를 혼합하여(흡입마취의 강도를 일정 수준 이하로 유지하면서) IOM을 시행할 수도 있다.

3. 체성감각유발전위(SEP)

SEP는 가장 흔히 이용되며 역사적으로 정립된 IOM의 수단이라고 할 수 있다. 감각 신경 경로의 기능 및 상태를 평가하는 방법이기는 하나, 주된 임상적인 유용성은 운동 신경계의 대리 표지자(surrogate marker)로 활용되는 데 있다. SEP 감시는 주로, 경골 신경(tibial nerve)을 발목에서 자극하거나, 정중 신경(median nerve)을 손목에서 자극하고, 두피에서 SEP를 기록하여 이루어진다.

1) 자극
여러 감각 신경 신호 중에 고유수용감각을 전달하는 전기 신호가 가장 크고 빠르기 때문에 SEP는 주로 고유수용감각 신호에 의해 잠시와 진폭이 결정된다. 즉, SEP는 주로 Ia 섬유-척수 후기둥(dorsal column, posterior column)-내측 섬유대(medial lemniscus)-감각 피질 경로의 온전함을 반영한다고 할 수 있다.[32] 따라서, 정중신경 자극이 곤란한 경우 척골신경을 자극하여 척수 및 감각피질로의 기능을 평가할 수 있으나, 경골신경을 대신하여 비복신경(sural nerve)를 자극하여 효과적으로 SEP를 감시하기 어렵다. 비복신경은 순수 감각 신경으로 Ia 섬유를 포함하지 않기 때문이다.

2) 기록
상지 SEP기록을 위해서는 주로 C3', C4'에 두피 전극을 설치하고, 하지 SEP는 주로 Fz, Cz'에 전극을 설치하여 기록한다. 여기서 (프라임)은 10-20 시스템의 본래 위치에서 약 2 cm 후방에 위치함을 뜻한다(그림 8-1).

두피에서 전극을 통해 기록되는 SEP는 '주로' 피질 SEP (cortical SEP)이고, 척수 후기둥 및 상완신경총, 말초신경에서 유발되는 피질하 SEP (subcortical SEP)를 가까이 기록하기 위해서, 두피 외에 오금(popliteal fossa), Erb점(Erb's point), 요추, 경추 등에 추가적인 전극을 설치할 수 있다. 피질하 SEP의 관측은 수술 중 신경근, 신경총 이하 수준에

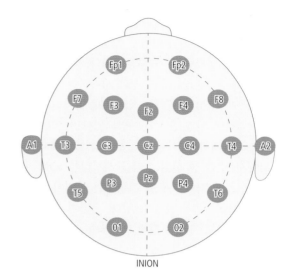

그림 8-1 | 10-20 전극법
두피 전극의 위치를 기술하기 위해 흔히 10-20 전극법을 사용한다. 그림에는 표시되어 있지 않으나, C (n)'은 C (n)보다 약 2 cm 후방을 뜻하고 주로 감각피질의 위치를 표시하는 데 이용된다.

서 신경 손상이 우려되는 경우에 유용할 수 있으나, 많은 경우 피질 SEP 관측만으로 임상적 판단을 내리는 데 충분하다.

척수 후기둥 부근에 경막외 전극을 설치하여, 경막외 SEP (epidural SEP)를 감시할 수도 있다.[33] 두피 전극에 비하여 더 선명하고 안정적인 신호를 얻을 수 있기는 하나, 경막외(경막하) 전극을 사용하여 운동유발전위를 기록하는 D-wave 감시와 비교해서 임상적으로 적극적으로 활용되지는 않는다. 두피에서 기록하는 SEP로도 충분히 정량적이고 안정적인 SEP를 얻을 수 있기 때문이다.

배경 잡음(noise)에 비해 SEP 진폭의 크기가 작아 정확한 측정을 위해서는 반복 자극 후 평균을 하는 것이 좋다. 반복 자극은 전원의 60 Hz 잡음과 중첩되지 않도록, 60과 서로 소수인 숫자를 택하는 것이 권장된다. 또한, SEP는 자극 간격이 짧을수록 진폭이 줄어들지만, 자극 간격이 짧을수록 더 짧은 시간 동안 많은 반응 신호를 평균할 수 있다. 단순 산술로, 반복 회수와 진폭의 곱이 약 5.1 Hz에서 최대치를 보인다.[34] 따라서, 5 Hz 부근의 소수(예를 들어 3.1, 4.7, 5.3 Hz 등) 진동수로 자극하고 SEP 신호의 크기에 따라 반복 횟수를 조절하면 된다. 소수의 진동 수로 자극하는

이유는, 전원의 60 Hz와 나누어 떨어지는 신호가 없어야, 이로 인한 잡음이 줄어들기 때문이다. 약 150~200회의 자극을 평균하면 대체로 안정된 신호를 얻을 수 있다.

3) 해석

SEP는 반정량적(semi-quantitative) 검사로 이해할 수 있다; 비교하여, 근육에서 기록하는 MEP는 정성적인(qualitative) 검사라고 할 수 있다. 일반적으로 진폭 50% 이상 감소, 또는 잠시 5~10% 연장이 경고 기준(warning criteria)으로 받아들여진다.[35,36]

4. 운동유발전위(MEP)

운동 신경계는 '기능'(장애와 대비되는 의미로)을 위해 가장 기본적인 신경계라고 할 수 있고, 따라서 MEP 감시는 IOM에서 가장 핵심적인 요소 중 하나라고 할 수 있다. 일반적으로, MEP 감시는 운동피질 및 CST를 자극하고 척수 또는 근육에서 신호를 읽어서 이루어진다.

1) 자극

자극은 대게, 두피에 거치된 피하 바늘 전극(subdermal needle electrode) 또는 나선 스크류 전극(spiral screw electrode)을 통해 경두개 전기 자극을 가해 이루어 진다.[37] 상지 근육의 MEP는 C3-C4 몽타지(montage, 전극배치를 뜻함)

에서 가장 낮은 역치를 보이고, 하지 근육의 MEP는 Cz'-Fz 몽타지에서 가장 낮은 역치를 보인다.[38] C1-C2 몽타지는 전극 사이의 간격이 좁아 전기 자극이 필요한 위치까지 효과적으로 전달되지 않는다. 그러나, 상지 또는 하지 MEP에 따라, 전극 몽타지를 달리할 필요한 경우는 드물고, 대게 C3-C4 몽타지를 따르고 상지 및 하지 근육별 역치를 확인하면 된다.

경두개전기자극 시, 어떤 자극 패러다임을 활용할 것인지에 대해서는 위상(phase), 펄스 수(pulse number), 펄스 기간(pulse duration), 펄스 간격(inter-pulse interval) 등이 고려되어야 하며, 이는 검사자 별로 또는 기계에 따라 선호의 차이가 있을 수 있다.

단상(monophasic) 자극과 이상(biphasic) 자극의 비교하면 '선택적 자극'과 '안전'을 고려하여야 한다. 단상 자극은 선택적으로 anode(양극) 주위 신경의 세포체를 흥분시켜 좌우 반구를 따로 자극할 수 있지만, 이상 자극은 anode-cathode(음극)의 선택적 자극이 어렵다.[39] 그러나, 단상 자

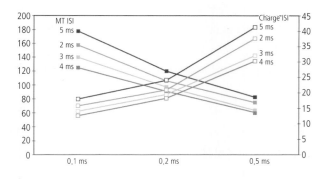

그림 8-2 | 펄스 기간 및 펄스 간격에 따른 MEP 역치의 변화
펄스 기간에 반비례하여 MEP 역치가 감소하고, 약 4 ms 펄스 간격에서 역치가 가장 낮다. Andrea Szelényi Clinical Neurophysiology 2007.

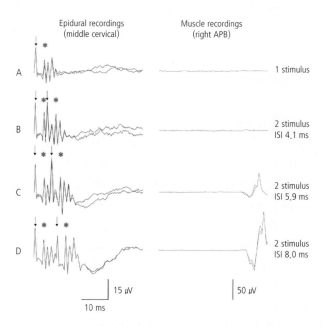

그림 8-3 | 펄스 간격에 따른 D-wave, I-wave의 발생 및 근육 MEP 기록
D-wave 및 I-wave는 경막외 전극으로 기록하였으며, 근육 MEP는 무지근에 설치된 바늘전극으로 기록함. D-wave는 화살표로 표시되었으며, I-wave는 별 표시됨. 펄스 간격 8 ms까지 D-, I-wave가 촉진(facilitation)되어, 더 큰 MEP를 기록함. Vedran Deletis, Clinical Neurophysiology, 2001.

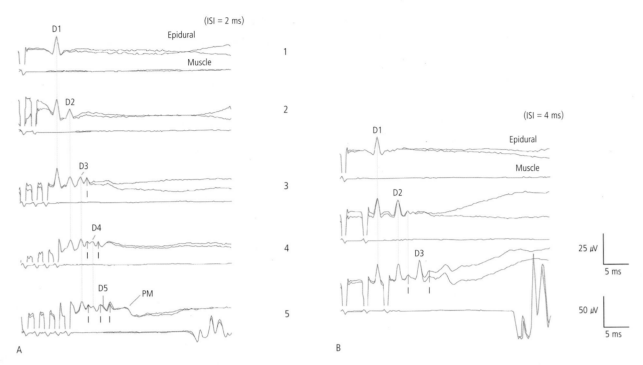

그림 8-4 | 펄스 수에 따른 D-wave, I-wave의 발생 및 근육 MEP 기록
펄스 수에 일치하는 D-wave가 발생하고, 펄스 수가 증가할수록 I-wave가 촉진된다. 펄스 간격 2 ms에서는 펄스 개수가 5 이상일 때, 펄스 간격 4 ms에서는 펄스 개수가 3 이상일 때, 근육에서 MEP가 기록되었다. Vedran Deletis, Clinical Neurophysiology, 2001.

극이 반복되면 주변 조직에 전하가 쌓여 조직 손상의 우려가 있다.

펄스 기간(pulse duration)에 따라 자극 전하량이 비례하기 때문에 펄스 기간을 늘이면 역치는 선형적으로 낮아진다(그림 8-2).[40] 단, 펄스 기간 계산 시, 단상 자극은 펄스 기간 전체가 자극 효과를 나타내지만 이상 자극은 양극 전위(anodal potential)가 전체 펄스 기간의 절반 동안만 가해진다는 것을 고려해야 한다.

펄스 간격에 따른 MEP 생성은 D-wave가 회복되는 시간(약 4 ms) 및 I-wave가 회복되는 시간(약 8 ms 이상) 및 흥분성 시냅스후전위(excitatory post-synaptic potential, 이하 EPSP)가 축적되는 시간 등에 따라 효과가 달라진다. D-wave가 주로 MEP를 생성하는 상황에서는(MEP 역치를 확인하거나, 역치 부근 강도로 자극할 때) 4 ms의 펄스 간격이 가장 효과적인 자극 간격이 된다(그림 8-2).[40] 그러나, I-wave가 하부운동신경의 흥분에 기여하는 상황에서는(역치 이상의 충분한 강도로 자극하여 MEP 진폭을 관찰할 때) 더

긴 펄스 간격에서 효과적으로 MEP를 기록할 수 있다(그림 8-3).[41]

펄스 수를 늘리는 것은 직접적으로 D-wave의 갯수를 늘리고, I-wave의 발생을 촉진(facilitation of I-waves)하게 된다(그림 8-4).[41] D-wave나 I-wave와 동일하게 하부운동신경원에는 EPSP가 축적되는 효과를 나타낸다. MEP 역시 상부운동신경에서 하부운동신경으로의 시냅스를 거치므로 다중 펄스(multi-pulse) 자극이 MEP 역치를 낮추고, MEP 진폭을 키우는 데 도움이 된다.[42] 효과적인 펄스 숫자는 펄스 간 간격에 따라 달라지며, EPSP 축적 시간에 의해 제한된다.

MEP 자극 시 가장 중요한 변수는, 자극 강도이다. 두피에 설치된 전극 사이에 전기장이 형성되고, 그 사이 신경 조직에서 활동전위가 발생되는데, 전기장의 강도에 따라 CST로 내려가는 활동전위의 발생 위치가 달라지게 된다(그림 8-5). 자극이 약하면 운동피질 부근에서 생성된 활동전위가 CST를 따라 내려가지만, 더 강한 전기장 하에서

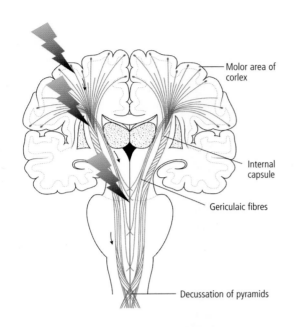

- Molor area of corlex
- Internal capsule
- Gericulaic fibres
- Decussation of pyramids

그림 8-5 | 자극 강도에 따른 MEP 발생 위치
경두개전기자극의 자극 강도가 강할수록 더 깊이 위치한 신경 구조물까지 강한 전기장이 걸리게 되어 MEP가 발생하게 된다. 자극 강도에 따라, 순서대로 운동피질, 속섬유막, 피라미드교차에서 MEP가 유도되는 것으로 추정된다.

는 속섬유막(internal capsule) 또는 피라미드 교차(pyramidal decussation)에서 활동전위가 생성되게 된다.[43] 따라서, 뇌간 또는 척수를 평가하고자 하는 경우 충분히 강한 자극도 상관 없지만, 기저핵 부근 또는 피질 부근을 감시하고자 하는 경우, 자극 강도를 적절히 유지해야 한다. 각 근육 별 역치가 다르므로 이를 확인해서 근육 별로 다른 강도로 자극해야 한다.

경험적으로, 경두개전기자극 패러다임 선택 시, 좌우반구를 선택적으로 자극하거나 피질 부근에서 MEP 발생시키는 것이 유용한 상황(뇌피질 또는 피질하 병변)에서는, 단상 자극을, 좌우 반구의 선택 자극이 필요 없는 경우, 이상 자극을 권유한다. 대체로, 펄스 간격 2~5 ㎳, 4~8펄스/트레인, 펄스 기간 75 ㎲ 자극으로 안정적인 MEP를 관찰할 수 있다.

MEP가 효과적으로 그리고 안정적으로 유발되지 않는 경우에는, 시간적 촉진(temporal facilitation) 또는 공간적 촉진(spatial facilitation)을 고려할 수 있다. 시간적 촉진은 펄스 숫자 및 간격을 조절하거나 이중 트레인(double train) 자극을 사용하는 등의 시간 변수를 변화시켜 MEP 신호를 얻는 것이고[44], 공간적 촉진은 MEP 자극 전에 말초 신경에 연축 자극(tetanic stimulation)을 가하여 MEP의 수율을 높이는 것이다.[45]

운동피질에 대한 평가가 중요한 경우에는, 운동 피질이 노출되어 있다면, 스트립(strip) 또는 그리드(grid) 전극을 피질에 설치하여 직접 자극하는 dcMEP (direct cortical MEP)를 고려할 수 있다. 이 경우에도, 마찬가지로 상부운동신경원과 하부운동신경원 사이에 시냅스를 거치므로, 고빈도(high frequency, 펄스 간격 2~5 ㎳) 다중 펄스(multi-pulse) 자극이 더 효과적이며, 자극 강도를 역치 부근으로 유지하여야, 활동 전위 생성이 운동피질 부근에서 이루어진다. 자극 강도가 강한 경우에는 더 깊은 곳에서 전위가 생성되어 전극을 피질에 거치한 소용이 없으며, 피질에 직접 자극하여 발작(seizure)을 일으킬 수도 있다.

2) 기록

기록은 주로 주요 근육에 피하바늘전극을 설치하여 근 MEP (muscle MEP)를 관찰하는 것이 일반적이다. 그러나 척수 기능에 대한 정량적 평가가 도움이 되는 경우, 카테터 형태의 경막외 또는 경막하 전극(epidural/subdural electrode, D-wave catheter)를 사용하여 D-wave를 기록할 수 있다. D-wave (D=direct)는 상부운동신경원의 축삭에서 발생한 활동 전위를 가리키고, 이와 대비하여 I-wave (I=indirect)는 시냅스를 거쳐 CST에 발생한 활동 전위를 가리킨다. D-wave의 유용성 또는 선호에 대해서는 여러 다른 의견이 있으나, D-wave는 단일 펄스(single pulse) 자극으로 척수에서 기록되어, 환자의 움직임이 거의 유발되지 않고, '정량적'으로(quantitative) 신경 손상을 평가할 수 있다는 장점이 있다.

3) 해석

앞서 SEP는 반정량적 지표로 언급하였고, D-wave는 정량적 검사라고 언급하였다. 그러나 근육에서 기록되는 근 MEP는 정성적(qualitative) 검사에 가깝다. 근 MEP는 신경근접합부를 지나서 근육에서 발생하는 활동전위를 기록하는 것이기 때문에 신호가 매우 증폭되어 있다는 장점이 있으나, 비선형적으로 증폭되어 진폭(amplitude)의 정량적 의미가 적고, 자극마다 위상이나 진폭이 다르게 나올 수 있다. 따라서, 많은 경우 근 MEP는 "있거나 없거나(all or none)"로 해석된다.[46] 반면에, D-wave도 빠른 전달 속도의 일부 신경 풀(pool)만이 반영된 결과이기는 하나, 정량적으로 해석될 수 있다.[47] 예를 들어, 근 MEP가 소실되었더라도 D-wave가 50% 이상 남아있으면, 운동 기능 결손이 일시적인 반면, 근 MEP가 소실되고 D-wave가 50% 이하 남아 있으면 장기적 운동 기능 결손이 예상된다.[48]

5. 뇌파(electroencephalography, EEG) 및 피질뇌파(electrocorticography, ECoG)

뇌파의 관측은 많은 재활의학과 의사들이 경험이 없을 것이다. 그러나, IOM 중 뇌파의 관측은 비교적 단순하여 IOM에 적극 활용할 수 있다. 뇌파는 주로 뇌의 허혈 및 경색을 '감시'하는데 활용되며, 마취 심도의 변화를 확인하는 데에도 참고할 수 있다.

뇌파 감시에서 주로 관찰하게 되는 것은 서파(slow wave)와 속파(fast wave)의 강도가 증가하는지 감소하는지이다. 서파는 주로 델타 파(delta wave, 0.5~4 Hz), 쎄타 파(theta wave, 4~8 Hz)를 가리키고, 속파는 주로 알파 파(alpha wave, 8~12 Hz)와 베타 파(beta wave, 12~25 Hz)를 가리킨다. 뇌허혈에서 일반적으로 서파가 증가하고 속파가 감소하

게 된다.[49] 뇌파의 스펙트럼 양상의 변화는 마치 약제 및 마취 심도, 체온, 허혈에 크게 영향을 받으므로, 뇌파의 변화를 정확히 해석하기 위해서는 마취에 따른 뇌파 변화도 함께 확인해 두어야 한다.[26] 뇌파 감시를 위해서는 다양한 몽타지를 고려할 수 있지만, 주로 $F_{3,4}$, $C_{3,4}$, $P_{3,4}$ 등 여러 구역을 함께 확인하는 것이 선호되고, 좌우 비교를 통해 비대칭을 평가하는 것도 유용한 지표가 될 수 있다.[50] SEP도 허혈을 감시하는데 유용하지만, 감각 피질만을 반영한다는 단점이 있다. 뇌파 감시는 주로 관상동맥 내막절제술(carotid endarterectomy) 및 심장 수술, 또는 뇌혈관 질환의 문합술(anastomosis surgery)에서 유용하게 고려될 수 있다.

ECoG는 EEG에서 관찰하는 뇌파와 본질적으로 동일하나, 경막하에 전극을 직접 설치하여 '국소적'으로 '고주파'의 이상 파형을 관찰하는데 유리하다. 즉, 뇌전증 환자에서 수술외(extra-operatively) 또는 수술 중(intra-operatively) 뇌전증유발병변(epileptogenic lesion)을 확인하는데 주로 활용된다. 수술외 기간 동안, ECoG를 통해 발작(seizure) 중 간질파(epileptic discharge)를 확인하거나,[50] 발작사이기간(interictal period)의 간질모양 진동(epileptiform oscillation)을 관찰하여 뇌전증유발병변을 특정한다.[51] 또는, 수술 중 피질에 전기 자극을 가하여 자극유도 발작파(stimulation induced seizure activity) 및 후방전(after-discharge)를 확인할 수 있다.[52]

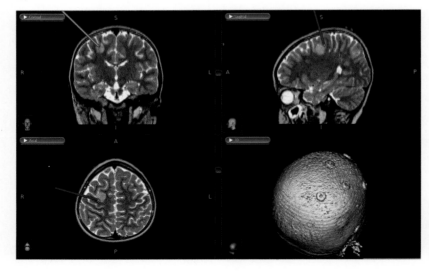

그림 8-6 | 내비게이션 시스템
뇌병변의 정확한 위치를 3차원으로 확인하게 해준다. 그러나, 수술 중 두개골제거 및 주변조직 변형, 변위 등에 의한 변화를 반영하지 못한다.

6. 직접뇌피질자극(DCS) 및 직접피질하자극(DSCS)

뇌수술 시, 집도의는 실시간으로 정확하게 현재 어느 구조물에 접근하고 있는지 알 필요가 있다. 이를 위해 "내비게이션(neuro-navigation system)"이 자주 활용되고 있으나, DCS 및 DSCS를 이용하여 피질 또는 피질하 신경계를 '매핑'할 수 있다. 여기서, IOM 매핑과 내비게이션과의 관계를 이해할 필요가 있다. 임상 적용에서 흔히 두 기술의 역할을 혼동하거나 서로 경쟁적인 것으로 오해할 수 있기 때문이다. 내비게이션은 수술 전 확인한 자기공명영상(magnetic resonance image, MRI)을 바탕으로, 수술 중 접근하는 신경 구조물의 위치를 3차원적으로 확인하는 기술이다. 매핑 역시 신경 구조물의 위치를 전기생리학적으로 확인하는 방법이다. 적용 목적은 공통적이지만, IOM 매핑과 내비게이션은 차이가 있다. 내비게이션은 수술 전 영상해부학을 근거로 하며, 수술 중 환자의 자세 변화, 주위 구조물의 제거, 변형, 부종, 변위 등에 영향을 받게 된다. IOM 매핑은 실시간으로 진행되는 신경 구조물의 전기생리학적 평가를 근거로 한다. 내비게이션이 3차원 영상 및 높은 구조 해상도를 제공할 수 있지만, 매핑은 수술 중 변화를 반영하며 기능해부학적 정보를 제공할 수 있다. 따라서, 내비게이션과 매핑은 서로 다른 영역의 정보로 수술의 진행에 상보적으로 활용될 수 있다.

DCS/DSCS를 활용하여, 수술 필드 내에 또는 가까이에 기능하는 운동피질 및 CST가 있는지 '정량적'으로 확인할 수 있다. 또는 각성 수술(awake surgery) 시에 DCS를 활용하여 확인하고자 수술 필드 내 또는 병변 주위에 언어영역 등 주요기능피질(eloquent area)이 위치하는지 확인할 수 있다.[53] 운동피질 및 CST의 확인은 피질 및 백질 자극 후 근MEP의 반응을 확인하면 되므로 전신마취 상태에서 가능하지만, 다른 주요기능피질의 확인을 위해서는 환자가 깨어 있는 상태에서 피질에 전기 자극을 가하며 실시간으로 신경학적 검진(단어를 따라하게 하거나 준비한 자료의 이름을 묻는 등) 수행함으로써 이루어진다. CST의 확인은 전기자극으로 해당 신경계의 기능을 활성화하여 이루어지나, 언어피질 등의 확인은 전기자극으로 해당 신경계의 기능을 억제하여 이루어진다는 차이가 있다.

7. 자극

1) DCS

역사적으로 펜필드 테크닉이 DCS에 가장 먼저 정립되어 활용되어 왔다. 50~60 Hz의 단일펄스 트레인 자극을 3~10초간 가하는 것이다. 그러나, 앞서 설명하였든 짧은 트레인의 고빈도 다중펄스(short-train, high-frequency, multi-pulse) 자극이 MEP를 유도하는 데는 더 효과적이다. 예를 들어, 4펄스/트레인, 5 ms 펄스간 간격 자극이 60 Hz 단일 펄스 트레인을 수 초간 가하는 것보다 효과적이고,[54] 발작(seizure)의 위험 역시 적다.[55] 그러나, 운동피질 외 주요기능피질의 확인은 대게 기능 억제(lesioning, 병변화)를 통한 것으로, 여전히 펜필드 테크닉이 유효하다.

선택적으로 자극하기 위해서는 양극 팁 자극기(bipolar tip stimulator)가 단극 팁 자극기(unipolar tip stimulator)보다 유리하다. 경험적으로 팁은 Ojeman 자극기와 같이 끝이 뭉툭한 구(ball) 형태가 효과적이다(그림 8-7). 스트립 또는 그리드 전극을 사용하는 것도 유용할 수 있다.

피질의 조직 손상 우려를 줄이기 위해서는 이상(biphasic) 전기 자극을 사용하고 전류 조절 모드(constant current mode, 비교하여 전압 조절 모드[constant voltage mode]가 있음)를 사용하는 것을 권장하며, 발작 가능성을 피하기 위해서는 15~20 mA 이하 자극을 가하는 것이 안전하다.

2) DSCS

DCS와 기본적으로 비슷한 패러다임을 사용하면 되나, 피질의 신경세포체 자극과 달리 피질하 축삭을 자극하므로

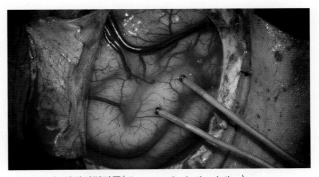

그림 8-7 | 직접피질자극(direct cortical stimulation)
선택적 자극을 위해서는 양극 팁 자극기(bipolar tip stimulator)가 단극 팁 자극기(unipolar tip stimulator)보다 유리하다.

양극(anode) 자극보다 음극(cathode) 자극이 더 효과적이다. 단상 자극 시에는 이를 고려해야 하며, 이상 자극 시에도 앞서는 전위가 음극이 되도록 하는 것이 유리할 수 있다. 펄스 기간은 좀더 길게(500~1000 us) 사용하는 경우가 많다. DCS와 마찬가지로, 다중 펄스 짧은 트레인 자극이 저빈도 단일 펄스 지속 자극에 비해 낮은 역치를 필요로 한다.[56] DCS에서는 공간 해상도(특이도)를 높이기 위해 양극 팁 자극기를 사용하는 것을 권유하나, DSCS에서는 수술 필드가 좁은 경우가 흔하고 주 목적이 CST까지의 거리를 '민감'하게 확인하기 위한 것이므로 단극 팁 자극기를 활용하는 경우가 많다.

8. 해석

DCS는 주로 운동, 언어 피질 등 주요기능피질을 '매핑'하는데 이용된다. 앞서 MEP에서 설명한 dcMEP는 DCS의 '감시'를 위한 활용 형태라고 이해할 수도 있다. 운동 피질은 전신마취 하에서도 D-wave 또는 근 MEP를 관찰함으로써 확인할 수 있으나, 기타 언어 및 감각, 지각 등 주요기능피질의 확인은 각성 수술 중 환자를 검진함으로써 확인할 수 있다. 이에 대해서는 더 실용적 방법들이 연구되고 있다.[57,58]

DSCS는 감시 및 매핑 모두에 효과적이다. CST 매핑은 마찬가지로 MEP 신호를 확인하여 주변의 CST 유무를 확인하는 것인데, 특히 DSCS가 유용한 이유는, 자극 역치 10 mA 이하 범위 내에서는 자극 역치와 CST까지 거리의 관계가 1 mA/mm라는 매우 단순하고 선형적 비례가 성립하기 때문이다.[59] 특히 최근에는 흡인기(suction tip)에 자극 프로브(stimulation probe)를 합친, 이른바 "suction probe"라 불리는 기술이 소개되었다. Suction probe로 1~2 ㎐의 지속적인 전기 자극을 가하면서 수술 필드 내 노출된 경계가 CST에서 얼마나 떨어져 있는지, '매핑'+'감시'하면서 수술을 진행할 수 있다.[60,61] 집도의 입장에서는 자극을 위한 추가적인 수고가 필요하지 않기 때문에 매우 실용적이다.

9. 뇌간청각유발전위(BAEP) 및 기타 뇌신경 평가(Cranial nerve monitoring)

뇌신경/뇌신경핵의 감시 및 매핑은 천막하 뇌병변 수술에서 매우 중요하다.

BAEP의 평가는 양측 귀마개(ear plug)를 통해 딸깍 소리(click sound)를 반복적으로 가한 뒤에, 귓불(earlobe), 유양돌기(mastoid process) 등에 피하 바늘 전극을 설치하여 근거리 전위(near-field potential) 및 원거리 전위(far-field

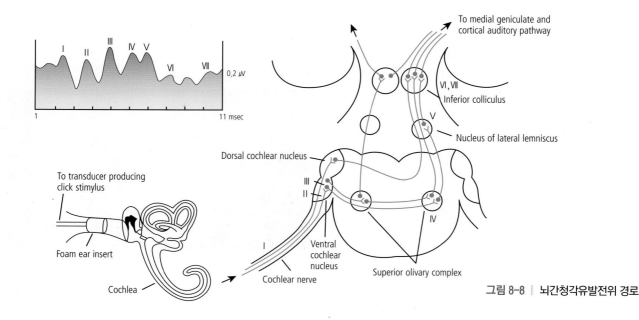

그림 8-8 | 뇌간청각유발전위 경로

potential)를 기록하여 이루어진다.[62] 딸깍 소리를 사용하는 이유는 이 소리가 넓은 범위의 주파수를 포함하기 때문이다. BAEP는 근거리 전위인 파형 I, II 및 원거리 전위인 파형 III – V 또는 VI을 기록한다. 주로 파형 III과 파형 V의 신호가 가장 뚜렷하게 관찰되기 때문에 이 둘을 근거로 감시하고 판단하게 된다. 파형 III은 주로 동측의 소리 자극 후, 달팽이핵(cochlear nucleus)에서 상올리브핵(superior olivary complex)으로의 경로에서 발생하고, 파형 V는 동측 또는 편측 소리 자극 후 주로 아래둔덕(inferior colliculus)에서 외측섬유대(lateral lemniscus)에서 발생하게 된다.[63] 한쪽의 달팽이관에서 발생한 전기 신호는 달팽이핵을 거치면서 일부 편측의 상올리브핵으로 교차한다. 따라서, 신호의 해석을 위해서는 신경해부학적 고려가 필요하다(그림 8-8). BAEP 변화의 가장 중요한 지표는 파형 V의 진폭 감소이나[64], 수술에 따라서 파형 III의 변화도 주의깊게 살펴야 한다.

뇌운동신경(cranial motor nerves)은 free-running EMG 및 경두개 피질연수(transcranial corticobulbar) MEP를 이용하여 감시할 수 있다. 해당되는 뇌운동신경은 뇌신경 III, IV, IV의 지배를 받는 외안근(extraocular muscles; 하직근[inferior rectus muscle], 상사근[superior oblique muscle], 외직근[lateral rectus muscle]), 삼차신경(trigeminal nerve, CN V)의 지배를 받는 저작근(masseter muscle), 얼굴신경(facial nerve, CN VII)의 지배를 받는 안륜근(orbicularis oculi) 및 구륜근(orbicularis oris) 등의 얼굴 근육들, 혀인두신경(glossopharyngeal nerve, CN IX)의 지배를 받는 경상인두근(stylopharyngeus), 미주신경(vagus nerve, CN X)의 지배를 받는 후두근(laryngeal muscles), 부신경(accessory nerve, CN XI)의 지배를 받는 승모근(trapezius), 설하신경(hypoglossal nerve, CN XII)의 지배를 받는 턱끝혀근(genioglossus) 등이 있다. Free-running EMG 감시는 아래에 설명되었듯이 신경 자극 및 손상 시에 발생하는 EMG 신호를 관찰하여 이루어지며 기본적으로 사지 근육 EMG와 원리가 같다. 그러나, 경두개 피질연수(corticobulbar) MEP는 경두개 피질척수(corticospinal) MEP와 차이가 있다. 왜냐하면, 연수근육(bulbar muscles)들이 전기 자극이 가해지는 두피 전극과 가까이에 위치하기 때문이다. 두피에서 뇌신경을 통하지 않고 직접 자극이 가해지는 부피 전도(volume conduction)에 의한 신호를 배제하여야 한다. 이를 위해 대게 짧은 간격으로 한 쌍의 트레인 자극을 가한다. 한 트레인은 단일 펄스로 구성되고 다른 트레인은 다중펄스로 구성된 자극을 연속적으로 가하여, 단일펄스 자극 후에는 MEP가 관찰되지 않고, 다중펄스 자극 후에는 MEP가 관찰된다면, 그 신호는 시냅스를 포함한 피질연수로를 통해 전달되었을 것이라 본다.[65]

외안근이나 후두근 등 일반적인 바늘 전극으로 접근이 어려운 근육에서 EMG 및 MEP를 기록하기 위해서는 특수한 형태의 전극들이 필요하다. 외안근의 경우 실 형태의 훅 와이어(hook wire) 전극을 사용하며, 후두근의 경우 기관삽관 튜브에 표면 전극(surface electrode)을 접착한 후 삽관하여 사용할 수 있다.

주로 뇌신경 등 '감시'를 위해 연수근육(bulbar muscles)에서 전기신호를 기록하나, 제4 뇌실 종양 등 뇌간이 직접 노출된 경우, 프로브 자극기로 직접 전기 자극을 가하여 뇌신경핵을 '매핑'할 수도 있다.[66-69]

10. 정중 SEP 위상 역전(Median SEP phase reversal) 및 후기둥 매핑(dorsal column mapping)

위에 설명된 SEP는 주로 감시를 위한 활용이나, 정중 SEP 위상 역전과 후기둥 매핑은 SEP가 매핑을 위해 활용되는 예이다.

정중 SEP 위상 역전은 뇌수술 시 중심고랑(central sulcus)를 찾기 위해, 나아가 운동피질 및 감각피질을 확인하기 위해, 흔히 활용하는 방법이다.[70,71] 이 방법은 원리는 매우 단순하고 직관적이다. 뇌피질이 노출되면 스트립 전극을 중심고랑이 지날 것으로 예상되는 부근에 고랑과 직각 방향으로 놓는다. 그리고, 편측의 정중신경을 손목에서 자극하여, SEP가 감각피질에서 유도되도록 한다. 스트립 전극의 각 전극에서 기록되는 유발전위 파형은 SEP 쌍극자(dipole)와의 상대적인 위치에 따라 다른 파형을 보이게 된다. 특히 중심고랑을 지나면서 SEP 파형의 위상이 변하게 되어 중심고랑의 위치를 확인할 수 있다.[72]

후기둥 매핑 역시 SEP 파형을 이용하여 척수 후기둥의 정중솔기(dorsal median raphe) 위치를 확인하는 것이다. 정중솔기의 확인은 척수 내 병변에 접근하기 위해 척수를 절개할 때 후기둥의 손상을 최소화하여 고유수용감각을 보

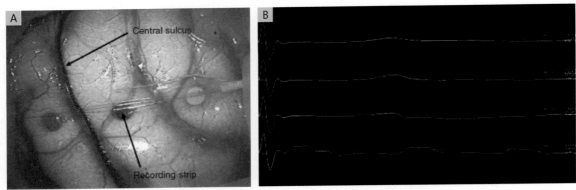

그림 8-9 ｜ 정중 SEP 위상 역전(Median SEP phase reversal)

A: 중심고랑으로 추정되는 위치를 가로질러 스트립 전극을 설치한 뒤 편측 정중신경을 자극한다. B: 세번째와 네번째 전극 사이에서 SEP 위상 역전을 관찰할 수 있다.

존하는데 이용된다. 집도의의 경험에 근거하여 혈관 분포 등을 참고로 해부학적 중앙선(anatomical midline)에 따라 척수 절개를 하는 경우, 척수내 병변에 의한 구조의 변형으로 신경학적 중앙선(neurological midline)과 일치하지 않을 수도 있다; 이러한 경우 척수 절개와 동시에 해당 측의 SEP가 사라지게 된다.

후기둥 매핑에 세가지 다른 방법이 제안되었다. 척수를 자극하여, 말초신경에서 역방향 감각 활동전위(antidromic sensory nerve action potential)를 기록하여 정중선을 찾는 방법이나(참조문헌 없음. 개인적 서신 교환), 말초 신경을 자극하여 척수에 수평방향으로 설치한 촘촘한 스트립 전극으로 정방향 감각유발전위(orthodromic sensory nerve action potential)를 보는 방법[73], 또는 척수에서 좌(우)에서 우(좌)로 전기자극을 가하면서, 두피에서 기록된 SEP의 위상이 변화하는 지점을 찾는 방법이 있다.[74] 경험적으로는 위의 세번째 방법(척수 자극 두피 기록)이 특수한 스트립 전극을 필요로 하지 않고 적절한 자극 시간 내에 안정적인 신호를 얻을 수 있기 때문에, 수술 시 적극 활용할 수 있다.

11. Free-running Electromyography (EMG) and Triggered Electromyography

EMG는 일반적으로 임상에서 신경병증 및 근병증을 확인하는 표준 검사로 여겨지며, 재활의학과 의사라면 매우 익숙하다. IOM에서 사용되는 EMG는 근전도 검사실에서와는 조금 다른 신경생리를 관찰하는 것이기는 하나, 더 간단하고 기본적으로 익숙한 파형이기 때문에 재활의학과 의사들은 쉽게 배울 수 있다. 크게 free-running EMG와 triggered EMG로 구분할 수 있고, free-running EMG은 근전도실에서 시행하는 휴식기(resting state) 침근전도(needle electromyography) 검사와 유사하고, triggered EMG는 신경전도검사(nerve conduction study)에서 복합근육활동전위(compound muscle action potential) 검사와 유사하다.

Free-running EMG에서 EMG 신호는 하부운동신경원이 자극되거나 손상될 때 관찰되기 때문에, 천막하 종양에서 뇌운동신경 감시, 척추 수술에서 신경근 감시, 말초신경 수술 등에서 유용하게 사용된다. 관찰하고자 하는 신경의 지배를 받는 근육에 피하바늘전극을 설치하여 EMG 신호를 관찰하면 된다. 근전도실에서 관찰하는 침근전도 이상 소견은 신경 손상 1~3주 후 막전위가 불안정해지면서 관찰되는 이상자발활동(abnormal spontaneous activity)인데 반해, IOM에서는 신경 손상 즉시 발생하는 신호를 관찰하게 된다. 이러한 EMG 신호는 신경이 자극 또는 손상되면서 시냅스 소포(신경전달물질 소포, synaptic vesicles, neurotransmitter vesicles)가 방출되어 발생하는 것으로 추정된다. EMG 신호의 기간, 모양 등이 신경 손상의 중증도와 상관 있다고 알려져 있고,[75] 고빈도의 대칭적 사인파형 EMG 신호가 신경 손상을 더 시사한다.[75] 그러나 EMG 신호가 관찰되는 양상은 병변의 위치나 수술의 양상에 따라 매우 다양하므로 적절한 해석을 위해서는 경험과 주의가 필요하다.

Triggered EMG는 하부운동신경원 이하의 신경근 또는 말초신경의 매핑을 위한 방법이다. 신경조직이 있는지 또는 어느 레벨의 신경근인지 확인하기 위해, 프로브 자극기로 전기 자극을 가하여, 근육에서의 EMG 반응을 확인하게 된다. 전류가 퍼지는 것을 최소화 하기 위해 양극 팁 자극기 또는 양극 동심 자극기(concentric stimulator)를 사용하는 것이 유리하다. 전류 조절 모드로 자극 역치를 확인하여 신경 유무를 확인할 수 있고, triggered EMG가 관찰되는 근육을 통해 어느 신경(근)인지 판단할 수 있다.

IV. 임상 적용

본 단락에서는 위에서 설명한 IOM의 방법론들을 수술 및 병변에 따라 어떻게 활용할 수 있을지 설명하겠다. 그러나, IOM의 디자인은 환자 및 진단, 수술 계획 등에 따라 개별적인 접근이 필수적이며, 이 부분은 반드시 임상적인 고려가 필요하다. IOM의 과정은 신경생리 기사(neurophysiology technician)와 협업이 필요하나, 각 환자에서의 IOM 계획은 반드시 의사가 해야 한다. 수술 중 중요한 해석 및 판단도 의사가 책임을 져야 하는 영역이며, 계획 단계부터 예상되고 고려되어야 한다. 따라서, 아래 기술된 내용도 하나의 참조로 보는 것이 옳고, 수술 및 환자에 따라 개별적 판단을 하여야 함을 미리 강조한다.

1. 뇌

1) 종양

(1) 천막상 종양

천막상 종양은 흔히 운동, 감각, 시각, 언어 등 주요기능 피질영역 및 피라미드로(pyramidal tract) 등을 포함한다. 주요기능피질을 평가하고 보존하기 위해 각성 수술이 고려될 수도 있으나, 환자의 협조 및 상태에 따라 항상 가능하지는 않다. 감각 및 운동계에 대한 평가는 다행히 IOM

으로 충분히 대체할 수 있다. 감각계는 말초에서 자극을 입력하여 피질에서의 반응을 기록할 수 있고, 운동계는 피질 또는 뇌내 피라미드로에서 자극하여 근육에서 신호를 기록함으로써 충분한 평가가 가능하다. 그러나 감각 및 운동계와 같이 "peripheral interface"가 없는 인지기능(공간지각, 언어, 실행 등)은 아직까지 IOM으로 평가하는 방법이 정립되어 있지 않다.

우선 감각피질 및 운동피질의 매핑을 위해 정중 SEP 위상역전이 흔히 이용된다. 정중 SEP 위상역전을 확인하여 중심고랑을 찾아, 운동피질과 감각피질의 위치를 확인한다. 나아가 필요에 따라 운동피질에 DCS를 가하여 어느 부위가 어느 근육 기능을 관장하는지 확인할 수 있다.

수술을 진행하면서, 감각 및 운동계는 MEP와 SEP를 통해 감시할 수 있다. 앞서의 매핑을 통해 특히 어느 근육의 MEP를 주의깊게 살펴야 할지에 대한 정보를 참고할 수 있다. MEP 감시에서 중요한 점은 적절한 자극 강도를 찾아서 유지하여야 한다는 점이다. 만약 자극 강도가 너무 강하면, MEP가 속섬유막 또는 뇌간 수준에서 유도되어 감시해야 할 구조물을 놓칠 수가 있다. 이러한 경우, MEP는 보존되었으나 위약/마비가 발생하는 위음성이 보고될 수 있다. 피질 수준에서의 감시가 꼭 필요한 경우, 운동피질에 스트립 전극을 거치하여 dcMEP로 감시하는 것이 고려된다. 반면에, SEP는 감각피질에서의 근거리 전위(near-field potential)가 주요 성분으로 관찰되기 때문에, 피질 수준의 감시가 용이하다.

피질하 병변에서는 suction probe를 이용한 DSCS이 매우 유용하다. 위에서 설명하였듯이, 피라미드로의 지속적 감시가 가능하며, 자극 역치 값을 통해 피라미드로에 얼마나 가까이 접근하였는지 정량적으로 매핑할 수 있다.

(2) 천막하 종양

소뇌종양, 제4 뇌실 종양, 뇌간 종양 등의 천막하 종양 수술에서 IOM은 매우 중요하고 많은 고려를 요한다. 연하기능, 얼굴 표정, 안구 운동, 청각 등을 담당하는 뇌신경 및 뇌신경핵이 위치하고 있고, 운동 및 감각 정보가 지나가는 경로이기 때문에, IOM을 통해 신경손상을 최소화하는 것은 환자의 수술 후 기능은 물론 생존에 매우 중요하다.

천막하 종양의 수술에서도 기본적으로 SEP 또는 MEP

가 포함되어야 한다. 더불어, 뇌신경 감시 및 매핑이 고려되어야 한다. BAEP는 뇌간을 감시하는 가장 기본적인 방법으로, 민감도가 높고 만족스러운 특이도를 가지고 있다.[76] 얼굴 신경(핵)은 free-running EMG 및 피질연수 MEP로 감시할 수 있다. 저작근 EMG 및 MEP는 삼차신경의 감시에 동원된다. 만약 병변 또는 수술 접근이 연수(medulla oblongata)를 포함한다면 연하 기능의 보존을 위해, 후두근 MEP를 통한 미주신경 평가를 고려해야 한다. 더불어, 병변에 따라 혀인두신경 및 부신경, 설하신경의 감시를 위한 경상인두근, 승모근, 턱끝혀근의 EMG, MEP가 함께 고려될 수 있다.

천막하 종양의 IOM에서 이러한 다중의 방법들은 위험에 노출된 여러 신경계를 감시할 수 있다는 장점이 있으나, 동시에 다중 신호들을 함께 해석해야 하는 어려움이 있다. 대부분 IOM 방법론들이 특이도에 비해 민감도가 높기 때문에, 수술 진행 중 경고나 대처가 필요한지에 대한 판단은 수술 과정과 신경해부학적 고려를 바탕으로 이루어져야 하며, 어느 정도 경험을 필요로 한다.

2) 뇌전증

뇌전증의 수술의 목표는 뇌전증유발 병변을 확인하여 제거하는 동시에 기능 손실을 최소화하는 것이다. 뇌전증유발 병변의 확인은 주로 수술 전, 영상의학적 검사 및 EEG, ECoG 기록을 통해 이루어지고, 수술 중 ECoG를 통해 확인될 수 있다.

수술 전 MRI를 통해 구조적 이상을 확인하거나, PET, SPECT 등 기능적 영상을 함께 시행하여 뇌전증유발 병변를 추정하게 된다. 수술 전에, 비디오와 EEG를 함께 녹화하여 수술 시 제거할 병변을 찾는 방법도 흔히 사용된다. 필요에 따라서는 병변 제거 수술(lesionectomy) 전 경막하 그리드 전극을 설치해 두고, ECoG를 기록하여 간질파 또는 간질양 진동을 확인하여 제거할 병변을 정확하게 특정할 수 있다.[77]

수술 중에는 ECoG에서 자극 후 유도되는 발작파 또는 후방전을 기록하여 제거할 병변을 확인하는 것을 고려해 볼 수 있다. 더불어, 뇌전증에서 병변 제거 수술 중 IOM의 활용은 제거할 병변 주위에 주요기능피질 및 운동신경로가 위치하는지 확인에 유용할 수 있다. 운동피질, 감각피질, 또는 피라미드로의 매핑 및 감시는 전신마취 중 MEP,

SEP, DCS, DSCS 등을 통해서도 충분히 가능하다. 그러나, 기타 주요기능피질의 손상이 염려되는 경우는 각성 수술이 고려되어야 한다.

3) 뇌혈관질환

경동맥협착, 뇌동맥류, 모야모야병 등의 뇌혈관 질환 수술에서 가장 중요한 것은 뇌허혈·뇌경색의 발견 및 예방이다. 뇌허혈 및 뇌경색의 평가는 SEP와 EEG 감시가 가장 효과적이다. SEP는 피질 기능을 정량적으로 반영하나, 감각피질만을 평가한다는 단점이 있고, EEG는 뇌의 여러 구역을 평가하나, 주관적인 판단이 필요하다는 단점이 있다. 이 둘을 함께 관찰하면서 뇌허혈의 발생을 감시하는 것이 권장된다. MEP 역시 기본적으로 운동신경계의 평가를 위해 함께 활용되지만, 자극 강도에 따라 위음성의 가능성이 있으므로 MEP에만 의존하여서는 안된다.

4) 뇌신경수술

(1) 전정신경초종

전정신경초종 및 소뇌다리각(cerebellopontine angle) 종양의 수술은 역사적으로 IOM이 일찍이 적용되고 발전되어 왔다. BAEP와 안면신경의 감시가 전정신경초종 수술의 IOM의 주를 이룬다. BAEP는 매우 민감한 도구로써, 와우신경을 포함한 청각 신경계의 손상을 감시할 수 있다. 안면근육의 free-running EMG, triggered EMG 및 피질연수 MEP는 안면신경(핵)을 효과적으로 평가할 수 있다. 전정신경은 와우신경과 함께 주행하여, 이 둘을 따로 평가하여야 하는 경우는 매우 드물다. 그러나, 와우신경을 구별해야 하는 경우에는 와우신경에서 신경 활동전위를 직접 기록하여 전정신경과 구분할 수 있다.[78-81] 안면근육의 free-running EMG 관찰은 피질연수 MEP 감시에 추가로 전극을 설치할 필요가 없다는 장점이 있다. 그러나, 안면신경이 자극을 받는 상황에서는 비가역적 손상 여부와 상관없이, 안면근육 EMG가 발생하게 된다. 따라서 검사자는 EMG 파형의 빈도, 기간, 대칭성, 진폭 등을 근거로 해당 신호가 가역적/비가역적 손상을 시사하는지 여부를 판단해야 한다.[82] 그리고, 안면신경의 손상이 우려되는 경우에는 피질연수 MEP를 시행하여 확인하는 것이 도움이 된다.

(2) 편측안면연축(hemifacial spasm)

편측안면연축의 치료를 위한 미세혈관감압술(microvascular decompression)에서도 감압이 적절한지 평가하고 안면 신경 손상이 없는지 확인하기 위해 IOM을 유용하게 적용할 수 있다.

편측안면연측 환자에서는 특징적으로 측면전파반응(lateral spread response)이 관찰된다. 측면전파반응의 기전은 아직 완전히 밝혀지지 않았으나, 전기생리학적으로 평가하는 방법은 간단하다. 안면신경의 한 분지를 자극하였을 때, 다른 분지에 지배를 받는 근육도 함께 수축하는 것을 측면전파반응이라 한다.[83] 수술 중 측면전파반응의 소실은 수술 결과를 예측하는 데 매우 유용한 것으로 알려져 있으며, 수술 중 이를 확인함으로써 안면신경을 자극하는 혈관을 적절히 감압했는지 판단하는 데 참고할 수 있다.[84]

2. 척수 및 신경근

1) 척추측만증 및 척추변형

측만증 교정술에서의 MEP및 SEP 감시는 임상적 근거가 가장 많이 쌓인 분야 중 하나로 꼽힐 수 있다. 다시 말해, 측만증 수술 시 IOM을 활용하는 것은 이미 표준적 진료로 주장할 수 있고,[35,85] IOM 없이 진행된 수술에서 예기치 않은 장애가 발생한다면 법적 윤리적 책임이 문제될 수 있다.

SEP 및 MEP를 근거로 한 판단은 매우 '민감'한 것으로 알려져 있다.[85,86] 측만증 수술에서 유의할 것은 새로운 신경학적 결손이 발생하지 않도록 하는 것이므로 유발전위(evoked potential, EP)의 변화가 생긴 경우에는 적극적으로 대처해야 한다. MEP, SEP 모두 주의깊게 살펴봐야 하고, 손상의 주 기전이 척수의 당김(cord traction)인 경우 EP 변화가 지연되어서 관찰될 수 있다는 점도 고려해야 한다.

교정 및 고정을 위해서 척추체경(pedicle)에 스크류(screw)를 심는 경우가 있다. 이때 스크류가 신경근을 가까이 지나기 때문에 신경근 손상의 우려가 있다. 이를 확인하기 위해 스크류에 전기 자극을 가하여 신경근과의 거리를 추정할 수 있다.[87] 6~8 mA의 자극역치에서 triggered EMG가 관찰되는 것을 경고 기준으로 삼을 수 있으나, 자극 역치에 따른 민감도와 특이도 등을 고려하여 판단하여야 한다.[88] 특히 흉추 신경근 손상은 일반적인 SEP, MEP에서 놓치기 쉽기 때문에, 척추측만증 수술에서는 흉추 신경근에 의해 지배를 받는 늑간근, 복근 등에서 전극을 설치하여 EMG 신호 관찰과 함께, 척추체경 스크류 자극(pedicle screw stimulation)을 시행하는 것이 도움이 된다.

2) 척수종양

척수 종양은 척수내(intramedullary) 종양과 척수외(extramedullary) 종양으로 나눌 수 있다. 특히 척수내 종양의 수술은 기능 결손을 동반하는 경우가 많아, IOM을 적극 활용할 필요가 있다.

척수내 종양으로 접근하기 위해 척수절개(myelotomy) 시에 정확한 정중 솔기로 접근하기 위해 후기둥 매핑을 사용할 수 있다. 이는 두 가지 목적이 있는데, 후기둥의 손상을 최소화하여 고유수용 감각의 장해를 예방하는 것과 후기둥이 손상되는 즉시 SEP 감시가 불가능해지기 때문에 이후 수술 진행에서 SEP를 지속적으로 참고하기 위함이다. 수술 중 MEP, SEP를 지속적으로 관찰하여, 수술 후 기능 장애를 최소화하고 종양 제거 범위를 결정하는데 참고할 수 있다. 이 때 MEP는 수술 후 운동 기능을 예측하는 데 높은 민감도와 특이도를 보인다.[89] 나아가 더 정량적으로 운동기능을 예측하기 위해서 D-wave 감시를 활용할 수 있다.[90]

3) 퇴행성 척추 질환

경추 및 요추의 퇴행성 척추 질환 수술이 가장 흔한 척추 수술일 것이다. 수술 후 신경학적 결손의 가능성이 높지는 않지만, 많은 경우 통증이나 불편 등을 이유로 수술 받기 때문에 신경 손상이 발생하는 경우 문제의 소지는 더 크다. 물론 보험에서 이러한 (수술 건수가 매우 많고 신경 손상 가능성이 상대적으로 낮은) 수술에서 IOM을 인정해 줄지는 또 다른 고려 사항이다.

경추 및 요추의 수술도 마찬가지로 SEP, MEP가 기본적이고 중요한 정보를 제공할 수 있으나, 신경근 손상에 대한 평가가 상대적으로 중요시된다. 신경근의 손상 시 발생하는 EMG 신호는 파형 및 기간에 따라 신경 손상 여부 및 정도를 판단하고 예측하는 데 유용하다.[19,75] 신경근 손상이 우려되는 경우 피질척수 MEP를 시행하여 참고할 수 있다.

요추 수술의 경우 척수가 포함된 경우는 매우 드물고 대부분의 손상은 신경근 또는 신경총에서 발생하게 된다. 각 신경근 레벨 별로 손상을 감지하기 위해서 감시할 근육의 선별에 유의해야 한다. 예를 들어 L5 신경근 손상이 우려되는 경우에는, 전경골근(tibialis anterior)이나 장족무지신근(extensor hallucis longus)을 포함하는 것이 유리하다. 앞서 언급했듯이 감시할 근육을 포함한 IOM 디자인은 각 증례 별로 의사가 고민하고 판단하여야 할 영역이다.

경추 수술에서는 신경근 손상 외에도 척수 신경의 감시가 함께 고려되어야 한다. 즉, 경추 신경근에 의해 지배되는 상지의 EMG, MEP, SEP 외에도, 척수의 기능을 평가하기 위한 하지의 MEP, SEP를 감시하여야 한다. 더불어, IOM을 적극 활용하여 C5 palsy의 발생을 예방할 수 있음이 보고되어 있다.[21,91]

스크류를 척추체경에 삽입하여 척추체를 고정(fixation)하는 경우에는 스크류가 신경근을 손상시키는 것을 예방하기 위해 척추체경 스크류 자극(pedicle screw stimulation)을 시행할 수 있다. 스크류에 전기 자극을 가했을 때, 일정 자극 역치 (대게 6~8 mA) 이하에서 유발 EMG가 해당 신경근의 근육에서 관찰되는 경우 스크류가 신경근에 가까이 접근하였을 가능성을 시사한다.[88]

3. 소아의 IOM

1) 소아의 특수성

소아에서의 IOM은 성인에서와는 다른 여러가지 고려가 필요하다. 첫번째로 소아의 신경생리는 성인과 다르다. 신경계가 아직 충분히 발달하지 못하여, 수초화(myelination) 및 시냅스형성(synaptogenesis)이 진행 중이고 특히 3세 이하에서는 연령에 따른 차이가 크다.[92,93] 둘째로, 신체 크기 및 소아의 해부학적 특징 역시 소아 IOM에서 고려되어야 한다. 몸이 작아서 자극 아티팩트(stimulation artifact) 및 부피 전도(volume conduction)의 가능성이 높고, 두터운 피하지방은 전극 임피던스에 영향을 미치게 된다. 18개월 이전에는 천문(fontanel)이 닫히지 않아서 두피 전극 설치 시 주의가 필요하다. 셋째로 마취에 의한 영향도 성인과 다르다. 할로탄 마취에 의한 유발전위의 저하가 성인과 비교해 두드러진다.[94] 따라서, 소아에서의 자극과 기록은 성인과

달라야 한다. 소아에서의 최적 자극 프로토콜을 찾는 노력이 필요하고[95], 경고 기준(warning criteria) 역시 성인의 기준을 그대로 적용하기 어렵다.

더불어, 소아에서 흔한 질환 및 수술 역시 성인과는 다르다. 기본적인 IOM 원칙은 위에 기술된 내용과 크게 다르지 않으나, 아래에서는 소아에서 주로 시행되는 두 가지 수술에 대해 기술하였다.

2) 선택적후근절제술(selective dorsal rhizotomy)

선택적후근절제술에서의 IOM의 역할은 매우 크다. 어느 신경근을 절제하고 어느 신경근을 보존할 지의 결정이 IOM 소견을 바탕으로 이루어지기 때문이다.

선택적후근절제술은 뇌성마비에서 경직이 과항진된 감각-운동 신경 반사 회로에 의해 발생한다고 가정하고, 감각 신경근 일부를 잘라내어 회로를 차단하고자 하는 수술이다.[96,97] 이 때 과항진된 회로에서 과장된 운동 반응을 판단하는 기준으로는 크게 (1) 자극 후에도 지속되는 활동(sustained activity, Peacock's criteria)과[98] (2) 자극된 신경근 레벨 너머 근분절(myotome)로 퍼져 나가는 양상(myotomal spread, Phillip and Park's grading scheme)이다.[99] 외과의의 선호 및 병원에 따라 이 두 기준을 적절히 조합하여 사용하기도 한다.[100]

양측 하지에서 신경근 레벨 별로 주요 근육에 전극을 설치하여 반응을 기록하고, 특히 경직에 주로 기여하는 대내전근(adductor magnus) 및 내측 넓다리뒤 근육(medial hamstrings)을 포함하여 평가하는 것이 권장된다. 천수 기능의 보존을 확인하기 위해 외항문괄약근(external anal sphincter)를 감시하는 것이 도움이 된다.

수술 과정은 마미(cauda equina) 부분을 노출 시킨 뒤, 배측의 감삭 신경근과 복측의 운동 신경근을 분리하고, 각 배측 신경근에 역치 자극(threshold stimulation)을 가한다. 각 신경근 별로 역치 자극을 통해, 역치를 기록하고 신경근 레벨을 확인한다. 역치 자극은 일반적으로 단일 펄스 자극을 가한다. 다음으로 각 배측 신경근을 3~5 가닥의 신경세근(rootlet)으로 분리한 후, 신경세근 별로 연축 자극(tetanic stimulation)을 가해서 과항진된 반응을 보이는 신경세근을 절개한다. 연축 자극은 50~60 Hz의 자극을 앞서 확인한 역치 강도로 1초간 가하게 된다.

경직을 효과적으로 줄이기 위해서는 S2 신경세근까지

절개하게 되는데, 천수기능(배뇨, 배변, 성기능) 손상의 가능성을 줄이기 위해 외항문괄약근 반응을 참고하거나, 회음부 감각 자극 후 신경근에서 활동전위를 확인할 수 있다.[101]

3) 척수결박증후군(tethered cord syndrome)

척수결박증후군은 다양한 선천성 기형질환에서 발생한다. 흔하게 종말끈 비후(thickend filum terminale), 지방척수막류(lipomyelomeningocele), 척수수막류(myelomeningo-cele), 선천성 피부동(congenital dermal sinus), 제한적 배측 척수열(limited dorsal myeloschisis) 등에서 발생하게 된다. 이 경우, 신경 손상은 크게 두 가지 기전으로 발생하게 된다. 척수가 견인되어 늘어나면서, 혈류가 감소하고 및 신경막의 구조가 손상되어, 산화 대사 이상 및 전기적 활동 저하가 발생한다.[102] 이 경우 천수에서 가장 많이 당겨지므로 천수의 신경체가 가장 취약하게 손상된다. 또는, 지방종 등 구조물이 직접적으로 신경근을 압박할 수 있고, 이 경우에는 어느 신경근이든 손상의 가능성이 있다.

지방척수수막류 및 척수결박 증후군의 수술은 IOM의 도입으로 수술 성적이 크게 향상되었다고 할 수 있다.[103,104] IOM 덕분에 환자가 성장하면서 신경학적 결손이 진행하기 전에 적극적으로 결박분리수술(untethering surgery)을 시행할 수 있게 되었기 때문이다.

결박분리수술에서 IOM의 역할은 크게 세 가지로 볼 수 있다. 가장 중요한 것은 천수 기능을 감시 보존하는 것이고, 두 번째로, 종말끈을 확인하는 것, 세 번째로는 각 요천추 신경근을 매핑하여 보존하는 것이다.

천수 기능 감시는 구해면체반사(bulbocaversnosus reflex)의 감시, 외항문 괄약근의 MEP 감시, 음부 신경 SEP (pudendal nerve SEP) 감시 등을 고려할 수 있다.[95] 종말끈의 확인은 운동 신경근의 역치와 비교해 종말끈의 역치가 100배는 차이가 난다는 경험적 관찰에 근거한다.[105] 요천추 신경근의 매핑 및 감시는 앞서 기술한 일반적인 신경근 감시와 마찬가지로 free-running EMG, triggered EMG, MEP를 활용하면 된다.

V. 제언 및 결언

1. 한계 및 발전방향

최근 및 현재 IOM의 급격한 보급 및 발전은 국내뿐 아니라 세계적인 현상이다. 그러나, 이러한 양적 팽창은 주로 소형 멀티채널 하드웨어 및 신호 획득 및 분석에 효율적인 디지털 소프트웨어가 빠르게 보급되어서이다. 더불어, 정맥 마취 등 마취 기술의 발전과 수술 후 후유증에 대한 법적 책임의 강조 역시 IOM의 보급에 크게 기여하였다. 그러나, 양적 팽창 및 기기의 발전에 비해 우리의 신경생리학적 이해가 그만큼 발전하였는지는 의문이 든다.

여전히 수십 년 전에 제안된, SEP, MEP를 통한 감각 및 운동 신경계의 평가가 IOM의 주를 이루고 있고, 이외의 주요 신경계들(언어영역, 소뇌, 기저핵)은 현재까지도 감시 영역 밖이다. 최근 베르니케 영역을 직접 피질 자극하여 브로카 영역에서 피질 반응을 관찰하거나[57], 브로카 영역을 자극하여 후두근에서 지연된 신호를 관찰한 연구들이 언어영역 IOM의 새로운 가능성을 제시하고 있으나[58], 여전히 IOM이 포함하지 못하는 신경계는 새로운 접근을 필요로 하고 있다.

2. 재활의학과 수술 중 신경생리감시

재활의학과는 기능에 대한 임상 학문이다. IOM은 수술 중 발생할 수 있는 기능 장해를 예방하고 예측하는 기술이다. 기본적으로 근전도의 근간을 이루는 전기생리학적 이해를 바탕으로, 전기생리 검사를 적용하고 응용하는 방법이라 할 수 있다. 따라서, 재활의학과 의사라면 IOM에 접근하기가 용이하고, 환자의 진료 과정에 있어서도 적극 활용할 수 있다. 더불어 앞서 밝혔듯 아직도 학문적으로 발전할 여지가 많은 분야이다. 필자 역시 재활의학과 의사의 한 명으로서, 더 많은 재활의학과 의사들이 임상적으로 그리고 학문적으로 IOM에 관심을 가지고 참여하기를 기대한다.

참고문헌

1. Grünbaum AS, Sherrington CS. Observations on the physiology of the cerebral cortex of some of the higher apes. (Preliminary communication.). Proceedings of the Royal Society of London. 1902;69(451-458):206-209.

2. Cushing H. A note upon the faradic stimulation of the postcentral gyrus in conscious patients. Brain. 1909;32(1):44-53.

3. Penfield W, Boldrey E. Somatic motor and sensory representation in the cerebral cortex of man as studied by electrical stimulation. Brain. 1937;60(4):389-443.

4. Jasper H. Electrocorticograms in man. Electroencephalogr Clin Neurophysiol. 1949;2:16-29.

5. Marshall C, WALKER AE. Electrocorticography. Bulletin of the Johns Hopkins Hospital. 1949;85(5):344.

6. Thompson JE. Surgery for cerebrovascular insufficiency (stroke): with special emphasis on carotid endarterectomy. Thomas; 1968.

7. Wylie EJ, Ehrenfeld WK. Extracranial occlusive cerebrovascular disease: diagnosis and management. WB Saunders Company; 1970.

8. Sharbrough FW, Messick JM, Sundt TM. Correlation of continuous electroencephalograms with cerebral blood flow measurements during carotid endarterectomy. Stroke. 1973;4(4):674-683.

9. Hicks R, Burke D, Stephen J. Monitoring spinal cord function during scoliosis surgery with Cotrel-Dubousset instrumentation. The Medical Journal of Australia. 1991;154(2):82-86.

10. Burke D, Hicks R, Stephen J, Woodforth I, Crawford M. Assessment of corticospinal and somatosensoty conduction simultaneously during scoliosis surgery. Electroencephalography and Clinical Neurophysiology/Evoked Potentials Section. 1992;85(6):388-396.

11. Møller MB, Møller AR. Loss of auditory function in microvascular decompression for hemifacial spasm: Results in 143 consecutive cases. Journal of neurosurgery. 1985;63(1):17-20.

12. Maguire J, Wallace S, Madiga R, Leppanen R, Draper V. Evaluation of intrapedicular screw position using intraoperative evoked electromyography. Spine. 1995;20(9):1068-1074.

13. Jones S, Harrison R, Koh K, Mendoza N, Crockard H. Motor evoked potential monitoring during spinal surgery: responses of distal limb muscles to transcranial cortical stimulation with pulse trains. Electroencephalography and Clinical Neurophysiology/Evoked Potentials Section. 1996;100(5):375-383.

14. Pechstein U, Ceclzich C, Nadstawek J, Schramm J. Transcranial high-frequency repetitive electrical stimulation for recording myogenic motor evoked potentials with the patient under general anesthesia. Neurosurgery. 1996;39(2):335-344.

15. Calancie B, Harris W, Broton JG, Alexeeva N, Green BA. "Threshold-level" multipulse transcranial electrical stimulation of motor cortex for intraoperative monitoring of spinal motor tracts: description of method and comparison to somatosensory evoked potential monitoring. Journal of neurosurgery. 1998;88(3):457-470.

16. Lo Y-L, Dan Y-F, Tan Y, et al. Intraoperative motor-evoked potential monitoring in scoliosis surgery: comparison of desflurane/nitrous oxide with propofol total intravenous anesthetic regimens. Journal of neurosurgical anesthesiology. 2006;18(3):211-214.

17. Taniguchi M, Nadstawek J, Pechstein U, Schramm J. Total intravenous anesthesia for improvement of intraoperative monitoring of somatosensory evoked potentials during aneurysm surgery. Neurosurgery. 1992;31(5):891-897.

18. Nuwer MR, Emerson RG, Galloway G, et al. Evidence-based guideline update: Intraoperative spinal monitoring with somatosensory and transcranial electrical motor evoked potentials Report of the Therapeutics and Technology Assessment Subcommittee of the American Academy of Neurology and the American Clinical Neurophysiology Society. Neurology. 2012;78(8):585-589.

19. Gunnarsson T, Krassioukov AV, Sarjeant R, Fehlings MG. Real-time continuous intraoperative electromyographic and somatosensory evoked potential recordings in spinal surgery: correlation of clinical and electrophysiologic findings in a prospective, consecutive series of 213 cases. Spine. 2004;29(6):677-684.

20. Manninen PH, Patterson S, Lam AM, Gelb AW, Nantau WE. Evoked potential monitoring during posterior fossa aneurysm surgery: a comparison of two modalities. Canadian journal of anaesthesia. 1994;41(2):92-97.

21. Jimenez JC, Sani S, Braverman B, Deutsch H, Ratliff JK. Palsies of the fifth cervical nerve root after cervical decompression: prevention using continuous intraoperative electromyography monitoring. Journal of Neurosurgery: Spine. 2005;3(2):92-97.

22. Duffau H, Lopes M, Gatignol P, et al. 745 Contribution of Intraoperative Corticosubcortical Stimulations in Surgery of Low-grade Gliomas: A Comparative Study between Two Series without and with Functional Mapping. Neurosurgery. 2004;55(2):467-467.

23. Brell M, Ibanez J, Caral L, Ferrer E. Factors influencing surgical complications of intra-axial brain tumours. Acta neurochirurgica. 2000;142(7):739-750.

24. De Witt Hamer PC, Robles SG, Zwinderman AH, Duffau H, Berger MS. Impact of intraoperative stimulation brain mapping on glioma surgery outcome: a meta-analysis. Journal of Clinical Oncology. 2012;30(20):2559-2565.

25. Slimp JC. Electrophysiologic intraoperative monitoring for spine procedures. Physical Medicine and Rehabilitation Clinics. 2004;15(1):85-105.

26. Purdon PL, Sampson A, Pavone KJ, Brown EN. Clinical electroencephalography for anesthesiologistspart I: background and basic signatures. Anesthesiology: The Journal of the American Society of Anesthesiologists. 2015;123(4):937-960.

27. Angel A, GRATTON DA. The effect of anaesthetic agents on cerebral cortical responses in the rat. British journal of pharmacology. 1982;76(4):541-549.

28. Dubois MY, Sato S, Chassy J, Macnamara TE. Effects of enflurane on brainstem auditory evoked responses in humans. Anesthesia and analgesia. 1982;61(11):898-902.

29. James M, Thornton C, Jones J. HALOTHANE ANESTHESIA CHANGES THE EARLY COMPONENTS OF THE AUDITORY EVOKED-RESPONSE IN MAN. Paper presented at: British Journal of Anaesthesia1982.

30. Kalkman CJ, Drummond JC, Ribberink AA. Low concentrations of isoflurane abolish motor evoked responses to transcranial electrical stimulation during nitrous oxide/opioid anesthesia in humans. Anesthesia and analgesia. 1991;73(4):410-415.

31. Stone JL, Ghaly RF, Levy WJ, Kartha R, Krinsky L, Roccaforte P. A comparative analysis of enflurane anesthesia on primate motor and somatosensory evoked potentials. Electroencephalography and Clinical Neurophysiology/Evoked Potentials Section. 1992;84(2):180-187.

32. Halonen J-P, Jones SJ, Edgar MA, Ransford AO. Conduction properties of epidurally recorded spinal cord potentials following lower limb stimulation in man. Electroencephalography and Clinical Neurophysiology/Evoked Potentials Section. 1989;74(3):161-174.

33. Anderson S, Loughnan B, Hetreed M. A technique for monitoring evoked potentials during scoliosis and brachial plexus surgery. Annals of the Royal College of Surgeons of England. 1990;72(5):321.

34. Nuwer M, Dawson E. Sites, Rates and Filters that Best Eliminate Background Noise and Variability during Cortical Evoked Potentials Spinal

Cord Monitoring. Neurophysiology and Standards of Spinal Cord Monitoring: Springer; 1988:140-146.

35. Nuwer MR, Dawson EG, Carlson LG, Kanim LE, Sherman JE. Somatosensory evoked potential spinal cord monitoring reduces neurologic deficits after scoliosis surgery: results of a large multicenter survey. Electroencephalography and Clinical Neurophysiology/Evoked Potentials Section. 1995;96(1):6-11.

36. Nuwer MR, Aminoff M, Desmedt J, et al. IFCN recommended standards for short latency somatosensory evoked potentials. Report of an IFCN committee. Electroencephalography and clinical neurophysiology. 1994;91(1):6-11.

37. Merton P, Morton H. Stimulation of the cerebral cortex in the intact human subject. Nature. 1980;285(5762):227.

38. Journee HL, Polak HE, de Kleuver M. Influence of electrode impedance on threshold voltage for transcranial electrical stimulation in motor evoked potential monitoring. Med Biol Eng Comput. 2004;42(4):557-561.

39. Kombos T, Suss O. Neurophysiological basis of direct cortical stimulation and applied neuroanatomy of the motor cortex: a review. Neurosurg Focus. 2009;27(4):E3.

40. Szelenyi A, Kothbauer KF, Deletis V. Transcranial electric stimulation for intraoperative motor evoked potential monitoring: Stimulation parameters and electrode montages. Clin Neurophysiol. 2007;118(7):1586-1595.

41. Deletis V, Rodi Z, Amassian VE. Neurophysiological mechanisms underlying motor evoked potentials in anesthetized humans. Part 2. Relationship between epidurally and muscle recorded MEPs in man. Clin Neurophysiol. 2001;112(3):445-452.

42. Deletis V, Rodi Z, Amassian VE. Neurophysiological mechanisms underlying motor evoked potentials in anesthetized humans.: Part 2. Relationship between epidurally and muscle recorded MEPs in man. Clinical neurophysiology. 2001;112(3):445-452.

43. Deletis V. Intraoperative neurophysiology and methodologies used to monitor the functional integrity of the motor system. Neurophysiology in neurosurgery: Elsevier; 2002:25-51.

44. Journee H-L, Polak H, De Kleuver M. Conditioning stimulation techniques for enhancement of transcranially elicited evoked motor responses. Neurophysiologie Clinique/Clinical Neurophysiology. 2007;37(6):423-430.

45. Frei FJ, Ryhult SE, Duitmann E, Hasler CC, Luetschg J, Erb TO. Intraoperative monitoring of motor-evoked potentials in children undergoing spinal surgery. Spine. 2007;32(8):911-917.

46. Tanaka Y, Kawaguchi M, Noguchi Y, et al. Systematic review of motor evoked potentials monitoring during thoracic and thoracoabdominal aortic aneurysm open repair surgery: a diagnostic meta-analysis. Journal of anesthesia. 2016;30(6):1037-1050.

47. Morota N, Deletis V, Constantini S, Kofler M, Cohen H, Epstein FJ. The role of motor evoked potentials during surgery for intramedullary spinal cord tumors. Neurosurgery. 1997;41(6):1327-1336.

48. Kothbauer KF, Deletis V, Epstein FJ. Motor-evoked potential monitoring for intramedullary spinal cord tumor surgery: correlation of clinical and neurophysiological data in a series of 100 consecutive procedures. Neurosurg Focus. 1998;4(5):e1.

49. Visser G, Wieneke G, VanHuffelen A, DeVries J, Bakker P. The development of spectral EEG changes during short periods of circulatory arrest. Journal of Clinical Neurophysiology. 2001;18(2):169-177.

50. van Putten MJ, Peters JM, Mulder SM, de Haas JA, Bruijninckx CM, Tavy DL. A brain symmetry index (BSI) for online EEG monitoring in carotid endarterectomy. Clinical neurophysiology. 2004;115(5):1189-1194.

51. Worrell GA, Parish L, Cranstoun SD, Jonas R, Baltuch G, Litt B. High-frequency oscillations and seizure generation in neocortical epilepsy.

Brain. 2004;127(7):1496-1506.

52. Pouratian N, Cannestra AF, Bookheimer SY, Martin NA, Toga AW. Variability of intraoperative electrocortical stimulation mapping parameters across and within individuals. Journal of Neurosurgery Publishing Group; 2004.

53. Szelenyi A, Bello L, Duffau H, et al. Intraoperative electrical stimulation in awake craniotomy: methodological aspects of current practice. Neurosurg Focus. 2010;28(2):E7.

54. Taniguchi M, Cedzich C, Taniguchi M, Cedzich C, Schramm J. Modification of cortical stimulation for motor evoked potentials under general anesthesia: technical description. Neurosurgery. 1993;32(2):219-226.

55. Szelényi A, Joksimovic B, Seifert V. Intraoperative risk of seizures associated with transient direct cortical stimulation in patients with symptomatic epilepsy. Journal of Clinical Neurophysiology. 2007;24(1):39-43.

56. Szelényi A, Senft C, Jardan M, et al. Intra-operative subcortical electrical stimulation: a comparison of two methods. Clinical neurophysiology. 2011;122(7):1470-1475.

57. Saito T, Tamura M, Muragaki Y, et al. Intraoperative cortico-cortical evoked potentials for the evaluation of language function during brain tumor resection: initial experience with 13 cases. Journal of neurosurgery. 2014;121(4):827-838.

58. Deletis V, Rogić M, Fernández-Conejero I, Gabarrós A, Jerončić A. Neurophysiologic markers in laryngeal muscles indicate functional anatomy of laryngeal primary motor cortex and premotor cortex in the caudal opercular part of inferior frontal gyrus. Clinical neurophysiology. 2014;125(9):1912-1922.

59. Ohue S, Kohno S, Inoue A, et al. Accuracy of diffusion tensor magnetic resonance imaging-based tractography for surgery of gliomas near the pyramidal tract: a significant correlation between subcortical electrical stimulation and postoperative tractography. Neurosurgery. 2011;70(2):283-294.

60. Schucht P, SeiDel K, BecK J, et al. Intraoperative monopolar mapping during 5-ALA-guided resections of glioblastomas adjacent to motor eloquent areas: evaluation of resection rates and neurological outcome. Neurosurgical focus. 2014;37(6):E16.

61. Raabe A, Beck J, Schucht P, Seidel K. Continuous dynamic mapping of the corticospinal tract during surgery of motor eloquent brain tumors: evaluation of a new method. Journal of neurosurgery. 2014;120(5):1015-1024.

62. Radtke RA, Erwin CW, Wilkins RH. Intraoperative brainstem auditory evoked potentials Significant decrease in postoperative morbidity. Neurology. 1989;39(2):187-187.

63. Legatt AD, Arezzo JC, Vaughan HG. The Anatomie and Physiologie Bases of Brain Stem Auditory Evoked Potentials. Neurologic Clinics. 1988;6(4):681-704.

64. Matthies C, Samii M. Management of vestibular schwannomas (acoustic neuromas): the value of neurophysiology for intraoperative monitoring of auditory function in 200 cases. Neurosurgery. 1997;40(3):459-468.

65. Dong CC, MacDonald DB, Akagami R, et al. Intraoperative facial motor evoked potential monitoring with transcranial electrical stimulation during skull base surgery. Clinical neurophysiology. 2005;116(3):588-596.

66. Strauss C, Romstöck J, Nimsky C, Fahlbusch R. Intraoperative identification of motor areas of the rhomboid fossa using direct stimulation. Journal of neurosurgery. 1993;79(3):393-399.

67. Eisner W, Schmid UD, Reulen H-J, et al. The mapping and continuous monitoring of the intrinsic motor nuclei during brain stem surgery. Neurosurgery. 1995;37(2):255-265.

68. Morota N, Deletis V, Epstein FJ, et al. Brain stem mapping: neurophysiological localization of motor nuclei on the floor of the fourth ventricle. Neurosurgery. 1995;37(5):922-930.

69. Chang SD, López JR, Steinberg GK. Intraoperative electrical stimulation for identification of cranial nerve nuclei. Muscle & nerve. 1999;22(11):1538-1543.

70. Goldring S. A method for surgical management of focal epilepsy, especially as it relates to children. Journal of neurosurgery. 1978;49(3):344-356.

71. Goldring S, Gregorie EM. Surgical management of epilepsy using epidural recordings to localize the seizure focus: review of 100 cases. Journal of neurosurgery. 1984;60(3):457-466.

72. Wood CC, Spencer DD, Allison T, McCarthy G, Williamson PD, Goff WR. Localization of human sensorimotor cortex during surgery by cortical surface recording of somatosensory evoked potentials. Journal of neurosurgery. 1988;68(1):99-111.

73. Yanni DS, Ulkatan S, DeletiS V, Barrenechea IJ, Sen C, Perin NI. Utility of neurophysiological monitoring using dorsal column mapping in intramedullary spinal cord surgery. Journal of Neurosurgery: Spine. 2010;12(6):623-628.

74. Simon MV, Chiappa KH, Borges LF. Phase reversal of somatosensory evoked potentials triggered by gracilis tract stimulation: case report of a new technique for neurophysiologic dorsal column mapping. Neurosurgery. 2012;70(3):E783-788.

75. Prell J, Rampp S, Romstöck J, Fahlbusch R, Strauss C. Train time as a quantitative electromyographic parameter for facial nerve function in patients undergoing surgery for vestibular schwannoma. Journal of neurosurgery. 2007;106(5):826-832.

76. Neu M, Strauss C, Romstöck J, Bischoff B, Fahlbusch R. The prognostic value of intraoperative BAEP patterns in acoustic neurinoma surgery. Clinical neurophysiology. 1999;110(11):1935-1941.

77. Wellmer J, von der Groeben F, Klarmann U, et al. Risks and benefits of invasive epilepsy surgery workup with implanted subdural and depth electrodes. Epilepsia. 2012;53(8):1322-1332.

78. Debatisse D, Pralong E, Guerit J, Bisdorff A. Recording click-evoked myogenic potentials (CEMPs) with a setup for brainstem auditory evoked potentials (BAEPs). Neurophysiologie Clinique/Clinical Neurophysiology. 2005;35(4):109-117.

79. Ferber-Viart C, Dubreuil C, Duclaux R. Vestibular evoked myogenic potentials in humans: a review. Acta oto-laryngologica. 1999;119(1):6-15.

80. Ferber-Viart C, Duclaux R, Cofleaux B, Dubreuil C. Myogenic vestibular-evoked potentials in normal subjects: a comparison between responses obtained from sternomastoid and trapezius muscles. Acta oto-laryngologica. 1997;117(4):472-481.

81. Nguyen BH, Javel E, Levine SC. Physiologic identification of eighth nerve subdivisions: direct recordings with bipolar and monopolar electrodes. American Journal of Otology. 1999;20(4):522-534.

82. Romstöck J, Strauss C, Fahlbusch R. Continuous electromyography monitoring of motor cranial nerves during cerebellopontine angle surgery. Journal of neurosurgery. 2000;93(4):586-593.

83. Nielsen VK. Pathophysiology of hemifacial spasm II. Lateral spread of the supraorbital nerve reflex. Neurology. 1984;34(4):427-427.

84. Kong D-S, Park K, Shin B-g, Lee JA, Eum D-O. Prognostic value of the lateral spread response for intraoperative electromyography monitoring of the facial musculature during microvascular decompression for hemifacial spasm. Journal of neurosurgery. 2007;106(3):384-387.

85. Nuwer MR, Emerson RG, Galloway G, et al. Evidence-based guideline update: intraoperative spinal monitoring with somatosensory and transcranial electrical motor evoked potentials: report of the Therapeutics and Technology Assessment Subcommittee of the American Academy of Neurology and the American Clinical Neurophysiology Society. Neurology. 2012;78(8):585-589.

86. Schwartz DM, Auerbach JD, Dormans JP, et al. Neurophysiological detection of impending spinal cord injury during scoliosis surgery. JBJS. 2007;89(11):2440-2449.

87. Clements DH, Morledge DE, Martin WH, Betz RR. Evoked and spontaneous electromyography to evaluate lumbosacral pedicle screw placement. Spine. 1996;21(5):600-604.

88. Parker SL, McGirt MJ, Farber SH, et al. Accuracy of free-hand pedicle screws in the thoracic and lumbar spine: analysis of 6816 consecutive screws. Neurosurgery. 2011;68(1):170-178.

89. Quiñones-Hinojosa A, Lyon R, Zada G, et al. Changes in transcranial motor evoked potentials during intramedullary spinal cord tumor resection correlate with postoperative motor function. Neurosurgery. 2005;56(5):982-993.

90. Kothbauer K. Intraoperative neurophysiologic monitoring for intramedullary spinal-cord tumor surgery. Neurophysiologie Clinique/Clinical Neurophysiology. 2007;37(6):407-414.

91. Fan D, Schwartz DM, Vaccaro AR, Hilibrand AS, Albert TJ. Intraoperative neurophysiologic detection of iatrogenic C5 nerve root injury during laminectomy for cervical compression myelopathy. Spine. 2002;27(22):2499-2502.

92. Levy SR. Somatosensory Evoked Potentials. Evoked potentials in clinical medicine. 1997:453.

93. Eggermont J. Physiology of the developing auditory system. Auditory development in infancy: Springer; 1985:21-45.

94. Sloan T. Anesthesia and intraoperative neurophysiological monitoring in children. Child's Nervous System. 2010;26(2):227-235.

95. Hwang H, Wang K-C, Bang MS, et al. Optimal stimulation parameters for intraoperative bulbocavernosus reflex in infants. Journal of Neurosurgery: Pediatrics. 2017;20(5):464-470.

96. Peacock W, Arens LJ. Selective posterior rhizotomy for the relief of spasticity in cerebral palsy. South African medical journal= Suid-Afrikaanse tydskrif vir geneeskunde. 1982;62(4):119-124.

97. Fasano VA, Barolat-Romana G, Zeme S, Sguazzi A. Electrophysiological assessment of spinal circuits in spasticity by direct dorsal root stimulation. Neurosurgery. 1979;4(2):146-151.

98. Staudt LA, Nuwer MR, Peacock WJ. Intraoperative monitoring during selective posterior rhizotomy: technique and patient outcome. Electroencephalography and Clinical Neurophysiology/Electromyography and Motor Control. 1995;97(6):296-309.

99. Turner RP. Neurophysiologic intraoperative monitoring during selective dorsal rhizotomy. Journal of Clinical Neurophysiology. 2009;26(2):82-84.

100. Mittal S, Farmer J-P, Poulin C, Silver K. Reliability of intraoperative electrophysiological monitoring in selective posterior rhizotomy. Journal of neurosurgery. 2001;95(1):67-75.

101. Deletis V, Vodusek DB, Abbott R, Epstein FJ, Turndorf H. Intraoperative monitoring of the dorsal sacral roots: minimizing the risk of iatrogenic micturition disorders. Neurosurgery. 1992;30(1):72-75.

102. Yamada S, Won DJ, Yamada SM. Pathophysiology of tethered cord syndrome: correlation with symptomatology. Neurosurgical focus. 2004;16(2):1-5.

103. Pang D, Zovickian J, Oviedo A. Long-term outcome of total and near-total resection of spinal cord lipomas and radical reconstruction of the neural placode: part I-surgical technique. Neurosurgery. 2009;65(3):511-529.

104. Pang D, Zovickian J, Oviedo A. Long-term outcome of total and near-total resection of spinal cord lipomas and radical reconstruction of the neural placode, part II: outcome analysis and preoperative profiling. Neurosurgery. 2010;66(2):253-273.

105. Quiñones-Hinojosa A, Gadkary CA, Gulati M, et al. Neurophysiological monitoring for safe surgical tethered cord syndrome release in adults. Surgical neurology. 2004;62(2):127-133.

REHABILITATION MEDICINE

PART

02

치료기술 및 기구

CHAPTER 09

물리치료
Physical Modalities

| 강은경, 최치환

물리치료 또는 물리요법은 따뜻한 열이나 차가운 얼음, 또는 공기, 광선, 전기, 전자기파, 초음파, 치료자의 손이나 기계적인 힘, 심지어는 중력 등을 이용하여 통증을 완화시키거나 조직의 치유를 촉진하고 신체의 움직임을 향상시키는 등 특정한 효과를 얻고자 하는 치료행위를 말한다.[1,2]

물리치료는 곧 인류의 역사와 같다고 할 정도로 오랜 역사를 가지고 있으며, 각종 약물치료와 더불어 가장 널리 사용되어온 치료법이라고 할 수 있다. 다만 기술의 발전에 따라 새로운 형태의 치료법이 생기기도 하고 널리 쓰이던 치료 방법이 사라지기도 하였다. 이런 치료들의 치료 효과에 대한 생리의학적 지식은 비교적 최근에 와서 밝혀지고 있으며, 임상적 경험에 의해서 뒷받침되고 있다.

물리치료의 처방은 자세한 병력의 청취와 전신상태의 점검(systemic review), 신체검사(physical examination)와 재활의학적 기능 평가의 과정을 거쳐 이루어지며, 영상의학 검사를 포함한 각종 진단적 검사를 종합하여 진단명을 확정하고 장해의 정도와 기능손실의 정도까지 판단하여 이루어져야 한다. 이들을 토대로 치료의 종류를 결정하는데, 이때, 환자의 의식상태와 인지기능, 환부의 해부학적인 구조 및 주변 구조물, 통증의 정도, 손상이나 질병의 경과 기간, 외상이나 상처의 여부, 적용할 부위의 혈액순환 정도, 심혈관계의 상태, 환자의 인체 측정자료(anthropometric data), 치료 대상 부위의 온도감각 및 통각 등을 고려하여야 한다. 올바른 물리치료를 처방하기 위해서는 물리치료를 통해 영향을 받을 수 있는 신경근육계와 심혈관계의 생리적

인 기능에 대한 지식과 조직손상의 치유과정 및 통증에 대한 정확한 이해가 필수적이다. 이런 관점에서, "물리치료는 재활, 물리의학(physical medicine and rehabilitation)에 대한 지식이 전혀 없이 처방해도 아무런 문제가 없다", "물리치료는 근본적 치료에는 도움이 안 되고 치료하는 동안만 잠시 환자를 편하게 해주는 요법이다"와 같은 의견은 잘못된 것이라 할 수 있다. 20세기 초부터 지금까지 물리의학의 분야에서, 지속적인 학문적 연구 결과가 발표되고 있고 물리의학과 관련된 주제가 수십 종의 단행본으로 출판되고 있음에도 불구하고, 이러한 오해가 만연한 이유는 물리치료가 비교적 큰 부작용이 없는 치료방법이기 때문이다. 아울러, 현대 의학의 발전이 과거에 주로 의약산업과 관련된 약물요법이나 수술 방법에 집중되었고, 물리치료에 대한 과학적 접근은 최근에야 이루어졌기 때문이다. 그러나 정확한 진단을 거치지 않고 환자의 상태에 적합하지 않은 물리치료를 시행한 경우, 인체에 상당한 부작용을 초래할 수 있으며, 환자로 하여금 시간을 허비하고 증상을 악화시키며 의료 자원을 낭비하는 결과를 초래할 수 있다.[1]

I. 치료적 온열(Therapeutic heat)

열을 이용하여 각종 질병이나 증상을 치료하려는 시도는 이미 수천년 전부터 시작되었으며, 문헌에 따르면 고대 로

마 병사들은 부상이나 통증을 다스리기 위해 따뜻한 온천욕을 하였으며, 히포크라테스는 동물 방광에 따뜻한 물을 채우고 좌골통(sciatica) 등을 치료하였다고 한다. 온열치료는 핫팩이나 물주머니, 온천욕 등 단순한 형태부터 초음파, 초단파 치료기 등의 현대적인 기술의 발전으로 새로이 고안된 형태까지 매우 다양하다. 임상에서 적용되는 대부분의 온열치료는 인체의 국소적인 부위를 대상으로 이루어진다. 전신적인 열 치료는 여러 부위를 동시에 치료해야 할 때, 열 이외에 중력을 이용한 운동치료를 병행할 때, 또는 저체온증의 응급치료의 경우로 한정된다.

1. 온열치료(Heat therapy)의 생리적 효과 및 기전

국소적 또는 전신적인 열 상승에 의해 발생되는 생리적 효과는 조직의 온도, 지속 시간, 온도 상승 속도, 치료 부위의 크기 등에 따라 달라진다. 일반적으로 열상승에 의한 치료 효과는 조직의 온도가 40~45℃에서 약 5~30분 동안 지속될 때 나타난다.[2] 온열치료는 비록 국소적으로 적용하였더라도 정도나 적용범위에 따라 전신적으로 효과가 나타날 수 있으며, 경우에 따라서는 좋지 않은 결과를 일으킬 수 있으므로 항상 주의하여야 한다.

1) 대사 작용의 상승
인체 세포 내의 화학 반응은 열상승에 의해 영향을 받는데, 대략 10°의 온도가 상승할 때마다 화학적 활동성과 대사 속도는 약 두 배 증가한다.[3] 따라서 에너지 소비 속도 및 조직의 산소 소모도 증가하게 된다. 그러나 약 45~50℃에 도달하게 되면 오히려 단백질이 변성되고 효소의 작용이 중지되면서, 대사량은 감소하여 궁극적으로 조직에 손상을 입게 된다.

2) 혈관 확장 및 혈류의 증가, 염증 반응의 촉진
일반적으로 온도가 상승하면 혈관이 확장되고 혈류가 증가한다. 특히 피부혈관은 교감신경계의 지배를 받고 있으며, 체온조절에 중요한 역할을 하는데, 온도가 상승하게 되면 온도 감각기의 흥분에 의한 축삭반사(axon reflex) 및 매개물질의 분비[4], 국소적 척수 반사에 의하여 혈관이 확장되고 혈류가 증가하게 된다.[5,6] 또한 이러한 혈관 확장반응은 국소적인 부위에 그치지 않고 원위부의 피부혈류도 증가하게 되는 공감반응(consensual reaction)이 나타나게 된다.[7] 말초 혈관 질환 때문에 하지에 직접 열치료를 적용하기 어려운 환자의 경우, 공감반응을 활용하여 허리에 열치료를 시행하면, 원위부에 온열효과를 얻을 수 있다. 적외선과 같은 표재열 온열치료는 피부에서 뚜렷한 혈관 확장 및 혈류 증가 효과가 있는 반면, 근육에서는 충분한 온도상승이 이루어지지 않기 때문에 혈류 증가의 효과가 상대적으로 미미한 것으로 알려져 있다.[8]

국소적인 열상승은 혈관을 확장하여, 해당 부위의 혈류를 증가시키고, 이로 인해 영양소와 백혈구, 항체 등이 유입되며, 대사 산물과 조직 파편들이 배출되어 만성적인 염증 반응을 줄이는 효과가 있다. 그러나 급성기 상태에서의 열상승은 혈관 확장에 의해 부종과 출혈을 증가시키고, 급성 염증반응을 악화시킬 수 있다.[1]

3) 근육 연축(Spasm) 및 경직(Spasticity)의 완화, 신경전도 속도의 증가
온열은 통증 완화효과뿐만 아니라, 신경근육계에 작용하여 근육의 연축(spasm)을 완화시킨다. 근육 내의 근방추(muscle spindle)에서 정적 또는 긴장성 신장에 대해 일차적으로 반응하는 구심성 신경은 II 구심성 신경섬유이다. 온열은 근방추의 II 구심성 신경 섬유의 흥분 발사 빈도를 감소시키고 골지건기관(Golgi tendon organ)의 Ib 구심성 신경 섬유의 흥분 발사 빈도를 증가시킨다.[9] 다만 표재열 적용 시 근육의 온도 상승은 높지 않으므로, 이러한 신경 기전 이외의 표재열 적용 시 근방추의 구심성 신경 작용이 감소하여 감마 원심성 신경의 흥분도(gamma efferent activity)가 감소하는 것도 관련이 있다. 이러한 기전들은 알파 운동신경원(alpha motor neuron)의 흥분 감소로 이어져 근경련을 감소시키는 것으로 생각된다. 그러나 근방추와 골지건기관에서의 실험은 길이와 장력에 따라 영향을 받기 때문에 연구에 따라 다른 결과를 보고 하기도 한다.

온열치료에 의한 신경 전도 속도의 변화를 살펴보자면, 온열은 신경전도 속도를 증가시키고, 한랭은 전도 속도를 감소시킨다. 아울러, 이런 신경 전도 속도의 변화와 상관없이 신경이 지나가는 경로의 근위부나 그 부위에 열을 가했을 때 해당 신경이 지배하는 부위의 통증 역치가 상승했다는 연구 결과도 있다.[10]

4) 진통 효과

온열이 통증을 완화시켜 주는 기전은 몇 가지로 설명할 수 있다. 온열은 Wall과 Melzack의 관문조절설(gate control theory)에서 설명하는 반대 자극제(counter irritant)로 작용하여 통증을 완화시키는 것으로 설명할 수 있으며, 추가적으로 엔도르핀(endorphin) 분비도 관여하리라고 생각된다.[11] 더불어 온열에 의한 혈관 확장과 혈류의 증가로 인해 허혈성 통증이 감소되고 통증 매개 물질들을 배출시켜 신경 전도와 세포막 투과성을 변화시켜 통증을 완화시킨다고 생각된다. 열을 가한 부위의 통각역치 또한 상승되기도 한다. 온열의 기전은 정확하게 알려져 있지 않으나, 전신적인 이완(relaxation) 효과도 있는 것으로 알려져 있다.

5) 결체 조직의 신장도 증가 및 관절 유연성 증가

온열은 근육의 유연성과 건과 같은 결체 조직의 신장도(extensibility)를 증가시키며, 점도(viscosity)는 감소시킨다. 특히 온열을 가하면서 신장(stretching)시킨 경우에는 신장도가 현저하게 증가한다. 더불어 온열은 관절의 탄성도(elasticity)를 높여서 관절의 뻣뻣함(stiffness)을 감소시킨다.

2. 온열치료의 일반적인 적응증 및 금기증[1,2,11]

1) 온열치료의 일반적 적응증

온열치료는 각종 통증의 완화, 근육 연축(muscle spasm) 이완을 목적으로 이용되며, 관절의 뻣뻣함이나 관절 구축의 경우 치료적 운동과 더불어 사용한다. 특히 각종 근골격계 질환 즉 요통이나 경부통, 근막통증, 활액낭염(bursitis), 건초염(tenosynovitis), 관절낭염(capsulitis), 섬유조직염(fibrositis) 등의 치료에 사용되며, 각종 관절염 및 아교질 혈관병(collagen vascular disease)의 치료에도 보조적으로 흔히 사용된다. 그 외에도 일반적으로 혈액순환을 증진시키고 대사 작용을 촉진시킬 목적으로 많이 사용하며, 만성 염증뿐만 아니라 긴장성 근육통 등과 같은 경우 근육 이완 및 전신적 이완의 목적으로 사용되기도 한다.

2) 온열치료의 일반적 금기증

일반적으로 감각(특히 온각)이 저하된 환자나 해당 부위는 온열에 의한 화상의 위험이 있으므로 금기이며, 혈액 순

표 9-1 | 온열치료의 일반적인 금기증 및 주의해야 할 경우

- 감각(온도감각)이 저하된 부위나 환자
- 혈액 순환이 저하된 부위
- 최근에 출혈이 있었던 부위나 출혈의 위험이 큰 부위
- 악성 종양 부위
- 급성 염증이나 외상 및 부종이 있는 부위
- 세균 감염이 의심되거나 감염이 된 부위
- 피부 위축이나 반흔이 있는 부위
- 환자의 의식이 뚜렷하지 않은 경우
- 인지기능의 저하 및 언어장애 등으로 의사 전달이나 표현을 못하는 경우

환이 저하된 환자나 부위는 온도 상승에 따라 혈류 공급이 증가되지 않아, 세포의 대사가 상승하지 않고, 오히려 화상의 위험만 커진다. 최근에 출혈이 있었던 부위나 출혈의 위험이 큰 부위는 혈관 확장 및 혈류 증가로 인하여 출혈을 증가시킬 수 있다. 악성 종양 부위는 종양세포의 대사를 증가시켜 국소적 활동의 증가나 전이의 위험이 증가하므로 금기시된다. 다만 방사선 치료나 항암치료제의 효과를 높이기 위하여 온열요법을 치료목적으로 병행하기도 한다. 급성 염증이나 외상 및 부종이 있는 부위는 염증이나 부종을 오히려 증가시키므로 금기에 해당되며, 각종 세균의 감염이 의심되는 부위도 마찬가지이다. 피부 위축이나 반흔이 있는 부위는 화상이나 피부 손상의 가능성이 높으므로 주의하여야 한다. 이러한 주의사항들 이외에도 환자의 의식이 뚜렷하지 않거나 인지기능의 저하 및 언어장애 등으로 의사 전달을 못하거나 통증에 반응하지 못하는 경우도 매우 주의하여야 한다(표 9-1).[1,2,11]

3. 온열치료 처방 시 고려해야 할 요소들

1) 치료적 온열의 범위

온열의 생리적 효과를 충분히 얻기 위해서는 가온의 기간뿐만 아니라, 온열을 가했을 때 예상되는 조직의 온도 상승을 고려하여야 한다. 치료적 온열의 범위는 온열치료의 처방에 기본적으로 고려해야 할 요소이다. 조직 내부 온도의 분포는 조직의 비열과 열전도 특성, 특정 깊이에서 열로 전환되는 에너지의 양, 그리고 온열치료기의 적용 방법, 혈류의 증가와 같은 정상 생리 반응 등에 의해 결정

된다.

온열은 가온의 정도나 기간에 따라 열을 약하게 적용하는 약열(mild heat)과 강한 열을 충분한 시간 동안 가열하고자 하는 강열(vigorous heat)이 있다.

강열(vigorous heat)이란 (1) 병소 부위에 최대의 온도 상승이 이루어지도록 하며 (2) 조직의 온도를 가능한 조직의 내열한계 직전까지 상승시키고 (3) 상승된 조직의 온도를 충분한 기간 동안 지속하며 (4) 조직의 온도를 급격히 상승시키는 방법이다. 약열(mild heat)이란 (1) 병소 부위의 온도 상승을 비교적 약하게 하거나 병소 부위로부터 먼 부위에 오히려 최대 온도 상승을 가하며 (2) 상승된 온도를 비교적 짧은 시간 동안 지속하고 (3) 온도 상승 속도를 느리게 하는 방법이다.[4] 대개 약열의 경우 원하는 가열 부위의 온도 상승을 40℃ 이하로 적용하여 직접적인 열 상승 효과보다는 이완시키는 효과나 반대자극효과(counter irritant effect)를 얻고자 하는 경우를 말한다. 강열의 경우는 조직의 온도를 40~45℃ 사이로 유지하여 온도상승에 의한 직접적인 효과를 얻고자 할 때 적용한다.[11] 대개 가온은 15~30분 가량 지속되어야 원하는 생리적 효과를 얻고 치료에 도움이 된다고 알려져 있다. 이 시간 이상 가온하였을 때 더 이상의 혈류상승의 효과는 없었다는 보고가 있다.[12] 온도와 가온의 기간이 바로 치료적 온열의 범위이며 이때 중요한 것은 가하는 열원의 온도가 아니라 열에 의해 상승된 조직의 온도이다.

이처럼 온열치료를 강열과 약열로 나누는 이유는 병소의 성격에 따라 강열을 가해야 하는 경우와 약열을 가해야 하는 경우가 있기 때문이다. 병소가 만성적 질환일 경우는 강열을 주로 쓰고 비교적 급성 혹은 아급성 질환의 경우는 약열을 주로 쓴다. 물론 발현 후 48시간 이내의 초급성 병소에는 어떠한 형태의 온열도 금기이다. 구축된 관절의 수축된 관절낭 결체 조직을 신장하거나 만성적 염증 상태의 병소에 혈류를 최대한 증가시키는 경우 등 온열의 생리적 효과를 최대한 얻기 위해서는 강열을 사용해야 한다(표 9-2).[1]

2) 습열 및 건열

핫팩(Hot pack)과 같이 습기가 있는 상태로 적용한 온열과 건조한 상태로 적용한 열과의 차이에 대하여 연구된 것은 매우 제한적이다. 다만 건열은 피부 표면의 온도가 상대적으로 높고 습열은 건열에 비하여 좀 더 깊이 침투한다는 결과가 있다.[13]

3) 온열치료의 종류 및 열 전달의 방식

흔히 사용되는 온열치료들은 그 침투하는 깊이에 따라서 표재열(superficial heat)과 심부열(deep heat 또는 diathermy)로 나눌 수 있으며, 열이 조직으로 전이되는 방법은 전도(conduction), 대류(convection), 복사(radiation), 기화(evaporation) 및 전환(conversion)으로 구별할 수 있다(표 9-3).

4. 표재열 치료

1) 핫팩(Hot pack)

가장 잘 알려진 전도열 치료법으로써 여러 가지 크기의 핫

표 9-2 | **약열과 강열**

	약열	강열
병변부위의 온도상승	낮다	높다
온도상승의 정도	40℃ 이하의 편안하고 따뜻한 느낌	45℃ 이하에서 참을 수 있는 범위까지
온도상승의 속도	천천히	빠르게
임상적인 예	경추주변부 및 승모근 부위의 근육연축의 이완을 목적으로 사용	관절가동운동을 하기 전에 45℃ 정도까지 수부를 가온시킬 때

표 9-3 | **온열치료의 종류**

온열치료의 종류	열전달의 기전	깊이
핫팩, 전기 온열 패드	전도	
파라핀욕	전도	
유동치료	대류	표재열
회전욕	대류	
적외선	방사열	
초음파	전환	
단파	전환	심부열
극초단파	전환	

팩(hot packs, hydrocollator packs)이 사용되고 있다. 핫팩은 규산겔(silicon dioxide)로 채워진 분할된 캔버스 주머니로 구성되어 있고, 많은 물을 흡수할 수 있으므로 오랫동안 온도를 유지할 수 있다. 핫팩의 크기는 치료 부위의 크기와 윤곽(contour)에 따라 선택한다.[1,11]

핫팩은 보통 온도 70~75℃ 정도의 물탱크 속에 담가 두었다가 치료할 때 꺼내서 6~8겹의 수건 또는 핫팩용 커버로 싸서 20~30분간 환부에 대어준다(그림 9-1).[11] 이때 환부를 완전히 덮도록 단단히 감싸야 하지만 환자가 뜨거울 때 움직일 수 있을 정도의 공간은 있어야 한다. 30분간 핫팩을 적용하였을 때 대퇴부에서는 피부 1~2 ㎝ 깊이에서 3.3~1.3℃의 온도 상승을 보였으며[15] 전완부의 경우에는 4 ㎝ 깊이에서 1.1℃ 가량의 온도 상승이 이루어진다고 알려져 있다.[14,16] 핫팩은 값싸고 오래 쓸 수 있으며 쉽게 사용할 수 있는 장점이 있으며 가정에서도 쉽게 사용할 수 있다.

핫팩의 온열 분포는 피부에 국한되며 심부 조직으로의 열의 전도는 피하 지방과 표피 혈류의 증가에 의해서 제한적으로 이루어진다.

핫팩의 제한점은 환자의 주관적인 느낌 이외에는 용량(온도)을 조절할 수 있는 방법이 없다는 것이다. 따라서 치료자는 5~10분 후에 반드시 감각을 물어보고 피부의 상태를 확인하여야 한다. 또 핫팩을 체간에 적용할 때는 체중을 핫팩 위에 온전히 실지 않도록 해야 한다. 이는 체중에 의해 눌려 빠져 나온 물 때문에 온도가 빨리 상승하거나 압박에 의해 혈류가 제한되어 과도한 열전달이나 화상의 가능성이 높아지기 때문이다.[11,14] 가정에서 전기 온열

패드, 순환 온수패드 등이 핫팩 대신 사용되기도 하며 이러한 기구들은 화상의 위험이 있으므로 반드시 사용법을 자세히 알려주고 일정 시간(예를 들면 20분) 이상 사용하지 않도록 하여야 한다.[1]

2) 파라핀욕

파라핀욕(paraffin bath)은 핫팩과 마찬가지로 전도열 방식으로 열을 전달한다(그림 9-2). 파라핀 왁스와 광유(mineral oil)를 섞어 치료에 사용하며, 파라핀과 광유의 혼합 비율에 따라 녹는점은 45~54℃ 사이로 조절이 가능하다. 파라핀은 물에 비하여 비열이 낮고 치료 부위에 왁스로 단열층이 형성되어, 물 보다 조직을 천천히 가온하므로 화상의 위험이 물에 비하여 낮다.[1,11] 치료 방법은 파라핀 속에 넣었다가 뺀 후 파라핀이 더 이상 흐르지 않을 때까지 기다린 후 다시 넣는 과정을 8~10회 실시한 후 10분간 타올에 싸두는 적심법(dip method or dip and wrap method)과 1~2회 넣었다 빼서 파라핀 단열층이 형성되게 한 후 20~30분간 치료 부위를 계속 담가두는 담금법(immersion method or dip and reimmerse method)이 있다. 적심법(dip method)으로 치료한 후 피하 조직의 온도는 4.4℃ 상승하며, 근육 내 온도는 1℃ 증가하는 것으로 알려져 있다(그림 9-2). 담금법(immersion method)의 경우는 피하 조직의 온도가 최대 5.5℃ 정도 증가하며 근육 내 온도는 2.4℃ 정도 증가시키므로 적심법(dip method)보다 높은 온도를 유지할 수 있다.[17] 민감한 부위나 적심법 또는 담금법으로 치료할 수 없는 부위는 파라핀을 문질러 단열층을 입혀 주는 솔질법(brushing method)이 사용되기도 한다. 파라핀욕은 주로

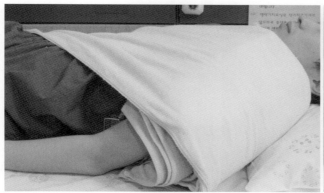
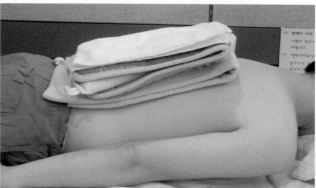

그림 9-1 | 환자에게 핫팩을 적용할 때는 6~8겹의 수건 또는 핫팩용 커버로 싸서 20~30분간 환부에 대어준다.

손이나 발 등 인체의 원위부에 사용되며 류마티스관절염, 수부 관절 구축, 피부 경화증(scleroderma) 환자 등의 경우에는 관절 운동을 병행하여야 한다.

3) 수치료(Hydrotherapy)

수치료는 따뜻한 물이나 차가운 물을 인체 부위에 적용하여 치료 효과를 거두는 행위를 말하며, 최근에는 주로 온열치료나 운동보조 목적으로 사용된다. 회전욕(whirlpool bath), 허바드 탱크(Hubbard tank), 냉온교대욕(contrast bath) 등은 온열치료를 목적으로 흔히 쓰이는 수치료(hy-drotherapy)의 형태이다. 이러한 기구들은 대개 물을 방출하거나 회전시켜 대류 온열 효과와 마사지, 표피 괴사 조직의 제거 등의 효과를 동시에 얻을 수 있다. 물의 온도는 치료 범위, 치료 목적, 환자의 상태에 따라서 결정하며 회전욕은 대부분 사지의 한 부위에 대한 치료를 목적으로 사용하므로 비교적 높은 온도(36.5~40.5℃)를 사용한다(그림 9-3).[11] 특히 강한 열을 적용할 필요가 있을 때, 사지 중 한쪽만 치료를 할 경우에는 온도를 43~46℃까지로 조절하며 물은 계속 움직이므로 피부 주위에 차가워진 단열막이 형성되지 않는다. 결과적으로 정적인 온수욕에서 보다 더 활발한 열 침투(vigorous heating)가 일어난다.[1,14] 허바드 탱크는 전신을 담그게 되어 심부 체온을 변화시킬 수 있으므로 물의 온도는 33~36℃가 적절하며 39℃를 넘지 말아야 한다. 샤워 카트(Shower cart)는 창상이 있거나 화상을 입은 환자의 치료에도 적합하며 이때는 체온과 같은 온도(neu-tral temperature)의 물에 환자를 담근 후 교반기(agitator)를

돌려서 표피 괴사 조직의 제거와 치료에 사용한 거즈 등의 제거가 일어나도록 한다. 창상이나 화상 환자는 무균 탱크를 사용하고 창상 부위가 클 경우에는 식염수를 사용하여 용혈이나 전해질 불균형 등이 일어나지 않도록 해야 한다.[11] 교대욕(contrast bath)은 신체의 원위부를 대상으로 하며 38~44℃의 온열과 10~18℃의 냉수를 번갈아가면서 적용하는 치료법이다. 온열과 한랭을 교대로 가함으로써 생기는 반사적 충혈(reflex hyperemia)과 신경의 탈감작(desensitization) 의해 치료효과가 나타나는 것으로 생각되며,[14] 온수와 냉수 적용 시간의 비율은 3:1과 4:1 정도로 한다. 전형적인 치료 방법은 처음에 손이나 발을 10분간 온수에 담근 후 1분 정도 냉수에 담그고 다시 4분 정도 온수에 담그는 것을 반복하는 방법으로 대체로 30분 정도를 시행하며, 부종이 문제가 되는 경우는 마지막을 냉수로 마무리한다.[2,11] 교대욕은 주로 류마티스관절염이나 반사성 교감신경성 이영양증(reflex sympathetic dystrophy), 만성통증의 치료에 사용된다.

4) 유동치료

유동치료(fluidotherapy)는 밀폐된 통 속에 옥수수 속대의 분말이나 톱밥, 유리 구슬(glass bead) 같은 미세한 고체 물질에 더운 공기를 불어넣어, 건조하고 따뜻해진 분말의 열을 손, 발, 사지 일부에 전달함으로써 치료 효과를 거둔다. 이때 치료 부위는 대개 슬리브(sleeve)를 통해 통 속으로 들어가 있어 매개체와 직접 접촉하지는 않으며, 치료자도 슬리브를 통해 손을 안으로 넣어서 열전달과 동시에 운동

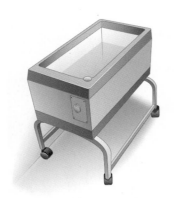

그림 9-2 ｜ 파라핀욕

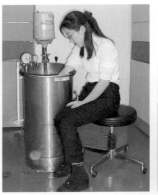
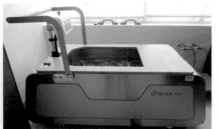

그림 9-3 ｜ 회전욕조

치료 등을 실시할 수 있다(그림 9-4).[11] 전달되는 온열의 범위는 대개 38.8~47.8℃이며, 이때 피부는 건조한 상태를 유지하며 열의 교환은 땀을 통해서 일어난다. 유동치료의 장점은 관절 운동과 병행할 수 있다는 점이다.[1,2,14]

5) 적외선 램프를 포함한 방사열 기구

온열치료로 사용되는 빛은 황색 가시광선부터 원적외선(far infrared ray)까지의 전자기파이다. 그 가운데 일반적인 빛을 내는 적외선 램프는 근적외선 파장(770~1500 nm) 영역이고 빛을 내지 않는 램프는 원적외선 영역의 파장(1500~12500 nm) 영역이다. 광자의 에너지가 높을수록 파장이 짧으며, 파장이 짧은 광선일수록 조직 내의 침투 깊이가 깊다.[14] 열원으로는 적외선 온열램프나 탄소 합금, 석영(quartz), 텅스텐 등으로 된 전구를 이용한 램프가 쓰이며, 온열 램프로 가온 시 피하 2 cm 깊이에서 1.3℃의 온도상승이 일어난다.[14,15] 온열 램프로 가온 시 온열 램프의 온열 강도는 환자와 램프 사이의 거리와 빛의 조사 각도에 의해 결정된다. 역제곱의 법칙에 따라 온열 강도는 거리의 제곱에 반비례하므로 거리가 두 배로 멀어지면 강도는 1/4로 줄어든다. 보통, 전구로부터 30~60 cm 정도의 거리를 두어 환자에게 조사한다.[4,14] 수직으로 조사될 때 온열 강도가 가장 크며, 빛의 조사 각도가 0에 가까워짐에 따라 온열 강도가 약해진다.

온열 램프와 핫팩의 선택은 환자의 상태에 따라 결정하는데, 환자가 핫팩을 댈 수 있는 자세를 취하지 못하거나 핫팩의 무게를 견디지 못할 경우는 온열 램프가 사용된다.

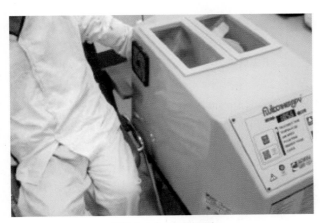

그림 9-4 | 유동치료기

일반적인 열치료의 금기증 이외에 빛에 민감하거나 피부 건조가 문제가 되는 경우는 사용이 제한된다.[11]

6) 저에너지 레이저

레이저(laser)는 'Light Amplification by Stimulated Emission of Radiation'의 줄임말로 높은 단색성(monochromaticity)과 간섭성(coherence) 및 방향성(lack of divergence) 등의 특성 때문에 의료 분야에도 널리 응용되고 있으며 에너지 수준에 따라 고에너지 레이저(hot laser)와 저에너지 레이저(cold laser)로 구분한다. 물리 의학 분야에서는 저에너지 레이저가 사용되며, 대표적인 것으로는 He-Ne 레이저(파장 632.3 nm)와 Ga-As 적외선 레이저(파장 904 nm)가 있다. 저에너지 레이저는 조직에서 온도 변화를 일으키지 않으며, 비온열 효과로 신체에 영향을 주는 것으로 생각된다. 저에너지 레이저의 생리학적 효과로 아교질(collagen) 합성의 증가, DNA 합성의 변화, 신경 활성의 증가 등이 추정되고 있다. 하지만 아직까지 확실히 밝혀진 바는 없으며 임상적으로 창상의 치유, 관절염, 통증 조절 등에 사용되고 있으나 그 효과에 대해서는 많은 논란이 있다.[1]

5. 심부열 치료

심부열 치료는 핫팩, 수치료 등의 비교적 표면에 작용하는 전도열이나 대류열 전달 방식과는 달리, 근육층이나 인대, 건 등의 상대적으로 깊은 부위에서의 열상승을 목적으로 사용하는 치료법을 말한다. 다른 표현으로는, 피부를 통과한 에너지가 인체의 특정 부위나 깊이에 열에너지로 전환되어 열이 전달 되는 방식으로 투열 혹은 투과열(diathermy)로 불리며, 주로 초음파(ultrasound), 초단파(shortwave), 극초단파(microwave) 치료가 해당된다. 초음파는 20,000 Hz 이상의 주파수를 가진 음에너지(acoustic energy) 또는 음파(acoustic wave)에 해당되며 초단파와 극초단파는 전자기 방사(electromagnetic radiation)의 한 형태이다(그림 9-5).

1) 초음파

초음파(ultrasound)란 가청 범위(17,000~20,000 Hz까지) 이상의 음파 또는 음에너지이다. 음파와 같이 압착(compres-

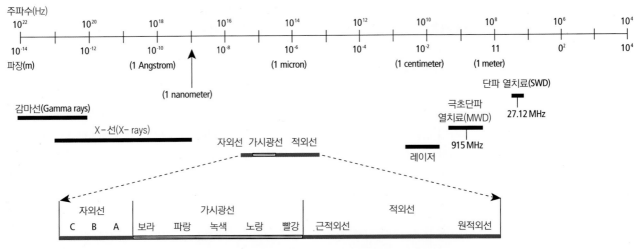

주파수(Hz)

10^{22}　10^{20}　10^{18}　10^{16}　10^{14}　10^{12}　10^{10}　10^{8}　10^{6}　10^{4}

10^{-14}　10^{-12}　10^{-10}　10^{-8}　10^{-6}　10^{-4}　10^{-2}　11　0^{2}　10^{4}

파장(m)　(1 Angstrom)　(1 micron)　(1 centimeter)　(1 meter)

(1 nanometer)

단파 열치료(SWD)

감마선(Gamma rays)　　극초단파 열치료(MWD)　27.12 MHz

X-선(X-rays)　　자외선 가시광선 적외선　915 MHz

레이저

자외선			가시광선					적외선	
C	B	A	보라	파랑	녹색	노랑	빨강	근적외선	원적외선

그림 9-5 | 치료에 사용되는 전자기 방사파의 스펙트럼

sion)과 희박(rarefaction)이 교대로 나타나며, 음파의 전달을 위해서는 매질이 필요하다. 또한, 에너지를 전달하고 반사·굴절 등이 일어나는 등의 특징을 갖는다. 기계적으로는 3 ㎒까지 조정할 수 있도록 되어 있으나 보통 초음파 치료에 사용되는 주파수는 0.8~1.1 ㎒ 범위이다.[14] 초음파는 특정 수정 결정이나 합성 세라믹에 전기를 통하였을 때 초음파가 발생하는 원리를 이용하여 생성하는데, 이를 역 압전효과(reverse piezoelectric effect)라고 한다. 음파에 의한 생리적 효과는 음파가 매질을 통과하는 동안 열에너지 또는 비온열 에너지로 전환되면서 발생한다. 초음파는 조직에 흡수되거나 투과하는데, 초음파의 조직 내 투과는 몇 가지 요인에 따라 영향을 받는다. 초음파의 조직 내 투과는 주파수가 증가할수록 감소하는데, 예를 들어 초음파의 주파수가 0.3~3.3 ㎒로 증가하면 근육에서 초음파의 투과는 6배 감소한다. 초음파를 적용하는 방향 또한 투과 정도에 영향을 주는데 근섬유에 수직으로 0.87 ㎒ 초음파를 적용하면 50%의 초음파가 2 ㎝ 정도 투과하나, 근섬유에 평행한 경우는 7 ㎝를 투과한다. 조직의 종류도 초음파의 투과에 영향을 미쳐, 근육에서는 수 ㎝, 골조직에서는 0.2~0.3 ㎜를 투과하며 지방 조직에서는 7~8 ㎝를 투과한다. 음파의 투과가 끊어지게 되면 반사·굴절·산란의 과정을 통해 국소적으로 온도의 상승이 일어난다. 흡수로 인한 변화는 골조직-연부 조직 경계 면에서 나타나며, 5℃ 가량의 온도 상승이 발생한다. 반사되는 음파의 크기

는 반사되는 전후 조직의 음향 임피던스(impedence)의 차에 의하여 결정되고, 굴절은 입사되는 각도와 매질에서의 속도에 따라 달라지는 정도가 다르다.[1]

초음파는 온열효과 이외에 주파수, 조직 및 치료 방법에 따라 공동화(cavitation), 매질 운동(media motion), 정상파(standing waves)와 같은 비온열 효과가 나타날 수 있다.[1,2,18]

공동화 현상은 높은 강도의 초음파가 지나갈 때 액체 내에 기포가 형성되는 것을 말하며, 임상적인 치료 강도의 범위에서는 발생할 가능성이 매우 드물다. 이러한 기포들이 일단 형성되면 크기가 규칙적으로 진동하거나 급속히 커져서 부서지게 된다. 이로 인해 국소적으로 온도와 압력이 증가해 국소 조직의 손상 및 물질의 이동을 일으키거나, 기계적 변형 및 세포 기능의 변화를 일으킬 수도 있다.[18] 공동화 현상을 줄이기 위해서는 높은 주파수, 저강도의 초음파를 사용하거나, 단속적 파장(pulsed wave)보다는 연속적 파장(continuous wave)을 사용하면 된다. 음향류(acoustic streaming)는 음파가 매질을 통과할 때 형성되는 압력의 비대칭에서 일어나는 물질의 움직임을 뜻하고 매질운동에서 기인한다. 이로 인해 생체막(biological membrane)을 사이에 두고 양측에 이온을 비롯한 물질의 농도 차가 커지고 확산 속도가 증가하는 현상으로 세포막의 손상과 대사 작용의 촉진 등이 초래될 수 있다.[1] 정상파(standing wave)는 음파의 공명중복(resonance superposition)

에 의해서 형성된다. 예를 들어 수직으로 전달되는 초음파가 매질에서 수직으로 반사해 전달되는 음파와 위상이 일치하게 하면, 두 음파가 합쳐져 강한 에너지의 음파가 형성된다. 정상파는 한 곳에 고정하여 초음파를 적용할 때 잘 생기며, 문지르기법(stroking)을 이용하면 피할 수 있다.[18]

초음파 치료를 시행할 때 온열 효과로 치료 효과를 얻고자 할 경우에는 0.5~2.5 W/㎠ 강도의 연속적 파장의 형태를 사용한다. 비온열 효과를 강조하여 사용할 때는 순간적으로 더 높은 강도를 얻을 수 있는 단속적 파장을 사용한다. 비교적 깊지 않은 부위가 대상일 경우 3 ㎒ 정도의 높은 주파수를 쓸 수 있으며, 2 ㎝ 깊이 이상일 때는 1 ㎒ 정도의 낮은 주파수를 사용한다. 초음파 치료 방법에는 직접 치료법과 간접 치료법이 있으며 직접 치료법은 문지르기법(stroking), 또는 피부에 고정하여 적용하는 방법이 있다. 도포기를 움직이는 것이 더 좋은데, 도포기의 크기(대개 5~10 ㎝)때문에 치료 부위가 한정되므로 도포기를 움직임으로써 더 많은 부위를 치료할 수 있고 온도를 고르게 높일 수 있으며 비온열 효과를 줄여줄 수 있기 때문이다.[1] 문지르기법은[2] 대개 100 ㎠ 정도의 부위를 5~10분간 천천히 직선 또는 원형으로 움직이면서 도포기를 대는 방법이다(그림 9-6).

피부와 도포기 사이의 효과적인 접촉을 위해 피부를 깨끗이 한 후 여러 가지 접촉제(coupling media)를 사용한다. 간접 초음파 치료법은 대개 불규칙한 표면을 치료하는데 사용되며 도포기와 치료 부위를 물로 채워진 통 속에 넣어 치료한다. 이때 피부와 도포기는 1 ㎝ 정도 떨어지게 한다.[1,14,18] 초음파 영동법(phonophoresis)은 초음파 치료의 변형으로 접촉제에 생물학적 활성이 있는 물질, 예를 들어 코르티코스테로이드(cortico-steroid)와 리도카인(lidocaine) 같은 것을 섞어서 흡수를 촉진시키는 방법이다. 임상적으로 많이 사용되고 있기는 하지만 침투 깊이나 기전은 아직까지 밝혀진 바 없다.

초음파를 처방하고자 할 때는 위와 같은 사항을 고려하여 치료 부위, 주파수(㎒), 연속적 또는 단속적 동작주기(%) 치료모드, 강도(W/㎠), 치료 시간(min)을 표시하여야 한다.

(1) 주파수(MHz)

주파수는 치료할 조직의 깊이에 따라 결정되는데 5 ㎝ 깊이의 경우 1 ㎒가 사용되고 1~2 ㎝ 깊이의 경우 3 ㎒가 사용된다.[19] 투과 깊이는 주파수에 의해 결정된다.[20] 1 ㎒의 주파수는 몸에 지방이 많은 환자나 가자미근이나 이상근 같은 심부조직의 치료에 적합하다.[21] 3 ㎒의 주파수는 표층조직의 치료에 사용되며 족저근막염, 슬개건염, 내외측 상과염 치료에 효과적이다.[22,23]

(2) 동작 주기(%)

연속모드는 음에너지를 지속적으로 발생하는 반면 단속모드는 주기적으로 에너지 발생이 중단된다.[24] 동작주기는 치료 목표에 의해서 결정되는데 조직의 온도 상승이 목적이라면 100% 연속적 동작주기를 사용한다. 이에 반해 비온열 효과가 목적일 때는 20% 또는 그 이하의 단속적 동작주기를 사용한다.[19] 단속적 동작주기를 사용하는 경우 평균 강도는 동작주기에 비례해 줄어든다.[24]

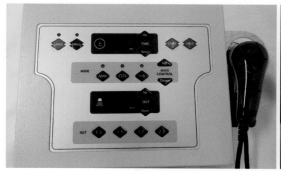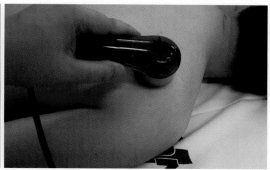

그림 9-6 │ 초음파 치료
문지르기법은 대개 100 ㎠ 정도의 부위를 5~10분간 천천히 직선 또는 원형으로 움직이면서 도포기를 대는 방법이다.

(3) 강도(W/㎠)

강도 또한 치료 목표에 따라 결정된다. 목적이 조직의 온도 상승이라면 환자는 초음파 치료시작 후 2~3분 안에 약간의 온감을 느껴야 하고 치료 중 어떤 불편감도 있으면 안 된다.[19] 이때 열에 대한 감수성은 사람마다 다르기 때문에 강도는 환자의 열에 대한 내성을 고려해서 조절해야만 한다.[25] 온열 효과를 위해 1 ㎒ 주파수를 이용하는 경우 1.5~2.0W/㎠ 강도가 효과적이고 3 ㎒ 주파수를 이용하는 경우 0.5W/㎠ 강도가 적절하다. 강도는 환자의 상태에 따라 조절할 수 있는데 만약 2~3분 안에 약간의 온감을 느끼지 못한다면 강도를 올릴 수 있다. 반대로 치료 중 불편감을 느끼면 강도를 낮출 수 있다. 치료 목적이 비온열 효과일 경우 0.5~1.0W/㎠ 강도가 적절하다.[19]

(4) 치료 시간(min)

초음파는 도포기의 크기, 치료 부위의 크기에 따라 치료시간이 다르다. 보통 도포기의 크기에 따라 음파의 유효방사영역(effective radiating area, ERA)이 결정된다. 유효방사영역 2배 크기의 치료범위에 5~10분의 치료시간이 필요하다. 도포기 유효방사영역이 10 ㎠라면, 20 ㎠의 치료 범위에 5~10분 치료하고 40 ㎠에는 10~20분 치료한다. 도포기 크기보다 4배 이상의 치료 부위에는 다른 크기의 도포기를 사용한다.[19] 또한 강도, 주파수, 목표하는 조직의 온도 상승 정도에 따라 치료 시간을 조절할 수 있다.[24]

치료 부위, 주파수(㎒), 연속적 또는 단속적 동작주기(%) 치료모드, 강도(W/㎠), 치료 시간(min) 외에 초음파 처방 시 명시되어야 하는 요소로서는 문지르기법 등의 적용방법, 도포기의 크기(㎝), 접촉제의 종류 등이 있다(표 9-4). 초음파 장비에 대한 조사 연구에서 제조업자의 성능 명세서에 기술된 값을 기준으로 주파수(frequency)는 5% 범위 내의 오차를 보였으나, 출력(power output)은 대부분(85%)의 장비가 기준에서 20% 이상의 편차를 보이는 것으로 보고되었다. 따라서 초음파 장비는 정기적으로 출력을 보정(calibration) 하는 것이 매우 중요하다.[14]

일반적인 온열 치료의 적응증 가운데 초음파는 관절구축 및 반흔, 관절 주위 및 연부조직의 아급성 염증, 만성 염증 등을 비롯한 많은 근골격계 질환에 사용되고 있는데 골관절염에서는 통증의 완화와 관절 운동 범위를 호전시키는 것으로 알려져 있으며 동물실험에서 연골의 치유를

촉진한다는 보고도 있다.[26] 그 외에 낮은 강도의 단속적 파장을 적용하여 골절치유 촉진에 효과가 있었다는 보고가 있으며,[27,28] 창상 치유의 촉진, 연부조직 외상 치유 촉진[29] 등의 효과가 알려져 있다.

온열치료의 일반적 금기증 이외에 초음파 치료를 할 때 주의해야 할 점들이 있다. 먼저 안구나 임신된 자궁은 공동화 현상과 열에 의한 손상의 위험 때문에 피해야 하며 심장, 뇌, 경추신경절, 종양, 출혈이나 경색 부위, 심박 조율기, 감염 부위 등은 온열과 기계적 원인 때문에 금기가 된다. 척수의 경우 높은 강도의 초음파 치료는 금기이며 척추후궁절제술(laminectomy)을 받은 부위는 직접 척수에 열이 가해질 우려가 있으므로 피해야 한다. 초음파 치료는 온열치료를 받아야 할 조직 속에 금속성 내고정물을 갖고 있어도 안전하고 효과적으로 치료할 수 있는 거의 유일한 심부열 치료기이다. 그러나 최근 많이 사용되는 플라스틱으로 된 내고정물이나 골 시멘트(methyl-methacrylate)에 대해서는 안전도에 대한 자료가 충분치 않아 가급적 초음파를 사용하지 않는 것이 좋다. 즉, 플라스틱 내고정물이나

표 9-4 | 초음파 처방 시 명시되어야하는 요소들

- 치료부위
- 주파수(㎒)
- 치료모드: 연속적 또는 단속적일 경우 동작주기(%)
- 강도(W/㎠)
- 치료시간(min)
- 기타 : 적용방법(문지르기법 또는 고정법)
  도포기의 크기(㎝)
  접촉제의 종류

표 9-5 | 초음파의 금기증 및 주의해야 할 상황

- 안구 및 주변부
- 정낭
- 임신부의 자궁이나 주변부(복부 및 요추부)
- 심장주변, 경추 신경절 주변
- 심장박동기
- 종양
- 출혈 및 감염 부위
- 혈전성 정맥염이나 심부 정맥혈전증 부위
- 척추후궁절제술 부위의 척추중심부
- 플라스틱 및 골시멘트 고정물질 주변
- 성장기 아동의 골단판
- 그 외 일반적인 온열치료의 금기사항

골 시멘트에 초음파를 가하면 그 구조물이 파괴되거나 주변 조직의 온도 상승이 심해질 가능성에 대한 충분한 연구가 되어 있지 않은 상태이다. 성장판에 해당되는 골단부위의 경우는 증가된 대사나 혈류에 의해 골단의 성장을 촉진시키거나 열손상에 의해 성장이 저해될 수 있어서 주의해야 한다.[29] 다만 치료에 사용되는 강도의 경우는 큰 이상을 초래하지 않는다는 연구 결과가 있다(표 9-5).[31]

2) 단파 투열(Shortwave diathermy)

단파 투열은 라디오파(radio wave)를 사용하여 전환열을 만들어 내는 방법이다. 치료 목적으로 허용되어 있는 것은 27.12 ㎒, 13.56 ㎒, 40.68 ㎒의 단파이고 이 중 가장 많이 사용되는 것은 27.12 ㎒의 단파이다. 단파 투열기는 기본적으로 라디오파 송신기(radio transmitter)로써 환자는 회로의 일부가 된다. 즉 고주파의 전기장 또는 자기장의 진동을 통해 이온의 움직임이 유도되고 극성을 띤 분자의 회전과 비극성 물질의 변형이 유도되며 결과적으로 열로 전환이 된다. 여러 가지 단파 투열기가 개발되었으며, 열 발생 유도 기전에 따라 자기장(magnetic field) 유도 방식과 전기장(electric field) 방식 2가지 종류로 나눌 수 있다. 전기장 방식의 도포기는 용량적 도포기(capacitive applicator)라고도 불린다. 환자는 두 개의 판 전극 사이에 있게 되며 환자의 조직은 절연체로 작용하여 빠른 교류 전류에 의해

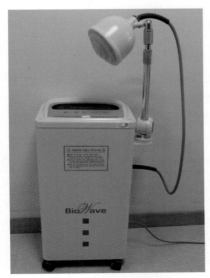

그림 9-7 | 단파 투열 치료기

열이 발생한다. 최대 온도 상승은 지방 조직과 같이 수분이 적은 조직에서 일어난다.

자기장 방식의 단파 투열기는 유도적 연결 도포기(inductive coupled applicator)라고도 불리며 코일(coil)의 자기장을 사용하여 환자와 단파 투열기 회로와 접촉시킨다. 유도 코일에 의해 자기적으로 유도된 소용돌이 전류(eddy current)가 조직 속을 흐르도록 하는데, 이 전기 에너지가 열로 전환되는 것이다. 수분을 많이 포함하고 있는 근육과 같은 조직에서 최대의 온도 상승이 일어난다. 유도적 연결 도포기는 형태에 따라 케이블형, 드럼형, 패드형 도포기 등이 있다.[1,14,18]

직장(rectum) 삽입 도포기 또는 질(vagina) 삽입 도포기는 용량적 연결 도포기로 급격한 골반 온열에 사용될 수 있다. 골반 내 온도는 5~6℃까지 상승하며 재발성 골반 염증성 질환, 골반 근육통, 만성 전립선염 등에 사용되기도 한다.[1] 라디오파(radio wave)는 조직을 지나면서 약화되고 실제 투과 깊이는 조직 구성, 도포기(applicator), 주파수 등에 따라서 달라진다.[18]

단파 투열도 초음파와 마찬가지로 연속적 파장과 단속적(pulsed) 파장이 사용되며 온열 효과를 위해서는 연속적 파장이 사용된다. 단파 투열에서의 비온열 효과는 임상적으로 의미가 없다.

단파 투열기가 조직을 가온시키는 효과는 우선 장치의 출력과 관계 있다. 대개 장치의 출력은 55~500W의 범위에 해당되나 원하는 온도 범위인 37.5~44℃로 조직을 가온시키는 데는 80~120W 정도가 필요한 것으로 알려져 있다.[18] 그러나 단파 투열기는 기계에서 조직으로 전달되는 전자기 에너지의 양을 측정할 수 있는 방법이 없어 환자의 주관적인 온열감이 용량을 결정하는 주요 방법이다.[1,2,14] 그러므로 다음의 용량 지침이 추천된다.[24]

- Dose I (lowest): 온열감이 없는 용량
- Dose II (low): 약간의 온열감이 있는 용량
- Dose III (medium): 중간 정도의 기분 좋은 온열감이 있는 용량
- Dose IV (heavy): 통증 역치 효과가 좋다고 한 바 있다.[32]

단파 치료의 주의 및 금기 사항은 일반적인 온열치료의

금기사항과 같고, 발한이 있을 경우는 피부에 열이 발생할 수 있으므로 6~8겹의 마른 타올을 사용하여 습기를 제거하고 도포기의 간격을 유지하도록 한다(그림 9-7). 금속 물질은 전자장을 왜곡시켜 국소적으로 온열이 일어날 수 있으므로 절연체로 된 테이블에서 귀금속 등 금속류를 제거한 후 치료하도록 한다. 또한 치료대나 치료 의자 등도 반드시 나무로 된 것을 사용하여야 한다. 심박 조율기, 금속 삽입물, 콘택트 렌즈, 자궁 내 금속기구, 임신된 자궁, 안구나 정낭, 출혈 경향이 있는 혈우병 환자 등은 단파 투열이 금기되며 미성숙 골 조직 및 골 성장판에 대한 효과는 알려져 있지 않으므로 소아의 경우 치료를 하지 않는 것이 좋다(표 9-6, 7).[1,32]

3) 극초단파 투열

극초단파(microwave)는 또 다른 형태의 투열 치료로 주파수 300~3,000 ㎒의 전자기 방사선을 사용하며 임상적 사용에 허용된 주파수는 915 ㎒와 2,456 ㎒이며 915 ㎒가 많이 사용된다.

극초단파는 단파나 초음파와는 달리 조직을 깊이 투과하지 못하며 주파수가 높을수록 투과도는 감소한다. 수분을 많이 포함한 조직, 즉 근육에서 열의 발생이 높은 특성을 가지는데 근육은 보통 피하지방으로 덮여있으므로 피하 지방에서 대부분의 극초단파가 흡수된다. 투과도에 따라 온도 상승이 결정되는데 극초단파는 피부에서 반사가 일어나고 피하 지방과 근육의 경계막에서도 반사가 일어나 투과도의 감소를 보인다. 주파수가 낮을수록 경계면의 반사가 적고 깊이 투과되는 성질을 보여 투과도를 증가시키기 위해서는 낮은 주파수(915 ㎒)를 쓰는 것이 좋다. 즉 주파수가 높은 2,456 ㎒의 극초단파는 피하 지방과 근육의 경계면에서 반사가 많이 일어나 대부분의 에너지가 피하 지방에 흡수되어 열을 발생시키고 915 ㎒의 극초단파는 비교적 근육층까지 투과되는 양상을 보인다. 915 ㎒의 극초단파 투열을 할 때 피하 지방에서는 10~12℃, 3~4 ㎝ 깊이의 근육에서는 3~4℃의 온도 상승을 보인다.

극초단파 투열은 상대적으로 표층의 근육이나 관절의 온열에 사용되는데 발, 손, 손목의 건을 치료하는 데 좋고 마른 사람의 경우 아킬레스건, 슬개건, 햄스트링의 원위부 건, 견봉쇄관절, 흉쇄관절, 천장관절의 치료에도 유용하다.[24] 다른 적응증으로는 혈종의 흡수, 종양 치료 등이 있

표 9-6 | 단파 투열의 주의 및 금기 사항

- 심박 조율기
- 금속 삽입물 및 인공관절
- 콘택트 렌즈
- 자궁 내 금속기구
- 임신된 자궁 및 그 주변부
- 미성숙 골 조직 및 골 성장판
- 안구 및 주변부
- 정낭
- 혈우병 환자
- 그 외 일반적인 온열치료의 금기 사항

표 9-7 | 단파 투열 처방 시 표시되어야 하는 사항

- 치료부위 및 자세
- 단파투열의 종류 : 용량적 도포기 또는 유도작 도포기(케이블형, 드럼형, 패드형 도포기)
- 치료모드: 연속적(CSWD) 또는 단속적(PSWD)
- 출력(W): 또는 장치의 표시된 출력
- 치료시간(min)
- 단속적인 경우는 파의 주파수와 기간(pulse frequency and pulse duration)
- 기타: 주의점

표 9-8 | 극초단파 투열의 주의 및 금기 사항

- 심박 조율기
- 금속 삽입물 및 인공관절
- 안구주변
- 금속 자궁 내 기구
- 임신된 자궁 및 그 주변부
- 미성숙 골 조직 및 골 성장판
- 그 외 일반적인 온열치료의 금기 사항

다. 이러한 적응증의 경우 현재는 표재열, 단파 투열, 초음파로 대체되어 근래에는 많이 사용되지 않는 편이다. 오히려 전립선 비대증[33]이나 원발성 간암[34]의 경우 국소적인 온도의 상승을 이용하여 세포괴사를 유도하여 치료하는 방법의 하나로 극초단파 투열이 널리 사용되고 있다.

극초단파 투열의 경우 조직 경계면에 국소적 온도 상승이 있을 수 있고, 소아의 경우 골 성장에 대한 효과가 불확실하므로 금기이다. 수분이 선택적으로 온열되어 부종, 습한 피부, 액체로 채워진 공동, 수포 등은 국소적으로 온열이 될 수 있으므로 피해야 한다. 극초단파는 백내장을 유발할 수 있어서 환자와 치료자는 보호 안경을 착용

해야 한다. 또한 단파 투열 때와 마찬가지로 금속 물질에 대하여 주의하여야 하며 치료대도 목재로 된 것을 사용하여야 한다(표 9-8).

II. 한랭치료(Cold therapy)

한랭치료는 오래전부터 경험에 의하여 외상 후 일차적 치료로 사용되거나 근골격계 장애 또는 신경근육 장애의 치료에 보조적인 도구로 사용되어 왔다. 흔히 얼음 마사지, 냉습포, 냉공기요법(cold air), 기화냉각스프레이(vaporcoolant spray), 냉욕조 등 다양한 형태가 있으며, 냉 회전욕과 냉각 스프레이를 제외하고는 대부분 전도에 의한 방법이다.

1. 한랭의 생리적 효과

1) 혈관의 수축 및 혈류 감소, 염증반응의 감소
피부에 한랭을 가하면 즉각적인 반응은 혈관 수축과 혈류의 감소이다. 혈관의 수축은 냉기에 의한 직접적인 평활근에 대한 작용과 반사적인 혈관 수축, 교감 신경계를 통한 반사 기전과 직접적인 혈관 평활근 수축으로 즉각적인 피부 혈관 수축이 일어난다. 혈관 평활근의 수축은 알파-아드레날린 수용체(alpha-adrenergic receptor)의 노르에피네프린(norepinephrine)에 대한 민감도가 증가하기 때문이며 한랭을 가하고 시간이 지나면 반사적 혈관 확장이 일어나는데 그 기전은 초기에 혈관 평활근의 알파-아드레날린 수용체의 민감도가 증가하여 혈관 수축이 일어나면 혈관 수축으로 인해 노르에피네프린의 분비가 감소하여 혈관을 확장시키기 때문이다. 혈관의 한랭에 대한 반응은 이와 같은 기전으로 혈관의 수축과 확장이 반복적으로 일어나며 이러한 수렵 작용(hunting reaction)은 한랭에 노출된 말초 부위를 한랭 손상으로부터 보호하는 기전이 된다. 또한 한랭은 혈관 수축과 관련하여 염증 매개물질의 배출을 감소시켜 염증 반응에도 효과가 있어 급성 염증을 감소시킨다.[1,36]

2) 신경 전도 속도의 감소 및 경직의 감소
말초 신경이 한랭에 노출되면 초기에는 신경 전도 속도의 현저한 감소가 일어나며 한랭 노출이 지속되면서 전도 차단(conduction block), 축삭 운반의 단절 및 축삭 변성(axonal degeneration)이 일어나게 된다. 근 방추(Ia 및 II 구심성 신경섬유)와 골지건기관(Ib 구심성 신경 섬유)의 흥분 발사 빈도는 한랭 자극에 의해서 감소한다.[1] 뇌성마비나 편마비와 다발성 경화증 환자에서 한랭치료로 경직이 감소되고 운동 내성과 기능이 호전된다는 보고가 있다. 이러한 경직 완화 효과는 한랭치료를 종료한 후에도 최소 30분 정도 지속되는 것으로 알려져 있다.[37]

3) 진통 효과
한랭은 통증의 역치를 증가시키는 데 이는 직접적인 신경섬유나 통각수용기에 대한 작용, 반사성 근이완(reflex muscle relaxation), 피부 반대 자극제(counter irritant)로써의 작용 등이 관련이 있는 것으로 생각된다.

4) 관절과 결체 조직의 효과
한랭을 관절에 가하면 관절 내 온도가 감소되어 아교질 분해 효소(collagenase)의 활성도가 감소하며 이를 이용하여 염증성 관절 질환에서 관절 내 아교질의 파괴를 지연시킬 수 있다. 한랭을 관절에 가하면 피부, 피하지방, 관절의 순으로 온도가 하강하는데, 관절의 크기나 피하지방층의 두께에 따라 다르지만 보통 5분 경과 후부터 관절강의 온도가 하강하고 30분까지는 선상으로 감소한다.[38] 그러나 다른 연구에서는 효과적인 관절 내 온도의 감소를 얻으려면 피부의 온도가 20℃까지 감소되어야 한다는 보고가 있어 관절 내의 한랭치료 효과를 얻기는 쉽지 않다.[1] 한랭으로 건의 신장도가 감소되거나, 관절의 뻣뻣함이 증가되는 것과 같은 원치 않는 결과를 얻을 수도 있다.

2. 치료 방법

1) 얼음팩, 냉습포
얼음팩(ice pack), 냉습포 등은 비열이 높아 치료 부위를 빨리 냉각시킨다. 치료는 10~15분간 환부에 직접 대어 치료를 하며 얼음 팩을 사용할 경우에는 피부를 수건으로 싸준다. 빠른 냉각 효과를 위해서는 수건을 물에 적셔서 사용한다. 치료 시간은 피하지방층의 두께를 고려하여 설정한다.

2) 얼음 마사지
얼음 마사지는 얼음 조각을 통증이 있는 부위에 문지르는 것으로 비교적 치료 부위가 작을 때 사용되며 7~10분 정도 치료하면 통증이 완화된다(그림 9-8).[31]

3) 얼음욕조, 냉 회전욕
얼음욕조는 얼음이 들어있는 담금통에 손이나 발을 담그는 것으로 대개 10~20분간 시행한다. 온도가 낮으면 치료 시간을 짧게 조절한다. 냉 회전욕(iced whirlpool)은 담근 부위를 급속히 냉각시키며 보통의 환자들은 13~15℃ 이하의 온도에서는 잘 견디지 못한다.

4) 기타
물과 질산 암모늄을 사용한 화학 냉습포도 사용되고 있으며 에틸렌 클로라이드(ethylene chloride)나 플루오로메탄(fluoromethane)을 환부에 뿌리는 스프레이, 냉 공기 치료기(그림 9-9)도 사용되고 있다.

3. 적응증

1) 외상
한랭치료는 급성 근골격계의 외상 시 부종과 출혈을 감소시키고 통증을 감소시킬 목적으로 사용된다. 안정, 한랭치료, 압박, 거상(rest, ice, compression, elevation, RICE)은 급성 외상의 첫 치료로 적용되고 있다. 발목 염좌를 예로 들면, 일반적으로 처음 6시간 동안은 30분마다 20분씩, 6~24시간 사이에는 2시간마다 30분씩 한랭치료를 하는 것이 좋으며 48시간이 지난 후에는 상태에 따라 한랭치료를 계속하거나 온열치료를 하게 된다.[1,31]

2) 만성 통증
만성 근골격계 통증 환자에서 한랭치료가 효과적이며 만성요통 환자의 경우 한랭치료가 경피적 전기 신경 자극과 같은 정도의 효과가 있다는 보고가 있다.

3) 경직
10~20분간 한랭치료를 하면 경직(spasticity)이 감소하며 효과가 적어도 30분 정도 지속된다.[37] 치료적 운동이나 수의적 운동을 시도하기가 용이하다. 따라서 근 경직 때문에 근육 기능의 재교육에 제한을 받는 환자에서 치료 이전에 사용된다.

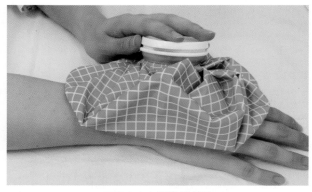

그림 9-8 | 얼음 마사지

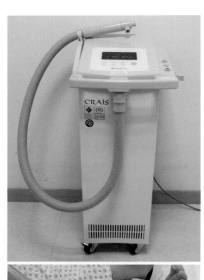

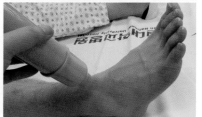

그림 9-9 | 냉 공기 치료기

4) 화상

초기에 화상 부위에 한랭치료를 하면 통증을 줄여주고 발적과 수포를 감소시켜 준다. 그러나 48시간 이후에는 오히려 상처 회복을 지연시킬 수 있다.

5) 기타

각종 급성 염증을 완화하고 관절의 통증이나 부종, 활막염의 감소 및 아교조직의 용해(chollagenolysis)를 감소시켜 류마티스 관절염 환자 및 기타 아교질 혈관병에서의 관절 파괴를 지연시킨다.

4. 한랭치료의 일반적 금기증

한랭치료의 일반적 금기가 되는 것으로는 국소 허혈(ischemia), 한랭 불내성(cold intolerance), 레이노 현상(Raynaud phenomenon) 또는 질환, 심한 한랭 승압 반응(cold pressor responses), 한랭 알레르기(cold allergy), 감각 소실(insensitivity) 등이 있다.[1,31,36]

Ⅲ. 전기치료(Electrical therapy)

전기자극의 의학적 이용을 보면 로마시대에 전기뱀장어를 이용하여 통풍이나 두통의 치료에 이용하였으며, 더 멀게는 고대 그리스 시대까지 거슬러 올라갈 수 있다. 기술적인 발전에 따라 18세기 중반에는 손가락의 마비 치료에 사용되는 장비가 개발되기도 하였다.[39] 그 후 전기 기술의 발전에 따라 영역이 확대 되었다. 1960년대에는 노벨상을 수상한 Wall과 Melzack의 관문조절설(gate control theory) 등 새로운 이론의 영향으로 통증조절 분야로 확대 되었으며 경피적 전기신경 자극기나 후주 척수자극기(dorsal column spinal cord stimulator) 등의 새로운 장비도 개발되었다. 현재 전기치료는 재활의학과뿐만 아니라 신경과, 비뇨기과, 부인과, 정형외과, 피부과 등 다양한 영역에서 사용되고 있다.[1,2,39] 임상적으로 통증 조절, 근육 강화, 근육 재교육, 혈액 순환 증진, 상처 치유 촉진 등의 목적으로 사용된다.[14,40] 재활의학과 영역에 주로 적용되는 전기치료에는 신경근육 전기자극(neuromuscular electrical stimulation, NMES), 탈신경화된 근육의 전기자극치료, 통증 조절(TENS and others), 이온 삼투요법(iontophoresis) 등이 있다.

1. 전기치료에 사용되는 전기 파장

전기치료는 크게 운동신경 섬유를 자극시켜 근육 수축을 유도하거나 큰 직경의 구심성 섬유를 자극시켜 통증을 조절할 목적으로 사용된다. 이 두 가지의 목적을 이루기 위해서는 어느 정도 이상의 강도를 자극하여야 하는데 일정 수준을 넘으면 통증을 유발하는 작은 직경의 C 섬유가 흥분하게 되고 통증을 오히려 느끼게 된다. 따라서 전류의 강도, 파형, 자극 기간 등 각종 전류의 척도를 조절하여 선택적으로 흥분시키면서 부작용을 최소화하기 위한 자극 기법들이 연구되었다. 전기치료에 사용되는 전류는 파장의 형태, 진폭, 기간, 주파수에 따라 분류할 수 있으며 기본적인 전기 파장으로는 직류(direct current), 교류(alternating current) 및 맥류(pulsed current)가 있다. 직류는 파장 형태의 변화 없이 전하가 한 방향으로 흐르는 전류를 말하며 교류는 멈추지 않고(uninterrupted) 양 방향으로 전하가 흐르는 전류로 양위상(positive phase) 전위와 음위상(negative phase) 전위의 모양에 따라 대칭 또는 비대칭으로 나눌 수 있다. 맥류는 치료 목적으로 많이 사용되는 전기 파장으로 연속적인 전류가 아니므로 교류나 직류와 다르며, 일정한 휴식기(interpulse interval)를 두고 일련의 전류가 흐르며 다시 휴식기와 일련의 전류가 반복되는 형태이다. 단방향(unidirectional) 또는 단위상(monophasic)과 양방향(bidirectional) 또는 양위상(biphasic)으로 나눌 수 있으며 맥파의 모양에 따라 사인파(sinusoidal), 정방형파(square), 장방형파(rectangular), 첨형파(spiked 또는 peaked)로 나눌 수 있다(그림 9-10).[1,40] 교류와 맥류는 진폭, 기간 또는 주파수를 변조(modulation)할 수 있는데 맥파의 진폭과 기간을 증가(ramp up) 또는 감소(ramp down)시키거나 일련의 맥파(burst)나 교류 파장을 일정한 주파수(carrier frequency)와 간격(interburst interval)을 두고 흐르도록 하는 방법이 있다(그림 9-10). 이러한 전기 파장의 형태에 따라 근육의 수축력, 환자의 편안함 등에 차이가 있다. 예를 들면 경피적 전기 신경자극에서는 주로 단상성(monophasic) 또는 이

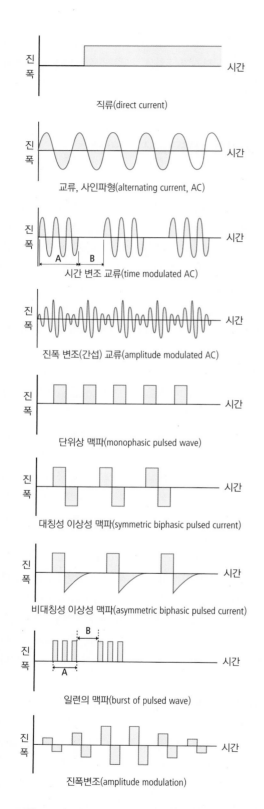

그림 9-10 | 전기치료에 사용되는 전류 및 파형의 종류
A: 돌발파 기간(burst duration), B: 돌발파간 간격(interburst interval)

상성(biphasic) 맥파가 많이 사용되고 직류는 고강도의 유해 수준 자극 경피적 전기신경자극 이외에는 사용되지 않는다. 연사조절교류(burst-modulated alternating current)와 비대칭 양위상 맥류(asymmetrical biphasic pulsed current)가 가장 강한 근육의 수축을 유발하는 것으로 알려져 있다(표 9-9).[1]

2. 전기치료에 사용되는 전극

전극은 전기치료 장치와 인체를 연결하고 있는 중요한 도구로써 좋은 치료 결과를 위해서는 적절한 크기, 모양의 전극 선택과 배치가 매우 중요하다. 전극에는 표면전극과 삽입전극이 있으나 치료적 목적으로는 대개 표면전극이 사용된다. 서로 다른 극성의 표면전극이 피부에 부착되어 해당 부위에 전류의 흐름을 만들게 되며, 통상 음극전극(cathode)과 양극전극(anode)이 있다. 전극은 대개 금속 전극과 탄소 실리콘 고무로 만든 전극이 사용되며 금속 전극은 오래 사용할 수 있으나 고무로 된 전극은 유연하여 피부의 굴곡에 따라 잘 밀착되며, 접착성이 있는 전도 폴리머(conducting polymer) 소재를 이용하여 밀착시킬 수 있는 장점이 있다.

전극을 부착할 때 저항을 줄이고 전도율을 높이기 위해, 전극과 피부를 잘 준비하여야 한다. 즉 피부는 비누나 전용 세척제로 깨끗하게 하며, 털이 많은 경우는 미리 제거하는 것이 좋다. 또 대개 표면전극은 저항을 줄이고 전도율을 높이기 위해 접촉제(coupling medium)가 필요하다. 최근에 탄소 실리콘 고무로 만든 소모성 전극과 같이 접착성이 있는 전도 폴리머(conduction polymer) 소재를 미리 적용해 놓은 경우도 많다. 전극의 크기는 다양한데 병변의 크기에 따라 선택하지만, 주의할 점은 작은 크기의 전극을 사용했을 때 높은 강도의 자극은 상대적으로 저항이 커지고 전류의 밀도가 증가하므로 주의해야 한다. 이는 피부의 밀착도와도 관련이 있는데 울퉁불퉁한 경우 접촉된 부위를 통하여 전류가 흐르므로 전류의 밀도가 높아지게 된다. 따라서 금속 전극이나 고무전극을 사용했을 때는 끈으로 잘 고정시켜야 한다. 전극의 크기는 대개 같은 크기를 넓이에 따라 2~4개 사용하나 특정 전극 부위의 반응만을 위해서는 해당 부위에 상대적으로 작은 크기의 전극을 배치

표 9-9 | 전기치료의 종류에 따른 주요 척도

	주파수	파의 지속시간(ms)	진폭
경피적 전기신경자극	11~150 Hz	<0.2 또는 0.065~0.25	0~80 mA, 감각역치
저주파 경피적 전기신경자극	1~4 Hz	0.2~0.3	0~80 mA, 운동역치
짧고 강한(brief intense) 경피적 전기신경자극	150 Hz	>0.3	강직(tetany)
PENS*	4 Hz	0.1	250 μA
간섭파 치료	2,000~4,000 Hz	0.125	16 volt
전기자극치료-탈신경	1~2 Hz	0.1~100	근수축 유도
신경근육 전기자극-근력강화	20 Hz 이상	0.2~0.7	0~100 mA
신경근육 전기자극(NMES)	70 Hz	0.2~0.4	0~100 mA

*PENS (Percutaneous electrical nerve stimulation): 통증이 있는 주변으로 1~4 cm 깊이로 침을 찔러 넣는 점에서 경피적 전기신경자극(TENS: Transcutaneous electrical nerve stimulation)과는 다름.

할 수 있다.[40] 전극의 배열은 치료 목적에 따라 달라진다. 치료의 목표가 되는 부분과 개념이 감각 자극이면 해당 신경 부위에 직접 전극을 설치한다. 침점(acupoint)이나 통증 유발점인 경우도 마찬가지이다. 근육을 수축시키기 위한 운동 자극(motor stimulation)인 경우는 해당 운동신경이나 운동점 부위를 자극하게 된다.

3. 전기치료의 일반적 금기 및 주의사항

전기치료의 절대적인 금기사항은 거의 없으나 다음과 같은 경우는 매우 주의해야 하며 위험성이 완전히 배제되지 않으면 전기치료를 실시하지 않아야 한다. 즉 가슴 부위를 가로질러 자극하는 것은 심장에 전류가 흘러 심장의 기능 장애를 초래할 수 있으므로 주의해야 하며 심장박동기가 있는 경우는 심장 전문의와 의논하고, 꼭 해야 한다면 심전도 감시 아래에서 실시하도록 한다. 횡격신경(phrenic nerve)이나 방광 자극기 등의 체내 삽입자극기가 있는 경우에도 기기 이상을 초래할 수 있다. 경동맥동(carotidsinus) 부근과 목 앞쪽 삼각은 가급적 하지 말아야 하며, 조절되지 않은 고혈압이나 저혈압, 정맥혈전염, 임신 중인 여성, 감각이 저하된 부위, 급성기의 염증, 간질의 병력, 미성숙한 소아나 의식이 뚜렷하지 않거나 혼돈상태, 심한 비만, 골다공증이 심한 경우, 악성 종양 부위, 투열 치료 부

위에 근접하여 전기치료를 하는 경우 등에 주의해야 한다 (표 9-10).[1,2,3,40]

4. 경피적 전기신경자극치료(Transcutaneous electrical nerve stimulation, TENS) 및 간섭파 치료

통증 조절을 위한 전기자극은 일반적으로 경피적 전기신경자극치료(transcutaneous electrical nerve stimulation,

표 9-10 | 전기치료의 일반적인 금기 및 주의사항

금기사항
- 심장 박동기 부근
- 횡격신경 자극기 등 체내 삽입 전기자극기
- 경동맥 팽대(carotid sinus) 부근 및 목 앞쪽 삼각
- 임신 중인 여성

주의해야 할 경우
- 조절되지 않는 고혈압
- 정맥혈전염
- 감각이 저하된 부위
- 급성기의 염증
- 간질의 병력
- 미성숙한 소아
- 의식이 뚜렷하지 않거나 혼돈 상태인 환자
- 골다공증이 심한 경우
- 악성 종양 부위, 투열치료 부위에 근접
- 심한 비만

TENS)를 의미할 정도로 흔히 사용되는 치료 방법이다. 통증의 병태생리에 대한 이해가 점점 늘어나고 1960년대에 관문조절설 등의 이론이 발전됨에 따라 일반적인 경피적 전기신경자극치료가 개발되었으며, 중추신경계 내인성 아편유사물질 분비와 관련된 연구가 발표된 이후 다양한 형태의 치료 방법과 장비가 발전되고 있다.[39,40]

1) 작용 기전

(1) 관문조절설

관문조절설(gate control theory)은 1965년 Melzack과 Wall이 발표한 통증의 기전에 기초한 가설로 전기자극이 감각신경을 자극함으로써 관문조절에 의한 진통 효과가 얻어진다는 가설이다. 우선 척수후각에서 통합된 정보를 시상으로 보내는 통각 전달세포(T-cell)가 있고 이 세포의 활성이 통각을 결정한다. 이 세포는 말초로부터 통각을 전달하는 작은 직경(S-fiber)의 유수 및 무수신경섬유(Aδ, C-fiber)와 큰 직경(L-fiber)의 감각신경섬유(Aβ fiber)의 흥분을 모두 받는다. 큰 직경의 감각섬유는 촉각, 진동 등의 감각을 전달하며 정교하게 수초화 되어있고 전달 속도가 빠르며, 직경이 작은 C 신경 섬유는 수초화되어 있지 않다. 교양질(substantia gelatinosa, SG)에는 억제성 신경세포들이 있는데 이 세포들은 통각 전달세포로 들어가는 구심성 흥분의 양을 줄인다. 큰 직경의 감각신경섬유(Aβ)는 교양질의 억제신경을 흥분시켜 통각 전달세포로 들어가는 구심흥분을 줄이는 반면 작은 직경의 통각 전달섬유는 교양질의 억제신경을 억제하여 결과적으로는 통각전달세포로 들어가는 구심성 흥분을 증가시킨다. 대개 통각을 전달하는 작은 직경의 감각신경이 큰 직경의 감각신경의 전달 속도보다 느리므로 통증 부위를 문지르거나 마사지를 하거나 경피적 전기신경 자극을 하면 Aβ 신경섬유를 통해 전달된 자극이 억제세포를 흥분시켜 통각 전달세포의 통증신호 전달을 억제시키므로 통증이 조절된다는 가설이다.[41] 이때 중추성 억제 신호의 존재 가능성도 언급하였는데 이 이론은 1988년도에 중추성 통증 조절 기전을 포함하여 다시 보완되었다.[42] 그러나 전기적 자극을 받지 않는 곳에서도 진통 효과가 있고 전기자극을 멈춘 뒤에도 진통 효과가 나타나거나 지연되어 진통 효과가 나타나기 때문에 통증 조절 기전을 모두 설명하지는 못한다.

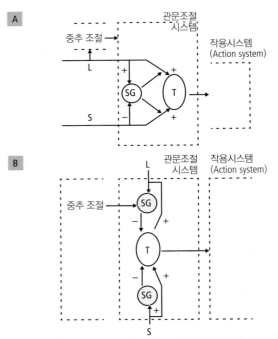

그림 9-11 | 1965년 발표된 관문조절설 도해(A) 및 1988년 수정된 모델 도해(B)
T: 통각 전달 세포, SG: 교양질, L: 큰 직경의 감각신경 섬유, S: 작은 직경의 통각 전달 신경섬유

(2) 중추신경계 내인성 아편 유사물질(endogenous opioids)의 분비

경피적 전기신경자극 치료 시에 중추신경계 내에서 베타엔도르핀(β-endorphin), 엔케팔린(enkephalin), 디놀핀(dynorphin) 등 각종 내인성 아편 유사물질의 분비를 통해 진통효과가 나타난다는 것이 알려져 있다. 중추신경계에는 이들 내인성 아편 유사물질과 관련하여 μ, δ, κ 아편 유사수용체가 있다. 이들은 척수 및 문복측 연수(rostral ventral medulla, RVM)의 대봉선(nucleus raphe magnus)과 수도관주위회색질(periaqueductal gray, PAG)에 존재하며 수도관주위회색질에서 대봉선핵으로 연결되고 다시 대봉선핵은 척수의 후각으로 연결된다. 수도관주위회색질과 대봉선핵을 자극하였을 때 척수 후각 신경원세포 및 척수시상로(spinothalamic tract)의 세포가 억제되는 것으로 알려져 있다.[43] 여러 연구에서 저주파나 고주파의 경피적 전기신경자극 치료 모두 내인성 아편 유사물질의 분비 증가와 관련이 있는 것으로 알려져 있다.[44] 차이점은 연구자에 따라 약간씩 차이가 있는데 저주파의 경피적 전기신경자극은 μ

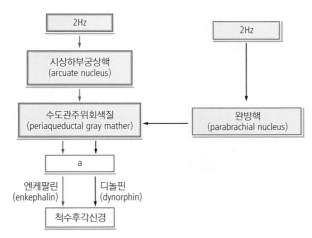

그림 9-12 | 저주파 및 고주파의 전기자극에 의한 진통 효과 매개 신경경로 가설

아편 유사수용체와 관련이 있으며 고주파의 경피적 전기신경자극은 δ 아편 유사수용체와 κ 아편 유사수용체 등이 관련이 있다는 것이다.[45,46] 그리고 저주파 경피적 전기신경자극은 베타 엔도르핀(β-endorphin), 엔케팔린(enkephalin)의 분비와 관련이 있으며 고주파의 경피적 전기신경자극은 디놀핀(dynorphin)의 분비 증가와 관련이 있다고 보고된 바 있다(그림 9-12).[47,48] 다만 아편 유사수용체나 아편 유사물질의 분비와 관련하여는 서로 다른 결과를 보인 연구들이 있어 아직 명확한 결론이 나지는 않은 상태이나 사용된 주파수에 따라 중추신경계에서 진통작용을 매개하는 신경경로나 물질이 차이가 있을 가능성이 있다고 하겠다.

(3) 기타
말초 신경에서 신경 전도의 차단, 통증 역치의 증가, 위약 효과 등 여러 가지 가설이 있으나 아직 확실히 밝혀져 있지는 않다.

2) 적응증 및 분야별 임상 연구
신경 및 근골격계의 급성과 만성 통증 모두에 효과가 있는 것으로 알려져 있다. 근육의 염좌, 과긴장, 골절, 대상 포진(herpes zoster), 수술 후 통증, 마비성 장 폐색증 등의 급성 통증뿐만 아니라, 만성 근골격계 통증, 말초 신경계 손상, 절단지의 환지통, 관절염, 신경종 등에 효과가 있는 것으로 알려져 있다. 그러나 중추성 통증이나 심한 말초 신경 통증에는 잘 듣지 않는 편이다.[1] 급성 수술 후 통증에 대하여 근거중심의학의 기준에 따라 19개의 연구를 대상으로 한 조사에서는 대조군과 큰 차이를 보이지 않는 것으로 나타났으나, 그 후에 시행한 무작위 연구에서 저주파 또는 고주파 경피적 전기신경자극을 시행한 환자군에서 수술 후의 진통제 사용의 정도가 30% 정도 의미있게 적었다고 하였다.[39]

요통과 관련한 연구에서는 급성이나 만성요통에 대한 효과에 대해서 아직까지 일치된 결과를 보이지는 않고 있으며, 이는 대조군의 선정이나 방법에서의 어려움과도 관련이 있다. 비록 제한적인 연구들이지만 근거중심의학의 기준으로 여러 연구들을 분석한 논문에서 경피적 전기신경자극이 통증을 감소시키고 운동범위를 호전시키는 것으로 보고된 바 있으며,[49] 다른 무작위 대조연구에서는 단기간의 통증 완화 효과는 보였지만 3개월, 6개월 후까지 지속되지는 않아 경피적 전기신경자극이 다른 치료와 더불어 사용될 때 초기의 통증 완화에 도움이 되는 것으로 보고하였다.[50]

신경병성 통증의 경우 신경줄기(nerve trunk) 자체에 경피적 전기신경자극을 직접 시행한 결과 의미 있는 통증의 완화를 보였으며,[51] 최근에 장갑(glove) 형태나 양말(sock) 모양의 전극을 이용한 연구도 진행되고 있으며 예비연구에서 의미 있는 통증 완화 효과가 있었다.[52]

분만통(labor pain)에 대해서는 여러 연구들을 분석한 논문에서 유의미한 효과가 없는 것으로 보고되었으며, 생리통(dysmenorrhea)의 경우도 진통제와 비교한 경우 큰 차이가 없었던 것으로 알려져 있다.[39]

3) 치료 방법

(1) 종류
① 고주파 경피적 전기자극(50~100 Hz)
10 Hz 이상의 주파수를 사용하며 흔히 'hi TENS' 또는 'conventional TENS'라고 한다. 강도는 거의 감지할 수 없거나, 감각 지각 역치의 2~3배 정도 강도의 자극을 하나 운동 역치의 이하로 자극 한다. 작용은 주로 관문 조절설로 설명할 수 있으며 진통 효과는 1~20분 이내에 나타나고 자극 종료 후 지속 시간은 비교적 짧다. 뇌척수액 분석을 통한 연구에서 베타엔도르핀의 농도가 치료 시작 후 45분에 최대치에 도달하였고 90분에는 다

시 치료 전 수준으로 떨어진 것으로 보고 되었다.[53] 관절염의 동물실험 모델 및 인체 실험에서 온도통각의 역치도 상승시키는 것으로 알려져 있으며[54] 기계적인 통증에 대한 효과 여부는 연구자에 따라 차이가 있다.[55,56]

② 저주파 경피적 전기자극(2~4 Hz)

'low TENS' 또는 'TENS'라 흔히 불리는 데 주로 10 Hz 이하의 주파수를 사용하며 2~4 Hz를 가장 흔히 사용한다. 감각지각 역치의 3~5배 강도로 자극하고 근육의 수축이 관찰되기도 한다. 저주파 경피적 전기신경자극은 베타엔도르핀이나 엔케팔린의 생성을 증가시키며 아편유사수용체 차단제인 날록손(naloxone)에 의해 효과가 차단된다. 일부 연구에서는 침술과 비슷한 작용을 하는 것으로 알려져 있다.[46] 만성 심부 통증에 효과가 있으며 진통효과가 20~30분 정도 후에 나타나며 상대적으로 효과가 비교적 오래 지속된다.[1]

③ 짧고 강한 경피적 전기신경자극(Brief intense TENS)

15분 이하의 비교적 짧은 기간 동안 참을 수 있는 수준의 강한 자극을 가하는 방법으로 근육의 긴장성 수축이 될 때까지 진폭을 상승시킨다. 각종 통증을 유발하는 시술시에 통증을 경감시키기 위하여 사용할 수 있다.

④ 고강도 자극 또는 통증유발 수준 경피적 전기신경자극 (Hyperstimulation TENS or Noxious level stimulation)

끝 부분이 1~3 ㎜ 정도의 작은 막대형(probe) 전극을 이용하여 높은 밀도의 전류를 불편감이나 통증을 느끼는 수준까지 자극한다. 전류는 낮거나 높은 주파수의 교류나 직류를 사용하며 자극은 30~60초 정도 시행한다. 통상적으로 경혈이나 통증 유발점, 운동점을 중심으로 자극한다. 통증의 기전은 중추신경계의 내인성 아편유사물질의 분비와 관련된 하향성 통증 억제 기전에 의한다고 한다.

⑤ 기타

경피적 전기신경자극을 시행하는 동안 파의 주파수나 지속시간(duration), 진폭을 변조할 수 있으며 불규칙적 또는 리듬에 따라 바꾸어 적용할 수 있다. 변조는 경피적 전기신경자극을 하는 동안에 발생할 수 있는 습관화

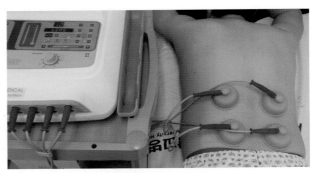

그림 9-13 │ 경피적 전기신경자극 치료

(habituation)를 방지할 수 있다. 그리고 시간변조 교류는 전류의 강도가 커질 가능성이 있고 척도를 조절하는 데 한계가 있어 잘 사용되지 않으며 진폭변조 교류(amplitude-modulated AC)가 많이 추천된다(그림 9-13).

(2) 전극의 위치

전극의 위치는 일반적으로 통증이 있는 부위에 먼저 부착한다. 피부절(dermatome), 근절(myotome), 신경근(nerve root), 근육의 운동점이나 통증 유발점, 통증이 있는 반대쪽의 피부절이나 통증 부위 등에 부착할 수 있다. 예를 들면 신경병성 통증(neuropathic pain)의 경우는 직접 해당 신경의 근위부에 부착하고 요통 환자의 경우는 통증이 있는 지점에 직접 부착한다. 또 다른 연구에서는 중국 침점(chinese acupuncture point)에 적용하여 대조군보다 치질 수술후의 통증이 감소하고 진통제의 투여 정도가 줄었다고 한 바 있으나 귀침점(auricular acupoint)에 대해 적용했을 때는 차이가 없었다고 하였다.[39] 다만 감각이 없거나 지각신경 과민증이 있는 부위, 경부 또는 심장 부근은 피하여야 하며, 그 외에도 뼈가 돌출되어 있는 부위나 체모가 있는 부위는 피부와의 접촉이 좋지 않으므로 적합하지 않다.

4) 금기 및 주의사항

미국 식품의약 안전청(FDA)에서 명시된 금기는 인공심장박동기를 한 경우와 경동맥 부위이며, 주의해야 할 경우로 명시된 경우는 감각이 떨어지는 부위, 간질이나 뇌졸중, 일과성 허혈증 등이 있는 환자에게 경두개(transcranially)나 경추 부위에 적용할 때, 임신 중인 여성의 자궁 위나 복부 및 허리 부위, 인지능력이 저하되거나 정신과적 문제가

있는 환자, 안구 부위이다.[39,40] 일반적으로 위의 금기나 주의사항을 잘 지키면 경피적 전기신경자극으로 인한 심각한 부작용은 없으나 전극에 의한 과민반응이나 피부의 심한 자극 혹은 전기에 의한 화상 등은 주의해야 한다.

5. 간섭파 치료(Interferential current therapy, ICT)

저주파의 경피적 신경자극이나 신경근육자극은 피부의 임피던스가 높아 전류의 강도를 올리면 환자가 자극을 참지 못하는 경우가 있다. 그러나 신경자극의 주파수를 높이면 피부의 임피던스가 감소하여 환자에게 불편을 주지 않으면서 전기자극이 피부를 통과하게 할 수 있다. 간섭파 치료는 1,000~10,000 Hz의 주파수를 갖는 중간 주파수(medium freuency) 파장 중 주파수가 20~100 Hz 차이가 나는 2개의 교류 전류를 사용한 것으로 두 개의 사인파가 서로 중첩되면 간섭 현상에 의해서 주기가 같으면 진폭이

증가하고 주기가 다르면 진폭이 감소하는 특성을 갖고 있다. 예를 들어 5,000 Hz 사인파와 5,100 Hz의 사인파를 두 쌍의 전극을 통해 교차시켜 중첩시키면 진폭의 증가와 감소가 100 Hz 주기로(beat frequency) 나타나는 간섭파가 발생하게 된다.[14,57]

간섭파는 주파수와 진폭, 주기의 시간을 변조하여 조절할 수 있으며 경피적 전기신경자극(TENS)보다 높은 강도의 전류를 흐르게 할 수 있고 근 수축 효과를 얻을 수도 있다. 따라서 경피적 전기신경자극보다 빨리 진통 효과를 얻을 수 있으며 효과로 보면 저진폭의 돌발파 방식(burst mode)의 경피적 전기신경자극과 유사하다고 알려져 있다.[39] 일부 골관절염과 턱관절 통증, 골절치유의 촉진 등의 효과가 알려져 있으나 임상 효과에 대한 대규모 연구가 부족하여 그 역할에 대하여는 좀 더 연구가 필요하다(그림 9-14).[39]

6. 전기신경자극 치료: 탈신경화된 근육(Electrical stimulation therapy for denervated muscle)

말초신경 손상에 의해 부분적이나 완전 탈신경화된 근육의 전기자극치료는 신경근육 전기자극 치료에 포함시켜 기술하기도 하나 신경근육 전기자극의 경우는 신경지배가 완전한 경우에 대해 적용되고 정의되는 경우가 많으므로 여기서는 구분해서 기술하기로 하겠다.

탈신경화(denervated)된 근육에서는 근 위축, 근섬유의 변성, 섬유화가 일어나며 이러한 변화는 근 수축의 소실뿐 아니라 신경 영양 물질의 축삭 전달이 소실되기 때문에 발생한다. 또한 운동 신경 말단의 변성, 신경근육 접합부에서 아세틸콜린(acetylcholine)에 대한 민감도 증가가 일어나며 근섬유 세포막의 저항과 막 전위가 증가하여 근육의 직접적인 전기자극이 어렵게 된다. 탈신경화된 근육의 전기자극은 근 위축을 예방하고 신경 재생과 신경 재지배(reinnervation)를 촉진시킬 목적으로 사용되고 있으나 아직까지 그 효과와 자극 방법에 대해서는 논란이 많다.[58] 통상 탈신경화의 경우 초기 2~3개월 내에 50% 이상의 근위축이 진행되므로 근 위축을 예방 또는 감소시키기 위해서는 신경 손상 후 조기에, 전류의 기간이 큰 전기 파장을 이용하여 자극을 하는 것이 효과적인 것으로 알려져 있다.[58,59]

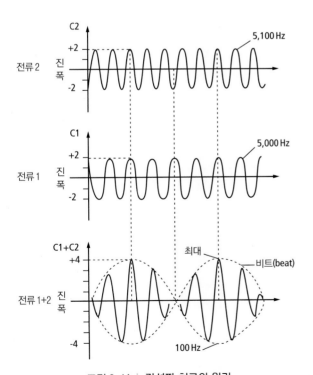

그림 9-14 | 간섭파 치료의 원리
두 개의 사인파가 서로 중첩되면 간섭 현상에 의해서 주기가 같으면 진폭이 증가하고 주기가 다르면 진폭이 감소하게 된다.

탈신경화를 통하여 1형 근섬유보다 2형 근섬유에서 근 위축이 선택적으로 감소된다는 보고가 있으며, 전기자극을 통하여 1형과 2형 근섬유의 위축이 감소하거나, 전기자극으로 1형 근섬유의 2형 근섬유로의 전환이 일어나 근섬유의 면적과 근육의 크기가 유지된다는 주장도 있다.[59] 전기자극이 탈신경된 근육에서 신경 재생 및 신경 재지배를 촉진시키는지에 대해서도 아직까지 상반된 의견이 제시되고 있다. 일부 연구에서는 신경 영양 물질이 증가하고 축삭발아(axonal sprouting)가 촉진된다고 하나 신경 재생에는 영향이 없거나 오히려 억제된다는 보고들도 있다.[60-62] 신경 재생의 촉진을 위한 전기자극은 음극(cathode)을 손상 부위에서 아래쪽으로 두고 신경 가까이에서 자극하는 것이 효과적이라고 알려져 있다.[1] 치료의 방법에 대하여 아직까지 일치된 의견은 없으나 대개 탈신경화된 근육을 수축시키기 위해서는 비교적 긴 파장[pulse duration(1~450 ms)]을 사용해야 하며 진폭의 측면에서는 근육의 수축을 유도할 수 있지만 화상 등의 합병증을 예방하기 위해 낮은 수준의 진폭이 적절하다는 여러 연구 보고가 있다. 파형은 대개 단위상의 파형을[58-68] 사용한다. 재활의학과 영역에서 가장 흔히 시도되는 안면마비 전기 치료의 경우, 추천되는 치료 프로토콜은 예상되는 병리소견에 따라 다르다. 근전도에서 탈신경의 소견이 없이 탈수초화나 생리적 신경차단(neurapraxia)이 의심이 된다면 0.1~1.0 ms 파장의 교류전류나 경피적 전기신경자극을 주파수를 1~2 Hz 또는 그이상으로 하여 세션당 50~200회 정도의 근수축을 유도하는 프로토콜이 주 3회 정도 추천된다.[63-65]

완전한 탈신경화나 심한 탈신경화의 소견이 보이는 경우는 교류전류나 경피적 전기신경자극이 근육의 수축을 유도하기 어려우므로 단속적 직류(interrupted galvanic stimulation)를 1 Hz의 속도로 적용하며, 100 ms의 맥동 지속시간(pulse duration)의 직각파(rectangular)에 맞춰 사용한다. 치료는 한 세션 당 30~100회의 수축을 유도하며 세션 치료 중에 근 피로가 관찰되면 중단한다. 일주일에 3회 세션으로 치료하며 4개월 이상 하지는 않는다. 일단 부분적이나마 자발적인 근수축이 시작되면 중단할 것을 권고한다.[63,66-68]

7. 신경근육 전기자극

신경근육 전기자극(neuromuscular electrical stimulation, NMES)은 말초 신경계가 유지되어 있는 근육의 근수축을 유발하여 치료적 효과를 얻는 전기치료를 의미하며 근력 및 근 지구력 증가, 기능적 전기자극, 경직의 조절, 관절가 동범위의 증가, 근육 재교육 등을 위해 사용된다.[1,39]

정상 근육은 근육에 걸리는 부하를 차차 올리면 이른바 '크기 원칙(size principle)'에 따라 크기가 작고 피로에 강한 1형 근섬유가 먼저 동원이 되고, 그 후에 크기가 크고 피로가 빨리오는 2형 근섬유가 동원된다. 또 근육 전체로는 부하의 정도에 따라 순차적으로 동원되거나 동원의 속도(firing rate)를 조절하여 근피로를 줄일 수 있다. 전기자극 시에는 이와는 반대로 근육의 크기가 큰 제2형 근섬유가 먼저 동원이 되며, 근육 전체가 일시에 수축을 하게 되어 자극과 자극 사이에 충분한 휴식을 주지 않으면 쉽게 피로해진다. 또 골절, 노화 등으로 인하여 근육을 사용하지 않게 되면 근육은 차차 위축이 되는데 이때 제1형의 근섬유보다 제2형 근섬유의 위축이 뚜렷하다.[69]

정상 근육에서 전기자극을 이용하여 등척성 수축 훈련을 하였을 때 등척성 근력이 증가한다고 알려져 있으며 이러한 근력 증가는 과부하 원칙(overload principle)에 의해서 일어나거나 수의적 운동시에는 1형 근육보다 나중에 동원되어 훈련이 상대적으로 어려운 2형 근섬유의 선택적 자극과 훈련에 의해서 일어난다고 생각되고 있다. 그러나 전기자극이 수의적 수축에 의한 등척성 근력 강화 훈련보다 좋은 효과를 보이거나 전기자극과 수의적 수축을 병행할 때 수의적 수축만 할 때보다 더 좋은 효과를 보인다는 증거는 아직 없다. 근력 강화를 위한 신경근육 전기자극의 예를 들면 대칭성 이상성 정방형 맥류(symmetric biphasic square pulsed current)를 많이 사용하며, 러시아 전류(Russian current)라고도 불리는 중간 주파수의 돌발 교대전류(medium frequency burst alternating current)가 사용되기도 한다. 비대칭성 이상성 전류는 화상이나 피부 자극의 가능성이 높아 사용되지 않는다. 맥동 지속 시간(pulse duration)은 0.2~0.7 ms로 다양하며 환자의 반응이나 통증 역치에 따라 조절할 수 있다. 강도는 100 mA까지 환자의 반응과 역치에 따라 조절 할 수 있고 주파수는 30 Hz를 전후하여 강직성 수축(tetanic contraction)을 유발할 수 있으며 낮은 주파수 일수록 불완전한 근수축의 가능성이 높고 높은 주파수는 피로가 빨리오게 된다. 동작 주기(duty cycle)는 전체 시간에 대한 자극 시간의 비율로 25%(1:3~1:5) 정도가 근육 강화, 재교육 등에 추천된다.[39] 이때 자극 시작과 최정점(peak)에 도달하는 데 필요한 자극상승기(ramp-up period)와 자극하강기(ramp-down)는 약 2초 이내로 하며, 자극 시간은 대개 10초 이내로 한다. 한 번에 최소 10회의 수축을 유도하며 이러한 치료를 하루에 30분에서 1시간, 주 3~5회, 4~8주간 실시한다.[39,69]

근력 증가와 마찬가지로 전기자극을 이용한 저강도, 고빈도, 긴 수축 기간의 근육 수축 훈련을 통해 근지구력이 증가할 것으로 생각되고 있으나 아직 밝혀져 있지는 않다. 동물 실험에서 지속적인 전기자극으로 2형 근섬유의 특성이 1형 근섬유로 변화하였다는 보고가 있다.[1]

경직의 조절을 위한 신경근육 전기자극은 길항근(antagonist)이나 경직이 있는 작용근(spastic agonist)에 적용하거나, 경직근과 같은 신경 지배를 받는 피부절이나 신경에 적용하기도 한다. 그 기전으로 생각되는 바, 길항근에 신경근육 전기자극을 한 경우는 상호억제(reciprocal inhibition)를 통하여 경직이 완화된다는 것이고 경직 근육에 직접 적용한 경우는 근피로나 렌쇼세포(Renshaw cell)의 회귀억제(recurrentinhibition), 즉 경직근의 자극으로 렌쇼세포의 흥분을 가져오고 해당 운동 단위를 억제한다는 것이다.[70,71] 마지막으로 근육을 수축시키지 않는 감각신경의 자극은 감각 습관화(habituation)를 초래하여 경직이 감소한다고 한다.[69,70] 자극 척도는 대칭성 이상성 정방형 맥류(symmetric biphasic square pulsed current)나 중간 주파수의 돌발 교대전류(medium frequency burst alternating current)를 사용하며, 맥동 지속시간(pulse duration)은 0.25~0.5 ms로 사용한다. 주파수는 20~60 Hz 정도를 사용하며, 동작 주기(duty cycle)는 1:1에서 10:7까지 다양하나 근력 강화보다는 크게 한다. 또 자극상승기(ramp-up period)가 작으면 대항근에 적용할 때는 역으로 경직근이 흥분하여 갑작스런 수축 반응을 유도하므로 근육 강화 보다 길게(2~3초) 설정한다. 강도는 최소 3단계 이상의 근수축을 유도할 수 있는 강도로 하나 감각 자극을 할 때는 가능한 작게 설정하며, 대신에 자극을 연속적으로 하고 때로 주파수를 100 Hz까지 상승시키기도 한다. 이러한 치료를 하루에 10분에서 45분까지 주로 실시하며 회복이 되지 않는 한 효과가

지속될 때 까지 실시한다.[6,72,73]

뇌 손상이나 척수 손상으로 마비가 된 근육의 근 위축을 막고, 컨디셔닝(conditioning)과 근력 강화를 위해 전기자극을 이용할 수 있으며 기능적 목적으로 여러 근육을 자극하는 기능적 전기자극에 사용될 수 있다. 기능적 전기자극은 다른 분야에서 언급되므로 여기에서는 생략한다.

신경근육 전기자극은 심장박동기를 사용 중인 사람이나 임신 중인 여성, 목의 앞부분에 사용하는 경우는 금기에 해당하며 심장부정맥이나 전도장애가 있는 경우나 감각이 저하된 경우, 흉추 6번 이상의 척수손상 환자, 최근에 수술한 부위나 절개 부위는 부작용이 생길 수 있으므로 주의해야 한다.[39,40]

8. 이온삼투요법

이온삼투요법(iontophoresis)은 극성을 띤 분자나 이온을 전류의 흐름을 통해 인체 조직으로 흡수되게 하는 치료이다. 전류는 10~30 mA의 강도로 40~80 mA·min 용량(dose)의 직류를 사용하는데 환자의 반응에 따라 약간 저린 정도의 강도로 정한다. 예를 들면 40 mA·min은 4 mA의 전류로 10분간 적용하면 40 mA·min이 된다. 좀 더 오래 적용할수록 전류는 낮아지므로 화상 가능성이나 피부의 자극은 감소된다.[40] 흡수 속도는 전압과 전기장의 세기에 따라 결정되며 흡수양은 전류 밀도, 치료 속도 및 약물의 농도에 비례한다. 이온삼투요법으로 충분한 치료 효과가 있는 농도의 약물이 전달될 수 있는지는 아직 확실치 않으며 각 약물 별로 그 정도가 다르다. 사용되는 약물은 독성이 없고, 용해될 수 있으며, 표피를 통과할 수 있어야 하며 양이온을 따라 투과되는 약물은 에피네프린(epinephrine), 히스타민(histamine), 리도카인(lidocaine), 코카인(cocaine), 다이부케인(dibucaine) 프레드니솔론(prednisolone), 시스플라틴(cisplatin), 빈크리스틴(vincristine), 히알루론산분해효소(hyaluronidase) 등이며 음이온을 따라 투과되는 것은 페니실린(penicilline), 인도메타신(indomethacin), 인슐린(insulin), 술폰아미드(sulfonamide) 등이다(표 9-11).[1,40] 임상적으로 여러 피부, 근골격계, 신경계 질환에 이용되고 있으나 아직 그 효과는 확실하지 않으며, 주로 다한증(hyperhidrosis), 치아의 과민증, 리도카인 등을 이용한 진통, 스테

표 9-11 | 초점형과 방사형의 비교

약물	구성	극성	효과	적응증
덱사메타손(Dexamethasone)	4 mg/mℓ	–	항염증작용	건초염, 건염, 관절염 외측상과염 등
트리암시놀론(Triamcinolone acetonide)	40 mg/mℓ	–	항염증작용	건초염, 건염, 관절염 외측상과염 등
아세트산(Acetic acid)	2~5% 수용액	–	석회 침착물의 용해도를 증가	석회화 건염
요오드(Iodine)	5~10% 용액 또는 연고	–	경화용해제	유착성 관절낭염 등 연부조직 유착
리도카인(Lidocaine)	4~5% 용액	–	국소 마취제	연부조직 통증
살리실산염(Salicylate)	2~3% sodium salicylate 용액	–	소염진통제	근육 및 관절통
산화아연(Zinc Oxide)	20% 연고	–	소독제 및 조직치유 촉진	피부궤양
황산마그네슘(Magnesium sulfate)	2% 수용액	–	근이완제	횡문근 연축

로이드를 이용한 관절염 치료, 전신적인 약물의 투여가 필요한 피부 질환 등에 이용된다.

부작용은 적은 편이나 국소적인 약물의 독성, 과민 반응, 과전류에 의한 통증 등이 있으며 표피에 가까이 위치한 말초 신경은 피하는 것이 좋다. 과민 반응이나 피부자극을 피하기 위하여 치료는 2일 이상의 간격을 두는 것이 좋다.[40]

IV. 체외충격파 치료(Extracorporeal shock wave therapy, ESWT)

체외충격파 치료는 그동안 신장 결석 및 요관 결석의 치료에 사용되어 왔으며, 근래에 들어와 장치의 기계적인 기술이 발전하면서 근골격계 영역으로 확대되고 있다. 체외충격파는 높은 압력을 가진 단일 충격(single impulse)의 집중된 음파(acoustical sound wave)를 치료에 이용한다. 의학적으로 이용하는 충격파의 특징은 10 ns보다 짧은 시간에 급격한 압력상승, 100 MPa까지의 높은 최대 압력, 공동화(cavitation) 현상을 일으키는 주원인이라고 생각되어지는 최대 양압 진폭의 약 10% 정도 되는 진폭을 가지는 음압이 뒤이어 나타나는 것이다(그림 9-15).[74] 충격파를 생성하는 방법에 따라 물리적 특성이 다른 충격파가 발생된

다. 크게 초점형 방식과 방사형으로 나눌 수 있으며(그림 9-16), 초점형(focused) 방식은 전기에너지를 기계적 에너지로 바꾸는 역압전 효과(reverse piazoelectric)를 이용하는 방식, 전자기방식, 전기유압식(electrohydraulic) 등이 있으며 충격파의 진행 방향으로 초점 지역이 형성되는 특징을 보인다. 집중형은 치료 전에 반드시 초음파나 투시를 이용하여 정확한 위치에 에너지가 집중되도록 하여야 한다.[75] 방사형은 공기압축 압력파 발생양식(pneumatically ballistic pulse generator)을 이용하여 충격파를 생성할 수 있는 방식으로 초점형에 비하여 파형이 상승 시간이 길고 파의 지속시간이 긴 특징을 보이며 주로 방사형으로 에너지가 전달되어 가장 에너지가 높은 곳은 피부 표면이고 거리가 멀어질수록 거리의 제곱만큼 에너지가 감소하게 된다(표 9-12). 따라서 방사형 충격파는 2~4 ㎝ 정도의 얕은 침투 깊이만을 제공한다. 따라서 심부의 구조물은 치료하는 데 한계가 있으며 에너지 선속 밀도가 크지 않아 석회화의 파괴에도 한계가 있다. 다만 시술 시의 통증이 적고 넓게 분포된 근막통증증후군에 적합할 수도 있다.

충격파의 작용기전은 충격파 에너지가 연부조직을 통해 전달되면서 흡수되거나 반사되는 것을 이용하는 것이다. 이 과정에서 조직에 침착된 칼슘을 분해하고, 과자극에 의한 진통 효과가 있을 수 있으며, 신생혈관을 생성하고 세포투과도의 변화 등을 통하여 생리적 작용을 일으킨다고 한다.[75,76]

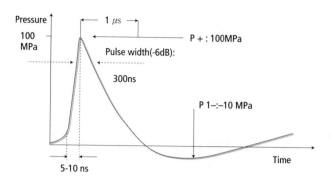

그림 9-15 │ **충격파의 압력(y 축)과 시간(x 축) 측정**
상승시간은 5 내지 10 ns 정도이고 급격하게 최대압력에 달한 후 하강하며, 최대 압력진폭의 10%에 해당하는 음압이 뒤따른다. 그래프 아래의 면적은 충격파의 전체 양압 및 음압의 에너지를 나타낸다.

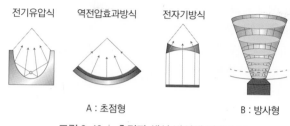

그림 9-16 │ **충격파 생성 방식에 따른 분류**

표 9-12 │ **초점형과 방사형의 비교**

	초점형	방사형
Direction of energy	Focuses energy	Disperses energy
Compression phase	<1 ms	2 ms
Rise time	50 ns	1 ms
Negative tail	1.5 ms	Complex, 4 ms
Peak pressure	20~40 MPa	2~8 MPa

임상적으로는 견관절 주변의 석회화건염(calcific tendinitis), 족저근막염(plantar fasciitis), 외측상과염(lateral epicondylitis) 등에 적용되었으며, 치료 효과 여부가 아직 무작위 연구 및 체계적 분석이나 메타분석을 통해 명확한 결론은 나오지 않은 상태이다.[77-79] 최근에 발표된 체계적 분석에서는 족저근막염과 외측상과염, 견관절의 석회성 건염 이외에 아킬레스건염의 경우에도 만족할 만한 효과가 있는 것으로 보고되었다.[80-82] 다만 현재까지 미국식품의약국 안전청의 승인을 받은 경우는 족저근막염과 외측상과염에 대한 치료이다. 치료에 금기시되는 경우로는 충격파 치료의 특성상 출혈성 질환이 있는 경우, 약물을 투여중인 경우, 심장 박동기를 사용 중인 경우, 소아, 임신 중인 여성, 급성 손상이나 염증 등이 해당된다.

V. 역학 치료(Mechanical therapy)

재활의학의 여러 치료 분야 중에서 역학 치료(mechanotherapy)에 속하는 척추 견인(traction), 마사지(massage), 재활도수치료(manual therapy, manipulation)는 수천년 전부터 통증 완화의 목적으로 사용되어 왔으나 그 효과에 대한 과학적인 증명이 되지 않았고 드물게 생길 수 있는 합병증 때문에 의학계 내에서 그 사용과 효과에 대해 논란이 남아

있다. 척추견인은 세 가지 치료 중 가장 객관적 실험 자료에 기반을 두고 있고 척추 견인과 마사지의 효과는 거시적으로 확인할 수 있어 적응증이 되는 경우에 사용하고 있으나 재활도수치료는 아직까지 치료자의 경험에 의해 시행되고 있다.[1]

1. 척추 견인치료

견인(traction)이란 당기는 힘을 가하여 연부 조직을 신장시키거나 관절 표면이나 골편을 분리시키는 것을 의미하며 척추 견인은 경추나 요추부에서 기인하는 통증을 완화할 목적으로 사용된다. 견인치료 역시 오랜 역사를 가지고 있으며, 현대적 개념의 견인치료는 1920년대 요통의 원인으로 추간판 병변이 알려지면서 시작되었다고 볼 수 있다. 1950년대 Cyriax가 추간판 병변의 치료에 견인을 이용하는 것을 확대시켰다.[83] 척추 견인은 적응이 되는 환자를 적절히 선택하여 이를 실시하는 경우에 효과를 기대할 수 있다. 치료자 개인에 따라 다양한 적응증을 갖는데 척추 간격의 증가, 추간공(intervertebral foramen)의 확대, 근

이완 등으로 호전될 수 있는 넓은 범위의 경추 및 요추 통증에 적용될 수 있다. 즉 신경근 병변, 추간판 탈출증, 근육 경직의 경우와 요추에서 추간판 탈출증의 급성기에 환자의 침상 안정을 위해 쓰일 수 있다.

1) 생리적 효과

척추 견인은 추간판(intervertebral disc)의 압력을 감소시키고, 추간공을 확대시키고, 골단 관절을 분리시키며, 근육과 인대를 신장시킨다. 또한 후종인대(posterior longitudinal ligament)를 팽팽하게 당겨서 돌출된 섬유륜(annulus fibrosus)을 안쪽으로 밀어주며, 추간 거리를 늘려준다.[84] 척추에서 추간 거리는 경추의 경우 25 lbs의 견인력으로 2~20 ㎜ 정도 늘어난다고 보고되어 있고 요추의 경우도 수백 lbs 이상의 견인력을 주면 늘어날 수 있다고 한다.[1] 임상 연구에서 60~80 lbs[85] 또는 120 lbs[86]를 가하였을 때 경막외 조영에서 돌출된 추간판의 크기가 감소하거나 펴지는 것을 관찰할 수 있었다고 하였다. 추간공의 경우도 대조군에 비하여 6.6 ㎜ 이상 높이가 증가하였다.[87]

2) 척추 견인의 종류

(1) 도수적 견인

치료자가 경추부에 도수적으로 견인(manual traction)을 가하는 것으로 충분한 훈련과 금기증에 대한 주의가 필요하며 기계적 견인을 하기 전에 시도해 보는 경우가 있지만 거의 사용 되지 않는다.

(2) 기계적 견인

추와 도르래를 이용하여 견인력(mechanical traction)을 가하는 것으로 가정에서도 시행할 수 있으나 환자가 정확한 방법으로 시행하고 있는지를 치료자가 자주 관찰하지 않으면 치료에 실패하는 경우가 흔하다. 치료 실패의 주요 원인으로는 부적절한 머리와 목의 자세, 불충분한 추의 무게가 대부분이다.

(3) 모터를 이용한 견인

모터와 같은 기계를 이용하여 견인력(motorized traction)을 가하는 것은 간헐적 견인이 가능한 장점이 있다(그림 9-17, 18). 간헐적 견인은 일정한 기간의 견인과 이완을 반복하므로 치료자가 환자의 위치나 견인 효과를 관찰할 수 있고 보다 강력한 힘으로 견인할 수 있으나 가정에서는 시행하기 어려운 단점이 있다.

(4) 중력에 의한 견인

체중을 이용하여 척추 견인을 시행하는 것으로 환자를 거꾸로 매다는 역위 견인(inversion traction)은 혈압 증가, 안면 점상 출혈, 두통, 시력 장애 등이 나타날 수 있어 최근에는 거의 사용하지 않는다.

(5) 자가 견인

자가 견인(autotraction)은 특별하게 고안된 테이블을 이용하여 환자가 팔로 끌어당겨서 견인력을 주는 것으로 수동적 견인보다 더 효과적이라는 연구 결과도 있다.

3) 견인 방법

(1) 자세

경추의 경우 앉거나, 바로 누운 자세에서 모두 시행할 수

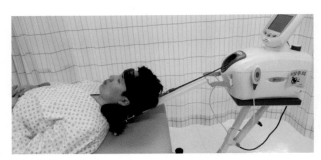

그림 9-17 | 경추 견인치료

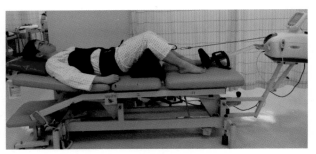

그림 9-18 | 요추 견인치료

있으며 대개 앉은 자세에서 시행하는 것이 효과적이다. 경추 견인을 할 때 특히 신경근 통증(radicular pain)의 완화를 목적으로 할 때는 20~30° 정도 경부를 굴곡시키도록 하는데 이는 이 자세에서 추간공(intervertebral foramen)이 가장 넓어지기 때문이다. 신경근 압박의 경우가 아닌 단순한 근육 연축(muscle spasm)의 경우에는 경부의 굴곡을 덜 시키거나 중립의 자세도 무방하다.[88] 요추의 경우에는 대개 앙와위(supine)로 시행하며 고관절을 굴곡시켜 상대적인 요추부의 굴곡을 유도함으로써 최적의 척추 간격 증대를 얻을 수 있다. 고관절을 70°로 굴곡하고 18° 방향으로 견인을 할 때 최대의 척추 간격 증대를 얻었다는 보고가 있다.[89]

(2) 연속적 견인과 간헐적 견인

간헐적 견인의 경우 환자가 상대적으로 좀 더 많은 무게를 견딜 수 있으며 적은 무게라도 연속적으로 가하는 경우에, 환자가 오히려 견디지 못하는 경우가 많다.[90] 경추 견인의 경우 30 lbs의 견인력으로 견인을 하였을 때 최대 척추 간격 증대는 7초 미만에서 얻어지며 요추 견인의 경우에도 100 lbs, 5분의 연속적 견인과 10초 견인, 5초 휴식의 15분 간헐적 견인간에 척추간격 증대의 차이는 없으므로 환자가 편안하게 느끼는 간헐적 견인이 장점이 있다.[1]

(3) 무게

경추의 경우 10 lbs 정도가 환자 머리 무게를 보상해주는데 필요하며 원하는 효과를 얻기 위해서는 최소 25lbs 정도를 가해주어야 한다. 5~10 lbs의 시험 무게로 견인을 한 후 45~50 lbs까지 점차 증가시키는 방법이 사용될 수 있다.[88] 요추의 경우에는 마찰력의 극복을 위해 체중의 1/4 정도의 무게가 필요하며 50~100 lbs 정도까지 견인력을 가해줄 수 있다.[89]

(4) 기간

경추의 경우 15~20분 정도가 가장 많이 처방되며 일반적으로 1주간은 매일, 이후에는 주 3회씩 하여 모두 3~4주간 치료하는 방법이 많이 쓰인다. 요추의 경우에는 대개 간헐적 방법으로 20~30분 정도를 많이 사용하고 있으며 경추와 마찬가지 방법으로 3~4주간 치료하는 것이 일반적이다. 단지 환자의 침상 안정 목적만을 위해 최소 무게를 사용하고 있을 때는 수 일간의 지속적인 견인도 가능하다.

4) 금기증

일반적인 금기증으로는 인대 불안정성, 골수염 또는 추간판 염증, 척추 종양 또는 골 종양, 불안정성 골절, 중등도 이상의 골다공증, 고혈압, 심혈관 질환, 심한 불안, 척수병증(myelopathy), 치료자가 견인 치료에 대해 충분한 지식과 기술을 갖지 못한 경우 등이 있으며 경추 견인의 경우에는 척추 기저 동맥계 질환(vertebrobasilar arterial system disease), 류마티스 관절염, 중심성 추간판 탈출증 등에서는 주의가 필요하다. 요추 견인의 경우 견인을 위한 흉부 복장(chest harness)을 착용하지 못하는 폐 질환이 있는 경우는 금기가 되며, 임신, 마미 증후군 등도 금기가 된다.

2. 마사지

마사지(massage)는 치유, 증상 완화 또는 건강의 목적으로 신체 외부에 손을 이용한 다양한 방법, 즉 마찰, 주무르기, 말기, 두드리기 등의 방법으로 치료하는 것으로 의학에서 가장 오래된 치료법 중의 하나이다.[91]

동양과 서양에서 각각 여러 종류의 방법이 사용되어 왔으며 손을 이용해서 치료한다는 면에서 도수치료(manipulation)와도 비슷한 면이 있다. 그러나 도수 치료가 척추를 중심으로 하는 데 비해 마사지는 연부조직(soft tissue)을 대상으로 치료한다는 면에서 차이가 있으며 동양과 서양의 다양한 방법들은 신체의 연부조직에 손으로 조작을 가하는 것이라는 점에서는 같다. 의학 기술이 발전하면서 한동안 관심을 끌지 못했으나 최근 들어 통증 조절 및 여러 가지 치료 효과를 얻기 위해 사용되고 있으며 생리적 기전이 점차 알려지고 있다.[1]

1) 생리적 효과

마사지에 의한 기계적 효과로는 말단에서 중심부로 활주하거나(stroking) 주무르는(kneading) 방식의 마사지는 기계적 압력에 의해 정맥 환류와 림프계 순환을 증가시켜 주며 부종을 완화시켜 준다. 또한 비만세포(mast cell)의 자극으로 히스타민이 분비되어 피부 혈류가 증가하는데 이로 인해 대사 산물이 배출되고 정맥 환류가 증가하기도 한다. 또한, 마사지가 혈관의 점도를 감소시키고 섬유소 용해성 물질(fibrinolytic agent)을 증가시킨다는 주장도 있으나 아직까지 확실히 밝혀져 있지는 않다. 심부 마찰(deep fric-tion) 마사지는 근막과 결체 조직에의 기계적 효과로 유착을 끊어주고 반흔을 연화(softening) 시켜주며, 타진(percus-sion) 마사지는 흉부 물리치료에서 폐로부터 분비물을 제거하는 데 쓰인다.

반사적 효과는 피부 수용체와 근 방추의 자극으로 전달된 자극에 의해 척수의 촉통(facilitation)이 일어나 나타나는 반응으로 설명되고 있다. 그 효과로는 반사성 혈관 확장에 의한 혈류의 증가, 발한, 피지선의 분비 증가, 통증의 감소, 수축기 혈압과 맥박의 점진적 증가 등이 나타날 수 있다. 정신적인 효과와 연관되어 진정 작용이나 전신 이완 작용도 반사적 효과의 하나로 볼 수 있다.

마사지는 정신적으로 진정 작용과 이완 작용을 줄 수 있으며 치료자가 직접 환자와 접촉함으로써(laying of hands) 정신적으로 다양한 긍정적인 효과를 줄 수 있다.[1,91]

2) 치료의 목적과 적응증

마사지는 과다한 조직 간질액이나 관절액의 감소, 마비 근육의 혈액 순환 증진, 단축이 있는 근육의 정상 길이 회복, 유착이 있는 조직의 가동성 회복, 통증과 근 경직의 완화, 만성 폐 질환에서 분비물의 제거, 국소적 또는 전신적 이완, 정신적 안정 등의 목적으로 쓰일 수 있으며, 임상적으로는 염좌, 근 긴장, 골절, 기계적 요통, 관절 구축, 근막통, 근육 부종, 근 경련, 마비 또는 고정된 사지, 절단, 반사성 교감신경성 이영양증 등이 적응증이 된다. 특히 요통과 관련하여 여러 연구의 결과를 종합한 결과 마사지는 아급성 및 만성 요통의 경우는 운동 및 환자교육과 더불어 시행하였을 때 도움이 되는 것으로 알려져 있다.[92]

3) 마사지의 방법

서양의 고전적 마사지는 스웨덴식 마사지로 기본적인 치료 방법은 문지르기(effleurage, stroking), 주무르고 누르기(petrissage, kneading), 두드리기(tapotement, percussion), 마찰하기(friction)로 나눌 수 있다. 문지르는 방식의 경우 일정한 리듬을 가지고 쓰다듬거나 문지르는 방식으로 다시 표층과 심부 마사지로 나눌 수 있으며, 심부 마사지는 체액 제거나 정맥 환류에, 표층 마사지(superficial stroking)는 근 이완에 효과가 크다. 주무르고 누르기는 치료하고자 하는 조직을 치료자의 손과 손 사이나 손과 환자의 골

격구조물 사이에서 압박하는 방식으로 이루어지며, 표층 조직에 작용할 때는 주무르기, 집어올리기(picking-up), 굴리기(rolling), 비틀기(wringing) 등의 방법이 사용되며 부액과 노폐물의 제거 및 유착 제거에 효과가 있다. 두드리기는 손으로 빠른 리듬으로 강하게 움직이면서 두드리는 것으로 손바닥으로 치기(clapping), 손바닥 오무려치기(cup-ping), 손날치기(hacking), 진동시키기(vibration), 가볍게 두드리기(tapping) 등의 방법이 사용되며 근육의 긴장도를 증가시키거나 체액을 제거하거나, 세기관지에 농축된 객담을 배출시키기 위한 흉부 물리치료에 많이 쓰인다. 마찰 방식은 반흔조직의 유착을 방지하거나 풀어주는 데 쓰인다.

근막이완법 및 신경근육 마사지(myofascial release and neuromuscular massage)는 방법은 고전적 마사지와 다르지만 결국 근막이나 근막통증 유발점이나 뭉친 마디를 풀어준다는 데서는 비슷한 기능을 한다고 할 수 있다. 근막이완법은 부드럽게 압박을 가하고 근육섬유의 결 방향으로 수동적인 신장을 하여 이완이 느껴질 때까지 실시한다. 롤핑(Rolfing)기법은 심부 마찰마사지(deep friction massage)를 통하여 신체의 심부 근막면(deep fascial plane)의 재배열을 목표로 한다.

심부 가로지름 마찰마사지(deep transverse friction mas-sage)는 치료자가 손가락 끝을 병변 바로 위에 두고 근육이나 인대, 힘줄의 배열을 가로지르는 방향으로 강하게 문지르는 방법이다. 이 방법을 통해 유착을 완화할 때 힘이 가해지는 부분은 매우 제한된 부위로 한정한다.[93]

림프액 배출을 위한 마사지의 경우는 속도가 느리고 가볍게 반복적으로 쓰다듬 듯이 문지르는 마사지로 임파액을 림프혈관계나 림프선을 통하여 움직이도록 도와준다. 이 치료는 전신적인 방법으로 치료하며 림프계가 손상되지 않는 부분으로 림프액을 움직이도록 유도하여 순환되도록 한다. 이 치료는 근위부위부터 시작하여 근위부의 림프계와 흉관으로부터 림프액을 배출시키고 그 후에 원위부로 진행한다.[94]

동양에서는 질병이나 기능 이상이 있을 때 피부에 매우 예민해지는 점이 있다고 보고 이를 찾아내어 손가락 끝으로 압박하여 증상의 호전을 유도하는 방법이 많이 쓰여왔다. 이 점을 압박하는 것은 침술의 비관혈적 변형으로도 생각할 수 있어 지압술(acupressure)이라고도 부른다. 이외

에도 발(reflexology)과 귀(auriculotherapy)에 지압술을 가하는 방법도 있다.

4) 금기증

악성 신생물, 개방창, 혈전성 정맥염, 심부 정맥 혈전증, 조직 감염, 죽상 경화증, 항응고제 사용, 석회화된 연조직, 영양성 변화(trophic change)가 있는 피부, 이식 피부, 피부 위축 등에서 마사지 사용은 금기이다.[1,91]

3. 재활도수치료

재활도수치료(manipulation)는 손을 이용한 수기와 지시를 통해서 환자가 근골격계의 통증이 없는 최대의 운동성과 균형된 자세를 갖도록 하는 치료로 정의할 수 있다. 그러나 이는 너무 광범위하고 대부분의 치료는 말초 관절보다 척추에 주로 사용되므로 척추 재활도수치료를 소실된 척추 운동 범위를 회복시키기 위하여 척추나 천장 관절, 늑골을 포함한 척추 부위에 수동적, 기계적 치료를 가하는 것으로 정의해 볼 수 있다. 따라서 척추의 정상 가동 범위와 위치의 회복이 치료의 종결점이 되며 이런 면에서는 말초 관절의 수동적 관절 운동 및 신장 운동과 비슷한 개념으로 볼 수 있다. 재활도수치료는 오랜 역사를 가지고 있고 최근에는 급성기 요통 환자 치료의 한 방법으로 인정을 받고 있으나 아직까지 그 기전 및 효과에 대해서는 논란이 많다. 특히 국내에서는 비의료인에 의해 척추 교정, 카이로프랙틱(chiropractic)이란 이름으로 무분별하게 재활도수치료가 남용되고 있고 치명적인 합병증이 일어나는 사례가 있는데 재활도수치료는 과학적 접근에 따라 정확한 진단과 안전 지침 하에서 시행되는 것이 바람직하다.[1]

1) 도수의학의 역사

도수의학은 물리의학의 다른 영역과 마찬가지로 오랜 역사를 가지고 있다. 고대 태국, 고대 이집트, 중국, 일본 등에서 손을 이용한 치료 기록이 남아있다. 현대 의학의 아버지인 히포크라테스에도 척추후만증 환자에서 견인 및 도수치료를 시행한 기록이 남아있고 이러한 치료는 로마시대에도 사용되었다. 현대적인 도수치료는 영국의 접골사(Bonesetter)들의 치료 행위와 관련이 있으며, 이들의 방법들이 도수치료의 여러 학파들을 생성되게 하는 역할을 하였다. 미국에서는 1892년 골병증학교(school of osteopathy)가 세워진 이후 많은 치료 방법들이 개발되었다. 미국의 17개 대학에서 2000명 이상의 임상의가 배출되고, 졸업생들은 골병증의사(doctor of osteopathy)로 불리우며 그 진료 범위가 의사에 준하는 활발한 활동을 하고 있다. 영국의 시리악스(James Cyriax)는 주사 치료, 마사지, 도수치료를 중심으로 한 골병증학(orthopedic medicine)을 구체화하였고 고유한 도수치료 영역을 발전시켰다.[95]

2) 기전

재활도수치료의 작용 기전에 대한 가설들은 척추 운동 범위의 회복, 추간판이나 척추 후관절의 대칭성 회복, 척수에 구심성 자극으로 작용하여 관문 조절 기전으로의 효과, 중추신경계의 내인성 아편유사물질의 분비, 위약(placebo) 효과 등을 들 수 있다.

3) 치료 방법

재활도수치료는 치료 방법에 따라 여러 가지로 분류할 수

표 9-13 | 재활도수치료의 치료 방법

	충격을 가하는 치료법		충격을 가하지 않는 치료법	기타 방법
	수동적	능동적	수동적	
직접법	밀기(Thrust technique)	시각법(Visual technique) 근에너지(Muscle energy) 호흡이완(Respiratory release)	견인(Traction) Articulatory	Soft tissue Myofacial Craniosacral
간접법	밀기(Thrust technique)	시각법(Visual technique) 호흡이완(Respiratory release)	Counter strain Functional technique	

있는데, 첫째, 수기 형태에 따라 밀기(thrusting)를 사용하는 것과 그렇지 않은 것(non-thrusting)으로, 둘째, 사용하는 힘에 따라 내력(intrinsic force)을 이용한 방법과 외력(extrinsic force)을 이용한 방법으로, 셋째, 환자의 참여에 따라 능동(active)과 수동(passive)으로, 넷째, 병리적 장벽에 접근하는 동작의 형태에 따라 직접법(direct)과 간접법(indirect)으로 분류할 수 있다(표 9-13).

충격(impulse)을 가하는 치료 방법(mobilization with impulse)은 밀기(thrusting) 또는 고속 저진폭(high velocity, low amplitude) 치료법으로도 불리며 재활도수치료의 대표적 치료법이다. 강한 충격을 줄 수 있기 때문에 반드시 자격을 갖춘 치료자가 시행하여야 하며 시행 전에 금기증을 배제하여야 한다. 이외의 치료 방법들은 충격을 가하는 치료 방법에 비해 금기증이 적고 비교적 안전하나 치료 시간이 오래 걸린다.

4) 적응증

재활도수 치료의 적응증으로는 급·만성의 경통, 흉통, 늑골 통증, 기능적 또는 기계적 요통, 만성 요통, 추간판 팽윤, 척추 후관절 증후군, 이상근(piriformis) 증후군, 천장관절 증후군 등이 있다.

5) 금기증

재활도수치료는 치료 방법마다 금기증이 있으나 충격을 가하는 고속 저진폭 재활도수치료의 금기증이 가장 많다. 재활도수 치료의 기술이 적절치 못한 치료자는 시행하지 말아야 하며 불안정 골절, 심한 골다공증, 다발성 골수종, 골수염, 척추악성 종양, 파제트병(Paget disease), 신경학적 증상이 진행되는 경우, 척수 종양, 마미(cauda equina)의 압박, 중심성 경추 추간판 탈출증, 불안정한 관절, 류마티스 관절염, 강직성 척추염의 염증 반응기, 항응고제의 사용, 출혈성 질환, 심한 퇴행성 관절염 등에서는 금기이다.[1]

6) 합병증

경추의 재활도수치료에서 골절,[96] 탈구 및 척수 손상,[97] 추골-기저 동맥계의 손상에 의한 뇌경색[98] 보고가 있으며 요추의 경우에도 추간판 탈출증이 악화되거나[99] 마미 증후군의 보고가 있다. 이러한 합병증은 일단 발생하면 치명적이기 때문에 비전문가가 정확한 진단 없이 시행하지 않아야 한다.

참고문헌

1. Jinho Kim, Tairyoon Han. Rehabilitation Medicine 2nd edition, Seoul:Kunja Publishing Co, 2002.
2. Basford J. Physical agent. In: Delisa J and Gans B editors. Rehabilitation medicine: principle and practice 2nd edition. Philadelphia: J.B. Lippincott Company, 1993, pp404-424.
3. Hardy JD, Bard P. Body temperature regulation. In: Mountcastle VB editor. Medical physiology, 14th edition. St Louis:Mosby 1979.
4. Lehmann JF, deateur BJ. Therapeutic heat. In: Lehmann JF editor. Therapeutic heat and cold, 4th edition. Baltimore: Williams & Wilkins, 1990.
5. Fox HH, Hilton SM. Bradykinin formation in human skin as a factor in heat vasodilation. pJ Physiol 1958;142:219-232.
6. Crockford GW, Hellon RF. Vasomotor response in human skin to infra-red radiation. J Physiol 1959;149:424-432.
7. Abramson DI, Tucks S, Chu LS, et al. Indirect vasodilation in thermotherapy. Arch Phys Med Rehabil 1965;46:412- 420.
8. Wyper DJ, McNivien DR, Effect of some physiotherapeutic agents on skeletal muscle blood flow. Physiotherapy 1976;63:83-85.
9. Mense S. Effects of temperature on the discharge of muscle spindles and tendon organs. Pflungers Arch 1978;374:159-166.
10. Lehmann JD, Brunner GD, Stow RW. Pain threshold measurements after therapeutic application of ultrasound, microwave, infrared. Arch Phys Med Rehab 1958;39:560-565.
11. Michlovitz S, Rennie S; Heat therapy modalities:Beyond fake and bake. In: Michlovitz S and Nolan T editors Modalities for therapeutic intervention 4th edition, Philadelphia: F.A Davis, 2005, pp61-78.
12. Abramson DI, Mitchell RE, Tuck S. Changes in blood flow, oxygen uptake, and tissue temperatures produced by the topical application of wet heat. Arch Phys Med Rehab 1961;45:305-318.
13. Abramson DI, Tuck S, Lee SW, Richardson G, Levin M,Buso E. Comparison of wet and dry heat in raising temperature of tissue. Arch Phys Med Rehab 1967;48:654-661.
14. Weber DC and Hoppe KM. Physical agent modalities. In: Braddom RL, editors. Physical Medicine and Rehabilitation, 3rd edition, Philadelphia: Saunders, 2006, pp459-477.
15. Lehmann JF, Silvermann Dr, Baum BA. Temperature distributions in the human thigh, produced by infrared, hot pack and microwave application. Arch Phys Med Rehab 1966;47:291-299.
16. 16. Abramson DI, Tuck S Chu SW, Austin C. Effect of paraffin bath and hot fomentations on motor nerve conduction velocity. Arch Phys Med Rehab 1964;45:87-94.
17. Abramson DI, et al. Effect of paraffin bath and hot fomentation on local tissue temperature. Arch Phys Med Rehabil 1964;45:87-94.
18. Bukowski EL and Dellagatti EM. Electromagnetic Radiation: Laser, Ul-

traviolet, and Diathermy: In; Michlovitz S and Nolan T editors, Modalities for therapeutic intervention, 4th edition, Philadelphia : F.A Davis, 2005, pp141-164.

19. Cameron, MH. Physical agents in rehabilitation : from research to practice 4rd edition, Elsevier, 2013, pp173-201.

20. Fyfe MC, Bullock M. Therapeutic ultrasound: some historical background and development in knowledge of its effect on healing. Aust J Physiother. 1985;31(6):220-224.

21. Gann N. Ultrasound: current concepts. Clin Manage. 1991;11(4):64-69.

22. Ziskin M, McDiarmid T, Michlovitz S. Therapeutic ultrasound. In: Michlovitz S, ed. Thermal Agents in Rehabilitation. Philadelphia, PA: FA Davis; 1996.

23. Hayes B, Merrick M, Sandrey M. Three-MHz ultrasound heats deeper into the tissues than originally theorized. J Athl Train. 2004;39(3):230-234.

24. Prentice W. Therapeutic Modalities in Rehabilitation, Fourth Edition. McGraw-Hill Inc. 2011. pp363-452.

25. Hecox B, Mehreteab TA, Weisbergm J. Physical Agents: A Comprehensive Text for Physical Therapists. Norwalk, CT: Appleton & Lange; 1994.

26. Cook SO, Salkeld SL, Popich-Patron LS, et al. Improved cartilage repair after treatment with low-intensity pulsed ultraound. Clin Orthop 2001;391:S231-S243.

27. Pilia AA, Mont MA, Nasser PR, et al. Non-invasive low intenity pulsed ultrasound accelerates bone healing in the rabbit. J Orthop Trauma 1990;4:246-253.

28. Azuma Y, Ito M, Harada Y, et al. Low-intensity pulsed ultraound accelerates rat femoral fracture healing by acting on arious cellular reactions in the fracture callus. J Bone Miner Res 2001;16:671-680.

29. Da Cunha A, Parizotto NA, Vidal Bde C. The effect of therapeutic ultrasound on repair of the Achilles tendon (tendo calcaneus) of the rat. Ultrasound Med BioI 2001;27:1691-1696.

30. Nolte PA, Klein-Nulend J, Albers GH, et al. Low-intensity ultrasound stimulates endochondral ossification in vitro. J Orthop Res 2001;19:301-307.

31. Ogurtan Z, Celik I, Izci C, et al. Effect of experimental therapeutic ultrasound on the distal antebrachial growth plates in one-month-old rabbits. Vet J 2002;164:280-287.

32. Ochs K, Singh UP, Shankar K. Deep heating Modalities. In: Shankar K and Randall K editors, Therapeutic physical modalities, Philadelphia:Hanley & Belfus, 2002, pp18-36.

33. Gravas S, Laguna P, de la Rosette J. Thermotherapy and thermoablation for benign prostatic hyperplasia. Curr Opin Urol. 2003;13:45-49.

34. Garrean S, Hering J, Helton WS, Espat NJ. A primer on transarterial, chemical, and thermal ablative therapies for hepatic tumors. Am J Surg. 2007;194:79-88.

35. Michlovitz S. Cold therapy Modalities:Frozen Peas and More. In: Michlovitz S and Nolan T editors, Modalities for therapeutic intervention, 4th edition, Philadelphia: F.A Davis, 2005, pp141-164.

36. Young K and Atherton E. Cryotherapy. In: Shankar K and Randall K editors, Therapeutic physical modalities Philadelphia: Hanley & Belfus, 2002, pp47-54.

37. Patajan JH, Watt N. Effects of cooling on the triceps surae reflex. Am J Phys Med 1962;41:240-251.

38. Bocobo C, Fast A, Kingery W, Kaplan M. The effect of ice on intraarticular temperature in the knee of the dog. Am J Phys Med 1991;70:181-185.

39. Vuvian U: Electrical modalities in musculoskeletal and pain medicine:

In Shankar K and Randall K editors, Therapeutic physical modalities Philadelphia: Hanley & Belfus, 2002, pp98-119.

40. Nolan TP. Electrotherapeutic modalities: electrotherapy and iotophoresis: In Michlovitz S and Nolan T editors, Modalities for therapeutic intervention 4th edition, Philadelphia: F.A Davis, 2005, pp97-121.

41. Melzack R and Wall PD. Pain Mechanisms. A new theory. Science 1965;150:971-979.

42. Melzack R and Wall PD. The challenge of pain. Penguin London 1988.

43. Sluka KA and Walsh D. Transcutaneous electrical nerve stimulation: basic science mechanism and clinical effectiveness. J Pain 2003;4:109-121.

44. Chen, XH and Han, JS. Analgesia induced by electroacupuncture of different frequencies is mediated by different types of opioid receptors: another cross-tolerance study. Behav Brain Res 1992;47:143-149.

45. Chen, XH and Han JS. All three types of opioid receptors in the spinal cord are important for 2/15 Hz electroacupuncture analgesia. Eur J Pharmacol 1992;211:203-210.

46. Sluka KA, Deacon M, Stibal A, Stissel S. Spinal blockade of opioid receptorsprevens the analgesia produced by TENS in arthritic rats. J Pharm Exp Ther 1999;289:840-846.

47. Han JS, Chen XH, Sun SL, Xu XJ Yuan Y, Yan SC, Hao JC, Terenius L. Effect of low- and high-frequency TENS on metenkephalin-Arg-Phe and dynorphin A immunoreactivity in human lumbar cerebrospinal fluid. Pain 1991;47:295-298.

48. Han JS. Acupuncture and stimulation-produced analgesia. In: Herz A editors, Handbook of Experimental Pharmacology. Heidelberger: Springer 1993, pp105-125.

49. Gadsby JG, Flowerdew MW. Transcutaneous electrical nerve stimulation and acupuncture-like transcutaneous cutaneous electrical nerve stimulation for chronic low back pain. (Cochrane Review). In the Cochrane Library, Issue 2. Oxford, Update Software, 2000.

50. Marchand S, Charest J, Li J, Chenard JR, Lavingnoll B, Laurencelle L. Is TENS purely a placebo effect? A controlled study on chronic low back pain. Pain 1993;54:99-106.

51. Thorsteinsson G, Stonnington HH, Stillwell GK, Elveback LR. Transcutaneous electrical stimulation: A double-blind trial of its efficacy for pain. Arch Phys Med Rehabil 1977;58:8-13.

52. Armstrong DG, lavery LA, Fleischli JG, Gilham KA: Is electrical stimulation effective in reducing neuropathic pain in patients with diabetes? J Foot Ankle Surg 1997;36:260-263.

53. Salar G, Job I, Mingrino S, Bosio A, Trabucchi M. Effect of transcutaneous electrotherapy on CSF beta-endorphin content in patients without pain problems. Pain 1981;10:169-172.

54. Sluka KA, Bailey K, Bogush J. Treatment with either low or high frequency TENS reduces the secondary hyperalgesia observed after injection of kaolin and carrageenan into the knee joint. Pain 1998;77:97-102.

55. Walsh DM, LiggertC, Baxter GD, Allen JM. A double -blind investigation of hypoalgesic effect of TENS upon experimentally induced ischaemic pain. Pain 1995;61:39.

56. Woolf CJ. Transcutaneous electrical nerve stimulation and the reaction to experimental pain in human subjects. Pain 1979;7:115-127.

57. Nemectron model 7 manual. Karlsruche: Nemectron;1984.

58. Salmons S, Ashley Z, Sutherland H, Russold MF, Li F, Jarvis J. Functional electrical stimulation of denervated muscles:basic issues. Artif Org 2005;29:199-202.

59. Eberstein A, Eberstein S. Electrical stimulation of denervated muscles: is it worthwhile? Med Sci Sports Exerc 1996;8:1463- 1469.

60. Kagaya F, Tajima T. Effect of electrostimulation on denerrated muscle. Clin Orthop Rei Res 1992;283:296-301.

61. Zealear DL, Rodriguez RJ, Kenny T, Billante MJ, Cho Y, Billante CR, Garren KC. Electrical stimulation of a denervated muscle promotes selective reinnervation by native over foreign motoneurons. J Neurophysiol 2002;7:2195-2199.

62. Tam SL, Archibald V, Jassar B, Tyreman N, Gordon T. Increased neuromuscular activity reduces sprouting in partially denervated muscles. J Neurosci 2001;21:654-667.

63. Shafshak TS. The treatment of facial palsy from the point of view of physical and rehabilitation medicine. Euro Medico 2006;42:41-47.

64. Targan RS, Alon G Kay SL. Effect of long term electrical stimulation on motor recovery and improvement of clinical residuals in patients with unredolved facial nerve palsy.Otolaryngol Head Neck Surg 2000; 122:246-252.

65. Gittens J, Martin K sheldrick J, Reddy A, Thean L. Electrical stimulation as a therapeutic option to improve eyelid function in chronic facial nerve disorders. Invest Ophthalmol Vis Sci 1999;40:547-554.

66. Mosforth, Taverner D. Physiotherapy for Bell's palsy. Br Med J 1958;2:675-677.

67. Scott PM. Crayton's electrotherapy and actinotherapy. London:Bailliere Tindall, 1977.

68. Ohtake PJ, Zafron ML, Poranki LG, Fish DR. Does electrical stimulation improve motor recovery in patient with idopathic facial palsy. Phys Ther 2006;86:1558-1564.

69. Johnston TE. Muscle weakness and loss of motor performance: In Michlovitz S and Nolan T(ed) Modalities for therapeutic intervention 4th ed Philadelphia: F.A Davis, 2005,pp247-270.

70. Wang RY, Tsai MW, Chan RC. Effects of surface spinal cord stimulation on spasticity and quantitative assessment of muscle tone in hemiplegic patients. Am J Phys Med Rehabil 1998, 77:282-287.

71. Gordon J. Spinal mechanisms of motor coordination. In: Candel ER, Schwartz JH, Jessell TM editors. Principles of Neural Science, 3 rd edition, Norwalk:Appleton and Lange, 1991, pp581-595.

72. Robinson CJ, Kett NA, Bolam JM. Spasticity in spinal cord njured patients: 1. Short term effects of surface electrical stimulation. Arch Phys Med Rehabil 1988;69:598-604.

73. Scheker LR, Chesher SP, Ramirez S. Neuromuscular electrical stimulation and dynamic bracing as a treatment for upper extremity spasticity in children with cerebral palsy. J Hand Surg 1999;24 B:226-232, 1999.

74. McClure S, Dorfm?ller C. Extracorporeal shock wave therapy: theory and equipment. Clin Tech in Equ Prac 2003;2:348-57.

75. Chung B, Wiley JP. Extracorporeal shockwave therapy: a review. Sports Med 2002;32:851-865.

76. Seil R, Wilmes P, Nuhrenborger C. Extracorporeal shock wave therapy for tendinopathies. Expert Rev Med Devices 2006;3:463-470.

77. Harniman E, Carette S, Kennedy C, Beaton D. Extracorporeal shock wave therapy for calcific and noncalcific tendonitis of the rotator cuff: a systematic review. J Hand Ther 2004;17:132-151.

78. Perez M, Weiner R, Gilley JC. Extracorporeal shock wave therapy for plantar fasciitis. Clin Podiatr Med Surg 2003 ;20:323-334.

79. Buchbinder R, Green SE, Youd JM, Assendelft WJ, Barnsley L, Smidt N. Systematic review of the efficacy and safety of shock wave therapy for lateral elbow pain. J Rheumatol 2006; 33:1351-1363.

80. Huisstede BM, Gebremariam L, van der Sande R, Hay EM, Koes BW. Evidence for effectiveness of Extracorporal Shock-Wave Therapy (ESWT) to treat calcific and non-calcific rotator cuff tendinosis—a systematic review.Man Ther. 2011;16(5):419-33.

81. Al-Abbad H, Simon JV. The effectiveness of extracorporeal shock wave therapy on chronic achilles tendinopathy: a systematic review. Foot Ankle Int. 2013;34(1):33-41.

82. Wiegerinck JI, Kerkhoffs GM, van Sterkenburg MN, Sierevelt IN, van Dijk CN. Treatment for insertional Achilles tendinopathy: a systematic review.Knee Surg Sports Traumatol Arthrosc. 2013;21(6):1345-5576. Winkenweder EH, Shankar K. spinal traction. In: Shankar K.

83. Winkenweder EH, Shankar K. spinal traction. In: Shankar K and Randall K editors, Therapeutic physical modalities. Philadelphia: Hanley & Belfus, 2002, pp98-119.

84. Rechtiea J, Andary M, Holmes T, Weiting JM. Manipulation, massage and traction. In: Gans B editor, Rehabilitative Medicine: Principles and Practice, 3rd ed. Philadelphia:Lippincott-Raven, 1998, pp141-547.

85. Gupta R, Ramarao SV. Epidurography in reduction of lumbar disc prolapse by traction. Arch Phys Red Rehabil 1978;59:322-327.

86. Mathews N. Dynamic discography: A study of lumbar traction. Ann Phys Med 1968;9:275-279.

87. Bridger RS, Ossey S, Fourie G. Effect of lumbar traction on stature. Spine 1990;6:522-524.

88. Colachis SC, Strohm BR. Cervical traction. Arch Phys Med Rehabil 1965;46:815-819.

89. Colachis SC, Strohm BR: Effects of intermittent traction on separation of lumbar vertebrae. Arch phys Med Rehab 1967;50:251-255.

90. Leutchuman R, Deusinger RH. Comparison of sacrospinalis myoelectric activity and pain level patients undergoing static and intermittent lumbar traction. Spine 1993;18:1361-1365.

91. Jain S. Massage therapy. In: Shankar K and Randall K editors. Therapeutic physical modalities. Philadelphia: Hanley & Belfus 2002, pp143-160.

92. Furlan, AD, Brosseau, L, Imamura, M, Irvin, E. Cochrane Database Syst Rev 2002, Massage for low back pain. CD001929.

93. Cyriax JH, Cyriax PJ. Cyriax's Illustrated manual of osteopathic medicine, 2nd edition. 1993, pp20-22.

94. Cheville AL, McGarvey CL, Petrek JA, Russo SA, Taylor ME, Thiadens SR. Lymphedema management. Semin Radiat Oncol 2003;13:290-301.

95. 이양균. 재활도수의학 대한재활의학회지 2000;24:1-7.

96. 윤석만, 이경석, 도재원, 배학근, 윤일규, 박상일. 무면허 척추 도수치료 후에 발생한 경추 골절 1례 -증례 보고- 대한재활의 학회지 2001;25:896-900.

97. 박충현, 전동진, 이성재, 권범선, 김승철. 척추도수치료 후 발생한 제 1,2 경추 아탈구-증례보고-대한재활의학회지 2001;25:720-723.

98. 박기정, 윤상수, 박정혁, 장대일, 김의종, 최우석, 정경천. 경부 척추조 작술 또는 경부수상과 관련된 척추 기저동맥계 뇌경색 3예. 대한신경 과학회지 1997;15:858-866.

99. 김학선, 하중원, 박진오, 박희완, 한대용, 허준혁. 추나 요법후 악화된 요추 추간판 탈출증. 대한정형외과학회지 1998;33:1326-1333.

CHAPTER 10

작업치료
Occupational Therapy

| 이호준, 이재신, 김미현

I. 정의 및 개념

1. 작업치료의 정의

국제작업치료연맹(World Federation of Occupational Therapy, WFTO)에서의 작업치료(occupational therapy) 정의는 작업(occupation)을 통하여 건강과 참살이(well-being)를 증진하는데 관심을 두는 대상자 중심의 건강 전문 분야로 언급하였다. 작업치료의 일차 목적은 사람들이 일상생활 동작에 참여할 수 있도록 해 주는 것이다. 작업 치료사는 사람들이 원하는 것, 필요로 하는 것, 해야 할 것으로 예상되는 능력을 향상시키고 작업이나 환경의 변형을 통하여 지역사회 속에서 사람들과 함께 일하거나 작업에 참여할 수 있도록 지원한다.[1] 작업의 정의는 각 국가별로 각 국가의 언어로 정의하고 있다. 대한 작업치료사 협회에서는 "작업이란 개인에게 의미가 있는 모든 종류의 정신적, 육체적, 사회적 활동을 말한다. 작업치료란 신체적, 정신적, 그리고 발달과정에서 어떠한 이유로 기능이 저하된 사람에게 의미 있는 치료적 활동(작업)을 통해 최대한 독립적으로 일상생활을 수행하고 능동적으로 사회생활에 참여함으로써 행복한 삶을 영위할 수 있도록 치료, 교육하는 보건의료의 한 전문 분야이다."로 정의를 하고 있다.[2] 공통된 내용은 일상생활의 참여 및 독립적 수행을 통한 삶의 질 향상에 초점을 두며 이러한 작업치료는 재활 치료의 다제간

팀 접근(multidisciplinary team approach)의 중요한 한 축을 이루고 있다.

2. 개념 및 용어(작업치료 실행체계, Practice Framework): 영역(Domain)과 과정(Process)

작업치료의 정의는 포괄적 개념으로 구체적 내용에 있어서 용어의 혼선이 있어왔다. 미국에서는 최근 작업치료의 무대가 병원이나 재활 센터 같은 고전적인 보건 시설에서 가정과 지역사회로 확대되고 있다. 참살이(well-being)를 도모하는 부분과 경제적 부분도 같이 영향을 미치게 되어 보다 상세하며 체계적인 작업치료 제공이 필요하게 되었다. 이러한 필요에 의하여 미국 작업치료 협회(American Occupational Therapy Association, AOTA)에서 작업치료 용어집(Uniform Terminology for Occupational Theraly, UT)을 1979년 첫 판부터 1999년 3판(UT-III)까지 발간하였다. 그러나 UT-III은 구체적으로 무엇을 해야 하며 어떻게 해야 하는지에 대한 내용이 명료하지 않는 등의 단점이 있었다. 이러한 단점을 극복하기 위하여 미국 작업치료 협회에서는 2002년 "작업치료의 실행체계-영역과 과정(Occupational Therapy Practice Framework: Domain and Process, OTPF)"을 발간하였다. 2008년에는 영역과 과정을 보다 구체적으로 명시한 2판(Occupational Therapy Practice Framework: Domain and Process, 2nd Edition; OTPF-II)을 발간하

였다.[3] 2014년에는 몇 가지 용어의 정의와 분류를 개선한 3판(Occupational Therapy Practice Framework: Domain and Process, 3rd Edition; OTPF-III)이 발간되었다.[4]

작업치료 실행체계 1판은 Law M 등[5]의 저술인 핵심 개념(core concept)을 인용하여 다음과 같이 작업을 정의하였다. "작업은 개인과 문화에 의하여 명명되며, 조직되고, 가치와 의미가 부여되는 일상생활의 활동들이며, 작업은 인간이 자신을 돌보며 생활을 즐기며 그들의 지역 사회의 사회적이고 경제적인 조직에 영향을 주는 모든 것이다." 작업치료 실행체계 2판은 여러 가지 정의를 더 제시하여 기존의 핵심 개념에 대한 이해를 돕도록 하였다. 3판은 2판에서의 용어 및 분류를 일부 수정하였다.

영역은 작업치료사가 시행해야 할 범위와 분야를 의미하며 과정은 작업치료사가 치료를 수행하는 방법을 의미한다. 이러한 요소들이 작업 치료 수행자들로 하여금 대상자, 환경, 대상자의 교차점에서 발생하는 작업의 수행에 초점을 맞추도록 한다. 영역(domain)은 작업영역(areas of occupation), 대상자 특성(client factor), 수행 기술(performance skill), 수행 양식(performance pattern), 배경과 환경(context and environment)으로 구성되어 있으며, 3판에서는 활동 요건(activity demands)은 삭제되었다. 배경(context)은 대상자를 둘러싸고 영향을 주는 그리고 대상자들의 일상생활 작업이 발생하는 서로 관련되어 있는 조건, 상황, 또는 사건들을 의미한다. 영역의 각 항목에는 세부적으로 다양한 내용들로 구성되어 있다(표 10-1).

과정(process)은 영역의 내용들을 어떻게 전달할 것인지에 대한 내용으로서 주된 초점은 대상자의 작업 능력을 평가(evaluation)하고 치료 서비스를 결정하고 제공하는 중재(intervention)와 이러한 수행의 결과(outcome)이다. 치료의 과정은 이러한 3가지 요소가 서로 영향을 주는 관계로 작용하며, 치료자는 대상자들의 중재에 대한 경험과 욕구를 이해하기 위하여 대상자들과 협력 관계를 발전시킨다. 이러한 과정은 치료사의 임상적 추론(clinical reasoning), 활동(activity)과 작업(occupation)에 대한 분석, 그리고 대상자와의 협력을 통해 더욱 촉진된다(표 10-2, 그림 10-1).[4]

작업치료 실행체계는 영역(domain)과 과정(process)의 2가지 부분으로 구성되어 있다. 하지만 두 가지 부분은 분리된 것이 아니라 건강(health), 참살이(well-being), 작업 참여(engagement)를 통한 생활 참가(participation in life)를 성취한다는 목표를 위하여 상호작용을 한다.

작업치료의 실행체계에 사용되는 용어 중 본문에 인용된 용어를 몇 가지 기술하였으며, 그 외 나머지는 OTPF-III에 자세히 소개되어 있다.

- 작업 개요(occupational profile): 대상자의 작업 경력, 일상생활 양식, 관심사들, 가치관들, 욕구들의 요약본
- 대상자(Client): 작업치료 서비스를 받는 실체로서, 대상자는 개인과 개인의 생활에 관계된 가족, 간병인, 선생님, 종업원, 그리고 간접적으로 도와주는 사람들과 회사 등의 조직들과 한 공동체 사회의 구성원들을 포함한다. 3판에서는 대상자의 범위를 개인(person), 집단(group), 인구(population)까지 확대하였다.
- 임상적 추론(Clinical reasoning): 치료자(practitioner)가 중재를 계획하고, 지휘하고, 수행하고 되돌아보기 위하여 사용하는 과정(process)
- 배경(Context): 수행에 영향을 주는 대상자 내부 및 주

표 10-1 │ 작업치료 영역(Domain)

작업 영역 (Areas of Occupation)	환자 요소 (Client Factors)	수행 기술 (Performance Skills)	수행 패턴 (Performance Patterns)	배경과 환경 (Context and Environment)
일상생활 동작 (기본적 일상생활 동작: BADLs) 도구일상생활 동작(IADLs) 휴식과 수면(Rest and Sleep) 교육(Education) 근무(일: Work) 놀이(Play) 여가(Leisure) 사회적 참여(Social Participation)	가치, 믿음, 영성 (Values, Belief, and Spirituality) 신체 기능 (Body Functions) 신체 구조 (Body Structures)	운동 기술(Motor skill) 처리 기술(process skill) 사회적 상호작용 기술 (social interaction skill)	습관(Habits) 일상(Routines) 관습(Rituals) 역할(Roles)	문화적(Cultural) 개인적(Personal) 신체적(Physical) 사회적(Social) 시간적(Temporal) 가상적(Virtual)

표 10-2 | 작업치료 과정(Process)

평가(Evaluation)

작업적 개요(Occupational profile)
평가 과정의 첫 단계로서 대상자의 작업적 경력과 경험, 일상생활 동작 양식, 관심사들, 가치관들, 그리고 욕구들을 이해하는 과정이다. 대상자의 문제점과 작업과 일상생활 동작 수행에 대한 관심들을 확인하고, 우선순위를 결정한다.

작업수행의 분석(Analysis of occupational performance)
대상자의 자산, 문제점 또는 잠재적 문제들을 특히 확인하는 평가 과정 단계이다. 실제 수행은 흔히 수행을 돕는 것과 방해하는 것들을 확인하기 위하여 배경(context)에서 발견하게 된다. 수행 기술, 수행 양식, 배경, 활동 요구, 그리고 대상자 요소들은 모두 고려된다. 목표가 되는 결과를 확인한다.

중재(Intervention)

중재 계획(Intervention plan)
수행할 활동을 인도하며 대상자와 협동하며 발전해야 할 계획이며, 선택된 이론, 기준 틀, 증거를 바탕으로 한다.

중재 실행(Intervention implementation)
대상자의 수행을 향상시키고 도와주기 위해 행해지는 활동들을 의미함. 중재는 확인된 결과를 향하여 수행한다. 대상자들의 반응을 점검하고 기록한다.

중재 검토(Intervention review)
실행 계획과 과정 및 목표로 삼은 결과로 잘 진행되는지 검토

결과(Targeting of Outcomes)

결과(Outcomes)
계획된 목표로 삼은 결과로 도달하는데 성공하는지 결정. 대상자와 향후 활동을 계획하고 서비스 프로그램을 평가하기 위하여 결과를 평가한 정보가 사용된다.

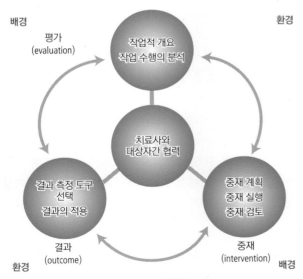

그림 10-1 | 작업치료 과정
치료자와 환자의 협력은 치료 전달의 상호 작용의 중심에 있다.

위의 다양한 서로 밀접한 관계가 있는 상황들
- 참여(Engagement): 활동을 공유하는 행동
- 환경(Environment): 대상자 주위를 둘러싼 외부 신체적 그리고 사회적 환경으로 대상자의 일상생활 작업이 발생하는 곳

II. 이론적 바탕

작업치료의 과정은 평가, 중재, 결과의 구성으로 되어 있으며, 평가에서 중재로 시행하는 단계에서 이론(theory), 실행 모형(model of practice), 그리고 이론의 틀(frame of reference)등이 이론적 바탕으로 제시되고 있다.[6] 그 중 이론의 틀에 대하여 소개한다.

1. 이론의 틀(Frame of reference, FOR)

이론의 틀의 목적은 치료진이 이론을 중재 전략에 접목시키거나 임상적 추론을 선택한 중재 방법에 적용하는데 도움을 주기 위한 개념이다. 다양한 이론의 틀에 기술된 중재 전략은 프로토콜로 사용되는 것이 아니라 치료자에게 중재를 구조화 하고 중재 전개에 대하여 생각하도록 하는 방법을 제공하는 것이다. 치료진은 대상자의 목표와 결과 도달에 대한 중재의 효율성을 고민하기 위하여 항상 여러 가지 형태의 임상적 추론에 참여해야 한다.[6,7]

이론의 틀은 대상자의 목표와 결과에 대한 희망을 충족하는데 잘 맞춰줘야 하며 다양한 대상자의 목표와 결과를 충족시키기 위하여 다양한 이론의 틀이 필요하다. 치료진은 대상자의 욕구를 효율적으로 충족시키기 위하여 여러 개 이론의 틀로부터 중재 전략을 혼합한다. 예를 들어, 만약 작업 치료사가 생역학적 이론의 틀(biomechanical FOR)과 감각 운동 이론의 틀(sensorimotor FOR)을 결합한다면, 외상성 뇌손상 환자는 양측 상지의 정확한 협동(coordination)과 조절을 회복할 수 있다. 그러나 대상자가 지속적인 기억 장애가 있으면 재활적 이론의 틀(rehabilitative FOR)에 따른 전략을 필요로 할 수 있다.[6]

1) 생역학적 이론의 틀(Biomechanical FOR)

운동학(kinematics and kinesiology)에 대한 이해가 생역학적 이론의 틀의 바탕이 된다. 치료진은 작업에 참여하는데 필요한 동작을 분석하면서, 생역학적 관점에서 작업 수행의 제한점을 파악한다. 물리학을 바탕으로 하여, 과제나 행동을 수행하는데 필요로 하는 힘(force), 지렛대(leverage), 회전력(torque)을 평가한다. 예를 들면 대상자는 쥐는 힘이 약하거나 병을 쥐고 있을 정도로 손의 가동범위(Range of motion, ROM)의 제한 때문에 땅콩잼 병을 열지 못 할 수도 있다. 생역학적 접근은 중재를 이러한 기본적 대상자 요소를 작업 수행을 향상시키도록 중재의 초점을 맞추게 된다. 중재가 운동, 부목, 다른 접근법 등 여러 가지 형태로 수행하더라도 결과는 작업 참여를 반영하도록 해야 한다.[6,7]

2) 재활 치료적 이론의 틀(Rehabilitative FOR)

재활 이론의 틀은 가능한 범위까지 최대한으로 신체적, 정신적, 사회적, 직업적, 경제적 기능을 하도록 회복시키는데 초점을 둔다. 작업 수행을 성취하기 대상자의 능력과 현재의 능력과 기술 또는 도구를 같이 사용하는 부분에 강조를 한다. 보상적(compensatory) 중재 전략이 흔히 사용되며, 중재의 초점은 흔히 대체 방법(alternative means)을 통하여 작업에 참여시키는 것이다. 한 가지 예로 뇌졸중 후 한쪽 손을 전혀 사용하지 못하는 환자에게 다른 한 손으로 옷을 입도록 교육하는 것을 들 수 있다. 땅콩 잼 샌드위치를 만드는 증례에서 대상자가 땅콩잼 병을 열 수 있도록 손 근력 강화에 집중시키는 것 대신, 치료자는 현재의 능력으로 과제를 수행하는데 도움이 되도록 병을 고정하는 장치와 집게 도구(gripper)를 사용하는 것을 제안한다. 사용할 수 있는 기술 또는 도구와 상관없이 치료자는 항상 중재를 대상자의 작업 참여로 연결되도록 해야 한다.[6]

3) 감각운동 이론의 틀(Sensorimotor FOR)

뇌졸중 등 상부운동신경원 병변으로 상부운동신경이 하부운동신경원을 제대로 조절하지 못하는 중추신경계 손상이 지속되는 대상자들의 치료에 바탕을 두는 것으로, 운동장애가 있는 환자들에게 주로 적용한다. 고유수용성 신경근 촉진법(Proprioceptive neuromuscular facilitation, PNF)과 신경발달치료(Neurodevelopmental treatment, NDT) 등이 해당

되며, 이러한 접근은 공통적으로 하부운동신경원의 조절을 다시 회복하기 위하여 감각 자극이 운동 기능에 영향을 미치는 것을 기반으로 하여 대뇌의 감각과 운동 피질의 재구성(reorganization)을 촉진하기 위하여 여러 가지 방법을 사용한다. 대상자가 체계적인 감각 정보를 받게 되면, 대뇌가 재구성하여 운동기능의 회복이 이뤄질 것이란 것을 기본 전제로 하고 있다.[6]

2. 과제 지향적 접근(Task-oriented approach)

OTPF-III의 영역 항목 중 대상자 요소와 수행기술을 접목시키는 것이 중요하며, 이러한 요소들이 작업 수행에 영향을 주게 된다. 작업 수행은 습관, 일상생활, 사회적 역할 등과 관련된 의미 있고 목적 있는 활동들에 참여하는 것으로, 작업 치료를 통하여 작업 수행을 향상시킬 필요가 있다. 치료 수행 선택 시 대상자 중심의 상호 작용(client-centered interaction)이 중요하다. 이러한 상호 작용중의 한 가지 접근법이 과제 지향적 접근이라 할 수 있다. 특히 중추신경계 손상으로 장해가 있는 경우 대상자가 과제와 환경에 대하여 어떻게 상호 작용을 할지에 대하여 접근하는 방법을 포함한 대상자 중심의 접근이 최근에 많이 시행되는 방향이다. 이러한 접근은 신경가소성(neuroplasticity)에 의한 학습(learning)과 연결시켜 특정 환경 속에서 대상자의 과제 수행과 관련된 기술적 상호작용이 대뇌 피질의 변화를 주거나 신경 근육의 회복을 촉진 시킬 수 있을 것이라는 개념에 바탕을 둔 것이다. 대상자, 과제, 환경 사이의 역동적인 상호작용은 과제 지향적 접근에서 제공하는 기본 틀과 일치한다. 과제 지향적 접근은 운동 행위 체계 모형(systems model of motor behavior), 운동 발달 체계 관점(systems view of motor development), 운동 학습(motor learning)의 개념에서 기원한 것으로 주로 운동 치료에서 언급되어 왔다. 작업치료에서는 치료 모델을 작업 기반과 대상자 중심으로 접근하면서 사용하였다.[8]

III. 작업치료 과정(process)

작업치료 과정은 환자를 관리할 수 있도록 체계적인 절차에 의하여 서비스가 제공되는 작업치료 안내에 관한 지침이다. 작업치료사는 작업치료 과정에 따른 역할수행을 위하여 환자관리 계획이 필요하다. 그 계획은 환자의 요구에 맞으며 환자의 환경에 적응 가능한 환자중심의 치료가 이루어지는 과정이라야 한다. 그 과정은 작업치료에 대해 의뢰된 평가, 중재, 결과의 순환적 과정이며(그림 10-1), 절차는 의뢰, 판별, 평가, 치료계획, 중재, 재평가, 치료종료 등이 일직선상이 아닌 원이나 나선형으로 진행된다. 이러한 작업치료 과정은 손상된 기능을 회복하고, 잔존능력을 기능적으로 사용할 수 있는 기술을 습득하여서 일상생활의 독립성을 극대화하여 자신의 삶에 주도적으로 참여하도록 도움을 제공한다.[4,9]

1. 의뢰

작업치료 과정의 첫 단계인 의뢰는 다른 분야의 전문가들이 작업치료의 도움을 요청하는 것이다. 의사의 처방에 의해서 이루어지는 의뢰는 작업수행을 위한 운동, 감각, 인지 기능을 활성화시키는 보존적 치료는 물론, 가능한 기능을 최적화하여 일상적인 활동과 역할에 요구되는 모든 치료 연속체(treatment continuum) 단계의 내용을 포함한다. 작업치료사는 의뢰 내용에 관한 역할을 반드시 준수하여야 한다. 그 내용으로는 신경인지에 관한 지각 및 시공간 능력, 감각운동 및 협응능력, 감각통합 및 인지재활, 상지 기능 및 손 보조기 제작 등의 재활전문치료 등이 포함된다. 또한 일상생활 동작 수행 평가결과에 따른 일상생활 동작 훈련, 연하장애 재활 전기 자극치료, 전산화 인지 재활 치료 등이다. 또한 평가나 치료 도중에 주의해야 할 환자상태에 관한 정보를 추가적으로 제공하여 만약의 사태에 발생할 수 있는 위험 및 사고에 대비하게 한다.

2. 선별

선별이란 작업치료에 의뢰된 환자의 대략적인 정보를 얻어서 치료에 대한 필요성과 좀 더 전문적이고 구체화된 초기평가를 결정함으로써 작업치료의 참여여부를 결정하는 과정이다. 선별은 환자에 관한 사전정보의 간단한 수집과정으로, 작업의 모든 영역을 다 확인하지는 않는다. 선별은 반드시 형식적인 절차에 의해 직접적인 지도는 하지 않지만 평가전에 환자의 진단, 신체적 상태, 의뢰된 관련 정보들을 고려하여 환자의 의무기록을 점검한다. 이러한 과정에서 환자에 관한 일반적 특성, 성장과 발달, 생활환경, 건강상태, 병력 및 치료경력, 주로 호소하는 내용 등을 파악한다. 또한 작업치료 의뢰내용에 관하여 초기 평가계획을 세우거나 다른 분야의 교육이나 도움이 필요하면 다른 분야로 의뢰가 가능하다. 작업치료 대상자에 포함이 되는 경우에는 치료실로 이동하여 치료적용 가능한 환자의 상태는 물론, 다른 치료도 고려하여 어느 시간이 적절한 지를 결정한다. 작업치료사는 이러한 판별과정에서 우선적으로 이루어지는 정보획득을 초기평가과정에서 통합적으로 진행하기도 한다.

3. 평가

평가는 작업치료의 한 부분이며 작업프로필과 작업분석을 통하여 치료에 필요한 정보수집이 이루어져야한다. 작업치료사는 초기평가부터 환자와 좋은 관계를 형성하여야한다. 또한 숙련된 면담기술로 치료의 우선순위를 알아보고, 기술적인 임상관찰과 객관적인 평가도구 사용으로 포괄적인 정보를 수집하여 문제를 파악한다.

평가과정에서 환자에 관한 구체적인 정보를 수집할 수 있는 평가 측정방법의 선택과 시행 단계에서 작업과 역할을 기초로 평가하는 하향식 접근(top-down approach)과 작업치료의 구성요소를 평가하는 상향식 접근(bottom-up approach)의 두 가지 접근방법이 가능하다(그림 10-2). 하향식 접근법은 일상생활, 일, 교육 및 놀이나 여가, 사회참여와 같은 환자의 작업수행영역의 문제를 먼저 파악한 뒤 이에 영향을 미치는 작업수행기술과 수행패턴, 활동요건이나 배경, 환자 요소 등을 평가하는 것이다. 예를 들면, 작업프로필을 통해서 환자의 역할이나 현재 필요한 점이 무엇인지, 우선적으로 바라는 결과가 무엇인지, 어떻게 하면 작업적인 환경이 개선되거나 증진할 수 있는지에 대하여 이

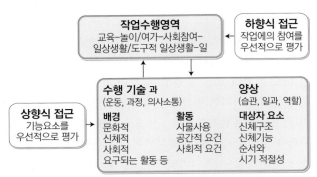

그림 10-2 | 하향식 접근법과 상향식 접근법

해한다. 일반적으로 작업프로필은 반구조화된 도구를 사용하여 환자에게 작업치료가 무엇을 도와줄 수 있는지에 대한 소개를 시작으로 환자의 삶에 중요하면서 가능한 것을 찾아 가는 면담과정을 통하여 완성한다.

작업프로필을 완성하면 작업수행에 관한 정보를 해석하고 환자의 요인과 수행요소를 분석한다. 환자의 배경적 요인이나 환경적 제한으로 참여에 어려움을 겪는 환경적인 지지와 도전이 되는 작업을 환자가 이해하는지, 이전과 현재 작업패턴, 수행에 지지나 방해요인 등을 분석하여 확인한다.

이와는 반대로 상향식 접근법은 환자의 특정한 작업수행요소나 수행기술에 대한 평가를 한 후 이로 인해 나타나는 작업수행영역의 문제를 파악하는 것이다. 그러나 이 접근법은 환자의 작업수행능력과 요소를 직접적으로 연결하는 것은 어렵다는 문제점이 지적되어 환자중심의 접근법을 위해서는 두 가지 방법을 병행하는 것이 효과적이다.

이러한 평가과정동안 작업치료사는 다양한 임상적 추론(clinical reasoning)을 사용한다. 임상적 추론이란 작업치료사들이 환자에게 제공할 작업치료 서비스를 계획하고, 방향을 정하여 수행하기 위해 사용하는 다차원적인 의사결정 과정이다. 이러한 추론과정은 환자에 대해 좀 더 폭넓고 신중한 생각을 하게 만든다.

임상적 추론은 서술적 추론(narrative reasoning), 상호작용적 추론(interactive reasoning), 절차적 추론(procedural reasoning), 실용적 추론(pragmatic reasoning), 윤리적 추론(ethical reasoning), 상황적 추론(conditional reasoning)으로 나뉘며, 평가과정동안 이러한 임상적 추론을 적절히 사용하는 것이 중요하다.

예를 들면, 가족의 배경을 이해하는 것은 가치 있는 중재와 치료효과에 대한 우선순위를 결정하는 데 도움을 주기 때문에, 서술적 추론에서는 중요한 부분이다. 가족의 문화적 배경, 지위, 자원, 지지 등을 포함하여 배경의 모든 측면을 고려해야 한다. 이러한 환자와 가족의 우선순위, 관심사, 생활방식, 과거력 등에 관한 환자생활상에 대한 이해는 서술적 추론을 주로 이용한다. 진단특성에 따라 환자 요소의 제한점을 파악하기 위해서는 절차적 추론을 근거로 평가도구의 선택을 효율적으로 할 수 있다. 이러한 과정에서 치료사는 평가결과에 대한 정확한 기록과 결과 분석으로 치료계획을 세워야한다.

4. 치료계획

치료계획은 치료과정의 프로그램을 디자인하고 계획하는 것으로 작업치료를 실행하는데 핵심이 된다. 효과적인 치료계획이 되려면 수행된 평가결과를 철저하게 분석한다. 분석결과에 따른 치료계획에는 문제해결을 위한 치료목표와 목적이 결정되어야 한다. 치료목적은 치료사와 대상자(보호자와 환자)가 협력하여 정해진 목표와 우선순위를 기초로 하여 환자가 희망하는 작업에서의 참여 능력과 직접적인 관련성이 있어야 한다. 치료목표가 정해지면 목표성취에 도움이 되는 치료도구와 방법에 대한 전략이 선택되어져야 한다. 여러 방법이 하나의 목적을 성취하기 위해 필요할 수도 있고, 같은 방법이 여러 목적에 도달하기 위해 사용될 수 있다. 치료 계획의 구상은 작업 이론을 바탕으로 한 경험적 사례를 통하여 환경에서 참여할 수 있어야 한다. 상황적 추론을 통해 변화 가능한 조건들을 통합하여 환자의 미래 시점에서의 가능성을 형상화한다. 실용적 추론을 통해서는 경제적인 문제점이나 시간적인 한계들을 현실적으로 타협함으로써 조금 더 구체적이고 합리적이면서 최적의 치료 방법을 구축할 수 있게 된다. 과학적 추론(scientific reasoning)의 두 단계는 연구결과에 따른 연구적 근거와 치료사의 경험에 의한 경험적 근거이며, 객관적인 치료계획의 완성도를 높이는데 도움이 된다. 작업치료에서의 가장 큰 중재 목적은 작업(occupation)을 통해 참여(participation)를 이끌어내는데 있다. 목표는 객관적이고 측정가능하며 기간이 반영되어야 한다. 기대하는 목표 행동은 다음의 세 가지로 명확하고 자세하게 정의되어야 한다.

① 행동에 대한 구체적인 설명(behavior statement)
   (예: 식사를 할 수 있다)
② 측정 가능한 수행정도 또는 기준(criterion)
   (예: 2주 안에 독립적으로)
③ 수행 결과를 위해 지지된 상황(condition)이나 도구들
   (예: 유니버설 커프를 사용하여)

작업치료 목표는 중재의 결과로 성취될 수 있는 실현 가능하고 중재 목적에 적합하며 세부적인 치료 활동 계획의 수립이 가능하여야 한다. 목표를 세우는데 기본적으로 고려되는 것이 일상생활 활동이다. 그 훈련과제 선택은 기본적으로 환자의 현재 기능 수준에 적합하고, 현재 가능한 단계에서 조금 노력하여 성취할 수 있는 극복 가능한 도전 과제이어야 한다. 치료사는 시범 및 신체적 도움, 피드백을 통하여 환자가 능동적으로 어려움을 극복할 수 있도록 환자에게 도움을 제공한다. 이러한 일련의 과정들은 환자의 발전 정도에 따라 지속적으로 수정 및 보완되어야 한다.

5. 중재적용

작업치료 목표와 방법이 선택되면 치료계획을 이행하는 중재방법을 적용하게 된다. 그 방법에는 환자자신이나 작업과 활동을 치료적으로 적용하는 치료는 물론, 상담, 교육 등이 포함된다. 작업치료사들이 환자들에게 적용하고 가르치는 다양한 활동의 치료전략은 환자에게 의미 있고 유익한 활동이 되도록 환자의 흥미와 요구, 직업적 목표, 환경, 역할, 다른 치료에서 소비한 에너지의 양, 건강상태, 변화와 진전에 충족하기 위한 등급화, 치료적 도구에 영향을 주는지 등을 고려한다.

중재전략은 환자의 능력과 기능회복에 맞도록 과제의 난이도를 조절하거나 환경수정으로 잠재적인 문제발생을 예방한다. 예를 들면

① 뻗기 능력이 저하된 환자들이 물건을 잡기 위해 리쳐(reacher)를 사용하거나 끈이 제거된 운동화를 사용한다(그림 10-3).
② 척골측 편위(ulnar deviation)을 예방하기 위해 병뚜껑을 오른손으로 열고 왼손으로 닫는 교육을 한다.
③ 화장실에서 낙상을 예방하기 위하여 안전손잡이 설치와 바닥의 미끄럼을 제거한다(그림 10-4).

작업치료사들은 환자의 생활환경을 중심으로 설계된 치료과정에 환자 스스로 참여할 수 있도록 치료전략을 어떻게 사용할 것인지를 환자와 보호자에게 정확하게 알려주어야 한다. 환자는 기능장애로 익숙했던 활동이 제한되어 그 기술에 대한 재교육이나 새로운 기술을 습득하여야 하기 때문이다. 치료교육은 환자가 기술을 습득하고, 유지 단계를 거쳐, 일반화가 가능하여 치료실 환경에서 배운 기술을 새로운 환경에서도 적용할 수 있도록 환자 능력이나 기능수준에 맞추어 변형, 감독, 지시 등을 적절하게 적용

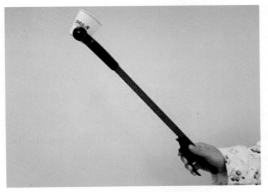
그림 10-3 | 물건을 잡기 위한 다용도 집게(reacher)

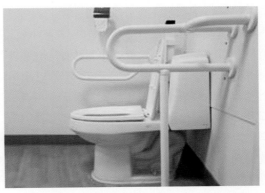
그림 10-4 | 낙상예방을 위한 안전손잡이(reacher)

한다.

이처럼 장애로 잃어버린 기능을 작업치료사가 수용 가능한 작업으로 재구성하여, 개인의 환경과 삶에 적응하도록 치료적 서비스를 제공한다. 작업치료사는 작업치료에 대한 철학적 배경과 이론을 바탕으로 환자에게 선택된 작업을 수행하여 독립적이고 생산적이며 만족된 삶을 살아갈 수 있도록 도와주어야 한다. 중재과정에서도 무엇을 어떻게 해야 하는지에 대한 효율적인 교육이 되도록 적합한 임상적 추론을 선택한다. 또한 작업치료사는 작업치료로 선택된 작업이나 활동이 가능하도록 환자의 잠재적인 문제점이나 요소로 인하여 직면할 수 있는 일반적인 정보는 물론 전문적이고 문제해결이 가능한 방법을 제시해주어야 한다.

6. 재평가

작업치료사들은 치료가 진행되면 환자의 목표가 잘 이루어지고 있는지 치료의 효율성에 대하여 규칙에 근거하여 지속적인 관찰과 재평가를 통해 중재계획을 평가한다. 치료사는 환자의 치료목적이 현실적으로 환자에게 필요하고 환자 스스로도 가치와 의미 있는 치료로 생각하는지를 관찰한다. 또한 치료목적을 성취하는데 가장 적합한 방법인지 환자의 역량에 적합한지를 평가한다.

결과는 초기 평가와 동일한 평가를 사용하여 작업수행에 대한 진전정도와 만족도 등을 평가한다. 재평가를 하면서 치료계획을 철저히 점검하여 필요에 따라서는 계획을 변경하여 치료의 효율성을 높음으로써 최적의 기능유지가 우선적인 목적이 되도록 조정한다. 치료가 계속 필요한지를 결정하여 그 목적이나 방법을 수정하거나, 작업치료 서비스 종료에 대하여 의료진과 논의한다. 환자가 치료프로그램을 의미가 없다고 생각한다면 치료접근 내용과 방법에서의 변화를 주고, 동기부여가 되면 적극적인 참여로 시간이 감소되므로 환자의 필요와 진전정도에 따라 계속적인 교정을 한다.

작업치료과정에서 치료계획의 재평가는 전 프로그램과정을 통해 반복적으로 계속된다. 작업치료는 작은 변화도 객관적으로 확인할 수 있다. 따라서 평가도구 수행 중의 질적인 변화도 기록하여야 하며, 재평가 결과를 근거로 이전의 평가와 비교하여 작업의 변화를 위한 중재계획을 재설정한다.

7. 결과

결과는 전체 중재 팀이 환자의 증진된 능력과 환경 내에서 참여지지 정도에 대한 치료결과를 확인한다. 이 때 치료목표가 달성되거나 더 이상 불가능하다면 퇴원계획을 세워 치료를 종료한다. 작업치료 전체 과정은 환자가 집이나 다른 적절한 거주 환경과 지역사회로 복귀하는 것을 준비하도록 도와주고 지도한다. 따라서 퇴원계획은 환자, 환자의 가족, 환자관리에 관련된 모든 재활전문가를 포함하여 치료프로그램을 진행하면서 이루어져야 한다.

퇴원준비는 의학적 상태를 고려하여 가정활동 프로그램에 계획된 이동기구나 보조도구 훈련, 환경이나 건축 장애물에 대한 적응은 물론, 환자와 가족구성원들의 심리적인 준비를 할 수 있도록 가정관리와 적합한 지역사회 기관으로 의뢰된다. 또한 서비스제공에 대한 환자의 만족도, 삶의 질에 대한 변화 등의 여러 가지 결과를 통합하여 초기평가와 마지막 평가 서비스결과를 비교하여 기록한다.

IV. 평가

환자에 대한 평가는 작업치료 과정에 한 부분을 차지하며, 평가를 바탕으로 목표와 전략 및 계획을 수립하고 중재를 진행하는 기반이 된다. 작업치료의 영역은 다양한 분야를 포함하고 있다(표 10-1). 따라서 대상자에 대하여 다양한 평가를 하게, 치료 효과를 파악하기 위하여 주기적인 평가를 시행하게 된다. 본문에서는 평가를 신체에 대한 신경학적 평가와 손 기능 평가, 지각 및 인지평가, 일상생활동작 평가에 대하여 소개한다. 국내에서 널리 시행되지 않아서 소개는 생략하였으나, 외국의 경우 작업 수행(Occupational Performance)를 평가하기 위한 Occupational Performance History Interview-II (OPHI-II) 등이 있으며, 지역사회에서의 역할과 통합에 대한 평가로 Role checklist, Craig Handicap Assessment and Reporting Technique

(CHART), Reintegration to Normal Living Index (RNL), Community Intergration Measure (CIM) 등이 있으며 여가에 대하여 Interest checklist, Activity Index and Meaningfulness of Activity Scales, Leisure Diagnostic Battery 등이 소개되어 있다.[10]

1. 신경학적 평가

일반적인 신경학적 검사로 근력, 관절가동범위, 근긴장도, 감각 등을 평가한다.

1) 근력, 관절가동범위 검사
자세한 내용은 "2장 재활의학에서의 평가"에 소개되어 있다.

관절가동범위, 근력과 근긴장도를 평가하여 운동의 제한이 있는지 파악하는 것이 필수적이다.

관절가동범위는 수동적 관절가동범위와 능동적 관절가동범위를 각도계(goniometer)를 사용하여 측정하며, 각도계 측정에 대한 신뢰도는 높은 것으로 보고되었다. 관절가동범위 제한 여부 및 범위를 측정하는 것이 필요하다. 근력 검사는 손을 이용한 도수 근력 검사(manual muscle test)를 시행하며, 등급은 중력과 저항에 대한 반응에 따라 평가하는 Medical Research Council (MRC) 체계를 주로 사용한다. 도수근력검사에 대한 신뢰도는 높은 것으로 보고되었다.[11]

2) 감각 검사
감각은 운동(motor)과 수행 기술(performance skill)에 영향을 주는 요인으로 감각 손실이 있을 경우 과제를 원활하게 수행하지 못하게 된다. 평가하는 감각은 통각(pain sense), 촉각(touch), 온도감각(temperature), 진동감각(vibration), 그리고 고유감각(proprioception) 등이다. 평가를 수행할 때 방해되지 않도록 손을 편하게 고정시키거나 환자의 시야를 가려서 정확한 평가를 유도해야 한다(그림 10-5).[12]

(1) 통각
통각은 멸균된 안전핀으로 시행하는 침검사(pinprick test)로 평가하며, 날카로운 끝부분과 반대편 둥근 끝부분으로

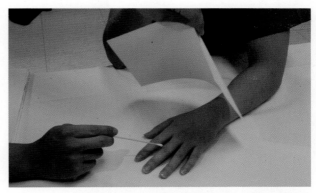

그림 10-5 | 감각평가 시 피검사자의 시야를 가리는 것이 필요하다. (검사장면: 면봉을 이용한 가벼운 촉각 평가)

번갈아 예리한 통증(sharp pain)과 둔통(dull pain)을 평가한다.

(2) 온도감각
온도감각은 보호역할을 하며 찬물과 더운물로 채운 통이나 튜브를 접촉시켜 평가한다. 통각과 신경전달경로가 같아 침검사 결과로 대체하기도 한다.

(3) 촉각
가벼운 촉각(light touch)은 면봉(cotton ball), 손가락 끝, 연필 지우개 등으로 평가한다. 가벼운 촉각이 정상이면 심부 촉각도 정상으로 판단한다.

촉각 압력(touch pressure)은 심부 촉각(deeper touch)으로 피하 층과 더 깊은 층에 위치한 수용체에서 인지되는 것으로 보호작용에 중요한 역할을 한다. Semmens-Weinstein monofilament로 평가하며 굵기별로 무게감이 다르게 제작되어 얇은 굵기(녹색, 1.65-2.83)에서 느낌이 들면 정상적 가벼운 촉각으로 판단한다. 문턱(threshold) 범위에 따라 5가지 색으로 구분되어 있다(그림 10-6)(평가방법: 동영상 10-1).

두점 식별(two point discrimination)은 이동 두점 식별(moving two point discrimination)과 정적 두점 식별(static two point discrimination)으로 구분되며 신경회복 시 동적 두점 식별이 먼저 회복된다.

정적 두점 식별 평가 도구는 Aesthesiometer(그림 10-7) 또는 Disk-CriminatorTM(그림 10-8)을 사용하며 5개 손가락의 모든 척골면과 요골면을 각각 총 10회 측정한다.

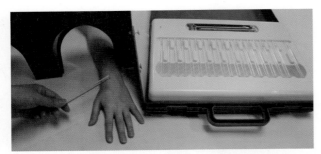

그림 10-6 | Semmens-Weinstein monofilament로 촉각 압력 평가

동영상 10-1

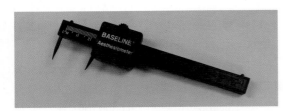

그림 10-7 | 두점식별에 사용되는 Aesthesiometer

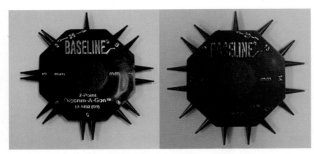

그림 10-8 | 두점식별에 사용되는 Disk Criminator

동영상 10-2

Aesthesiometer의 경우 두 단자의 끝 간격을 5 ㎜부터 시작하며 점점 두 단자 간격을 증가시키며 두 점을 식별하는지 평가한다(평가 방법: 동영상10-2). Disk-Criminator는 8개 면마다 간격이 다른 두 단자를 고정시킨 원형 도구로 짧은 간격 부분부터 측정한다. 간격이 5 ㎜ 이하면 정상, 6~10 ㎜ 는 약간 감소, 11~15 ㎜는 감소로 평가한다.

이동 두점 식별은 손가락의 끝마디뼈 근위부에서 원위부로 이동하며 평가한다. 두 점사이 간격을 점점 줄이면서 인지하는 가장 짧은 간격을 측정한다. 60세 이하는 2~4 ㎜를 60세 이상은 4~6 ㎜를 정상으로 평가한다.

(4) 고유감각

고유감각은 관절의 위치를 인지하는 것으로 손과 발의 원위부 관절에서 근위부 관절로 검사하며 관절을 굴곡과 신전을 시키면서 위치를 질문하여 평가한다.

(5) 진동감각

진동감각은 소리굽쇠(tuning fork) 또는 Biothesiometer 등을 사용하여 평가한다.

2. 수지기능평가(hand function evaluation)

큰 관절에 비하여 손은 많은 관절로 구성되어 다양한 움직임과 섬세동작이 이뤄지는 만큼 기존 도수근력검사와 별개로 근력과 다양한 기능을 평가하여 제한이 있는지 확인이 반드시 필요하다.

1) 수지근력검사

기존 도수근력검사와 별개로 기구를 사용하여 쥐는 힘(grip power)과 집는 힘(pinch strength)을 평가한다.[13]

쥐는 힘은 휴대용 힘측정계(hand-held dynamometer)를 사용하여 3회 측정치의 평균값으로 산출한다. 흔히 사용하는 기구는 Jamar® Hand Dynamometer (Sammons Preston Rolyan, Illinois, USA)로 아날로그 및 디지털 기계가 사용 중이다(그림 10-9)(평가 방법: 동영상 10-3). 힘측정계를 통한 쥐는 힘은 손의 도수근력검사 결과와 연관성(correlation)이 높게 보고되며 도수근력검사보다 정량적 평가가 가능한 장점이 있다. 측정 자세가 일정해야 검사결과의

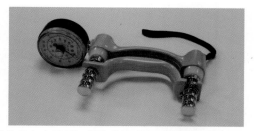

그림 10-9 | 손의 쥐는 힘을 측정하는 Hand held dynamometer

동영상 10-3

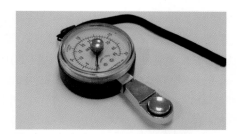

그림 10-10 | 손의 집는 힘을 측정하는 pinch gauge

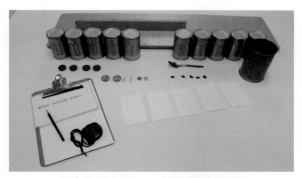

그림 10-11 | Jebsen 수기능 검사 도구들

동영상 10-4

신뢰성이 확보된다. 분석은 장애가 있는 손과 정상인 손에서의 측정값을 비교하여 평가하기도 하며, 정상치와의 비교 방법은 측정값이 Mathiowetz V 등[14,15]이 제시하는 미국인의 연령에 따른 정상치의 평균값에서 표준편차의 3배 이상의 차이가 있을 때 비정상으로 평가한다. 국내에서의 정상치는 1975년 발표된 자료[16]가 있지만 1998년 발표된 1018명의 건강한 성인을 대상으로 한 연구 결과[17]를 주로 사용한다. 최근 국내 성인의 정상치에 대한 보고[18]가 있지만 기존 연구에 비하여 대상자수가 적은 단점이 있다. 집는 힘은 집기측정기(pinch gauge)를 사용하여 작업 수행에 많이 사용하게 되는 손가락 끝 집기(tip pinch), 측면 집기(lateral pinch), 손가락 장측 집기(palmar pinch; three jaw chuck) 등의 3가지 동작의 힘을 3회 측정 후 평균값을 산출하여 평가한다(그림 10-10). 분석은 힘측정계와 마찬가지로 반대편 정상 손의 힘과 비교하거나, Mathiowetz V 등[14]이 제시하는 정상치과 비교하는 방법이 있다. 국내 정상치는 박정일 등[20]이 제시한 수치를 많이 이용한다(부록 10-1).

2) 수기능 검사

수기능의 검사는 자체가 일상생활 동작 수행 정도를 반영하는 것은 아니지만, 수행 기술의 향상을 판단하는데 도움이 된다. 일상생활 동작에 사용되는 손과 상지 기능을 전반적으로 평가하는 방법은 Jebsen 수기능 검사(Jebsen Hand Function Test; JHFT), 뇌졸중 상지 기능 검사(Manual Function Test; MFT), Wolf 운동기능 검사(Wolf Motor Function Test; WMFT) 등이 있으며 민첩성(dexterity) 평가는 퍼듀 페그보드 검사(Purdue Pegboard Test), 오코너 페그보드 검사(O'conner Pegboard Test), 상자와 나무토막 검사(Box and Block Test), Minnesota rate of manipulation test 등이 있다.[13]

(1) Jebsen 수기능 검사

Jebsen RH와 Taylor N 등[19]에 의하여 1969년 고안되어 소개된 방법으로 문장쓰기(writing a sentence), 카드 뒤집기(turning over 3X5-inch cards), 작은 물건 집기(picking up small objects and placing them in a container), 장기말 쌓기(stacking checkers), 식사 흉내 내기(simulated eating), 빈 큰 깡통 옮기기(moving empty large cans), 크고 무거운 깡통 옮기기(moving weighted large cans) 등의 7가지 항목으로

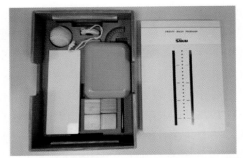

그림 10-12 | 뇌졸중 상지기능검사(MFT 검사도구들)

동영상 10-5

동영상 10-6

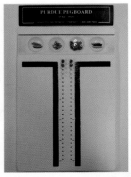

그림 10-13 | 손가락 민첩성을 평가하는 퍼듀 페그보드 검사 장비

동영상 10-7

구성되며 각 항목을 수행하는데 소요되는 시간을 측정한다. Jebsen RH 등[19]은 각 항목에 대한 연령대별, 성별, 우성수와 비우성수에 대한 정상치를 제시하고 있다. 국내는 김연희 등[20]이 제시한 수치를 정상치로 사용하고 있다(평가항목, 정상값: 부록 10-2). 간단하고 빨리 검사할 수 있는 장점이 있지만 근위부 상지 기능을 반영하지 못하고 손 기능의 속도만 측정하여 질적 평가는 반영하지 못하며 비우성수에 문장 쓰기 항목을 시행하는 것과 문장 쓰기에서 속도만 측정하여 타당도에서 떨어진다는 단점이 있다(그림 10-11)(평가 방법: 동영상 10-4).

(2) 뇌졸중 상지기능 검사(Manual Function Test, MFT)

뇌졸중 상지기능 평가(MFT)는 일본 동북대학 의학부에서 개발된 뇌졸중 편마비 환자의 상지기능 및 동작능력 측정 검사도구로 상지운동(4항목), 장악력(2항목), 손가락 조작(2항목)으로 구성되어 있으며 상지기능의 회복과정과 일상생활 동작에 있어서의 실용수준을 반영하고 객관적으로 실시하기 쉽게 고안되어 있다.[21] 검사방법은 김미영 등[22]에 의해 한글로 번역된 방법으로 하였고, 마비가 없는 건측부터 실시하여 양쪽 상지를 같이 평가한다. 점수는 수행할 때마다 1점씩, 불가능한 경우 0점으로 기록한다(그림 10-12). 총점은 전 항목의 총계이며 32점 만점에서 3.125배하여 100점으로 환산하여 기록한다. 우리나라에서는 채경주와 이한석[23]에 의해 정상 표준치가 연구되었고, 환자 상지의 기능적 상태를 잘 반영하는 것으로 나타났다(평가 항목: 부록 10-3)(평가 방법: 동영상 10-5).

(3) 상자와 나무토막 검사(Box and Block Test)

상지의 전반적 민첩성을 평가하는 것으로 양손으로 번갈아 1인치 나무토막을 1분 안에 반대편으로 옮기는 개수를 점수로 평가한다. 정상치는 Mathiowetz V 등[24]의 논문에 제시되어 있으며, 국내 정상치는 아동에 대한 자료가 있다.[25](평가 방법: 동영상 10-6)(정상값: 부록 10-4)

(4) 퍼듀 페그보드 검사(Perdue Pegboard Test)

손가락의 민첩성을 평가하기 위하여 Tiffin 등이 1968년 고안한 것으로 작은 페그(peg)를 집어서 조작하여 구멍에 넣는 속도와 정확도를 평가한다. 오른손, 왼손, 양손을 각각 사용하여 30초 안에 가능한 빨리 구멍에 핀을 꽂아서

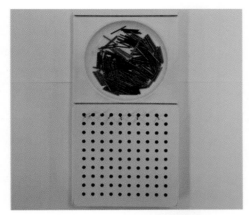

그림 10-14 | O'conner 검사 도구

동영상 10-8

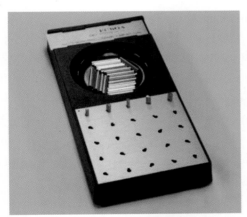

그림 10-15 | 홈 파인(Grooved) 페그보드 검사 장비

동영상 10-9

넣은 개수를 점수로 하며 또한 조립능력을 보기 위하여 1분 안에 핀을 꽂고 위에 washer와 collar를 조립하는 개수를 점수로 한다. 개발자가 제시하는 정상치는 도구 설명서에 기술되어 있다. 뇌손상 외에 파킨슨병[26], 다발성경화증(multiple sclerosis)[27], 손목터널증후군[28] 등 많은 질환의 수지 기능 검사로 사용된다(그림 10-13)(평가 방법: 동영상 10-7)(정상값: 부록 10-5).

(5) 오코너 검사(O'conner Pegboard Test), 홈 파인 페그보드 검사(Grooved Pegboard Test)

오코너 검사는 손의 민첩성을 보는 검사로 한 구멍에 핀을 3개씩 꽂으며 판 전체의 처음 1/2을 채우는 시간과 나머지 1/2를 채우는 시간을 따로 측정하여 점수를 산출한다(그림 10-14)(평가 방법: 동영상 10-8). 홈 파인 페그보드 검사는 구멍에 각각 방향이 다른 peg를 구멍에 넣는 시간과 떨어뜨린 peg 개수를 계산하여 점수를 산출한다(그림 10-15)(평가 방법: 동영상 10-9).

3. 운동 기능 검사

운동 조절은 자세 조절 및 몸통과 팔 다리 움직임을 목적에 맞춰 유도하는 것으로, 구성은 정상 근긴장도, 정상 자세 긴장도와 선택적 움직임과 조화 등이다.[29]

1) 근긴장도 검사

근긴장도 검사는 경직 등에 의한 근긴장도를 평가한다. 경직의 평가는 다양하며, 대표적 측정방법은 modified Ashworth scale (MAS)이 가장 널리 사용되며, 뇌졸중, 외상성 뇌손상, 뇌성마비, 척수 손상 등에서 신뢰도가 보고되어있다.[30-34] 자세한 내용은 "경직(spasticity)"에 소개되어 있다.

2) 운동 조절 검사

주로 뇌졸중 후 전반적 운동기능 평가로 고안된 검사들이다.[29]

(1) Wolf 운동기능 검사(Wolf Motor Function Test, WMFT)

Wolf 운동 기능 검사는 1989년 미국에서 뇌졸중이나 외상성 뇌손상 후 상지기능이 좋은 만성 환자들의 운동 기능을 정량적으로 평가하는 목적으로 개발하였다. 총 17개 항목으로 구성되어 있으며 상지 기능과 근력을 동시에 평가한다. 이 검사는 검사자의 관찰을 통해 2가지를 측정한다. 각 항목에 대한 기능적 척도(functional ability score)에 따른 점수 (0점(평가 불능)~5점(정상수행))를 산출하며 또한 각 과제에 대한 수행시간(초)을 측정하여 점수를 산출한다. 2항목은 각각 상지 근력과 손의 파악력을 평가하는 것으로 기능적 척도는 적용하지 않는다. 장점은 단순한 동작부터 복잡한 동작까지의 다양한 과제를 포함하며 운동 수행 능력과 수행 시간을 동시에 평가할 수 있으며 근력 측정까지 가능하다는 점으로 Jebsen 수기능검사의 단점을 보완할 수 있다.[24,25] 국외에서 타당도 및 신뢰도, 일관성 등이 높은 것으로 평가되었다.[35,36] 박창식 등[37,38]은 한글판 개발 후 만성 뇌졸중 환자 대상으로 우수한 신뢰도와 타당도를 보고하였다(평가표: 부록 10-6).

(2) 단계별 Wolf 운동기능검사(Graded Wolf Motor Function Test, GWMFT)

기존 Wolf 운동기능검사를 바탕으로 각 평가 항목에 난이도에 따라 A단계(more advanced)와 B단계(easier)의 두 단계로 구분하여 보다 더 다양한 마비 상태에 대한 평가가 가능하다. 신뢰도가 높은 것으로 보고된다.

(3) The functional test for the hemiplegic/paretic upper extremity

목적 있는 과제 수행 시 이환된 상지를 사용하는 능력을 평가하는 것으로 기본 안정 동작에서 미세한 조작과 근위부 안정(proximal stabilization) 동작까지 평가한다.

(4) Fugl Meyer 검사(Fugl Meyer Assessment, FMA)

Fugl-Myere 등[39]은 Brunnstrom의 뇌졸중 후 운동기능의 회복단계(초기 이완(flaccid) 마비 상태에서 회복 진행하면서 경직과 공력(synergy) 단계를 거쳐 독립된 운동(isolated movement)이 나타나는 과정)를 기초로 뇌졸중 환자의 기능적 회복정도를 양적으로 평가하기 위하여 검사를 고안하였다. 이 평가는 운동 기능, 감각 기능, 균형 기능, 관절 가동 범위 및 통증 정도를 평가할 수 있다. 세부 항목으로, 상지 운동 기능 66점, 하지 운동 기능 34점이다. 상지 운동 기능은 어깨/팔꿈치/아래팔, 손목, 손(손가락), 협응 기능으

동영상 10-10

로 세분화 되어 있다. 하지 운동 기능은 엉덩이/무릎/발목, 협응 기능으로 세분화 되어 있다. 감각 기능은 24점으로 촉각(light touch)과 위치 감각(position sense)을 검사한다. 균형 기능은 14점으로 앉은 자세에서 3가지, 선 자세에서 4 가지로 평가된다. 관절 가동 범위 및 통증 검사는 44점으로 관절 가동 범위는 수동으로 검사하며 동시에 통증 정도를 건 측과 비교하여 검사한다.[40] 점수가 낮을수록 운동 장해가 심하다는 것을 의미하며 뇌졸중 환자의 감각 운동 기능을 잘 반영한다고 보고되어 있다.[41](평가지: 부록 10-7, 평가방법: 동영상 10-10)

(5) Arm Motor Ability Test (AMAT)

고기 자르기, 샌드위치 만들기, 뚜껑 열기 등의 기능적 평가이며, 신뢰도가 높다.

(6) Motricity Index (MI)

신속하게 운동 장해를 평가할 수 있는 타당도와 신뢰도가 높은 검사로, 상, 하지를 모두 평가하며 점수가 낮을수록 운동기능이 감소된 것을 의미한다.[42](평가지: 부록 10-8)

4. 지각(perception) 평가

지각이란 외부 환경으로부터 들어오는 감각 정보를 대뇌에서 통합하여 인식하는 능력으로, 인지로 가는 관문(gateway)로 불린다. 지각과 인지를 통하여 상황에 맞는 행동으로 대응하게 되는 것이다. 주로 두정엽(parietal lobe)에서 관여한다. 인간의 성장 초기에 촉각, 고유감각, 전정지각(vestibular perception), 시지각(visual perception) 등이 내부의 신체 인식(body scheme)을 감지하게 한다. 이러한 것

은 모든 운동 기능의 기본이 되는 것이다. 이후 공간 지각에 대한 지각력이 성장하면서 발달하게 되어 복잡한 과제도 수행할 수 있게 된다. 다음은 여러 가지 지각 장애에 대하여 소개한다.[43]

1) 촉각지각(Tactile perception)

(1) 입체감각인식(stereognosis)

입체감각인식은 시야를 가린 상태에서 고유감각과 촉각 정보를 사용하여 물체를 인식하는 능력을 의미한다. 예를 들면 TV보면서 뜨개질하기, 주머니 속에서 열쇠 찾기, 대화하면서 식사할 때 포크 찾기 등이 해당된다. 평가는 Dellon 변형 Moberg 집기 평가(Dellon modification of Moberg Pickup Test)로 수행하며, 12개의 정해진 물체를 펼쳐놓고 상자 안으로 모두 넣는 시간과 눈을 가린 상태에서 각 물체를 인식하는데 소요된 시간을 측정한다. 입체인식 불능증(astereognosis)은 입체감각인식이 결여된 상태로, 손으로 물체를 만질 때 항상 눈으로 확인해야 하므로, 과제 수행시 효율성이 감소한다.[43]

(2) 피부그림감각(graphesthesia)

피부그림감각이란 피부 위에 쓰여진 숫자, 문자, 도형을 인식하는 능력으로, 이러한 능력의 결핍을 피부그림감각 불능증(agraphesthesia)라고 한다. 평가는 피검사자의 눈을 가리고 손끝이나 손바닥에 둔탁한 끝을 가진 연필 등으로 문자, 숫자, 도형 등을 그리며 평가한다.[43]

(3) 신체도식(Body Scheme)

신체도식지각은 자신의 신체 생김이나 위치를 알고 신체 부위 간의 관계를 인식하는 것을 의미하며, 신체도식지각 결여는 뇌손상 또는 뇌졸중 후 나타날 수 있다. 자세인식 불능증(autotopagnosia)은 몸통 모양, 위치, 용량 등의 지각에 문제가 있는 현상을 의미한다. 평가는 사람 그림(human figure) 그리기 또는 명령에 따라 신체 특정 부위 가리키기(예: "왼쪽 손을 만져보세요", "왼쪽 무릎 만져보세요")로 하게 된다. 평가 결과는 피험자가 몸통 부위를 정확하게 구분하지 못하여 사람 그림을 그리면 형태를 알아보기 힘들다. 편측무시(unilateral neglect)의 경우 이환된 쪽 공간을 무시하게 되어 이환 부위를 잘 지각하지 못하게 되어 사람 그림을 그리면 형태는 어느 정도 유지되지만 우측에 치우치게 된다.[43]

2) 행동(praxis)

행동은 목적이 있는 동작을 계획하고 수행하는 능력을 의미한다. 생각하고 있는 목적에 대한 행동을 계획(motor planning)하는 단계에 문제가 있어서 실행(execution)을 못하는 것을 행위상실증(apraxia)이라고 한다. 고전적 행위상실증의 정의는 "위약(weakness), 협동운동장애(incoordination), 감각저하(sensory loss), 명령에 대한 이해부족(incomprehension) 또는 무관심(inattention) 등으로 설명할 수 없는 학습된 동작 수행의 결핍"이다. 주로 대뇌나 뇌량(corpus callosum) 손상 시 나타날 수 있으며, 좌측 대뇌 반구 손상 시에도 잘 나타날 수 있다. 행위상실증은 다음과 같이 여러 가지로 분류하고 있으나, 구별이 어려울 때가 많아서 일부 저자들은 단순히 행위상실증 용어만 사용하기도 한다.

행위상실증의 평가는 근력, 감각, 민첩성 평가가 먼저 수행되어야 하며, 반신마비의 경우 건측 손을 평가에 사용해야 한다. Loewenstein Occupational Therapy Cognitive Assessment (LOTCA)와 Rivermead Perceptual Assessment Battery는 하부평가항목에 행위상실증항목이 있으며, 행위상실증의 선별검사로 사용한다. 그 외에 논문 연구에서 소개되는 방법들은 Florida Apraxia Screening Test (FAST), the Movement Imitation Test, the Use of Objective Test 등이 있다.[43]

(1) 관념행위상실증(Ideational Apraxia)

관념행위상실증은 실제 물체를 적절하게 사용할 수 없는 개념 결핍으로, 일부 저자들은 개념행위상실증(conceptual apraxia)란 용어를 사용한다. 즉, 행동의 개념을 이해하지 못하여 목적 있는 동작을 수행하지 못하는 것으로, 예를 들어 종이를 접어서 봉투에 넣는 동작 등의 순서 있는 동작(sequencing act) 수행에 어려움을 겪는다.[43]

(2) 관념운동행위상실증(Ideomotor Apraxia)

관념운동행위상실증은 말로 하는 명령(verbal command)이나 모방(imitation)에 대하여 동작을 수행하지 못하는 것이다. 하지만 실제 물건을 사용하라고 하면 정확하게 동작을

수행한다.[43]

(3) 옷 입기 행위상실증(Dressing Apraxia)

옷 입기 행위상실증은 상의와 하의를 갈아입는 과제를 수행하는 동안 필요로 하는 효율적 동작을 계획하지 못 하는 것이다. 일상생활 동작 수행의 어려움은 지각 또는 인지기능 장애로 나타나거나 관념행위상실증이나 관념운동행위상실증의 연장으로 나타나기 때문에 옷 입기 행위상실증에 대한 분류가 필요한지 의문이 제기되기도 한다.[43]

(4) 구성장애(constructional disorder)

시각 정보를 의미 있는 공간 구현으로 조직화하는 능력 즉 시각구성(visuoconstructional) 기술이 작업 수행에 중요하다. 예전에 2차원 또는 3차원 구성행위상실증(constructional apraxia)로 불리었으나 결핍이 행위상실증 정의에 맞지 않아서 최근 구성장애로 불린다. 구성 결핍은 부분을 전체로 조립 또는 구성(블록 구성-3차원, 그림 그리기-2차원)을 하지 못하는 것이다.[43]

3) 시지각(visual perception)

시지각은 시각적 정보에 의하여 익숙한 물체와 사람들을 알아보고 인식하는 능력으로 시지각 장애는 여러 형태로 나타난다. 인식불능증(agnosia)은 시각적 정보에 의하여 물체를 말로 설명하지 못하는 것이다. 색채 인식불능증(color agnosia)은 특정 색을 기억하고 인식하지 못하는 것이며, 색채 명칭언어상실증(color anomia)은 물체의 색을 말하지 못하는 것이다. 변형시증(metamorphopsia)은 물체의 크기와 무게 등의 물리적 성질을 정확히 인식하지 못하고 시각적 왜곡이 나타나는 것이며, 농구공과 야구공을 눈으로만 봐서 구분하지 못하는 현상을 예로 들 수 있다. 얼굴인식불능증(prosopagnosia)은 익숙한 얼굴을 알아보지 못하는 현상이며 우측 대뇌 뒷부분 손상이 있을 때 나타날 수 있다. 동시실인증(simultanagnosia)은 시각적 배열(visual array)을 전체로 인식하거나 해석하지 못하는 것으로, 집을 둘러싼 풍경이 있는 그림을 전체적으로 해석하지 못하고, 그림 속에 있는 나무와 꽃만 알아보는 현상을 예로 들 수 있다. 시공간 지각(visual-spatial relationship)관련 장애는 도형 배경 판별(figure-ground discrimination) 장애가 있으며, 이는 시각적 배열에서 배경으로부터 전경(foreground)을 인식하지 못하는 현상으로, 연필통에서 다른 필기도구로부터 그림용 도구를 찾지 못하는 것을 예를 들 수 있다.[43]

5. 인지평가

인지기능의 범위는 1차 인지기능인 지남력(orientation), 주의력(attention), 기억(memory)가 있으며 고위 사고(thinking) 기능은 문제해결(problem solving), 추론(reasoning), 개념설정(concept formation) 등이 있으며 종합과정(metaprocessing ability)에는 실행기능(executive function)과 자아인식(self awareness) 등이 있다.[30]

인지평가에 대한 자세한 내용은 "제5장 인지기능 및 신경심리 평가"에 소개되어 있다.

6. 일상생활 동작 검사(ADL test)

앞부분에 소개되었던 OTPF-III에서의 작업의 영역(area of occupation)은 일상생활 동작, 도구적 일상생활 동작, 휴식과 수면, 교육, 직업, 놀이, 여가, 사회적 참여 등이 있으며, 일상생활 동작은 자신의 신체를 돌보기 위한 기본 기술과 활동으로 기본적 일상생활 동작(Basic ADL)과 도구를 활용하는 일상생활 동작을 도구적 일상생활 동작(Instrumental ADL, IADL)으로 구분할 수 있다. 기본적 일상생활 동작은 주로 이동능력, 위생 및 몸 관리 능력, 의사소통 등에 대한 내용이 포함되며, 수정 바델지수(Modified Barthel Index (MBI))가 가장 널리 사용된다. 도구적 일상생활 동작은 포함문제해결 능력, 사회적 기술, 가정 관리, 지역사회 활동 등이 포함된다.[45]

1) 바델지수(Barthel Index, BI) 및 수정바델지수(Modified Barthel Index, MBI)

바델지수는 1965년 Mahoney와 Barthel에 의해 고안되었으며, 식사(feeding), 목욕(bathing), 몸단장(grooming), 옷 입기(dressing), 방광 조절(bladder control), 장 조절(bowel control), 화장실 사용(toilet use), 의자와 침대사이 이동(transfer between chair and bed), 이동(mobility), 계단오르기(stair climbing)등의 10개 항목에 대하여 각각 의존도에 따라 0점

한글판 수정바델지수 점수체계					1
	1	2	3	4	5
항목	과제를 수행할 수 없는 경우	최대의 도움이 필요한 경우	중등도의 도움이 필요한 경우	최소의 도움이나 감시가 필요한 경우	완전히 독립적인 경우
개인위생	0	1	3	4	5
목욕하기	0	1	3	4	5
식사하기	0	2	5	8	10
용변처리	0	2	5	8	10
계단 오르기	0	2	5	8	10
옷 입기	0	2	5	8	10
대변조절	0	2	5	8	10
소변조절	0	2	5	8	10
보행	0	3	8	12	15
의자차*	0	1	3	4	5
의자/침대 이동	0	3	8	12	15
범위	0	←――――――――――→			100

그림 10-16 | 한글판 수정 바델지수

동영상 10-11

(완전의존)에서 10점(완전자립)사이 점수를 3단계로 판정하여 총점(100점 만점)을 계산한다. 평가자는 평가 지침에 따라 각 항목에 대하여 관찰하며, 일부는 질문을 통해 평가한다. 특별한 도구 없이 간단하게 평가할 수 있는 장점이 있다. 뇌졸중 환자 평가에 대하여 신뢰도와 타당도가 검증되었다. 그러나 의존도를 정량적으로 평가하는 것에 대한 낮은 민감도(sensitivity)와 기능이 좋은 환자들에서 천장현상(ceiling effect; 더 이상 호전을 평가할 수 없음)이 나타나는 단점이 있다.[10] Shah S 등[46]은 각 항목의 의존도의 변화에

대한 민감도를 높이기 위하여 수정바델지수를 소개하였으며, 이는 10가지 항목의 의존도에 대한 평가를 5단계로 세분화하여 민감도를 높였다. 수정바델지수도 뇌졸중 등에서 신뢰도를 인정받아 널리 사용되고 있다. 뇌졸중 및 외상성 뇌손상, 다발성 경화증(multiple sclerosis), 노인 정형외과적 손상에 대하여도 신뢰도가 좋은 것으로 보고되었다.[47] 척수손상 환자에 대하여는 호흡기능 평가와 휠체어 운전에 대한 내용이 없으며, 평가에 대한 신뢰도는 높지 않은 것으로 보고되었다.[47,48]

국내에서는 대한재활의학회에서 수정바델지수의 한글판(K-MBI)을 개발하고 높은 신뢰도와 타당도를 보고[49]하였으며 많이 사용되고 있다(그림 10-16)(평가방법: 동영상 10-11).

2) Functional Indepedence Measure (FIM)

FIM은 1983년 Carl Granger이 고안하였으며, 바델지수를 기본 개념으로 인지기능 및 의사소통 등에 관한 항목을 추가한 평가도구로, 총 18개 항목(운동평가 13개, 인지평가 5개; 자기 관리(self care), 괄약근 조절(sphincter control), 이동(transfer], 보행(locomotion), 의사소통(communication), 사회적 인지(social cognition))으로 구성되어 있다. 각 항목의 세부 항목에 대하여 1점(완전의존)에서 7점(완전독립)의 7단계로 의존성을 평가한다.[10] 신뢰도 및 타당도가 입증되었으며 바델지수보다 민감도가 높아 미국 등에서 널리 사용하고 있으며, 뇌졸중, 다발성 경화증, 외상성 뇌손상, 척수손상 등에 대하여 사용되고 있다.[50,51] FIM의 단점은 저작권에 의한 사용료로 비용이 발생하는 것이다. 또 다른 단점은 인지기능 및 의사 소통영역에 대한 항목이 너무 단순하여 신뢰도 및 타당도가 낮다는 점이 있다.[49] 척수손상에 대하여 손상위치에 따른 기능 범위 차이를 잘 반영하지 못하며 호흡 기능에 대한 평가가 누락되어 있다.[51]

3) 척수독립성지수 (Spinal Cord Independence Measure, SCIM)

앞에 소개한 수정바델지수와 FIM은 척수 손상 환자의 평가에 한계점들이 제시되면서 Catz A 등[52]이 1997년 척수독립성지수를 개발하여 FIM보다 척수손상환자 기능변화에 더욱 민감도를 높여 천장효과(ceiling effect)를 줄일 수 있다고 보고하였다.

세 가지 항목(자기 관리, 호흡과 괄약근 조절, 이동)을 구성

동영상 10-12

면담을 통해 클라이언트는 그들에게 중요하거나 만족스럽게 수행하는 데 어려움이 있는 활동을 알아낸다. 그 활동은 1~10점으로 점수화한다.

활동문제점	중요도	수행도	만족도
지퍼올리기	9	3	1
세수하기	10	1	1
샌드위치 만들기	5	1	4
책 들고 유지	7	3	5
친구 방문하기	9	2	4

그림 10-17 | 캐나다 작업수행평가(COPM)에서 점수화의 예

하여 각 항목에 세부항목을 두었으며, 평가항목별로 의존도를 다르게 세분화하여 평가하며, 3가지 항목에 대하여 총점(만점 100점)을 계산하여 평가한다. Catz A 등은 몇 차례 수정을 거쳐 세 번째 판(version III)을 발간하였으며, 목욕과 옷입기 평가 항목을 상체 부분과 하체 부분으로 세분화 하였으며 땅 위에서의 휠체어 이동에 대한 항목을 추가하였다. 개정판에 대한 신뢰도와 타당도가 높다고 보고하여[53], 척수 손상환자에게 널리 사용되고 있다. 척수 손상환자에서는 여러 가지 기능에 대한 평가도구들이 있지만 신뢰도는 SCIM이 가장 높은 것으로 보는 견해가 있다.[49] 국내는 2000년 나승용 등[54]이 번역본을 개발하여 높은 신뢰도를 보고하였으며, 서정환 등[55]은 개정판(Catz-Itzkovich SCIM)을 반영하여 국내판(Revised Version of the Korean Spinal Cord Independence Measure, KSCIM-R)을 개발하여 신뢰도가 높았으며 FIM보다 변화를 더 잘 반영한다고 보고하였다(평가지: 부록 10-9). 박경영 등[56]은 3차 개정판에 대한 번역판을 개발하여 타당도와 신뢰도가 높다고 보고하였다(평가방법: 동영상 10-12).

4) 캐나다 작업수행평가(Canadian Occupational Performance Measure, COPM)

COPM은 네 단계의 반구조화된(semi-structured) 면접을 통하여 환자가 중요하게 인식하는 일상 활동에 대해 어려움이 있는지 여부를 평가한다.[57] 특히 자기관리, 생산적 활동 및 여가생활에 있어서 수행도와 만족도에 대한 환자의 자가 인식변화를 측정하는데 민감한 도구로 보고되고 있다.[58,59] 환자가 자기관리, 생산적인 활동, 여가활동 중에서 평소 어떤 과제를 수행하기를 원하고(wants to do), 필요로 하고(needs to do), 기대되는지(is expected to do)를 가려내어 그 중에서 어떤 과제들의 수행에 문제가 있는지를 판단

하고 그 중요도에 따라 10점 척도를(1=전혀 중요하지 않다, 10=매우 중요하다)부여 한다(그림 10-17). 이 중에서 중요도가 가장 높은 다섯 가지 과제에 우선순위를 두어 작업치료를 실시하고 그 결과를 평가하게 된다. COPM은 작업치료사들에 의해 개발된 작업수행 평가도구로써 실제 환경에서 임상적으로 의미가 있는 작업수행기술의 변화를 감지할 수 있는 타당도와 신뢰도가 높은 평가도구로 알려져 있고 현재 여러 나라에서 널리 쓰이고 있다.[60,61]

5) 운동처리기술평가(Assessment of motor and process skills, AMPS)

1995년 Fisher에 의해 개발된 평가도구로서 세계 10여 개국에서 3세부터 90세까지의 장애인과 비장애인 50,571명을 대상으로 표준화 되었으며, 5일간의 워크숍(workshop)을 통해 인증된 작업치료사에 의해서만 사용이 가능한 작업기술 평가도구이다. 83개의 표준화된 과제 중 환자에게 의미가 있고 실제로 수행하는 과제 2~3개를 선택하여 운동기술(16항목)과 처리기술(20항목)을 4점 척도로 평가하여 AMPS 2002 프로그램에 입력하면 측정값이 등간척도인 logit으로 변환되어 출력된다.[62] AMPS 평가도구에 대한 신뢰도는 검사-재검사 신뢰도(운동기술영역 r=.91, 처리기술영역 r=.90), 동형검사 신뢰도(운동기술영역 r=.91, 처리기술영역 r=.85) 및 신뢰도 분석(운동기술영역 r=.92, 처리기술영역 r= .91)에서 모두 높은 것으로 보고되었다.[63](평가지: 부록 10-10)

6) 도구적 일상생활 동작 검사(Instrumental ADL (IADL) test)

도구적 일상생활 동작(IADL)은 가정과 지역사회에서 사회생활에 필요한 기술과 행위들을 의미하며, 이를 평가하는 도구적 일상생활 동작 검사는 1969년 Lawton과 Brody에 의해 개발된 것이 대표적이다.[64] 이들은 급성기 입원자를 제외한 너싱홈, 정신과 병동 입원자, 재택서비스 수여자, 가정봉사원 파견 대상자 중 60세 이상 노인 대상으로 7개 항목(전화걸기, 교통수단 이용, 쇼핑, 음식준비, 집안일, 약물복용, 돈관리)으로 구성한 설문지로 남녀역할에 따라 구분하여 평가하여 개발하였다. 그 외에 듀크 대학에서 개발한 Older Americans Resources and Services (OARS) Multidimensional Functional Assessment Questionnaire (OMFAQ)도 소개되고 있다.[65] 이러한 도구적 일상생활 동작 검사는 노인들의 지역사회 참여에 대한 기능적 수준 또는 회복 여부를 평가하는데 가치가 있으며, 알츠하이머병 초기 등의 경도인지장애(Mild cognitive impairment : MCI) 노인들의 기능적 장애(functional disability) 평가에 사용되고 있다.[66] 국내 번역본은 Lawton의 평가도구를 바탕으로 원장원 등[67]이 2002년 뇌졸중 등 노인 환자를 대상으로 10가지 항목으로 구성하여 신뢰도와 타당도를 입증한 한국형 도구적 일상생활활동 측정도구(K-IADL)이 있으며, 강수정 등[68]이 2002년 경도 치매(probable Alzheimer disease or vascular dementia) 환자 대상으로 11가지 항목으로 구성하여 신뢰도와 타당도를 입증한 한국판 Instrumental Activities of Daily Living (K-IADL)이 있다. 구형모 등[69]은 기존 2가지 K-IADL 검사의 단점을 보완하여 "현재실행"과 "잠재능력"을 구분하며 15가지 항목으로 구성된 설문지(Seoul-Instrumental Activities of Daily Living, S-IADL)를 치매환자에 적용하여 신뢰도와 타당도를 입증하였다(평가지: 부록 10-11).

V. 작업치료 분류

작업치료의 분류는 작업치료사의 근무환경이나 중재가 제공되는 서비스 형태, 질환별 대상자 등으로 매우 다양하게 구분할 수 있다. 근무환경에 따라서는 의료, 지역사회, 교육, 산업 등으로 영역이 다양하다. 중재 형태는 치료, 상담, 교육 등으로 구분할 수 있고, 중재를 수행요소, 활동, 작업에 대한 단계별 진행으로도 분류가 가능하다.

대상자에 따라서는 신체장애 작업치료, 아동 작업치료, 노인 작업치료, 정신사회 작업치료 등으로 구분한다. 그리고 이론적인 근거들을 조직화하여 임상에서 적용하는 이론의 틀에 의한 분류는 생체역학, 발달, 인지, 시지각, 신경발달, 감각통합, 획득 및 행동, 정신사회, 대처, 운동조절과 운동학습 등이다.

국내 작업치료사 협회는 고령자 · 치매 작업치료, 감각통합, 보조공학 기술, 인지재활, 아동 · 학교 작업치료, 정신보건 작업치료, 지역사회 작업치료, 연하재활, 수부재활, 신경계 작업치료 등으로 세분화 및 전문화를 목표로 구분하여 학회와 협력하고 있다. 이처럼 다양하게 구분할 수 있으나 본 장에서는 신체장애 작업치료를 중심으로 질환별 문제에 따라 치료내용을 분류하였다.

1. 영역별 중재

작업치료 영역별 중재는 국내 작업치료 임상에서 주로 연구되는 논문의 주제, 대상자 등을 분석한 결과에 따라 접근 가능한 중재방법에 대하여 분류하고자 한다. 그 연구결과의 주요 실험대상으로 성인은 뇌졸중, 척수손상, 외상성 뇌손상, 연하곤란 순이었으며, 아동은 뇌성마비, 발달장애 순이었다. 측정된 독립변수는 시지각과 인지훈련, 감각통합, 강제유도운동치료(CIMT) 순이었으며, 종속변수는 일상생활 동작과 상지기능, 시지각 능력, 행동변화, 연하기능 순으로 나타났다.[70]

따라서 본 장에서는 작업치료 중재내용으로 중재 목표가 되는 일상생활활동과 시지각 훈련, 뇌졸중 및 뇌성마비로 인한 편마비 환자의 환측 상지기능훈련에 관한 강제유도운동치료, 아동에서 주로 적용하는 놀이를 통한 작업치료의 접근방법을 소개하고자 한다.

1) 일상생활활동 훈련

일상생활활동은 교육, 놀이, 휴식, 수면, 사회참여 등과 함께 중요한 작업(occupation) 중 하나이다. 자기관리에 해당하는 기본적 일상생활은 몸단장하기, 목욕하기, 화장실 사용하기, 옷 입기, 먹기 등의 신변처리 영역과 기능적인 이동, 의사소통 등이 해당된다. 수단적 일상생활은 보다 복잡한 기능으로 환경과의 상호작용 능력이 요구되는 학교, 가정, 지역사회 환경에서 독립적으로 생활하는 데 필요한 기능이며, 청소하기, 식사준비하기, 쇼핑하기, 용돈 관리하기, 집안 관리하기, 안전관리, 봉사활동 등이 해당된다.

일상생활 수행에 영향을 주는 것은 개인적 요소, 배경, 활동요건, 수행기술, 수행패턴과 함께 상호작용기술이다. 또한 환자의 사회문화적 특성을 반영한 환자와 보호자의 기대, 역할, 물리적 환경, 사회적 기준에도 영향을 줄 수 있다.

따라서 일상생활활동의 훈련적용은 환자의 기능과 인지수준에 따라 자연스러운 환경에서 안전하고 간단한 것부터 점차 어렵고 복잡한 수준의 과제로 진행한다.

적용이론은 발달적 접근, 치료적 접근(remedial approach), 보상적 접근(compensatory approach), 교육적 접근 등의 다양한 방법을 사용한다.

(1) 발달적 접근은 연령과 발달수준을 고려하여 정상적인 발달순서에 따라 수행요소에 집중하여 목표가 되는 자조기술을 선택하여 가르친다.

(2) 치료적 접근은 환자의 감각운동, 인지, 정신사회적 요소의 손상에 집중하여 접근한다. 예를 들면, 경직성 뇌성마비 아동에게 옷입기 훈련을 수행하기 전에 치료사가 아동의 근긴장도를 낮추기 위하여 핸들링(handling)을 사용하는 것이다.

(3) 보상적 접근은 환자에게 더 이상의 수행요소 향상을 기대하기 어려울 때 과제수행의 완성도를 높이기 위하여 과제수행의 방법을 변형시키거나 보조도구를 사용하거나 환경개조를 통하여 변형을 시키는 것이다.[71]

작업치료사는 환자가 과제를 습득할 수 있도록 세부적으로 등급화가 이루어진 다양한 단계에서 시도하고 연습할 기회를 제공하는 운동학습 접근방법을 통하여 학습전이, 과제수정, 연습의 양, 실수를 수정하며 배우는 오류에 기반을 둔 학습 또는 피드백으로 강화시켜준다.

일반적으로 저시력, 협응장애, 근약화, 관절가동범위의 제한 등을 보상하는 다양한 보조도구 선택과 마비로 인한

동영상 10-13

장애별 적용지침을 에너지보존법칙과 관절보호원칙에 따라 훈련을 적용한다.[72] 예를 들면, 옷 입기 훈련을 위해서 입고 벗기 편하고 신축성이 있는 소재를 선택하고, 거칠거나 가려움을 유발하는 소재는 피한다. 휠체어 사용자에게는 상의 길이가 짧은 옷을 선택하는 것이 좋다. 인지기능이 떨어지는 환자에게 적합한 마지막 단계부터 시작하여 처음 단계까지 학습하는 방법인 역연쇄(backward chaining) 방법을 사용한다. 편마비 환자의 옷 입기는 편측부터 입고, 벗을 때는 정상 측부터 실시하여 보다 쉬운 방법으로 수행 할 수 있도록 한다. 하의의 경우는 편측 다리를 꼬아 정상측 다리위에 올려놓은 후에 편측부터 입고, 벗을 때는 정상 측부터 벗는다. 추가적인 훈련지침은 다음과 같다.

- 옷 입기보다는 벗기를 먼저 가르친다.
- 가능한 동일한 방법의 단계를 반복적으로 연습시킨다.
- 환자에게 이해 가능한 방법, 즉 시범과 구두 설명을 함께 실시한다.
- 한 번에 하나씩 훈련하고, 발전단계에 따라 그 다음 단계를 가르친다.
- 환자가 반응할 충분한 시간을 준다.
- 훈련 시에는 칭찬과 격려를 병행한다.
- 집중할 수 있는 조용한 환경과 안전한 자세를 확보한 후에 실시한다.

(옷 입고 벗기(dressing): 동영상 10-13)

2) 시지각 훈련

시지각은 눈으로 유입되는 자극을 받아들이고 과거 경험에 비추어 해석해 내는 능력이다. 시각 수용기를 통해 본 자극을 인식하고 기억하여 적절히 행동 반응을 만들어 내는 일련의 과정이다. 시지각에 문제가 발생되면 먹기, 옷 입기, 화장실 사용하기 등의 일상생활수행능력에서 어려

움을 겪게 될 것이고 때로는 심각한 안전상의 문제를 경험할 수도 있다. 따라서 작업치료사들은 시지각 문제에 대한 정확한 평가와 기능 수준별 적절한 중재방법의 가이드라인을 제시하여야 한다.

(1) 시지각 촉진 및 훈련

- 시각 인지의 발달적 부분을 고려하여 안구 운동 조절, 훑어보기, 집중하기 등을 기초로 한 발달모델에 따라 시각 계층의 결손부분을 정확히 파악하고 손상 수준에 따라 적절한 치료가 이루어져야 한다(그림 10-18).[73] 최근에는 시지각 평가 및 치료에 Dynavision 2000을 이용하여 뇌졸중 환자의 시지각 훈련을 적용한 긍정적인 연구결과가 보고되고 있어 국내에서도 임상에서의 사용이 늘고 있다.

  Dynavision 2000은 기초적인 시각적 기술을 평가하고 훈련할 수 있도록 고안된 도구이다. 주로 시지각 손상과 운동 장애의 관한 재활훈련에 이용되고 있으며, 시야 결핍, 시각적 부주의, 안구 운동 조절, 관절가동범위, 지구력, 협응, 균형, 그리고 기본적인 인지 기술을 측정하여 문제점을 확인하고 치료하기 위하여 개발된 도구이다(그림 10-19).[74]

  중재활동으로는 거울활동이나 그림그리기 등을 통해서 신체구조와 기능에 대해 알고 효율적인 움직임을 느끼도록 한다. 어두운 방에서 손전등의 불빛을 이용하거나 줄이 달린 공이나 막대를 손가락으로 터치하기나 도미노나 미로게임 등 움직이는 도구를 이용하여 안구의 움직임을 유발한다. 다양한 과제로 시각집중, 시각배경구별, 공간관계, 시각기억 등 수준에 맞춰서 중재활동에 적용한다. 편측무시가 있는 경우에는 중재가 개발되었던 초기에는 스캐닝 훈련을 하였으며, 다양한 자극 방법이 연구되어짐에 따라 시야 가리기(eye patching), 프리즘 적용(prism adaptation), 시각 운동 자극(optokinetic stimulation)등이 사용되고 있다.[75](그림 10-20)(편측무시에 대한 프리점 적용 치료 방법: 동영상 10-14)

(2) 시지각 보상적 접근

- 결손이 있다는 것과 보이지 않는 쪽의 입력되는 자극을 확실하게 인식하고 효율적으로 시야손상에 대한 보

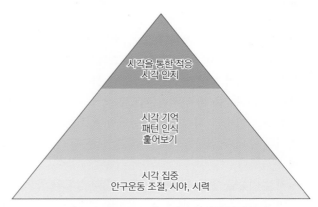

그림 10-18 | Warren(1993)의 시지각 발달 모델

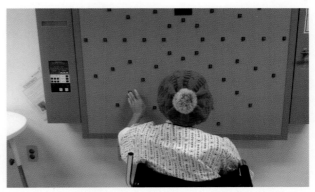

그림 10-19 | 뇌졸중 환자가 휠체어에 앉은 자세에서 Dynavision 이용한 시지각 훈련

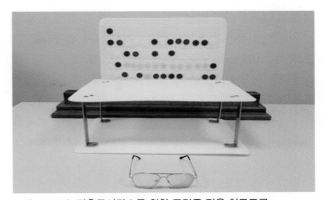

그림 10-20 | 편측무시감소를 위한 프리즘 적용 치료도구

동영상 10-14

상을 향상시키는 것이 중재의 중요한 요인이다. 따라서 치료사는 보이지 않는 쪽으로 머리회전을 하도록 하고, 빠른 눈의 움직임을 증가시켜 조직적인 탐색패턴으로 탐색능력이 향상되어 옷을 찾거나 물건의 배치 등을 통해 활동전략을 세워 훈련한다. 환경적 방법의 조절을 통한 보상기술은 시각적으로 산만한 요소들을 감소시키거나 주의나 집중을 향상시킬 수 있는 시각 자극 등을 제공한다.

- 시지각 기능을 위한 보상적 전략은 빛의 강도와 양으로 조명 증가, 단색으로 배경무늬 감소와 물체를 배경색과 대조되도록 변화(예를 들면, 검정 컵에 우유담기, 흰 잔에 커피 담기), 큰 글자로 특징을 확대, 일정한 곳에 물건을 배치하는 조직화 등이 사용될 수 있다. 편측무시의 경우는 침대위치를 비손상측으로 배치하는 환경적인 보상법과 초인지훈련[76] 등을 적용한다.

3) 강제유도운동치료(constraint-induced movement therapy, CIMT)

강제유도운동치료(CIMT)는 Taub(1999)에 의해 시작된 재활 치료 프로그램의 하나로 정상측의 사용을 제한하고, 환측의 강제적인 사용을 유도하는 행동치료 방법의 하나이다. 뇌졸중이나 뇌성마비 아동에게 있어 CIMT는 편마비 환자에게 그 효과가 높은 것으로 보고되어 최근 임상현장에서 널리 사용되고 있다.[77]

치료의 시작은 신경학적 회복이 있음에도 불구하고 학습된 미사용(learned non-use)으로 인해 기능적 회복을 방해한다는 이론에서 출발하였다. 치료의 주요특징은 정상측 사용억제를 통한 환측의 강제적 사용, 과제의 난이도를 환자의 능력에 맞추어 점진적으로 증가시키는 구체화(shaping) 기법, 그리고 이 두요인의 강도 높은 훈련이다(그림 10-21).

일반적인 치료기간은 약 2~4주 정도 소요되며, 건측을 제한하는 방법으로는 스플린트(splint), 장갑, 슬링(sling) 등을 이용하며, 하루일과 중 목욕, 식사, 수면 등의 활동을 제외한 시간의 약 90%를 착용토록 한다. 또한 환측에는 하루에 4~6시간의 일상생활과제 및 소근육 운동프로그램을 집중적으로 실시한다.[78]

강제유도 운동치료의 장점은 치료실 외에 일상생활 활동에 환측을 적극적으로 참여하게 함으로써 신경생리학적 변화는 물론 기능향상을 단기간에 가능하게 하고, 학습된

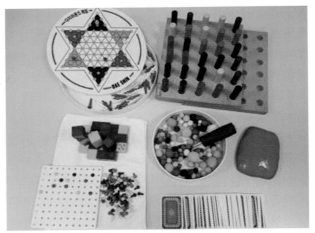

그림 10-21 | 소근육 향상을 위한 구체화(shaping) 기법 도구

동영상 10-15   동영상 10-16

미사용 증후군을 예방할 수 있다는 것이다. 그러나 부정적인 면으로는 하루에 6~7시간의 과도한 치료 스케줄을 적용하기에는 임상현장에서 현실적으로 제한이 따르며, 정상측의 사용제한은 일시적인 생활의 불편, 낙상 위험의 증가, 심리적 부담을 줄 수 있다는 것이다(강제유도운동치료: constraint-induced movement therapy, CIMT)(적용방법: 동영상 10-15)(구체화(shaping) 기법 방법: 동영상 10-16).

4) 놀이의 치료적 적용

놀이는 아동기에 가장 중요하고 기초적인 작업 활동으로, 아동의 삶 그 자체이며 다양한 영역에서의 성장과 발달에도 큰 영향을 미친다. 따라서 놀이는 발달기 아동의 삶에 가치있는 필수적인 활동으로, 인간의 작업수행영역의 하나로 인정받고 있다. 놀이는 내적으로 동기화된 자연스런 행동으로 결과보다는 그 과정을 즐기며, 놀이하는 동안 현실과는 잠시 단절되어 누구라도 될 수 있고, 무엇이든 되어 좋고 싫은 것을 표현하며 자유롭게 탐색하고 경험할 수

있다.

작업치료에서 놀이를 치료적 중재로 적용하는 목적은 작업의 구성요소(예: 소동작)를 향상시키기 위해 치료수단으로 이용하거나, 놀이기술 자체의 향상이나, 치료 시 아동을 활성화(activation) 시키는데 초점을 둔다.

(1) 놀이 및 활동 촉진
- 치료수단으로 놀이를 이용하는 할 때는 아동의 내적 동기, 내적 통제, 현실의 중지에 대한 충분한 고려가 있어야 한다. 예를 들면 뇌성마비 아동의 양손을 함께 사용하기 위한 공놀이에서 원하는 동작의 반복적인 행동보다는 아동에게 놀이감이 있는 치료실에서 아동이 스스로 탐색하고 자신의 의지로 놀이감을 고를 수 있도록 환경과 자유를 선택하도록 하는 것은 매우 강력한 치료적 도구(therapeutic tool)가 될 것이다. 또한 치료사는 움직임에 제한을 받는 아동들이 이러한 놀이를 사용할 때 치료도구나 재료의 수정(adaptation), 자세 유지를 위하여 의자 및 환경 등의 수정에 대한 전략을 사용할 수 있어야 한다. 한편, 치료사는 아동의 발달 수준에 따른 놀이감, 교재 등에 대한 풍부한 정보가 있어야 한다.
- 연령에 비해 미성숙한 놀이기술을 가지거나 놀이 수준이 낮을 때에는 좀 더 연령에 적합한 놀이 기술을 갖추도록 촉진이 필요하다. 놀이를 통해 환경과의 상호작용할 수 있도록 하거나 놀이 레파토리를 확장시켜주는 방법이다. 다른 방법으로는 발달이론의 틀에 따라 아동의 놀이 수행수준이 향상되도록 수행요소를 치료하는 방법이 있다. 수행요소를 증진시키면 수행영역인 놀이기술이나 놀이 수준이 개선되어질 수 있다고 보았다.
- 놀이 기술과 선호도와의 매치를 촉진시켜주기 위하여 환경을 변화하는 것이다. 아동의 놀이 환경에 대해 물리적 측면과 인적 측면을 평가한 후 아동에게 맞는 놀이환경을 만들어 주고, 이러한 지지적인 환경 속에서 놀이 기술을 촉진시켜 다른 환경 속에서도 잘 놀이할 수 있도록 일반화시키는 것이 바람직한 치료접근이다 (표 10-3).

(2) 놀이다움을 촉진시키는 중재
놀이다움에 대한 치료중재는 아동이 즐겁지 않을 때 강조되어야 할 중재이며 또한 아동이 놀이 기술을 향상시키기

표 10-3 | 놀이 기술을 위한 중재

놀이결손(play deficit)	중재 접근 방법
연령에 비해 놀이 기술이 떨어질 때 (immature play skills)	놀이 레파토리의 확장
	놀이를 위한 수행요소 향상
선호놀이와 놀이기술과의 불일치 (Mismatch between preference and skiils)	선호놀이의 변경(focus on altering preference)
	선호도와 기술과의 일치를 위해 환경을 변화(altering environment)

위해서는 반드시 즐거움(놀이다움)에 기반을 두어야 한다. 놀이다움 촉진을 위해서도 놀이의 기준을 염두에 두고 융통성(flexible) 있는 치료접근이 되도록 해야 한다.[79]

2. 작업치료의 실제

신체장애 작업치료는 전통적인 작업치료 영역으로 사고나 질병으로 인하여 근골격계 또는 신경계의 손상된 환자의 상태에 따라 다양하게 서비스가 제공된다. 대상 질환은 뇌졸중, 척수손상, 관절염, 발달지연, 외상성 뇌손상, 상지 및 손의 손상, 근육병 등이 있다. 작업치료사의 역할은 신체장애를 초래하는 다양한 진단별 증상에 따라 기능과 예후를 이해하고 치료를 할 수 있는 전문지식을 갖추고 실행하여야 한다.

작업치료사는 평가를 통하여 근력약화, 관절가동범위 제한, 경직, 변형과 기능 손실, 감각이상 등으로 일상생활에 어떠한 제한을 초래하는지 확인한다. 즉, 일상생활의 독립성 정도와 수행능력, 이학적 검사, 지각과 인지, 일이나 업무에 필요한 능력, 환경적인 적응에 필요한 보조도구나 사용 및 적응기술 등을 평가한다. 적용이론은 생체역학, 신경발달, 신경생리학, 지각인지, MOHO 이론 등으로 환경 및 역할에 맞추어 잔존능력의 기능적인 사용이나 보상적인 치료접근을 시도한다.

1) 뇌졸중 환자의 작업치료
뇌졸중은 여러 가지 기능 장애들이 수반되는 운동 마비뿐만 아니라 감각 장애, 시지각 장애, 인격 및 지능 변화, 언어 장애를 동반하는 복합적인 기능장애이다. 뇌졸중 환자

에 대한 작업치료사의 주요 역할은 뇌졸중 후 관찰되는 주요 문제에 대한 치료적 전략을 기반으로 하여 일상생활활동의 독립성을 극대화시키는 것이다. 또한 우울증을 비롯하여 불안, 행동장애, 인격변화 등에 대한 정신사회적 지지를 통하여 입원은 물론 장애에 적응하도록 하는 것이다. 치료의 시작은 환자에게 동기유발을 유도하고 자신감을 향상시키기 위한 치료적 활동을 선택하여, 성공적인 선택적 작업으로 이어져서 사회적 참여까지 촉진시키기 위한 작업을 사용한다. 치료사에 의한 지지적인 접근법이 이루어져야 하며, 작업치료사는 환자의 수행지도에 긍정적인 태도로 설명하고 가이드하면서 인내하는 것은 필수적이다.

(1) 작업수행능력 촉진

뇌졸중 환자의 작업수행능력을 키우기 위한 목적은 안정적인 체간과 자세 조절을 위하여 앉은 자세에서 과제를 수행하는 능력과 일상생활의 독립성을 증가하는데 두어야 한다. 기능을 위한 자세는 머리, 어깨, 척추를 바로하고, 바닥에 다리가 닿게 놓아 양측에 균등한 체중지지가 된 중립상태에서 약간 골반이 전방 경사된 자세에서 양팔을 뻗는 활동을 시도한다. 정중선에서 체간을 유지하는데 필요하다면 언어적 피드백과 시각적 피드백, 환경적 피드백을 제공한다.

선 자세는 활동참여에 중요한 영향을 미치며, 입원한 환자의 회복에 대한 최종 퇴원 목적이 되기도 한다. 작업치료 전략은 골반을 중립위치로 정렬하고, 발을 엉덩이 넓이만큼 벌려 양 무릎을 약간 구부려서 발로 균등한 체중지지하여 근위부 안정성을 제공하며 기능적 과제에 참여하도록 하는 것이다. 체간의 조절능력과 환측 하지에 체중지지 능력을 등급화하여 체간의 회전이 가능한 활동으로 체중지지와 체중이동이 점차 증가하게 한다.

특정 과제를 하는 동안 체중 이동을 향상시키기 위해 다양한 환경에서 역동적인 뻗기 활동을 장려한다. 예를 들어, 처음에는 싱크대 밑 청소하기, 찬장과 선반 위 행주로 닦기와 같은 부엌 활동을 다양한 자세 조절과 균형 전략으로 시도한다. 그 활동에 익숙해지면 높은 주방용 조리대에서 일하기, 한손 사용하기 단계로 등급화를 시킨다. 다음 단계는 잠자리 이불 정리, 화분에 물주기, 식탁정리하기, 경사로 올라가기, 벽 거울 닦기, 선 자세에서 슬리퍼 벗기

등의 활동으로 높여준다.[80]

(2) 상지기능 훈련

상지기능 훈련은 상지 회복단계에 적합한 근 조절자세 및 감각운동조절을 통하여 상지기능의 비정상적인 패턴을 억제하고 바람직한 움직임이 유발되도록 촉진법과 병행하면서 기능적 활동을 사용하는 과제 중심적 접근법을 적용한다. 상지기능 훈련에 요구되는 기술을 가르칠 때 다양한 상황에서의 일상생활에 관한 과제를 수행하도록 한다. 과제수행 방법 중에는 문제해결 능력과 전략을 상황에 맞게 대처하도록 학습과정을 함께 가르치는 운동학습이나 손상측의 강제사용을 유도하는 CIMT에 대한 연구결과가 많이 보고되고 있다.

급성기의 낮은 근 긴장도 시기에는 가능한 근육 활동이 거의 없고 정렬로부터 벗어나기 때문에 휠체어 및 침상 이동이나 휴식 동안에 팔과 손을 기능적인 자세로 잘 위치시켜 일상생활에 적응하도록 한다. 또한 간헐성 경련이나 경직이 증가됨에 따라, 연부 조직의 단축 위험이 높아진 경우 일상생활 동작 훈련 동안에 신경 촉진법의 접근법을 병행하면서 활동 가능한 치료 프로그램으로 관리되어야 한다.

(3) 손 보조기 적용 및 스플린트 제작

뇌졸중 환자는 손의 손상으로 기능적인 자세를 취할 수 없어서 전형적인 형태의 변형을 초래한다. 그러므로 뇌졸중 환자관리에서 논란의 여지가 많은 스플린트는 근긴장도, 부종, 운동기능, 움직임, 감각 등의 환자상태에 따라 디자인이 고려되어야 한다. 스플린트는 손목의 펴는 자세를 안전하게 고정시켜주는 자세유지가 가능하다. 저긴장 단계 동안에 사용되는 정적인 스플린트는 관절의 정렬을 유지하며, 단축되거나 과신장된 조직을 보호하고, 손목의 중립적인 편의유지와 손바닥 궁을 보조하고, 부종 조절을 위한 부가적인 치료로도 제공된다. 특히, 손가락의 수의적 움직임이 가능하다면 cock-up 스플린트 적용으로 손목을 고정시켜서 손의 기능적인 자세유지로 손가락 사용이 가능하여 기능적인 훈련 및 촉진에 도움이 된다(그림 10-22). 또한 경직이 증가된 환자에게는 항경직성 스플린트가 효과적이다. 항경직성 스플린트는 안정된 자세유지로 근 긴장도를 조절하고, 굴곡수축 변형을 예방하기 위하여 생체역학적

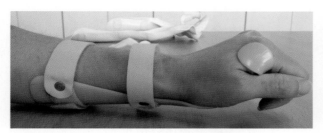

그림 10-22 | Cock-up 손목 고정형 보조기

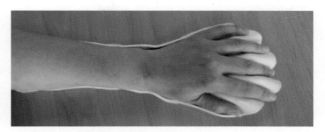

그림 10-23 | 항경직성 손목 고정형 보조기

접근과 신경생리학적 원리에 의하여 기계적으로 연부 조직 길이를 유지시키고, 근위부 정렬을 촉진시킴으로써 원위부 안정을 위하여 시도한다(그림 10-23).

스플린트는 역학적 원리에 근거하여 디자인과 열가소성 재질이 선택된 뒤 다음과 같은 과정을 통하여 제작된다.

① 종이에 손 형태를 손목의 양옆, MCP와 갈퀴막공간, 아래팔 2/3지점에 표시하여 그린다.
② 패턴을 가위로 오려서 환자에게 패턴을 맞춰본다.
③ 열가소성 소재에 패턴을 옮겨 그려서 스플린트 팬에 가열하여 가위로 자른다.
④ 다시 가열된 재료를 손위에 올려서 모양에 맞추어 형태를 만든다. 재료가 굳을 때까지 손의 자세와 정렬에 맞는지 점검한다.
⑤ 가장자리를 매끄럽게 가다듬고, 벨크로로 고정끈을 달아 마무리한다.
⑥ 20분 착용하면서 붉어진 데가 있는지 적합성과 안전성을 체크한다.[81]

(4) 일상생활수행 훈련

뇌졸중 환자의 운동, 감각, 지각, 인지기능장애에 대한 치료를 위한 효과적인 접근법이 있더라도 많은 제한점이 있다. 따라서 작업치료사는 일상생활의 독립성을 극대화하여 최대한 지역사회에 적응할 수 있는 환자의 치료적 목표를 염두에 두어야 한다. 뇌졸중으로 인한 편마비 환자가 한 손으로 일상생활 동작에 대한 훈련을 할 때 새로운 동작 패턴을 배우는 것이 포함된다. 특히 이러한 기술은 실행증이 있는 환자에게는 더욱 어렵기 때문에 작업치료사는 학습 및 지도에 전문적인 기술과 태도는 물론 각별한

주의가 요구된다.

한 손 사용에 대한 훈련계획으로는 환경적인 안정성과 적용가능한 도구를 선택하는 것이 무엇보다 중요하다. 미끄럼 방지를 위한 고무재질이나 젖은 수건, 압축형태의 받침 등으로 물건고정을 위한 방법이나 한손만으로 가능한 형태의 보조도구 사용에 대한 환자와 보호자의 교육이 포함되어야 한다.

훈련의 적용은 환자의 기능에 적합하고 과제의 학습이 가능한 인지수준이 되어야한다. 훈련과제의 순서는 일반적으로 도전가능한 단계별 적용을 위해 정상 아동발달순서에 따르지만 뇌졸중 환자의 수행능력이나 적용기준은 차이가 있을 수 있다. 따라서 과학적 추론의 연구적 근거에 의하여 뇌졸중 환자를 대상으로 국내에서 연구된 결과를 바탕으로 항목의 난이도 순서에 따라 단계적인 훈련순서로 적용하는 것이 환자에게는 더 적합할 것이다.

두 가지 연구결과를 통합하여 소개하면 다음과 같다.

뇌졸중 환자를 대상으로 일상생활활동의 수행능력과 연하기능 선별도구의 항목을 개발하기 위한 것이다. 사전 연구에서 Q분류법에 따라 항목의 중요도를 검증하여 선택된 항목에 대하여 뇌졸중 환자를 평가한 자료를 수집하여 문항반응이론에 기초한 라쉬모형을 적용하여 분석하였다. 일상생활수행 평가항목에 대한 연구대상자는 전국 18개 재활기관에서 총 477명의 뇌졸중 환자로 입원환자 308명, 외래환자 169명이었다. 입원환자에서 적합한 항목으로 판정된 20개 항목의 난이도 순서를 배열한 것이다(그림 10-24 왼쪽).[82] 연하기능 선별검사 항목에 대한 수집은 전국의 12개 기관에 뇌졸중으로 인한 연하장애 환자 153명을 대상으로 자료를 수집하여 분석된 결과이다(그림 10-24 오른쪽).[83]

예를 들면, 뇌졸중으로 인한 좌측편마비 환자의 사례

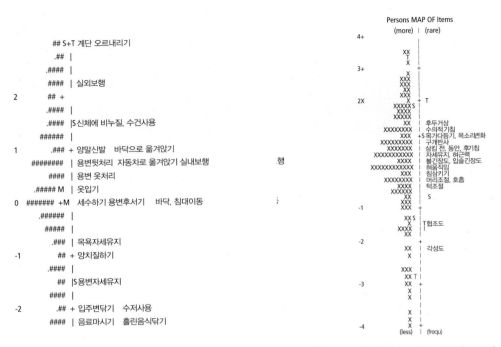

그림 10-24 │ (1) 뇌졸중 환자의 일상생활수행 난이도(왼쪽) (2) 연하기능 선별검사 항목의 난이도(오른쪽)

에서 오른쪽 한손 사용으로 일상생활활동 훈련의 난이도
가 낮은 수저 사용부터 시작한다. 수저 및 젓가락 쥐는 기
능적 제한을 보상할 수 있도록 손잡이를 굵게 하거나 손가
락 고정을 도와서 쉽게 참여할 수 있게 해주고, 입으로 가
져가는 동안에 아래팔 뒤침(forearm supination)이 제한되
어도 음식을 흘리지 않도록 swivel spoon을 사용할 수 있
다(Feeding: 동영상 10-17). 그리고 뇌졸중 환자의 훈련계획
으로 적합한 난이도 다음 단계는 자세유지가 가능하므로
체중이동을 위한 자세취하기를 훈련하고, 오른손을 이용
하여 휠체어에서 오른쪽의 매트로 안전하게 먼저 이동하
는 훈련을 한다. 매트에서 휠체어로 이동할 때는 휠체어를
오른쪽에 위치하여 이동하는 훈련을 한다한다(Transfer: 동
영상 10-18). 그 이후에는 변기로의 이동을 훈련하고, 화장
실에서 용변 후 서기, 용변 옷처리, 용변 뒤처리 문제를 해
결할 수 있도록 과제수행능력을 향상시킬 수 있는 순서 및
방법으로 적용한다(Toileting: 동영상 10-19).

동영상 10-17

동영상 10-18

2) 척수손상 환자의 작업치료
척수손상 환자는 심각한 신체적 기능장애로 일상생활수행
장애는 물론, 일이나 가정으로의 역할복귀 등에 어려움을

동영상 10-19

초래하여 심리적 좌절이 크기 때문에 작업치료사도 이러한 부담을 분담하게 된다. 작업치료사는 환자가 자신의 신체적 능력 변화를 인정하고 앞으로 일상의 삶에 복귀하기 위해서 자신이 할 수 있는 것에 초점을 두고 살아가는 법을 배우도록 도와주어야한다. 손상 수준에 따라 운동, 감각, 자율신경계 손상 정도가 달라 치료의 고려사항과 결과도 달라진다. 따라서 작업치료사는 환자의 마비로 소실된 기능과 합병증에 대한 신체 및 환경적응, 상실된 자기효능감 회복을 위한 정신사회적 적응 등을 고려하여 치료의 우선순위를 결정하여 목표를 설정하여야 한다.[84]

재활 치료팀과 환자의 목표가 다를 수 있으므로, 척수손상 환자가 현실적으로 가능한 목표인지를 서로 협조하여 중재목표를 설정하는 것이 이상적이다. 환자의 신체적인 기능수준을 문화적, 심리사회적, 환경적, 인지적, 재정적인 다양한 요소에 따라 치료적 접근과 보상적 방법에서 그들이 원하고 성취 가능한 목표로 조율한다. 다음은 척수손상 환자의 일반적인 치료의 목표이다.[85]

(1) 신체적 제한을 보상할 수 있는 관절가동범위 증진, 보조기 착용, 자세잡기, 환자 교육 등의 준비활동을 통해서 일상생활 수행에서 요구되는 활동이나 작업에 참여할 수 있도록 신체기능을 증진시킨다.

(2) 목적 있는 활동과 작업을 통해서 신체 지구력과 수행기술, 수행패턴을 증진하여 작업수행의 모든 영역에 대한 독립성을 극대화한다.

(3) 장애에 대한 심리사회적 적응을 도와주기 위하여 접근 가능한 다양한 프로그램에 참여기회를 의뢰하거나 제공해주고, 환자에 대한 존중과 지지 및 격려를 해준다.

(4) 손상수준(Neurologic Level of Injury, NLI)에 따라 필요한 의료도구나 보조도구를 평가하여 도구의 사용권고와 함께 방법을 훈련하여 편의성을 제공한다.[86]

① 사지마비, 손상부위 C1-C4
완전 C1-C3 환자는 횡격막이 마비되었거나 C3에 의해 부분적으로만 신경 지배되어 횡격막 운동의 제한이 생겨 외부 호흡 장치가 필요하다. 손상부위 C4의

경우 급성기에 인공 호흡기 도움이 필요하지만, 횡격막이 강화되면서 독립적 호흡이 가능하게 된다. 가장 일반적인 보조 호흡 장치는 인공 호흡기(ventilator)로 기계로 흡기 시 공기를 폐로 밀어 넣게 되며 호기는 수동적으로 폐의 탄성에 의해 이뤄진다.

이러한 환자들에게 치료사는 환자들이 자신을 돌볼 수 있도록 교육시키고, 이동성과 일상생활 동작보조를 위한 보조 장치 및 장비를 선택할 수 있도록 도와준다. 예를 들어 입 다물기, 그림 그리기, 타이핑, 그림 그리기, 보드 게임 등의 활동을 수행할 수 있게 해주는 mouth-stick의 사용법을 교육하는 것이 있다(그림 10-25).

② 사지마비, 손상부위 C5
손상부위 C5 환자의 중재는 침대 및 휠체어에서의 위치 결정, 상지 부목, 상지 관절 운동 및 근력 강화 등이 포함된다. 손목 및 손 마비에 대하여 기능을 향상시키고 다양한 활동에 참여하기 위해 치료사는 손목 및 손의 보상 기술을 탐색하고 손 마비를 보완하는 장치를 찾아야 한다.

처음에는 이 레벨에서의 손상의 주요 근육인 삼각근(deltoid)과 두갈래근(biceps brachii)이 약해지므로 상지가 기능하도록 지지해야 한다. 이러한 대표적 장치는 이동형 팔 받침대(mobile arm support)이며 휠체어에 부착 할 수도 있으며, 어깨와 팔의 무게를 지지하고 움직이게 해준다. 이동형 팔 받침대(mobile arm support)는 환자가 휠체어를 운전하고, 식사, 개

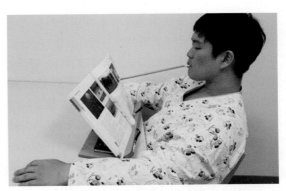

그림 10-25 | Neurologic level of injury (NLI) C4 환자
Mouth stick을 이용한 페이지 넘기기

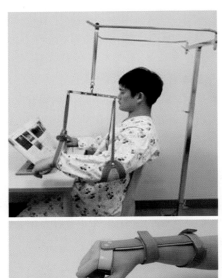

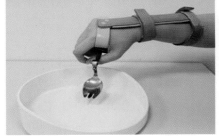

그림 10-26 | Neurologic level of injury (NLI) C5 환자
Overhead sling과 wrist-hand orthosis 사용

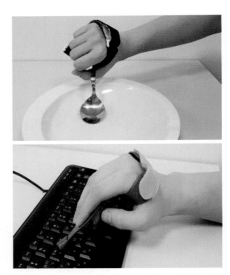

그림 10-27 | Neurologic level of injury (NLI) C6 환자
Universal cuff를 이용한 식사하기와 타이핑 보조도구(Typing Aid) 사용

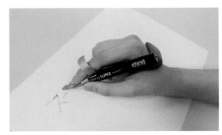

그림 10-28 | Neurologic level of injury (NLI) C7 환자
Wanchik write를 사용하여 글씨 쓰기

인위생, 쓰기 및 요리와 같은 탁상 작업을 수행하는 것을 도와준다. 삼각근과 이두근의 힘이 3+/5 이상이고 지구력이 양호하다면, 환자는 mobile arm support 없이 활동할 수 있다. 다른 형태로는 overhead sling도 마찬가지로 어깨와 팔을 받쳐주어 상지의 움직임일 보조한다(그림 10-26).

③ 사지마비, 손상부위 C6, C7

손상부위 C6 사지 마비 환자는 C5 손상 환자보다 유의하게 높은 독립 수준을 얻을 수 있다. 손가락 굴근과 신근은 마비이지만 팔꿈치 관절과 손목 신근 동작 가능하여 힘줄고정효과(tenodesis effect)를 이용한 쥐는 동작(grasping)을 수행할 수 있다. 이것은 가벼운 사물을 집어 들고 잡고 조작할 수 있기 때문에

중요한 기능 향상이다. 손목 구동 손목 보조기(wrist-driven wrist-hand orthosis)는 신전된 손목에서 요측 손가락으로 힘을 전달하여 강한 집기(pinch)를 수행하게 도와주는 장치이다. 또한 손가락 마비로 집기가 어려우므로 universal cuff 및 타이핑 도구를 사용하여 기능을 대체할 수도 있다(그림 10-27).

C7 사지 마비 환자는 세갈래근(triceps brachii)을 사용할 수 있으므로 환자는 상점 선반에 있는 물건과 같이 머리 위의 물건을 찾을 수 있고, 더 쉽게 수동 휠체어를 자가로 운전할 수 있어서 더 쉽게 이동이 가능하다. 손가락 굴근마비로 물건을 계속 집는 것(pinch)은 어려우므로 글씨 쓸 때 Wanchik writer 등의 보조도구를 사용하여 기능을 대체할 수 있다(그림 10-28).

④ 사지마비, 손상부위 C8

　C8 환자는 손가락 굴근 움직임까지 가능하여 일상생활 동작시 독립적 활동 범위가 더 넓다. 하지만 손의 기민함과 근력은 내재 손가락 근육(intrinsic hand muscle)과 엄지두덩 근육(Thenar muscle)의 마비로 제한적이다. 이러한 환자들은 중수지관절의 신전과 근위지간 관절 및 원위지간 관절 굴곡으로 물체를 잡을 수 있다. 이를 갈퀴 손(claw hand) 또는 intrinsic minus hand이라고 한다.

(5) 안정적으로 집안이나 지역사회에서 생활할 수 있도록 환경적인 접근방법에 대한 제언은 물론, 노화과정과 장기적인 관점에서 건강하고 올바른 생활습관을 유지할 때의 장점과 결과에 대하여 환자 및 보호자 교육이 필요하다.

　작업치료사의 일차 목표가 척수손상 환자의 일차 목표가 아닐 수 있다. 척수손상 환자를 대상으로 한 연구결과에서 환자가 확인한 작업치료 목표는 자조활동의 이동성, 옷 입기, 몸단장, 식사하기였으며, 그 다음으로 일과 생산성, 여가에 대한 요구도 순이었다. 이러한 연구결과는 COPM과 FIM 평가도구를 이용한 것이다. COPM은 환자와의 면담평가를 통해서 각 개인에게 의미 있는 수행문제의 중요도를 환자의 자가인식에 의한 치료 목표로 결정함으로써 수행영역을 선택하는데 도움이 되고, 재활과정에도 적극적으로 참여하게 된다.[87] 이처럼 많은 척수손상 환자들이 원했던 목표가 자기 몸을 스스로 다룰 수 있는 독립성을 우선적으로 원했기 때문에 손상수준별 척수손상 환자의 기능결과를 예측하여 연령이나 역할, 장소 등의 환자의 내적인 적응과정과 외적 환경을 고려하여 일상생활수행 훈련

표 10-4 | 척수손상 환자의 작업치료 과정

작업치료 과정	임상적 추론 과정	
	목적	치료사 추론 사례
의뢰 • 자기관리, 자기발전, 역할향상	• 환자의 진단, 상태, 배경 이해하기	• 사고 전 성격과 행동 양상에서 긍정적인 면을 알아보고 치료에 고려
평가 • 작업프로필, COPM; 마비에 대한 두려움, 우울, 가족에 대한 의존도 높음 • 신체적 평가(MMT, ROM, 근긴장, 감각, 팔뻗고 손 사용하기) 수행기술 저하; 근력, 지구력, 협응력, 힘 줄고정술 잡기(tenodesis grip) 가능 • 일상생활, 교육, 일, 여가, 사회적 참여 등 모든 작업 영역에서 제한	• 평가접근 및 방법 고려하기	• 우울감 해소와 의료진과의 라포형성을 위하여 침상에 누운 상태에서 버튼 조작하여 간호사 호출하기나 TV 리모컨 조작하기에 대한 가능성 확인 • 활발한 운동능력으로 신체적 잠재력 높고 스포츠 참여 가능성을 원하여 스포츠관람이나 휠체어스포츠 고려
치료 • 1~3주; 상지의 근력 강화 프로그램과 손가락 사용의 보상 방법에 의한 물건 조작하기, 유니버셜 커프로 식사, 양치질, 몸단장하기 훈련, 손목 보조기 점검 및 사용훈련, 카드뒤집기, 지폐 다루기, 병뚜껑 열기 등의 일상생활 활동에서 보상적 방법으로 손 사용하기, 휠체어 추진 및 이동훈련하기 • 4~6주; 상의와 하의 옷 입기 시도, 자가 운동, 녹음기와 책과 종이를 다루는 학생활동 준비, 휠체어로 지역사회 이동 체험, 보조기 착용하거나 미착용 상태로 동료와 보드게임하며 손 사용하기, 영구적 휠체어와 쿠션 구입 • 7~8주; 손 보조기 착용하고 도뇨관 사용훈련, 대학의 캠퍼스 방문하여 접근성 확인하기 **결과** • 퇴원 후에 독립적으로 학교와 지역사회에서 생활할 수 있는 준비가 추가로 필요하여, 지역 병원에서 학교생활과 도우미 교육을 목적으로 작업치료 서비스를 계속하였다. 1년 후에 학교 근처에 임대아파트를 얻어서 학교로 복귀하였다.	• 보상적 접근법과 적응적 접근법 적용 • 치료 사항에서 발생되는 문제 확인하기, 치료시간, 기간 고려하기 • 환자의 치료 내용에 관한 이해 정도 평가하기 • 실제수행과 기대치 비교하기 • 현재와 미래의 건강문제 예측 • 치료의 지속여부 결정하기 • 환자의 이해정도 파악하기	• 단기 목표로 먹기, 양치질하기, 쓰기, 전화기와 컴퓨터 사용하기 등 쉬운 활동으로 확신을 갖도록 하고 상의 옷 입기, 화장하기 등의 에너지와 시간 사용에 대한 효율성 고려하여 시도 • 사고 이전에 자기 관리 수준이 높기 때문에 초기에 우울했음에도 불구하고 프로그램에 참여하면서 어느 정도 독립성이 가능해지자 학교에 복귀하는 것이 가능하다는 것을 알고 컴퓨터 사용 및 문제해결을 쉽게 하고 새로운 도구에도 흥미를 보였다. • 퇴원 후에도 재활팀과 지속적으로 연락을 하며 진행사항을 알 수 있었다. 심한 장애에도 불구하고 사회로 복귀하여 의미 있는 삶에 참여할 수 있게 되었다. 앞으로도 대소변 관리와 피부 등의 예방에 관한 철저한 건강관리가 필요하다.

을 적용한다.

척수손상 환자의 손상수준별 기능은 훈련결과에 따라 차이가 있을 수 있다. 다음은 작업치료사가 임상적 추론에 의하여 작업치료 과정을 진행한 사례이다. 입원당시 16세 여자환자인 국가대표 운동선수는 훈련 중 경수 4, 5번 손상으로 수술 후 재활병동에서 작업치료 중재를 적용하였으며 지역사회에 복귀하였다(표 10-4).

3) 뇌성마비 아동 작업치료

아동 작업치료의 기본 원칙은 아동의 현재 발달 수준에 초점을 맞추고, 지연되어 있는 능력을 향상시키는 것이다. 아동은 성장하면서 일상생활활동과 지역사회에 자발적으로 참여 하고자 하는 욕구가 증가하기 시작한다.[88] 따라서 작업치료사들은 아동의 환경과 작업간의 역동적인 관계를 이해하여 작업능력을 회복시키고 또래와의 관계형성, 학습목표성취, 지역사회 환경에 참여시키기 위하여 아동은 물론 부모와 파트너쉽을 형성하여 그들이 원하고 만족하는 작업에 참여가 가능하도록 지원하여야 한다.

다른 장애와 마찬가지로 뇌성마비 아동을 위한 작업치료 목표는 독립성을 최대화시키고, 생의 주기에 따른 적절한 작업수행에 참여하도록 하는 것이다. 뇌성마비의 유형과 증상이 다양함에 따라 작업치료의 목표와 예후도 다양한 형태를 고려하여 적합한 보조도구와 환경적 수정을 통하여 접근해야 한다. 뇌성마비 아동을 위하여 주로 사용되는 작업치료는 놀이를 적용한 신경발달치료와 감각통합치료 등의 접근법과 일상생활의 참여를 촉진시킬 수 있는 보조도구를 사용한다.

(1) 신경발달치료는 현재까지 뇌성마비아동의 운동기능 향상을 위해 임상에서 가장 널리 사용되고 있는 치료법의 하나이다. 신경발달이론에 근거한 뇌성마비의 치료는 아동의 발달수준을 고려하여 부족한 요소를 파악해야 하며, 치료적 핸들링을 통하여 자세조절능력(postural control)을 향상시키고, 기형과 기능장애를 유발할 수 있는 운동패턴을 억제한다. 또한 치료사는 치료적 핸들링을 통하여 작업 참여에 필요한 순서적 동작을 반복적으로 연습시켜 과제의 학습으로 이어지도록 한다. 치료사는 움직임의 질을 강조하여 아동의 움직임이 기능적으로 향상되도록 초점을 둔다.[89]

(2) 강제유도운동치료는 정상측의 사용을 제한하고, 환측의 강제적인 사용을 유도하는 행동치료 방법으로 뇌성마비 유형에서 편마비 아동에게 최근 임상현장에서 널리 사용되고 있다. 뇌졸중 환자에서 구체적인 내용이 소개되었다.

(3) 보조도구는 관절가동범위 혹은 근력 등의 신체 기능의 제한정도를 보상해주고, 안전하고 효율적으로 과제를 수행하는데 도움이 된다. 뇌성마비 아동을 위한 보조도구는 자세를 교정하거나 지지해주는 휠체어, 식사의자(feeder seat), 코너의자(corner chair), 서기 지지대(standing frames), 보행기 등 다양하다. 식사의자는 머리 및 몸통조절이 어려운 아동에게 식사는 물론, 다양한 손 기능 활동을 위한 자세조절 의자로도 사용이 가능하다. 코너의자는 뇌성마비 아동에서 보이는 전형적인 변형자세, 비정상적인 근긴장 및 반사가 동반되는 증상의 완화를 목적으로 몸통과 골반을 적절하게 지지할 수 있다. 옆으로 눕기 자세를 보조하는 도구는 근긴장도를 완화하고, 머리와 손의 정중앙에 모을 수 있어서 놀이를 통해 양측성 손기능 활동의 촉진이 가능하다. 서기지지대는 독립적으로 설 수 없는 아동의 서기 자세를 돕고 다른 사람과의 눈높이를 확보할 수 있고 적절한 높이의 팔지지대에서 손의 사용을 촉진하는 다양한 놀이 및 활동이 가능하다.[90]

(4) 다음은 먹기 기능장애에 대한 중재의 지침이다.
- 아동의 자세는 어깨와 목의 자연스러운 자세, 정중선 위치로 오는 팔과 머리의 자세, 엉덩이 굽힘 자세, 바른 몸통의 자세가 되어야 한다. 팔과 손의 조절이 힘든 아동은 견관절의 안정성을 촉진해 준다.
- 아동과 신뢰관계를 형성하여 아동이 감각을 더 잘 받아들일 수 있도록 한다. 치료사의 손과 팔을 사용하여 아동의 머리와 턱의 자세 조절로 미성숙한 영아의 먹기 능력 향상에 도움을 준다. 치료는 아동이 편안함을 느끼는 수준에서 시작해야 한다. 정상 구강-감각 경험을 촉진시켜야 하고 거부감 있는 촉각 자극은 최소화하고, 놀이와 여러 활동들을 통해 구강-촉각 자극에 대한 적응을 할 수 있는 기회를 제공한다. 이러한 구강-촉각 감각 치료는 식사시간 전과 식사 중

에 한다. 또한 입 주위의 과민성을 둔화시키도록 잇 몸 마사지를 해준다. 구강 과민감각 및 거부반응의 치료에서 가장 중요한 점은 점진적인 감각 입력을 제 공하는 것이다.

- 긴장성 깨물기 반사가 나타나면 머리를 약간 굴곡하거나 중립 위치를 취하면서 머리, 목, 어깨 정렬을 시키고 목을 쭉 펴고 턱을 몸 쪽으로 잡아당긴다. 혀 내밀기 반응이 나타나면 혀를 안 쪽으로 당기는 근육을 자극하거나, 혀가 안 쪽으로 들어가는 반사를 유발하도록 혀를 앞쪽으로 빠르게 당겨준다.
- 목욕과 옷 입고 · 벗기는 구강-촉각 자극을 많이 제공하는 활동이다. 물로 몸을 적시거나 목욕 동안 아동에게 주스와 같은 음료를 제공하여 자극을 줄 수 있다. 얼어있는 차가운 고무젖꼭지를 빠는 것은 삼킴 반사의 타이밍을 향상시켜준다. 이러한 치료 과정은 호흡계 손상이나 흡인의 위험이 생기지 않도록 안전해야 한다. 또한 긍정적 행동, 보호자 교육, 환경 수정은 적절한 상호작용을 촉진시킬 수 있다.[91]

4) 감각통합치료

감각통합치료는 신체와 외부환경으로부터 오는 감각자극을 조직화하여 중추신경계의 능력을 향상시키고 적응반응을 이끌어 낼 수 있는 활동이 되도록 준비하는 능력을 갖추는 것이다. 치료의 목적은 뇌의 처리과정을 조직화시키기 위한 비인지적인 것으로 기능향상에 도움이 되는 것이지 아동의 행동이나 특별한 운동기술을 가르치는 것은 아니다. 그럼에도 불구하고 짧은 시간 학습에 도움이 된다.[92]

치료 환경은 아동이 자발적으로 활동에 참여하고, 계획하고, 주도해 나가게 한다. 적절하게 조성된 환경이라야 아동 스스로 활동을 선택하고 수행하는 것이 용이하다. 활동의 종류나 순서는 사전에 결정하지 않고 아동이 성공할 만한 도전가능성을 고려한 놀이를 제시하여 자발적으로 선택하도록 하여 내적동기를 유발한다. 아동의 발달과 반응을 고려하여 감각자극의 종류와 강도를 선택하도록 하고 놀이는 탐험과 창의적인 활동을 하도록 지지한다.

단순하고 수동적인 감각자극의 제공은 의미 있는 적응반응을 유도하지 않으므로 감각통합치료로 볼 수 없다. 감각통합치료는 집중적이고 장기적인 치료접근법이다.

(1) 감각조절장애의 치료

감각에 대한 예민함을 나타내는 감각방어의 경우에는 집중적인 개별 치료를 필요로 하며, 감각방어에 도움이 되는 감각정보는 깊은 촉각 압박감이다. 일반적으로 감각방어를 치료하는데 가장 중요한 것은 증상과 관련하여 나타나는 행동을 인식하는 것으로, 감각방어가 생활전반에 걸쳐서 많은 영향을 주고 있음을 알게 되는 과정이다. 하루 전반에 걸쳐 특정 활동을 특정 시간에 실시함으로서 대부분의 시간에 아동이 안정감을 느끼고 주의를 유지할 수 있도록 조직화되는 것을 도와준다. 이것은 신경학에 기초한 감각방어를 아는 전문가에 의해 개인별로 요구되는 적절한 환경과 영양분을 섭취하는 것과 같은 감각식이라 불리는 구조화된 감각처리 활동 프로그램을 계획하고 시간표를 작성하여 실시하여야 한다.[93] 아동에게 적합한 최적의 감각입력을 제공하는 감각식이는 각 아동마다 적절한 설계로 담요나 매트를 이용한 압박자극주기 등을 사용하거나, 무게를 첨가한 옷이나 적합한 도구를 사용하여 치료에 적용한다(그림 10-29).

깊은 압박과 고유수용성 감각의 치료로는 Willbarger

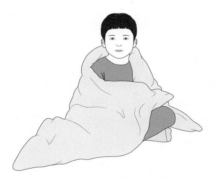

그림 10-29 | 무게담요 사용

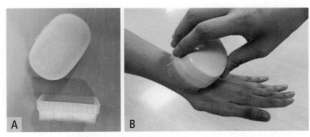

그림 10-30 | Willbarger Protocol 사용 그림
A: 도구, B: 손목관절에 압력을 가하는 모습

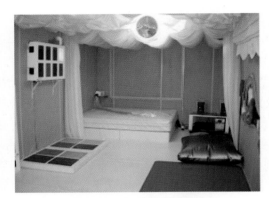

그림 10-31 | 스노즐렌치료실

Protocol을 사용하여 방어를 우선 치료하고 감각통합 훈련을 실시한다. Willbarger Protocol은 감각방어를 치료하기 위해 특별히 제작된 솔로 손, 발, 팔, 다리 등에 깊은 압박을 제공한 후 몸통과 팔, 다리, 손, 발의 관절에 압박을 두 시간 간격으로 제공하는 것이 요구된다(그림 10-30).

또한 각성 수준을 알고 원하는 시각, 청각, 촉각, 후각, 미각, 위치에 따른 전정이나 고유수용성에 움직임 등의 반응을 끌어내고, 불안감이나 스트레스 관리 목적으로 사용되는 다감각 치료실 환경(스노즐렌 룸)에서 심리안정을 통한 감각자극치료도 이용된다(그림 10-31).

(2) 감각구별장애의 치료

감각구별장애는 일반적으로 실행 장애와 함께 나타나며, 전정감각과 고유수용성 감각에 대한 구별장애가 있는 경우 머리나 신체 움직임의 변화를 구별하지 못하고, 힘의 강도를 적절히 조절하지 못한다. 실행 장애를 가진 아동의 대부분이 자세의 불안정을 보이므로, 아동의 몸과 주변의 물건이 환경적으로 효과적인 배치가 되도록 하는 것이 핵심이다.[94]

자세조절장애는 전반적인 근 긴장도의 문제, 자세의 불안정성, 평형반응과 균형반응의 부족 등이 주된 문제이다. 자세조절을 위한 항중력 근육의 발달은 항중력 자세를 이용한 활동이 도움이 된다. 예로 들면, 그네를 엎드린 자세에서 타면서 위아래로 바운싱을 하거나 손수레 걷기 자세(wheelbarrow walking)로 퍼즐 맞추기 같은 활동을 실시할 수 있다.

감각등록과 전체적인 감각통합을 향상시키기 위해서 적절한 감각입력의 선택과 치료도구를 신중하게 선택한다. 몸을 구부리고, 펴고, 회전하는 등의 몸 전체를 움직이는 실제 활동과제에 대한 생각과 개념화를 사용하여, 적응반응이 요구되는 단순한 활동으로 학습을 촉진할 수 있는 환경조성이 필요하다. 그리고 아동이 참여하는 과제활동은 무엇을 하려고 하는지 무엇을 하고 있는지를 생각하게 하고, 변화를 주는 것에도 성공할 수 있게 한다.

다양한 감각자극을 주는 치료도구를 이용하는 간단한 활동들은 다음과 같다.

신체인식과 자세안정성을 증진시키는 것은 색다른 움직임 감각을 경험하게 하도록 움직이는 도구나 공중에 매달린 도구로 사용되는 것은 그네, 그물망, 스쿠터보드, 흔들말, 트램플린 등의 놀이기구 사용으로 자극을 준다. 전방-후방의 선형움직임, 사물 주변을 돌거나 올라가기, 시소나 평균대를 이용한 균형잡기를 할 수 있다. 촉각구별능력을 향상시키기 위해서 모래나 볼풀을 이용한 촉각자극 놀이로 숨겨놓은 장난감 찾기를 한다. 운동계획능력을 향상시키기 위해서는 그물사다리 올라가기나 장애물 통과하기 게임을 한다. 양측협응을 향상시키기 위해서 천장에 매단 공을 치기위해 양손으로 방망이를 잡고 목표물을 향하여 휘두르며 친다. 그리고, 스쿠터보드에서 다양한 자세로 달리기나 양손으로 끈을 잡고 밀고 당기기를 한다. 안구운동조절능력과 시공간적 지각능력을 향상시키기 위해 콩주머니로 매달려있는 풍선이나 공맞추기를 한다. 중력에 대항하여 몸을 신전시키는 능력을 향상시키기 위하여 스쿠터보드에 엎드려서 바닥을 움직이거나 타고 경사로를 달려 내려온다. 몸의 굴곡능력을 향상시키기 위하여 천장에 매단 도구를 끌어안고 매달려서 탄다. 언어발달 기초행동 증진을 위해 적목 넘어트리기, 공 주고받기, 표적 맞추기, 끌어당기기 등으로 타인과의 주고받는 상호관계놀이를 한다. 그 이외에 다양한 질감의 헝겊이나 수건, 드라이기, 고무찰흙, 손가락 페인팅 등의 도구를 사용한다.[93]

적응운동반응에 문제를 가진 아동의 치료는 그들 자신의 몸을 움직여서 감각입력을 시킬 수 있는 기회를 제공하고, 좀 더 정상적인 움직임패턴의 출현을 촉진시키고, 모든 치료 상황에서 창의적이고 복합적인 놀이 환경을 조성하여 다양한 상호관계를 증진시켜 준다.

부록 10-1. 손 근력검사 정상 범위[20]

(1) 쥐는 힘(남성, kg)

Hand	Age	number	Mean ± SD	Range	Percentile		
					10	20	30
Right hand	20~29	174	48.9±8.3 AB	22~68	38	42	44
	30~39	236	48.3±7.6 C	22~80	38	42	44
	40~49	92	46.9±6.6	28~63	38	42	44
	50~59	48	44.4±6.3 AC	55~62	38	40	42
	60~	31	43.9±6.2 B	30~60	38	40	40
	All Subjects	581	47.7±7.6	22~80	38	42	44
Left hand	20~29	174	45.6±7.6	18~61	36	40	42
	30~39	236	45.4±7.3	23~65	36	40	42
	40~49	92	44.8±6.8	24~62	35	40	42
	50~59	48	43.5±6.9	24~62	36	38	40
	60~	31	42.2±5.3	30~54	36	39	40
	All Subjects	581	45.0±7.2	18~65	36	40	42

Means with same letters are significants different at p<0.05 by Scheff's multiple comparison test.

(2) 쥐는 힘(여성, kg)

Hand	Age	number	Mean ± SD	Range	Percentile		
					10	20	30
Right hand	20~29	204	27.5±5.4	12~45	20	22	25
	30~39	69	26.8±5.8	12~45	20	22	24
	40~49	58	28.2±4.9	18~41	22	24	26
	50~59	48	26.2±4.9	14~34	20	23	24
	60~	23	24.8±5.6	16~42	18	22	22
	All Subjects	402	27.2±5.4	12~45	20	22	24
Left hand	20~29	204	25.7±5.4	12~46	19	22	22
	30~39	69	25.0±5.9	10~46	18	20	22
	40~49	58	26.4±4.1	20~38	22	23	24
	50~59	48	25.2±4.5	14~34	18	22	23
	60~	23	23.4±5.4	16~38	18	20	20
	All Subjects	402	25.5±5.24	10~46	19	22	22

(3) 집는 힘 - 끝 집기(남성, kg)

Hand	Age	number	Mean ± SD	Range	Percentile		
					10	20	30
Right hand	20~29	174	6.4±2.6 A	1.2~17.0	3.5	4.1	5.0
	30~39	236	6.7±2.2 BC	1.5~14.0	3.8	5.0	5.5
	40~49	92	5.1±1.9 AB	2.2~10.0	3.0	3.3	3.8
	50~59	48	5.4±2.2 C	1.4~12.5	3.0	3.5	4.0
	60~	31	6.3±2.4 C	2.5~12.0	3.5	4.0	4.5
	All Subjects	581	6.2±2.4	1.2~17.0	3.5	4.0	4.8
Left hand	20~29	174	6.2±2.4	2.0~16.0	3.4	4.0	5.0
	30~39	236	6.5±2.3	2.1~14.0	3.7	4.5	5.0
	40~49	92	4.8±1.8	2.0~9.0	2.8	3.1	3.5
	50~59	48	4.9±1.9	2.0~10.0	2.9	3.2	4.0
	60~	31	5.8±2.3	2.4~11.4	3.5	4.0	4.5
	All Subjects	581	6.0±2.3	2.0~16.0	3.0	4.0	4.5

Means with same letters are significants different at p<0.05 by Scheff's multiple comparison test.

(4) 집는 힘 - 끝 집기(여성, kg)

Hand	Age	number	Mean ± SD	Range	Percentile		
					10	20	30
Right hand	20~29	204	4.0±1.4	1.4~7.6	2.3	2.5	3.0
	30~39	69	3.7±1.3	1.6~8.0	2.0	2.5	2.8
	40~49	58	3.7±1.7	1.6~7.8	1.9	2.0	2.3
	50~59	48	4.0±1.3	1.9~7.8	2.3	2.5	3.0
	60~	23	3.7±1.4	1.4~6.9	2.0	2.0	3.0
	All Subjects	402	3.9±1.4	1.4~8.0	2.0	2.5	3.0
Left hand	20~29	204	3.8±1.4	1.5~8.1	2.0	2.5	3.0
	30~39	69	3.4±1.3	1.5~7.5	1.8	2.1	2.5
	40~49	58	3.6±1.6	1.5~7.8	1.9	3.0	2.3
	50~59	48	3.7±1.2	2.0~6.5	2.1	2.4	3.0
	60~	23	3.8±1.6	1.2~7.5	1.6	2.1	3.0
	All Subjects	402	3.7±1.4	1.2~8.1	2.0	2.3	2.6

(5) 집는 힘 - 측면 집기(남성, kg)

Hand	Age	number	Mean ± SD	Range	Percentile		
					10	20	30
Right hand	20~29	174	9.3±2.9	1.8~23.0	5.7	7.0	8.0
	30~39	236	9.5±2.5	3.5~15.5	6.0	7.0	8.0
	40~49	92	7.6±2.6	2.7~14.0	4.8	5.2	5.6
	50~59	48	7.7±2.5	2.0~12.2	4.5	5.4	6.0
	60~	31	9.2±2.6	2.5~15.0	5.5	7.0	8.5
	All Subjects	581	9.0±2.7	1.8~230	5.5	6.5	7.5
Left hand	20~29	174	8.9±2.7	2.2~21.0	5.5	6.5	7.5
	30~39	236	8.8±2.2	3.1~15.0	5.7	6.9	7.6
	40~49	92	7.1±2.5	2.0~13.5	4.5	5.0	5.5
	50~59	48	7.2±2.2	2.6~11.4	4.0	5.0	5.7
	60~	31	8.7±2.3	4.0~13.0	5.5	6.5	8.0
	All Subjects	581	8.4±2.5	2.0~21.0	5.1	6.0	7.0

(6) 집는 힘 – 측면 집기(여성, kg)

Hand	Age	number	Mean±SD	Range	Percentile		
					10	20	30
Right hand	20~29	204	5.6±1.6	1.6~14.0	3.5	4.2	4.8
	30~39	69	5.4±1.5	2.5~8.5	3.8	4.0	4.5
	40~49	58	5.2±1.4	2.5~8.1	3.2	4.0	4.5
	50~59	48	5.3±1.4	2.2~9.5	3.8	4.0	4.5
	60~	23	5.3±1.5	2.5~8.5	3.5	3.8	4.5
	All Subjects	402	5.2±1.5	1.6~14.0	3.5	4.0	4.5
Left hand	20~29	204	5.3±1.6	1.7~13.0	3.5	4.0	4.5
	30~39	69	5.2±1.5	1.4~8.5	3.5	3.8	4.2
	40~49	58	4.9±1.5	1.5~8.9	3.0	3.9	4.5
	50~59	48	4.9±1.5	2.3~9.5	3.5	4.0	4.4
	60~	23	4.8±1.5	2.0~7.9	3.0	3.5	4.2
	All Subjects	402	5.5±1.5	1.4~13.0	3.5	3.9	4.3

(7) 집는 힘 – 손가락 장측 집기(남성, kg)

Hand	Age	number	Mean±SD	Range	Percentile		
					10	20	30
Right hand	20~29	174	9.2±3.0	3.0~24.0	6.0	7.0	7.5
	30~39	236	9.3±2.1	4.0~15.0	6.5	7.5	8.0
	40~49	92	9.8±2.5	4.5~19.0	6.5	7.5	8.5
	50~59	48	9.3±2.1	4.5~13.5	6.5	7.5	8.0
	60~	31	8.7±1.9	5.0~14.3	6.5	7.5	7.5
	All Subjects	581	9.3±2.5	3.0~24.0	6.5	7.5	8.0
Left hand	20~29	174	8.9±2.7	3.0~23.0	6.0	7.0	7.5
	30~39	236	8.8±2.1	4.2~15.9	6.0	7.5	7.5
	40~49	92	9.2±2.5	4.0~18.0	6.0	7.0	7.5
	50~59	48	8.6±2.2	4.0~13.5	5.2	7.0	7.5
	60~	31	8.2±2.0	5.0~13.7	6.0	6.5	7.0
	All Subjects	581	8.9±2.4	3.0~23.0	6.0	7.0	7.5

(8) 집는 힘 – 손가락 장측 집기(여성, kg)

Hand	Age	number	Mean±SD	Range	Percentile		
					10	20	30
Right hand	20~29	2.4	6.8±1.9	3.0~15.0	4.5	5.0	5.5
	30~39	69	7.0±1.6	3.5~10.8	5.0	5.5	6.0
	40~49	58	7.6±1.7	4.0~11.8	5.0	6.5	7.0
	50~59	48	7.4±1.6	3.0~10.1	5.5	6.1	6.5
	60~	23	6.1±1.4	3.5~8.9	4.5	5.0	5.0
	All Subjects	402	6.9±1.8	3.0~15.0	4.8	5.3	6.0
Left hand	20~29	2.4	6.4±1.9	3.0~19.0	4.5	5.0	5.5
	30~39	69	6.7±1.6	3.0~11.0	4.5	5.5	5.7
	40~49	58	7.1±1.5	3.4~9.9	4.5	6.1	6.4
	50~59	48	6.8±1.4	4.0~9.4	5.0	5.4	6.0
	60~	23	5.7±1.2	3.4~7.5	3.5	5.0	5.0
	All Subjects	402	6.6±1.7	3.0~19.0	4.5	5.0	5.5

부록 10-2-1. Jebsen 수기능 검사 평가지

(1) Jebsen and Taylor hand function test

Hand	Dominant hand( )	Non-dominant hand( )
1. 짧은 문장 쓰기	sec	sec
2. 카드 뒤집기	sec	sec
3. 작은 물건 깡통에 넣기	sec	sec
4. 먹는 흉내 내기	sec	sec
5. 장기말 쌓기	sec	sec
6. 크고 가벼운 깡통 옮기기	sec	sec
7. 크고 무거운 깡통 옮기기	sec	sec

(2) Grasp power measurement

		Rt. (lb)	Lt. (lb)
Grasp power			
Grip power	tip pinch		
	lateral pinch		
	3 jaw chuck		

부록 10-3. 뇌졸중 상지 기능 검사(Manual Function Test: MFT) – 검사 항목

검사일자		Rt.	Lt.	Rt.	Lt.	Rt.	Lt.
Shoulder Flexion	1) 45도 미만 2) 45~90도 3) 90~135도 4) 135도 이상						
Shoulder abduction	1) 45도 미만 2) 45~90도 3) 90~135도 4) 135도 이상						
손을 후두부에	1) 조금 움직임 2) 손이 흉부 위까지 3) 손이 후두부에 닿음 4) 손바닥이 완전히 닿음						
손을 등에	1) 조금 움직임 2) 동측 둔부에 닿음 3) 손가락, 손등이 척추에 4) 손바닥이 완전히 닿음						
Grasp	1) Ball을 잡고 있음 2) Ball을 놓을 수 있음 3) Ball을 집어 올림						
Pinch grasp	1) 연필을 집어 올림 2) 동전을 집어 올림 3) 바늘을 집어 올림						
입방체의 운반	1) 5초 이내에 1~2개 2) 5초 이내에 3~4개 3) 5초 이내에 5~6개 4) 5초 이내에 7~8개						
Pegboard	1) 30초 이내에 1~3개 2) 30초 이내에 4~6개 3) 30초 이내에 7~9개 4) 30초 이내에 10~12개 5) 30초 이내에 13~15개 6) 30초 이내에 16개 이상						
총점							

부록 10-2-2. Jebsen 수기능 검사 정상 범위[20]

(1) 정상인의 우성수에 대한 젭슨 수기능검사 수치

Subtests	Females(sec.)*	Males(sec.)*
1. 짧은 문장 쓰기	8.6±3.5	9.0±2.2
2. 카드 뒤집기	3.2±0.4	3.3±0.5
3. 작은 물건 깡통에 넣기	5.5±1.0	5.6±1.0
4. 먹는 흉내 내기	7.1±1.4	7.3±1.1
5. 장기말 쌓기	3.3±1.1	3.1±0.7
6. 크고 가벼운 깡통 옮기기	3.2±0.5	3.0±0.6
7. 크고 무거운 깡통 옮기기	3.1±0.5	2.9±0.6

* Mean±S.D.

(2) 정상인의 비우성수에 대한 젭슨 수기능검사 수치

Subtests	Females(sec.)*	Males(sec.)*
1. 짧은 문장 쓰기	24.0±10.5	24.1±6.0
2. 카드 뒤집기	3.5±0.5	3.5±0.5
3. 작은 물건 깡통에 넣기	5.5±0.9	6.2±1.1
4. 먹는 흉내 내기	8.3±1.5	8.6±1.3
5. 장기말 쌓기	3.7±1.6	3.3±0.5
6. 크고 가벼운 깡통 옮기기	3.3±0.4	3.2±0.6
7. 크고 무거운 깡통 옮기기	3.2±0.4	3.1±0.5

* Mean±S.D.

부록 10-4-1. 상자와 나무토막 검사(Box and Block Test) 정상치(성인; Mathiowetz, 1985)

연령대 (세)	남자				여자			
	평균		표준편차		평균		표준편차	
	Rt.	Lt.	Rt.	Lt.	Rt.	Lt.	Rt.	Lt.
20~24	88.2	86.4	8.8	8.5	88.0	83.4	8.3	7.9
25~29	85.0	84.1	7.5	7.1	86.0	80.9	7.4	6.4
30~34	81.9	81.3	9.0	8.1	85.2	80.2	7.4	5.6
35~39	81.9	79.8	9.5	9.7	84.8	83.5	6.1	6.1
40~44	83.0	80.0	8.1	8.8	81.1	79.7	8.2	8.8
45~49	76.9	75.8	9.2	7.8	82.1	78.3	7.5	7.6
50~54	79.0	77.0	9.7	9.2	77.7	74.3	10.7	9.9
55~59	75.2	73.8	11.9	10.5	74.7	73.6	8.9	7.8
60~64	71.3	70.5	8.8	8.1	76.1	73.6	6.9	6.4
65~69	68.4	67.4	7.1	7.8	72.0	71.3	6.2	7.7
70~74	66.3	64.3	9.2	9.8	68.6	68.3	7.0	7.0
75세 이상	63.0	61.3	7.1	8.4	65.0	63.6	7.1	7.4

부록 10-4-2. 상자와 나무토막 검사(Box and Block Test) 정상치(소아: 김진현, 2004)

나이	남자		여자	
	오른손	왼손	오른손	왼손
8	64.80±7.69	56.00±11.66	63.38±8.46	55.08±7.14
9	71.56±7.86	60.89±9.95	64.00±7.64	55.78±8.83
10	76.00±4.98	64.40±7.16	75.79±11.35	66.11±6.85
11	77.09±10.26	70.00±7.88	82.50±7.28	71.25±9.93
12	84.22±9.25	73.33±4.94	82.67±8.56	71.56±6.12
13	95.60±7.16	78.40±8.04	88.80±12.19	75.02±12.19

단위 : 평균개수±표준편차, 개수

부록 10-5. 퍼듀 페그보드 검사(Perdue Pegboard Test) 정상치

남자 연령대 (세)	점수			
	우세손(개)	비우세손(개)	양손(줄)	조립(개)
11~15	14.2±2.5	12.5±2.4	11.6±1.8	32.0±5.8
16~19	16.9±2.9	15.0±1.0	13.6±2.6	39.3±4.8
20~29	16.1±2.0	14.6±1.9	12.8±2.9	38.2±4.8
30~39	16.9±1.4	15.4±1.7	12.8±1.5	39.7±6.1
40~49	14.4±2.3	14.0±2.1	11.6±1.9	31.5±6.3
50~59	14.7±1.3	13.8±1.5	11.2±1.0	27.9±5.8

여자 연령대 (세)	점수			
	우세손(개)	비우세손(개)	양손(줄)	조립(개)
11~15	15.5±2.4	13.6±1.5	11.3±1.8	34.1±4.0
16~19	16.5±2.8	14.8±2.5	13.4±2.1	40.9±8.4
20~29	17.4±1.4	16.9±1.9	13.6±0.9	39.0±4.2
30~39	16.4±1.4	16.1±1.2	14.0±2.3	38.9±6.5
40~49	16.7±1.8	15.4±1.8	13.4±1.7	33.2±5.9
50~59	15.6±2.2	14.1±1.8	11.9±1.4	30.4±3.7

부록 10-6-1. Wolf 운동기능검사 평가표(박창식, 2005)

한글판 Wolf 운동 기능 검사(과제 설명)

과제 1. 측면으로 탁자위에 전완 놓기
환자는 어깨를 외전 시켜서 팔(팔꿈치에서 손목부위)을 책상 위에 놓는다. 손바닥을 펼 필요는 없다. 양측 전완과 손이 책상에 닿으면 종료된다.

과제 2. 측면에서 상자위에 전완 올리기
환자는 어깨를 더 외전시킴으로써 전완을 상자위에 올리도록 한다. 결국 전완은 상자위에 평평하게 놓여야 하고 손은 상자의 모서리 끝에서 늘어지게 된다. 손목은 상자의 앞쪽 모서리에서 2 cm 멀리 놓여야 하고 팔꿈치는 상자의 앞쪽 모서리 위에 놓여야 한다.

과제 3. 팔꿈치를 측면으로 펴기
환자는 팔꿈치를 측면으로 신전시켜서 검사판상의 40 cm 선을 가로지르도록 한다. 팔꿈치는 과제를 수행하는 동안 책상 위로 들어올릴 수 있다. 이것은 키가 작은 피실험자가 40 cm선에 도달할 수 있는 유일한 방법일 수도 있다. 어깨는 몸통이 기우는 것을 방지하기 위하여 일정한 수준을 유지하여야 한다. 약간의 외회전이 동반될 수 있지만 검사자는 이러한 운동이 과도하게 일어나는 것은 방지해야 한다.

과제 4. 팔꿈치를 측면으로 펴서 모래주머니(weight) 밀기
환자는 팔꿈치를 신전시키고 어깨는 외회전시킴으로써 검사판상의 40 cm 선을 가로질러 모래주머니를 밀도록 시도한다. 팔꿈치는 과제를 수행하는 동안 책상과 닿도록 한다. 어깨는 몸통이 기우는 것을 방지하기 위하여 일정 수준을 유지해야 한다.

과제 5. 정면에서 탁자위에 손 올리기
환자는 책상 위에 손을 올려놓도록 시도한다. 손의 뒤꿈치(hand heel)는 책상의 앞쪽 모서리로부터 2 cm 선을 넘도록 한다. 손바닥을 평평하게 펼 필요는 없다.

과제 6. 정면에서 손을 상자위로 올리기
환자는 상자 위에 손을 올려놓도록 시도한다. 손의 뒤꿈치(hand heel)는 상자의 앞쪽 모서리를 지나 놓여야 한다. 손바닥을 평평하게 펼 필요는 없다.

과제 7. 모래주머니(weight) 차고 상자위에 손 올리기
환자는 검사하고자 하는 손을 상자 위에 놓아 손 뒤꿈치(hand heel)가 상자의 앞쪽 모서리 위에 놓이도록 한다. 환자는 앞으로 몸을 기울이거나 모래주머니를 들어올리는데 몸을 사용할 수 없다. 환자의 등은 의자와 항상 닿아 있어야 한다. 검사자는 환자의 등이 의자에서 떨어지는지 알기 위해 손가락을 의자의 가장 윗부분, 환자의 등 뒤에 손가락을 위치시킨다. 손목 근처에 모래주머니가 채워졌을 때 책상에 닿지 않도록 충분한 공간을 남겨두어야 한다.

과제 8. 모래주머니(weight) 끌어당기기
환자는 8 cm 선을 가로질러 1 lb의 모래주머니를 끌어당기도록 한다. 과제도구는 대략 7.6 cm (3인치)가 되도록 접힌 소매형 모래주머니이다.

과제 9. 캔 들어올리기
환자는 캔을 들어올려 원통모양 잡기(cylindrical grasp)를 이용하여 입에 가져가려고 시도한다. 캔 위쪽 쥐기(overhand grasp)는 이 검사에서 허용되지 않는다.

과제 10. 연필 들어올리기
환자는 연필을 엄지손가락, 검지, 중지를 사용하여(3 jaw chuck grasp) 들어 올리도록 시도한다. 연필은 책상 위에서 들어올려져야지 모서리를 벗어나서는 안 된다.

과제 11. 클립 들어올리기
환자는 클립을 엄지와 검지를 이용하여(pincer grasp) 들어 올리려고 시도한다. 클립은 책상 위에서 들어올려져야하며 모서리를 벗어나서는 안 된다.

과제 12. 체커(장기말) 쌓기
환자는 2개의 양쪽의 체커(장기말)를 중간의 체커(장기말) 위에 놓도록 한다. 양쪽의 체커(장기말) 중 어느 쪽을 먼저 들어도 무방하다.

검사 13. 카드 뒤집기
환자는 카드의 가까운 쪽 가장자리에서 엄지와 검지를 이용하여(pincer grasp) 뒤집도록 시도한다. 카드는 옆으로 뒤집어야 한다. 카드는 일직선이 되거나 뒤집은 후에 정렬할 필요는 없다. 먼저 검사하고자 하는 쪽의 카드를 뒤집고 이후 중간의 카드, 반대편의 카드 순서로 뒤집는다. 손가락에 물기나 침을 묻혀 카드를 쥐도록 해서는 안 된다.

검사 14. 악력
환자는 악력계를 최대한 힘껏 쥐도록 한다. 검사는 1분의 휴식시간을 갖고 3번 시행한다.

검사 15. 자물쇠에 있는 열쇠 돌리기
환자는 엄지와 검지를 이용한 측면 파악(lateral pincer grasp)을 이용하여 자물쇠에 꽂힌 열쇠를 수직방향에서 검사하고자 하는 수평방향으로 회전시키도록 한다. 다음에 반대방향으로 돌리고 나서 최종적으로 수직의 출발위치로 돌린다. 자물쇠는 180도 회전이 가능해야 하며 중심에서 양측으로 90도 회전이 가능해야 한다.

검사 16. 수건 접기
환자는 양손을 이용하여 수건의 모서리를 잡아서 들어 올린다. 먼저 세로 방향으로 접고, 다음에 가로 방향으로 접는다. 두 번째 접을 때에는 검사하고자 하는 팔만을 사용하여야 한다. 접기는 반드시 정확할 필요는 없지만 수건의 모서리는 대략 맞아야 한다(1.5인치 이내).

검사 17. 바구니 들기
환자는 손잡이를 쥐어 바구니를 들어올리고 바퀴달린 침상탁자의 끝 가장자리에 바구니를 놓는다. 바구니의 끝 가장자리는 침상탁자의 가장자리와 닿아야 한다.

부록 10-6-2. Functional Ability Scale

0 – Does not attempt with upper extremity (UE) being tested.
1 – UE being tested does not participate functionally; however, attempt is made to use the UE. In unilateral tasks the UE not being tested may be used to move the UE being tested.
2 – Does, but requires assistance of the UE not being tested for minor readjustments or change of position, or requires more than two attempts to complete, or accomplishes very slowly. In bilateral tasks the UE being tested may serve only as a helper.
3 – Does, but movement is influenced to some degree by synergy or is performed slowly or with effort.
4 – Does; movement is close to normal*, but slightly slower; may lack precision, fine coordination or fluidity.
5 – Does; movement appears to be normal*.

*For the determination of normal, the less-involved UE can be utilized as an available index for comparison, with pre-morbid UE dominance taken into consideration.

부록 10-7. Fugl Meyer Assessment (FMA) 평가지

Fugl-Meyer

UPPER EXTREMITY

A. Shoulder/Elbow/Forearm in a seated patient		
I. Reflex		
biceps finger flexors triceps (0 = no reflex, 2 = reflexes present)		
Total (max= 4)		
II. Volitional movement in synergy		
A. Flexor synergy: supinated forearm to ipsilateral ear with elbow flexed, and shoulder abducted 90 degrees, externally rotated, retracted and elevated. (0= unable to perform, 1= partially perform, 2= full) shoulder retraction elevation abduction ext. rotation elbow flexed forearm supinated		
B. Extensor synergy: from flexor synergy pattern above, adduct and internally rotate the shoulder, extend the arm, pronate the forearm and reach for the contralateral leg. (0= unable to perform, 1= partially perform, 2= full) shoulder add/int rot elbow extension forearm pronation		
Total (max= 18)		
III. Volitional motion mixing dynamic flexor and extensor synergy		
A. Hand to lumbar spine (0= unable to perform, 1= hand passes ant. iliac fossa, 2= full)		
B. Flex shoulder 90 degrees (0= arm abd. and elbow flexed at onset, 1= arm abd. and elbow flexed later in phase, 2= full)		
C. Forearm supination/pronation (Elbow at 90 and shoulder at 0) (0= shoulder and elbow out of position and or can't pronate/supinate, 1= limited pronation/supination with correct elbow/shoulder position, 2= full)		
Total (max= 6)		
Total (max=2)		

Ⅳ. Volitional movement with little or no synergy dependence

A. shoulder abduction to 90 (elbow extended, forearm pronated) (0= initial elbow flexion or loss of forearm pronation, 1= abduction only in part or if elbow flexion or loss of forearm pron. occurs during motion, 2= full)

B. shoulder flexion 90~180 (0= arm abducted or elbow flexed at onset, 1= arm abducted or elbow flexed later in motion, 2= full)

C. forearm pronation–supination (elbow extended, shoulder 30~90) (0= incorrect shoulder and elbow position or unable to pronate/supinate,1= correct shoulder and elbow position but only limited pronation/supination, 2= full)

Total (max= 6)

Ⅴ. Normal reflex activity (only if patient scored '6' in Ⅳ)

(0= at least 2 of 3 reflexed are markedly hyperactive(4+)
1= 1 reflex markedly hyperactive (4+) or at least 2 reflexes lively
2= no more than 1 reflex lively (3+) and no reflexes markedly hyperactive (4+))

Total (max=2)

B. Wrist

Ⅰ. Wrist stability: wrist position at 15 degrees dorsiflexion with shoulder at 0, elbow at 90 and forearm pronated.

Ⅱ. Wrist flex/ext: repeated full flex/ext with above elbow, forearm and shoulder position(may support forearm)
(0= no volitional movement, 1= volitional movement but not full range, 2= full)

Ⅲ. Wrist stability: wrist position at 15 degrees dorsiflexion with shoulder flexed and or abducted, elbow at 0 and forearm pronated(may support arm)
(0= can't dorsiflex to above position, 1= dorsiflex to 15 degrees but without resistance, 2=can dorsiflex and maintain against slight resistance)

Ⅳ. Wrist flex/ext: repeated full flex/ext with above elbow, forearm and shoulder position(as in Ⅲ)
(0= no volitional movement, 1= volitional movement but not full range, 2= full)

Ⅴ. Circumduction
(0= no circum, 1= jerky or incomplete circum, 2= full)

Total (max= 10)

C. Hand

Ⅰ. Mass flexion: flex all fingers
(0= no flexion, 1= some but not active finger flexion, 2= full active flexion compared to the other side)

Ⅱ. Mass extension: from the position of full active or passive flexion, extend all fingers
(0= no ext, 1= can release an active mass flexion grasp, 2= full active extension compared to the other side)

Ⅲ. Grasp A (hook grasp): extend the MCP joint and flex PIP and DIP joints of digits Ⅱ–Ⅳ; test grasp against resistance
(0= position can't be attained, 1= grasp is weak, 2= grasp maintained against strong resistance)

Ⅳ. Grasp B (radial grasp): thumb to lat. side of 2nd digit
(0= can't perform, 1= paper between the thumb and 2nd metacarpal can be kept in place but not with resistance, 2= paper held well against tug)

Ⅴ. Grasp C (pincer grasp): oppose thumb pulpa against pulpa of the 2nd digit and pencil is interposed
(0= can't perform, 1= can hold pencil but not with resistance, 2= pencil held well against resistance)

Ⅵ. Grasp D: grasp a cylinder with volar surface of the 1st and 2nd fingers
(0= can't perform, 1= can hold but not with resistance, 2= held well against resistance)

Ⅶ. Grasp E (spherical grasp)
(0= can't perform, 1= can hold but not with resistance, 2= held well against resistance)

Total (max= 14)

D. Coordination/Speed		
finger to own nose in rapid succession 5 times, blind folded. Measure time and compare with opposite side. 1. Tremor (0= marked, 1= slight, 2= no) 2. Dysmetria (0= pronounced or unsystematic, 1= slight and systematic, 2= no) 3. Speed (0= at least 6 seconds slower on the affected U/E than the unaffected, 1= 2 to 5 seconds slower on the affected U/E, 2= less than 2 seconds difference)		
Total (max=6)		
U/E Total (max= 66)		

LOWER EXTREMITY

E. Hip/Knee/Ankle		
I. Reflex: (patient supine)		
patella Hamstring Achilles (0= no, 2= yes)		
Total (max= 4)		
II. Volitional movement in synergy		
A. Flexor synergy: patient is supine and instructed to flex the hip, knee and ankle joints maximally hip flex/abd knee flex ankle dorsiflex (0= can't perform, 1= perform in part, 2= full)		
B. Extensor synergy: from "end point" of flexor synergy, extend the hip, knee and ankle against resistance hip ext hip abd knee ext ankle plantar flex (0= can't perform, 1= against little resistance, 2= normal or nearly normal strength)		
Total (max= 14)		
III. Volitional motion mixing dynamic flexor and extensor synergy (patient sitting)		
A. knee flexion (0= no, 1= flex up to 90, 2= flex beyond 90)		
B. ankle dorsiflexion (0= no, 1= impaired active flex, 2= normal)		
Total (max= 4)		
IV. Volitional movement with little or no synergy dependence.(patient standing)		
A. knee flexion to 90 (hip at 0) (0= no, 1= <90 flexion or hip is flexed during movement, 2= full 90 flexion in isolation)		
B. ankle dorsiflexion (0= no, 1= impaired active dorsiflex, 2= normal)		
Total (max= 4)		
V. Normal reflex activity (only if patient scored '4' in IV)		
0= at least 2 of 3 reflexes are markedly hyperactive (4+), 1= 1 reflex markedly hyperactive (4+) or at least 2 reflexes livley (3+), 2= no more than 1 reflex lively (3+) and no reflexes markedly hyperactive (4+))		
Total (max= 2)		

F. Coordination and Speed: heel to shin in rapid succession 5 times		
I. Tremor (0= marked, 1= slight, 2= no)		
II. Dysmetria (0= pronounced or unsystematic, 1= slight and systematic, 2= no)		
III. Speed (0= at least 6 seconds slower on the affected L/E than the unaffected, 1= 2 to 5 seconds slower on the affected U/E, 2= less than 2 seconds difference)		
Total (max= 6)		
U/E Total (max= 34)		
Total U/E and L/E (max= 100)		

부록 10-8. Motricity Index 평가지

PATIENT'S NAME:

HOSPITAL NUMBER:

MOTRICITY INDEX AND TRUNK CONTROL TEST

Date									
Side tested									
ARM TO BE CONDOCTED IN SITTING POSITIOIN									TEST 1 (Pinch grip) 0 = No movement 11 = Grips cube but unable to hold against gravity. 22 = Grips cube, held against gravity but not against weak pull. 26 = Grips cube against pull but weaker than other/normal side. 33 = Nomal pinch grip.
I. Pinch grip 2.5cm cube between thumb and for efinger.									
2. Elbow flexion from 90°, voluntary contraction/movement.									
3. Shoulder abduction from plantar flexed position.									
LEG TO BE CONDOCIED IN SITTING POSITIOIN									TEST 2~6 0 = No movement 9 = Palpable contraction in muscle but no movement. 14 = Movementseen but not full range/not against gravity. 19 = Full range against gravity, not against resistance. 25 = Movement against resistance but weaker than other side. 33 = Nomal power
4. Ankle dorsiflexion from plantar flexed position.									
5. Knee extension from 90°, voluntary contraction/movement.									
6. Hip flexion usually from 90°									
ARM SCORE (I +2+3)									
LEG SCORE (4+5+6)									
SIDE SCORE (Arm + leg)/2									

부록 10-9. KSCIM-R

한국어판 척수독립성지수 – 개정판
Korean Version of Spinal Cord Independence Measure – Revised (KSCIM-R)

자가 관리

1) 식사(숟가락질, 젓가락질, 뚜껑 열기, 음식물 입으로 가져가기, 컵 쥐기)
  0. 비경구적 섭취 또는 완전히 의존적인 경구 섭취
  1. 여러 보조 도구를 이용한 먹기 좋게 준비된 음식 섭취, 컵을 쥘 수 없음.
  2. 한 가지 보조 도구를 이용하여 먹기 좋게 준비된 음식 섭취, 특수 컵을 쥘 수 있음.
  3. 보조 도구 없이 약간의 도움으로 음식 섭취, 변형된 숟가락 사용, 음식 잘라주기, 음식물 뚜껑 여는데 도움 필요, 보통 컵을 쥘 수 있다.
  4. 보조 도구, 도움 없이 완전 독립적으로 수행

2) 목욕(비누칠하기, 수도꼭지 조작, 물로 씻어내기)
  A) 상체
   0. 완전히 의존적
   1. 약간의 도움으로 씻을 수 있음.
   2. 보조 도구를 이용하여 독립적으로 씻을 수 있음(특별히 준비된 환경)
   3. 보조 도구, 도움, 특별히 준비된 환경 없이 완전 독립적으로 수행
  B) 하체
   0. 완전히 의존적
   1. 약간의 도움으로 씻을 수 있음.
   2. 보조 도구를 이용하여 독립적으로 씻을 수 있음(특별히 준비된 환경)
   3. 보조 도구, 도움, 특별히 준비된 환경 없이 완전 독립적으로 수행

3) 옷 입기(옷 준비, 상의와 하의 입기, 옷 벗기)
  A) 상체
   0. 완전히 의존적
   1. 약간의 도움으로 입을 수 있음.
   2. 보조 도구를 이용하여 독립적으로 입을 수 있음(특별히 준비된 환경)
   3. 보조 도구, 도움, 특별히 준비된 환경 없이 완전 독립적으로 수행
  B) 하체
   0. 완전히 의존적
   1. 약간의 도움으로 입을 수 있음.
   2. 보조 도구를 이용하여 독립적으로 입을 수 있음(특별히 준비된 환경)
   3. 보조 도구, 도움, 특별히 준비된 환경 없이 완전 독립적으로 수행

4) 세면(손과 얼굴 씻기, 이 닦기, 빗질, 면도, 화장)
  0. 완전히 의존적
  1. 한 가지 작업만 가능(위의 예 중에서)
  2. 보조 도구를 이용하여 몇 가지 작업을 행할 수 있음 보조기 탈착에 도움 필요
  3. 도움 없이 보조 도구를 이용하여 모든 작업을 행할 수 있음.
  4. 보조 도구, 도움 없이 완전 독립적으로 수행검사

호흡근과 괄약근 조절

5) 호흡
   0. 보조 환기의 필요
   2. 기관 삽관과 약간의 보조 환기 필요함.
   4. 자발 호흡 가능하나 기관 삽관 관리에 많은 보조 필요함.
   6. 자발 호흡 가능하나 기관 삽관 관리에 약간의 보조 필요함.
   8. 기관 삽관 없이 자발 호흡 가능하나 때때로 보조 호흡 필요함.
   10. 완전 독립적으로 수행

6) 괄약근 조절 – 방광(투약 여부는 무시)
   0. 유치 도뇨
   4. 잔뇨 100 cc 이상: 보조에 의한 간헐적 도뇨 혹은 도뇨하지 않음.
   8. 잔뇨 100 cc 이하: 소변배출기구 사용에 도움이 필요함.
   12. 간헐적 자가도뇨
   15. 도뇨나 도움 없이 잔뇨량이 100 cc 이하

7) 괄약근 조절 – 장
   0. 불규칙적이며 변실금, 혹은 변비(<1회/3일)
   5. 보조 처치(좌약, 관장)를 이용하여 규칙적인 배변(한 달에 한 번 이하의 변실금)
   10. 보조 처치 없이 규칙적인 배변(한달에 한번 이하의 변실금)

8) 화장실 이용(회음부 위생관리, 옷입고 벗기, 화장지나 기저귀 이용)
   0. 완전 보조가 필요
   1. 부분적으로 하의를 벗을 수 있으나 나머지는 보조가 필요함.
   2. 부분적으로 하의를 벗고 일부 뒤 닦기 가능하나 옷이나 기저귀를 정리하는 데 보조 필요함.
   3. 옷을 벗고 뒤 닦기 가능하나 옷이나 기저귀를 정리하는 데 보조 필요함.
   4. 보조 도구를 이용하거나 장애인용 화장실에서는 독립적으로 수행 가능함.
   5. 완전 독립적으로 수행(장애인용 화장실 필요 없음)

이동(방과 화장실)

9) 침상 동작과 욕창 방지를 위한 동작
   0. 완전히 의존적
   1. 한쪽으로만 돌아누울 수 있음.
   2. 양쪽으로 돌아누울 수 있으나 불완전함(욕창 방지에는 부족함).
   3. 욕창 방지에 충분한 정도로 양쪽으로 돌아누울 수 있음.
   4. 스스로 일어나서 앉을 수 있음, 양쪽으로 충분히 돌아누울 수 있음.
   5. 앉은 자세에서 상지를 이용하여 상체를 들 수 있으나(push up) 완벽하지 못함.
   6. 돌아눕기와 앉기를 독립적으로 행하고 상체를 완벽하게 들 수 있음.

10) 이동 동작 : 침대–의자차(의자차 잠그기, 발판과 팔걸이 조작, 이동, 발 올리기)
   0. 완전히 의존적
   1. 약간의 보조나 감시 필요함.
   2. 완전 독립적으로 수행

11) 이동 동작 : 의자차 변기– 욕조
   0. 완전히 의존적
   1. 약간의 보조나 감시 필요함(장애인용 화장실 필요한 경우)
   2. 완전 독립적으로 수행

이동(실내와 실외)

12) 실내 이동(10m 이하)

  0. 완전히 의존적

  1. 전동 의자차 이용하거나 약간의 보조로 수동 의자차 이용함.

  2. 수동 의자차 이용하여 독립적으로 이동함.

  3. 걷는 데 감시 필요(보조 도구의 유무에 상관없이)

  4. 목발이나 워커로 보행(swing gait)

  5. 2개의 지팡이나 2개의 목발보행(reciprocal walking)

  6. 한 개의 지팡이로 보행

  7. 하지 보조기로 보행

  8. 보조기 없이 완전 독립적으로 수행

13) 중등도 거리 이동(10~100m)

  0. 완전히 의존적

  1. 전동 의자차 이용하거나 약간의 보조로 수동 의자차 이용함.

  2. 수동 의자차 이용하여 독립적으로 이동함.

  3. 걷는 데 감시 필요(보조 도구의 유무에 상관없이)

  4. 목발이나 워커로 보행(swing gait)

  5. 2개의 지팡이나 2개의 목발보행(reciprocal walking)

  6. 한 개의 지팡이로 보행

  7. 하지 보조기로 보행

  8. 보조기 없이 완전 독립적으로 수행

14) 실외 이동(100m 이상)

  0. 완전히 의존적

  1. 전동 의자차 이용하거나 약간의 보조로 수동 의자차 이용함.

  2. 수동 의자차 이용하여 독립적으로 이동함.

  3. 걷는 데 감시 필요(보조 도구의 유무에 상관없이)

  4. 목발이나 워커로 보행(swing gait)

  5. 2개의 지팡이나 2개의 목발보행(reciprocal walking)

  6. 한 개의 지팡이로 보행

  7. 하지 보조기로 보행

  8. 보조기 없이 완전 독립적으로 수행

15) 계단 오르내리기

  0. 완전히 의존적

  1. 타인의 도움으로 3계단 이상 오르내릴 수 있음.

  2. 보조 도구(handrail, 목발, 지팡이)를 이용하여 3계단 이상 오르내릴 수 있음.

  3. 완전 독립적으로 3계단 이상 오르내릴 수 있음.

16) 이동 동작 의자차-자동차(자동차로 접근, 의자차 잠그기, 발판과 팔걸이 제거, 이동, 의자차 옮기기)

  0. 완전히 보조가 필요

  1. 약간의 보조나 감시가 필요함.

  2. 보조 도구 이용하여 독립적으로 수행

  3. 완전 독립적으로 수행

* 세부 항목에 대한 구분이 애매한 경우 높은 점수를 주도록 함.

* 환자가 경험해 보지 않은 항목에 대해서는 '0' 점을 주도록 함.

부록 10-10. 운동처리기술평가(Assessment of motor and process skills, AMPS) 평가지

AMPS SCORING FORM

DEMOGRAPIC DATA

EXAMINER : _____

CLIENT : _____

CLIENT ID : _____ AGE : _____

CENDER : MALE _____ FEMALE _____

MAJOR DIAGNOSIS : _____

SECONDARY DIAGNOSIS :

TASK OBSERVATION NUMBER : 1 ____ 2 ____ 3 ____ 4 ____

TASK# : _____

TASK : _____

RATE THE QUALITY OF THE CLIENT'S PERFORMANCE OF THIS TASK :

	NO PROBLEM				INFORDINATE	
INCREASED EFFORT	1	2	3	4	5	6
DECREASED EFFICIENCY	1	2	3	4	5	6
DECREASED SAFETY	1	2	3	4	5	6
NEED FOR ASSISTANCE	1	2	3	4	5	6

RATE THE CLIENT'S OVERALL ABILITY TO LIVE IN THE COMMUNITY (CONSIDER EVERYTHING YOU KNOW ABOUT THE CLIENT)

____ THE CLIENT CAN/COULD LIVE INDEPENDENTLY

____ THE CLIENT NEEDS/SHOULD HAVE MINIMAL ASSISTANCE/SUPERVISION

____ THE CLIENT NEEDS/SHOULD HAVE MODERATE TO MAXIMAL ASSISTANCE

ITEM RAW SCORES

COMPETENT=4   QUESTIONABLE=3   INEFFECTVE=2   DEFICIT=1

BODY POSITION				
Stabilizes	4	3	2	1
Aligns	4	3	2	1
Positions	4	3	2	1
OBTAINING AND HOLDING OBJECTS				
Reaches	4	3	2	1
Bends	4	3	2	1
Grips	4	3	2	1
Manipulates	4	3	2	1
Coordinates	4	3	2	1

MOVING SELF AND OBJECTS				
Moves	4	3	2	1
Lifts	4	3	2	1
Walks	4	3	2	1
Transports	4	3	2	1
Calibrates	4	3	2	1
Flows	4	3	2	1
SUSTAINING PERFORMANCE				
Endures	4	3	2	1
Paces	4	3	2	1
Attends	4	3	2	1
Heeds	4	3	2	1
APPLYING KNOWLEDGE				
Chooses	4	3	2	1
Uses	4	3	2	1
Handles	4	3	2	1
Inquires	4	3	2	1
TEMPORAL ORGANIZATION				
Initiates	4	3	2	1
Continues	4	3	2	1
Sequences	4	3	2	1
Terminates	4	3	2	1
ORGANIZING SPACE AND OBJECTS				
Searches/Locates	4	3	2	1
Gathers	4	3	2	1
Organizes	4	3	2	1
Restores	4	3	2	1
Navigates	4	3	2	1
ADAPTING PERFORMANCE				
Notices/Responds	4	3	2	1
Adjusts	4	3	2	1
Accommodates	4	3	2	1
Benefits	4	3	2	1

부록 10-11. 일상활동평가–복합(Seoul-Instrumental Activities of Daily Living, S-IADL) 평가지

※ 최근 한달 간의 상태를 고려하여"현재실행"과"잠재능력" 모두 표시해 주십시오.

※ "현재실행"은 실제로 지금 하고 있는지의 실행여부를 평가하는 것이고, "잠재능력"은 실제로 지금하고 있지는 않지만, 만약에 직접 한다면 얼마나 할 수 있는지 능력여부를 평가하는 것입니다. 예를 들어, 3. 음식준비, 요리하기 경우 지금 식사준비나 요리 등을 다른 사람이 해서 전혀 하고있지 않다면 현재실행은 ③이 됩니다. 하지만 실제로 요리를 할 경우, 음식을 만들긴 해도, 간이 맞질않거나 음식 맛이 떨어진다면 잠재능력은 ②가 됩니다. 그외 지금까지 한번도 해본 적이 없다면 "해당없음"에 표시하고, 그렇지만 현재 기능 상태를 고려했을 때, 직접 음식을 만든다면 어느 정도나 할 수 있는지를 "잠재능력"에 표시해 주십시오.

	현재실행	잠재능력

1. 전화사용 : 필요한 전화번호를 찾기, 전화걸기, 전화받기 등을 혼자 하십니까?
- 모르는 전화번호도 전화번호부를 찾거나 114 안내를 통해서 전화를 건다.
  ① 아주 잘 아는 전화번호 몇 개만 전화를 건다.
  ② 혼자서 전화를 받을 수는 있지만 걸지는 못한다.
  ③ 전혀 전화를 받지도 걸지도 못한다.

2. 물건사기, 쇼핑 : 상점에 가서 필요한 물건을 고르고, 정확한 액수의 돈을 지불합니까?
- 다른 사람의 도움 없이 필요한 물건을 고르고 정확한 액수의 돈을 지불한다.
  ① 필요한 물건 한두 가지 정도만 혼자서 구입하며, 도움을 주면 여러 가지 물건도 구입한다.
  ② 물건을 고르거나 돈을 지불할 때, 항상 동행하는 사람이 도와주어야 한다.
  ③ 물건을 전혀 구입하지 않는다.

3. 음식준비, 요리하기 : 재료를 준비해서 요리를 하거나 밥상을 차리는데 다른 사람의 도움 없이 합니까?
- 다른 사람의 도움 없이 직접 요리를 하고 밥상을 차린다.
  ① 음식을 만들어 밥상을 차리기는 하나 간이 맞질 않거나 음식 맛이 떨어진다.
  ② 누군가 음식을 만들어 놓으면, 찾아 먹거나 데워먹기는 한다.
  ③ 음식 준비를 스스로 하지 않는다.
  ▢ 해당없음 : 지금껏 요리를 하거나 밥상을 차려본 적이 한번도 없다.

4. 집안일 하기 : 청소, 설거지, 집안수리, 집주변 쓸기, 손빨래 같은 집안 일을 예전처럼 잘 합니까?
- 별다른 어려움 없이 혼자 한다.
  ① 설거지, 침구정리 등 몇 가지 가벼운 일만 깔끔하게 하는 편이다.
  ② 가벼운 집안 일을 하기는 하지만 깔끔하지 못해 다른 사람이 다시 손봐야 한다.
  ③ 집안 일을 전혀 하지 않으며, 다른 사람의 도움에 전적으로 의지하고 있다.

5. 대중교통 이용 : 버스, 전철, 택시 등의 대중교통을 이용하거나 직접 차를 몰고 먼 거리를 다녀옵니까?
- 대중교통을 이용해 혼자 다니거나, 직접 운전을 한다.
  ① 버스나 전철을 이용할 때 다른 사람의 도움이 필요하다.
  ② 택시나 자가용을 이용할 경우에도 도움이 필요하다.
  ③ 먼 거리 여행을 하지 못한다.

6. 근거리 외출 : 교통수단을 이용하지 않고 가까운 수퍼나 약수터, 경로당 등 걸어서 다녀올 수 있는 곳의 외출을 도움 없이 합니까?
- 누군가의 도움 없이도 가까운 거리는 혼자 외출한다.
  ① 지리에 익숙한 몇 곳(약수터, 상점, 시장 등) 만 혼자 외출한다.
  ② 외출을 하려면 누군가 동행해야 한다.
  ③ 외출을 전혀 하지 않고 집에만 있으려 한다.

7. 약 챙겨먹기 : 정해진 시간에 정해진 양의 약을 혼자서 잘 챙겨 드십니까?
- 도움 없이도 정확한 시간에 올바른 양의 약을 먹는다.
  ① 약을 준비해주면, 제 시간에 혼자 약을 먹는다.
  ② 약 먹을 시간을 알려주면, 혼자서 약을 먹는다.
  ③ 약을 먹을 때마다 항상 다른 사람이 챙겨주어야 한다.

8. 자기 돈관리 : 용돈이나, 공과금, 통장관리, 재산관리 등 돈 관리를 혼자 합니까?
- 도움 없이도 돈 관리를 할 수 있으며, 돈의 쓰임새를 알고 있다.
  ① 집안의 사소한 하루하루 수입 지출(반찬거리, 집안용품)은 할 수 있으나,
  ① 공과금 납부 같은 은행일이나 중요한 돈관리는 누군가의 도움을 받아야 한다.
  ② 자신의 간단한 용돈관리만 한다.
  ③ 금전관리를 전혀 하지 않는다.

	현재실행	잠재능력

9. 몸단장 및 치장 : 머리빗기, 면도, 화장, 손톱깎기 등 몸단장을 혼자 합니까?
   • 다른 사람의 도움 없이 혼자의 힘으로 직접 도구(빗, 화장품, 손톱깎기 등)를 찾아서 몸단장한다.
   ① 도구를 찾아주면 혼자서 빗질, 면도/화장, 손톱깎기 등을 한다.
   ② 도구를 찾아주어도 이 중 한두 가지는 도움을 받아야 한다.
   ③ 다른 사람의 도움을 받지 않고는 이 모든 것들을 하지 못한다.

10. 가전제품 이용 : TV, 세탁기, 청소기, 다리미, 헤어드라이어 등 가전제품을 사용합니까?
    • 전원을 끄고 켜는 것이 가능하며, 버튼을 조작하여 작동시킬 수 있다.
    ① 전원을 끄고 켜는 것은 가능하며, 작동시키기 위해서는 약간의 도움이 필요하다.
    ② 전원을 끄고 켜는 것만 가능하다.
    ③ 가전제품을 사용하지 않으며, 사용하기 위해서는 전적으로 도움이 필요하다.

11. 소지품 관리하기 : 옷, 안경, 지갑, 열쇠, 휴대폰 등과 같은 자신의 소지품들을 혼자 관리합니까?
    • 별다른 도움 없이도 자기 물건을 지정된 곳에 놓고 다시 찾을 수 있다.
    ① 자신의 소지품을 찾지 못하는 경우가 가끔 있다.
    ② 소지품을 어디에 놓았는지 찾지 못하는 경우가 자주 있다.
    ③ 소지품을 찾지 못해 항상 옆에서 찾아주어야 한다.

12. 문단속하기 : 열쇠나 비밀번호 등을 이용하여 대문을 정확하게 열거나 닫습니까?
    • 다른 사람의 도움 없이도 문단속을 잘 한다.
    ① 문단속하도록 이야기하면, 혼자 문을 열고 잠근다.
    ② 문단속을 하기는 하나 제대로 하지 못해 항상 확인해봐야 한다.
    ③ 문단속을 하지 않는다.

13. 약속과 모임 지키기 : 사전에 계획된 모든 종류의 모임(야유회나 소풍, 집안 생일, 제사) 등 다른 사람들과의 약속이나 모임을 잘 지켰습니까?
    • 달력에 적어놓거나 기억을 잘 해서, 대부분의 약속을 잘 지켰다.
    ① 대체로 잘 기억하는 편이지만, 가끔씩 잊어버리고 약속을 못 지킬 때도 있다.
    ② 약속이 있는 날이나 그 전날, 옆에서 약속시간을 가르쳐 줘야 기억할 수 있다.
    ③ 약속을 가르쳐 주었음에도 불구하고, 약속 자체를 기억하지 못한다.

14. 최근에 있었던 일 이야기하기 : 최근 한달 동안 있었던 집안 일이나, 국내의 중요한 뉴스 등에 대해 이야기합니까?
    • 간접적으로 전해들었거나 TV에서 본 것 등을 기억해서 이야기한다.
    ① 전해들은 것은 자주 잊어버리지만 직접 봤던 일에 대해서는 이야기한다.
    ② 직접 봤던 일도 종종 잊어버려 이야기하지 못하는 때가 있다.
    ③ 최근에 있었던 일을 전혀 이야기하지 못한다.

15. 여가활동, 취미생활 : 예전부터 해오던 화투, 장기, 바둑, 뜨개질, 정원 가꾸기 등의 소일거리나 마실, 노인정 가기와 같은 여가, 취미생활을 합니까?
    • 주위의 도움 없이 자신이 원하는 취미생활을 항상 하고 있다.
    ① 가끔씩 취미생활을 하는 편이다.
    ② 취미생활이 상당히 제한되어 있어서 기껏해야 노인정에서 가서 대화하는 정도다.
    ③ 여가활동이나 취미생활을 하지 않는다.

점수	현재실행	잠재능력
	( ) / 45	( ) / 45

참고문헌

1. The World Federation of Occupational Therapists (WFOT) [Internet]. Forrestfield: Available from: http://www.wfot.org/AboutUs/AboutOccupationalTherapy/DefinitionofOccupationalTherapy.aspx

2. 대한작업치료사협회 [internet]. Available from: http://www.kaot.org/pms01.asp

3. Roley SS, DeLany JV, Barrows CJ, Brownrigg S, Honaker D, Sava DI, Talley V, Voelkerding K, Amini DA, Smith E, et al. American Occupational Therapy Association Commission on Practice. Occupational therapy practice framework: domain & practice, 2nd edition. Am J Occup Ther 2008;62:625-683.

4. American Occupational Therapy Association. Occupational therapy practice framework: Domain and process (3rd ed.). Am J Occup Ther 2014;68(Suppl. 1):S1-S48.

5. Law M, Polatajko H, Baptiste S, Townsend E. Core concepts of occupational therapy. In Townsend E, editor, Enabling occupation: An occupational therapy perspective. Ottawa. 1997, pp29-56.

6. Schultz-krohn W, Pendelton HM. Application of the occupational therapy practice framework to physical dysfunction. In: Pendelton HM, Schultz-krohn W, editors. Pedritt's occupatinal therapy, 7th ed. Elsvier Mosby, St Louis, 2013, pp38-44.

7. 김혜원. 작업치료. In: 한태륜, 방문석 editors, 재활의학, 3rd edition. 군자출판사, 서울, 2007, pp192-193.

8. Kovic M, Scultz-krohn W. Performance skills: Definitions and evaluation in the context of the occupational therapy framework. In: Pendelton HM, Schultz-krohn W, editors. Pedritt's occupatinal therapy, 7th ed. Elsvier Mosby, St Louis, 2013, pp450-452.

9. Pendleton HM. Schultz-Krohn W. The Occupational Therapy Practice framework and the Practice of Occupational Therapy for people with Physical Disabilities. In: Pendleton & Schultz-Krohn, Pedrett's Occupational Therapy: Practice Skills for Physical Dysfunction, 7th ed. St. Louis: Mosby. 2013, pp1-17.

10. Fasoli SE. Assessing roles and competence. In: Radomski MV, Trombly Latham CA, editors. Occupational Therapy for Physical Dysfunction, 7th ed, Baltimore: Lippincott Williams & Wilkins, 2014, pp76-97.

11. Flinn NA, Tromboly Lathan CA, Podolsku CR. Assessing abilities and capacities: Range of motion, strength and endurance. In: Radomski MV, Trombly Latham CA, editors. Occupational Therapy for Physical Dysfunction, 7th ed, Baltimore: Lippincott Williams & Wilkins, 2014, pp144-235.

12. Copper C, Canyock JD. Evaluation of sensation and intervention for sensory dysfunction. In: Pedelton HM, Schultz-krohn W, editors. Pedritt's occupatinal therapy, 7th ed. Elsvier Mosby, St Louis, 2013, pp578-585.

13. Cooper C. Hand impairment. In: Radomski MV, Trombly Latham CA, editors. Occupational Therapy for Physical Dysfunction, 7th ed, Baltimore: Lippincott Williams & Wilkins, 2014, pp1129-1167.

14. Mathiowetz V, Kashman N, Volland G, Weber K, Dowe M, Rogers S. Grip and pinch strength: normative data for adults. Arch Phys Med Rehabil 1985;66(2):69-74.

15. Mathiowetz V, Wiemer DM, Federman SM. Grip and pinch strength: norms for 6- to 19-year-olds. Am J Occup Ther 1986;45(10):705-711.

16. 오정희, Jamar Dynamometer를 이용한 정상 한국인의 장악력 조사, 최신의학, 1975;18(12);1507-1516.

17. 박정일, 임현우, 구정환, 안병용, 박영만, 이강숙. 누적외상성 질환의 선별기준 마련을 위한 grip 및 pinch strength의 정상치에 관한 연구. 대한산업의학회지 1998;10(3):362-378.

18. Shim JH, Roh SY, Kim JS, Lee DC, Ki SH, Yang JW, Jeon MK, Lee SM. Normative Measurements of Grip and Pinch Strengths of 21st Century Korean Population. Arch Plast Surg 2013;45(1):52-56.

19. Jebsen RH, Taylor N, Trieschmann RB, Trotter MJ, Howard LA. An objective and standardized test of hand function, Arch Phys Med Rehabil 1969;50:311-319.

20. 김연희, 최미숙, 김봉옥. Jebsen hand function test 에 의한 정상 한국 성인의 손기능 평가. 대한재활의학회지, 1984;8:109-114.

21. 中村陸一, 森山早苗. 脳卒中上肢機能檢查(MFT). SAKAI Medical Co. Ltd., 1991.

22. 김미영. 뇌졸중 상지기능 평가에 대한 고찰. 대한작업치료학회지. 1994;2(1):19-26.

23. 채경주, 이한석. 뇌졸중 상지기능 평가(Manual Function Test)의 정상인 표준치에 관한 연구. 대한작업치료학회지. 1997;5:52-57.

24. Mathiowetz V, Volland G, Kashman N, Weber K. Adult norms for the Box and Block Test of manual dexterity, Am J Occu Ther 1985;44:386-441.

25. 김진현, 정원미. 상자와 나무토막 검사의 정상아동 표준치에 관한 연구-서울시 초등학생을 대상으로-. 대한작업치료학회지 2004;12(1):55-68

26. Opara J, Maɫecki A, Maɫecka E, Socha T. Motor assessment in Parkinson`s disease. Ann Agric Environ Med. 2017 Sep 21;24(3):411-415

27. Gallus J1, Mathiowetz V. Test-retest reliability of the Purdue Pegboard for persons with multiple sclerosis. Am J Occup Ther. 2003;77(1):108-11.

28. Amirjani N1, Ashworth NL, Olson JL, Morhart M, Chan KM. Validity and reliability of the Purdue Pegboard Test in carpal tunnel syndrome. Muscle Nerve. 2011;43(2):171-7.

29. Preston LA. Evaluation of motor control. In: endelton HM, Schultz-krohn W, editors. Pedritt's occupatinal therapy, 7th ed. Elsvier Mosby, St Louis, 2013, pp464-466.

30. Bohannon RW, Smith MB. Interrater reliability of a modified Ashworth scale of muscle spasticity. Phys Ther 1987;67:206-207.

31. Gregson JM, Leathley M, Moore AP, Sharma AK, Smith TL, Watkins CL. Reliability of the Tone Assessment Scale and the modified Ashworth scale as clinical tools for assessing poststroke spasticity. Arch Phys Med Rehabil 1999;80:1013-1016.

32. Haas BM, Bergström E, Jamous A, Bennie A. The inter rater reliability of the original and of the modified Ashworth scale for the assessment of spasticity in patients with spinal cord injury. Spinal Cord 1996;34:560-564.

33. Allison SC, Abraham LD, Petersen CL. Reliability of the Modified Ashworth Scale in the assessment of plantarflexor muscle spasticity in patients with traumatic brain injury. Int J Rehabil Res 1996;19:67-78.

34. Yam WK. Leung MS. Interrater reliability of Modified Ashworth Scale and Modified Tardieu Scale in children with spastic cerebral palsy. J Child Neurol 2006 ;21:1031-1035.

35. Morris DM, Uswatte G, Crago. JE, Cook EW 3rd, Taub E:The reliability of the Wolf Motor Function Test for assessing upper extremity function after stroke. Arch Phys Med Rehabil 2001;82:750-755

36. Wolf SL, Catlin PA, Ellis M, Archer AL, Morgan B, Piacentino A: Assessing Wolf Motor Function Test as outcome measure for research in patients after stroke. Stroke 2001;32:1635-1639

37. 박창식, 박시운, 김경미, 손미옥, 유정헌, 장순자 등. 한글판 Wolf Motor Function Test의 타당도와 신뢰도에 대한 연구. 대한작업치료학회지 2004;12(2):49-60.

38. Park CS, Park SW, Kim KM, Son MO, Yoo JH, Jang SJ, Park BK. The Interrater and Intrarater Reliability of Korean Wolf Motor Function

Test. J Korean Acad Rehabil Med. 2005;29(3):317-322

39. Fugl-Meyer AR, Jaasko L, Leyman I et al. The poststroke hemiplegic patient. 1. a method for evaluation of physical performance. Scand J Rehabil Med. 1975;7(1):13-31.

40. Pang MY, Harris JE, Eng JJ. A community-based upper-extremity group exercise program improves motor function and performance of functional activities in chronic stroke: a randomized controlled trial. Arch Phys Med Rehabil. 2006;87(1):1-9.

41. Sullivan KJ, Tilson JK, Cen SY, Rose DK, Hershberg J, Correa A, Gallichio J, McLeod M, Moore C, Wu SS, Duncan PW. Fugl-Meyer assessment of sensorimotor function after stroke: standardized training procedure for clinical practice and clinical trials. Stroke. 2011;42(2):427-32

42. Collin C Wade D. Assessing motor impairment after stroke: a pilot reliability study. J Neurology Neurosurg Psychiatry. 1990;53:576-579.

43. Phipps SC. Assessment and intervention for perceptual dysfunction. In: Pendelton HM, Schultz-krohn W, editors. Pedritt's occupatinal therapy, 7th ed. Elsvier Mosby, St Louis, 2013, pp631-645.

44. Radomski MV, Morrison MT. Assessing abilities and capacities: cognition. In: Radomski MV, Trombly Latham CA, editors. Occupational Therapy for Physical Dysfunction, 7th ed, Baltimore: Lippincott Williams & Wilkins, 2014, pp121-143.

45. Foti D, Koketsu JS. Activities of daily livine. In: Pendelton HM, Schultz-krohn W, editors. Pedritt's occupatinal therapy, 7th ed. Elsvier Mosby, St Louis, 2013, pp159-162.

46. Shah S, Vanclay F, Cooper B. Improving the sensitivity of the barthel index for stroke rehabilitation. J Clin Epidemiol 1989;42:703-709.

47. Anderson K, Aito S, Atkins M, Biering-S ø rensen F, Charlifue S, Curt A, Ditunno J, Glass C, Marino R, Marshall R, et al. Functional Recovery Outcome Measures Work Group. Functional recovery measures for spinal cord injury: an evidence-based review for clinical practice and research. J Spinal Cord Med. 2008;31:137-144.

48. Furlan JC, Noonan V, Singh A, Fehlings MG. Assessment of disability in patients with acute traumatic spinal cord injury: a systematic review of the literature. J Neurotrauma 2011 Aug;28:1413-1430.

49. 정한영, 박병규, 신희석, 강윤규, 편성범, 백남종, 김세현, 김태현, 한태륜. 한글판 수정바텔지수(K-MBI)의 개발: 뇌졸중 환자 대상의 다기관 연구. 대한재활의학회지 2007;31:283-297.

50. Dodds TA, Martin DP, Stolov WC, Deyo RA. A validation of the functional independence measurement and its performance among rehabilitation inpatients. Arch Phys Med Rehabil 1993;74(5):531-536.

51. Jackson AB1, Carnel CT, Ditunno JF, Read MS, Boninger ML, Schmeler MR, Williams SR, Donovan WH; Gait and Ambulation Subcommittee. Outcome measures for gait and ambulation in the spinal cord injury population. J Spinal Cord Med. 2008;31(5):487-99.

52. Catz A, Itzkovich M, Agranov E, Ring H, Tamir A. SCIM–Spinal Cord Independence Measure: a new disability scale for patients with spinal cord lesions. Spinal Cord 1997;35:850-856.

53. Itzkovich, M., Gelernter, I., Biering-Sorensen, F., Weeks, C., Laramee, M.T., Craven, B.C., Tonack, M., Hitzig, S.L.,Glaser, E., Zeilig, G., et al. The Spinal Cord Independence Measure (SCIM) version III: Reliability and validity in a multi-center international study. Disabil Rehabil 2007;29,1926-1937.

54. 나승용, 서정환, 고명환, 김연희. 척수 손상 환자의 기능 평가: 척수 독립성 지수. 대한재활의학, 2000;24:900-907.

55. 서정환, 정영창, 고명환, 박성희. 개정된 한국어판 척수독립성 지수의 유용성. 대한재활의학회지, 2004;28:565-573.

56. 박경영, 정이정, 김정희. 척수손상환자 독립성지수 III (Spinal Cord Independence Measure III)의 신뢰도와 타당도 연구. 대한작업치료학회지 2009;17:97-109.

57. Law M, Baptiste S, Carswell A, McColl M, Polatajko H, Pollock N. Canadian occupational performance measure. (3rd ed.). Ottawa, Ontario, Canada: CAOT publications ACE. 1998

58. Case-Smith J. Outcomes in hand rehabilitation using occupational therapy services. American Journal of Occupational Therapy, 2003;57(5):499-506.

59. Law M, Baptiste S, Carswell A, McColl M, Polatajko H, Pollock N. Canadian Occupational Performance Measure (4th ed.). Ottawa, Ontario, Canada: CAOT publications ACE. 2005

60. Kielhofner G. A model of human occupation: Theory and application (3rd ed.). Philadelphia: Lippincott Williams and Wilkins. 2002

61. Law M, Polatajko H, Pollock N, McColl M, Carswell A, Baptiste S. Pilot testing of the Canadian Occupational Performance Measure: Clinical and measurement issues. Canadian Journal of Occupational Therapy, 1994;61(4):191-197.

62. Fisher AG. Assessment of Motor and Process Skills (5th ed.). Fort Collins, CO: Three Star Press. 2003

63. Fisher AG. Assessment of motor and process skills(7th ed.). Colorado USA: Fort Collins, Three Star Press.2009

64. Lawton MP, Brody EM. Assessment of older people: Self-maintaining and instrumental activities of daily living. Gerontologist 1969;9(3):179-86.

65. Fillenbaum GG, Smyer MA. The development, validity, and reliability of the OARS multidimensional functional assessment questionnaire. J of Gerontology 1981;36(4):428-34.

66. Lindbergh CA, Dishman RK, Miller LS. Functional Disability in Mild Cognitive Impairment: A Systematic Review and Meta-Analysis. Neuropsychol Rev. 2016;26(2):129-59.

67. 원장원. 한국형 일상생활활동 측정도구 (K-ADL)와 한국형 도구적 일상생활활동 측정도구 (K-IADL)의 특징. 노인병 2002;6:1-10

68. 강수진, 최성혜, 이병화, 권재철, 나덕렬, 한설희 등. 한국판 Instrumental Activities of Daily Living의 타당도와 신뢰도. 대한 신경과학회지 2002;20:8-14.

69. 구형모, 김지혜, 권의정, 김성환, 이형석, 고혜정, 안상미, 김도관. 일상활동평가-복합 (Seoul-Instrumental Activities of Daily Living ; S-IADL)의 신뢰도 및 타당도 연구. J Korean Neuropsychiatr Assoc 2004;42:189-199

70. 유은영, 이재신, 이지연, 박혜연, 유지은. 한국 작업치료의 연구동향: 대한작업치료학회지를 중심으로. 대한작업치료학회지 2012;19(1):29-41.

71. 이택영 외. 일상생활활동의 치료적 접근방법. 일상생활활동. 서울. 탑메디오피아. 2005, pp20-24.

72. Diane, F., & Lisa MK. Activities of Daily Living. In: H. M. Pendleton & W. Schultz-Krohn, Pedrett's Occupational Therapy: Practice Skills for Physical Dysfunction. 6th edi, Philadelphia: Mosby. 2006, pp146-194.

73. Warren, M. A Hierachial model for evaluation and treatment of visual perception dysfunction in adult acquired brain injury. American Journal of Occupational Therapy,1993;47:42-45.

74. Klavora, P. Warren, M. Rehabilitation of visuomotor skills in poststroke patients using the dynavision apparatus. Perceptual and motor skill. 1998;86:23-30.

75. Tsang MH1, Sze KH, Fong KN. Occupational therapy treatment with right half-field eye-patching for patients with subacute stroke and unilateral neglect: a randomised controlled trial. Disabil Rehabil. 2009;31(8):630-7

76. Toglia, JP. Generalization of treatment: A multicontext approach to cognitive perceptual impairment in adults with brain injury. American Journal of Occupational Therapy 1994;45:505-516.

77. Taub E, Uswatte G, & Pidikiti R. Constraint-induced movement

therapy: A new family of techniques with broad application to physical rehabilitation - a clinical review. J Rehabil Res Dev, 1999;36(3):237-251.

78. Taub E, Uswatte G. Constraint-induced movement therapy and massed practice. Stroke, 2000; 31:983-991.

79. 이지연, 놀이. 대한아동학교작업치료학회. 아동작업치료. 계축문화사, 2012, pp215-230.

80. Rashgari D. Orthotics. In: Pendleton & Schultz-Krohn, Pedrett's Occupational Therapy: Practice Skills for Physical Dysfunction, 7th edi. St. Louis: Mosby. 2013, pp755-7895.

81. Buning, ME. Assistive Technology and Wheeled Mobility. In Crepeau, EB, Chon, E.S. & Boyt Schell B. A. Willard & Spackman's Occupational Therapy 11th edi. Philadelphia: Lippincott Williams & Wilkins. 2009, pp850-867.

82. 이재신. 라쉬분석을 이용한 뇌졸중 환자의 일상생활수행 평가도구 개발. 박사학위논문. 연세대학교. 서울. 2006.

83. 홍덕기. 라쉬분석을 이용한 뇌졸중 환자의 연하기능 선별 검사도구 개발. 석사학위논문. 건양대학교. 대전. 2012.

84. Atkins MS. Spinal Cord injury. In Radomski, MV, Trombly Latham. CA. Occupational therapy for physical dysfunction. 7th ed, Baltimore: Lippincott Williams & Wilkins, 2014, pp1168-1180.

85. Adler C, Spinal Cord injury. In: Pendleton & Schultz-Krohn, Pedrett's Occupational Therapy: Practice Skills for Physical Dysfunction, 7th ed. St. Louis: Mosby. 2013, pp954-982.

86. Atkins MS. Spinal Cord injury. In Radomski, MV, Trombly Latham. CA. Occupational therapy for physical dysfunction. 7th ed, Baltimore: Lippincott Williams & Wilkins, 2014, pp1187-1191

87. Donnelly C, Eng. JJ, Hall J, Alford L, Giachino R, Norton K, Kerr DS. Client-centered assessment and the identification of meaningful treatment goals for individuals with spinal cord injury. Spinal Cord. 42. pp302-307.

88. Loukas, KM. & Dunn, ML. Instrumental Activity of Daily Living and Community Participation. In J. Case-Smith, O'Brien, Occupational Therapy for Children. 6th edi, St. Louis, MO: Mosby. 2010, pp519-535.

89. Howle, JM. Neurodevelopmental treatment approach: theoretical foundation and principles of clinical practice. Lagurna Beach, CA: Neurodevelopmental treatment association. 2002.

90. 유은영, 뇌성마비 대한아동학교작업치료학회 아동작업치료,계축문화사, 2012, pp343-362.

91. Schuberth LM, Amirault LM, Case-Smith J. Feeding intervention. In J. Case-Smith, O'Brien. Occupational Therapy for Children. 6th edi. St. Louis, MO: Mosby, 2010, pp446-473.

92. Bundy AC, Lane SJ, Murray EA Sensory Integration: theory and practice. 2nd edi. Philadelphia, F.A. Davis. 2002.

93. 이재신. 감각통합. 정민예 외. 아동작업치료. 계축문화사, 2007, pp229-256.

94. Parham D, Mailloux Z. Sensory integration. In J. Case-Smith, O'Brien. Occupational Therapy for Children. 6th edi. St. Louis, MO: Mosby. 2010, pp325-372.

CHAPTER 11

운동치료
Therapeutic Exercise

Ⅰ 김민욱, 윤범철, 한종태

운동치료는 신체 구조와 기능의 호전을 도모할 목적으로 운동을 활용한 방법으로 신체의 장애를 교정하고 일상생활동작을 기능적으로 수행하도록 도와준다. 운동치료는 질병이나 손상으로 인한 기능장애를 해결하기 위하여 신경계, 근골격계 및 심폐순환계 등의 기능을 정상화하는 치료법이다. 운동치료 시 신체에 적절한 힘 또는 부하를 가하여 운동기능을 유지시키고, 환자 상태에 따라 운동량 및 저항량을 점감 또는 점증시킬 수 있다. 관절가동범위운동, 근력강화, 근지구력, 심폐지구력 및 이완, 협조 운동 등을 통하여 심폐순환계 적응도, 조절, 협조성 및 움직임의 속도 등을 유지 및 증진시킬 수 있다.

일반적으로 능동운동(active exercise) 후에 즉각적으로 전신 반응들이 일어난다. 힘을 쓰는 운동근의 산소 소모량(oxygen consumption)이 증가하여 근육으로 가는 혈류량이 증가하고, 심박수(heart rate)도 증가한다. 격렬한 운동 시 심박수 및 1회 박출량의 증가로 심장박출량(cardiac output)은 많아진다. 또한 말초혈관 저항은 커지고 동맥압은 높아지며 산소소모량이 증가한다. 호흡 깊이는 얕아지고 호흡수는 증가한다. 혈당 수치를 유지하기 위하여 인슐린(insulin) 분비는 감소하고 글루카곤(glucagon) 분비는 증가한다. 이러한 운동을 지속하면 도파민(dopamine), 노르에피네프린(norepinephrine), 에피네프린(epinephrine)과 같은 카테콜아민(catecholamine)과 기타 호르몬의 분비가 증가한다.

능동운동을 일정하게 지속하면 심박수, 혈압 및 심박출량은 증가하다가 일정한 수준에 이르게 된다. 이 때 운동을 중지하면 심박수는 갑자기 감소하였다가 서서히 정상으로 회복된다. 따라서 능동운동의 갑작스런 중단은 하지 울혈의 원인이 될 수 있으며, 이로 인하여 갑자기 혈압이 떨어져 가벼운 두통과 심장으로의 부적절한 혈액순환을 초래할 수 있다. 그러므로 운동은 갑자기 중단하지 말고 정리운동이 반드시 필요하다. 정리운동(cool down exercise)은 근수축을 통해 정맥혈을 짜내고 혈액흐름을 도와주기 때문에 심장으로의 혈액환류를 촉진하고 급격한 혈압 감소를 예방한다. 마찬가지로 과격한 운동은 실신과 더불어 심장 기능의 이상을 초래할 수 있으므로 본 운동 전에 준비운동(warm up exercise)이 필요하다. 근육통은 운동 후 48시간에 정점에 이르고 5~7일 정도 지속되는데, 조직의 손상이 그 원인이 되며 또한 신진대사량을 증진시키기 위한 근섬유의 구조적 변화도 그 원인으로 생각된다. 근육통은 구심성(concentric) 수축 운동보다 원심성(eccentric) 수축 운동에서 더 심하게 나타난다. 근지구력 및 근력 강화 운동 시 일어나는 심혈관계의 변화는 후에 언급할 것이다.[1]

치료적 관점에서 운동을 처방할 때 운동 형태, 운동 강도, 운동 지속시간, 운동 빈도 그리고 현재까지 수행한 신체활동 정도를 필수적으로 고려해야 한다. 이 5가지 요소는 모든 연령, 체력수준, 위험요소나 질병의 유무에 상관없이 항상 적용되어야 한다. 환자 개개인에게 적합한 운동처방 시 운동반응의 객관적 기준인 심박수, 혈압을 우선 고려해야 한다. 주관적 운동반응인 운동자각도, 점증부하 운동 시 체력 평가 및 심전도 또한 고려하여 평가해야 한다. 운동프로그램을 시작할 때 점증부하운동검사가 모든 환자에게 반드시 필요한 것은 아니다. 운동치료 시 운동처 방은 환자의 건강상태, 위험요소, 행동 특성, 목표 수준, 운동 선호도를 고려해서 이루어져야 한다. 이러한 운동을 통해 근력, 근지구력, 심폐지구력, 유연성, 협응력 및 이완 효과를 얻을 수 있다.

운동프로그램을 구성할 때에는 빈도(frequency), 강도 (intensity), 시간(time), 종류(type)를 고려해야 한다. 운동프로그램은 운동 목적과 환자 개개인의 운동 적성, 체력요인에 맞추어 가장 핵심적이고 필요한 내용을 담아 준비운동 – 본운동 – 정리운동으로 구성하는 것이 치료 현장에 적용하기 용이하다. 그리고 일반적인 고려사항으로 내과질환으로 인한 약물 투여 문제, 근골격계의 손상이나 통증, 심혈관계 위험 요인, 환자 스케줄, 비용 부담 및 운동에 대한 개인적 관심 등이 있다. 꾸준하게 운동을 지속하기 위해서는 운동프로그램을 간단하고 재미있게 짜야 한다. 이때 그 동안의 일상적인 운동 습관을 갑자기 변경해서 운동 자체를 부담스러워하지 않도록 한다. 치료사는 운동프로그램 동안 그리고 종료 후 기대하는 목적을 환자에게 충분히 설명해야 한다. 통증은 '좋은 통증'으로 생각되는 근육통인지, 방사통과 같은 '나쁜 통증'인지 구별되어야 한다. 운동프로그램을 시행하는 동안 운동 목적이 제대로 달성되는지 환자들을 잘 지켜보아야 한다. 운동프로그램이 종료된 후에는 가정에서 운동을 지속할 수 있도록 운동프로그램을 담은 소책자 등을 제공해야 하고, 제공된 팜플렛에는 각 운동의 목적이 잘 설명되어야 한다. 만성질환자는 운동을 쉽게 지루해하거나 체력이 저하되어 있으므로 쿼터 시스템(quarter system)을 도입하여 훈련하고 조작적 조건화를 통한 긍정 강화(positive reinforcement)를 제공하는 것이 바람직하다. 이 장에서는 개괄적으로 운동치료를 소개한다.

I. 기본 개념과 정의

1. 물리학적 개념

물리학에서는 시간에 따라 물체의 위치 벡터가 변하는 것을 운동(motion)이라고 정의한다. 질량과 속도의 곱인 운동량은 운동을 대표하는 벡터값이다. 따라서 운동은 기준계에 대한 물체의 상대적인 위치 변화가 있고 이러한 운동을 정량화하기 위하여 힘(force), 일(work) 및 일률(power) 등을 물리학적 개념으로 사용한다. 힘은 물체의 운동, 방향 또는 구조를 변화시키는 원인이다. 달리 표현하면, 힘은 질량을 가진 물체의 속도를 변화시키는 요인이다. 즉, 힘(force)은 물체를 가속시키거나 신축성이 있는 물체를 변형시킬 수 있고, 가속과 변형 또는 둘 다 일어날 수도 있다. 힘은 크기와 방향을 모두 가졌기 때문에 벡터량으로 표현한다. 예를 들어 인체에서 관절의 중심축을 중심으로 직선 혹은 회전 방향의 움직임이 일어날 때 이러한 이동을 유발한 원인은 근육의 수축으로 발생한 힘이다. 특히 인체에서 관절의 중심축을 중심으로 회전 운동이 발생하는 경우, 이 때의 힘을 회전력(torque)이라고 한다. 회전력의 크기는 작용하는 힘과 작용점과 받침점까지의 거리의 곱으로 나타난다. 일은 힘이 가해진 동안 물체가 움직인 거리로서 힘과 거리의 곱으로 나타낸다. 일률은 힘과 속도의 곱으로 나타내며 일을 수행하는 속도를 의미한다.

2. 골격근 작용의 종류

일반적으로 근육의 작용은 근세포의 장축을 중심으로 그 길이가 줄어드는 것을 의미한다. 이러한 작용은 근수축이라는 용어와 동일한 의미로 사용되기도 하는데 근육의 수축이 반드시 근육의 길이가 짧아지는 것을 의미하는 것은 아니다. 근섬유의 작용이나 외부에서 가해지는 힘(저항)의 종류에 따라 근길이는 짧아지기도 하고, 늘어나기도 한다. 따라서 근 길이의 변화 유무에 따라 근육의 작용을 정적인 상태와 동적인 상태로 나눌 수 있다(표 11-1, 그림 11-1).

표 11-1 | 근육 수축의 종류

- 정적 수축 : 등척성 수축
- 동적 수축 : 등장성 수축, 등속성 수축, 구심성 수축, 원심성 수축

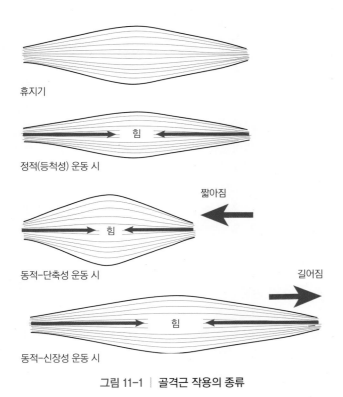

휴지기

정적(등척성) 운동 시

동적-단축성 운동 시

동적-신장성 운동 시

그림 11-1 | 골격근 작용의 종류

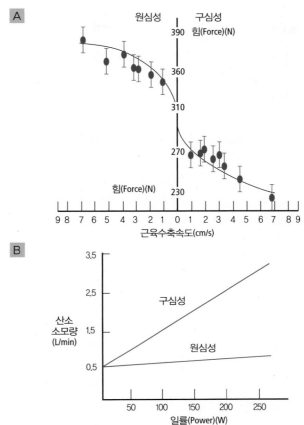

그림 11-2 | 구심성 수축과 원심성 수축의 비교
A: 구심성 수축과 원심성 수축시 근력과 근육수축속도의 관계. 모든 속도에서 원심성 수축의 경우 더 높은 힘이 발생함을 보여준다.
B: 구심성 수축과 원심성 수축 시 산소 소모량과 일률과의 상관 관계

1) 정적 운동(static exercise)

근육의 길이 변화가 없거나 관절의 상태가 정지 상태인 경우를 말한다. 힘은 작용하지만 위치의 이동이나 변화가 없는 상태이므로 이때의 일이나 일률은 0이다. 이러한 운동을 등척성 운동(isometric exercise)이라고 한다.

2) 동적 운동(dynamic exercise)

동적 운동은 근육 작용의 결과로 관절의 움직임이 일어난 것을 의미하며 근육의 길이 변화 정도에 따라 근육이 짧아지는 단축성 혹은 구심성 수축과 근육이 길어지는 신장 혹은 원심성 수축으로 나눌 수 있다. 또한 동적 운동은 저항이 주어지는 방식에 따라 등장성 운동과 등속성 운동으로

나눌 수 있다.

(1) 등장성 운동(isotonic exercise)과 등속성 운동(isokinetic exercise)

등장성 운동은 운동범위의 처음부터 끝까지 운동 속도와 상관없이 일정한 힘으로 움직이는 운동이다. 하지만 근섬유에 의하여 발생하는 힘은 근섬유의 길이와 관절의 각도에 따라 변하고, 이에 따라 근육의 장력이 일정하게 유지될 수 없으므로 엄밀한 의미에서 등장성 운동은 잘못된 용어이다.

등속성 운동은 미리 고안된 특수한 등속성 기계를 이용하여 가해지는 힘에 상관없이 일정한 각속도로 움직임이

이루어지는 운동이다. 관절을 움직일 때 각속도가 일정한 상태로 유지되므로 강한 힘을 가하면 그만큼 근육에 걸리는 부하가 커지게 되고 약한 힘을 가하게 되면 근육에 걸리는 부하가 감소하게 된다. 즉, 등속성 기계에 작용하는 근력에 의하여 부하 정도가 결정된다.

(2) 구심성 수축(concentric contraction)과 원심성 수축(eccentric contraction)

구심성 수축은 근수축에 따라 근육의 길이가 짧아지는 것으로 덤벨을 들고 팔을 구부릴 때 위팔두갈래근(biceps brachii)의 작용에서 그 예를 찾아볼 수 있다. 이 때 힘이 가해진 방향과 물체가 움직인 방향이 일치하므로 물리학적으로 양의 일(positive work)을 한 것이다. 반면 원심성 수축은 근수축이 일어나지만 근육의 길이는 오히려 늘어나는 경우로 계단을 내려갈 때 넙다리네갈래근(quadriceps femoris)의 작용에서 그 예를 들 수 있다. 이 경우 근수축으로 발생하는 힘의 작용 방향과 반대로 관절의 이동이 일어나므로 음의 일(negative work)을 한 것이다. 원심성 수축은 운동 속도와 무관하게 구심성 수축에 비하여 더 많은 힘을 발생시키지만, 같은 운동 강도로 운동할 때 소모되는 에너지량은 더 적게 든다(그림 11-2).

3. 근력, 지구력 및 근피로

1) 근력(muscle strength)

근력은 근섬유가 수축하여 발생되는 힘이며, 근수축력이라고 한다. 근력은 근육의 횡단면적에 비례하며, 성별이나 연령에 의해서 변하지 않는다. 따라서 절대근력은 약 6.3 ± 0.81 kg/cm²이다. 그러나 여기에는 반드시 개인차가 있어서 약 4~8 kg/cm² 정도이고, 위팔 굴곡부위의 근육 횡단면적에서는 3~6 kg/cm² 정도이다. 근육의 최대 근력은 근육의 횡단면적과 수의적 노력에 의한 신경계의 흥분상태에 의해 결정된다.[58] 또한 고통을 감당할 수 있는 심리적 적응이 클수록 근력을 발현하는데 유리하다. 근력을 측정할 때, 임상적으로 많이 이용하는 방법은 1회 혹은 10회 반복할 수 있는 최대 중량(repetition maximum, RM)을 측정하는 것이다. 1회 반복할 수 있는 최대 중량을 1 RM이라고 하는데, 예를 들어 역도 선수가 자신이 들 수 있는 최

고 바벨 중량이 1 RM이 된다. 10 RM은 10회 반복해서 들 수 있는 최대 중량을 의미한다. 근력의 발달은 점진적으로 과부하를 가하고, 운동 횟수를 늘리고, 운동 속도를 증가시켜서 얻을 수 있다. 예를 들어, 위팔두갈래근의 근력을 증가시키기 위해서는 점차 더 무거운 중량의 아령을 사용하고, 한 번에 드는 횟수를 많이 하고, 주당 운동 횟수를 늘리면서, 더 빠르게 들어올리면 된다.

2) 근지구력(muscle endurance)과 근피로(muscle fatigue)

근지구력은 근육이 일정한 속도와 강도를 지닌 운동을 지속적으로 수행할 수 있는 능력을 의미한다. 근피로는 근수축 활동과 요구되는 힘을 발현하지 못하거나 유지하지 못하는 상태를 의미한다. 즉, 근피로란 운동수행능력이 운동 초기의 힘과 비교할 때 일정 비율(예, 60%) 이하로 떨어진 상태라고 할 수 있다. 운동선수에게 있어 피로란 이전 운동의 결과로 다음 운동 동작을 수행할 때, 힘을 충분히 발휘하지 못하고, 운동수행능력이 저하되는 것을 의미한다.

4. 근육의 분류

1) 육안적 분류

근섬유가 힘줄에 붙은 모양에 따라 다음 두 가지로 분류할 수 있다.

(1) 방추형 근육(fusiform muscle)

근육의 기시부(origin)부터 부착부(insertion)까지 근섬유가 평행으로 달리는 경우로 위팔두갈래근이 그 사례가 되며, 특징으로는 근육이 수축한 정도와 운동이 일어난 정도가 일치한다는 것이다(그림 11-3).

(2) 깃털형 근육(pennate muscle)

힘줄(tendon)에 대해 근섬유가 비스듬히 붙어 있는 근육이다. 근수축에 의한 움직임 정도는 근수축 길이와 근육과 힘줄이 이루는 각도에 의해 결정된다. 그림 11-4의 경우 근섬유는 50% 수축했으나 부착부의 움직임은 37% 정도 되는 것을 볼 수 있다. 깃털형 근육은 횡단면적당 더 많은 근섬유를 포함할 수 있으므로 더 강한 근력을 발휘할 수 있다.

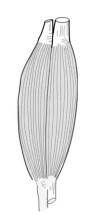
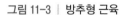

그림 11-3 | 방추형 근육

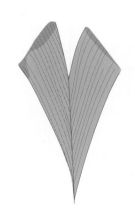

그림 11-4 | 깃털형 근육

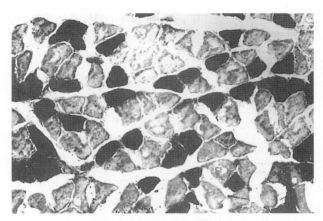

그림 11-5 | 근섬유의 조직학적 소견

Myofibrillar ATPase pH 9.4로 염색한 쥐의 가자미근 근섬유의 조직 소견. 짙은 색이 제1형 근섬유이며 옅은 색이 제2형 근섬유이다.

2) 조직학적 분류

조직학적으로 근섬유는 산화효소(oxidative enzyme), 해당효소(glycolytic enzyme) 및 아데노신3인산분해효소(ATPase)에 대한 염색 정도에 따라 다음 세 가지로 분류할 수 있다. 제1형은 근섬유의 연축 속도가 느리며, 피로가 잘 오지 않으며, 산화 대사를 하는 섬유(slow, fatigue-resistant, oxidative)이고, 제 2A형은 연축 속도가 빠르나 피로가 잘 오지 않고, 산화-해당 대사를 하는 섬유(fast, fatigue-resistant, oxidative-glycolytic)이며, 제 2B형은 연축 속도가 빠르며 피로가 잘 오며, 해당 대사를 하는 섬유(fast, fatiguable, glycolytic)이다(그림 11-5). 최근 분자유전학적 연구에서 같은 형의 근섬유이지만 근수축 단백질인 미오신(myosin)과 조절단백질인 트로포닌(troponin) 등에서 동형 단백질(isoform)의 존재가 밝혀져 조직학적 분류의 실효성에 대한 의문이 제기되고 있다. 하나의 근육 내에서도 여러 종류의 근섬유가 분포하고 있고 분포 상태 또한 제각각이어서 전기자극이나 운동 등에 의해 그 분포 양상이 바뀔 수 있다.

5. 운동 중 에너지 공급

운동 중에는 안정 시보다 단위시간당 더 많은 에너지를 필요로 한다. 이 때 근수축을 위한 에너지 공급 시스템은 운동 강도, 운동 형태, 지속시간 및 체력에 따라 차이가 있다.

1) 즉각적 에너지 공급: 아데노신3인산(ATP)-크레아틴인산(phosphocreatine, PC) 시스템

단거리 전력 달리기, 역도 등과 같이 순간적으로 고강도 운동을 하는 경우에는 에너지를 근육에 빠르게 공급해야 한다. 이 때의 에너지원은 대부분이 근육내 고에너지인산화합물인 ATP 및 PC 등이다. 보통 근육 1 kg안에는 약 5 mM의 ATP와 약 15 mM의 PC가 저장되어 있다. 체중이 70 kg이면 근육량이 약 30 kg이므로, 600 mM의 고에너지인산화합물을 포함하고 있다. 이 정도의 에너지로는 1분 정도의 빠른 걸음에는 충분하지만, 100 m를 전력으로 달릴 경우 마지막까지 최고 스피드를 유지하는 것이 불가능하다.

2) 단시간 에너지 공급: 젖산(lactate) 시스템

격렬한 운동을 지속하기 위해서는 고에너지인산화합물(high-energy phosphate compound)을 지속적으로 빠르게 재합성할 필요가 있다. 이와 같은 운동에서는 젖산이 생성되는 무산소성 해당 과정(glycolysis)에 의해 포도당(glucose) 및 저장된 글리코겐(glycogen)을 분해하여 에너지를 공급하고 있다. 젖산은 모든 운동 강도에서 축적되는 것이 아니라, 건강한 일반인의 경우에 최대 운동 강도의 약 55~60%에서 쌓이기 시작한다. 젖산의 축적은 운동 강도가 높아져 근세포가 더 이상 유산소성 에너지 공급을 할수 없게 될 때 현저해진다. 이것은 운동선수에게도 마찬가지로 적용된다. 다만 젖산이 쌓이는 시점의 운동 강도는일반인보다 운동선수가 더 높다. 이것은 지구성 운동선수의 선천적인 자질, 훈련에 의한 젖산 제거율의 증가 및 젖산 생성의 억제 등의 결과로 생각할 수 있다. 젖산이 쌓이기 시작하면 운동 강도 및 속도가 줄어들거나 더 이상 운동을 지속할 수 없는 상태에 이르게 되는데, 이를 무산소성 운동 역치의 판정 기준으로 삼기도 한다.

3) 장시간 에너지 공급: 유산소 시스템

해당과정은 산소를 필요로 하지 않고 빠르게 ATP를 합성하지만 그 양은 매우 적다. 따라서 2~3분 이상의 힘든 운동을 지속적으로 하기 위해서는 유산소성 에너지 대사 과정이 필요하다.

4) 운동 중 에너지원

운동 시 주요한 에너지원은 포도당(glucose)과 유리지방산(free fatty acid)이지만, 이들의 이용률은 운동의 종류, 강도, 지속시간, 심폐기능 및 영양 상태에 따라 달라진다. 안정시 근육은 주로 지방산을 에너지원으로 하고 있다. 운동초기에는 체내 글리코겐이 소비되고, 그 다음으로 혈중 포도당이 사용된다. 운동 시 포도당과 지방산의 에너지 대사를 좌우하는 것은 운동 전 또는 운동 중 탄수화물의 섭취이다. 포도당을 제외한 대부분의 당질은 운동 시 지방산의에너지 대사를 방해한다. 한편 유리지방산의 이용률은 훈련의 영향을 받는다. 훈련을 계속함으로써 유리지방산의이용률은 점차 증가하고 혈당이나 체내 글리코겐으로부터의 공급은 감소하는 것으로 알려져 있다.[2]

6. 운동단위 동원의 크기 원리(size principle of recruitment)

운동단위의 크기는 운동단위를 형성하는 근섬유의 수에의해 결정된다. 하나의 알파운동신경세포가 신경지배하는근섬유는 2~3개에서 2,000~3,000개로 다양하다. 작은 세포체와 작은 굵기의 축삭을 가지고 있는 작은 크기의 운동단위는 눈이나 손가락 운동을 조절할 때와 같이 세밀하고정밀한 움직임을 조절하는 반면, 큰 세포체와 굵은 축삭을

가지고 있는 큰 크기의 운동단위는 큰 힘을 형성하고 덜정교한 움직임을 만들어낸다. 예를 들어, 바깥눈의 움직임을 조절하는 근육은 6개 정도의 근섬유들을 포함하는 반면, 큰 크기의 운동단위를 보이는 장딴지근은 약 2,000개의 근섬유를 지배한다.

근육이 활동할 때, 작은 세포체와 작은 수의 근육섬유를 지배하는 작은 크기의 운동단위가 먼저 신경계통에 의해 자동 선택된다. 이처럼 작은 크기의 운동신경세포가 먼저 동원되고, 큰 크기의 운동신경세포가 나중에 동원되는 원리를 운동단위 동원의 크기 원리 또는 헤너만(Hennenman)의 크기 원리라고 한다. 근수축이 일어난 후 이완하려고 할 때는 운동단위의 동원 순서와는 역순으로 전환(decruitment)이 일어난다.

7. 운동의 특수성(specificity)

특별히 신경근육계 질환이 없는 일반인의 경우, 웨이트 트레이닝을 통해 근력과 근지구력을 쉽게 키울 수 있다. 하지만 일반인과 직업 운동선수의 경우 각자의 운동 대사 수준과 운동 수행능력의 특수성을 고려하여 운동할 필요가있다. 왜냐하면 훈련 목적에 적합한 운동 종류와 운동 방법을 적절하게 선택하여 운동해야 그 효과를 극대화할 수있기 때문이다. 즉, 일반인의 경우에는 근력강화 운동으로도 달리기의 능력이 증가될 수 있으나 달리기 선수의 경우에는 근력강화 운동만으로 충분한 효과를 얻을 수 없고 운동 목적에 적합한 방법을 택해 운동을 수행하는 것이 필요하다. 따라서 트레이닝의 특수성을 고려하여 단거리 선수라면 단거리 달리기에 알맞은 운동을, 장거리 선수라면 장거리 달리기에 적합한 운동을 수행할 필요가 있다.

II. 가동성(Mobility) 운동

가동성 운동은 환자의 기능적 운동이 가능하도록 연부조직 및 관절의 가동성을 유지 또는 회복시키기 위하여 시행하는 운동으로 수동적(passive), 능동보조적(active assistive)그리고 능동적(active)으로 시행할 수 있다. 코드만의 진자

운동(Codman's pendulum exercise)은 능동적 근수축을 거의 사용하지 않고 팔의 무게를 중력에 맡김으로써 회전근개(rotator cuff)의 운동수행이 가능하다. 즉, 코드만운동은 팔을 앞뒤로, 좌우로 진자처럼 움직이게 하고, 그 다음 시계방향 또는 반시계방향으로 원을 그리듯이 돌려줌으로써 어깨관절의 가동성을 확보할 수 있다. 가동성을 목적으로 한 능동 및 능동보조운동은 근력을 강화하거나 조절 능력을 호전시키는 것이 주목적이 아니라 가동범위를 유지하거나 회복하는 것임을 상기할 필요가 있다. 따라서 골절 치료시 능동 및 능동보조운동은 골절 치유에 방해가 되므로 어느 정도 안정성이 확보될 때까지 피할 필요가 있다. 심근경색 등으로 심혈관 순환계가 불안정할 때에는 능동 또는 능동보조운동을 시행할 때 주의가 필요하다. 수동운동은 근위축을 막지 못하며 근력이나 근지구력을 향상시키지 못하고 능동적 근수축만큼 혈류 개선을 도와주지 못한다. 일반적으로 수동운동은 골절처럼 움직임이 상처치유에 방해가 될 때 해서는 안 된다. 가동성 운동에는 유연성 운동, 수동적 신장, 능동적 억제의 방법이 있다.

1. 관절가동범위운동 또는 유연성 운동

관절가동범위운동 또는 유연성 운동은 움직임이 가능한 범위 내에서 운동성을 유지하는 것이고 수동적 신장은 단축된 구조를 좀 더 신장시켜 관절의 운동범위를 증가시키는 것이다. 이와 같은 운동들을 천천히 부드럽게 시행하고, 점진적으로 관절가동범위를 증가시켜 통증 및 조직 손상을 예방한다. 가동범위운동은 각 동작당 3~5회 반복, 하루에 1~2회, 1주일에 최소 3일 시행한다. 운동의 유형은 해부학적 위치를 기준으로 움직이는 운동, 고유수용성신경근촉진법(PNF)처럼 대각선 방향인 운동 또는 기능적 유형의 운동이 있다. 관절가동범위 내에서 최소한의 노력으로 몸을 부드럽게 움직이도록 하는 유연성 운동을 림버링 운동(limbering exercise)이라고 한다.[3] 옆으로 누운 자세에서 엉덩관절 굴곡, 신전을 시행하면 중력을 제거하였기 때문에 쉽게 유연성 운동을 할 수 있다. 유연성 운동 후 10~30초 정도 정적 신장을 유지하는 방법도 사용되는데 이 때 수동적 보조, 기계적 보조 및 자가 보조 등의 방법을 사용한다. 다음은 운동 시 자주 사용하는 도구들이다.

① 지팡이(cane)
건강한 팔을 이용하여 이환된 팔의 운동을 도와준다.

② 손가락 사다리(finger ladder)
환자에게 객관적인 목표를 제시함으로써 어깨의 관절 운동범위를 호전시킨다. 주의할 점은 어깨의 관절운동 대신 신체의 다른 부위를 보상하여 목표를 달성하는 것은 피해야 한다.

③ 어깨회전운동기(shoulder wheel)
벽에 부착하여 어깨관절의 가동범위와 어깨근육을 강화시키는 운동을 할 수 있다. 이 기구는 환자의 자세에 맞추어 높낮이 조절이 가능하고, 어깨의 운동범위를 조절하기 위해서 팔길이를 조절할 수도 있고, 근력강화를 위해서 회전판의 저항 강도를 조절할 수도 있다.

④ 머리위 도르래(overhead pulley)
어깨를 움직여서 팔을 머리위로 움직이도록 하는 기구이다. 도르래를 이용하여 팔, 어깨, 가슴 부위를 운동함으로써 관절가동범위는 향상시키고 근력을 강화할 수 있다. 오십견 환자의 경우 건강한 팔을 이용하여 이환된 팔의 가동범위를 증진시키는 데 사용된다.

⑤ 매달기(suspension)
움직이고자 하는 팔다리에 줄을 매달게 되면, 줄에 의해 마찰이 감소함으로써 팔다리를 움직일 때 힘이 적게 든다. 예를 들어, 뇌졸중 환자의 어깨 근력이 약한 경우 아래팔에 줄을 걸어 팔의 무게를 줄여주면 진자 운동을 수월하게 할 수 있다. 이때 매단 줄을 아래팔보다 팔꿈치에 걸어주면 어깨관절의 운동범위를 더 확보할 수 있다.

⑥ 스케이트판(skateboard) 또는 분말 판
마찰을 줄이기 위하여 스케이트판을 사용하거나 분말을 판에 뿌려 마찰을 줄일 수 있다.

⑦ 왕복운동기(reciprocal exercise unit, restorator)
정상측 팔다리의 힘을 이용하여 마비측 팔다리를 운동시킬 수 있는 기구로 환자의 침상, 휠체어 또는 의자에

탈부착하여 사용할 수 있다.

⑧ 지속수동운동기(continuous passive motion machine, CPM)
관절가동범위를 정해서 지속적으로 수동운동을 가능하게 해주는 기구로 보통 정형외과 수술 후 사용하며 하루 24시간 적용할 수도 있다. 수술 후 부동증후군 예방을 위해 주로 사용하고 치유 과정에서 조직의 유착을 방지한다. 관절 운동을 원활하게 하여 관절구축을 예방한다. 수술 후 통증 및 부종을 감소시키고 상처 치유를 촉진시킨다. 관절연골의 재생을 촉진하여 정상 관절가동범위로의 회복을 돕는다. 하지만 하지 혈액순환 증가를 통한 심부정맥혈전증 예방 효과에 대해서는 아직 더 연구가 필요하다. 지속수동운동기를 이용한 치료는 근력 강화가 아니라 관절가동범위의 유지 및 증진이기 때문에 다른 운동치료에 보조적으로 사용되어야 한다.

2. 스트레칭

스트레칭(stretching)은 병적으로 짧아진 구조를 다시 늘려주는 치료적 방법이다. 자가신장은 타인의 도움을 받지 않고 자신의 체중을 이용하여 근육과 관절을 늘여주는 방법이다. 수동신장(passive stretching)은 단축된 구조를 늘여 관절의 운동범위를 증가시키는 것이다. 그러므로 수동신장을 하기 전에 열·냉마사지, 준비운동, 관절 당겨늘림(distraction), 진동(oscillation), 바이오피드백(biofeedback) 또는 전신 이완 등이 도움이 된다. 스트레칭은 장기간 누워있던 환자, 골다공증 환자, 암환자, 통증이 심한 환자 및 인공관절치환술을 받은 환자에게 적용할 때는 많은 주의를 필요로 한다. 특히 관절 움직임이 과도하거나 조직 부종, 염증, 혈종, 외상 및 골절이 있는 환자에게 스트레칭 적용은 금기 사항이다.

① 수기 스트레칭
손을 사용하여 단축된 구조물을 늘려주는 방법으로 신장을 가하는 힘은 천천히 부드럽게 적용해야 한다. 최소한 15~30초 동안 지속하면서 수차례 반복한다. 순간적으로 강한 힘을 가하는 것은 신장 반사를 유발시키므

로 되도록 피해야 한다.

② 지속적 기계 스트레칭
저강도(2.25~6.75 kg)로 20~30분 이상 지속적으로 힘을 가한다. 견인 또는 도르래를 이용한 치료, 플라스틱 보조기, 순차적 석고붕대 등이 이에 해당한다.

③ 간헐적 기계 스트레칭
수기 스트레칭과 동일한 강도와 지속시간을 사용하되, 기계를 이용하여 간헐적으로 시행하게 된다. 이때 강도와 지속시간 등은 조절이 가능하다.

3. 능동적 억제

신장을 하고자 하는 근육을 신장 전에 반사적으로 이완시키는 기술이다.

① 치료사에 의한 수축-이완 기법(근에너지 기법)
단축된 근육을 5~10분 동안 등척성 수축시킨다. 이때 치료사는 이에 대한 저항을 가한다. 수축은 최대(maximal) 또는 최대하(submaximal) 강도로 적용한다. 등척성 수축 후 치료사는 단축된 근육을 수동적으로 신장시킨다. 이 기법은 단축된 근육을 등척성 수축시킴으로써 자발적 억제를 통한 이완을 유도하는 것이다.[4]

② 수축-이완-수축
위에 제시한 근에너지 기법 후 환자가 단축된 근육의 반대쪽 근육을 능동적으로 근수축하는 것이다. 능동적으로 길항근(antagonist)을 수축시켜 짧아진 근육의 관절가동범위를 증가시킬 수 있다. 이것은 자발적 억제와 상호억제를 이용한 것이다.

③ 길항근 수축
환자는 단축된 근육의 반대 작용을 하는 길항근을 저항에 대하여 능동적으로 수축시킨다. 이는 상호억제(reciprocal inhibition)를 이용하여 단축된 근육의 이완을 유도하는 것이다. 이 기법은 단축된 근육에 근연축에 의한 통증이 있거나 치유 초기에 효과가 있다.

III. 근력강화 운동

주로 근력을 강화시키는 목적으로 시행하는 운동을 말한다. 정상 근육에서 근력은 근육의 횡단면적 크기, 길이-장력 관계, 운동단위의 발화율, 근섬유의 유형, 근수축 속도, 환자의 동기 등에 의해 좌우된다. 근력강화 운동은 헬리브랜드(Hellebrandt)의 '과부하' 원리에 따른다.[5,6] 즉 견딜 수 있는 수준의 부하나 자극보다 더 큰 부하를 조직에 가함으로써 근력을 발달시키는 것을 의미한다.

운동 초기 2주 동안의 근력 강화는 주로 신경 요소에 기인한다. 즉, 신경근육계의 효율이 증가하여 근력 강화를 얻게 된다. 이후의 근력 강화는 근육과 힘줄의 비대(hypertrophy)에서 기인하며 근육의 증식(hyperplasia)도 기여할 수 있다. 단기간의 근력강화 운동만으로는 안정 시 심박수와 혈압 등에 변화를 꾀할 수 없지만 장기간의 근력강화 운동으로는 심박수 감소, 심박출량 증가, 혈압 증가율 감소, 심근 산소소모량의 감소 효과를 볼 수 있고, 비대해진 근육에서는 혈색소 수치가 증가한다.

등척성 및 등속성 운동을 시행하면 운동 시 혈압이 상승할 수 있다. 특히 등척성 운동을 최대 수축력의 70% 이상으로 수행하면 수축하는 근육 내의 혈액순환을 감소시킬 수 있다. 수동적으로 근육을 움직이는 것은 전혀 도움이 되지 않으므로, 근력을 효과적으로 증가시키기 위해서는 능동적으로 근육을 수축시켜야 한다. 최근 연구에 의하면 신경근 전기자극(neuromuscular stimulation)이 말초신경 지배를 받는 근육의 힘을 증가시킨다는 보고가 많다.

근력강화 운동을 처방하기 위해서는 반복 횟수(repetition), 세트(set), 세션(session)이라는 용어를 적절히 사용할 필요가 있다. 세트는 휴식시간 없이 한 번에 시행하는 운동처방 단위를 일컫는 용어이며, 반복 횟수는 한 세트 내에서 시행한 횟수이다. 여러 세트가 모여서 세션을 구성하게 된다. 예를 들어 턱걸이를 한 번 할 때 10회 반복하고 2분간 쉬었다가 다시 턱걸이를 10회 반복하였다면, 10회 반복횟수로 턱걸이를 2세트하였고, 이를 1회의 운동세션으로 시행한 것이 된다.

근육 또는 관절에 염증 및 통증이 있는 경우 동적 근력강화 운동은 피해야 하지만, 등척성 운동은 부드럽게 시행할 수 있다. 심혈관계 질환자, 복부수술 환자, 쉽게 피로해지는 환자, 골다공증 및 급성 염증 환자는 근력강화 운동시 많은 주의를 필요로 한다. 근력강화 운동을 할 때 발살바법(Valsalva's maneuver; 숨을 참고 배에 힘을 주어 복압을 증가시키는 일)을 시행해서는 안 되는데 특히 심장질환자의 경우 심박출량을 일시적으로 감소시키기 때문에 금기이다.

근력강화 운동의 처방은 처음에는 최대하저항(예를 들어 최대의 50%)에서 출발하여 점점 증가시켜 최대저항까지 시행한다. 한 세트를 여러 차례 반복하다가 12~15회 반복으로 증가시키며, 1~3세트 시행한다. 운동은 주당 2~3회, 큰 근육에서 작은 근육 순으로 체계적으로 시행하고 과도한 피로를 유발하거나 동작의 보상은 피하도록 한다. 특정 근육을 고강도, 고반복시키는 근력강화 운동을 저항운동(resistance training)이라고 한다. 저항운동을 시행하면 국소 근육의 지구력과 힘이 증가한다.

1. 수기 근력강화 운동

치료사가 적절한 저항을 제공하여 등척성 또는 등장성 운동을 시행한다. 적절한 저항은 통증없이 최대한의 힘을 가할 때로 볼 수 있으며 한 세트당 8~10회 반복하고 적절한 휴식을 두고 2~3세트 반복한다.

2. 기계 근력강화 운동

1) 등척성 근력강화 운동
관절의 움직임과 근육의 길이 변화없이 근육에 긴장을 유발하는데 휴지기의 근육 길이에서 가장 효율적이다. 이 운동은 쉽게 시행할 수 있고 시간이나 준비 등이 적게 필요하다. 통증이나 염증 등의 이유로 관절의 움직임을 피해야 할 때 유용하다. 단점으로는 정적 근력강화를 동적인 활동에서 똑같이 사용할 수 없다는 것이다. 즉, 관절 각도에 따라 특정 근육의 근력강화가 이루어지기 때문에 운동이 시행된 각도에서만 근력강화의 효과를 볼 수 있다(특수성의 원리). 조절운동에는 큰 도움이 되지 않고 근육비대가 형성되지도 않는다. 심실 부정맥이 일어날 수 있으며 운동할 때 혈압이 증가하므로 심혈관계 질환자의 경우에는 특히 주의가 필요하다.

(1) 운동 방법

① 단기 최대 등척성 운동

고정된 저항에 5~6초간 한 번의 등척성 수축을 시행한다. 하루 한 번 시행하며 주 5~6회 시행한다. 이 방법은 근력강화에 비효과적인 것으로 알려져 있다.

② 단기 반복적 등척성 운동

고정된 저항에 최대 등척성 수축을 6~15초간 5~10회 시행한다. 주 5일 시행한다. 단기 최대 등척성 운동보다는 효과적이다.

③ 다각도 등척성 운동

관절가동범위의 최소 매 20°마다 저항을 준다. 10° 규칙(10-degree rule)을 적용하면 관절운동범위의 매 10°마다 10초의 수축으로 10회 반복하는 세트를 10번 시행한다.[1]

(2) 운동기구

등장성 근력강화 운동 시 운동기구를 사용할 수 있다. 이때 관절운동범위를 제한하기 위해 고정이 필요할 수도 있다.

2) 등장성 근력강화 운동

일정한 무게를 주되 운동의 속도는 조절하지 않는 동작성 운동이다. 등장성이란 말에서 관절가동범위를 따라 동일한 힘이 일정하게 사용될 것 같지만 관절각도에 따라 근육의 길이가 짧아지거나 길어지기 때문에 지렛대의 길이가 달라져 가해지는 힘은 달라진다.

(1) 운동 방법

① 점진적 저항 운동(progressive resistive exercise, PRE: DeLorme technique)

먼저 전체 관절가동범위 동안 10번 반복할 수 있는 최대 무게를 정한다. 이를 10 RM이라 한다. 첫 번째 세트에서 10 RM의 50%로 10번 반복한다. 두 번째 세트에서는 75%로 10번 반복한다.[7] 마지막 세트에서는 100%로 10번 반복한다. 각 세트 사이에는 짧은 휴식기를 둔다. 매주 증가된 근력에 따라 새로운 10 RM을 정한다. DeLateur는 매일 10 RM에 몇 kg을 추가하여 위의 방법을 변형해서 사용하였으며,[8] McMorris와 Elkins는 10 RM의 25%,

50%, 75%, 100%를 사용하는 방법을 택하였다.[9]

② 회귀적 저항 운동(regressive resistive exercise, RRE: Oxford technique)

DeLorme 방법의 반대로 100%에서 시작하여 50%로 끝나는 방법이다. 그러나 이 방법은 Hellebrandt의 과부하 원리에 위배된다.

③ 매일 조정 점진적 저항운동(daily adjustable progressive resistance exercise, Knight technique)

매일 저항을 어떻게 증가 또는 감소시킬 것인지 정한 방법이다. 이 방법은 각 근육군별로 4세트의 저항운동을 시행하도록 구성되어 있다. 먼저 최초 시행할 근력 훈련 무게를 6 RM으로 결정한다. 환자는 첫 번째 세트에서 6 RM의 50%로 10번 반복한다. 두 번째 세트에서 75%로 6번 반복한다. 세 번째 세트에서 100%로 가능한 한 최대로 반복한다. 그리고 이 때 반복한 횟수로 네 번째 세트의 무게를 조정하며 또한 다음날 근력훈련 무게도 결정한다. 표 11-2에 이에 대한 운동지침을 제시하였다. 이 방법에서 적절한 최대 반복 횟수는 5~7회이다. 이 방법을 사용하면 매일 얼마의 무게를 더할지를 망설이지 않아도 된다.[10]

④ 서킷 웨이트 트레이닝(circuit weight training)

종합적인 체력 훈련법으로, 웨이트 트레이닝에 시간이라는 요소를 더하여 근육 및 심장호흡 기능의 점진적 발달을 목적으로 한다. 여러 가지 방식의 운동을 조합하여 하나의 세트를 만들고, 설정된 운동의 순회시간을 측정하면서 훈련하여 운동에 대한 흥미를 유발한다. 예를 들어 벤치 프레스, 레그 프레스, 윗몸 일으키기, 어깨 프레스, 스쿼트 등을 운동을 하나의 세트에서 다양한 조합으로 실시할 수 있다. 운동 부하는 개개인의 체력에 맞추어서 하는데, 결정 방법은 고강도의 운동은 할 수 있는 최대 횟수를, 중강도의 운동은 1분 동안 수행할 수 있는 최대 횟수의 1/2로 한다.

(2) 운동 기구

① 프리 웨이트(free weight)

바벨, 덤벨, 모래주머니 등을 말한다. 가정에서 흔히 사

표 11-2 | 매일 조정 점진적 저항운동(Knight technique) 지침

세 번째 세트에서 시행한 반복횟수	네 번째 세트에 대한 무게 조정	다음 날의 무게 조정
0~2	5~10 lbs 감소, 세트 반복	5~10 lbs 감소
3~4	5~10 lbs 감소	같은 무게 유지
5~6	같은 무게 유지	5~10 lbs 증가
7~10	5~10 lbs 증가	5~15 lbs 증가
11	5~10 lbs 증가	10~20 lbs 증가

용하는 500 ㎖ 생수병에 물이나 모래를 채워서 사용할 수도 있다.

② 탄력 밴드(elastic band)
세라밴드(Thera-Band®)가 대표적이다. 침대 주위나 벽에 설치할 수 있고 몸통 및 상하지의 근력강화에 적용할 수 있다.

③ 도르래(pulley)
도르래를 사용하여 상하지 운동을 할 수 있다.

④ 등장성 회전력 기구
N-K 기구와 같이 유압 마찰이나 기타 일정한 저항을 통하여 무릎관절, 엉덩관절 및 어깨관절의 운동을 시행할 수 있다.

⑤ 동적 다저항 기구
노틸러스(Nautilus), 이글(Eagle), 유니버셜(Universal) 기구와 같이 캠축을 이용하여 관절운동의 여러 부분에서 최대의 저항이 가해지도록 하였다. 유압을 이용한 기구도 있다. 이러한 기계는 다양한 근육군을 강화시키기 위한 여러 부속 도구들이 있어 넓은 설치 면적을 필요로 한다.

⑥ 저항 자전거
하지의 근력과 지구력을 강화시킬 수 있으며 마찰력을 이용하여 저항을 증가시킨다.

⑦ 저항 왕복 운동기
이 기구는 앞서 언급되었던 왕복 운동기에 마찰력이 저항으로 작용할 수 있도록 만들어졌다. 상하지의 근력, 근지구력, 교차 조절 능력 및 심혈관계 적응도를 향상시킨다.

3) 등속성 근력강화 운동
일정한 각속도로 수행하는 동적 운동이지만 가해지는 힘이나 저항은 일정하지 않다. 운동의 특수성이 적용되어 훈련 때 수행한 각속도에서만 근력이 증가한다. 각속도가 낮을수록 근력을 증가시키는데 효과적이다. 등속성 저항은 힘측정계(dynamometer)에 의해서 조절되며 수동식과 능동식이 있다. 등속성 운동기구는 떨어뜨릴 위험이 없어 매우 안전하다. 또한 여러 가지 회전력에 대해 컴퓨터를 이용하여 분석값을 제공한다. 그러나 비용이 고가이고 모든 근육군에 적용하기 힘들며 운동 시 혈압이 상승할 수 있는 단점이 있다. 운동을 할 때는 최대한으로 빨리 움직이도록 해야 한다. 만약 설정된 속도보다 낮은 속도로 움직이면 회전 저항이 발생하지 않아 근력강화 운동이 되지 못한다. 일반적으로 세트당 5~7회 반복하며 3세트를 시행한다. 사이벡스(Cybex), 바이오덱스(Biodex), 킨컴(Kincom), 오소트론(Orthrotron II) 머신 등이 있다.

IV. 심폐지구력 운동

심폐지구력 운동은 조건화(conditioning) 또는 전신 지구력 운동이라고 하는데, 저강도의 전신운동을 반복적으로 큰 근육군에 적용하여 심폐순환 적응도를 향상시키는 것이 목적이다. 심폐지구력이 향상되면 일상생활동작들을 장시간 지속할 수 있어, 걷기와 계단 오르내리기 등과 같은 기

능적 동작을 원활하게 수행할 수 있다.

심폐지구력 운동을 장기간 시행하면 휴식 및 최대하 노력(submaximal effort) 시 심박수가 감소하고, 혈압이 5~10 mmHg 정도 떨어진다. 최대 노력(maximal effort)할 때에는 최고 혈압이 다소 올라가고, 일회박출량(stroke volume)은 20~30 ㎖ 정도 증가한다. 휴식기 심박출량은 큰 변화가 없고, 최대하 노력시 심박출량이 다소 감소하고, 최대 노력할 때에는 10~20% 정도 증가를 보인다. 심근 산소소모량은 휴식 및 최대하 노력할 때 감소하고, 최대 노력할 때 다소 감소를 보인다.

또한 운동 후 회복시간을 줄여주고, 관상동맥 혈류를 증가시키고, 좌심실의 벽은 두꺼워진다. 유산소 효소 활동, 동정맥 산소분압, 최대 환기 능력 등이 증가한다. 혈색소 농도는 변하지 않거나 혈장 용량이 증가하여 다소 감소한다. 전반적으로 근육의 유산소 능력이 증가한다.

심폐지구력 운동의 다른 전신적 효과로는 혈중 코르티솔(cortisol) 수치가 증가하는 것이다. 이는 단백질 이화작용(catabolism)을 증가시키고 합성을 저해한다. 이화작용에 의해 운동 중 아미노산이 증가하고 이 아미노산은 운동 후 구조 및 효소 단백질의 합성에 사용될 수 있다. 또한 열 조절 능력 및 지방분해 능력이 증가한다. 지방분해 능력이 증가하여 혈중 지방산과 글리세롤은 증가하고, 혈중 중성지방(triglyceride)과 저밀도지질단백질(LDL)은 감소하고 고밀도지질단백질(HDL)은 증가한다. 운동 후 1~2일간 지속되는 혈중 지방의 변화는 관상동맥질환의 위험을 감소시킨다.[11] 일정한 부하를 줄 때 하지를 이용한 운동보다 상지를 이용할 때 최대 운동 시 혈압, 심박수 및 심박출량 등이 증가한다. 상지 운동 시 심박출량(cardiac output)의 증가는 일회심박출량(stroke output)의 증가 때문이 아니라 심박수의 증가 때문이다. 심폐지구력 운동은 근력강화 운동과 마찬가지로 '과부하 원리'가 적용된다. 즉, 유산소 능력을 증가시키기 위해서는 세포내 발전소인 미토콘드리아(mitochondria)가 피로해질 때까지 운동 부하를 증가시켜야 한다.

1. 유산소 지구력 운동

유산소 지구력 운동은 산소소모량을 점진적으로 증가시키기 위하여 큰 근육군을 사용하는 근력강화 운동과 심폐지구력 운동을 모두 포함한다. 특히 심폐순환 적응력을 향상시키기 위하여 팔과 다리의 유산소운동을 조합하는 것이 가장 효과적이다. 환자 개개인의 선호도 및 신체적 상태에 따라 고정형 자전거, 빨리 걷기, 수영, 노젓기 및 하이킹 등의 저강도, 중강도의 유산소 운동부터 시작하는 것이 안전하다. 유산소 지구력 운동은 적절한 방법으로 점진적으로 시행하여야 한다. 특히 야구, 축구와 같은 접촉성 스포츠 활동들이나 테니스, 골프, 스쿼시처럼 몸통을 회전시키는 운동들 그리고 조깅, 달리기, 배구, 스키 등과 같은 고충격의 운동 등은 근골격 상태가 충분히 안정된 조건에서만 시행되어야 한다.

일반적으로 5~10분의 준비운동과 20~30분의 본 운동, 5~10분의 정리운동으로 이루어진다. 본 운동 시기에 최대운동능력의 40~60%를 쓰는 저강도 운동, 60~70%를 쓰는 중강도 운동, 70~85%를 사용하는 고강도 운동을 시행할 수 있다. 환자의 최대운동능력이 3 METs (metabolic equivalents) 이하로 낮은 경우에는 1회 운동시간을 5분 정도로 하여 하루에 3~4회 정도 나누어서 하는 것이 좋다. 최대운동능력이 5 METs에 도달하여 체력 수준이 충분히 높아지면 주 5회 정도로 늘려 심폐지구력 향상을 도모할 수 있다.

연령, 건강 상태, 활동 수준 및 환자의 운동 순응도에 따라 정도의 차이는 있으나 보통 다음의 3단계에 맞춰 운동 프로그램을 진행한다. 첫째, 조절단계에서는 저강도의 운동을 10~15분 시행하며 4~6주 지속한다. 둘째, 향상단계에서는 운동강도를 적절하게 올리고 지속시간도 최소 20~30분으로 증가시킨다. 이를 약 4~5개월 지속한다. 셋째, 유지단계에서는 향상단계에서 도달한 운동 강도를 일상적으로 실행한다. 유산소운동을 시작하고 6개월 정도 지나야 유지단계에 들어설 수 있다.

유산소운동은 혈중 중성지방 및 저밀도지질단백질(LDL)을 감소시키고, 고밀도지질단백질(HDL)과 열량소비는 증가시키므로 체중조절 프로그램에 사용할 수 있다. 체중감량(weight loss)을 목적으로 할 때, 운동의 강도는 최소 300 ㎉를 소비, 운동지속시간은 최소 20분 이상, 운동빈도는 최소 주 3회 이상 시행해야 한다. 체중조절 효과를 극대화시키기 위해서는 주당 4~5회 운동을 시행하고, 지속시간은 높이고, 운동강도는 숨이 차지 않고 큰 힘이 들지 않도록 낮추는 것이 좋다. 체중조절에 성공하기 위해서는 유산소 운동을 지속하는 것도 중요하지만 식이조절을 통해 열량의 섭취도 제한해야 한다. 하루 1200 ㎉ 이하로 줄여야 주당 1 ㎏씩의 점진적 체중감소를 얻을 수 있다. 기타 체중조절용 식이요법과 행동수정요법이 도움이 되며 주기적으로 의사와 상담하는 것이 도움이 된다.

유산소운동 시 심박수(heart rate)를 수시로 확인하여 운동할 때 허용된 최대 심박수를 초과하지 않도록 유념해야 한다. 특히 고온다습한 장소에서 운동할 때는 더욱 세심한 주의를 요한다. 심박수 외에도 Rate Pressure Product (RPP) 혹은 Double Product라고 불리는 심근의 산소소비량도 염두에 두어야 한다. RPP는 심근의 부하량(cardiac workload)을 나타낼 수 있는 지표이며 공식은 다음과 같다.

Rate Pressure Product (RPP)
=Heart Rate (HR)×Systolic Blood Pressure (SBP)

운동에 적응이 되면 일정 부하에서 심근의 산소소모량은 감소한다. 유산소 운동 강도를 처방할 때 다음의 방법들을 사용한다.

1) 목표심박수예비량 방법(target heart rate range method, THRR)
목표심박수예비량 방법을 사용하여 유산소운동 시 심박수는 최소 20~30분 동안 목표심박수 범위에서 유지되어야 한다.

(1) 카르보넨(Karvonen) 공식
심박수예비량(heart rate reserve)을 사용한다.[12] 최대 심박수에서 안정 시 심박수를 빼서 계산한다. 최대 심박수는 운동부하검사(exercise tolerance test)를 통해서 얻게 되며 안정 시 심박수는 앉아서 쉬고 있을 때 측정하게 된다. 카르보넨 공식은 다음과 같다.

카르보넨 공식
• 목표 심박수=[(최대 심박수 – 안정 시 심박수)×운동 강도(%)]+안정 시 심박수
• 안정 시 심박수 측정: 요골동맥(radial artery)이나 목동맥에서 촉진하여 10초 동안의 심박수를 측정하여 6을

곱한다.
• 적정 운동 강도의 범위: 운동 강도는 건강한 성인남자의 경우 최대 운동능력의 60~80%로 결정하는 것이 좋으나, 체력수준이 낮거나 심폐기능이 저하된 초기 심장질환자의 경우에는 최대 운동능력의 40~60%가 적당하다.

(2) 연령 계산법
카르보넨(Karvonen) 공식보다 부정확한 방법이지만 운동부하검사를 시행하지 않은 건강한 성인에서 목표심박수 범위를 계산할 때 사용할 수 있다. 연령 계산법 공식은 다음과 같다.

연령 계산법 공식
• 목표 심박수=[(220-연령)×운동 강도(%)]
• 최대 심박수=220-연령
• 적정 운동 강도의 범위 : 65~85%

이 방법은 계산하기는 편리하지만 목표심박수 범위를 기능적 상태보다 낮게 설정할 수 있으므로 추천하지는 않는다.

2) 대사당량 방법(metabolic equivalent method, MET)
MET는 운동강도를 나타내는 표시법의 하나로, 안정 상태를 유지하는 데에 필요한 산소량을 1단위, 즉 1 MET로 표시하고, 각종 운동 시 산소소비량을 그 배수로 나타낸다. 1 MET는 3.5 ㎖/㎏/min으로 1분에 1 ㎏당 3.5 ㎖의 산소를 소비하는 것이다. MET를 사용한 유산소 운동 처방은 심폐질환을 갖고 있는 환자에게 상당히 부정확한 방법으로 주의를 필요로 한다. 그러므로 운동생리에 대해 충분히 이해하고 접근해야 한다. 그 이유로 첫째는 활동에 따른 대사당량을 나타낸 자료들이 대부분 젊고 건강한 성인들로부터 나온 연구결과에 기초하고 있으므로 이러한 자료를 기준으로 삼아 운동강도를 정하는 것은 무리일 수 있다. 둘째, 트레드밀이나 고정형 자전거 등 하지를 이용한 운동부하검사에서 추정된 MET 값으로 상지운동시의 MET 값을 결정할 수는 없다. 즉, 운동의 종류에 따라 대사당량 수치는 달라질 수 있으며 이를 정확하게 반영하는 것은 쉽지 않다. 셋째, 실제 일상생활에서 대사당량 요구를 증가시킬

수 있는 감정 상태나 스트레스를 반영하지 않았다. 즉, 환자가 불안을 느끼고 자율신경계가 불안정한 경우 대사당량 수치는 증가할 수 있다.

운동처방을 위해 대사당량 값을 사용할 때에는 운동부하검사에서 측정된 최대 MET 수준에서 50~60%에서 출발하는 것이 좋다. 다만 일반적으로 최대 유산소능력은 연령이 증가함에 따라 감소하기 때문에 대상자가 고령이거나 심폐기능이 현저히 저하된 경우에는 동일 대사당량 수준으로 운동하더라도 상대적 운동강도가 다를 수 있으므로 최대 대사당량 수준의 40%에서 시작할 수 있다. 운동을 진행하면서 최대 MET의 70~85% 수준까지 점차 증가시킬 수 있다. 다양한 신체활동별 운동강도를 보여주고 있는 대사당량 도표를 참고하여 목표 MET에 해당하는 신체활동을 훈련으로 선택할 수 있다. 집안일이나 직업, 레저나 스포츠 활동 또한 MET 표를 참고하여 선택할 수 있다.

이 때 최대 MET의 50~80% 수준을 넘지 않도록 한다. 예를 들어, 최대 부하가 MET 수준 12~13이면 8METs에 해당하는 신체 활동들을 추천할 수 있다(표 11-3).[4]

3) 보그의 운동자각도(Borg's rate of perceived exertion scale method, RPE)

운동자각도는 운동 강도에 대해 환자가 주관적으로 느끼는 정도를 표시하는 것이다. 20단계의 척도 중 12~13(약간 힘들다)은 최대심박수의 60%에, 15(힘들다)는 목표심박수의 85%에 해당한다. 환자의 심리 상태가 반영되므로 경쟁 심리 등의 이유로 운동 시 힘든 것을 부정하고 운동을 지속할 수도 있으므로 이 척도를 맹신하는 것은 문제가 있다. 다만 이를 잘 활용하면 환자 상태를 쉽게 파악할 수 있고, 목표심박수 범위 내에서 효율적인 운동을 할 수 있다. 이를 통해 환자는 일상생활 활동에 자신감을 가질 수 있고, 의료감시용 측정도구로부터 자유로워질 수 있다. 특히 심장이식술을 받은 환자는 심장이 탈신경되어 있으므로 심박수를 온전히 신뢰할 수 없으며 환자 상태에 맞춘 운동 훈련을 위해 운동자각도 방식이 추천된다(표 11-4).

표 11-3 | 트레드밀 검사의 프로토콜

Protocol	Stage	Time (min)	Speed (MPH)	Grade (%)	MET
Modified Naughton	1	2	2	0	2.5
	2	2	2	3.5	3.4
	3	2	2	7.0	4.4
	4	2	2	10.5	5.3
	5	2	2	14.0	6.3
	6	2	2	17.5	7.3
Balke	1	2	3	0	3.3
	2	2	3	2.5	4.3
	3	2	3	5.0	5.4
	4	2	3	7.5	6.3
	5	2	3	10.0	7.4
	6	2	3	12.5	8.4
	7	2	3	15.0	9.5
	8	2	3	17.5	10.5
Modified Bruce	0	3	1.7	0	2.3
	0.5	3	1.7	5	3.5
	1	3	1.7	10	4.6
	2	3	2.5	12	7
	3	3	3.4	14	10
	4	3	4.2	16	13
	5	3	5.0	18	16
Kattus	1	3	1.5	10	4
	2	3	2.0	10	5
	3	3	2.5	10	6
	4	3	3.0	10	7
	5	3	3.5	10	8
	6	3	4.0	10	9

표 11-4 | 보그 운동자각도

6		
7	Very, very light	전혀 힘들지 않다
8	Very light	힘들지 않다
9		
10	Fairly light	보통이다
11		
12	Somewhat hard	약간 힘들다
13		
14	Hard	힘들다
15		
16	Very hard	매우 힘들다
17		
18	Very, very hard	매우 매우 힘들다
19		
20		

2. 무산소 지구력 운동

운동 초기 1~2분 동안에 해당작용(glycolysis)을 고갈시키는 운동이다. 이 운동을 반복함으로써 젖산 시스템(해당계)의 지구력이 증가한다. 최대 능력의 80%로 고저항의 운동을 짧은 시간 동안 시행하며 운동간 휴식시간도 1~2분 정도로 짧게 주어진다. 단거리 달리기 선수의 운동 방법으로 사용된다.

V. 조절(Control) 및 협조(Coordination) 운동

조절 및 협조운동훈련은 운동에 필요한 근육군의 적절한 수축과 불필요한 근육군의 이완이 동시에 또는 순차적으로 일어나도록 조절하는 능력을 향상시킬 수 있다. 또한 단순하고 복잡한 활동들을 원활하게 수행할 수 있도록 해준다. 조절운동은 각 근육을 의식적으로 움직이거나 이미 프로그램되어 있는 근육의 잠재기억(muscle engram)을 의식적으로 작동시킴으로써 이루어진다. 협조운동(coordination exercise) 활동의 일반적 원칙은 몇 가지의 동작을 꾸준히 반복하고 시각, 청각, 촉각 및 고유수용성감각 등의 감각 훈련을 통해 운동능력을 증진시키고, 점점 동작의 속도를 높여가는 것이다.

1. 협조운동훈련(Frenkel's exercise)

이 운동은 고유수용성감각 저하나 소뇌이상이 있는 환자의 운동 재훈련에 유용한 방법이다. 주로 하지의 운동 조절 능력을 향상시킬 목적으로 난이도를 증가시키면서 진행하는 일련의 운동방법인데, 체중부담이 없는 간단한 동작에서 시작하여 체중부담을 이겨내면서 엉덩관절과 무릎관절을 동시에 사용하는 보다 복잡한 운동으로 진행할 수 있다.[13]

2. 신경생리학적 접근법

신경생리학적 접근법은 운동조절 시 감각의 기여를 중요하게 여기고, 특정 동작의 반복 학습을 통해 기본적 운동 및 바른 자세를 획득하는 것을 강조하였다. 여기에는 운동 기능이 정상화되면 숙련된 움직임은 자동적으로 따라올 것이라는 가정이 깔려 있다. 즉, 운동조절의 계층모델 이론에 따라 발달이란 낮은 조절에서 높은 조절로 진행한다고 생각하고 있다. 이러한 접근방법은 중추신경계를 영구적으로 재조직화하는 것을 목표로 한다. 신경생리학적 접근법은 따로 자세히 기술한다.

3. 현대적 접근법

현대적 접근법은 최신 기술 습득과 운동발달 이론에 기초하며, 기능적 과제를 이용한 운동 수행을 강조한다. 운동 수행에 영향을 줄 수 있는 신경계손상 이외의 요소를 고려한다. 수행 구성요소들의 개선, 과제 수행을 호전시킬 수 있도록 환경의 수정, 과제에 맞는 연습을 강조하고 운동 조절의 계층모델(hierarchical model)과 전통적 발달 이론을 거부한다. 이러한 접근법은 새로운 방법으로 향후 지속적인 연구가 필요하다.

1) 운동 재교육 프로그램(motor relearning program, MRP, Carr & Shepherd approach)[14,15]

이 치료법은 운동 학습(motor learning) 가설에서 많은 부분 기초하고 있고 보바스의 신경발달치료의 영향을 받았다. 환자는 적극적인 참가자로 간주되고 새로운 과제를 수행하기 위하여 어떻게 기능적으로 움직이고, 어떻게 문제를 해결할지를 재교육 받게 된다. 기능적 일상생활동작을 7개 영역으로 나누어 운동조절 기능을 평가한다. 7개 영역은 상지기능, 구강안면기능, 침대에서 일어나기, 앉기 균형, 일어서고 앉기, 기립 균형 그리고 걷기로 나눈다. 특정 치료 순서를 강조하기 보다는 과제 분석, 손실된 요소의 연습, 과제 연습, 훈련 효과의 전이(transference)를 강조한다. 치료 전략으로는 구두 지시, 시각 데모, 손으로 안내, 과제 수행의 질에 대한 정확하고 시기적절한 되먹임(feedback), 일관된 연습 등 5가지를 사용한다.

기술의 향상을 위하여 특정 운동 방법을 수행하는 것을 강조하는 전통적 접근법과는 달리 운동 재교육 프로그램은 운동 문제를 해결하는 일반적 전략을 교육한다. 운동조절의 계층모델을 믿지 않기 때문에 전통적 접근에서 강조되는 구르기(rolling)를 강조하지 않는다. 근위부에서 원위부 방향으로 순서로 진행하는 대신 운동 재교육 프로그램 치료에서는 손목과 손가락의 능동적 움직임을 강조한다. 가능하면 뻗기 과제 수행을 통해 몸통 자세 및 어깨관절을 조절하고, 동시에 손 기능 운동을 시행한다. 치료사는 환자들이 이러한 과정을 수행할 수 있도록 지도하고, 비효율적인 보상 전략을 사용하게 만드는 장애물을 예방 또는 제거한다. 환자가 여러 다양한 환경에서 효과적이고 자동적으로 움직임을 수행할 수 있다면 과제 학습은 성공적이라 할 수 있다.

2) 현대적 과제 지향 접근법[16]

기능적 과제가 운동 행동(motor behavior)을 조직화시킨다는 가설 하에 주된 치료 방침은 목적이 있는 활동이다. 이 접근법은 뇌손상 후 환자 행동의 변화는 기능적 목적을 달성하고자 노력하는 과정 중에 생기는 보상적 시도를 반영하고, 작업 수행은 환자 개개인의 개성과 수행 환경의 독특성을 대변하는 여러 시스템의 상호작용을 통해 도출된다고 가정한다. 또 하나의 가정은 인적, 환경적 시스템이 운동 행동에 순차적으로 또는 자동적으로 영향을 미치는 것이 아니고 복잡하게 조직화되어 있으므로 한 가지 운동 문제를 해결하고 수행 능력을 증진시키기 위해서는 여러 가지 다양한 연습과 훈련을 통해 가장 적절한 문제 해결 방법을 모색해야 한다는 것이다. 따라서 치료 목적은 환자 개개인이 개별 과제를 수행하기 위해서 가장 적절한 운동 유형들을 개발하고, 다양한 상황에서 연습함으로써 과제 수행의 유연성을 확보하는 것이다. 그리고 가장 효율적이고 효과적인 과제 수행이 되도록 환자와 환경 요소를 최대한 활용하여 퇴원 후 가정과 지역사회에서 환자가 운동 문제에 부딪혔을 때 스스로 적절한 해결책을 찾아낼 수 있도록 문제 해결 능력을 촉진하는 것이다.

VI. 속도 훈련

운동선수에게 중요한 훈련 방법으로 신경계 조절 작용을 촉진한다. 근력을 강화시키는 운동이 속도를 증가시키는데 기여를 하지만, 좀 더 효과적인 운동 방법을 모색해야 한다. 속도 훈련은 고속 부하 운동 또는 근수축 전에 근육 신장을 동반하여 순간적으로 부하를 제공함으로써 실행할 수 있다. 예를 들어 플라이오메트릭 운동이 이에 해당한다.[17] 등장성 운동은 가벼운 부하로 운동의 속도를 높일 때 사용할 수 있다. 최근에는 고강도, 고속도의 등속성 운동 프로그램이 1형 근육섬유의 비대 없이, 2형 근육섬유를 선택적으로 비대시켜 운동수행을 좀 더 빠르고 강하게 할 수 있다고 알려져 있다.

1. 플라이오메트릭 운동(plyometric exercise)

플라이오메트릭 트레이닝은 신장-단축 또는 신장-강화 운동을 통해 근력과 순발력을 키우고 운동 손상을 예방하는 효과가 있다. 예를 들어, 점프 운동은 스프링을 압축했다가 놓았을 때처럼 순간적으로 폭발적인 힘을 발휘하여, 원심성 수축 이후 바로 구심성 수축이 이루어진다. 플라이오메트릭 운동은 짧은 원심성 수축기 동안 근육에 에너지를 축적하였다가, 근육 신전 반응(myotatic stretch reflex)이 함께 작용하여, 강력한 구심성 수축을 일으킨다. 고강도, 고속운동인 플라이오메트릭 운동은 신경계와 근육계가 상호작용하여 더 빨리 반응하고, 이에 따라 더 많은 근력(muscle strength)과 근파워(muscle power)를 이끌어낼 수 있다. 운동선수의 경기력 향상을 위한 훈련 프로그램에서 실제로 많이 사용되고 있으며 운동 효과에 대한 체계적 연구는 앞으로 더 필요하다.

Hewett 등은 플라이오메트릭 점프 트레이닝이 고등학교 여학생의 하체 근력을 향상시켰다고 보고하였다.[18] 16주간의 점프 훈련 후 넙다리뒤근육의 등속성 근력과 점프 수직 높이가 향상되었고, 착지할 때의 지면반발력이 최고 22% 감소하고 무릎관절의 외전 및 내전 모멘트가 50% 감소하였다. 이 후 동일한 훈련을 적용한 전향적 연구에서 대조군과 비교했을 때, 통계적으로 유의하게 여성 운동선수의 무릎 손상을 감소시켰다.[19]

플라이오메트릭 운동 시 강도는 제자리 수직 점프부터 최대 멀리뛰기 또는 다양한 높이에서의 점프까지 다양하다. 이때 지면 반발력은 체중의 4~7배까지 이른다. 그러므로 가장 기초적인 단계부터 시작하여 환자의 근력, 안정성 및 조절력에 따라 강도를 서서히 증가시켜야 한다.

VII. 이완 운동(Relaxation exercise)

이완 운동은 심신의 긴장이 과도한 상태에 있는 것을 의식적으로 이완시키기 위한 훈련이다. 이완은 각성상태를 최대한 낮춘 상태로 교감신경계 활동을 저하시켜 혈압, 심박수, 호흡수, 산소소모량, 근긴장을 떨어뜨리고 근육내 혈류량과 뇌파 중 α파의 활동도는 증가된 상태이다. 이완 요법은 급성 및 만성 통증 환자의 통증 수준을 감소시키고 스트레스에 의한 심폐 기능저하를 해소하는데 유용하다.

이완 운동은 단독으로 또는 다른 운동의 준비운동, 정리운동 순서에 포함되어 사용할 수 있다. 너무 밝지도 어둡지도 않은 적당한 조명을 갖춘 조용한 실내 공간에서 편안하게 눕거나 뒤로 기댄 자세에서 시행한다. 이때 생체되먹임 기구를 훈련에 사용할 수 있다. 궁극적으로는 이완하는 방법에 익숙해지면 앉아있거나 서 있을 때 또는 다른 활동을 할 때도 이완을 할 수 있다. 이완 요법은 집이나 직장 또는 기타 스트레스가 심한 환경에서 주기적으로 시행해야 한다.

1. 생리적 이완 요법

1) 호흡조절 이완 요법
부교감신경계를 활성화시키고 교감신경계 기능을 억제하기 위해 횡격막호흡(복식호흡)을 시행한다. 횡격막호흡은 주로 횡격막의 작용으로 들숨 시에는 횡격막이 수축해 내려앉고, 흉강(thoracic cavity)의 상하 지름이 증가함에 따라 흉강의 용적이 커지고, 흉강 내압은 음압이 되어 공기가 유입된다. 날숨 시에는 횡격막이 이완되고 들려 올라감에 따라 공기는 유출한다. 이때 복압의 변화와 함께 심신의 안정을 도모할 수 있다.

(1) "웜" 호흡
명상의 일종으로 복식호흡을 시행하되 날숨 때 조용히 "웜"이라고 내쉬면서 복식호흡의 자연스러운 흐름에 맡기는 것이다. 하루 1~2회, 1회 10~20분씩 시행한다.

2) 눈운동 호흡
복식호흡을 시행하되 들숨 때 머리는 움직이지 않고 눈이 눈썹 위를 보도록 하고 날숨 때 머리는 움직이지 않고 눈이 턱 아래를 보도록 한다. 2초 정도 들이마신 다음 날숨은 들숨보다 오래 내쉰다. 4~5회 시행하며 다른 운동의 전후에 시행하거나 신장운동 시 동시에 시행하기도 한다.

2) 점진적 근육 이완 운동(Jacobson's exercise)
각 근육군을 10초 정도 긴장시키고 10~15초 정도 이완시킨다. 약 14~16개의 근육군을 순차적으로 긴장시키고 이완시킨다. 환자는 각 근육의 긴장과 이완 때의 느낌을 잘 인지하도록 해야 하며 이를 구별할 수 있어야 한다. 결국 각 근육군을 능동적으로 긴장시키는 능력을 얻어 전신을 이완시키는데 목표가 있다.[20-22]

2. 인지 이완 요법

심신의 이완 반응을 얻기 위하여 인지적 전략을 사용한다. 이는 앞에 기술한 생리적 이완 요법과 함께 사용할 수도 있으며 단독으로 사용할 수도 있다.

1) 분리 시각화(dissociative visualization)
환자 개인적으로 기분을 차분하게 해주고, 이완시키는 기억 또는 이미지에 집중하는 것이다. 이때 기억에 대한 느낌이나 소리와 같은 감각에 집중하며 15~20분 정도 지속한다.

2) 자율 이완 훈련
일종의 자기 암시로 고유수용성감각 및 여러 감각을 통해 심신의 조정 능력을 증진시켜 이완 반응을 유도한다.

(1) 준비 자세
누운 자세에서 할 때는 부드러운 담요 위에서 위를 보고

눕는다. 넥타이나 허리띠는 가볍게 풀고 양팔은 가볍게 펴고 양발은 조금 벌린다. 무릎이나 팔꿈치는 긴장을 느끼지 않을 정도로 굽히는 것이 좋다. 의자에 앉아서 할 때에는 편안히 깊게 앉아, 양팔은 무릎 위에 놓거나 허벅지 위에 자연스럽게 놓는다. 양발은 어깨 정도의 넓이로 벌리고 발은 바닥에서 떨어지지 않게 한다.

(2) 훈련 방법

기본 준비 자세에서 가볍게 눈을 감고 2~3회 정도 깊은 심호흡을 한다. 그 다음 '기분이 매우 차분하져 있다'라는 말을 머릿 속으로 천천히, 조용히 되풀이하며, 심신을 안정시킨다. 그리고 다음 6가지의 방법을 순차적으로 훈련한다. 첫째, 양쪽 손발이 무겁다. 둘째, 양손과 양발이 따뜻하다. 셋째, 심장이 조용히 규칙적으로 뛰고 있다. 넷째, 편안하게 호흡하고 있다. 다섯째, 복부 부분이 따뜻하다. 여섯째, 이마가 시원하다. 매일 이와 같은 훈련을 시행하면 불안, 분노 등의 감정을 진정시키고 심신의 안정시킬 수 있다.

3. 보완대체 심신요법

생체에너지를 활성화하여 바른 자세와 심신의 균형을 회복하는 치료 요법이다. 일반적으로 심리적인 문제가 질병 및 손상과 밀접한 관계가 있을 것으로 생각은 되지만, 심리적 요인이 그 원인이 되거나, 병의 경과에 영향을 주거나, 병을 악화시킬 수 있는 지에 대한 여부는 명확하지 않다. 대부분의 보완대체 요법들이 이론적 근거, 안전성 및 치료 효과가 과학적으로 충분히 입증되지는 않았다. 하지만 몇몇 질병의 경우에는 심리적인 요소가 그 병의 진행에 영향을 주는 것으로 알려져 있다. 예를 들어 감당하기 힘든 스트레스를 지속적으로 오랫동안 받을 경우 심장병과 같은 질병이 생길 수 있다. 또 심장병, 천식, 위궤양 등과 같은 질병은 스트레스가 계속될 경우 그 병이 진행하여 더 악화될 수 있다. 이렇게 정신과 신체가 분명히 관계있다고 생각되는 범위의 질병들에 대해 생리적 인지적 이완 요법과 자세 재교육을 포함한 보완 대체 통합 요법을 치료에 적용할 수 있다. 이러한 보완대체 심신요법으로는 명상, 바이오피드백, 아로마요법, 미술치료, 음악치료, 웃음치료, 인지행동치료, 요가, 태극권 등이 있다. 그리고 신체기능을 통합하여 심신의 기능을 회복하기 위한 통합적 접

근 방법으로 소마틱스(somatics), 알렉산더요법(Alexander technique), 펠덴크라이스요법(Feldenkrais method), 트레이거요법(Trager approach) 등이 있다.[23]

VIII. 특정 대상군에서의 운동

1. 고혈압 환자의 운동능력 평가 및 운동처방

고혈압 환자의 혈압을 낮추기 위해 권할 수 있는 운동 방법들은 자전거, 걷기, 조깅, 수영과 같이 큰 근육군을 사용하는 전신 활동이다. 운동은 주당 3~5일 정도 비연속적으로 실시하는 것이 바람직하며, 1회 운동시간은 20~60분, 강도는 최대산소섭취량의 50~85% 정도로 실시한다. 고강도의 운동보다 낮은 중강도(40~70% VO2max)의 운동이 혈압을 더 낮추는 것으로 알려져 있다. 하지만 현저하게 상승된 고혈압(>180/105 mmHg) 환자들은 심폐지구력 운동 전에 초기 약물 치료가 선행되어야 한다.

고혈압 환자를 위한 운동들은 가벼운 본태성 고혈압(혈압 140~180/90~105 mmHg)의 수축기와 이완기 혈압을 각각 평균 10 mmHg 정도 감소시키며, 심혈관질환에 대한 다른 위험 요소들을 억제하고, 신장 기능이상에 의한 2차성 고혈압 환자들의 혈압을 낮출 수 있다. 또한 안정 시와 보행 시 혈압을 감소시키고 혈장 지단백-지질 수치를 향상시킬 수 있다. 고혈압 환자를 위한 운동법으로 저항 운동이나 근력 운동만 시행하는 것은 권장되지 않으며, 반드시 전신 지구력 운동이 동반되어야 한다.

추천되는 운동방식, 운동강도, 지속시간 및 운동빈도는 건강한 성인의 심폐 기능, 근력 발달 및 유지를 위해 권고된 운동 지침과 동일하다. 안정시 수축기혈압이 200 mmHg, 이완기혈압이 110 mmHg 이상인 경우에는 운동을 해서는 안 된다. 고혈압환자의 혈압은 운동시에 수축기혈압이 220 mmHg 이하, 이완기혈압이 105 mmHg 이하로 조절되어야 한다. 고혈압 환자에 대한 운동처방 지침은 표 11-5와 같다.[24]

표 11-5 | 고혈압 환자의 운동처방을 위한 지침

요소	세부사항
운동방식	유산소운동을 강조해야 한다.
운동강도	중강도의 유산소운동(40~60% VO₂max); 추가로 저항운동은 1 RM의 60~80%
지속시간	지속적 또는 간헐적 유산소운동을 하루 30~60분 시행; 간헐적이면 한 번 할 때 최소 10분 이상 시행
운동빈도	유산소운동을 주로 하며 가급적이면 매일 시행; 저항운동은 주당 2~3일 시행

RM, Repetition Maximum

2. 당뇨병 환자의 운동능력 평가 및 운동처방

당뇨병환자는 운동을 시작하기 전에 건강상태를 명확하게 파악하고, 그 다음 운동을 시작해야 안전하다. 혈당이 200~400 ㎎/㎗인 경우 운동 시 의학적 감시가 필요하고, 공복 혈당이 400 ㎎/㎗가 넘을 경우에는 운동을 피해야 한다. 잘못된 운동은 환자에게 피로감과 관절통을 유발하고, 부정맥 및 숨어있는 심장질환이 악화될 수 있고, 심한 경우 사망할 수도 있다.

당뇨병의 기본 운동처방으로는 미국당뇨병협회의 제2형 당뇨병 환자의 운동 권고안을 따른다.

• 운동강도: 최대심박수의 60~79%, 심박수예비량의 50~74%
• 운동횟수: 주당 3회 이상
• 운동량: 일주일에 700~2,000 ㎉를 소비하는 정도의 운동량

(1) 운동강도

운동을 처음 시작하는 경우는 40~50%의 낮은 운동강도로 시작하여 서서히 강도를 높이는 것이 안전하고 효과적이며 점차 최대심박수의 60~75%에 이르도록 하며, 심박수예비량의 50~75%, 운동자각도(RPE) 12~13의 강도를 권장한다.

① 최대심박수를 이용한 경우
목표심박수=(220-연령)×운동강도(0.6-0.75)
예) 40세 환자: (220-45)×0.6=105, (220-45)×0.75=131. 40세 환자인 경우, 분당 105~131 정도의 심박수 정도

의 강도로 운동하는 것이 적당하다.

② 심박수예비량(HRR)을 이용한 경우
목표심박수=[(220-연령)-안정 시 심박수]×운동강도(0.5-0.75)+안정 시 심박수

③ 최대산소섭취량
산소섭취량과 운동강도는 비례 관계에 있기 때문에 가장 신뢰할 수 있는 지표이다.

④ 운동자각도
운동자각도는 개개인의 운동능력을 모니터링하는데 있어서 신뢰할 수 있는 방법으로 보그의 운동자각도가 사용되는데 범위는 6~20까지로 구성, 운동 중에 주관적인 개인의 체력 수준, 환경적 요인, 일반적인 피로수준 등을 나타낸다.

(2) 운동횟수

처음 운동을 시작하면 몸이 적응하는 과정에서 근육통, 피로 등이 발생하기 때문에 격일로 주 3일 정도 운동을 하는 것이 적당하다. 적응이 되면 운동횟수를 일주일에 4~7일까지 점진적으로 늘리는 것이 효과적이다. 운동을 하면 혈당조절 능력이 향상되는데, 보통 2~3일 정도 지속된다. 따라서 2~3일 이상 운동을 쉬는 것은 바람직하지 않다.

(3) 운동시간

강도 높은 운동을 짧은 시간 동안 하는 것보다 낮은 강도로 꾸준히 하는게 더 좋다. 적당한 운동 시간은 준비운동

과 정리운동 시간을 뺀 후 20~60분 정도이다. 운동 경험이 없고 고령인 경우 10~15분으로 나누어 2~3회 정도 운동하면 된다.

(4) 운동종류

유산소운동을 중심으로 근력운동과 유연성운동을 병행하는 것이 가장 바람직하다. 권장되는 유산소운동은 걷기, 빨리 걷기, 달리기, 수중 걷기, 수영, 자전거 타기, 등산 등이 있다.

(5) 당뇨병 환자가 운동 시 주의할 점

운동 전 혈당 수준에 따른 운동 방법으로 운동 직전 혈당이 80~100 mg/dℓ 정도로 낮으면 15~30 g의 탄수화물을 미리 섭취한다. 혈당이 300 mg/dℓ 이상으로 상승해 있거나 혈당이 250 mg/dℓ 이상이고 소변에 케톤이 나타나면 혈당과 케톤이 조절될 때까지 운동을 연기하도록 한다.

(6) 저혈당을 막기 위한 방법

운동을 하는 중이나 운동 후에 저혈당이 생길 수 있으므로 대비책으로 사탕이나 초콜릿을 휴대하고 운동을 해야 한다. 처음 운동을 할 때에는 운동 시작하기 전과 운동 후 15분 정도 지난 뒤, 그리고 운동 중 매 30분마다 혈당을 측정한다. 음주는 운동 후 저혈당을 가속화하고 탈수를 조장할 수 있으므로 조심한다. 힘든 운동 시에는 30분마다 15~30 g의 탄수화물을 섭취한다. 운동을 하다가 저혈당 증상(발한, 손떨림, 공복감, 불안, 초조, 빈맥, 두통, 어지러움, 경련, 집중력장애, 피로감 등)을 느끼면 곧바로 운동을 중단하

고 당분을 섭취한다. 운동 중 탈수가 되지 않도록 한다. 무더운 날에 운동하거나 오래 운동하는 경우, 운동 2시간 전에 500 mℓ의 물을 섭취하고, 운동 30분 전에 1~2컵, 운동 도중에 15분마다 반 컵의 음료를 마시고, 운동 후에는 빠진 체중만큼 음료를 보충해야 한다.

(7) 운동을 중단하거나 운동을 하지 않아야 하는 경우

급성 합병증, 급성 감염증(열이 나는 경우), 심한 당뇨병성 혈관합병증(만성 신부전, 심부전, 출혈성 망막증) 등이 있을 때에는 운동을 하지 않는다. 운동 중이나 후에 가슴이 아프거나 답답하면 즉시 운동을 중단하고 의사의 진료를 받도록 해야 하며 운동 후의 맥박이 이전과 다를 때에는 반드시 의사와 상담이 필요하다.

(8) 당뇨병 환자의 운동처방 지침은 표 11-6과 같다.[24]

3. 말초혈관질환자의 운동능력 평가 및 운동처방

말초동맥질환이라고도 불리는 말초혈관질환은 하지의 동맥혈관이 폐쇄되어 혈액순환이 잘 되지 않는 질환이다. 그결과 하지 근육에 산소가 제대로 공급되지 않아 젖산이 축적되고 종아리에 심한 통증이 나타나기도 한다. 대개 70세이상의 성인 중 10%는 말초혈관질환의 징후나 증상이 나타난다. 운동처방은 FITT (Frequency, Intensity, Time, Type) 원리를 이용하여 ACSM (American College of Sports Medi-

표 11-6 | 당뇨병 환자의 운동처방 지침

요소	세부사항
운동방식	큰 골격근을 사용하는 동작을 강조
운동강도	처음 시작할 때 낮은 운동강도 40~50%, 점차 60~75%의 최대심박수의 운동강도 권장 또는 운동자각도 12~13에 상응하는 강도
지속시간	지속적으로 또는 최소 10분 운동을 반복 축적하여 하루 20~60분. 중강도의 운동을 주당 150분 시행한다. 주당 300분 이상까지도 시행할 수 있다.
운동빈도	주당 3회 이상(점진적으로 일주일에 4~7일까지) 저항운동은 금기증이 없고 망막병변으로 최근 레이저 시술을 하지 않은 환자에게 권장된다.
운동강도	1RM의 60~80%를 8~12회 반복하는 것으로 2~3세트
지속시간	전신 운동을 하루 또는 세션당 나누어서 여러 날에 걸쳐 8~10개의 다관절 운동
운동빈도	일주일에 2~3회. 운동 세션간 최소 48시간 간격

cine, 미국스포츠의학회)의 지침을 따르되, 말초혈관질환이라는 상황에 초점을 맞추어야 한다.

- 운동빈도 : 운동빈도는 적어도 주 3회 이상 실시한다. 그러나 낮은 강도의 운동을 단속적인 방법으로 할 수밖에 없는 환자인 경우 효과를 극대화하기 위해 매일 운동하는 것을 권장한다.
- 운동강도 : 최대산소소비량의 40~70%의 강도로 한다. 최근 ACSM은 심폐지구력 운동처방의 기준을 %VO₂max에서 %VO₂R(최대여유산소소비량)로 전환할 것을 권하고 있지만 말초혈관질환과 같은 몇 가지 특수한 운동처방에는 아직 %VO₂R을 이용한 적정 강도 범위를 설정하지 않았으므로 %VO₂max가 그대로 적용되고 있다.

일반적으로 말초혈관질환자가 운동을 할 때는 파행척도 3 또는 4 수준에 이르기까지 운동을 하고 통증이 사라질 때까지 휴식을 취하였다가 다시 운동을 재개하는 방법이 좋다. 이와 같은 방법이 운동에 대한 내성을 기르는데 효과적이다. 파행 척도는 다음과 같다.

- 1단계 : 경도 통증 혹은 약간 불편하다.
- 2단계 : 중등도의 통증이 있고 불편하지만 참을 수 있다.
- 3단계 : 심한 통증으로 참기 힘들다.
- 4단계 : 매우 심한 통증으로 운동을 계속할 수 없다.

운동처방 지침은 표 11-7과 같다.[24]

IX. 신경생리학적 접근법(Neurophysiologic approach)

신경생리학적 접근법에서는 운동조절(motor control) 및 신경생리학(neurophysiology) 이론을 기반으로 환자의 운동 패턴을 분석하고 변형된 패턴에 대한 회복 또는 보완을 기본 목표로 한다. 특히, 운동치료에서는 감각과 운동의 상호 조절, 특정 동작의 반복, 자세 조절을 통한 균형 능력을 강조하고 있다.

기본적으로 신경생리학적 접근법은 운동조절의 계층 모델 이론에 따라 척수 수준의 반사적 운동조절부터 뇌줄기, 피질하 영역을 거쳐 대뇌피질 수준의 수의적 운동 조절까지 환자의 능력을 단계적으로 향상시키며 다음 두 가지 이론을 바탕으로 한다. 첫째, 환자의 치료 단계를 대상자의 발달수준에 맞추어 진행한다. 둘째, 이미 뇌에서 학습된 패턴을 구심성 자극을 통해 활성화한다. 무엇보다 뇌의 가소성(plasticity)을 통해 운동학습이 가능하다는 신경생리학적 이론에 근거하여 손상된 중추신경의 회로 시스템을 재조직하여 환자의 능력 내에서 최대한 독립적인 일상생활을 획득하는 것을 최종 목표로 한다.

현재 물리치료, 작업치료 분야에서 중추신경계질환자의 재활치료를 위해 적용하는 치료적 접근법은 다양하나, 여기에서는 임상에서 주로 사용하는 5가지를 소개하고자 한다. 첫째, 루드 접근법(Rood approach)은 감각 자극을 통해 근육의 긴장도를 정상화시키고 환자의 발달 수준에 맞춰 목적있는 움직임과 자세 반사를 이용한다. 둘째, 브룬스트롬 접근법(Brunnstrom approach)은 환자에게 존재하는 반사를 최대한 이용하여 이를 기반으로 운동 조절 능력을 발달시키는 것을 목적으로 한다. 셋째, 고유수용성신경근촉진법(Proprioceptive Neuromuscular Facilitation, PNF ap-

표 11-7 | 말초혈관질환 환자의 운동처방 지침

요소	세부사항
운동방식	보행과 같은 체중부하운동과 상지자전거와 같은 비체중부하운동. 고정형 자전거는 준비운동으로 가능하나, 본 운동으로는 적절하지 않다. 저항 운동은 근력과 근지구력을 증가시키기 위하여 권장
운동강도	중강도의 유산소 운동(40~60% VO₂max)으로 통증점수가 3~4점에 이를 때까지 보행. 운동세션 중간 휴식시간은 허혈성 통증이 사라지기에 충분한 시간을 제공한다.
지속시간	하루 30~60분. 하지만 초기에는 10분 운동을 수 차례 반복함으로 시작할 수 있다.
운동빈도	체중부하 유산소운동을 일주일에 3~5회; 저항운동은 최소 주 2회

proach)은 인체해부학적으로 가장 편안한 나선형 움직임을 활용하여 환자의 기능적 발달을 목표로 한다. 넷째, 신경발달치료법(Neurodevelopmental treatment, NDT, Bobath approach)은 정상적인 움직임을 반복적으로 학습시키고 비정상 반사를 억제하도록 훈련하는 보바스치료 방법이다. 다섯째, 보이타치료법(Vojta approach)은 인체 내에 존재하는 운동 유발점을 자극하여 비활성화된 운동 능력을 이끌어내는 접근법이다. 각 접근법은 특성에 따라 상반된 차이가 있는 것처럼 보이나, 모두 감각수용기의 반복 자극을 통한 수의적 운동조절(voluntary motor control)과 자세 조절(postural control) 치료를 강조하고 있다.

1. 루드 접근법(Rood approach)

마가렛 루드(Margaret S. Rood)는 작업치료사이면서 물리치료사로서 이 두 분야를 기반으로 뇌손상장애환자의 재활치료에 대한 이론적 토대를 마련하였다. 그녀는 1940년대에 여러 해 동안의 임상 연구와 치료방법에 대한 임상적 실험 그리고 신경생리학적 이론을 기초로 하여 루드 접근법을 발표하였다. 이 치료법은 원래 뇌성마비아의 치료를 위해 고안된 것이지만, 그녀는 뇌성마비뿐만 아니라 운동조절에 문제가 있는 다른 환자들에게도 적용할 수 있을 것이라고 믿었다. 루드의 중요한 공헌은 조절된 감각자극, 개체 발생 연쇄(ontogenetic sequence) 그리고 활동을 통한 목적 있는 반응의 요구 등을 치료에 응용할 것을 강조한 것이다. 루드 접근법은 운동 반응과 근긴장 변화의 촉진을 위해 감각 자극과 발달 자세를 이용하는 방법으로, 특

정 운동 반응을 도출하기 위해 감각 자극을 피부, 근육 및 관절들에 적용하였다. 루드의 이러한 치료적 자극 요소들은 재활치료의 기초를 제공하고 있으며 최근 신경과학적 연구를 통해 재조명 받고 있다. 중추신경계의 감각-운동 상호 작용 관점에서 이 접근법의 목적은 뇌손상환자의 기능 향상과 신체 활동 증진이다. 카오스 이론(chaos theory)과 동적 시스템 이론(dynamic system theory)도 과제 지향 접근법을 통한 루드의 이론 재구성에 도움을 주었다. 루드 치료법의 주요 개념은 표 11-8과 같다.

1) 루드의 운동 조절 요소

(1) 상호 억제(reciprocal inhibition)
길항근이 이완되면서 주동근의 수축을 요구하는 빠른 유형의 움직임으로, 필요한 움직임을 위해 보호 기능을 촉진하는 초기 운동성 패턴이다.

(2) 동시 수축(co-contraction)
주동근과 길항근이 동시 수축을 하며 안정성을 제공하는 정적 근육 패턴으로, 오랜 기간 동안 물건을 잡거나 자세를 유지하는 능력을 제공한다.

(3) 안정성에 기반한 운동성(mobility superimposed on stability)[25]
네발기기 자세와 같이 고정된 원위부에서 근위부 근육이 수축하여 움직일 때를 말한다. 이 패턴은 산업 현장에서의 들기, 옮기기 또는 밀기와 같은 전형적인 작업 패턴과 관련된다.

표 11-8 | 전형적인 루드 치료법과 재구성된 루드 치료법의 주요 개념

전형적인 루드 치료법	재구성된 루드 치료법
근 긴장의 정상화는 움직임의 전제조건이다.	근 긴장도와 운동 조절은 상호작용 효과를 갖는다.
치료는 기능 수준의 발달로부터 시작된다.	굴곡과 신전은 상호작용 효과를 갖는다.
근 반응의 재교육은 반복을 통해 일어난다.	근 반응의 반복이 움직임 패턴을 만든다.
움직임은 기능적 목표를 향해 지도한다.	목표 방향은 움직임과 상호작용을 갖는다.
실제와 유사한 환경이 효과를 증진시킨다.	실제와 유사한 환경이 효과를 증진시킨다.
치료적 이용이 환자 필요를 충족시킨다.	환자와의 상호작용을 위해 신체 표식을 사용한다.

(4) 숙련(skill)

운동성과 안정성의 결합된 형태이며 가장 높은 수준의 운동 조절이다. 숙련된 움직임을 위해서는 근위부가 안정된 상태에서 원위부 분절이 자유롭게 움직일 수 있어야 한다.

2) 루드의 운동 패턴(motor patterns)

(1) 몸 전체 굴곡(supine withdrawal)

흉추 10번에서의 완전한 굴곡 반응인 목 굴곡과 팔다리의 교차는 몸 전면의 보호 자세이다. 치료적 측면에서 이 패턴은 긴장성 미로 반사의 통합에 유용하며 루드는 상호 굴곡 패턴이 부족한 환자들과 신전 근 긴장이 우세한 환자들에게 이를 추천하였다(그림 11-6).[26]

(2) 돌아눕기(roll over)

돌아누울 때, 몸의 같은 쪽 팔과 다리가 굴곡되는 자세이다. 이 자세는 팔과 다리의 운동성 패턴이며 몸통의 가쪽 근육군을 활성화시킨다.[25] 이 방법은 바로 누운 자세에서 긴장성 반사 패턴이 우세한 환자에게 적용된다(그림 11-7).

(3) 축상 복와위(pivot prone)

일명 비행기 자세로 목, 어깨, 몸통, 다리의 전 범위에서 신전이 일어난다. 이 패턴은 안정성 패턴과 운동성 패턴, 두 가지 모두를 활성화할 수 있으며, 바로 선 자세에서 신전 근육의 안정성을 위해 우선적으로 필요한 조건이다(그림 11-8).

(4) 목 근육의 협력수축(neck co-contraction)

목 근육의 협력수축은 안정성 패턴으로 머리를 위아래로 움직임에 따라 목의 신전 근육과 회전근들이 신장되고 양쪽의 목 굴곡근과 심부의 긴장성 신전 근육 모두를 활성화시킨다.[26] 또한 목의 안정성에 기반을 둔 안구 운동을 촉진할 수 있다(그림 11-9).

3) 루드의 개체발생학적 발달 패턴(ontogenetic development patterns)

이 패턴들은 치료 적용 측면에서 유익하지만 운동조절 측면에서는 꼭 필수적이지는 않다.

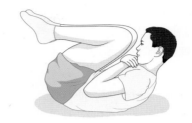

그림 11-6 | 몸 전체 굴곡

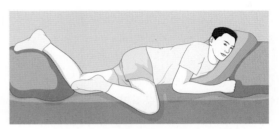

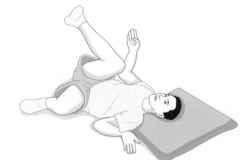

그림 11-7 | 돌아눕기

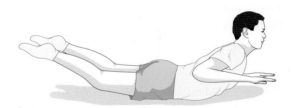

그림 11-8 | 축상 복와위

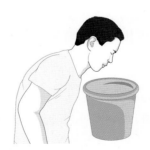

그림 11-9 | 목 근육의 협력수축

(1) 엎드린 자세에서 팔꿈치로 지지(prone on elbow)

어깨뼈와 어깨위팔관절의 안정성이 필수적이며 시야 확보와 체중 이동의 기회를 제공한다.

(2) 네발기기 자세(quadruped position)

목과 어깨의 안정성이 필요하며 몸통 아래 부분과 하지의 협력 수축 패턴을 유도하면서 몸통 굴곡과 신전 근육의 상호작용을 발달시킨다. 이 자세에서 앞뒤, 좌우 및 대각선으로의 체중 이동은 안정성 상태에서 운동성을 제공하며 평형 반응을 이끌어낼 수도 있다.

(3) 정적 서기자세(static standing)

집기와 조작을 위해 상지 움직임을 자유롭게 하는 자세이다. 체중이 동등하게 두 다리에 분배되며, 체중 이동과 진행 동작이 시작되는 자세이다.[25]

(4) 보행(walking)

다양한 신체 분절의 조화된 움직임 패턴을 요구하는 매우 정교한 과정이며 숙련된 기술, 운동성 및 안정성이 모두 결합된 패턴이다.

4) 루드의 기본 치료 기법

(1) 피부 촉진 기법(cutaneous facilitation techniques)

① 가벼운 동적 접촉(light moving touch)
손가락 끝이나 면봉으로 자극하는 방법으로 표면 근육을 활성화시키고 신경계 회복을 가속화시킨다.

② 빠른 솔질(fast brushing)
자극 30분 후에 최대 효과를 보이는 장기적 잠재 효과 때문에 다른 모든 종류의 자극 전에 사용되며 신경학적으로 선택된 근방추 운동을 증가시키는 고감도 자극이다. 얼굴, 귓바퀴, L1과 L2의 피부분절에는 금기이며 특히 이완성 마비가 있는 유아에게는 적용하지 않는다.

③ 얼음 자극(icing)
근 활동과 자율신경계의 자극을 위해 사용된다. 귓바퀴, 목 위 삼차신경 분포 부위, 몸의 정중선은 자극하지 않으며 심혈관질환자에게도 적용하지 않는다.

• C 섬유 얼음찜질(C-fiber icing): 높은 역치 자극인 C-감각 섬유를 통한 긴장성 반응과 자세를 자극하기 위해 사용한다. 같은 지점에 3~5초간 얼음을 유지한 채 적용한다.
• A 섬유 얼음찜질(A-fiber icing): 도피 반사를 일으키기 위해 얼음으로 빠르게 문지르기를 적용하는 방법으로 손바닥, 발바닥, 손등이나 발등 부분에 적용한다. 자극된 근육에서 자극 후 30초간 발생하는 반사적 운동효과는 일시적인 억제효과를 발생시킨다.

(2) 고유수용성 촉진 기법(proprioceptive facilitatory techniques)

근방추, 골지건기관, 관절수용기 및 전정기관을 자극하여 운동 반응 조절을 촉진시킨다.[25-27]

① 강한 관절 압박(heavy joint compression)
압력이 가해지는 관절의 협력 수축을 촉진하기 위해 사용하며 체중보다 더 큰 무게로 관절에 압박을 가한다.[25] 뼈의 장축 방향으로 압력을 적용하며 치료사가 손으로 직접 압박을 가할 수도 있고 모래주머니 같은 도구를 사용할 수도 있다.

② 저항(resistance)
강한 저항은 근방추의 1차, 2차 신경 종말을 자극하며 근위부 근육에 영향을 주기 위해 등장성의 형태로 저항을 가한다. 저항을 주기 전에 근위부 근육에 빠른 솔질을 하면 더욱 효과적이며 근방추 반응을 증가시키기 위해 저항 전에 빠른 신장을 사용한다.[31]

③ 전정 자극(vestibular stimulation)
전정 자극은 강력한 고유수용성 감각 입력 방법으로 빠르고 강한 문지르기(fast stroking)는 반응 촉진을, 느리고 강한 문지르기(slow stroking)는 이완성 반응을 야기한다.[30,32]

④ 역위(inversion)
역위된 자세는 경동맥동의 압수용체를 자극함으로써, 부교감신경계를 자극하여 결과적으로 혈압과 근긴장을 감소시키고 이완을 촉진한다.[31,33]

(3) 억제 기법(inhibitory techniques)

① 중온 적용(neutral warmth)

5~10분간 이불 등으로 싸서 편안한 자세로 있게 한다.[34] 시상하부의 온도수용체에 영향을 주며 주의력 결핍 장애 아동들이나 과긴장 환자들에게 적용하였을 때 긴장이 이완, 감소된다.[34,35]

② 느리고 강한 문지르기(slow stroking)

엎드린 자세에서 척수 뒤가지 지배 부위를 율동적으로 움직이면서 강한 압력으로 천천히 쓰다듬어 준다. 이 기술은 3분을 초과하지 않도록 주의한다.[25]

③ 약한 관절 압박(joint approximation)

체중 혹은 체중보다 적게 관절 압박을 가하면 관절 주변 경직(spasticity)을 억제시킬 수 있다. 편마비환자에게 적용할 경우, 어깨 주변 통증이 감소한다.

④ 발달학적 패턴에서 흔들기(rocking in developmental patterns)

발달학적 순서를 유지한 채, 등척성 수축을 하며 안정성과 운동성을 동시에 증가시킨다.

2. 브룬스트롬 접근법(Brunnstrom approach)

스웨덴 출신의 물리치료사인 브룬스트롬(Signe Brunnstrom)은 미국에서 치료와 연구 그리고 이론 정립을 2차 세계대전 직후부터 1970년대에 걸쳐 수행하였다. 그녀는 편마비환자의 상지 관찰과 연구를 통해 운동치료(movement therapy)라는 치료적 접근법을 개발하였는데, 이는 뇌혈관장애(cerebrovascular accident)로 인한 운동기능장애를 체계적으로 접근한 최초의 치료법이다. 브룬스트롬은 손상된 중추신경계가 계통발생학적으로 역행 혹은 퇴행하는 방향으로 진화한다는 이론을 지지했다. 즉, 인간의 원시반사들은 더 높은 수준의 중추신경계의 발달과 성장에 따라 억제된다. 하지만 뇌손상을 받았을 때 심부건반사(deep tendon reflex)가 과항진되는 것처럼, 전형적인 원시적 특성을 지닌 반사들이 다시 나타나게 된다는 것이다.[36] 따라서 뇌손상환자의 회복 단계에서 나타나는 모든 비정상적인 패턴

의 움직임을 초기에는 공동운동(synergy)으로 조절하고, 후기에는 수의적 움직임을 통해 목표로 한 활동을 하게 한다는 치료적 접근법이다.

1) 이론적 기초

브룬스트롬의 운동치료는 회복단계에서 환자가 활용 가능한 모든 운동 패턴을 사용한다는 사실을 기반으로 한다. 즉, 브룬스트롬은 공동운동, 반사 및 비정상적인 운동 패턴을 환자가 정상적으로 수의적 운동을 수행하는 단계에 이르기 전에 거쳐야 하는 정상적인 과정으로 보았다. 따라서 편마비환자의 초기 회복단계(1~3단계)에서는 정상적인 운동 기능을 회복하기 전에 항상 굴곡과 신전 공동운동 움직임이 먼저 일어나게 된다.[37] 그러므로 회복의 초기단계에서 치료의 목표는 공동운동을 조절하는 것이다. 공동운동 움직임을 수의적으로 조절할 수 있게 되면, 치료 계획을 수정하여 좀 더 복잡한 운동을 하게 한다.

2) 상하지 공동운동(limb synergies)

상하지의 굴곡, 신전 공동운동은 원시적이고 정형화된 형태의 집단 움직임이다.[37] 공동운동 패턴에서는 한 근육이 활성화되면 공동운동 관계에 있는 다른 근육들도 일부 혹은 전부 활성화된다. 이렇게 공동운동으로 묶인 상태에서 환자는 독립적인 기능을 수행할 수 없게 된다. 상지의 굴곡 공동운동은 어깨뼈(scapula) 모음과 올림, 어깨 모음과 바깥쪽 돌림, 팔꿈치 폄, 아래팔 뒤침, 손목 굽힘 그리고 손가락 굽힘으로 구성된다(그림 11-10). 상지의 신전 공동운동은 어깨뼈 벌림과 내림, 어깨 모음과 안쪽돌림, 팔꿈치 폄, 아래팔 엎침, 손목과 손가락 굽힘 또는 폄으로 구성된다(그림 11-11). 하지의 굴곡 공동운동은 엉덩관절 굽힘, 벌림, 바깥쪽 돌림, 무릎관절 굽힘, 발목관절 발등굽힘, 안쪽번짐, 발가락 폄으로 구성된다(그림 11-12). 하지의 신전 공동운동은 엉덩관절 모음, 폄, 안쪽돌림, 무릎관절 폄, 발목관절 발바닥굽힘, 안쪽번짐, 그리고 발가락 굽힘으로 구성된다(그림 11-13). 굴곡 공동운동은 상지에서 지배적으로 일어나고, 신전 공동운동은 하지에서 지배적이다.

3) 운동 회복 과정(motor recovery process)

브룬스트롬은 뇌혈관장애로 인한 편마비환자들을 관찰한 결과 환자들이 매우 정형화된 단계를 거쳐 회복되어 가는

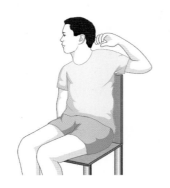

그림 11-10 | 상지의 굴곡 공동운동

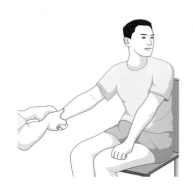

그림 11-11 | 상지의 신전 공동운동

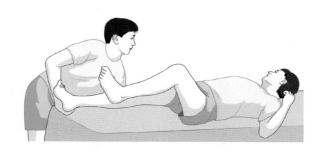

그림 11-12 | 하지의 굴곡 공동운동

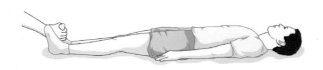

그림 11-13 | 하지의 신전 공동운동

것을 발견했다. 이 회복과정에서 진행되는 속도는 빠를 수도 느릴 수도 있다. 회복과정은 개체발생 발달 과정을 따라 일어나는데, 근위부에서 원위부로, 굴곡 패턴에서 신전 패턴으로, 반사에서 수의적 움직임으로, 그리고 집단 움직임에서 독립적인 움직임으로 발전해 간다.[37] 회복과정은 특정 단계에서 멈출 수도 있고 감각(sensation), 지각(perception), 인지(cognition), 동기 부여(motivation) 혹은 동시 다발적인 의료문제 등에 영향을 받기도 한다. 상지 기능의 회복이 늦으며, 기능 상실이 가장 큰 부위는 손목과 손이다(표 11-9).

4) 연합반응(associated reaction)

연합반응이란 신체의 다른 부위에서 일어나는 수의적이고 강한 움직임에 반응하여 편측에서도 같은 움직임이 일어나는 것을 말한다. 정상적인 상지의 굴곡 움직임에 저항을 주면 편측 상지에서도 굴곡 공동운동 혹은 부분적인 굴곡 움직임이 유발된다. 손상되지 않은 쪽 상지의 신전 움직임에 저항을 주면 편측 상지에서도 신전 공동운동이 나타난다. 하지에서의 반응은 반대로 일어난다. 정상 하지의 굴곡 움직임에 저항을 주면 편측에서는 신전 공동운동이 유발된다.[38]

(1) 동측성 공동운동(homolateral synkinesis)

신체의 편측 상지와 하지의 상호 의존성을 말하는데, 침범된 상지를 굴곡하였을 때 동측의 하지 굴곡이 촉진된다.

(2) 레이미스트 현상(Raimiste's phenomenon)

건측 다리의 엉덩관절 모음의 저항운동이 환측 모음을 유발시키고 역시 엉덩관절 벌림에 저항을 가하면 환측 벌림이 유발되는 현상이다.

(3) 마리 푸아 현상(Marie Foix phenomenon)

척수자동반사의 하나로 복수의 발가락들을 강하게 발바닥쪽으로 굽힘 자극을 줌으로써 유발된다. 엉덩관절과 무릎관절은 굽힘하고 발목관절은 발등굽힘이 일어나 전체적으로 단축되는 현상이다.

(4) 수크 현상(Souques' phenomenon)

편측 팔을 어깨 위로 올렸을 때 손가락들이 펴지게 되는

표 11-9 | 브룬스트롬의 운동 회복 6단계

1단계	발병 직후 이완성 단계로 팔다리의 수의적 운동이 불가능하다.
2단계	회복의 진행과 함께 경련성(spasticity)이 서서히 나타난다. 연합반응이나 기본적인 팔다리 공동운동(synergy)이 나타나며, 약간의 수의적 운동이 가능하다.
3단계	경련성 근수축이 가장 강한 단계로 환자는 공동운동을 수의적으로 할 수 있다.
4단계	경련성 근수축이 서서히 감소되면서 공동운동으로부터 분리된 수의적 운동이 점차 가능해진다.
5단계	기본적인 팔다리 공동운동이 상실되면서 좀 더 어려운 수의동작들을 수행할 수 있다.
6단계	경련성 근수축이 없어지고 근육의 공동운동 패턴이 정상에 가까워져 독립적인 관절운동이 가능하다.

현상을 보인다.

5) 브룬스트롬 치료의 목표와 방법

브룬스트롬 운동치료의 목표는 편마비 이후에 나타나는 여러 단계의 회복 과정을 촉진시키는 것이다. 이때 구심성-원심성 기전을 이용하는 것은 목표를 이루기 위한 좋은 수단이 될 수 있다. 자세 반사 또한 특정 근육의 긴장도를 조절하는 수단으로 사용될 수 있다.[38] 연합반응은 회복 단계 초기에 반대편의 정상 근육군에 저항을 가함으로써 편측의 공동운동을 유도해 낼 수 있다. 또한 피부를 손가락 끝으로 문질러 자극하면 자극받은 근육을 수축시킬 수 있고 그 근육과 관련된 근육군의 공동운동을 촉진시킬 수 있다. 치료 방법은 환자의 회복 단계와 근육 긴장도, 그리고 감각 상태에 따라 결정하게 된다.

다음은 치료 목표와 방법들의 예시이다.

(1) 침상 자세(bed positioning)

적절한 침상 자세는 뇌졸중 초기 이완성마비(flaccid paralysis) 때부터 행해져야 한다.[37] 만약 치료사의 지도없이 내버려 둔다면 환자의 넙다리는 벌림 및 가쪽돌림 자세로, 무릎은 구부린 자세가 되는 경향이 있다. 신경학적으로 이 자세는 하지의 굴곡 공동운동과 비슷하다. 만약 하지에 신전 공동운동이 생긴다면 바로 누운 자세에서 오금에 작은 베개를 두어 엉덩이와 무릎이 약간 구부려지도록 한다. 또한 넙다리의 벌림, 바깥쪽 돌림되는 것을 방지하기 위해 넙다리 가쪽에 담요 말이(trochanter roll)나 긴베개(bolster)를 받쳐준다. 만약 하지에 굴곡 공동운동이 지배적이라면 무릎은 편 상태를 유지하도록 한다. 이때도 넙다리 바깥쪽

돌림이 생긴다면 앞에서 언급한 바와 같은 방식을 사용해 바른 침상 자세를 갖도록 한다.

(2) 침상 이동(bed mobility)

편마비측 상지와 하지의 움직임이 더 적으므로 건측에서 편측으로 돌아눕고 이동하는 것이 더 쉽다.

(3) 몸통 움직임과 균형(trunk movement & balance)

초기 치료목표는 환자가 몸통의 움직임과 앉은 자세에서의 균형을 올바르게 유지하도록 하는 것이다. 대부분의 편마비 환자들은 편측으로 몸을 기울이는데, 균형 반응을 이끌어 내기 위해 치료사는 환자를 똑바로 앉힌 자세에서 앞뒤, 좌우 방향으로 부드럽게 흔들기 시작하여 강하게 자극한다. 몸통 회전(trunk rotation)도 이와 같은 방식으로 수행한다. 이 때 치료사는 환자 앞에 앉거나 뒤에 서서 처음에는 제한적인 범위에서 천천히 몸통을 회전하도록 돕고 점차적으로 회전 범위를 증가시킨다.

(4) 어깨 관절가동 범위(shoulder range of motion)

치료 초기 두 번째로 중요한 목표는 위팔어깨관절(glenohumeral joint)에서 통증을 느끼지 않도록 관절가동범위를 확보하고 유지하는 것이다. 이것은 편마비환자에게 흔히 나타나는 어깨 통증과 어깨 관절 주변의 긴장도가 높은 근육들을 신장하는 운동 간의 관계이다. 고식적인 방식의 강한 신장 운동은 실질적으로 근육의 신장에는 기여하겠지만 통증을 유발시키기 때문에 하지 말아야 한다. 어깨 관절은 몸통의 움직임에 의해 가이드 되도록 하고, 과긴장 상태의 근육을 강하게 신장하지 않도록 한다.

(5) 어깨 아탈구(shoulder subluxation)

브룬스트롬은 위팔어깨관절의 아탈구는 회전근개(rotator cuff)의 기능상실에서 기인한다고 믿었다. 따라서 어깨관절의 아탈구를 최소화시키거나 방지하려면 회전근개 근육을 활성화시키는 치료가 필요하다. 특히 가시위근(supraspinatus)은 아탈구 방지에 중요한 기능을 하므로 적절한 치료 중재가 필요하다. 아탈구된 어깨뼈의 관절오목(glenoid fossa)에 위팔뼈머리(humeral head)를 위치시키기 위해 팔걸이(arm sling)를 이용할 수도 있다.[37]

(6) 상지 훈련(upper limb training)

팔의 기능을 향상시키기 위한 훈련은 회복 단계에 따라 순차적으로 진행된다. 브룬스트롬 1, 2단계에서 팔이 이완된 상태에 있거나 부분적인 공동운동 패턴을 보이는 시기에는 근긴장과 반사를 이용하여 공동운동 패턴을 끌어내는 것이 치료의 중요한 목표이다. 2~3단계에서는 공동운동 패턴이 보이고, 어느 정도 수의적인 조절이 가능하다. 과긴장성은 3단계에서 최고 정점에 이르므로 이 단계에서의 치료 목표는 환자가 공동운동 패턴을 조절할 수 있도록 한다. 4~5단계에서는 공동운동 패턴을 벗어나 새롭고, 복잡한 운동 패턴을 수행하도록 하는 것이 목표이다. 편측의 상지 기능을 완전히 회복하는 것은 어렵기 때문에 가능한 건측으로 보조하여 양측 활동이 가능하도록 훈련하는 것이 좋다.

(7) 손 훈련(hand training)

손 기능 회복의 첫 번째 목표는 집단 파악(mass grasp)을 수행할 수 있도록 하는 것이다. 근위부 견인(proximal traction), 파악 반사(grasp reflex) 등이 초기 반사 수준에서 조대운동(gross movement)을 위해 사용되는 방법들이다. 두 번째 목표는 파악을 위한 손목의 고정(wrist fixation for grasp)이다. 치료의 세 번째 목표는 파악상태의 손을 수의적으로 펴도록 하는 것이다(active release of grasp). 환자의 과도한 노력은 의도하는 신전 반응을 유도하기 보다는 반대로 굴곡 반응의 공동운동을 이끌어낼 수 있기 때문에, 치료 전 과정에 걸쳐서 환자는 심신이 편안하고 안정된 상태여야 한다.

(8) 하지 훈련(lower limb training)

하지 훈련의 목표는 안전한 기립 자세와 가능한 한 정상에 가까운 보행 패턴을 회복하는 것이다. 하지 훈련은 보행훈련 시 몸통의 균형과 특정 근육군의 활성화 훈련을 포함한다.

3. 고유수용성 신경근 촉진법(Proprioceptive Neuromuscular Facilitation)

고유수용성 신경근 촉진법(PNF)은 1940년에 의사이자 신경생리학자인 Dr. Herman Kabat이 만든 치료 기법이다. 그는 Sherrington의 업적에 기반을 두고 신경생리학적 원칙을 적용하여 다발성경화증과 소아마비의 치료를 위해 이 기법을 만들었다. 대각선 패턴 기법과 몇몇 다른 기법들이 개발된 이후로, PNF는 현재까지도 다양한 신경계, 정형계 물리치료를 위해 적용되고 있다.[27,28] PNF 기법을 효과적으로 사용하기 위해 치료사는 정상 움직임의 요소들과 운동 발달 순서를 반드시 이해하고 있어야 한다. 치료사는 대각선 패턴들과 일상생활동작에서 그것들이 어떻게 쓰이는지, 촉진과 이완의 기법을 언제 어떻게 사용하는지 아는 것이 중요하며 평가와 치료 시 촉진 기술들과 패턴들을 적절하게 적용할 수 있어야 한다.

1) PNF의 치료 원칙

(1) 모든 인간은 완전히 개발되지 않은 잠재력을 갖고 있다.
(2) 정상 운동 발달은 머리에서 꼬리 쪽으로, 근위부에서 원위부로 진행한다.
(3) 초기 운동 행위(motor behavior)는 반사 활동에 의해 지배되지만 성숙되어진 운동 행위는 자세 반사에 의해 지지되거나 강화된다.
(4) 초기 운동 행위는 본능적인 움직임이며, 굴곡과 신전의 중간적 움직임이다.
(5) 운동 행위 발달은 모든 움직임과 자세 패턴들의 일련적인 순서를 따라 나타난다.
(6) 운동 행위 성장은 굴곡, 신전 우세의 이동들에 의해 증명된 순환적 성향을 띄고 있다.
(7) 정상적인 운동 발달은 규칙적인 순서를 갖고 있지만 단계별로 일어나지는 않는다.
(8) 이동은 굴곡과 신전의 상호 수축에 의존하며, 자세 유

지는 미묘한 차이의 불균형에 대해 지속적 적응을 요구한다.

(10) 운동 능력의 증진은 운동 학습에 달려있다.

(11) 반복 활동은 운동학습의 기억과 증진, 나아가 근력과 지구력 개발을 위해 필요하다.

(12) 목표 지향적 활동들은 촉진 기법과 병행하여 보행과 자가 관리 학습을 습득시킨다.

2) 운동 학습(motor learning)과 평가(assessment)

운동 학습은 다중감각 접근법(multisensory approach)에 의한 반응을 극대화하기 위해 시각(visual), 청각(auditory), 촉각(tactile) 및 운동감각(kinesthetic) 등의 여러 감각을 동시에 사용한다. 환자의 발달 수준과 협조 능력이 중요하며 운동학습 진행할 때 정확한 조합의 감각 입력을 해야 한다.[42] 평가를 위해서는 관찰 기술과 정상 움직임에 대한 지식이 필요하다. 초기 평가를 통해 환자의 능력, 결함 그리고 잠재력을 알아볼 수 있으며 치료 계획이 확립된 이후의 지속적인 환자 평가는 치료 효과와 수정된 치료를 위해서 필수적이다.

3) 치료 실행(treatment implementation)

(1) 대각선 패턴(diagonal patterns)

기능적 활동에서 관찰되는 움직임으로 굴곡, 신전, 회전과 신체 정중선을 향하거나 멀어지거나 가까워지는 움직임

이다. 머리, 목, 몸통 패턴은 좌회전 또는 우회전을 동반한 굴곡 또는 신전 운동이며, 상하지의 대각선 움직임은 어깨관절과 엉덩관절의 굽힘 및 폄, 벌림 및 모음, 바깥쪽 돌림 및 안쪽돌림으로 이루어져 있다. 대각선 움직임이 기능적 활동을 할 때, 한 패턴에서 다른 패턴으로 다른 조합과 함께 나타난다. 대각선 패턴은 크게 D1과 D2 두 가지 패턴으로 구분된다.

① 대각선1(D1)

D1 패턴은 D1 완전 굴곡에 약간 못 미친 상태에서 노쪽(radial side)을 향하며 손을 쥐고 시작하며, 손을 자쪽(ulnar side)으로 열면서 가져간다. 시선은 손의 움직임을 따라간다. 머리와 손이 정중선을 지나가게 하며 이때 팔꿉관절은 굴곡이나 신전을 할 수 있다(그림 11-14).

② 대각선2(D2)

D2 패턴은 D2 완전 신전에 약간 못 미친 상태에서 자쪽(ulnar side)을 향하며 손을 쥐고 시작하며 손을 노쪽(radial side)으로 열면서 가져간다. 모든 대각선 패턴은 전체 범위까지 실행을 할 경우 정중선을 지난다. 이 때, 팔꿉관절은 굴곡이나 신전을 할 수 있다(그림 11-15).

(2) 편측성 패턴(unilateral patterns)

① 팔 D1 굽힘(D1 폄의 길항근)

어깨뼈 올림-벌림-돌림 / 어깨관절 굽힘-모음-바깥쪽

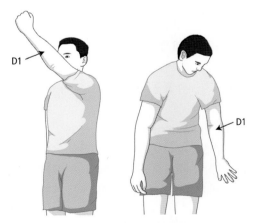

그림 11-14 | 상지의 D1패턴(좌: 굴곡, 우: 신전)

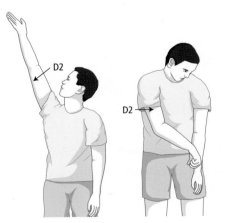

그림 11-15 | 상지의 D2패턴(좌: 굴곡, 우: 신전)

돌림 / 팔꿉관절 굽힘 또는 폄 / 아래팔 뒤침 / 손목 노쪽 굽힘 / 손가락 굽힘-모음 / 엄지 모음

② 팔 D1 폄(D1 굽힘의 길항근)
어깨뼈 내림-모음-돌림 / 어깨관절 폄-모음-안쪽돌림 / 팔꿉관절 굽힘 또는 폄 / 아래팔 엎침 / 손목 자쪽 폄 / 손가락 폄-벌림 / 엄지 손바닥쪽 벌림

③ 팔 D2 굽힘(D2 폄의 길항근)
어깨뼈 올림-모음-돌림 / 어깨관절 굽힘-벌림-바깥쪽 돌림 / 팔꿉관절 굽힘 또는 폄 / 아래팔 뒤침 / 손목 노쪽 폄 / 손가락 폄-벌림 / 엄지 폄

④ 팔 D2 폄(D2 굽힘의 길항근)
어깨뼈 내림-모음-돌림 / 어깨관절 폄-모음-안쪽돌림 / 팔꿉관절 굽힘 또는 폄 / 아래팔 엎침 / 손목 자쪽 굽힘 / 손가락 굽힘-모음 / 엄지 맞섬

⑤ 하지 D1 굽힘(D1 폄의 길항근)
엉덩관절 굽힘-모음-바깥쪽 돌림 / 무릎관절 굽힘 또는 폄 / 발목 발등굽힘-안쪽번짐 / 발가락 폄

⑥ 하지 D1 폄(D1 굽힘의 길항근)
엉덩관절 폄-벌림-안쪽돌림 / 무릎관절 굽힘 또는 폄 / 발목 발바닥굽힘-가쪽번짐 / 발가락 굽힘

⑦ 하지 D2 굽힘(D2 폄의 길항근)
엉덩관절 굽힘-벌림-안쪽돌림 / 무릎관절 굽힘 또는 폄 / 발목 발등굽힘-가쪽번짐 / 발가락 폄

⑧ 하지 D2 폄(D2 굽힘의 길항근)
엉덩관절 폄-모음-바깥쪽 돌림 / 무릎관절 굽힘 또는 폄 / 발목 발바닥굽힘-안쪽번짐 / 발가락 굽힘

(3) 양측성 패턴(bilateral patterns)(그림 11-16)
① 대칭성 패턴들(symmetrical patterns)
양측 대칭성 D1 / D2 폄
양측 대칭성 D2 굽힘
양측 대칭성 상지 패턴 : 몸통의 굽힘과 폄 촉진

② 비대칭성 패턴들(asymmetrical patterns)
양쪽 상하지가 몸통 회전을 촉진하는 패턴이다. 예를 들어, 양측성 좌측 비대칭성 굴곡을 좌측 팔 D2 굽힘과 우측 팔 D1 굽힘을 동시에 실시한다. 한편 양측성 좌측 비대칭성 신전은 우측 팔 D2 폄과 좌측 팔 D2 폄 동작을 동시에 실시한다.

③ 상반 패턴들(reciprocal patterns)
양쪽 상하지가 동시에 반대로 움직이며 머리, 목, 몸통에 안정성을 부여하는 패턴이다. 예를 들어, 한쪽 체지 D1 폄과 반대쪽 체지 D2 굽힘을 동시에 실시하거나, 또는 한쪽 체지 대각선 굽힘과 반대쪽 체지 대각선 폄을 동시에 실시하게 된다.

(4) 상지와 하지의 복합 움직임(combined movements of upper & lower extremities)
① 상하지의 상호 작용은 대표적으로 세 가지가 있다. 첫째, 같은 쪽 팔과 다리가 동시에 같은 방향으로 움직이는 동측성 패턴. 둘째, 반대쪽 팔과 다리가 동시에 같은 방향으로 움직이는 반측성 패턴. 셋째, 한쪽 팔과 다리가 동측으로 움직이고 반대쪽 팔과 다리는 반대측으로 움직이는 대각선 상반 패턴이다.

② 동측성 패턴
양측성 통합이 모자라며 돌림도 감소하며 반대측으로 더 나아가 대각선 상반 패턴으로 나아가며 치료하는 패턴이다.

③ 대각선 패턴의 장점
정중선 횡단이 발생하는 움직임으로 편측 무시가 있는 환자의 인지 교육에 좋으며 대각선 패턴에서 사용하는 근육들은 기능적 활동 움직임들에서 사용된다.

(5) 집단 패턴들(total patterns)
발달상의 자세들이라고도 하는 패턴들로 근위부와 원위부 사이의 상호작용이 필요하다. 움직임과 자세의 전체적 패턴은 모든 인간에게 있어 정상적인 발달 과정의 일부분으로 경험되고 있다. 전체적인 패턴을 사용하는 움직임이나 이러한 자세를 유지할 수 있는 능력들은 반사 통합이나 유

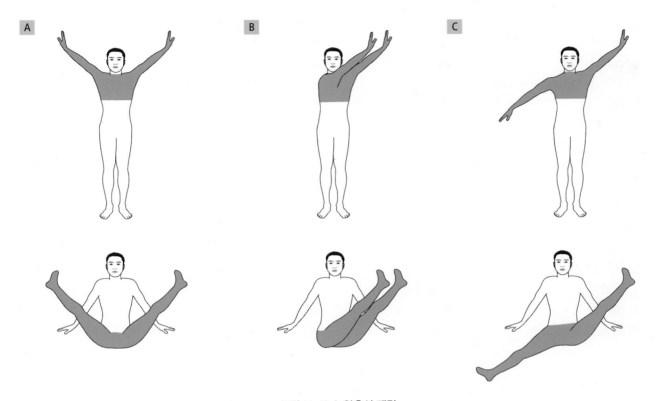

그림 11-16 | 양측성 패턴
A: 대칭성 패턴들(Symmetrical patterns), B: 비대칭성 패턴들(Asymmetrical patterns), C: 상반 패턴들(Reciprocal patterns)

지, 길항근 간의 균형, 머리에서 꼬리 방향으로 혹은 근위부에서 원위부로의 운동 발달 등의 정상 발달 요소들을 증가시킨다.

4) 과정(procedures)

(1) 도수 접촉(manual contact)
치료사의 접촉을 감각 자극으로 작용한다. 적용하는 손의 압력 정도는 치료사가 사용하는 기법과 원하는 반응에 따라 다르게 적용하며 손의 위치도 움직임의 패턴과 연관있는 근육군, 힘줄 그리고 관절에 따라 다르게 선택한다.

(2) 신장(stretch)
능동적인 움직임의 시작이나 반응 속도를 증진할 때 혹은 약한 근육을 강화시키는 데 사용한다.[26]

(3) 견인(traction)
관절면을 분리시킴으로써 관절수용기를 자극하고 움직임을 증진시킨다.

(4) 압축(approximation)
관절 표면에 압박을 가해 관절수용기를 자극하고 안정성과 자세 조절을 증진시킨다.

(5) 최대 저항(maximal resistance)
최대 저항은 환자로부터 최대한의 노력을 이끌어 낼 수 있다. 강한 근육들과 큰 패턴들이 약한 요소들을 강화시킨다.[44]

5) 기법(techniques)

(1) 주동근을 위한 기법

① 반복적 수축(repeated contraction)

반복은 운동 기술 획득에 필요하며 근력, 관절가동범위 및 지구력에 도움이 된다.

② 율동적 개시(rhythmic initiation)

환자의 움직임 시작 능력 증진을 위해 사용하며 수의적 이완, 수동적 동작, 주동근 패턴의 반복적인 등장성 수축이 포함된다.

(2) 길항근 반전 기법

① 정상 발달 특징을 사용하는 이 기법은 움직임이 반전되고 방향을 바꾸는 것으로 길항근 수축 시 등장성, 등척성 혹은 이 두 가지를 모두 사용할 수 있다.

② 느린 반전(slow reversal)

길항근 등장성 수축 후, 주동근 등장성 수축으로 주동근 힘을 증가시킨다.

③ 율동적 안정(rhythmic stabilization)

주동근과 길항근의 등척성 수축을 동시에 함으로써 안정성을 증가시킨다. 반복적 등척성 수축으로 인해 혈액순환 증가나 호흡곤란의 문제가 발생할 수 있으므로 심혈관질환자에게는 피하는 기법이다. 이 기법 사용시 도수 접촉은 주동근과 길항근 모두에 적용되어야 한다.

(3) 이완 기법(relaxation techniques)

① 수축-이완(contract-relax)

제한된 주동근에 최대 저항의 등장성 수축은 가동 범위를 증가시키고 이완을 일어나게 한다.

② 유지-이완(hold-relax)

저항이 가해진 근육의 등척성 수축은 이완을 일으킨다.

③ 느린 반전-유지-이완(slow reversal-hold-relax)

등장성 수축으로 시작하여 등척성 수축과 길항근 패턴의 이완을 유도한다. 환자가 능동적으로 주동근을 움직

일 수 있을 때 선호하는 기법이다.

④ 율동적 회전(rhythmic rotation)

경직을 감소시키고 관절가동범위를 증가시키는 데 효과적이다. 치료사가 치료 부위를 수동으로 움직인다.

4. 보바스 치료법(Bobath approach)

보바스치료는 중추신경계 장애로 인해 감각, 지각, 인지 및 운동기능이 손상되어 일상생활함에 있어 불편함을 겪는 환자를 평가, 사정, 치료, 관리하기 위한 문제해결법이다. NDT는 1943년에 물리치료사인 Berta Bobath와 그의 남편인 Dr. Karel Bobath에 의해 창안되어 현재까지 지속적인 수정, 발달 중인 신경학적 치료방법으로써 주로 뇌성마비아와 뇌졸중환자의 평가 및 치료에 적용되고 있다. 'NDT (Neurodevelopmental treatment)'라는 용어는 뇌성마비아를 치료하는 과정에서 보바스 부부에 의해 만들어졌다.

1) 보바스 치료법의 치료 기전

회복단계에서 환자는 마비측의 상실된 감각, 운동기능을 보상하기 위해 손상되지 않은 비마비측을 과도하게 사용하는 것이 일반적이다. 이로 인해 발생하는 자세(posture), 정렬(alignment), 균형(balance), 근력(strength), 근긴장도(muscle tone) 그리고 협응력(coordination)의 문제는 비정상적인 움직임 패턴을 유발시키고, 궁극적으로 정형외과적인 문제, 통증 혹은 감소된 안정성 등의 원인이 된다. 또한 보조기구만을 사용해 훈련받으면 보상적인 움직임이 더욱 강화되고 정상적인 운동 기능 수행은 제한적이게 된다. NDT는 환자들의 위와 같은 비정상적인 패턴의 움직임을 피하도록 적용되는 치료 접근법이다. NDT는 보상 움직임(compensatory movement)이 아닌 정상적 움직임(normal movement)의 재학습(relearning)을 통해 최상의 기능 회복을 촉진시킨다는 개념에 바탕을 두고 있다. 즉, 정상 움직임(normal movement)은 촉진시키고, 원시 반사(primitive reflex) 등의 비정상 움직임(abnormal movement)은 억제시킴으로써 일상생활에의 참여와 기능회복을 도모하는 것이다.

(1) 신경가소성(neuroplasticity)과 운동학습(motor learning)

NDT의 기본적인 치료 개념은 중추신경계의 신경가소성과 이를 통한 운동학습에 그 이론적 근거를 두고 있다. 신경가소성이란 기억과 학습을 가능하게 하는 중추신경계의 기본적인 특성이다. 결국 정상 움직임에 대한 반복적인 학습과 경험을 통해 중추신경계가 정상적인 운동 패턴을 기억하도록 함으로써 손상된 중추신경계의 구조와 기능을 본래의 상태로 회복시키는 것이다.

(2) 정상 움직임의 구성요소

정상 움직임을 구성하는 요소에는 비신경학적인 생체역학적 요소(근육의 길이, 근섬유의 특성, 근원섬유의 수 등)와 신경학적 요소(피드백, 피드포워드 등)가 있고, 이 두 요소는 상호작용한다. 예를 들어 오랜 침상 생활로 비정상적인 자세에 지속적으로 노출되면 근육의 길이와 근섬유 유형에 변화가 발생하고 이로 인해 감각신경을 통하여 중추신경계에 지속적으로 왜곡된 정보가 전달되어 궁극적으로 잘못된 자세와 운동패턴을 학습하게 된다. 또한 환경(environment)은 이러한 비신경학적 요소에 영향을 미친다. 그러므로 치료 과정에서 정상 운동을 가능하게 하는 적절한 환경 설정이 중요하다.

2) 신경발달치료

(1) 편측으로의 체중부하(weight bearing over affected side)

편측으로 체중부하를 가하는 것은 자세 긴장도를 조절하고 높은 긴장도를 보다 정상적인 범위 안으로 가져오는데 가장 효과적인 방법이다. 낮은 긴장도를 보이는 환자에게는 긴장을 보다 촉진시키고, 높은 긴장도를 보이는 환자에게는 긴장을 억제시키는 효과가 있다. 체중부하는 긴장도 조절 이외에 고유감각수용기 자극을 통해 편측의 감각입력에 도움을 준다. 뿐만 아니라, 편측으로 환자의 의식을 환기시키고, 무시(neglect)를 줄이는데도 도움이 된다. 환자는 편측 의식이 향상됨에 따라 두려움을 덜 느끼게 되고, 치료사는 환자의 기능 회복을 위한 보다 나은 치료 기반을 구축할 수 있다.

(2) 몸통 회전(trunk rotation)

몸통 회전 혹은 팔다리의 분리(dissociation)는 자세 긴장도를 조절하고 팔다리에 정상 움직임을 촉진시킬 수 있는 또 하나의 효과적인 방법이다. 편마비 환자들은 대개 어깨이음구조(shoulder girdle)와 골반이음구조(pelvic girdle)가 거의 분리되지 않은 공동운동 상태로 움직이는 경향을 보인다. 또한 환자는 몸통의 안정성이 없는 상태에서 상지를 효과적으로 사용할 수 없다. 따라서 치료사는 몸통 근육의 활성화 및 안정성을 향상시키기 위하여 몸통 회전을 촉진하는 활동을 수행하도록 한다.

(3) 어깨뼈 내밈(scapular protraction)

어깨뼈 내밈은 상지의 굴곡 공동운동을 보이는 환자에게 유익한 자세이다. 손가락 굽힘, 손목 굽힘, 혹은 뒤침이나 엎침을 동반한 팔꿈치 굽힘에서 나타나는 높은 긴장도는 억제시키기가 어렵다. 치료사는 치료의 기본원칙을 유념하여 어깨뼈를 근위부에서 원위부 방향으로 내밀 수 있도록 한다.

(4) 골반 전방 자세(pelvic forward positioning)

환자는 앉았을 때 흔히 후방경사(posterior pelvic tilt)가 되어 마치 휠체어에서 미끄러져 내려올 듯한 구부정한 자세가 된다. 이러한 자세는 비정상적인 자세를 유발시켜, 엉덩이 신전은 증가하고, 상부 흉추 영역(upper thoracic region)에는 척추후만증(kyphosis)을 갖게 함으로 인해 머리와 목은 신전 상태가 된다. 중립 자세를 취할 수 있도록 골반을 가져올 수 있다면, 앉은 자세에서의 머리, 어깨 및 몸통의 위치가 적절한 정렬을 이룰 수 있다.

(5) 느리고 조절된 움직임의 촉진(facilitation of slow, controlled movements)

느리고 부드러운 움직임의 촉진은 과긴장을 가진 환자를 치료하는데 유익하다. 지나치게 빨리 움직이는 환자들은 속도를 늦추도록 한다. 가정운동프로그램(home exercise program)을 실시하거나 자세를 바꾸려고 할 때, 혹은 손상된 쪽의 상지를 사용할 때도 빠른 움직임은 근긴장도를 높이고 연합반응(associated reaction)을 유발시켜 결과적으로 상지에 굴곡 공동운동을 나타나게 한다.

(6) 적절한 자세(proper positioning)

바로 누운 자세(supine), 옆으로 누운 자세(side-lying), 앉은 자세(sitting) 및 일어선 자세(standing)는 회복 과정 전반에 걸쳐 정상 움직임을 더욱 촉진한다. 상하지의 굴곡, 신전 공동운동에서 나타나는 비정상적인 자세는 보상 운동을 유발시키므로 피하도록 한다.

3) 일상생활에서의 보바스 치료

가장 훌륭한 학습 경험은 실용적이고, 기능적이며, 친숙한 실제 생활 상황에서 찾아볼 수 있다. 실제로 많은 치료 시간들이 실제 일상생활 수행과는 연관이 없는 기술을 학습하는데 소모되고 있다. 따라서 가장 중요한 치료 목표는 환자가 일상생활 활동을 독립적으로 수행하도록 하는 것이다. 치료사는 환자에게 특정한 기술을 가르치는 것이 아니라 학습한 기술들을 어떠한 상황에서도 적용할 수 있고 상황에 맞게 변환시킬 수 있는 문제해결 능력을 가르쳐야 한다는 사실을 유념해야 한다.

4) 초기 및 만성기 재활훈련에 있어서의 보바스 치료

NDT는 특정 근육 부위를 재학습시키는 활동이 아니라, 편마비 환자에 대한 24시간 관리 프로그램이다. NDT의 원칙은 병원은 물론, 장기 재원 환자를 위한 요양시설이나 집에서의 일상생활과 통합되어야 한다. 아래에서 소개하는 방법들은 환자가 편측을 보다 잘 인식하게 하고, 몸의 양측을 보다 잘 통합하게 하여, 편측의 감각 자극을 증진시키는데 도움이 될 것이다.

(1) 방 배정(room arrangement)

편측은 자극원(source of stimulation)과 접하고 있어야 한다. 편측이 문 쪽을 접할 수 있도록 위치를 정하고 환자가 전화기, 전등, TV 등을 편측으로 작동하기 쉽도록 배치한다.[45,46]

(2) 접근(approach)

모든 사람은 항상 환자의 편측으로 접근하여 눈을 마주칠 수 있도록 한다. 환자가 스스로 머리를 돌리는데 어려움을 느끼면 간병사가 약간의 도움을 제공하여 관절가동범위 끝까지 천천히 머리를 돌려 눈을 접근하는 사람과 맞출 수 있도록 한다.

(3) 이름 부르기(naming)

시트교환, 체위변경, 피부상태관찰 및 환자복 갈아입기와 같은 간호활동 수행 중에 신체 각 부위의 명칭을 부르도록 하여 그 부위에 대한 환자의 인지를 환기시킨다.

(4) 독립 격려하기(encouraging independence)

치료는 환자가 일상생활동작을 최소로 도움을 받는 것부터 시작하도록 한다. 만약 환자가 과제를 독립적으로 수행할 수 없다면 움직임의 패턴을 익힐 수 있도록 환자의 손을 치료사나 간병사가 함께 가이드 한다. 이 접근 방법은 환자가 과제수행을 보다 빨리 학습할 수 있도록 한다(그림 11-17).[47]

(5) 침상 자세(bed positioning)

환자에게 제공된 적절한 침상 자세는 비정상적인 자세긴장도 및 경직을 억제하여 뇌졸중 환자의 회복을 도울 수 있다. 적절한 체위 유지는 관절의 운동범위 제한으로 인한 통증 유발과 관절 구축을 예방할 수 있다. 또한 체중부하는 편측에 대한 인식을 환기시키고 감각 입력을 증가시키며 마비에 대한 두려움을 감소시킨다. 한편 편측 부위가 신장됨으로써 경직 감소에도 도움을 준다.

세 가지 기본 자세를 그 치료적 가치에 따라 시행하도록 한다.

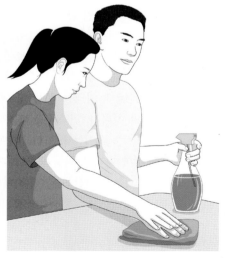

그림 11-17 | 상지활동을 손으로 가이드하기

① 마비측을 아래에 놓고 옆으로 눕기(lying on the hemiple-gic side)
② 건측을 아래에 놓고 옆으로 눕기(lying on the nonhemi-plegic side)
③ 똑바로 눕기(lying supine)

(6) 옷입기 활동(dressing activities)

옷입기(dressing)와 몸단장하기(grooming)는 목적 지향적이고, 기능적이며 환자에게 친숙한 활동이다. 또한 환자의 독립 수준을 높이기 위해 반드시 필요한 활동이다. 어떻게 옷을 입을 지 재학습하는 과정은 환자가 가장 힘들다고 호소하는 것 중 하나이다. 이런 옷입기 활동을 독립적으로 수행하기 위해서는 앉은 자세에서의 몸통 안정성뿐만 아니라 운동 계획, 순서에 맞게 수행하기(sequencing), 문제해결 등의 능력이 요구된다.

5. 보이타 치료법(Vojta approach)

Vaclav Vojta(1917~2000)는 체코 출신의 소아 신경과 의사로 고정된 뇌성마비(fixed cerebral palsy)환자에 대한 조기진단과 치료법을 개발하여 독일을 중심으로 세계 여러 나라에 보급하였다.[48]

1959년 보이타는 뇌성마비 아이가 고정된 상태로 엎드린 자세에서 특정 부위에 자극을 받으면 진행동작(forward movement)과 유사한 반사적 기기(reflex creeping) 동작의 협조성 운동 복합체(coordination movement complex) 패턴을 보이는 것을 발견하여 보고하였다. 이와 같은 현상을 통하여 건강한 신생아나 영유아에서도 특정 부위의 자극을 통해 진행 동작의 규칙성을 갖는다는 것을 알게 되었다. 이어 1960년에는 바로 누운 자세에서도 다른 형태의 진행 동작인 반사적 뒤집기(reflex turning)의 전신적이고 규칙적인 협동운동 복합체 패턴을 발견하였다. 반사적 진행 동작인 반사적 기기와 반사적 뒤집기는 일정한 출발자세에서 특정 부위 자극에 의해 인위적으로 계속적인 반복 반응을 유발할 수 있다. 이러한 반복적 진행 동작의 유발은 비정상적인 발달과 병적 상동증(pathologic stereotype)의 고정을 억제하고 정상 운동 발달을 활성화하여 뇌성마비 환자의 치료를 가능하도록 하였다.[49]

보이타 치료법은 뇌성마비 진단 시 영아의 자발 운동성과 보이타 자신이 체계화한 7가지 자세반응(postural reaction) 평가 그리고 원시반사(primitive reflex) 등 이학적 검사 방법을 통해 조기진단이 가능하고 또한 조기치료를 할 수 있는 장점이 있다.

1) 보이타 자세반응 검사

자세반응이란 신체 자세를 일정하게 변화시켜 유발된 반사적 자세와 반사적 동작을 말한다. 유발된 자세와 동작은 반사라기보다 복잡한 신경계 반응의 결과이므로 자세반응이라고 할 수 있다. 정상 발달에서는 자세 반응의 단계가 위상성 움직임(phasic motion)과 이동 동작 개체발생(locomotion ontogenesis)의 발달 정도와 일치하게 된다. 그러나 중추운동성협동장애(central coordination disturbance, CCD)가 있는 영아에서는 중추신경계가 자세에 대한 구심성 자극을 적절히 처리할 적응 능력 즉, 자세반응성(postural reactivity)이 떨어져 그 규칙성이 깨지게 된다. 보이타가 주장한 7가지 자세 반응은 견인 반응(traction reaction), 란다우 반응(Landau reaction), 겨드랑이 걸치기 반응(axillary hanger reaction), 보이타 측방전위 반응(Vojta reaction), 콜리스 수평현수반응(horizontal-Collis reaction), 파이퍼-이스베르트 역수직 반응(Peiper-Isbert reaction), 콜리스 역수직 반응(vertical-Collis reaction) 등이다.[50-53]

위와 같은 자세반응의 근본적 특성은 크게 다섯 가지로 나뉘게 된다. 첫째 상지에서 모로반사(Moro reflex)와 같은 팔의 수평적 동작을 나타낸다. 특히 콜리스 수평현수반응과 파이퍼-역수직 반응, 보이타 측방전위 반응 등 팔을 아래로 내리는 자세 검사에서 두드러진다. 둘째로는 다리의 굴곡과 굴곡 협력의 감소이다. 다리의 자세가 란다우, 겨드랑이 걸치기, 견인 반응 등에서 각 시기(phase)에 따라 3개월 정도까지는 능동적으로 굴곡 공동운동 패턴(flexion synergy pattern)을 보이다가 그 후 신전 패턴을 보이게 된다. 굴곡 협력이 감소했다는 것은 직립 단계로의 정상적인 발달을 의미한다. 셋째는 팔과 다리의 지탱 기능(support function)이다. 생후 3개월 이전까지는 굴곡 협력이 사지에 있어 힘이 없이 구부리다가 시간이 지날수록 점점 머리에서 다리 쪽으로, 근위부 관절 부위에서 원위부로 버틸 수 있는 기능을 가진다. 넷째로 사지의 말단부의 변화이다. 굴곡 협력이 감소하면서 아래팔의 뒤침, 손목의 치우침, 손가락이 펴지는 동작(spread opening)이 나타난다. 이는 분절적 기능 분화가 시작되었다는 표시이다. 마지막으로 자세 반응의 역동성이다. 7가지 자세 반응에서 지탱 기능의 발달, 손과 발의 움직임 등 부분 패턴의 기능적 변화는 시간적으로 운동학적 관계가 있어 성숙된 패턴(mature pattern)으로 역동적인 변화를 보이는 것이다. 자세를 변화시킬 때 기간에 따른 기능적 변화가 없이 머물러 있다는 것은 CNS 기능에 문제가 있음을 시사한다.[51,52]

자세 반응 검사의 큰 의미는 평가의 단순화(simplification)이다. 이전의 원시반사에 의한 판단은 반사 강도(intensity)에 의해 진단의 척도로 삼았으나 자세반응은 비정상 반응의 수에 의해 판정을 한다. 비정상 반응이란 정상 지표에서 기간적으로 벗어나 있거나 근육의 긴장도가 현저히 변화되어 있을 때이다. 비정상자세반사가 3개 이하면 아주 경미한 중추협동성 장애(very light CCD)이고 90% 이상이 저절로 정상화된다고 본다. 4~5개의 자세가 비정상 반응이면 경미한 CCD (mild CCD)로 75%의 아이가 정상화되고 조건에 따라 자세의 장애를 가질 수 있어 추후 관찰이 필요하며, 6~7개의 자세 반응에서 이상이 있을 때는 중간 정도의 CCD (moderate CCD)로 적어도 심한 자세 장애나 뇌성마비의 위험을 내포할 위험이 있어 보이타 치료의 적응증이 된다. 심한 중추협동성장애(severe CCD)는 7개 모두가 비정상 자세 반응이 나타나고 눈에 띄게 근육의 긴장도가 약하거나 강한 경우로 운동 혹은 지능 발달에 심한 위험이 있어 의심의 여지없이 치료를 시작해야 한다.[49,52] 이렇게 자세 반응에 의한 진단은 영아 시기에 중추협동성장애를 조기에 발견할 수 있고 장애의 경중도와 형태를 알 수 있으며 치료 예후와 치료에 의한 호전 정도를 객관적으로 판단할 수 있는 큰 장점이 있다.

2) 보이타 치료

보이타 치료는 뇌에 이미 프로그램 되어진 반사적 진행동작을 운동유발점(zone: trigger point)의 구심성 자극을 통하여 원심성 반응, 즉 반사적 기기 혹은 반사적 뒤집기 동작을 유도해 내는 것이다. 기기 동작의 계통발생적 운동발달과 뒤집기 동작의 개체발생적 진행동작 요소는 인간이 두발로 바로 서서 상호 교대로 보행하는 정상적 이동 동작의 복합적 운동 요소를 모두 포함하고 있다. 따라서 미성숙 뇌나 손상 받은 뇌에서 보이는 원시반사의 영향에 의한 비정상적인 운동장애 패턴을 보이타 치료법에 의한 반사적 진행동작의 반복 유도로 대뇌에 잠재기억(engram)을 형성하여 뒤집기, 기기, 서기, 걷기 등의 정상발달 기초를 갖게 하는 것이 치료 원리라 할 수 있다.[49,52,55]

사지와 몸통에 있는 운동 유발점은 일정한 방향으로 자극을 하게 된다. 자극의 방향은 인체의 3면으로 주게 되는데 기본적으로 머리쪽 혹은 꼬리쪽, 안쪽 혹은 바깥쪽, 복부 혹은 등쪽으로 동시에 자극한다. 대개 주요 유발점(principal zone)은 사지에 존재하고 보조점(auxiliary zone)은 몸통에 존재한다.[48,56]

치료방법의 기본 원리는 소통체계(Bahnung system)로서 반사적 이동 동작으로 이해된다. 소통체계는 중추신경계로의 일정한 구심성 자극과 중추에서의 목적 있는 처리, 이에 따른 일정한 원심성 반응과 이 모든 과정에서 끊임없이 재생되는 진행 동작을 말한다. 소통(Bahnung)이란 길을 열어주거나 닦아준다는 의미의 독일어로 재활의학이나 신경생리학에서 흔히 쓰는 촉진(facilitation), 가소성(plasticity)의 의미로 해석할 수 있다.[48,57]

치료는 일정한 자세에서 특정 유발점을 자극하여 반사적 기기와 반사적 뒤집기라는 진행 동작을 유발하여 뇌에 신체상(body image)을 형성하게 함으로 그것을 통하여 무의식적 자세유지, 정립 및 목적 있는 진행동작을 유도하게 하는 것이다. 반사적 기기는 부분 패턴으로써 인간의 계통발생적 운동발달의 기본이 되는 인간의 정립과 걷기의 초석이 되며, 반사적 뒤집기는 인간의 개체발생적 운동발달의 기본인 영아의 정상발달 복합체 전체를 포함하고 있다.[49,52]

(1) 반사 유발점과 자극 방향

진행 동작을 유발하기 위하여 주요 유발점과 보조 유발점을 인체의 3면인 시상면(sagittal plane), 관상면(coronal plane), 수평면(horizontal plane)의 방향에 따라 자극한다. 주요 유발점은 사지에 4개로 대개 몸쪽 관절 방향으로 자극을 하며, 보조 유발점은 몸통에 5개로 진행 동작 반응시 지탱(fix point)을 하는 면 쪽으로 자극을 주게 된다. 유발점 자극시 항상 안면측 유발점과 후두측 유발점을 구별하여 자극하여야 한다.[48,52]

① 반사적 기기를 위한 출발자세[48]

출발자세는 그림(그림 11-18, 19)과 같이 척추를 일직선으로 하여 엎드린 상태에서 머리를 약간 굽히고(slight flexion) 한쪽으로 약 30°를 돌린다. 안면측 팔의 어깨관절을 120~130° 굴곡하고 손목이 어깨와 일직선이 되도록 한다. 후두측 다리는 엉덩관절과 무릎관절을 약간 굴곡하여 발목과 궁둥뼈결절이 일직선이 되도록 놓고 안면측 다리와 후두측 팔은 자유롭게 놓아둔다.

② 반사적 뒤집기를 위한 출발자세[48]

출발자세는 그림(그림 11-20, 21)과 같이 바로 누운 자세에서 팔다리는 자유롭게 하고 머리를 왼쪽이나 오른쪽으로 약 30° 돌려 유지한다.

(2) 반사적 진행 동작 반응

① 반사적 기기에서의 반응[48,52]

엎드린 자세에서 안면측 팔의 위팔뼈의 안쪽위관절융기(medial epicondyle)를 어깨쪽으로 자극함으로써 어깨뼈와 어깨관절 영역의 근육이 팔꿈치 고정점으로 수축하게 되며 아래팔에서 엎침과 손목의 노측 치우침이 함께 일어나게 된다. 손의 반응은 주먹을 쥐게 하는 굴곡 협력수축이 나타난다. 후두측 팔에서는 유발점인 노뼈 붓돌기를 자극함으로 팔이 앞쪽으로 이동하려는 동작과 함께 손의 폄 반응을 보이게 된다. 안면측 다리에서는 넙다리뼈 안쪽위관절융기 유발점을 자극함으로 골반이음구조 영역, 무릎관절 영역, 발목과 발가락 관절의 굽힘 근육이 동시 수축하여 앞으로 내딛는 동작

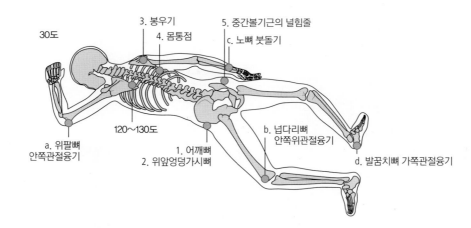

그림 11-18 | 반사적 기기를 위한 출발자세와 유발점(a, b, c, d : 주 유발점, 1, 2, 3, 4, 5 : 보조유발점)

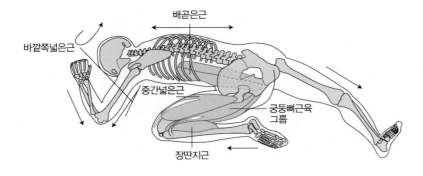

그림 11-19 | 반사적 기기의 반응

이 일어나게 된다. 후두측 다리의 반응은 자극 유발점인 발꿈치뼈 바깥쪽을 자극함으로 다리의 폄과 넙다리의 벌림 운동이 일어나며 발바닥이 고정점이 되어 앞으로 기어 나가는 동작을 하게 된다. 그밖에도 유발점 자극 시 안면부에서는 머리가 회전하려는 쪽으로 시선과 아래턱뼈, 입 주변 근육, 혀 등이 변위되며 목과 몸통도 폄 상태가 되고 척추는 회전 동작을 하게 된다.

② 반사적 뒤집기에서의 반응[48,52]
바로 누운 자세에서는 가슴 유발점을 자극함으로써 안면측 위팔에서 벌림, 바깥쪽 돌림, 팔꿉관절의 폄, 아래팔의 엎침이 일어나며 손목은 노쪽 치우침과 손가락의 폄, 벌림이 나타난다. 후두측 팔에서는 위팔이 약간 벌림, 바깥쪽 돌림 상태로 어깨관절 영역에서 정립이 일어나며 아래팔은 굽혀지고 뒤침과 엎침 사이의 중간상

태를 취하게 된다. 안면측 다리는 구부린 채로 벌림근, 모음근이 협동수축을 하다가 반대로 뒤집기 하려는 동작이 나타난다. 후두측 다리는 상체가 펴지면서 안면측 다리와 같이 굽힘 자세를 취하지만, 점차적으로 바깥쪽 돌림, 펴지면서 옆으로 뒤집으려 한다. 머리와 목은 반대쪽으로 돌아가며 머리가 중심선에 올 때 목은 동시에 대칭적으로 신장된다. 머리의 돌림과 함께 눈, 입 주위, 아래턱, 혀 등의 안면부도 함께 돌아가게 된다. 또한 가슴 유발점은 갈비사이근과 갈비뼈 가로돌기근을 신장시키며 가슴우리(thoracic cage)를 확장하여 흡기를 원활하게 하고 횡격막을 신장시킨다.

(3)치료 지침[52]
① 치료를 위한 출발자세와 반응 유발점의 선택이 중요하다.

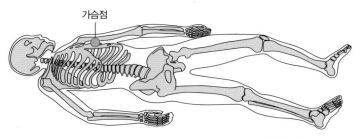

그림 11-20 │ **반사적 뒤집기를 위한 출발자세와 유발점**

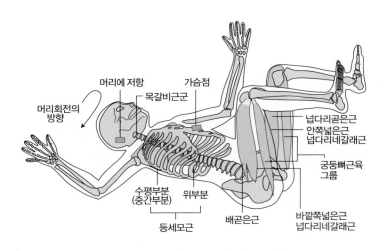

그림 11-21 │ **반사적 뒤집기의 반응**

② 치료 시기는 가능한 조기에 시작하여야 한다. 생후 6개월 이내에 치료를 하면 70~80%가 정상화되지만, 그 이후에는 가소성이 떨어져 정상이 될 가능성이 감소된다.

③ 치료량은 영유아일 경우 1일 3~4회 적용한다. 치료시간은 환자의 상태와 연령, 이상 소견, 반응 등을 고려하여 결정한다.

참고문헌

1. Tan J. Practical manual of physical medicine and rehabilitation. China: Elsevier Mosby, 2006.
2. 대한스포츠의학회. 스포츠의학. 서울: 의학출판사, 2001.
3. Kraus H. Reconditioning aging muscles. Geriatrics. 1978;33:93-96.
4. Goodridge JP. Muscle energy technique: Definition, explanation, methods of procedure. J Am Osteopath Assoc. 1981;81:249-254.
5. Hellebrandt FA. Application of the overload principle to muscle training in man. Am J Phys Med. 1958;37:278-283.
6. Hellebrandt FA, Houtz SJ. Mechanisms of muscle training in man: Experimental demonstration of the overload principle. Phys Ther Rev. 1956;36:371-383.
7. Delorme TL, West FE, Shriber WJ. Influence of progressive resistance exercises on knee function following femoral fractures. J Bone Joint Surg Am. 1950;32:910-924.
8. DeLateur BJ, Hinderer SR. Physiatric therapeutics. 2. Therapeutic heat and cold, electrotherapy, and therapeutic exercise. Arch Phys Med Rehabil. 1990;71:S260-263.
9. McMorris R, Elkins EC. A study of production and evaluation of muscular hypertrophy. Arch Phys Med Rehabil. 1954;35:420-426.
10. Knight KL. Knee rehabilitation by the daily adjustable progressive resistive exercise technique. Am J Sports Med. 1979;7:336-337.
11. Brannon FJJ, Saul, Starr, Foley MW, Foley MW. Cardiopulmonary rehabilitation: Basic theory and rehabilitation (comtemporary perspectives in rehabilitation). Philadelphia: Davis F A, 1998.
12. Karvonen J, Vuorimaa T. Heart rate and exercise intensity during sports activities. Practical application. Sports Med. 1988;5:303-311.
13. 1Zwecker M, Zeilig G, Ohry A. Professor heinrich sebastian frenkel: A forgotten founder of rehabilitation medicine. Spinal Cord. 2004;42:55-56.
14. Shepherd RB, Carr JH. Neurological rehabilitation. Disabil Rehabil. 2006;28:811-812.
15. Gustavsen M, Jansen R, Kjendahl A, Lorentzen A. Motor relearning program approach improves short-term motor outcomes and reduces hospital stay after stroke. Aust J Physiother. 2002;48:59.
16. Trombly CA, Radomski MV. Occupational therapy for physical dysfunction. Baltimore: Lippincott Williams & Wilkins, 2001.
17. Chmielewski TL, Myer GD, Kauffman D, Tillman SM. Plyometric exercise in the rehabilitation of athletes: Physiological responses and clinical application. J Orthop Sports Phys Ther. 2006;36:308-319.
18. Hewett TE, Stroupe AL, Nance TA, Noyes FR. Plyometric training in female athletes. Decreased impact forces and increased hamstring torques. Am J Sports Med. 1996;24:765-773
19. Hewett TE, Lindenfeld TN, Riccobene JV, Noyes FR. The effect of neuromuscular training on the incidence of knee injury in female athletes. A prospective study. Am J Sports Med. 1999;27:699-706
20. Gay MC, Philippot P, Luminet O. Differential effectiveness of psychological interventions for reducing osteoarthritis pain: A comparison of erikson [correction of erickson] hypnosis and jacobson relaxation. Eur J Pain. 2002;6:1-16.
21. Gessel AH. Edmund jacobson, m.D., ph.D.: The founder of scientific relaxation. Int J Psychosom. 1989;36:5-14.
22. Lehrer PM. How to relax and how not to relax: A re-evaluation of the work of edmund jacobson--i. Behav Res Ther. 1982;20:417-428.
23. Schlinger M. Feldenkrais method, alexander technique, and yoga-body awareness therapy in the performing arts. Phys Med Rehabil Clin N Am. 2006;17:865-875.
24. Thompson WR. ACSM's guidelines for exercise testing and prescription. 8th ed, Philadelphia:.Lippincott Williams & Wilkins, 2010.
25. Stockmeyer S: An interpretation of the approach of Rood to the treatment of neuromuscular dysfunction, NUSTEP proceedings, Am J Phys Med 46(1):900-961, 1967.
26. Rood M: Neurophysiological mechanisms utilized in the treatment of nueromuscular dysfunction, Am J Occup Ther 10:4, 1956.
27. Loeb GE, Hoffer JA: Muscle spindle function: in muscle receptors in movement control, London, 1981, Macmillan.
28. McCloskey DI: Kinesthetic sensibility, Physiol Rev 58:763, 1978.
29. Werner J: Neuroscience: a clinical perspective, Philadelphia, 1980, WB Saunders.
30. Ayres J: The development of sensory integrative theory and practice, Dubuque, Iowa, 1974, Kendall/Hunt.
31. Faber S: Neurorehabilitation: a multisensory approach, Philadelphia, 1982, WB Saunders.
32. Ayres J: Sensory integration and learning disorders, Los Angeles, 1972, Western Psychological Services.
33. Heininger M, Randolph S: Neurophysiological concepts in human behavior, St Louis, 1981, Mosby.
34. Huss AJ: Sensorimotor approaches. In Hopkins H, Smith H, editors: Willard and Spackman's occupational therapy, Philadelphia, 1978, JB Lippincott.
35. Farber S: Sensorimotor evaluation and treatment prodecures for allied health personnel, Indianapolis, 1974, Indiana University and Purdue University Medical Center.
36. Lorraine williams pedretti, Mary beth early: Occupational therapy fifth edition, 2001, Mosby
37. Brunnstrom S: Movement therapy in hemiplegia, New York, 1970, Harper & Row
38. Sawner K: Brunnstrom approach to treatment of adults patients with hemiplegia: rationale for facilitation procedures, Buffalo, State University of New York. Unpublished manuscript, 1969.
39. Ayres JA: Proprioceptive nueromuscular facilitation elicited through the upper extremities. I. Background, Am J Occup Ther 9(1):1. II. Application, Am J Occup Ther 9(2):57. IIISpecific application to occupational therapy, Am J Occup Ther 9(3):121, 1955.
40. Kabat H, Rosenberg D: Concepts and techniques of occupational therapy for neuromuscular disorders, Am J Occup Ther 4(1):6, 1950.
41. Voss DE: Proprioceptive neuromuscular facilitation, Am J PhysMed 46(1):838-899,1967.
42. Voss DE, Ionta MK, Myers BJ: Proprioceptive neuromuscular facilita-

tion, ed 3, Philadelphia, 1985, Harper & Row.

43. Farber SD: Neurorehabilitation: a multisensory approach, Philadelphia, 1982, WB Saunders.

44. Hellebrandt FA: Physiology. In Delorme TL, Watkins AL: Progressive resistance execise, New York, 1951, Appleton, Century, & Crofts.

45. Hellebrandt FA: Physiology. In Delorme TL, Watkins AL: Progressive resistance exercise, New York, 1951, Appleton, Century, & Crofts.

46. Cash J: Neurology for physiotherapists, London, 1977, Faber & Faber.

47. Davies P: Steps to follow, Berlin, 1985, Springer-Verlag.

48. Affolter F: Perceptual process as requisites for complex human behavior, Bern, Switzerland,190, Hans Huber.

49. 이정순. 반사적 진행동작과 운동개체발생의 근육작용, 1st ed, 대한민국: 영창, 1997 안용팔, 박경희. 역 영아기의 뇌성운동장애 일조각 1986.10.

50. 정진우. Vojta의 뇌성운동 장애인에 대한 조기 진단 및 치료방법. 물리치료학회지 1981; 3: 74.

51. 박경희, 안용팔. 뇌성마비에 대한 Vojta씨 조기진단 및 치료법. 대한재활의학회지 1982; 6: 31-46.

52. 정진우, 윤범철, 유병규, 박상희, 표성봉. 뇌성마비아를 위한 보이타의 진단과 치료, 대한민국: 대학서림, 1995.

53. 남궁련, 박국인. 뇌성마비 조기진단을 위한 자세반응검사 및 신경학적 검사의 진단적 가치. 대한재활의학회지 1991; 15: 160-170.

54. 박창민, 신정순, 박은숙, 이범석. 뇌성마비 조기진단을 위한 자세 반응검사 및 신경학적 검사의 진단적 가치.대한재활의학회지 1991; 15: 23-32.

55. 윤범철, 류병규, 정진우. 정상운동 발달에서 반사적 기기가 갖는 의의. 대한물리치료사학회지 1993.11; 14권 3호, 91-103.

56. 유병규. 뇌성마비 아동에 대한 Vojta 치료방법.대한물리치료사학회지 1991 12권 1호

57. 박경희, 안용팔. 뇌손상환자 치료에 있어서 Vojta법의 가능한 효과 기전. 대한재활의학회지 1989; 13: 1-10.

58. 최덕구, 운동방법론. 대한미디어 2006; 190.

CHAPTER 12

기능적 전기자극
Functional Electrical Stimulation

| 이성재

I. 서론

19세기 후반부터 20세기 초에 걸친 자연과학의 비약적인 발전으로 인류는 전기의 물리학적 성질을 밝혀내고 전기를 인공적으로 발생시킬 수 있게 되었다. 이후 전기를 이용한 많은 생물학적 실험을 통하여 신경과 근육의 전기생리에 대한 지식이 축적되었고 인체의 근수축과 운동이 전기신호에 의해 이루어진다는 사실을 밝혀냈다. 이를 바탕으로 의학자들은 전기를 질병의 치료에 이용하려는 노력을 기울여 전기치료의 개발에 성공했다. 기능적 전기자극(functional electrical stimulation, FES)은 마비된 신경과 근육을 전기자극하여 인체의 기능을 개선하기 위한 전기치료의 일종이다.

인체의 기능은 근육의 수축에 의한 다양한 운동의 집합체이다. 뇌에서 만들어진 전기신호가 척수와 말초신경을 거쳐 근육에 도달하면 수축과 운동이 이루어진다. 뇌에서 근육에 이르는 경로에 문제가 생겨 전기신호가 제대로 만들어지지 못하거나 전달되지 못한다면 운동기능 저하에 따른 기능적 손실이 초래된다. 이 때 인공적으로 만들어낸 전기신호로 근육을 수축과 운동을 유도한다면 원래의 기능을 수행할 수 있을 것이라는 아이디어에서 FES가 개발되었다.

FES라는 용어는 1962년 Moe와 Post에 의해 처음으로 사용되었다.[1] 최초의 FES는 편마비 환자의 족하수를 교정하기 위하여 개발되었으나 70년대에 상용화된 Parastep®이 완전 양하지마비 환자의 보행을 성공시키면서 본격적으로 임상가들의 주목과 관심을 받게 되었다. 기능적 신경근육 전기자극(functional neuromuscular electrical stimulation, FNS), 신경근육 전기자극(neuromuscular electrical stimulation, NMES), 치료적 전기자극(therapeutic electrical stimulation, TES) 등으로 불리기도 한다. 엄밀한 의미에서 보행이나 일상생활동작과 같은 기능을 수행하는 목적으로 고안된 경우를 FES라 하고, 마비된 근육의 운동기능과 생리학적 기능을 유지하고 회복시키는 목적의 프로그램을 NMES라 칭한다. FES를 적용하기에 앞서 근육의 수축력을 강화하기 위한 준비단계로 신경근육 전기자극을 실시하기도 한다. 그러나 분명한 구분 없이 두가지 명칭을 혼용하는 경우가 많아 구분에 큰 의미는 없다. 본 교과서에서는 전기자극으로 근수축을 유도하여 인체의 기능을 개선하려는 목적으로 시행하는 모든 전기자극을 FES라 부르기로 하며 통증조절 등 기능개선과 관계없는 목적의 전기치료는 제외한다. 다만 연구결과를 인용할 경우에 한하여 연구자가 사용한 용어를 존중하고자 한다.

지금도 보다 효율적이고 기능적인 전기자극을 위한 하드웨어와 소프트웨어가 계속 개발되고 있으며, 최근에는 재활로봇, 뇌컴퓨터인터페이스(brain-computer interface, BMI) 및 기타 다양한 재활치료기구와 결합된 하이브리드(hybrid) 형태의 모델들이 도입되면서 FES의 활용도는 더욱 높아질 전망이다.

II. 전기자극의 생리학적 고찰

1. 전기자극에 의한 근수축

말초신경에 전기자극을 가하면 조직 내에 전기장(electrical field)이 형성되고 전해질이 세포 내외로 이동하면서 전위(potential)가 생성된다.[2] 전위의 크기는 전기자극의 크기와 비례하며 역치(threshold)를 넘어서면 흥분상태가 되어 활동전위(action potential)가 발생한다.[3] 활동전위가 신경을 타고 내려가 신경근육접합부를 거쳐 근섬유에 활동전위를 발생시키면 근육이 수축하게 된다.[4] 말초신경을 자극하지 않고 근육을 직접 자극하여도 근육을 수축시킬 수는 있으나 활동전위 발생에 필요한 역치가 신경에 비해 100배 이상 크다.[5]

2. 전기자극에 의한 근육피로

전기적 흥분에 의한 현상이라는 공통점을 가지고 있기는 하나, 전기자극에 의한 근수축은 생리적인 근수축과는 중요한 차이를 보인다. 생리적인 근수축은 크기에 따른 원칙(size principle)을 따른다.[6] 직경이 작은 신경섬유(small diameter nerve fiber)가 먼저 흥분하고 수축의 강도가 증가하면서 직경이 큰 신경섬유(large diameter nerve fiber)가 흥분한다.[7] 전기자극에 의한 수축에서는 운동단위 동원의 역전이 일어난다. 직경이 큰 신경섬유가 전도속도가 빠르고 자극에 대한 역치가 낮기 때문에 먼저 흥분하게 된다.[8] 일반적으로 직경이 작은 신경섬유는 제I형 근섬유(type I muscle fiber)를 지배하고 직경이 큰 신경섬유는 제II형 근섬유(type II muscle fiber)를 지배한다.[9] 제I형 근섬유는 수축 속도가 느리고 수축력이 약한 대신 피로에 대한 저항이 크지만 제II형 근섬유는 수축 속도가 빠르고 큰 수축력을 얻을 수 있으나 쉽게 피로해진다.[10] 이는 FES에서 중요한 의미를 가지는데, 피로에 약한 제II형 근섬유가 먼저 동원되기 때문에 근육피로(muscle fatigue)의 문제가 발생하기 쉽다.[5] 특히 큰 근육을 많이 사용하는 보행을 위한 FES에서 근육피로는 활용을 제한하는 현실적인 문제이며 극복해야 할 과제이기도 하다.[11]

FES의 목적을 달성하려면 근육피로를 최소화하기 위한 노력이 필요하다. 전기자극에 의한 근수축은 수의적 수축에 비해 대사요구량이 크다.[12] 근육 자체의 요인 외에 척수상부 혹은 대뇌피질의 활동저하도 원인이 될 수 있다는 가설도 제기되고 있다.[13] Ibitoye 등은 체계적 문헌고찰(systemic review)을 통하여 척수손상 환자의 근육피로를 피하는 방법으로 1) 전극위치의 최적화, 2) 자극 패턴 등 변수의 미세조정, 3) 운동형태와 빈도의 수정, 4) 생체되먹이기를 통하여 피로에 강한 운동단위의 선택적 자극 등을 제시하였다.[14] 이들은 활성전극을 운동점에 정확히 위치시켜야 하고 단일전극보다는 다중전극(multi-electrode array)을 사용하는 것이 유리하며 자극의 형태는 저빈도(16㎐ 내외), 순차적(sequential), 비동기(asynchronous) 방식의 자극이 피로예방에 효과가 있다고 하였다.[14] 고정식자전거운동(cycle ergometer) 등을 이용하여 FES에 의한 저항운동을 규칙적으로 시행하면 근육피로에 대한 내성을 높일 수 있다고도 하였다.[14] 센서를 결합하여 다양한 생체전위(biopotential)을 이용한 생체되먹이기를 적용하는 것도 피로 예방의 좋은 방법으로 제시되었다.[14]

3. 근수축의 조절

말초신경에 가해지는 전기자극의 크기와 형태를 조절하면 근수축의 강도를 조절할 수 있다. 각각의 근섬유에서 발생하는 활동전위의 크기는 동일하지만 전기자극의 강도를 높이면 보다 많은 근섬유가 자극되므로 발생하는 근력이 커지게 된다. 전기자극에서 조절 가능한 변수는 자극빈도(frequency), 진폭(amplitude), 펄스 지속시간(pulse width), 위상간 간격(inter-phase interval) 등이다. 자극빈도, 진폭, 펄스 지속시간을 높이면 전기자극의 강도를 높일 수 있고 위상간 간격을 조절하면 피로도를 조절할 수 있다. 각각의 변수에 대한 설명은 다음과 같다.

1) 자극빈도
전기자극의 초당 자극 수를 자극빈도라 한다. 단일 전기자극은 순간적인 경축성(twitch) 수축을 일으키는데 이러한 짧은 수축으로는 기능적인 움직임을 얻을 수 없다. 의미있는 근수축을 얻으려면 빠른 빈도로 자극을 반복하여 경축성 수축이 융합된 강축성(tetanic) 수축을 만들어내야 한다. 짧은 간격의 반복자극으로 경축성 수축이 서로 융합하여 강축성 수축을 이루는 현상을 시간적 가중(temporal summation)이라고 하며, 융합에 필요한 최소 자극빈도(pulse frequency)는 12~15 Hz 정도인 것으로 알려져 있다.[15] 자극빈도를 높이면 짧은 시간에 많은 수의 경축성 수축이 융합하면서 강한 근수축을 얻을 수 있지만 쉽게 피로해지므로 지속적인 수축을 유지하기 어렵다. 피로를 최소화하고 지속적인 강축성 수축을 유지하려면 자극빈도를 적절히 조절해야 한다.

2) 진폭

단일 자극의 크기를 진폭이라 한다. 진폭이 커지면 조직 내로 이동하는 전하량이 커지기 때문에 전기장이 넓어지면서 보다 많은 수의 운동단위가 동원되면서 수축력이 강해진다. 이 같은 현상을 공간적 가중(spatial summation) 현상이라고도 한다.[16] 지나치게 큰 진폭으로 자극하면 근육 피로와 통증을 유발할 수 있다.

3) 펄스 지속시간

단일 단위의 전기자극이 지속되는 시간을 펄스 지속시간이라 한다. 펄스 지속시간을 증가시키면 진폭을 높이는 것과 같은 효과를 얻을 수 있다. 낮은 진폭과 자극빈도로 원하는 수축을 얻으려면 펄스 지속시간을 증가시키면 된다.

4. 전기자극의 파형

전기자극의 파형에는 단상성(monophasic) 전류와 이상성(biphasic) 전류가 있다. 단상성 전류는 양극 혹은 음극 방향의 일정한 방향의 전류가 반복적으로 가해지는 형태이며 일반적으로 양극 방향이 많이 이용된다. 이상성 전류는 반대 방향의 전기자극이 쌍을 이루는 형태이며 대개 양극 전류가 선행하고 음극 방향의 전류가 뒤따른다.[5] 단상성 전류를 사용할 경우 신경 혹은 근세포가 미처 탈분극 상태에서 회복되기 전에 다시 탈분극의 스트레스가 가해지므로 세포와 조직이 손상될 가능성이 있으나 아직 입증된 것은 아니다.[17] 이론적으로는 이상성 전류를 사용하면 단상성 전류에 의해 형성되는 전기화학 반응을 연이은 두

번째 자극이 상쇄함으로써 조직손상을 방지할 수 있다고 한다.[18] 이상성 전류에서 위상간 간격(interphase interval)을 늘리면 근수축력이 증가하는데 100 μs 이상에서는 더 이상 수축력을 높일 수 없다.[19] 이 같은 효과는 신경을 자극할 때만 나타난다고 한다.[19] FES에서는 일반적으로 이상성 전류를 많이 이용하며, 갑작스런 근수축을 방지하기 위하여 자극 전후로 완만한 램프(ramp)를 두는 경우가 많다. 이 같은 방법이 가장 자연스럽고 기능적인 수축을 얻을 수 있는 것으로 공감대가 형성되어 있다.

III. 기능적 전기자극의 효과

1. 기능의 대체(substitution of function)

인체의 기능 수행은 다양한 운동의 복합체이다. 신경과 근육을 순차적으로 자극하여 인체의 운동을 모방한 동작을 만들어낸다면 마비로 인해 상실된 기능을 다시 만들어 낼 수 있다. 편마비 환자의 족관절을 보행주기에 맞추어 배굴시킨다거나, 척수손상 환자의 고관절과 슬관절을 신전시켜 일으켜 세우고 유각기 보행동작과 유사한 운동을 유도하여 걷게 만드는 것이 그러한 예이다. 팔을 뻗어 물건을 집는다거나 병을 따는 기능도 수행하게 할 수 있고 호흡근을 움직여 환기능(ventilation)을 개선할 수도 있다. 전기자극과 목표 지향적 운동을 반복하면 아래 설명한 운동재교육(motor re-learning)에 의한 효과도 동시에 얻을 수 있다.[20] FES로 원하는 기능을 수행하려면 말초신경과 근육으로 이루어진 운동단위(motor unit)가 건재해야 하며 골관절계의 기능도 유지되어야 한다는 전제조건이 필요하다. 따라서 발병 초기부터 이차적인 근골격계 합병증을 예방하기 위한 노력을 해야 한다. FES의 주된 대상은 중추성 마비 환자이지만 말초신경 재생에도 전기자극이 효과가 있다는 연구결과가 꾸준히 보고되고 있다.

2. 운동재교육(motor re-learning)

근육이나 말초신경에 전기자극을 가하면 운동재교육이 가능하며, 이는 뇌 가소성 이론에 근거하고 있다.[21] 손상 받은 뇌가 감각 및 운동영역과 신경망의 재구성에 의하여 기능을 회복하는 현상을 가소성(plasticity)이라 한다.[22] 뇌가소성에 기반한 운동재교육은 동물실험에서 입증되었다. 실험동물에게 목표 지향적 운동(goal oriented movement)을 반복시키면 대뇌피질의 운동영역에 장기강화현상(long-term potentiation)이 나타나 운동신경원세포의 흥분성이 증가되고 운동재교육이 촉진된다.[23] 목표 지향적 반복운동에 의한 효과는 손상 받지 않은 인근 대뇌피질과 반대측 반구 피질에 기능적 재구성(functional re-organization)이 일어나기 때문인 것으로 알려져 있다.[24]

운동재교육은 능동적 반복운동 뿐 아니라 전기자극에 의한 반복운동에서도 나타난다. NMES는 피질척수로의 흥분성을 증가시키며,[25] fMRI 소견에서는 반대측 피질영역 M1, S1, S2, 감각운동영역(sensorimotor area, SMA) 및 전전두피질(pre-frontal cortex, PFC) 등의 활성도가 증가한다.[26-30] NMES의 효과는 치료 중단 후에도 최대 9개월까지 상당 기간 지속되며,[31] 중추신경계의 기능적 재구성을 촉진하는 것으로 알려져 있다.[32] 반복적인 NMES는 피질척수로와 전각세포 간의 연접에도 영향을 미쳐 신호전달의 효율성을 증가시키기도 한다.[33]

전기자극이 대뇌피질에 바람직한 영향을 미친다는 증거는 인체연구에서도 입증되고 있다. 중등도 이상의 장애를 가진 뇌졸중 환자 대상의 연구에서 근전도 유발 기능적 전기자극(EMG-FES)과 동시에 상지운동을 시킨 결과 병변 동측(ipsilesional)의 이차운동피질(secondary motor cortex)과 일차감각운동피질(primary sensorimotor cortex)의 회백질 밀도가 증가했고, 병변 반대측(contralesional)의 일차감각운동피질의 활성도와 회백질 밀도는 감소하여 대뇌피질 기능회복이 관찰되었다.[34] 정상성인과 뇌졸중 환자 대상의 뇌파분석 연구에서 FES에 의한 이벤트관련비동기화(event related desynchronization, ERD)는 수동운동보다는 능동운동 때 나타나는 양상과 유사하여 FES가 능동운동과 같은 효과를 보일 수 있음을 시사했다.[35] 건강한 성인에서 NMES를 가하면 수의운동에 비해 반대측 감각운동망(sensorimotor network)의 활성화가 더 강하게 관찰되는데

이는 통증의 영향을 배제할 수 없다고 한다.[36] 정상 성인에서 실제 근육수축 없이 운동상상(motor imagery)만으로도 피질척수로의 흥분도가 증가할 수 있다.[37]

3. 생리학적 효과

1) 근육기능의 회복

FES나 NMES에 의해 마비된 근육의 근력과 지구력을 향상시키고 근위축을 지연시키며 경직을 감소시킬 수 있다.[38] 상부운동신경계 질환에서는 제1형 근섬유가 제2형 근섬유로 전환되는 현상을 보이는데 NMES는 이러한 현상을 일부 역전시킬 수 있다.[39,40] 상부운동신경계 손상을 입힌 실험동물에게 저주파 전기자극을 가하면 빠른 경축 근섬유(fast twitch fiber)가 느린 경축 근섬유(slow twitch fiber)로 바뀌게 된다.[41] 건강한 성인에서도 하퇴삼두근(triceps surae)에 NMES를 가하면 최대근력과 최대각속도가 증가하고 근건강직도(musculo-tendinous stiffness)와 근관절강직도(musculo-articular stiffness)가 감소한다.[42] 이러한 효과는 전기자극에 의한 등척성 운동만으로도 나타날 수 있지만 저항운동을 결합했을 때 더 크게 나타난다.[43] 저항운동의 형태는 등속성 운동기구(isokinetic exercise device), 고정식자전거(lower extremity cycle ergometer, LCE), 상지자전거(upper extremity cycle ergometer, UCE), 노젓기기구(rowing machine) 등이 많이 이용된다.

만성기 척수손상 환자에게 NMES에 의한 저항성 근육운동을 3~6개월 시행하면 근력과 근육량이 증가한다.[44] 통상적인 물리치료와 작업치료에 FES-자전거운동을 추가하면 경직이 감소하고 대퇴직근의 둘레가 증가한다.[45] 근육의 생리학적 변화와 생화학적 변화도 일어난다.[46] NMES에 의해 근육이 수축하면 혈액공급이 증가하여 조직의 산소공급과 혈액순환이 개선되어[47] 욕창과 근 위축을 예방하고 피로를 감소시키는 효과가 있다.[48] 하지 근육에 전기자극을 가하여 10주간 자전거운동을 시키면 근육의 단면적(cross sectional area)과 총출력량(total work output), 모세혈관 밀도, 시트르산 신테이스(citrate synthetase)와 헥소키나제(hexokinase)의 활성이 증가하고, IIx형 근섬유(type IIx fiber)와 미오신중사슬(myosin heavy chain)이 감소한다.[49] 이러한 변화는 근육의 기능용량(functional capacity)과 산화대사능(oxidative metabolism)이 개선됨을 시사한다.[49]

2) 골대사의 개선

척수손상 등의 신경학적 질환으로 이동능력을 상실한 환자들은 하지에 체중부하를 하지 못하므로 골조직 내 칼슘의 양과 골량이 감소하고 골의 구조가 변화하여 병적 골절의 위험이 커진다.[50] 전기자극은 이러한 환자들에서 골의 구조를 개선하고 골다공증을 예방하는 효과가 있음이 여러 동물실험과 임상연구에서 밝혀졌다.[50] 척수손상 환자가 FES를 이용하여 하지운동을 하면 이차적인 골소실(bone loss)을 예방할 수 있으며,[51] 골다공증의 발생위험도가 42% 정도 감소한다고 한다.[52] 그러나, 발병 3개월 이내의 초기에는 골밀도의 손실을 예방할 수 없고,[53] 만성기 척수손상 환자에서 골대사가 개선되는데, 낮은 속도로 큰 저항을 걸었을 때 더 많이 개선될 수 있다.[54] 골밀도가 증가해도 정상인보다는 낮지만 골절역치보다는 높아서 골절위험을 감소시킬 수 있을 것으로 기대할 수 있을 것이다.[55] 골대사 개선효과는 개인별 차이가 있으며, 한 연구에 의하면 제 12 흉추 이상 수준의 외상성 척수손상 환자가 가장 좋은 치료대상이고 비외상성 척수손상 환자의 경우 효과가 없을 가능성이 크다고 한다.[56]

3) 심폐기능의 개선

척수손상 환자들이 FES-자전거운동을 하면 속도와 관계없이 심폐대사능력이 향상되어,[57] FES 노젓기 운동에서는 최대유산소능력(peak aerobic capacity)과 최대분당환기능(peak minute ventilation)이 증가한다.[58] 하루 한 시간씩 사두고근과 슬와부근육에 NMES를 가해도 최대산소소모량과 최대심박수가 증가하여 유산소운동능력이 향상된다.[59] 보행 가능한 만성기 불완전 척수손상 환자 대상의 연구에서 FES-자전거운동을 하루 1시간 주 3회 16주간 실시한 결과 운동기능과 장해정도, 산소소모량 등이 호전되었고 경직도 감소하였으나 보행척도의 변화는 없었다고 한다.[60] 제 3 흉수 이상의 척수손상에서는 FES 운동을 해도 환기능력의 한계 때문에 유산소운동능력(aerobic capacity) 향상에 한계가 있으며[61] 제 4~11 흉수 환자는 자전거에서 페달을 돌리지 않고 등척성 운동만 해도 유사한 효과를 얻을 수 있다고 한다.[57]

슬관절신전근과 족관절저굴근에 NMES를 가하면 기립자세에서 나타나는 혈압과 심박수의 변화를 완화시켜 기립성 저혈압을 예방하는 효과가 있다.[62] 척수손상 환자에서 FES의 기립성저혈압 예방효과는 체계적 문헌고찰에서도 입증되어 강한 근거가 인정되었다.[63]

침상안정 중인 환자의 하퇴부 근육에 전기자극을 가하면 혈류를 개선시킬 수 있다.[64] 불가피하게 장기간 침상안정을 해야 하는 척수손상 환자에서 NMES는 심부정맥혈전증을 예방할 수 있다.[65] 최근에는 다중센서를 장착한 혈류량측정기(multi-sensor plethysmography)를 결합함으로써 심장의 이완기와 하지근육의 수축을 동기화하는 기술도 개발되어 혈류개선에 더욱 도움이 될 것으로 기대된다.[63]

4) 노화에 대한 효과

고령화 사회가 진행되면서 노화로 인한 기능감퇴를 예방하는 수단으로 전기자극을 활용하려는 시도가 이루어지고 있다. Langeard 등의 체계적 문헌고찰연구에 의하면 NMES는 노인의 하지근력 강화와 균형유지능력 증진, 일상생활수행능력 향상, 신체능력 감퇴 예방 등의 효과가 있다.[66] 24~50 Hz의 전기자극을 주 3회, 4주간 실시하면 이 같은 효과가 나타난다고 한다.[66] 이는 수의적 신체운동과 동일한 효과이나 보행능력 향상 효과가 있는지는 불분명하다.[66] 노인들의 사두고근에 NMES를 가하면 근위축이 예방되며 특히 빠른경축섬유의 위축이 예방된다고 한다.[67] 관절운동의 회전력(torque)과 기능수행이 증가하며, 인슐린유사성장인자(insulin-like growth factor, IGF-1)의 발현을 촉진하고 근위축 관련 유전인자인 MuRF-1의 발현은 감소시켜 골격근의 기능과 형태를 유지하고 섬유화를 예방할 수 있다.[68] NMES로 IGF-1의 발현이 촉진되면 합성대사작용이 활성화되어 단백질 합성이 증가하고 분해는 감소하므로 적극적인 신체활동을 할 수 없는 노인에게 운동을 대체할 수 있는 좋은 대안으로 제시되기도 하였다.[69]

IV. 기능적 전기자극 장비의 구성

기본적인 FES 장비는 전극(electrode), 자극기(stimulator), 조절기(controller), 동력원(power supply) 등으로 구성된다. 자극기는 전기신호를 생성하고 이는 전극을 통하여 인체에 전달된다. 조절기는 자극기에서 생성되는 전기신호의 강도, 형태, 타이밍 등을 제어하는 역할을 한다. 전기신호 생성에는 동력이 필요하므로 다양한 형태의 동력원이 장비에 제공되어야 한다. 근육피로를 피하고 장시간 자극이 가능하도록 효율적인 장비를 개발하려는 노력이 계속되고 있다. 근전도센서나 동작센서를 결합시키고 자극프로그램의 알고리즘을 개선함으로써 자극효율을 높일 수 있다는 연구결과가 다수 보고되고 있다.[70]

많은 한계와 단점에도 불구하고 사용의 편의성 때문에 현재 상용화된 장비들은 대부분 표면전극과 1~2채널의 자극기로 구성된 단순한 구조로 되어 있다.[71] 상지의 경우 기능이 복잡하고 다수의 작은 근육을 자극해야 할 필요성이 있기 때문에 다채널 자극기와 보조기를 결합한 신경의지(neuroprosthesis)의 형태로 되어 있는 제품이 많다.

다채널의 자극기와 전극을 피하 혹은 근육에 이식하고 다양한 프로그램으로 제어하여 복잡하고 섬세한 기능수행을 재현할 수 있는 장비도 있다.[72] 이러한 장비들은 저주파 신호로 전원공급과 신호전달을 함으로써 연결선(connecting cable)을 최소화하고 경량화를 추구한다. 대부분 척수손상으로 인한 사지마비 환자의 상지기능 개선을 목적으로 개발되고 있으며, 근전도 신호나 동작을 감지하는 센서를 결합하여 폐쇄루프형 조절기로 자극기를 제어하기도 한다.[73] 장기간 사용에 성공한 증례도 보고되었는데 2.5년 이상 성공적으로 사용하고 있다고 한다.[74] 그러나 장비의 복잡성과 수술의 부담 등의 한계로 인해 대부분 연구목적에 그치고 있으며 상용화된 장비는 거의 없다.

최근에는 로봇이나 뇌컴퓨터인터페이스(brain-computer interface)를 비롯한 다양한 재활치료장비와 FES을 결합하여 각각의 단점을 상쇄하고 장점은 증진시키려는 연구가 활발히 진행되고 있다. 임상적 유효성과 기존 장비 혹은 치료에 대한 우월성 등에 대한 근거는 아직 충분하지 않으나 뇌가소성에 대한 영향 등을 고려할 때 전망은 밝은 편이다.

1. 전극(Electrode)

전극은 자극기에서 생성된 전류를 인체 조직으로 전달하는 역할을 한다. 전류가 흐르려면 양극과 음극이 형성되어야 하므로 전기자극을 가하려면 최소한 두 개의 전극이 필요하다. 전류를 흘러들어가도록 하는 역할을 하는 전극을 활성전극(active electrode)이라 하고, 전기가 체외로 다시 흘러나가도록 하는 역할을 하는 전극을 중성전극(indifferent electrode)이라 부른다. 최근에는 활성전극을 자극전극(stimulation electrode), 중성전극을 복귀전극(return electrode)이라 부르기도 한다.

1) 전극의 위치
활성전극은 말초신경이나 근육의 운동점(motor point)에 부착하고 중성전극은 전기적 흥분이 적은 건이나 인대 등에 부착한다. 말초신경은 활동전위 발생에 필요한 역치가 근육에 비하여 낮기 때문에 작은 크기의 전기자극으로도 효율적인 자극이 가능하고 통증이 적다는 장점이 있지만, 크기가 작고 정확한 위치를 찾기 어렵다.[17] 근육은 쉽게 자극할 수 있지만 강한 전기자극이 필요하므로 통증이 심하다.[5] 절충안으로 신경이 근육에 부착되는 위치, 즉 운동점(motor point) 부근의 말초신경 말단부를 자극하는 방법을 많이 이용한다.[32] 신경이 근육에 부착되어 신경근육접합부를 형성하는 운동점은 근육에서 가장 전기적 흥분성이 크므로 최소의 자극으로 최대의 근 수축을 얻을 수 있다. 말초신경의 말단지가 위치하기 때문에 선택적인 근수축이 가능하고 필요에 따라 근육을 직접 자극할 수도 있어 활성전극의 부착하기에 최적의 위치이다.

2) 전극의 형태

(1) 전극의 수
다양한 형태의 전극이 사용된다. 단극전극(monopolar electrode)은 하나의 몸체에 한 개의 전극이 부착되어 있는 형태이고 쌍극전극(bipolar electrode)은 두 개의 전극이 부착되어 있다. 단극전극은 활성전극 혹은 중성전극 중 하나의 역할만 수행하므로 두 개의 전극이 필요하다. 전극의 수를 줄이고 효율적인 자극을 위하여 여러 개의 활성전극이 한 개의 중성전극을 공유하기도 한다. 쌍극전극은 한 개의 전극만으로도 전기자극이 가능하다. 단극전극은 두 전극 간의 거리를 멀리 배치할 수 있으므로 넓은 범위의 자극에 유리하고 선택적인 자극이 필요할 경우에는 쌍극전극이 유리하다. 한 개의 패드에 여러 개의 소형 전극을 삽입하여 다채널 자극이 가능하도록 만든 전극도 있다.[75]

(2) 표면전극(surface electorde)

피부표면에 부착하는 형태의 전극이며 일회용으로 제작하는 경우가 많다. 비용이 저렴하고 비침습적이며 탈부착이 쉬워 경피자극(transcutaneous stimulaton)에 주로 이용된다(그림 12-1). 임상적으로 가장 많이 사용되나 몇 가지 단점이 있다. 탈부착을 반복할 경우 피부손상의 위험이 있고 부착위치를 일정하게 유지하기 어려워 자극의 일관성을 상실하기 쉽다. 피부는 전기에 대한 저항이 크고 피부상태에 따라 저항의 변화가 심하므로 같은 강도로 자극하더라도 근육에 전달되는 자극의 크기는 달라질 수 있다. 전극의 크기를 줄이는데 한계가 있으므로 손발의 내재근과 같이 작은 근육은 자극하기 어렵고, 피부 표면에 인접하지 않은 심부 근육은 자극할 수 없다. 자극의 범위가 넓어 선택적 자극이 어렵고 피부의 통각수용체가 함께 자극되어 통증을 피하기 어렵다. 전극과 자극기를 연결하는 전선을 고정하기 어렵고 외부 장애물에 걸려 이탈하기 쉬우며 외관도 좋지 않은 편이다.

선택적 자극과 근육피로 예방을 위하여 최근에는 집합전극(electrode array)도 개발되고 있다. 신축성이 좋은 패드에 크기가 작은 여러개의 전극을 배열하여 팔다리에 감거나 붙이는 구조이다.[76] 개별전극을 선택하여 자극할 수 있기 때문에 탈부착 없이 자극위치를 조절하여 최적의 위치를 선택할 수 있고 비동기 혹은 순차적 자극으로 근육피로를 피할 수도 있다.[77,78] 전극의 선택과 자극순서의 조절을 위한 다양한 프로그램도 개발되고 있다.[79] 집합전극에 근전도센서 혹은 동작센서를 포함시키면 자극되는 근육의 선택도를 더욱 높일 수 있다.[80]

(3) 피하전극(percutaneous electrode)

저항이 큰 피부를 피하기 위하여 피하에 삽입하는 형태의 전극이다. 주로 침전극의 형태를 띤다. 삽입 후 탈부착 없이 고정시키므로 피부 손상의 위험이 없고 자극 위치의 일관성을 유지할 수 있다. 피하에는 통각 수용체가 없으므로 통증의 위험도 적다. 피부 저항을 우회하므로 비교적 적은 전류로도 자극이 가능하며, 항상 일정한 크기의 자극이 가능하다. 전극의 크기가 작고 근육에 근접하여 작은 근육과 심부근육도 선택적으로 자극할 수 있어 채널 수가 많을 때 유리하다.[81] 그러나, 침습적이고 수술이 필요할 경우도 있어 출혈이나 감염 등과 같은 위험이 따르고 비용도 많이 든다. 이탈할 경우 쉽게 교정하기 어렵고 이물질 반응(foreign body reaction)에 의한 육아종 형성 등 부작용이 발생할 수 있다. 삽입의 부담을 줄이기 위하여 여러 개의 활성전극을 침전극의 형태로 삽입하고 한 개의 표면전극을 중성전극으로서 공유시키기도 한다.

(4) 이식형 전극(implantable electrode)

신경 주변이나 근육 내에 이식하여 전극 위치의 정확성을 높일 수 있고 고정도 더 잘 된다.[82] 근외막(epimysium)이나 신경외막(perineurium)에 봉합하도록 만들어진 형태도 있고 신경 주위를 감싸는 수갑(cuff)과 같은 모양으로 된 것도 있다.[83] 단점은 피하전극과 유사하며 감염의 위험성이 있으나 이식 1000일당 0.03~0.83건 정도로 아주 높지는 않은 것으로 알려져 있다.[84] 수갑형 전극을 이식 후 2~11년의 장기간 사용에 성공했다는 증례가 보고되기도 했다.[85] 마이크로공정으로 제작된 다수의 미세침전극(microneedle cuff)을 하나의 수갑형 전극에 결합하여 개별 신경섬유를 자극할 수 있는 전극도 있고) 신경 내에 삽입할 수 있는 폴리이미드 재질 전극도 있다.[86]

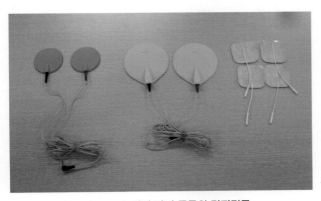

그림 12-1 | 여러 가지 종류의 경피전극

(5) 센서(sensor)

센서를 결합하여 생체 되먹이기(biofeedback)에 의한 폐쇄루프(closed loop) 회로를 형성함으로써 자극의 시점과 크기를 제어할 수 있다. 근전도 신호를 비롯하여 근수축의 속도와 강도, 사지의 위치와 자세, 동작 속도 등을 감지할 수 있는 경사계(inclinometer), 3축 가속도계(3 axis accelerometer) 등 다양한 센서가 이용된다.[87] 관성측정장비(inertial measurement unit), 기계적근육운동기록센서(mechanomyographic sensor) 등 인체운동과 사지의 위치를 감지할 수 있는 센서도 활용된다.

2. 자극기(Stimulator)

자극기는 전류를 생성하여 전극에 공급하는 역할을 한다. 자극의 크기는 정전압(voltage-regulated) 혹은 정전류(current-regulated) 방식으로 조절한다. 정전압 방식은 저항에 관계없이 항상 일정한 전압의 전류를 흘려보내는 방식이며, 정전류 방식은 저항에 따라 전압을 조절하여 항상 일정한 전류량의 전기를 흘려보내는 방식이다. 근수축의 강도는 전류량에 따라 결정되며 전류량은 저항에 반비례하므로 정전압 방식을 이용하면 저항의 변화에 따라 근수축의 강도가 달라질 수 있다. 정전류 방식은 일정한 전류를 유지하기 위하여 저항이 클 경우 전압을 높이므로 순간적으로 과도한 전압이 걸려 조직 손상을 일으킬 수 있다. 저항이 큰 피부에 표면전극을 부착할 때는 정전압 방식의 자극기를 사용하고 침전극을 피하 또는 근육에 삽입할 때는 정전류 방식의 자극기를 사용하는 것이 유리하다. 자극기의 동력원으로 주로 배터리가 사용되어 왔으나, 최근에는 무선주파수(radio-frequency)를 이용한 동조 방식에 의해 동력을 공급하기도 한다. 다채널 자극이 필요한 경우 매 채널마다 독립된 자극기를 사용할 수도 있고 한 개의 자극기에 여러 채널을 통합할 수도 있다. 피하전극이나 근육 내 전극을 사용하는 경우 자극기도 흉부나 복부의 피하에 영구적으로 삽입하고 전선도 피하로 연결하는 방법을 쓴다.

3. 조절기(Control Unit)

조절기는 정해진 시점과 순서에 따라 적절한 파형과 강도의 자극이 이루어지도록 자극기를 제어한다. 내장된 프로그램에 따라 자극기에 신호를 보내고 동력을 공급한다. 다채널 자극에서는 한 개의 조절기가 여러 개의 자극기를 제어하기도 한다. 조절 프로그램은 개방루프(open loop)과 폐쇄루프(closed loop) 방식으로 구분할 수 있다. 개방루프 방식은 정해진 프로그램에 따라 일방적으로 자극기에 신호를 전달하지만 폐쇄루프 방식은 센서로부터 되먹이기 신호를 전달받아 자극패턴을 수정한다. 자극효율을 극대화하고 원하는 운동에 최대한 가까운 운동을 실현하기 위하여 다양한 조절 알고리즘(algorithm)이 개발되고 있다. 현재 상용화된 장비는 거의 모두 개방루프 방식이다.[88] 폐쇄루프 방식은 자극모델의 오류를 수정하고 근육피로와 같은 외부 방해요소를 극복할 수 있도록 고안되었지만 복잡한 연산방식과 회로로 구성되어 있어 아직 실용화되기에는 한계가 있다.[22] 폐쇄루프 방식에서는 유발근전도(evoked EMG)나 생체저항(bioimpedance), 관성이나 가속도와 같은 운동학적(kinematic) 데이터 등을 받아 조절기 내에서 자극프로그램의 수정이 이루어진다.[89,90] 최근 주목을 끌고 있는 수정 알고리즘으로는 퍼지논리조절(fuzzy logic controller),[91] PID 제어(proportional integral derivative control),[92] 반복학습제어(iterative learning control, ILC)[93] 등이 있다. 폐쇄루프 방식은 개방루프 방식에 비해 근수축과 동작의 정확도와 재현성을 높이는 효과가 있다고 한다.[94] 근육피로를 피하기 위해 비동기 불규칙 신호를 생성하도록 제어하는 알고리즘도 있다.[94]

대부분의 상용화된 장비들에서는 조절기와 자극기가 한 몸체로 이루어져 있으나 자극 프로그램이 복잡하고 다채널 자극이 필요할 경우에는 조절기와 자극기를 분리하여 제작하기도 한다. 조절기를 자극기와 분리하게 되면 환자 상태에 따라 프로그램을 조절하기 쉽고 새로운 기술이 개발되었을 때 조절기만 교체하면 되므로 경제적이다. 조절기와 자극기를 전선으로 연결하지 않고 안테나를 통하여 무선주파수로 연결하는 방식도 있다. 무선주파수를 이용하면 복잡한 전선의 연결을 피할 수 있어 편의성이 높고 장비의 관리가 용이하나, 제작비가 많이 들고 전자파의 영향을 받을 수 있다. 개인용 컴퓨터와 연결하여 기록된 데

이터를 분석하거나 프로그램을 다운로드할 수 있는 조절기도 있다. 조절기는 허리나 팔다리 등에 벨트 등을 이용하여 착용할 수도 있고 휠체어나 보행기에 부착할 수도 있다.

4. 하이브리드 장비

FES에 최신 첨단기술을 접목하여 치료효과를 높이고자 다양한 시도가 이루어지고 있다. 대표적인 예로는 고정식 자전거와 같은 운동기구, 재활로봇, 뇌컴퓨터인터페이스(brain-computer interface, BMI) 등이 있다.

1) 재활로봇-FES 하이브리드

상지용 장비에서는 외골격상지로봇으로 팔에 걸리는 중력을 상쇄하고 팔과 손의 운동은 FES로 유도하는 방식을 주로 이용한다.[95] 하지용의 경우에는 로봇의 모터에 걸리는 부하를 경감하기 위하여 NMES를 결합하거나,[96] 고관절과 같이 큰 관절의 운동은 로봇이 담당하고 슬관절이나 족부 근육은 FES로 자극하는 구조로 만들기도 한다.[97] 기립보조기구에 FES를 결합하여 하반신마비 환자의 기립동작을 돕거나[98] 전동식 휠체어에 신경의지를 부착하여 체간근육을 자극함으로써 앉은 자세 유지를 돕기 위한 장비도 고안되었다.[99] 족관절 조절기능이 없는 Lokomat®과 같은 보행 재활로봇에 총비골신경 FES를 결합하여 보행치료 효과를 개선하려는 시도도 있다.[100]

2) BCI-FES 하이브리드

뇌가소성 증진효과를 높이기 위해 뇌파신호와 FES를 동기화하는 하이브리드가 개발되고 있다. 뇌파신호나 근전도신호를 FES에 결합시키면 단순한 수의적 운동이나 FES 단독치료에 비해 신경가소성 효과가 더 클 수 있다.[101] 마비 환자가 스스로 FES를 가동시키려면 원하는 동작과 관련 없는 신체부위를 움직이거나 스위치 등을 이용해야 하지만 운동형상화(motor imagery)나 운동의도(motor intention) 등의 뇌파신호를 포착하면 자연스럽고 편리하게 FES를 가동시킬 수 있다.[102] 주로 활용되는 뇌파신호는 운동준비전위(Bereitschaftspotential, BP), 평형상태 시각유발전위(steady-state visual evoked potential, SSVEP), 이벤트

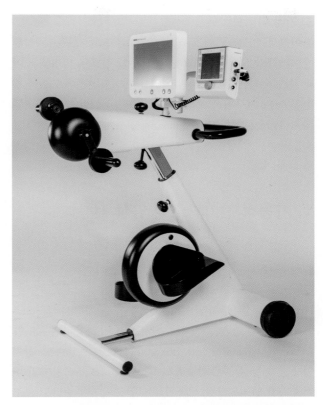

그림 12-2 │ 수동형 상하지자전거와 FES를 결합한 하이브리드의 예

관련 비동기화(event-related desynchronization, ERD) 등이다.[102,103] 대부분의 BCI-FES 하이브리드에서 뇌파신호는 온오프(on/off) 스위치 역할을 하며 실제 동작은 정해진 프로그램대로 로봇이나 자극장비가 수행한다.[104] 따라서 뇌에 의해 제어되는 정상적인 동작이나 섬세한 조절은 불가능하다. BCI, FES, 외골격로봇을 모두 결합하여 상지기능 재활에 활용하거나[105,106] 뇌파신호를 무선으로 장비에 연결할 수 있는 기술도 개발되고 있다.[107] Ajiboye 등은 AIS(ASIA impairment scale) A등급의 제4 경수 사지마비 환자에게 BCI-FES와 외골격로봇을 모두 결합한 시스템을 적용한 결과 상지운동의 포인트 목표 적중률이 80~100%에 도달하였고 환자 스스로 머그를 집어 커피를 마시고 식사도 가능하였다는 증례를 보고하였다.[108] 이들은 두 개의 미세집합전극(microelectrode array)을 대뇌피질에 이식하고 36개의 피하전극을 상지에 삽입하였으며 외골격로봇으로 중력을 상쇄하여 상지운동을 유도하였다.[108]

3) 기타 하이브리드

마이크로소프트 키넥트(kinect)와 같은 오락기구나 가상현실 장비를 이용하여 포착한 동작분석 신호로 FES를 제어할 수도 있다.[109,110] 척수장애인용 세발자전거에 FES를 결합한 어느 연구팀은 옥외주행에 성공한 후 2016년 개최된 사이버애슬론대회(Cyberathlon)에 참가하기도 했다.[111]

V. 기능적 전기자극의 임상 적용

1. 뇌졸중

Howlett 등은 무작위대조시험 결과를 메타분석(meta-analysis)한 결과 뇌졸중 환자에서 FES를 사용하면 ARAT (action research arm test), box&block test, 보행속도, 상지기능평가 등 활동수행능력(activity performance)평가의 개선효과가 인정되므로 재활치료에 활용되어야 한다고 보고하였다.[112] 뇌졸중 환자에서 FES의 대표적인 적응증은 편마비로 인한 족하수, 상지기능장해, 견관절아탈구와 견통, 연하곤란 등이다.

1) 편마비환자의 족하수(foot drop) 개선

(1) 자극방법

편마비 환자는 마비측 족관절 배굴근의 위약과 저굴근의 경직으로 입각기에 역동성 전반슬(dynamic genu recurvatum)이 나타나고 유각기에는 족하수로 인해 발걸림이 발생한다. Lieberson 등 편마비 환자의 족하수를 개선하기 위한 치료장비를 고안했는데 이것이 최초의 FES이다.[113] 이 장비는 발스위치로 작동되는 단일 채널 자극기와 표면전극으로 비골신경을 자극하는 구조였다. FES는 표면전극으로 전경골근이나 비골신경을 자극하여 유각기에 족관절을 배굴시켜 전진을 돕고 발걸림을 예방한다. 발스위치를 발뒤꿈치에 부착하여 입각기에 압력이 가해지면 자극이 멈추고 유각기에 압력이 풀리면 자극이 가해지는 방식이다. 이 모델은 이후 편마비 환자의 족하수 FES의 표준이 되었으며 현재 상용화된 대부분의 제품들도 거의 동일한

구조를 가지고 있다(그림 12-3).

가장 보편화된 구조이기는 하나 몇 가지 단점을 보이고 있다. 가장 큰 문제는 발스위치인데 편마비 환자 중에는 족관절 저굴근의 경직으로 인해 최초접지(initial contact)를 발뒤꿈치로 하지 못하거나 충분한 압력이 걸리지 않는 경우가 많다. 따라서 자극 타이밍의 오류가 발생할 수 있다. 이와 같은 단점을 개선하기 위하여 최근에는 발스위치 대신 기울기 센서(tilt sensor)를 이용하기도 한다.[114] 단일채

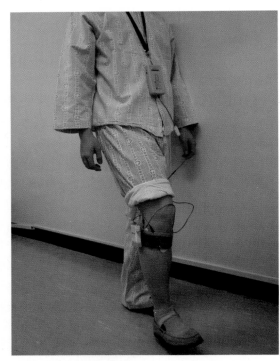

그림 12-3 │ 편마비 환자의 족하수를 교정하기 위한 FES의 예 (Walkaid®)
표면전극으로 비골신경을 자극한다. 경사계가 내장된 자극기와 전극은 무릎에 고정하고 자극프로그램이 내장된 별도의 조절기를 목에 걸게 되어 있다. 필요에 따라 발스위치도 사용할 수 있다.

동영상 12-1 │ 편마비 환자의 보행기능 개선을 위한 FES

널 자극이므로 배굴은 가능하지만 편마비 환자에서 흔히 관찰되는 내번까지 교정하기는 어렵다. 자극위치를 섬세히 조절하여 장비골근(peroneus longus)까지 함께 자극하면 가능하지만 자극위치를 잡기가 쉽지 않다. 최근에는 배굴뿐 아니라 내·외번까지 조절할 수 있는 2채널 시스템도 개발되었다.[115] 구형 모델들은 자극기를 허리에 차고 긴 전선으로 전극을 연결하였기 때문에 착용이 불편하고 전선이 장애물에 걸리는 등 불편이 많았다. 지금은 자극기를 밴드로 감아서 간단히 착용할 수 있도록 개량된 모델도 있다.[116] 개인용 PC와 무선으로 연결하여 프로그램 조정이나 기록 점검이 가능하거나 보행주기에 맞추어 배굴근과 저굴근을 교대로 자극할 수 있는 모델도 있다.[117]

다른 치료와 병행하기도 한다. 족관절 저굴근이나, 중둔근 자극을 병행하면 보행개선 효과가 더 컸다고 한다.[118,119] 거울치료와 병행했을 때 단독치료보다 보행능력 개선이 더 뛰어났다는 연구결과도 있다.[120] BCI와 결합하면 보행기능과 족관절 운동기능의 개선효과가 더 좋았다고 보고되기도 했으나 병행치료가 단독치료보다 더 좋다는 근거는 아직 미약하다.[121] 보행재활로봇과 결합했을 때 보행재활로봇치료 단독보다 더 효과적이었으나,[122] 체중지지보행치료(body weight support treadmill training, BWSTT)보다 우수하지는 않았다.[123]

(2) 자극의 효과

족하수 FES는 편마비 환자의 보행능력과 하지근력을 향상시키고 공력작용(synergy)을 감소시키며 족관절의 조절능력도 개선시킨다.[117,124] FES를 사용하면 입각기 최초접촉(initial contact) 위치가 뒤로 이동하고 압력중심점(center of pressure)의 전후방 이동이 증가하며 첨족내번(equinovarus)이 교정되어 보행 시 추진력과 안정성이 호전된다.[125] Gervasoni 등은 가정에서 4주간 FES 치료를 한 결과 낙상의 횟수가 감소하고 유각기 발걸림이 개선되었다고 보고하였다.[126] 슬관절 과신전(genu recurvatum)의 개선이나[127] 근긴장도 및 강직도 개선효과 등도 보고되었다.[128] 만성기 환자에서도 통상적인 재활치료에 비해 효과가 더 크며,[129] 치료 중단 후에도 효과가 지속되고 피질척수로를 활성화시킨다는 연구결과가 보고되기도 했다.[130]

그러나 최근의 메타분석 결과 족하수 교정에 효과적이기는 하나 단하지보조기에 비해 우수하다는 증거는 불충

분한 것으로 나타났다.[131] 다만 환자들의 생리학적 부담(physiologic cost index)을 감소시켰고 단하지보조기에 비하여 환자의 선호도가 좋았다.[132] 환자의 특성 상 보행속도가 느리더라도 환측 하지를 많이 사용하는 환자에서 결과가 더 좋다.[133] 치료종료 후 지속되는 이월효과(carry-over)에 대한 연구에서 이월효과가 나타나는 환자에서는 fMRI 소견 상 보조운동피질(supplementary motor cortex)의 활성도가 증가했지만 그렇지 않은 경우에는 각회(angular gyrus)의 활성도가 증가했다고 한다.[134]

2) 편마비 환자의 상지기능 개선

편마비 환자들은 상지근육의 위약과 굴곡근 경직, 굴곡성 공력작용(flexion synergy)에 의한 기능장해를 겪는다. 신경학적 회복이 이루어지더라도 굴곡근의 경직과 공력이 지배적이어서 신전에 제한이 많고 심하면 관절과 근육에 굴곡구축이 발생하기도 한다. 따라서 편마비 환자의 상지 FES는 손목과 손의 신전력을 강화하고 어깨나 팔꿈치 관절의 움직임을 개선하기 위한 목적으로 사용된다.

(1) 자극방법

손목신전근이나 수지신전근의 운동점에 활성전극을 부착하고 손목 부위에 중성전극을 부착하여 신전근의 최대수축이 보이는 강도로 자극한다(그림 12-4). 환자의 수의적 수축(volitional contraction)에 맞추어 자극해야 효과가 더 크다. 수의적 근수축이 가능할 경우에는 근전도 신호 생체되먹이기로 전기자극을 작동시키면 환자의 노력을 유도할 수 있다.[135] 인지기능이 좋고 자력에 의한 근수축이 가능할 경우에 이용할 수 있으나 단순한 FES보다 더 효과적인지는 아직 분명하지 않다.

근수축이 불가능할 경우에는 전기자극만으로 신전을 유도할 수도 있지만[136] 반대측 근육의 수축으로 작동시키는 방법을 쓰기도 한다.[137] NMES가 피질척수로의 흥분성을 증가시키는 효과는 반대측 근육을 수축시킬 때에도 나타날 수 있다.[137] 발병 후 6개월 이상 경과한 뇌졸중 환자 대상의 연구에서 반대측 손의 신전 정도에 따라 FES 강도를 높인 결과 단순 자극에 비해 손동작의 정확도(hand dexterity)가 더 많이 향상되었다.[138] 반대측 손에 의해 작동되는 FES는 표준적인 재활치료보다 근력강화 효과가 더 크고 주관적인 평가에서 손동작의 질과 양이 더 많이 개

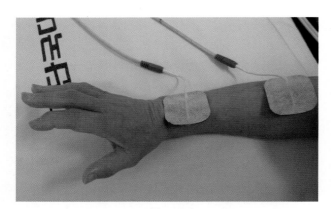

그림 12-4 |
편마비 환자의 손목과 수지 신전근의 근력강화를 위한 FES
활성전극은 수지신전근의 운동점에, 중성전극은 건에 부착한다.

동영상 12-2
편마비 환자의 손목과 수지 신전근의 근력강화를 위한 FES

선되었다고 한다.[139] 건측 상지 동일 근육의 근전도신호로 환측 근육의 FES를 작동시키는 기술도 개발되었다.[140] 상지기능 장해가 심한 만성기 편마비 환자에게는 건측 상지 움직임으로 작동되는 FES치료가 좋은 대안이 될 것으로 보인다.

손목을 보조기로 고정하고 보조기에 전극을 부착하여 손가락과 손목의 신전근과 굴곡근을 자극하는 신경의지도 상용화되어 있다.[141] 미국 FDA 공인을 받은 NESS H-200®이 대표적인 모델이다. 여러 근육을 순차적으로 자극할 수 있는 다채널 프로그램이 내장되어 있어 물건을 잡아 옮기거나 컵으로 물을 마시는 등의 기능을 수행할 수 있다. 손기능이 어느 정도 회복된 환자들은 전극이 부착된 손목 보조기를 착용하고 일상생활을 하면서 손을 사용할 때마다 전기자극이 가해지도록 하는 방법도 이용할 수 있다.[142] 신경의지의 효과를 높이기 위해 자극조절 프로그램을 폐쇄루프 방식으로 업그레이드하려는 노력도 진행 중이다.[143]

BCI를 결합한 하이브리드 장비도 시도되고 있다. 한 증례보고에 의하면 발병 후 6년 경과한 뇌졸중 환자에게 BCI로 작동되는 FES 신경의지 치료를 한 결과 근력과 장애정도, 일상생활수행능력 등이 향상되었다고 한다.[144] 또 다른 증례보고에서는 심한 장해를 보이는 뇌졸중 환자의 수지신전근에 BCI-NMES 치료를 한 결과 fMRI 및 뇌파검사 소견 상 피질가소성(cortical plasticity)이 유도되었고 단순한 NMES 치료에 비해 기능과 근긴장도가 더 많이 개선되었다.[145] 현재까지 긍정적인 연구결과가 다수 보고되고 있으나 아직은 EMG-FES와 유사한 효과를 보이고 있고 기존의 재활치료에 보조적인 치료로서 가치는 있으나 근거를 입증하기 위한 연구결과는 부족한 상태이다.[146]

어깨나 팔꿈치 같은 근위부 상지 기능을 회복시키고자 할 때에는 어깨 근육이나 이두박근, 삼두박근 등의 근육을 자극한다. 이 때 작용근(agonist)과 함께 길항근(antagonist)을 동시에 자극하면 동작을 보다 정교하게 조절할 수 있다고 한다.[147] 근위부 상지근육 FES는 상지로봇치료와 병행하기도 하는데 외골격로봇으로 중력에 의한 효과를 배제하고 FES로 동작을 유도하는 방식이 많이 쓰인다.

(2) 자극의 효과

아급성기 및 만성기 뇌졸중 환자에게 FES로 과업지향형 (task-oriented) 반복운동을 시키면 운동치료만 받은 환자들에 비하여 신경학적 회복과 기능회복이 더 크며 치료 종료 후 3~6개월까지 효과가 유지된다고 보고된 바 있다.[10,141,148] 주로 얻을 수 있는 효과는 근력강화, 경직완화 및 기능개선 등이며,[149] 상지 근력이 전혀 없는 아급성기 뇌졸중 환자에서도 기존의 재활치료에 비하여 손목 신전근 근력과 파악력이 유의하게 증가하였다.[150] 무작위 대조군 연구에서 발병 6주 이내 뇌졸중 환자들에서 통증과 관절구축(contracture) 예방효과가 입증되기도 했다.[137] 최근의 무작위대조군시험에서도 대조군에 비해 경직 감소와 관절운동범위 및 운동기능 향상이 관찰되었다.[151] 6개월 이상 경과한 만성기 뇌졸중 환자에게 손목과 수지신전근, 삼두박근, 삼각근, 견갑골 주변근을 동시에 자극한 결과 팔 뻗기 동작에서 상체굴곡이 감소하고 어깨의 굴곡과 팔꿈치의 신전이 증가하는 동작개선 효과가 관찰되기도 했다.[152] 전기자극으로 위치감각(proprioception)이 호전되었다는 증례도 보고되었다.[153]

FES의 상지기능 개선에 대한 최근의 체계적 문헌고찰과 메타분석에서는 2개월 이내의 환자에서 일상생활동작 수행이 유의하게 개선되었으나 연구의 질이 낮아 근거는 충분치 않으며 추가연구를 요한다는 결과가 제시되었다.[154] Quandt 등은 문헌고찰을 통하여 분석한 결과 아직 근거는 불충분하나 다음과 같은 효과가 인정된다고 하였다.[155] 수지신전이 가능한 환자에서는 병변동측(ipsilesional) 피질활동이 증가하나 장해가 심한 환자에서는 병변반대측(conralesional) 피질활동이 증가한다. 여기에는 구심성 섬유의 동시자극, 역방향성(antidromic) 자극에 의한 시냅스 재구성 등의 기전이 관여하는 것으로 보인다. 발병기간, 장해정도를 바탕으로 효과 유무를 예상할 수 있는지는 불분명하다. 자극방법의 선택은 개인별 차이가 크며 장기간 사용할 때 효과가 좋다고 한다. 치료시간에 대해 120분씩 8주간 치료했을 때 가장 효과적이라는 결과가 제시되었으나[156] 대부분의 연구에서는 하루 20~30분씩 주 3~5일, 4~8주간 치료하였다.

로봇이나 BCI를 결합한 FES는 대조군이나 가짜치료(sham)에 비해 효과가 인정되기는 하나 단독치료에 비해 더 효과적인지는 불분명하다. 만성기 뇌졸중 환자 대상의 이중 맹검 무작위대조군시험에서 로봇과 FES를 결합한 결과 로봇과 가짜자극을 결합한 환자군에 비해 경직이 감소하고 손동작의 질이 향상되었다.[157] 그러나 로봇과 FES, 전통적인 운동재교육 치료를 비교한 연구에서 상지기능 회복이 모든 치료에서 관찰되었고 치료 간의 조합이 더 효과적이지는 않았다.[158]

3) 편마비 환자의 견관절 아탈구와 통증(shoulder subluxation and pain)

견관절 아탈구는 특히 뇌졸중 발병 초기에 견관절 통증을 일으키는 주요한 원인이다.[159] 극상근이나 상부 승모근, 후방 삼각근 등의 운동점에 활성전극을 부착하고 견봉(acromion)에 중성전극을 부착하여 견관절 주변 근육을 자극한다. 근력강화를 통하여 관절 안정성 증가와 통증 예방을 기대할 수 있다. 표면전극으로 경피자극하는 방법이 흔히 사용된다(그림 12-5).[160] 그러나 무작위대조연구에서 통상적인 치료에 비하여 견관절 아탈구는 호전되었으나 능동적 관절운동범위와 통증에는 차이가 없었다.[161] 최근의 체계적 문헌고찰과 메타분석 연구에서도 뇌졸중 초기에

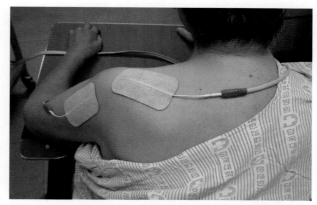

그림 12-5 │ 편마비 환자의 견관절 아탈구와 견통 완화를 위한 FES의 예

극상근과 후방 삼각근을 표면전극으로 자극한다.

동영상 12-3 │ 편마비 환자의 견관절 아탈구 치료를 위한 FES

견관절 아탈구의 예방 혹은 감소에는 효과가 있으나, 통증이나 상지기능 회복에 대한 효과는 결론 내리기 어려우며 보다 많은 무작위대조연구가 필요하다고 하였다.[162]

4) 연하장해(dysphagia)

연하장해를 보이는 뇌졸중 환자의 연하기능을 개선하고 흡인을 예방하기 위해 구강 및 인후두부 근육을 전기자극할 수 있다. 목의 전면에 표면전극을 부착하여 외부에서 자극하는 방법이 보편적이다. 마찬가지로 연하시도를 할 때 자극이 가해져야 효과가 더 크다. 최근에는 근전도신호 혹은 생체저항신호(bioimpedance)를 이용하여 연하동작과 전기자극을 동기화할 수 있는 모델도 소개되었다.[163] 비인두관(nasopharyngal catheter)을 통하여 인두부 내부에서 자극하는 방법도 시도되었으나 뚜렷한 효과를 볼 수 없었다.[164] 이 연구에서는 단 3일간만 치료가 이루어졌기 때문에 결론을 내리기에는 부족함이 있다.

급성기 환자에게 통상적인 연하재활치료에 NMES를

병행하면 각각 단독으로 치료했을 때에 비해 연하기능 개선에 더 큰 효과를 보인다.[140] 발병 후 10일 이내 환자들에서도 병행치료군은 통상적 치료군에 비해 FOIS (functional oral intake scale) 결과에서 더 많은 호전을 보였다.[165] 아급성기 환자 대상의 연구에서는 반복경두개자극치료(rTMS)와 NMES 모두 통상적 치료에 비해 FDS (functional dysphagia scale)와 PAS (penetration-aspiration scale)에서 더 많은 호전을 보였으나 두 치료 간의 차이는 없었다.[166] Scutt 등은 무작위대조시험을 대상으로 고찰한 결과 뇌졸중 환자에게 인두부 전기자극치료를 하면 방사선 소견에서 관찰되는 흡인과 재원기간 등이 감소하지만 장기간 효과나 만성기 환자에 대한 효과는 아직 근거가 불충분하다고 했다.[167]

뇌손상 환자에서도 효과가 입증되고 있다. 인두부 근육에 8주간 NMES치료를 한 결과 통상적인 치료에 비해 설골과 후두 움직임의 증가와 비디오투시연하검사 소견의 호전이 더 컸다.[168] 후천성 뇌손상 환자에게 한달간 치료한 결과 가짜치료(sham)에 비해 FOIS 결과, 흡인을 보이는 식이의 점도, 시간변수(temporal measurement), 인두부 수축압력(pharyngeal contraction pressure) 등이 호전되었다.[169]

2. 뇌성마비(cerebral palsy)

뇌졸중 환자 FES 치료와 유사한 목적으로 활용하고자 시도되고 있다. 경직성 편마비형 뇌성마비 환아 대상의 연구에서 제약유도운동치료(contraint induced movement therapy, CIMT)와 FES를 병행하면 CIMT 단독치료나 통상적 치료에 비하여 상지근육의 운동단위 동원과 조화능력이 더 많이 호전되었다.[170] 유사한 다른 연구에서는 완관절 신전근에 NMES치료를 한 결과 통상적 치료에 비하여 완관절 신전각(wrist extension angle)이 더 많이 증가하였고 경직 감소효과도 더 크게 나타났다.[171]

경직성 편측 뇌성마비 환아들의 하지기능 개선에도 도움이 된다고 알려져 있다. 무작위대조시험에서 족관절 배굴근에 하루 4시간 주 6일 8주간 FES를 시행한 결과 보조기 치료나 통상적 치료에 비하여 최초접지(initial contact) 족관절 각도와 유각기 최대 배굴각이 더 많이 증가하였다.[172] 치료군은 FES 종료 후 6주까지도 보행기능과 균형

유지능력에 호전을 보였으며 비복근의 경직도 감소하였다.[172] 통상적 치료에 비하여 뇌파검사 소견 상 감각운동리듬(sensorimotor rhythm, SMR)과 μ파(mu wave)의 억제가 더 많이 감소된다는 연구결과도 보고되었다.[173] 족하수 교정을 위한 FES치료에 대한 연구에서는 하루 2시간 주 3회 12주간 시행한 결과 보장(stride length), 보속(cadence), 보행속도(gait speed), 보행주기(cycle time) 및 입각기 비율(stance phase percentage) 등의 보행척도들이 모두 통상적 치료에 비해 큰 호전을 보였고 에너지소모도 적었다.[174]

최근의 체계적 문헌고찰 결과에 의하면 보행속도나 대운동기능평가(gross motor function measure, GMFM) 개선효과는 인정되었으나 활동훈련(activity training)에 비해 우수하지는 않다고 했다.[175] 또 하나의 체계적 문헌고찰연구에서는 경직성 뇌성마비 환아를 대상으로 족관절 배굴근에 대한 FES치료를 했을 때 나타나는 국제기능장애건강분류(internal classification of function, disability and health, ICF)에 의한 평가결과를 분석하였다.[176] 그 결과 족관절 배굴각, 족관절 배굴근의 근력, 선택적 운동조절능력, 균형유지능력, 보행운동학적 척도 등 신체구조 및 기능 수준(body structure & function level)의 척도에서는 호전이 있었으나, 발끌림 빈도나 낙상 빈도와 같은 활동 및 참여 수준(activity and participation level) 척도에 대한 효과는 근거가 불충분하였다.[176] 그러나 보조기 대신 사용할 만한 가치는 인정되었다.[176]

3. 척수손상

최초의 FES는 편마비 환자의 족하수 개선을 위하여 개발되었으나 임상현장의 주목을 받기 시작한 계기는 FES를 이용하여 완전 하반신마비 환자가 보행에 성공한 사건이었다. 이후 척수손상에 의한 하반신마비나 사지마비 환자들의 기능개선을 위한 다양한 FES 치료가 연구되었고 일부는 실용화 단계에 이르기도 했다.

척수손상 후 마비된 사지를 방치하게 되면 탈신경의 의한 근위약과 위축, 섬유화, 근섬유의 생리학적 변화 등으로 인해 근육의 기능감퇴를 피할 수 없다. 체중부하 감소로 골밀도가 감소하고 골대사도 악영향을 받는다. 운동부족으로 인해 관절구축이 발생하고 심폐기능도 나빠져 운

동능력이 감소한다. 이러한 상태에서는 FES를 이용하여 근육을 자극하더라도 원하는 기능을 재현하기 어렵다. 따라서 척수손상 환자는 손상 초기부터 FES를 적절히 활용하여 근골격계 기능과 심폐기능을 최대한 유지하기 위한 재활 프로그램을 계획하고 실행해야 한다. 특히 FES에 의한 보행은 정상보행에 비해 체력소모가 많기 때문에 근육피로와 심혈관계 부담이 가장 큰 장벽으로 작용한다. 가장 좋은 방법은 아래 설명한 FES 운동이다. 이러한 노력을 게을리 하지 않는다면 설사 기능을 회복하지 못할지라도 재활과 건강회복에 상당한 도움이 될 수 있다.

1) FES 운동

척수손상 환자에게도 운동은 필요하나 자력에 의한 운동이 불가능한 경우가 많다. FES는 마비된 사지를 이용하여 운동을 할 수 있는 좋은 대안이 될 수 있다. 근육에 전기자극을 가하여 등척성 운동을 실시하기만 해도 상당 부분 효과를 볼 수 있으며, 고정식자전거나 등속성 운동기구를 이용하여 저항성 운동을 하면 더욱 좋은 효과를 얻을 수 있다. 경수손상에 의한 사지마비 환자의 경우에는 상지자전거를 이용할 수 있다. 하지자전거와 상지자전거를 비교한 연구에서 두 자전거운동 효과의 유의한 차이는 없었다.[177] 자전거운동 대신 노젓기 운동기구(rowing machine)도 이용되는데, 사지마비 환자와 같이 손으로 노를 잡을 수 없는 환자는 장갑으로 고정해도 같은 효과를 얻을 수 있다.[55]

좋은 효과를 얻으려면 운동량이 충분해야 한다. 그러나 한 연구에 의하면 가정에서 FES 운동을 시행한 환자 314명의 운동횟수를 추적한 결과 주 5회 이상은 7%에 불과하였고 주 2~5회가 11%였으며, 82%가 주 2회 이하였다고 한다.[178] 권장 에너지소모량을 충족한 경우는 없었다.[178] 따라서 적절한 강도의 운동을 지속할 수 있도록 지속적인 교육과 모니터링이 필요하다. FES 운동으로 얻을 수 있는 효과는 'III. 기능적 전기자극의 효과'를 참고하기 바란다.

2) 보행기능의 개선

앞서 설명한 대로 척수손상 환자가 FES 보행을 실현하려면 운동을 통한 근력과 지구력 강화가 선행되어야 한다. 만족할 만한 결과를 얻으려면 근골격계와 심폐기능을 최적화하여 근육피로를 최소화해야 한다.

보행을 위한 FES 장비는 이미 1970년대와 80년대에 개발되었으며[179] 2채널 자극기로 시작하여 다채널 경피자극 시스템으로 발전하였다.[180] 기립 동작은 주로 양측 사두고근을 자극함으로써 이루어지며, 고관절 신전근을 함께 자극하면 에너지 효율이 좋아진다.[180] 유각기 보행동작은 비골신경 자극에 의한 굴곡회피반사(flexion withdrawal reflex)로 유도한다.[181] 이 모델은 Parastep®이라는 상품명으로 상용화에 성공하여 주목을 받았으나 몇 가지 한계로 인하여 기대에 비하여 활용도가 높은 편은 아니다.

Jacobs 등은 Parastep®의 사용경험에 대하여 다음과 같이 언급했다.[182] 유각기 보행동작이 굴곡회피반사에 의해 유도되므로 자세가 부자연스럽고 동작의 조절이 어려우며 굴곡회비판사가 없거나 약하여 사용할 수 없는 경우도 있다. 균형유지를 위해 보행기(walker)나 상반보행보조기(reciprocal gait orthosis) 등의 보장구를 사용해야 하며, 에너지 소모가 많아 장거리 보행은 어렵다. 보행 자체는 단거리에 국한되나, 마비된 하지의 근위축과 골다공증 등 근골격계 합병증을 예방하고 혈액순환과 심폐기능을 개선하는 효과가 있다. 경직을 감소시키고 동기 부여 등의 심리적 효과도 기대할 수 있다. 중하위(제4-제12) 흉수이하 완전마비 환자들이 가장 좋은 적응증인 것으로 되어 있다.

좀 더 기능적이고 효율적인 보행을 얻기 위하여 다채널 이식형 자극기와 전극으로 근육을 직접 자극하는 시스템도 개발되었다.[38] 여전히 보장구가 필요하기는 하나, 잘 훈련된 환자들은 한 손으로 보장구를 잡고 한 손으로는 물건을 잡는 등 일상생활동작 수행이 가능하며, 보행기를 잡고 건너뜀(swing through) 보행도 할 수 있었다.[38] 독립적인 보행이나 기립이 불가능하더라도 최소한 이동 동작에 필요한 보조를 많이 줄일 수 있는 효과가 있고 전반적인 건강상태의 호전과 합병증 예방효과가 있다.[43] 좀 더 성능이 향상된 16채널 모델도 개발되었다.[41] 불행히도 아직은 연구단계에 머무르고 있으며 임상적인 활용은 제한적이나 이식형 FES 장비를 9년간 사용한 증례가 보고되기도 하였다.[183]

다른 보조기나 보행장비와 결합한 하이브리드(hybrid) 시스템도 개발되고 있다.[184] 보조기로 안정성을 제공하고 FES로 추진력을 제공하는 구조이다. 보조기의 관절에 동력 장치를 달아 보행주기에 맞게 관절운동을 유도하고 FES로 보조하는 디자인도 있다.[185] FES 단독 사용보다 에너지 소모는 적으나 외관이 좋지 않고 입고 벗기가 수월치 않아 사용빈도는 높지 않은 편이다.

이처럼 척수손상 환자들의 보행기능 회복을 위한 다양한 기능적 전기자극 시스템들이 개발되기는 하였으나 에너지 소모가 워낙 크기 때문에 그 효과는 단거리 보행에 그치고 있고 휠체어를 대체할 만한 시스템은 아직 개발되지 못한 상태이다.

보행 외에 다른 기능을 위한 목적으로도 개발되고 있다. 경사계(tilt sensor)로 체간의 기울기를 감지하여 FES로 고관절 및 척추신전근을 자극하면 앉은 자세의 균형유지에 도움이 된다고 한다.[186] 회전이동(pivot transfer) 시 하지근육을 자극하면 상지에 걸리는 체중과 부담을 줄여 통증과 상지관절의 손상을 예방할 수 있다.[187] 가속도계(accelerometer)로 상체의 움직임을 감지하여 기립동작에 맞추어 하지근육을 자극할 수 있는 장비도 발표되었다.[188] Parastep®에 BCI를 연결하여 보행의도가 있을 때 자동으로 작동시킬 수 있도록 개선한 연구자들도 있다.[189]

3) 상지기능의 회복

제5 혹은 제6 경수손상 환자들의 손기능 개선을 위한 치료기가 주종을 이루고 있다. FES를 이용하면 굴근경첩부목(flexor hinge splint)을 이용했을 때보다 약 2.4배 큰 파악력을 얻을 수 있으며 이는 정상 근력의 약 16%에 해당한다고 한다.[65] 무작위대조시험에서 불완전 경수손상 환자들에게 FES 치료를 했을 때 통상적인 작업치료만 받은 환자에 비하여 파악력과 기능회복이 우수하였다.[48] 자극기를 전흉부에 이식하고 팔과 손의 여러 근육에 8~12개의 전극을 이식하는 이식형 모델도 있다.[190] 조절기는 별도로 허리에 차며 자극기에 무선으로 신호를 전달한다.[190] 작동(on/off)과 동작의 선택 등은 반대쪽 어깨에 부착된 위치센서(position sensor)에 의해 이루어지며, 손목의 움직임이나[191] 근전신호(myoelectric signal)를 이용하기도 한다.[192] 외측파악(lateral pinch)와 수장파악(palmar grasp) 동작이 가능하며, 외측파악은 약 1.8 kg, 수장파악은 약 1.6 kg의 파악력을 얻을 수 있다.[193] 환자들의 만족도는 비교적 좋은 것으로 알려져 있으나[194] 상용화 여부는 아직 불투명하다.

최근에는 주관절 신전이 가능한 모델도 개발되고 있으며,[195] 세밀한 조절이 가능도록 가속도계와 자이로스코프 등을 이용하기도 한다.[196] 무선 조절기와 손목에 찰 수 있

는 소형 자극기, 이식형 튜브 전극으로 전골간신경과 후골간신경을 자극하여 쥐기와 펴기가 가능한 시스템도 개발되었다.[197]

4) 배뇨 및 배변기능 개선

배뇨 및 배변장해는 척수손상 환자들에게 가장 큰 고통 중 하나이다. 자력에 의한 배뇨·배변을 회복하기 위하여 경요도방광전기자극(transurethral bladder electrostimulation)과 천수신경조절(sacral neuromodulation) 등이 연구되고 있다.[198] 경요도방광전기자극은 많은 시간과 노력이 소요되는데 비해 개선 효과는 크지 않아 현재는 거의 사용되지 않는다.[199] 천수신경조절은 전극을 골반 내에 삽입하고 자극기를 경막외, 경막내 또는 둔부의 피하 등에 이식한 후 외부 조절기로 원격 조절하여 자극하는 방법이다. 침습적인 수술 없이 천추의 천추공(sacral foramen)을 통하여 제3 천수 신경근(S3 nerve root)에 전극을 삽입하여 자극하는 방법을 이용하기도 한다.[198] 발생 후 5개월 이내의 완전 척수손상 환자에게 시술했을 때 배뇨근 기능항진과 요실금, 요로감염 발생을 감소시키고 방광용적이 유지되었으며, 장 기능과 발기 기능도 개선되었다고 한다.[200] 불완전 척수손상 환자에서도 배뇨, 배변, 발기 기능 등의 개선을 보였다고 한다.[201] 합병증이 적지 않고 적응증이나 효과에 대한 검증이 아직 끝나지 않은 상태이나 보존적인 방법이 실패할 경우 시도해 볼 수 있다.

표면전극으로 말초신경을 자극하는 방법도 시도되고 있다. 음경에 표면전극을 부착하여 음부신경(pudendal nerve)의 분지인 배측음경신경(dorsal penile nerve)이나 배측생식신경(dorsal genital nerve)을 자극하는 방법이다. 배뇨근과다활동(detrusor overactivity)를 줄여 방광용적을 확대하고 요실금을 완화시키는 효과를 얻을 수 있었다고 한다.[202] 치골상부와 천추 아래에 표면전극을 부착하여 방광을 경피자극하면 방광용적과 배뇨속도가 증가하고 잔뇨와 배뇨압이 감소하는 효과를 얻을 수 있다.[203] 직장(rectum)에 전극을 삽입하여 회음부에 전기자극을 가하면 발기와 사정도 가능할 수 있다.[204,205]

5) 호흡재활

자력호흡이 어려운 상위 경수손상 환자들에게 횡경막신경 FES 치료를 시도할 수 있다. 인공호흡기 없이 호흡이 가능

하며, 호흡기 감염의 빈도를 줄이고 삶의 질을 높이며 의료비용도 줄일 수 있다고 한다.[206] 개흉술이나 복강경으로 횡경막신경에 전극을 삽입하고 자극기는 복부 피하에 이식하고 무선으로 조절한다.[207] 주로 흡기능력을 개선하며, 수술에 의한 합병증, 횡경막신경 손상, 장비의 오작동 등의 부작용이 있을 수 있어 앰부백(ambu bag)이나 비상용 인공호흡기를 준비해야 한다.[206] 아직은 충분한 환기능을 얻기 어렵고 비용과 수술 자체의 위험성 등으로 인하여 보편화되지는 못한 상태이다.

경수손상 환자와 상위 흉수손상 환자들은 호기와 기침능력 감소로 인하여 기도 내 분비물의 배출에 장애를 보인다.[206] 표면전극으로 복근과 호기근(expiratory muscle)을 전기자극하면 최대호기압(maximal expiratory pressure)과 최대호기기침압(maximal expiratory cough pressure), 최고호기유속(peak expiratory flow rate)를 증가시켜 기침과 분비물 배출의 효율을 높일 수 있다.[208] 복근의 FES에서 근육피로 문제가 발생할 수 있는데 폐활량계를 이용하여 호기 시에만 작동시키고 흡기 시에는 자극하지 않도록 호흡과 동기화시키면 근육피로를 피할 수 있다.[209] 복근 FES의 강도를 높이면 호흡량(respiratory flow), 일회호흡량(tidal volume), 분당환기량(minute ventilation) 등이 증가하나 통증도 증가하므로 적절한 강도를 유지해야 하며 산소포화도 역시 증가하나 맥박수나 혈압의 변화는 없다고 한다.[210] 복근 FES를 이용하면 인공호흡기의 제거가 11일 정도 빨라질 수 있다.[211] 복근 FES와 기침을 동기화시켜 분비물 제거효과를 증대하기 위한 시도도 이루어지고 있다. 기침보조기구(mechanical insufflation-exsufflation)의 압력신호를 이용하거나[212] 코호흡조절기(sniff-controller),[213] 기계근육운동기록신호(mechanomyographic signal)[214] 등이 이용된다. 이 같은 방법을 이용하면 스위치를 누를 수 없는 사지마비 환자도 보호자의 도움 없이 자동으로 복근 FES를 작동시킬 수 있을 것으로 기대된다.

체계적 문헌고찰 결과 복근 FES는 급성기 및 만성기 척수손상 환자에서 호흡기능 개선에 효과적인 치료로서 최대기침유속(peak cough flow)와 폐활량(unassisted vital capacity), 강제폐활량(forced vital capacity) 및 최대호기유속(peak expiratory flow)을 증가시키는 것으로 나타났다.[215]

4. 기타 임상적 적용

1) 심폐질환

중환자실에 입원하거나 심폐기능이 심하게 저하되어 운동치료나 심폐재활 프로그램에 적극 참여할 수 없는 심부전 혹은 만성폐쇄성폐질환 환자를 대상으로 FES를 활용하려는 연구가 진행되고 있다. 지금까지의 연구결과에 따르면 심장수술 후 침상안정 상태에서 하지근육에 FES 운동을 시키면 근육기능 감퇴를 예방할 수 있으며,[216] 심부전 환자의 대퇴와 장딴지 등 하지근육에 FES를 실시하면 운동능력과 삶의 질이 향상된다.[217] 심부전 환자에 대한 NMES의 효과는 체계적 문헌고찰에서도 인정되었으며 최대산소소모량, 6미터 보행거리, 삶의 질, 근력, 우울감 등이 호전된다.[218]

만성폐쇄성폐질환 환자에서도 양측 사두고근에 NMES 치료를 6주간 시행한 결과 기능적 이동능력(functional mobility), 운동능력(exercise capacity), 우울증 및 건강관련 삶의 질이 향상되었다.[219] 심한 만성폐쇄성폐질환 환자를 대상으로 한 최근의 무작위대조시험에서 사두고근에 대한 NMES에 의해 근육량과 기능이 향상되어 기능적 운동능력이 개선되었다.[220]

2) 근골격계 질환

무릎 골관절염 환자에서 FES가 보행 시 무릎에 걸리는 부담과 통증완화에 효과 있었다는 연구결과가 발표되었다. 중둔근에 FES를 실시한 결과 보행 시 무릎에 걸리는 하중을 경감할 수 있었으며,[221] 통상적 운동치료에 사두고근 NMES를 추가하면 통증 완화가 빨리 나타났다고 한다.[222] 슬관절치환술 후에도 전기자극치료가 시도되고 있다. 수술 후 재활치료 과정에 사두고근 NMES를 추가하니 근력과 기능이 더 호전되었으며, 통증을 피하기 위해 낮은 강도로 자극했을 때에도 이러한 효과가 나타났다고 한다.[223] 또 다른 연구에서는 수술 후 내측광근(vastus medialis) NMES 치료를 추가한 결과 WOMAC (Western Ontario and McMaster Universities Osteoarthritis Index) 중 통증, 관절강직, 총점 모두 통상적 재활 치료에 비해 우수하였다.[224] 같은 연구에서 삶의 질 향상도 관찰되었는데, SF-36 (short form health survey) 중 정신건강 해당항목을 제외하고 모든 항목에서 더 많은 호전을 보였다.[224]

그 외에도 슬개대퇴통증(patellofemoral pain)의 완화에도 효과가 있다고 하며,[225] 근이영양증(muscular dystrophy) 환자의 근력 및 기능개선에 효과가 있다는 연구결과도 발표되었다.[226,227]

3) 기타 내과적 질환

중환자실에 입원한 환자에 흔히 나타나는 합병증 예방을 위한 연구에서 FES-자전거운동을 실시하면 기능이 개선되고 섬망(delirium)을 감소시킬 수 있으며, 근위약을 예방하는 효과도 기대할 수 있다고 한다.[228]

혈액투석을 받는 만성신부전 환자 대상의 연구에서 투석 시 양측 사두고근에 NMES를 실시한 결과 심폐기능과 근력, 보행기능 등이 향상되었다고 한다.[229] 유사한 다른 연구에서도 최대 슬관절 신전력, 10회 일어섰다 앉기(STS10), 6미터걷기(6MWT) 등이 호전되었고 사두고근의 단면적이 증가하였다.[230]

우리나라에서는 발생빈도가 많지 않아 상대적으로 관심이 적으나, 구미에서는 다발성 경화증 치료에 FES를 적용하기 위한 연구가 많이 이루어지고 있다. 체계적 문헌 고찰 결과에서 FES는 다발성 경화증 환자의 족하수를 교정하고 보행속도를 증가시키는 효과가 있다고 인정되었으며,[231] 한 예비연구에서는 보행 불가능한 다발성 경화증 환자에게 FES-자전거운동을 시킨 결과 경직이나 근력의 변화는 없었으나 피로가 감소하는 효과가 있었다.[232]

VI. 합병증과 주의사항

강한 전기자극을 이용하므로 전기치료의 일반적인 주의사항과 금기에 유의해야 한다. 심박동기를 삽입한 환자, 부정맥 환자, 간질발작의 병력이 있는 환자 등에게는 금기이며 경동맥이나 심장 부위의 전기자극은 피해야 한다. 자극 부위에 금속 삽입물이 이식되어 있거나 피부 병변이 있을 경우에도 주의해야 한다. 관절에 강직이 있거나 전기자극을 해도 근수축을 유발할 수 없는 경우에는 운동이 불가능하므로 전기자극의 적응이 되지 않는다. 심한 인지기능 장애가 있거나 실어증 등 의사소통이 불가능한 환자는 불편감이나 통증 등을 표현할 수 없으므로 안전성에 문제가 있

을 수 있다. 전기자극에 대하여 민감한 환자는 충분한 자극을 가할 수 없으므로 다른 치료를 고려하는 것이 좋다. 기본적인 주의사항을 지키고 적절한 대상으로 선정하여 적용한다면 큰 부작용이나 유해 작용은 거의 없는 것으로 보인다. 실제로 중대한 유해 작용이 보고된 예는 찾아볼 수 없었다.

VII. 기능적 전기자극의 미래

뇌졸중이나 척수손상 등 상부운동신경계 환자의 재활치료에서 큰 축을 담당하고 있으며 궁극적인 목적은 상실된 기능을 대치하는 것이지만 마비된 신경기능을 회복시키는 효과도 기대할 수 있다. 이러한 목적을 달성하고 동시에 사용의 편의성을 높이기 위해 많은 기술적 발전을 거듭해 왔고 앞으로도 계속 발전할 것이다. 하드웨어 측면에서 주목할 만한 변화는 로봇이나 BCI, VR 등 다양한 재활기술과 결합한 하이브리드 형태의 장비들이 개발되고 있다는 것이다. 아직은 기존 치료에 비해 효과가 우수한지 근거가 충분치 않은 상태이나 향후 연구결과가 축적되면 전망이 밝을 것으로 기대된다. 4차 산업혁명의 주역으로 주목받고 있는 인공지능이나 사물인터넷이 FES에 적용될 가능성도 크다.

그럼에도 불구하고 FES의 임상적 활용은 매우 제한적이다. Bersh 등은 사용자 측면에서 FES를 바라보는 독특한 연구를 시행한 결과 시간소모, 장비의 복잡성, 치료사와 환자의 거부감 등이 주요한 원인이라고 한다.[233] 앞으로 탈착이 쉽고 간편하게 이용할 수 있는 장비가 개발되어 치료진과 환자에게 친숙해져야 할 것이다.

FES가 상부운동계 다양한 환자들의 기능회복을 촉진시킨다는 증거는 많다. 그러나 최근 의학계에서 강조되고 있는 근거 의학적 측면에서 그 효과를 인정받기 위해서는 여전히 대규모 맹검 대조연구 등을 통한 검증이 더 필요한 상태이다. 향후 더 많은 관심과 연구가 요구되는 이유이다.

참고문헌

1. Moe JH, Post HW. Functional electrical stimulation for ambulation in hemiplegia. J Lancet 1962; 82: 285-288.

2. Dumitru D, Gitter AJ. Nerve and muscle anatomy and physiology. In: Dumitru D, Amato AA, Zwarts M, editors. Electrodagnostic Medicine, 2nd ed. Philadelphia: Hanley & Belfus Inc., 2002, pp12-14.

3. Spielholz NI, Myers SJ. Nerve conduction and neuromuscular transmission. In: Gonzalez EG, Myers SJ, Edelstein JE, Lieberman JS, Downey JA, editors. Downey & Darling's physiologic basis of rehabilitatin medicine, 3rd ed. Boston: Butterworth-Heinneman, 2001, pp265-266.

4. Lieberman JS, Pugliese GN, Strauss NE. Skeletal muscle: structure, chemistry, and function. In: Gonzalez EG, Myers SJ, Edelstein JE, Lieberman JS, Downey JA, editors. Downey & Darling's physiologic basis of rehabilitatin medicine, 3rd ed. Boston: Butterworth-Heinneman, 2001, pp75-77.

5. Ragnarsson KT, Baker LL. Functional electrical stimulation in persons with spinal cord injury. In: Gonzalez EG, Myers SJ, Edelstein JE, Lieberman JS, Downey JA, editors. Downey & Darling's physiologic basis of rehabilitatin medicine, 3rd ed. Boston: Butterworth-Heinneman, 2001, pp724-727.

6. Carpinelli RN. The size principle and a critical analysis of the unsubstantiated heavier-is-better recommendation for resistance training. J Exerc Sci Fit 2008; 6: 67-86.

7. Henneman E, Somjen G, Carpenter DO. Functional significance of cell size in spinal motoneurons. J Neurophysiol 1965; 28: 560-580.

8. Solomonow M. External control of the neuromuscular system. IEEE Trans Biomed Eng 1984; 31: 752-763.

9. McNeal DR. Analysis of a model for excitation of myelinated nerve. IEEE Trans Biomed Eng 1976;23:329-37.

10. Fry AC, Allemeier CA, Staron RS. Correlation between percentage fiber type area and myosin heavy chain content in human skeletal muscle. Eur J Appl Physiol Occup Physiol 1994; 68: 246-5.

11. Lertmanorat Z, Durand DM. Extracellular voltage profile for reversing the recruitment order of peripheral nerve stimulation: a simulation study. J Neural Eng 2004; 1: 202-211.

12. Muthalib M, Kerr G, Nosaka K, Perrey S. Local muscle metabolic demand induced by neuromuscular electrical stimulation and voluntary contractions at different force levels: a NIRS study. Eur J Transl Myol 2016; 26: 169-174.

13. Alexandre F, Derosiere G, Papaiordanidou M, Billot M, Varray A. Cortical motor output decreases after neuromuscular fatigue induced by electrical stimulation of the plantar flexor muscles. Acta Physiol 2015; 214: 124-134.

14. Ibitoye MO, Hamzaid NA, Hasnan N, Wahab AKA, Davis4 GM. Strategies for Rapid Muscle Fatigue Reduction during FES Exercise in Individuals with Spinal Cord Injury: A Systematic Review. PLoS ONE 2016; 11: e0149024. doi:10.1371/journal.pone.0149024

15. Bigland-Ritchie B, Jones DA, Woods JJ. Excitation frequency and muscle fatigue: electrical responses during human voluntary and stimulated contractions. Exp Neurol 1979; 64: 414-427.

16. Crago PE, Peckham PH, Thrope GB, Modulation of muscle force by recruitment during intramuscular stimulation. IEEE Trans Biomed Eng. 1980; 27: 679-684.

17. Mortimer JT. Motor prostheses. In: Brookhart JM, Mountcastle VB, editors. Handbook of physiology: the nervous system II, Bethesda: American Physiolgical Society, 1981, pp155-187.

18. Peckham PH, Knutson JS. Functional electrical stimulation for neuromuscular applications. Annu Rev Biomed Eng 2005;7:327-360.

19. Springer S, Braun-Benyamin O, Abraham-Shitreet C, Becher M, Laufer Y. The Effect of Electrode Placement and Interphase Interval on Force Production During Stimulation of the Dorsiflexor Muscles. Artificial Organs 2014; 38: E142-E146

20. Popovic DB, Popovic MB, Sinkjaer T, Stefanovic A, Schwirtlich L. Therapy of paretic arm in hemiplegic subjects augmented with a neural prosthesis: a cross-over study. Can J Physiol Pharmacol 2004; 82: 749-756.

21. Chae J. Neuromuscular electrical stimulation for motor relearning in hemiparesis. Phys Med Rehabil Clin N Am. 2003;14(1 Suppl):S93-109.

22. Druback DA, Makley MD, Dodd ML. Manipulation of central nervous system plasticity: a new dimension in the care of neurologically impaired patients. Mayo Clin Proc 2004;79:796-800.

23. Asanuma H, Keller A. Neurobiological basis of motor relearning and memory. Conc Neurosci 1991; 2: 1-30.

24. Nudo RJ, Plautz EJ, Frost SB. Role of adaptive plasticity in recovery of function after damage to motor cortex. Muscle Nerve 2001; 24: 1000-1019.

25. Ridding MC, Brouwer B, Miles TS, Pitcher JB, Thompson PD. Changes in muscle responses to stimulation of the motor cortex induced by peripheral nerve stimulation in human subjects. Exp. Brain Res 2000; 131: 135-143.

26. Han BS, Jang SH, Chang Y, Byun WM, Lim SK, Kang DS. Functional magnetic resonance image finding of cortical activation by neuromuscular electrical stimulation on wrist extensor muscles. Am J Phys Med Rehabil 2003; 82: 17-20.

27. Smith GV, Alon G, Roys SR, Gullapalli RP. Functional MRI determination of a dose-response relationship to lower extremity neuromuscular electrical stimulation in healthy subjects. Exp Brain Res 2003; 150: 33-9.

28. Blickenstorfer A1, Kleiser R, Keller T, Keisker B, Meyer M, Riener R, Kollias S. Cortical and subcortical correlates of functional electrical stimulation of wrist extensor and flexor muscles revealed by fMRI. Hum Brain Mapp 2009; 30: 963-75.

29. Francis S1, Lin X, Aboushoushah S, White TP, Phillips M, Bowtell R, Constantinescu CS. fMRI analysis of active, passive and electrically stimulated ankle dorsiflexion. NeuroImage 2009; 44: 469-479.

30. Iftime-Nielsen SD, Christensen MS, Vingborg RJ, Sinkjaer T, Roepstorff A, Grey MJ. Interaction of electrical stimulation and voluntary hand movement in SII and the cerebellum during simulated therapeutic functional electrical stimulation in healthy adults. Hum. Brain Mapp. 2012; 33: 40-49.

31. Kraft GH, Fitts SS, Hammond MC. Techniques to improve function of the arm and hand in chronic hemiplegia. Arch Phys Med Rehabil 1992; 73: 220-227.

32. Sheffler LR, Chae J. Neuromuscular electrical stimulation in neurorehabilitation. Muscle Nerve 2007; 35: 562-590.

33. Rushton D. Functional electrical stimulation and rehabilitationan hypothesis. Med Eng Phys 2003; 25: 75-78.

34. Wilkins KB, Owen M, Ingo C, Carmona1 C, Dewald JPA, Yao J. Neural plasticity in moderate to severe chronic stroke following a device-assisted task-specific arm/hand intervention. Front Neurol 2017; 8: doi: 10.3389/fneur.2017.00284.

35. Qiu S, Yi W, Xu J, Qi H, Du J, Wang C, He F, Ming D. Event-related beta eeg changes during active, passive movement and functional electrical stimulation of the lower limb. IEEE Trans Neural Syst Rehabil Eng 2016; 24: 283-90.

36. Muthalib M, Re R, Zucchelli L, Perrey S, Contini D, Caffini M, Spinelli L, Kerr G, Quaresima V, Ferrari M, Torricelli A. Effects of increasing

neuromuscular electrical stimulation current intensity on cortical senso-rimotor network activation: a time domain fnirs study. PLoS One 2015; 10: e0131951. doi: 10.1371/journal.pone.0131951

37. Kaneko F, Hayami T, Aoyama T, Kizuka T. Motor imagery and electri-cal stimulation reproduce corticospinal excitability at levels similar to voluntary muscle contraction. J Neuroeng Rehabil 2014; 11: 94. doi: 10.1186/1743-0003-11-94.

38. Davis JA Jr, Triolo RJ, Uhlir J, Bieri C, Rohde L, Lissy D, Kukke S. Preliminary performance of a surgically implanted neuroprosthesis for standing and transfers--where do we stand? J Rehabil Res Dev 2001;38:609-617.

39. Be'langer M, Stein RB, Wheeler GD, Gordon T, Leduc B. Electrical stimulation: Can it increase muscle strength and reverse osteopenia in spinal cord injured individuals? Arch Phys Med Rehabil 2000; 81: 1090-1098.

40. Forrest GP, Smith TC, Triolo RJ, Gagnon JP, DiRisio D, Miller ME, Murray L, Davis JA, Iqbal A. Energy cost of the case Western reserve standing neuroprosthesis. Arch Phys Med Rehabil. 2007;88:1074-1076.

41. Fisher LE, Miller ME, Nogan SJ, Davis JA, Anderson JS, Murray LM, Tyler DJ, Triolo RJ. Preliminary evaluation of a neural prosthesis for standing after spinal cord injury with four contact nerve-cuff elec-trodes for quadriceps stimulation. Conf Proc IEEE Eng Med Biol Soc. 2006;1:3592-3595.

42. Grosset JF, Canon F, Pérot C, Lambertz D. Changes in contractile and elastic properties of the triceps surae muscle induced by neuromuscu-lar electrical stimulation training. Eur J Appl Physiol 2014; 114: 1403-1411.

43. Agarwal S, Kobetic R, Nandurkar S, Marsolais EB. Functional electrical stimulation for walking in paraplegia: 17-year follow-up of 2 cases. J Spinal Cord 2003; 26: 86-91.

44. Bickel CS, Yarar-Fisher C, Mahoney ET, McCully KK. Neuromuscular electrical stimulation-induced resistance training after sci: a review of the Dudley protocol. Top Spinal Cord Inj Rehabil 2015; 21: 294-302.

45. Kuhn D, Leichtfried V, Schobersbergerb W. Four weeks of functional electrical stimulated cycling after spinal cord injury: a clinical cohort study. Int J Rehabil Res 2014; 37: 243-50.

46. rameri RM, Weston A, Climstein M, Davis GM, Sutton JR. Effects of electrical stimulation-induced leg training on skeletal muscle adaptabil-ity in spinal cord injury. Scand J Med Sci Sports. 2002; 12: 316-22.

47. Kapadia NM, Zivanovic V, Furlan JC, Craven BC, McGillivray C, Popovic MR. Functional electrical stimulation therapy for grasping in traumatic incomplete spinal cord injury: randomized control trial. Artif Organs. 2011;35:212-216.

48. Popovic MR, Kapadia N, Zivanovic V, Furlan JC, Craven BC, McGil-livray C. Functional electrical stimulation therapy of voluntary grasping versus only conventional rehabilitation for patients with subacute in-complete tetraplegia: a randomized clinical trial. Neurorehabil Neural Repair 2011;25:433-442.

49. Crameri RM, Weston A, Climstein M, Davis GM, Sutton JR. Effects of electrical stimulation-induced leg training on skeletal muscle adaptabil-ity in spinal cord injury. Scand J Med Sci Sports. 2002; 12: 316-22.

50. Keith MW, Peckham PH, Thrope GB, Stroh KC, Smith B, Buckett JR, Kilgore KL, Jatich JW. Implantable functional neuromuscular stimula-tion in the tetraplegic hand. J Hand Surg Am 1989; 14: 524-30.

51. Gibbons RS, Beaupre GS, Kazakia GJ. FES-rowing attenuates bone loss following spinal cord injury as assessed by HR-pQCT. Spinal Cord Ser Cases 2016; 2: 15041. doi: 10.1038/scsandc.2015.41.

52. Hammond ER, Metcalf HM, McDonald JW, Sadowsky CL. Bone Mass in Individuals With Chronic Spinal Cord Injury: Associations With Activity-Based Therapy, Neurologic and Functional Status, a Retro-spective Study. Arch Phys Med Rehabil 2014; 95: 2342-9.

53. Clark JM, Jelbart M, Rischbieth H, Strayer J, Chatterton B, Schultz C, Marshall1 R. Physiological effects of lower extremity functional electri-cal stimulation in early spinal cord injury: lack of efficacy to prevent bone loss. Spinal Cord 2007; 45: 78-85.

54. Johnston TE, Marino RJ, Oleson CV, Schmidt-Read M, Leiby BE, Sendecki J, Singh H, Modlesky CM. Musculoskeletal Effects of 2 Func-tional Electrical Stimulation Cycling Paradigms Conducted at Different Cadences for PeopleWith Spinal Cord Injury: A Pilot Study. Arch Phys Med Rehabil 2016; 97: 1413-1422.

55. Gibbons RS, McCarthy ID, Gall A, Stock CG, Shippen J, Andrews BJ. Can FES-rowing mediate bone mineral density in SCI: a pilot study. Spinal Cord 2014; 52 Suppl 3: S4-5.

56. Guimarães JA, da Fonseca LO, Dos Santos-Couto-Paz CC, Bó AP, Fattal C, Azevedo-Coste C, Fachin-Martins E. Towards Parameters and Proto-cols to Recommend FES-Cycling in Cases of Paraplegia: A Preliminary Report. Eur J Transl Myol 2016; 26: 6085.

57. Fornusek C, Davis GM. Cardiovascular and metabolic responses dur-ing functional electric stimulation cycling at different cadences. Arch Phys Med Rehabil 2008; 89: 719-725.

58. Taylor JA, Picard G, Porter A, Morse LR, Pronovost MF, Deley G. Hybrid functional electrical stimulation exercise training alters the re-lationship between spinal cord injury level and aerobic capacity. Arch Phys Med Rehabil 2014; 95: 2172-9.

59. Carty A, McCormack K, Coughlan GF, Crowe L, Caulfield B. Increased aerobic fitness after neuromuscular electrical stimulation training in adults with spinal cord injury. Arch Phys Med Rehabil 2012; 93: 790-795.

60. Yaşar E, Y i lmaz B, Göktepe S, Kesikburun S. The effect of func-tional electrical stimulation cycling on late functional improvement in patients with chronic incomplete spinal cord injury. Spinal Cord 2015; 53: 866-9.

61. Qiu S, Alzhab S, Picard G, Taylor JA. Ventilation Limits Aerobic Capac-ity after Functional Electrical Stimulation Row Training in High Spinal Cord Injury. Med Sci Sports Exerc 2016; 48: 1111-8.

62. Elokda AS, Nielsen DH, Shields RK. Effect of functional neuromuscu-lar stimulation on postural related orthostatic stress in individuals with acute spinal cord injury. J Rehabil Res 2000; 37: 535-542.

63. Weyer S, Weishaupt F, Kleeberg C, Leonhardt S, Teichmann D. Rheo-Stim: Development of an Adaptive Multi-Sensor to Prevent Venous Stasis. Sensors (Basel) 2016; 16: 428.

64. Broderick BJ, O'Briainc DE, Breen PP, Kearnsc SR, OLaighina G. A pi-lot evaluation of a neuromuscular electrical stimulation (NMES) based methodology for the prevention of venous stasis during bed rest. Med Eng Phys 2010; 32: 349-355.

65. Shimada Y, Chida S, Matsunaga T, Misawa A, Ito H, Sakuraba T, Sato M, Hatakeyama K, Itoi E. Grasping power by means of functional electri-cal stimulation in a case of C6 complete tetraplegia. Tohoku J Exp Med 2003; 201: 91-6.

66. Langeard A, Bigot L, Chastan N, Gauthier A. Does neuromuscular electrical stimulation training of the lower limb have functional effects on the elderly?: A systematic review. Exp Gerontol 2017; 91: 88-98.

67. Zampieri S, Mosole S, Löfler S, Fruhmann H, Burggraf S, Cvečka J, Hamar D, Sedliak M, Tirptakova V, Šarabon N, Mayr W, Kern H. Physical Exercise in Aging: Nine Weeks of Leg Press or Electrical Stimulation Training in 70 Years Old Sedentary Elderly People. Eur J Transl Myol 2015; 25: 237-42.

68. Kern H, Barberi L, Löfler S, Sbardella S, Burggraf S, Fruhmann H, Car-raro U, Mosole S, Sarabon N, Vogelauer M, Mayr W, Krenn M, Cvecka J, Romanello V, Pietrangelo L, Protasi F, Sandri M, Zampieri S, Musaro

A. Electrical stimulation counteracts muscle decline in seniors. Front Aging Neurosci 2014; 6: 189.

69. Barber L, Scicchitano BM, Musaro A. Molecular and Cellular Mechanisms of Muscle Aging and Sarcopenia and Effects of Electrical Stimulation in Seniors. Eur J Transl Myol 2015; 25: 231-6.

70. Koutsou AD, Moreno JC, Del Ama AJ, Rocon E, Pons JL. Advances in selective activation of muscles for non-invasive motor neuroprostheses. J Neuroeng Rehabil 2016; 13: 56. doi: 10.1186/s12984-016-0165-2.

71. Casco S, Fuster I, Galeano R, Moreno JC, Pons JL, Brunetti F. Towards an ankle neuroprosthesis for hybrid robotics: Concepts and current sources for functional electrical stimulation. IEEE Int Conf Rehabil Robot 2017; 2017: 1660-1665. doi: 10.1109/ICORR.2017.8009486.

72. Makowski NS, Kobetic R, Lombardo LM, Foglyano KM, Pinault G, Selkirk SM, Triolo RJ. Improving Walking with an Implanted Neuroprosthesis for Hip, Knee, and Ankle Control After Stroke. Am J Phys Med Rehabil 2016; 95: 880-888.

73. Valtin M, Kociemba K, Behling C, Kuberski B, Becker S, Schauer T. RehaMovePro: A Versatile Mobile Stimulation System for Transcutaneous FES Applications. Eur J Transl Myol 2016; 26: 203-208.

74. Memberg WD, Polasek KH, Hart RL, Bryden AM, Kilgore KL, Nemunaitis GA, Hoyen HA, Keith MW, Kirsch RF. Implanted neuroprosthesis for restoring arm and hand function in people with high level tetraplegia. Arch Phys Med Rehabil 2014; 95: 1201-1211.

75. Malesevic NM, Popovic Maneski LZ, Ilic V, Jorgovanovic N, Bijelic G, Keller T, Popovic DB. A multi-pad electrode based functional electrical stimulation system for restoration of grasp. J Neuroeng Rehabil. 2012; 9: 66. doi: 10.1186/1743-0003-9-66.

76. Hugosdóttir R, Jónasson S Þ, Sig Þ órsson H, Helgason Þ. Feasibility Study of a Novel Electrode Concept for a Neuroprosthesis for Augmentation of Impaired Finger Functions. Eur J Trans Myol - Basic Appl Myol 2014; 24: 209-215.

77. Laubacher M, Aksöoz EA, Binder-Macleod S, Hunt KJ. Comparison of proximally versus distally placed spatially distributed sequential stimulation electrodes in a dynamic knee extension task. Eur J Transl Myol 2016; 26: 110-115.

78. Prenton S, Kenney LP, Stapleton C, Cooper G, Reeves ML, Heller BW, Sobuh M, Barker AT, Healey J, Good TR, Thies SB, Howard D, Williamson T. Feasibility study of a take-home array-based functional electrical stimulation system with automated setup for current functional electrical stimulation users with foot-drop. Arch Phys Med Rehabil 2014; 95:1870-7.

79. Malešević J, Dedijer Dujović S, Savić AM, Konstantinović L, Vidaković A, Bijelić G, Malešević N, Keller T. A decision support system for electrode shaping in multi-pad FES foot drop correction. J Neuroeng Rehabil 2017; 14:66. doi. 10.1186/s12984-017-0275-5.

80. De Marchis C, Santos Monteiro T, Simon-Martinez C, Conforto S, Gharabaghi A. Multi-contact functional electrical stimulation for hand opening: electrophysiologically driven identification of the optimal stimulation site. J Neuroeng Rehabil. 2016; 13: 22. doi: 10.1186/s12984-016-0129-6.

81. Daly JJ, Zimbelman J, Roenigk KL, McCabe JP, Rogers JM, Butler K, Burdsall R, Holcomb JP, Marsolais EB, Ruff RL. Recovery of coordinated gait: randomized controlled stroke trial of functional electrical stimulation (FES) versus no FES, with weight-supported treadmill and over-ground training. Neurorehabil Neural Repair. 2011; 25: 588-96.

82. Bailey SN, Hardin EC, Kobetic R, Boggs LM, Pinault G, Triolo RJ. Neurotherapeutic and neuroprosthetic effects of implanted functional electrical stimulation for ambulation after incomplete spinal cord injury. J Rehabil Res Dev 2010; 47: 7-16.

83. Polasek KH, Hoyen HA, Keith MW, Kirsch RF, Tyler DJ. Stimulation stability and selectivity of chronically implanted multicontact nerve cuff electrodes in the human upper extremity. IEEE Trans Neural Syst Rehabil Eng 2009; 17: 428-37.

84. Ilfeld BM, Gabriel RA, Saulino MF, Chae J, Peckham PH, Grant SA, Gilmore CA, Donohue MC, deBock MG, Wongsarnpigoon A, Boggs JW. Infection Rates of Electrical Leads Used for Percutaneous Neurostimulation of the Peripheral Nervous System. Pain Pract 2017; 17: 753-762. doi: 10.1111/papr.12523.

85. Christie BP, Freeberg M, Memberg WD, Pinault GJC, Hoyen HA, Tyler DJ, Triolo RJ. Long-term stability of stimulating spiral nerve cuff electrodes on human peripheral nerves. J Neuroeng Rehabil. 2017; 14: 70. doi: 10.1186/s12984-017-0285-3.

86. Wurth S, Capogrosso M, Raspopovic S, Gandar J, Federici G, Kinany N, Cutrone A, Piersigilli A, Pavlova N, Guiet R, Taverni G, Rigosa J, Shkorbatova P, Navarro X, Barraud Q, Courtine G, Micera S. Long-term usability and bio-integration of polyimide-based intra-neural stimulating electrodes. Biomaterials 2017; 122: 114-129.

87. Davis R, Sparrow O, Cosendai G, Burridge JH, Wulff C, Turk R, Schulman J. Poststroke upper-limb rehabilitation using 5 to 7 inserted microstimulators: implant procedure, safety, and efficacy for restoration of function. Arch Phys Med Rehabil 2008; 89: 1907-12.

88. Melo PL, Silva MT, Martins JM, Newman DJ. Technical developments of functional electrical stimulation to correct drop foot: sensing, actuation and control strategies. Clin Biomech 2015; 30: 101-13.

89. Li Z, Guiraud D, Andreu D, Fattal C, Gelis A, Hayashibe M. A Hybrid Functional Electrical Stimulation for Real-Time Estimation of Joint Torque and Closed-Loop Control of Muscle Activation. Eur J Transl Myol 2016; 26: 193-196.

90. Riebold B, Nahrstaedt H, Schultheiss C, Seidl RO, Schauer T. Multisensor Classification System for Triggering FES in Order to Support Voluntary Swallowing. Eur J Transl Myol 2016; 26: 287-291.

91. Imatz-Ojanguren E, Irigoyen E, Valencia-Blanco D, Keller T. Neurofuzzy models for hand movements induced by functional electrical stimulation in able-bodied and hemiplegic subjects. Med Eng Phys 2016; 38: 1214-1222.

92. Gui K, Yokoi H, Zhang D. Human-FES Cooperative Control for Wrist Movement: A Preliminary Study. Eur J Transl Myol 2016; 26: 235-238.

93. Freeman C, Exell T, Meadmore K, Hallewell E, Hughes AM. Computational models of upper-limb motion during functional reaching tasks for application in FES-based stroke rehabilitation. Biomed Tech 2015; 60: 179-91.

94. Downey RJ, Cheng TH, Bellman MJ, Dixon WE. Switched tracking control of the lower limb during asynchronous neuromuscular electrical stimulation: theory and experiments. IEEE Trans Cybern 2017; 47: 1251-1262.

95. Grimm F, Walter A, Spüler M, Naros G, Rosenstiel W, Gharabaghi A. Hybrid Neuroprosthesis for the Upper Limb: Combining Brain-Controlled Neuromuscular Stimulation with a Multi-Joint Arm Exoskeleton. Front Neurosci 2016; 10: 367. doi: 10.3389/fnins.2016.00367.

96. Ha KH, Murray SA, Goldfarb M. An Approach for the Cooperative Control of FES With a Powered Exoskeleton During Level Walking for Persons With Paraplegia. IEEE Trans Neural Syst Rehabil Eng 2016; 24: 455-66.

97. Kirsch N, Alibeji N, Fisher L, Gregory C, Sharma N. A semi-active hybrid neuroprosthesis for restoring lower limb function in paraplegics. Conf Proc IEEE Eng Med Biol Soc 2014; 2014: 2557-60.

98. Tan JF, Masani K, Vette AH, Zariffa J, Robinson M, Lynch C, Popovic MR. Inverted Pendulum Standing Apparatus for Investigating Closed-Loop Control of Ankle Joint Muscle Contractions during Functional Electrical Stimulation. Int Sch Res Notices 2014; 2014: 192097. doi:

10.1155/2014/192097.

99. Patel K, Milosevic M, Nakazawa K, Popovic MR, Masani K. Wheelchair Neuroprosthesis for Improving Dynamic Trunk Stability. IEEE Trans Neural Syst Rehabil Eng 2017; doi: 10.1109/TNSRE.2017.2727072.

100. Laursen CB, Nielsen JF, Andersen OK, Spaich EG. Feasibility of Using Lokomat Combined with Functional Electrical Stimulation for the Rehabilitation of Foot Drop. Eur J Transl Myol 2016; 26: 268-273.

101. McGie SC, Zariffa J, Popovic MR, Nagai MK. Short-term neuroplastic effects of brain-controlled and muscle-controlled electrical stimulation. Neuromodulation 2015; 18: 233-40.

102. Savić AM, Malešević NM, Popović MB. Feasibility of a hybrid brain-computer interface for advanced functional electrical therapy. ScientificWorldJournal 2014; 2014: 797128. doi: 10.1155/2014/797128

103. Ibáñez J, Monge-Pereira E, Molina-Rueda F, Serrano JI, Del Castillo MD, Cuesta-Gómez A, Carratalá-Tejada M, Cano-de-la-Cuerda R, Alguacil-Diego IM, Miangolarra-Page JC, Pons JL. Low Latency Estimation of Motor Intentions to Assist Reaching Movements along Multiple Sessions in Chronic Stroke Patients: A Feasibility Study. Front Neurosci 2017; 11: 126. doi: 10.3389/fnins.2017.00126

104. Vučković A1, Wallace L, Allan DB. Hybrid brain-computer interface and functional electrical stimulation for sensorimotor training in participants with tetraplegia: a proof-of-concept study. J Neurol Phys Ther 2015; 39: 3-14.

105. del-Ama AJ, Gil-Agudo A, Pons JL, Moreno JC. Hybrid FES-robot cooperative control of ambulatory gait rehabilitation exoskeleton. J Neuroeng Rehabil 2014; 11: 27. doi: 10.1186/1743-0003-11-27.

106. Grimm F, Walter A, Spüler M, Naros G, Rosenstiel W, Gharabaghi A. Hybrid Neuroprosthesis for the Upper Limb: Combining Brain-Controlled Neuromuscular Stimulation with a Multi-Joint Arm Exoskeleton. Front Neurosci 2016; 10: 367. doi: 10.3389/fnins.2016.00367

107. Looned R, Webb J, Xiao ZG, Menon C. Assisting drinking with an affordable BCI-controlled wearable robot and electrical stimulation: a preliminary investigation. J Neuroeng Rehabil 2014; 11: 51. doi: 10.1186/1743-0003-11-51

108. Ajiboye AB, Willett FR, Young DR, Memberg WD, Murphy BA, Miller JP, Walter BL, Sweet JA, Hoyen HA, Keith MW, Peckham PH, Simeral JD, Donoghue JP, Hochberg LR, Kirsch RF. Restoration of reaching and grasping movements through brain-controlled muscle stimulation in a person with tetraplegia: a proof-of-concept demonstration. Lancet 2017; 389: 1821-1830

109. Strbac M, Kočović S, Markovič M, Popović DB. Microsoft kinect-based artificial perception system for control of functional electrical stimulation assisted grasping. Biomed Res Int 2014; 2014: 740469. doi: 10.1155/2014/740469

110. Kumar D, Verma S, Bhattacharya S, Lahiri U. Audio-Visual Stimulation in Conjunction with Functional Electrical Stimulation to Address Upper Limb and Lower Limb Movement Disorder. Eur J Transl Myol 2016; 26: 6030. doi: 10.4081/ejtm.2016.6030

111. Tong RKY, Wang X, Leung KWC, Lee GTY, Lau CCY, Wai HW, Pang PMK, Leung HC. How to prepare a person with complete spinal cord injury to use surface electrodes for FES trike cycling. IEEE Int Conf Rehabil Robot 2017; 2017: 801-805.

112. Howlett OA, Lannin NA, Ada L, McKinstry C. Functional electrical stimulation improves activity after stroke: a systematic review with meta-analysis. Arch Phys Med Rehabil 2015; 96: 934-43.

113. Lieberson W, Holmquest H, Scot D, Dow M. Functional electrotherapy: stimulation of the peroneal nerve synchronized with the swing phase of the gait of hemiplegia patients. Arch Phys Med Rehabil 1961; 42: 101-105.

114. Wieler M, Stein RB, Ladouceur M, Whittaker M, Smith AW, Naaman S, Barbeau H, Bugaresti J, Aimone E. Multicenter evaluation of electrical stimulation systems forwalking. Arch Phys Med Rehabil 1999; 80: 495-500.

115. van der Aa HE, Bultstra G, Verloop AJ, Kenney L, Holsheimer J, Nene A, Hermens HJ, Zilvold G, Buschman HP. Application of a dual channel peroneal nerve stimulator in a patient with a ""central"" drop foot. Acta Neurochir Suppl 2002; 79: 105-107.

116. Sheffler LR, Hennessey M, Naples GG, Chae J. Peroneal nerve stimulation versus an ankle foot orthosis for correction of footdrop in stroke: impact in functional ambulation. Neurorehabil Neural Repair 2006; 20: 355-360.

117. Embrey DG, Holtz SL, Alon G, Brandsma BA, McCoy SW. Functional electrical stimulation to dorsiflexors and plantar flexors during gait to improve walking in adults with chronic hemiplegia. Arch Phys Med Rehabil. 2010;91:687-96.

118. Lee YH, Yong SY, Kim SH, Kim JH, Shinn JM, Kim Y, Kim S, Hwang S. Functional electrical stimulation to ankle dorsiflexor and plantarflexor using single foot switch in patients with hemiplegia from hemorrhagic stroke. Ann Rehabil Med 2014; 38: 310-6.

119. Chung Y, Kim JH, Cha Y, Hwang S. Therapeutic effect of functional electrical stimulation-triggered gait training corresponding gait cycle for stroke. Gait Posture 2014; 40: 471-5.

120. Ji SG, Cha HG, Kim MK, Lee CR. The effect of mirror therapy integrating functional electrical stimulation on the gait of stroke patients. J Phys Ther Sci 2014; 26: 497-9.

121. McCrimmon CM, King CE, Wang PT, Cramer SC, Nenadic Z, Do AH. Brain-controlled functional electrical stimulation therapy for gait rehabilitation after stroke: a safety study. J Neuroeng Rehabil 2015; 12: 57. doi: 10.1186/s12984-015-0050-4.

122. Bae YH, Ko YJ, Chang WH, Lee JH, Lee KB, Park YJ, Ha HG, Kim YH. Effects of Robot-assisted Gait Training Combined with Functional Electrical Stimulation on Recovery of Locomotor Mobility in Chronic Stroke Patients: A Randomized Controlled Trial. J Phys Ther Sci 2014; 26: 1949-53.

123. Srivastava S, Kao PC, Reisman DS, Scholz JP, Agrawal SK, Higginson JS. Robotic Assist-As-Needed as an Alternative to Therapist-Assisted Gait Rehabilitation. Int J Phys Med Rehabil 2016; 4: 370. doi: 10.4172/2329-9096.1000370

124. Merletti R, Zelaschi F, Latella D, Galli M, Angeli S, Sessa MB. A control study of muscle force recovery in hemiparetic patients during treatment with functional electrical stimulation. Scand J Rehabil Med 1978; 10: 147-154.

125. Nolan KJ, Yarossi M, Mclaughlin P. Changes in center of pressure displacement with the use of a foot drop stimulator in individuals with stroke. Clin Biomech 2015; 30: 755-61.

126. Gervasoni E, Parelli R, Uszynski M, Crippa A, Marzegan A, Montesano A, Cattaneo D. Effects of Functional Electrical Stimulation on Reducing Falls and Improving Gait Parameters in Multiple Sclerosis and Stroke. PM R 2017; 9: 339-347.

127. Chantraine F, Schreiber C, Kolanowski E, Moissenet F. Control of Stroke-Related Genu Recurvatum With Prolonged Timing of Dorsiflexor Functional Electrical Stimulation: A Case Study. J Neurol Phys Ther 2016; 40: 209-15.

128. Moon SH, Choi JH, Park SE. The effects of functional electrical stimulation on muscle tone and stiffness of stroke patients. J Phys Ther Sci 2017; 29: 238-241.

129. Sabuta SK, Sikdarb C, Kumarb K, Mahadevappa M. Functional electrical stimulation f dorsiflexor muscle: Effects on dorsiflexor strength, plantarflexor spasticity, and motor recovery in stroke patients. NeuroRehabilitation 2011;29:393-400.

130. Everaert DG, Thompson AK, Chong SL, Stein RB. Does functional electrical stimulation for foot drop strengthen corticospinal connections? Neurorehabil Neural Repair. 2010;24:168-77.

131. Prenton S, Hollands KL, Kenney LP. Functional electrical stimulation versus ankle foot orthoses for foot-drop: A meta-analysis of orthotic effects. J Rehabil Med 2016; 48: 646-656.

132. Dunning K, O'Dell MW, Kluding P, McBride K. Peroneal Stimulation for Foot Drop After Stroke: A Systematic Review. Am J Phys Med Rehabil 2015; 94: 649-64.

133. Awad LN, Reisman DS, Pohlig RT, Binder-Macleod SA. Identifying candidates for targeted gait rehabilitation after stroke: better prediction through biomechanics-informed characterization. J Neuroeng Rehabil 2016; 13: 84. DOI 10.1186/s12984-016-0188-8

134. Gandolla M, Ward NS, Molteni F, Guanziroli E, Ferrigno G, Pedrocchi A. The Neural Correlates of Long-Term Carryover following Functional Electrical Stimulation for Stroke. Neural Plast 2016; 2016: 4192718. doi: 10.1155/2016/4192718

135. de Kroon JR, IJzerman MJ. Electrical stimulation of the upper extremity in stroke: cyclic versus EMG-triggered stimulation. Clin Rehabil. 2008; 22: 690-7.

136. Pereira S, Mehta S, McIntyre A, Lobo L, Teasell RW. Functional electrical stimulation for improving gait in persons with chronic stroke. Top Stroke Rehabil 2012; 19: 491-8.

137. Schmidt MW, Hinder MR, Summers JJ, Garry MI. Long-lasting contralateral motor cortex excitability is increased by unilateral hand movement that triggers electrical stimulation of opposite homologous muscles. Neurorehabil Neural Repair 2011; 25: 521-30.

138. Knutson JS, Gunzler DD, Wilson RD, Chae J. Contralaterally controlled functional electrical stimulation improves hand dexterity in chronic hemiparesis: a randomized trial. Stroke 2016; 47: 2596-602.

139. Carda S, Biasiucci A, Maesani A, Ionta S, Moncharmont J, Clarke S, Murray MM, Millán JDR. Electrically Assisted Movement Therapy in Chronic Stroke Patients With Severe Upper Limb Paresis: A Pilot, Single-Blind, Randomized Crossover Study. Arch Phys Med Rehabil 2017; 98: 1628-1635.

140. Huang Z, Wang Z, Lv X, Zhou Y, Wang H, Zong S. A novel functional electrical stimulation-control system for restoring motor function of post-stroke hemiplegic patients. Neural Regen Res 2014; 9: 2102-10.

141. Alon G, Levitt AF, McCarthy PA. Functional Electrical Stimulation (FES) may modify the poor prognosis of stroke survivors with severe motor loss of the upper extremity. A preliminary study. Am. J Phys Med Rehabil 2008; 87: 627-636.

142. Shindo K, Fujiwara T, Hara J, Oba H, Hotta F, Tsuji T, Hase K, Liu M. Effectiveness of hybrid assistive neuromuscular dynamic stimulation therapy in patients with subacute stroke: a randomized controlled pilot trial. Neurorehabil Neural Repair 2011; 25: 830-7.

143. Fujiwara T, Kawakami M, Honaga K, Tochikura M, Abe K. Hybrid Assistive Neuromuscular Dynamic Stimulation Therapy: A New Strategy for Improving Upper Extremity Function in Patients with Hemiparesis following Stroke. Neural Plast 2017; 2017: 2350137. doi: 10.1155/2017/2350137

144. Marquez-Chin C, Marquis A, Popovic MR. EEG-Triggered Functional Electrical Stimulation Therapy for Restoring Upper Limb Function in Chronic Stroke with Severe Hemiplegia. Case Rep Neurol Med 2016; 2016: 9146213.

145. Mukaino M, Ono T, Shindo K, Fujiwara T, Ota T, Kimura A, Liu M, Ushiba J. Efficacy of brain-computer interface-driven neuromuscular electrical stimulation for chronic paresis after stroke. J Rehabil Med 2014; 46: 378-82.

146. Young BM, Williams J, Prabhakaran V. BCI-FES: could a new rehabilitation device hold fresh promise for stroke patients? Expert Rev Med Devices 2014; 11: 537-9.

147. Bó APL, da Fonseca LO, de Sousa ACC. FES-induced co-activation of antagonist muscles for upper limb control and disturbance rejection. Med Eng Phys 2016; 38: 1176-1184.

148. Persch AC, Page SJ, Murray C. Paretic upper extremity movement gains are retained months after training with an electrical stimulation neuroprosthesis. Arch Phys Med Rehabil 2012; 93: 2122-2125.

149. Powell J, Pandyan AD, Granat M, Cameron M, Stott DJ. Electrical stimulation of wrist extensors in poststroke hemiplegia. Stroke 1999; 30: 1384-1389.

150. Rosewilliam S, Malhotra S, Roffe C, Jones P, Pandyan AD. Can Surface Neuromuscular Electrical Stimulation of the Wrist and Hand Combined With Routine Therapy Facilitate Recovery of Arm Function in Patients With Stroke? Arch Phys Med Rehabil 2012; 93: 1715-21.

151. Nakipoğlu Yuzer GF, Köse Dönmez B, özgirgin N. A Randomized Controlled Study: Effectiveness of Functional Electrical Stimulation on Wrist and Finger Flexor Spasticity in Hemiplegia. Stroke Cerebrovasc Dis 2017; 26: 1467-1471.

152. Cuesta-Gómez A, Molina-Rueda F, Carratala-Tejada M, Imatz-Ojanguren E, Torricelli D, Miangolarra-Page JC. The Use of Functional Electrical Stimulation on the Upper Limb and Interscapular Muscles of Patients with Stroke for the Improvement of Reaching Movements: A Feasibility Study. Front Neurol 2017; 8: 186. doi: 10.3389/fneur.2017.00186

153. Bustamante C, Brevis F, Canales S, Millón S, Pascual R. Effect of functional electrical stimulation on the proprioception, motor function of the paretic upper limb, and patient quality of life: A case report. J Hand Ther 2016; 29: 507-514.

154. Eraifej J, Clark W, France B, Desando S, Moore D. Effectiveness of upper limb functional electrical stimulation after stroke for the improvement of activities of daily living and motor function: a systematic review and meta-analysis. Syst Rev 2017; 6: 40. doi: 10.1186/s13643-017-0435-5

155. Quandt F, Hummel FC. The influence of functional electrical stimulation on hand motor recovery in stroke patients: a review. Exp Transl Stroke Med 2014; 6: 9. doi: 10.1186/2040-7378-6-9

156. Page SJ, Levin L, Hermann V, Dunning K, Levine P. Longer versus shorter daily durations of electrical stimulation during task-specific practice in moderately impaired stroke. Arch Phys Med Rehabil. 2012; 93: 200-6.

157. Lee YY, Lin KC, Cheng HJ, Wu CY, Hsieh YW, Chen CK. Effects of combining robot-assisted therapy with neuromuscular electrical stimulation on motor impairment, motor and daily function, and quality of life in patients with chronic stroke: a double-blinded randomized controlled trial. J Neuroeng Rehabil 2015; 12: 96. doi: 10.1186/s12984-015-0088-3

158. McCabe J, Monkiewicz M, Holcomb J, Pundik S, Daly JJ. Comparison of robotics, functional electrical stimulation, and motor learning methods for treatment of persistent upper extremity dysfunction after stroke: a randomized controlled trial. Arch Phys Med Rehabil 2015; 96: 981-90.

159. Paci M, Nannetti L, Rinaldi LA. Glenohumeral subluxation in hemiplegia: An overview. J Rehabil Res Dev 2005; 42: 557-568.

160. Linn SL, Granat MH, Lees KR. Prevention of shoulder subluxation after stroke with electrical stimulation. Stroke 1999; 30: 963-968.

161. Koyuncu E, Nakipoğlu-Yüzer GF, Doğan A, Ozgirgin N. The effectiveness of functional electrical stimulation for the treatment of shoulder subluxation and shoulder pain in hemiplegic patients: A randomized controlled trial. Disabil Rehabil. 2010; 32: 560-6.

162. Vafadar AK, Côté JN, Archambault PS. Effectiveness of functional electrical stimulation in improving clinical outcomes in the upper arm following stroke: a systematic review and meta-analysis. Biomed Res Int 2015; 2015: 729768. doi: 10.1155/2015/729768

163. Schultheiss C, Schauer T, Nahrstaedt H, Seidl RO, Bieler J. Efficacy of EMG/Bioimpedance-Triggered Functional Electrical Stimulation on Swallowing Performance. Eur J Transl Myol 2016; 26: 6065. doi: 10.4081/ejtm.2016.6065

164. Bath PM, Scutt P, Love J, Clavé P, Cohen D, Dziewas R, Iversen HK, Ledl C, Ragab S, Soda H, Warusevitane A, Woisard V, Hamdy S. Pharyngeal Electrical Stimulation for Treatment of Dysphagia in Subacute Stroke: A Randomized Controlled Trial. Stroke 2016; 47: 1562-70.

165. Lee KW, Kim SB, Lee JH, Lee SJ, Ri JW, Park JG. The effect of early neuromuscular electrical stimulation therapy in acute/subacute ischemic stroke patients with Dysphagia. Ann Rehabil Med 2014; 38: 153-9.

166. Lim KB, Lee HJ, Yoo J, Kwon YG. Effect of low-frequency rtms and nmes on subacute unilateral hemispheric stroke with dysphagia. Ann Rehabil Med 2014; 38: 592-602.

167. Scutt P, Lee HS, Hamdy S, Bath PM. Pharyngeal electrical stimulation for treatment of poststroke dysphagia: individual patient data meta-analysis of randomised controlled trials. Stroke 2015; 2015: 429053. doi: 10.1155/2015/429053

168. Toyama K, Matsumoto S, Kurasawa M, Setoguchi H, Noma T, Takenaka K, Soeda A, Shimodozono M, Kawahira K. Novel neuromuscular electrical stimulation system for treatment of dysphagia after brain injury. Neurol Med Chir (Tokyo) 2014; 54: 521-8.

169. Terré R, Mearin F. A randomized controlled study of neuromuscular electrical stimulation in oropharyngeal dysphagia secondary to acquired brain injury. Eur J Neurol 2015; 22: 687-e44. doi: 10.1111/ene.12631

170. Xu K, He L, Mai J, Yan X, Chen Y. Muscle Recruitment and Coordination following Constraint-Induced Movement Therapy with Electrical Stimulation on Children with Hemiplegic Cerebral Palsy: A Randomized Controlled Trial. PLoS One 2015; 10: e0138608. doi: 10.1371/journal.pone.0138608

171. Yıldızgören MT, Nakipoğlu Yüzer GF, Ekiz T, Özgirgin N. Effects of neuromuscular electrical stimulation on the wrist and finger flexor spasticity and hand functions in cerebral palsy. Pediatr Neurol 2014; 51: 360-4.

172. Pool D, Valentine J, Bear N, Donnelly CJ, Elliott C, Stannage K. The orthotic and therapeutic effects following daily community applied functional electrical stimulation in children with unilateral spastic cerebral palsy: a randomised controlled trial. BMC Pediatr 2015; 15: 154. doi: 10.1186/s12887-015-0472-y

173. Mukhopadhyay R, Mahadevappa M, Lenka PK, Biswas A. Therapeutic effects of functional electrical stimulation on motor cortex in children with spastic Cerebral Palsy. Conf Proc IEEE Eng Med Biol Soc 2015; 2015: 3432-5.

174. El-Shamy SM, Abdelaal AA. WalkAide Efficacy on Gait and Energy Expenditure in Children with Hemiplegic Cerebral Palsy: A Randomized Controlled Trial. Am J Phys Med Rehabil 2016; 95: 629-38.

175. Chiu HC, Ada L. Effect of functional electrical stimulation on activity in children with cerebral palsy: a systematic review. Pediatr Phys Ther 2014; 26: 283-8.

176. Moll I, Vles JSH, Soudant DLHM, Witlox AMA, Staal HM, Speth LAWM, Janssen-Potten YJM, Coenen M, Koudijs SM, Vermeulen RJ. Functional electrical stimulation of the ankle dorsiflexors during walking in spastic cerebral palsy: a systematic review. Dev Med Child Neurol 2017. doi: 10.1111/dmcn.13501.

177. Bakkum AJ, Paulson TA, Bishop NC, Goosey-Tolfrey VL, Stolwijk-Swüste JM, van Kuppevelt DJ, de Groot S, Janssen TW. Effects of hybrid cycle and handcycle exercise on cardiovascular disease risk factors in people with spinal cord injury: A randomized controlled trial. J Rehabil Med 2015; 47: 523-30.

178. Kressler J, Ghersin H, Nash MS. Use of functional electrical stimulation cycle ergometers by individuals with spinal cord injury. Top Spinal Cord Inj Rehabil 2014; 20: 123-6.

179. Bajd T, Kralj A, Sega J, Turk R, Benko H, Strojnik P. Use of a two-channel functional electrical stimulator to stand paraplegic patients. Phys Ther 1981; 61: 526-527.

180. Kuzelicki J, Kamnik R, Bajd T, Obreza P, Benko H. Paraplegics standing up using multichannel FES and arm support. J Med Eng Technol 2002; 26: 106-110.

181. Gallien P, Brissot R, Eyssette M, Tell L, Barat M, Wiart L, Petit H. Restoration of gait by functional electrical stimulation for spinal cord injured patients. Paraplegia 1995; 33: 660-664.

182. Klose KJ, Jacobs PL, Broton JG, Guest RS, Needham-Shropshire BM, Lebwohl N, Nash MS, Green BA. Evaluation of a training program for persons with SCI paraplegia using the Parastep 1 ambulation system: part 1. Ambulation performance and anthropometric measures. Arch Phys Med Rehabil 1997; 78: 789-93.

183. Guiraud D, Azevedo Coste C, Benoussaad M, Fattal C. Implanted functional electrical stimulation: case report of a paraplegic patient with complete SCI after 9 years. J Neuroeng Rehabil 2014; 11: 15. doi: 10.1186/1743-0003-11-15

184. Obinata G, Fukada S, Matsunaga T, Iwami T, Shimada Y, Miyawaki K, Hase K, Nakayama A. Hybrid control of powered orthosis and functional neuromuscular stimulation for restoring gait. Conf Proc IEEE Eng Med Biol Soc. 2007; 2007: 4879-4882.

185. Kobetic R, Marsolais EB. Synthesis of paraplegic gait with multichannel functional neuromuscular stimulation. IEEE Trans Rehabil Eng 1994; 2: 66-79.

186. Audu ML, Lombardo LM, Schnellenberger JR, Foglyano KM, Miller ME, Triolo RJ. A neuroprosthesis for control of seated balance after spinal cord injury. J Neuroeng Rehabil 2015; 12: 8. doi: 10.1186/1743-0003-12-8.=

187. Lopes AC, Ochoa-Diaz C, Baptista RS, Fonseca LO, Fattal C, Coste CA, Bó AP2, Fachin-Martins E. Electrical Stimulation to Reduce the Overload in Upper Limbs During Sitting Pivot Transfer in Paraplegic: A Preliminary Study. Eur J Transl Myol 2016; 26: 6223. doi: 10.4081/ejtm.2016.6223

188. Jovic J, Azevedo Coste C, Fraisse P, Henkous S, Fattal C. Coordinating Upper and Lower Body During FES-Assisted Transfers in Persons With Spinal Cord Injury in Order to Reduce Arm Support. Neuromodulation 2015; 18: 736-43.

189. King CE, Wang PT, McCrimmon CM, Chou CC, Do AH, Nenadic Z. The feasibility of a brain-computer interface functional electrical stimulation system for the restoration of overground walking after paraplegia. J Neuroeng Rehabil 2015; 12: 80. doi: 10.1186/s12984-015-0068-7.

190. Peckham PH, Keith MW, Kilgore KL, Grill JH, Wuolle KS, Thrope GB, Gorman P, Hobby J, Mulcahey MJ, Carroll S, Hentz VR, Wiegner A. Efficacy of an Implanted Neuroprosthesis for Restoring Hand Grasp in Tetraplegia: A Multicenter Study. Arch Phys Med Rehabil 2001; 82: 1380-8.

191. Wheeler CA, Peckham PH. Wireless wearable controller for upper-limb neuroprosthesis. J Rehabil Res Dev 2009; 46: 243-56.

192. Kilgore KL, Hoyen HA, Bryden AM, Hart RL, Keith MW, Peckham PH. An implanted upper-extremity neuroprosthesis using myoelectric control. J Hand Surg Am 2008; 33: 539-50.

193. Mulcahey MJ, Betz1 RR, Kozin1 SH, Smith BT, Hutchinson D, Lutz C. Implantation of the Freehand Systems during initial rehabilitation using minimally invasive techniques. Spinal Cord 2004; 42: 146-155.

194. Taylor P, Esnouf J, Hobby J. Pattern of use and user satisfaction of Neuro Control Freehand system. Spinal Cord 2001; 39: 156-160.

195. Memberg WD, Crago PE, Keith MW. Restoration of elbow extension via functional electrical stimulation in individuals with tetraplegia. J Rehabil Res Dev 2003; 40: 477-86.

196. Tong KY, Mak FA, Ip WY. Combined control for functional electrical stimulation hand grasp systems using mminiature accelerometers and gyroscopes. Med Biol Eng Comput 2003; 41: 710-717.

197. Gan LS, Ravid E, Kowalczewski JA, Olson JL, Morhart M, Prochazka A. First permanent implant of nerve stimulation leads activated by surface electrodes, enabling hand grasp and release: the stimulus router neuroprosthesis. Neurorehabil Neural Repair 2012; 26: 335-343.

198. Lewis JM, Cheng EY. Non-traditional management of the neurogenic bladder: tissue engineering and neuromodulation. ScientificWorldJournal 2007; 7: 1230-1241.

199. Decter RM, Snyder P, Laudermilch C. Transurethral electrical bladder stimulation: a followup report. J Uro. 1994; 152: 812-814.

200. Sievert KD, Amend B, Gakis G, Toomey P, Badke A, Kaps HP, Stenzl A. Early sacral neuromodulation prevents urinary incontinence after complete spinal cord injury. Ann Neurol 2010; 67: 74-84.

201. Lombardi G, Nelli F, Mencarini M, Popolo GD. Clinical concomitant benefits on pelvic floor dysfunctions after sacral neuromodulation in patients with incomplete spinal cord injury. Spinal Cord 2011; 49: 629-636.

202. Lee YH, Kim SH, Kim JM, Im HT, Choi IS, Lee KW. The effect of semiconditional dorsal penile nerve electrical stimulation on capacity and compliance of the bladder with deformity in spinal cord injury patients: a pilot study. Spinal Cord 2012; 50: 289-293.

203. Radziszewski K, Zielinski H, Radziszewski P, Swiecicki R. Transcutaneous electrical stimulation of urinary bladder in patients with spinal cord injuries. Int Urol Nephrol 2009; 41: 497-503.

204. Howards SS, Jones EV, Wind TC, Edlich RF. Functional electrical stimulation for ejaculation. J Long Term Eff Med Implants 2002; 12: 201-209.

205. Shafik A, Shafik AA, Shafik IA, El Sibai O. Percutaneous perineal electrostimulation induces erection: clinical significance in patients with spinal cord injury and erectile dysfunction. Spinal Cord Med 2008; 31: 40-43.

206. DiMarco AF, Kowalski KE, Geertman RT, Hromyak DR. Lower thoracic spinal cord stimulation to restore cough in patients with spinal cord injury: results of a National Institutes of Health-Sponsored clinical trial Part I: Methodology and effectiveness of expiratory muscle activation. Arch Phys Med Rehabil 2009; 90: 717-725.

207. Assouada J, Masmoudia H, Gonzalez-Bermejoc J, Morélot-Panzinic C, Diope M, Grunenwalda D, Similowskic T. Diaphragm pacing after bilateral implantation of intradiaphragmatic phrenic stimulation electrodes through a transmediastinal endoscopic minimally invasive approach: pilot animal data. European Journal of Cardio-Thoracic Surgery 2012; 42: 333-339.

208. Lee BB, Boswell-Ruys C, Butler JE, Gandevia SC. Surface functional electrical stimulation of the abdominal muscles to enhance cough and assist tracheostomy decannulation after high-level spinal cord injury. J Spinal Cord Med 2008; 31: 78-82.

209. Okuno Y, Takahashi R, Sewa Y, Ohse H, Imura S, Tomita K. Functional electrical stimulation to the abdominal wall muscles synchronized with the expiratory flow does not induce muscle fatigue. J Phys Ther Sci 2017; 29: 484-486.

210. Sewa Y, Tomita K, Okuno Y, Ose H, Imura S. Respiratory flow and vital signs associated with the intensity of functional electrical stimulation delivered to human abdominal muscles during quiet breathing. J Phys Ther Sci 2016; 28: 3337-3341.

211. McCaughey EJ, Berry HR, McLean AN, Allan DB, Gollee H. Abdominal Functional Electrical Stimulation to Assist Ventilator Weaning in Acute Tetraplegia: A Cohort Study. PLoS One 2015; 10: e0128589. doi: 10.1371/journal.pone.0128589

212. McCaughey EJ, McLean AN, Allan DB, Gollee H. Abdominal functional electrical stimulation to enhance mechanical insufflation-exsufflation. J Spinal Cord Med 2016; 39: 720-725.

213. Haviv L, Friedman H, Bierman U, Glass I, Plotkin A, Weissbrod A, Shushan S, Bluvshtein V, Aidinoff E, Sobel N, Catz A. Using a Sniff Controller to Self-Trigger Abdominal Functional Electrical Stimulation for Assisted Coughing Following Cervical Spinal Cord Lesions. IEEE Trans Neural Syst Rehabil Eng. 2017; 25: 1461-1471.

214. Costa TD, Nogueira-Neto GN, Nohama P. Cough detection through mechanomyographic signal in synchronized respiratory electrical stimulation systems. Conf Proc IEEE Eng Med Biol Soc 2015; 2015: 4590-3.

215. McCaughey EJ, Borotkanics RJ, Gollee H, Folz RJ, McLachlan AJ. Abdominal functional electrical stimulation to improve respiratory function after spinal cord injury: a systematic review and meta-analysis. Spinal Cord 2016; 54: 628-39.

216. Schardong J, Kuinchtner GC, Sbruzzi G, Plentz RDM, Silva AMVD. Functional electrical stimulation improves muscle strength and endurance in patients after cardiac surgery: a randomized controlled trial. Braz J Phys Ther 2017; 21: 268-273.

217. Parissis J, Farmakis D, Karavidas A, Arapi S, Filippatos G, Lekakis J. Functional electrical stimulation of lower limb muscles as an alternative mode of exercise training in chronic heart failure: practical considerations and proposed algorithm. Eur J Heart Fail 2015; 17: 1228-30.

218. Gomes Neto M, Oliveira FA, Reis HF, de Sousa Rodrigues- E Jr, Bittencourt HS, Oliveira Carvalho V. Effects of neuromuscular electrical stimulation on physiologic and functional measurements in patients with heart failure: a systematic review with meta-analysis. J Cardiopulm Rehabil Prev 2016; 36: 157-66.

219. Coquart JB, Grosbois JM, Olivier C, Bart F, Castres I, Wallaert B. Home-based neuromuscular electrical stimulation improves exercise tolerance and health-related quality of life in patients with COPD. Int J Chron Obstruct Pulmon Dis 2016; 11: 1189-97.

220. Maddocks M, Nolan CM, Man WD, Polkey MI, Hart N, Gao W, Rafferty GF, Moxham J, Higginson IJ. Neuromuscular electrical stimulation to improve exercise capacity in patients with severe COPD: a randomised double-blind, placebo-controlled trial. Lancet Respir Med 2016; 4: 27-36.

221. Rane L, Bull AM. Functional electrical stimulation of gluteus medius reduces the medial joint reaction force of the knee during level walking. Arthritis Res Ther 2016; 18: 255.

222. Laufer Y, Shtraker H, Elboim Gabyzon M. The effects of exercise and neuromuscular electrical stimulation in subjects with knee osteoarthritis: a 3-month follow-up study. Clin Interv Aging 2014; 9: 1153-61.

223. Yoshida Y, Ikuno K, Shomoto K. Comparison of the Effect of Sensory-Level and Conventional Motor-Level Neuromuscular Electrical Stimulations on Quadriceps Strength After Total Knee Arthroplasty: A Prospective Randomized Single-Blind Trial. Arch Phys Med Rehabil 2017. pii: S0003-9993(17)30381-7. doi: 10.1016/j.apmr.2017.05.005. [Epub ahead of print]

224. Demircioglu DT, Paker N, Erbil E, Bugdayci D, Emre TY. The effect of neuromuscular electrical stimulation on functional status and quality of life after knee arthroplasty: a randomized controlled study. J Phys Ther

Sci 2015; 27: 2501-6.

225. Glaviano NR, Huntsman S, Dembeck A, Hart JM, Saliba S. Improvements in kinematics, muscle activity and pain during functional tasks in females with patellofemoral pain following a single patterned electrical stimulation treatment. Clin Biomech (Bristol, Avon) 2016; 32: 20-7.

226. Cudia P, Weis L, Baba A, Kiper P, Marcante A, Rossi S, Angelini C, Piccione F. Effects of Functional Electrical Stimulation Lower Extremity Training in Myotonic Dystrophy Type I: A Pilot Controlled Study. Am J Phys Med Rehabil 2016; 95: 809-817.

227. Kilinç M, Yildirim SA, Tan E. The effects of electrical stimulation and exercise therapy in patients with limb girdle muscular dystrophy. A controlled clinical trial. Neurosciences (Riyadh) 2015; 20: 259-66.

228. Patsaki I, Gerovasili V, Sidiras G, Karatzanos E, Mitsiou G, Papadopoulos E, Christakou A, Routsi C, Kotanidou A, Nanas S. Effect of neuromuscular stimulation and individualized rehabilitation on muscle strength in Intensive Care Unit survivors: A randomized trial. J Crit Care 2017; 40: 76-82.

229. Roxo RS, Xavier VB, Miorin LA, Magalhães AO, Sens YA, Alves VL. Impact of neuromuscular electrical stimulation on functional capacity of patients with chronic kidney disease on hemodialysis. J Bras Nefrol 2016; 38: 344-350.

230. Esteve V, Carneiro J, Moreno F, Fulquet M, Garriga S, Pou M, Duarte V, Saurina A, Tapia I, Ramírez de Arellano M. The effect of neuromuscular electrical stimulation on muscle strength, functional capacity and body composition in haemodialysis patients. Nefrologia 2017; 37: 68-77.

231. Miller L, McFadyen A, Lord AC, Hunter R, Paul L, Rafferty D, Bowers R, Mattison P. Functional Electrical Stimulation for Foot Drop in Multiple Sclerosis: A Systematic Review and Meta-Analysis of the Effect on Gait Speed. Arch Phys Med Rehabil 2017; 98: 1435-1452.

232. Backus D, Burdett B, Hawkins L, Manella C, McCully KK, Sweatman M. Outcomes After Functional Electrical Stimulation Cycle Training in Individuals with Multiple Sclerosis Who Are Nonambulatory. Int J MS Care 2017; 19: 113-121.

233. Bersch I, Tesini S, Bersch U, Frotzler A. Functional Electrical Stimulation in Spinal Cord Injury: Clinical Evidence Versus Daily Practice. Artif Organs 2015; 39: 849-54.

CHAPTER 13

재활의학적 중재 시술치료
Intervertional Pain Management Procedure

| 성덕현, 정선근, 김기원

I. 개요

재활의학적 중재 시술치료는 근골격계 통증을 완화하여 치료적 운동과 같은 능동적 재활에 적극적으로 참여하도록 도와주는 중요한 치료 방법이다. 즉, 재활의학적 중재 시술치료의 치료 목적은 통증 완화 자체가 아니라 손상되어 아픈 근골격계를 건강하게 만드는 큰 과정의 한 부분이 되어야 한다는 것이다. 따라서, 통증을 완화하는 시술이 근골격계를 강화하는 목적에 부합되지 않거나 오히려 장기적으로 손상을 가속화할 우려가 있다면 적절한 재활의학적 중재 시술치료라고 볼 수가 없다. 통증 완화 자체가 기본 목적인 '통증 시술'과 재활의학적 중재 시술을 구분하는 근본적인 차이점이다.

상기의 관점에서 볼 때, 방사통의 치료를 위해 사용되는 경막외 스테로이드 주사는 탈출된 수핵에 의해 발생한 신경근 염증을 완화하여[1] 방사통의 근본 원인을 제거하고 통증을 줄여 보다 적극적 재활 과정을 가능하게 한다. 이를 통해 손상된 디스크의 회복을 촉진하고 재손상을 막을 수 있기 때문에 중요한 치료적 의미를 갖는다. 5년간의 장기 추적관찰을 통하여 경막외 스테로이드 주사(epidural steroid injection)는 심한 방사통이 있을 때 수술을 피하고 보존적으로 극복할 수 있는 방법으로 정확히 보고되어[2] 있다.

이에 반해 후방관절강내 스테로이드 주사는 후방관절에서 유래되는 통증을 줄이는데 도움이 되지만 후방관절증은 염증성 통증보다 기계적 통증이 더 우세하므로 스테로이드 주사의 효과가 크지 않아 척추 통증 재활 과정에서 반드시 필요한 시술은 아니다. 급성 후방관절 통증이 있을 때 대증적 치료로 사용될 수는 있다.

만성 후방관절증으로 인한 지속적인 통증에 대해 후방관절에서 유래하는 통증을 아예 차단하기 위해 후방관절의 감각을 지배하는 내측분지(medial branch)를 파괴하는 신경절제술(neurotomy)을 시행한다. 그러나 임상시험마다 보고되는 효과는 천차만별이다. 통상 6개월 이내의 단기적 통증 경감 효과는 있다고 간주하지만 성공률이 65% 정도에 그친다.[3] 이처럼 크지 않은 효과에 비해 척추다열근에 탈신경을 초래하고[4] 이론적으로는 후방관절에 신경인성 관절(neuropathic joint, Charcot joint)이 발생할 우려가 있어 장기적 관점에서 볼 때 적절한 재활 중재시술이라 볼 수 없다. 내측분지 신경절제술 후 평균 7개월에 촬영된 MRI에서 척추다열근이 위축되고 해당 레벨 디스크의 퇴행이 더 빨리 진행되었다는 보고[5]는 이러한 우려를 확인해준다.

2000년대 초반부터 각광을 받기 시작한 디스크조영술(discography)과 디스크내 수핵성형술(intra-discal nucleo-plasty)은 최근 진단적/치료적 의미가 없으며 오히려 시술 후 디스크의 퇴행을 촉진시킬 수 있다는 연구결과가 쏟아져 나오며 임상적 적용이 급격히 줄고 있다. 디스크조영술의 경우 임상 시험에서 요통이 없어도 위양성 결과를 보이는 경우가 허다함이 보고[6] 되었고 이들을 5년간 추적 관찰하여 디스크조영술상 양성 소견이 미래에 발생할 요통을 예측하지도 못함을 밝혔다.[7] 같은 피험자들을 10년 후에 다시 조사해보니 10년 전에 받은 디스크조영술로 디스크 퇴행이 가속화되고 디스크 탈출을 조장하여[8] 급기야 척추 수술건수, 척추 검사건수, 통증 빈도, 실직 빈도 등을 높게 하는 것으로 보고[9]되었다. 한마디로 디스크조영술은 백해 무익하다는 결과이다. 디스크내 수핵성형술(intra-discal nucleoplasty)은 기구개발자의 연구에서는 긍정적인 결과를 보이나 엄밀하게 디자인된 제 3자 연구에서는 가짜 시술보다 효과가 나빴다는 결과[10]를 보였다. 동물실험에서도 치료적 기전으로 알려진 섬유륜의 탈신경 보다는 오히려 섬유륜 자체의 괴사가 관찰되었다.[11] 따라서, 디스크조영술이나 디스크내 수핵성형술은 적절한 재활 시술이라고 볼 수 없다.

모든 의학적 치료가 그러하듯이 재활의학적 중재 시술에도 흔히 부작용이 동반된다. 가볍게는 스테로이드 제제에 의한 단기적 국소/전신 부작용부터 장기간 투약에 의한 쿠싱 증후군도 발생할 수 있다.[12] 가임기 여성의 경우 약 50%에서 생리불순이 발생할 수 있으며[13] 당뇨병이 있는 경우 시술 당일부터 약 2[14]~7[15]일간 혈당이 증가될 수 있어 시술 전 이에 대한 설명이 필요하다. 시술 직후 급격한 혈압 강하를 보이는 혈관미주신경실신(vaso-vagal syncope)이나[16] 시술 직후 일시적인 운동 및 감각 신경 마비가 올 수도 있다. 시술 후 한동안 통증이 더 심해지는 post-injection flaring도 드물지 않게 보는 부작용이지만 대부분 시간이 지나면서 호전되는 경미한 부작용이다. 그러나 시술에 의해 세균성 골수염이나 추간판염이 발생할 수도 있다. 2012년에는 미국에서 진균에 감염된 스테로이드제제를 사용하여 진균성 뇌수막염 등 심각한 부작용이 대규모로 발병했던 적도 있다.[17] 척수나 뇌를 공급하는 동맥이 차단되어 척수경색[18, 19]이나 뇌경색이 발생[20, 21]하는 경우 심각한 장애나 심지어는 사망에 이를 수도 있어 시술을 계획할 때는 반드시 시술의 효과가 잠재적 부작용에 비해 충분히 클 것인지 꼼꼼히 따져봐야 한다.

본 챕터에서는 척추 시술과 관절 시술을 다룬다. 최근 근골격계 초음파의 발전으로 척추/관절 시술에 초음파 유도가 적극적으로 사용된다. 그러나 척추 시술의 경우 주사 침 끝이 뼈로 둘러 쌓여진 부위까지 진입해야 하는 경우가 많으며 조영 패턴을 확인 할 필요가 있어 여전히 투시 영상 유도가 초음파 유도보다 더 효과적이며 많이 사용된다. 따라서, 척추 시술은 투시 영상 유도를 기준으로 기술한다.

II. 요추 중재 시술치료

1. 개요

요통은 정상인의 80%가 겪는 문제로 많은 사회경제적 문제를 초래하는 문제이나 그 진단과 치료가 쉽지 않은 것으로 알려져 있다. 전체 요통의 약 85%는 정확한 진단이 불가능하다고 알려져 있으나 최근 임상해부학, 영상의학, 신경생리학 등의 발전으로 요통을 일으키는 해부학적 조직에 대한 이해가 높아지며 이에 대한 정확한 중재 시술의 효용성이 높아지고 있다. 요추 중재 시술은 요추 디스크 탈출증으로 인한 신경근 병증에서 발생되는 하지 방사통에는 매우 중요한 치료 단계로 자리 잡고 있다.

2014년 북미척추학회에서 발표한 근거기반 임상가이드라인(North American Spine Society's (NASS) Evidence-Based Clinical Guideline for the Diagnosis and Treatment of Lumbar Disc Herniation with Radiculopathy)[22]에 따르면 요추 추간판 탈출증으로 인해 유발되는 방사통에 대한 단기적(2~4주) 효과를 위한 경추간공 경막외 스테로이드 주사는 추천등급(Grade of recommendation) A로 발표되었다. 중요한 것은 요추 중재 시술 치료를 시행하여 통증이 감소된 후 적절한 재활치료를 통해 요추부의 불안정성을 해결하고 건강한 생체역학을 회복해야만 요통에 대한 올바른 치료가 된다는 것이다.

2. 경막외 주사법

1) 경막외 주사법의 역사
1930년 전후로 이미 경막외 식염수 주사를 이용하여 하지 방사통을 치료하려는 시도가 있었다.[23] 1925년 Evans와

1930년 Viner 등은 많은 양의 생리식염수를 주사하여 경막외 공간의 유착을 해소하려 하였으나 그 치료 성공률은 14% 정도에 그쳤고, 1953년 Lievre 등의 좌골신경통에 대해 경막외 스테로이드 주사를 시작으로 1960년대에 접어들면서 비로소 추간판 탈출증에 의한 하지 방사통에 대한 치료의 한 방법으로 소개되기 시작하였다. 1970년대 말부터 발표된 실험적 연구 결과와 1980년대에 획기적으로 발전한 영상 기술들에 의해 추간판 탈출에 의한 하지 방사통이 단지 기계적인 압박에 의해서만 생기는 것이 아니라는 사실이 확인되었다. 이후 경막외 스테로이드 주사는 더욱 널리 사용되기 시작하였으며 많은 임상 결과(대조군 없는)가 보고되어 낮게는 39%에서 높게는 100%의 성공률이 발표되기도 하였다.[24] 경막외 스테로이드 주사의 효과는 일시적인 것이며 하지 방사통으로부터 회복되는 것은 자연 경과일 뿐이고 스테로이드 주사에 의해 탈출된 추간판이 줄어들 기회를 뺏을 수 있으며 반발 효과(rebound effect)에 의해 수술적 치료의 필요성이 더 높아질 수도 있고, 많지는 않지만 시술에 따르는 부작용도 있다는 등의 부정적인 의견도 있다. 잘 디자인된 대조군 연구들에서는 표 13-1에서 보는 것처럼 다양한 결과를 보이나 각각의 연구를 자세히 들여다 보면 추간판 탈출증으로 인한 신경근 통증에 대해 단기적으로 효과적인 통증 완화를 얻을 수 있음은 분명하고[25-27] 경우에 따라서는 이를 통하여 수술을 대체할 수도 있음[28, 29]이 증명되었고 스테로이드 주사에 의해 1년 이상 수술을 피할 수 있었던 경우는 최소한 5년까지 수술 회피 효과가 유지되는 것도 보고되었다.[2]

2) 경막외 스테로이드 주사법의 작용 기전

경막외 공간에 투여된 스테로이드의 치료 효과에 대해서는 항염증 작용, 신경조직에 대한 직접적인 안정화 효과, 말초 통증수용체의 조절 등의 기전으로 설명한다. 탈출된 추간판이 신경근을 기계적으로 압박하여 통증을 유발하며[30] 이러한 압박에 의한 통증이 스테로이드나 스테로이드와 국소마취제의 국소 주사로 감소될 수 있음이 동물실험을 통해서 밝혀졌다.[31] 이와 더불어 1990년대 초반부터 추간판 탈출에 의한 신경근병증이 단지 기계적인 압박만이 아니라 추간판 물질, 특히 수핵이 신경근에 접촉함으로 인해 발생되는 일련의 염증 반응에 의한 것이라는 연구 결과

표 13-1 | 경막외 스테로이드주사의 치료효과를 평가한 무작위 대조연구들

년도	저자	연구논문	대상자 수	접근법	주사횟수	결과
1995	Cuckler	J bone Joint Surg Am	73(C=42 C=31)	IL	1	Negative
1997	Kraemer	Eur spine J	49(T=24 C=25)	TF	1	Positive
1997	Carette	N Engl J Med	158(T=78 C=80)	IL	up to 3(2.1)	Negative
2000	Riew	J bone Joint Surg Am	55(T=28 C=27)	TF	1.6	Positive
2000	Kolsi	Joint Bone Spine	30(T=17 C=13)	TF	N-a	Negative
2000	Buchner	Clin Orthop Relat Res	36(T=17 C=19)	IL	3	Positive
2001	Karppinen	Spine	160(T=80 C=80)	TF	1	Negative
2002	Vad	Spine	48(T=25 C=23)	TF	1.7	Positive
2003	Thomas	Clin Rheumatol	31(T=15 C=16)	TF vs. IL	1	Positive
2004	Butterman	J bone Joint Surg Am	100(ESI=50 OF=50)	IL	up to 3	Positive
2005	Price	Health Technol Assess	228(T=120 C=108)	N-a	up to 3	Negative

1: the number of subjects of treatment (T) and control (C) groups.
2: interlaminar (IL) and transforaminal (TF) epidural steroid injection
3: the reported results were not simple to dichotomously as described in this table. Readers should refer to the original articles to understand the authors' opinions more clearly. N-a: information not available

들[30, 32-36]은 경막외 스테로이드 주사를 통해 신경근의 염증을 해소하는 치료에 더욱 중요한 근거가 되었다. 신경근에 대한 수핵의 작용이 허혈성 변화를 일으키는 결과는[37-39] 추간판 탈출증이 신경근 병변을 초래하는 또 다른 비기계적인 기전으로 알려져 있다.

추간판 손상으로 수핵이 섬유륜을 뚫고 추간판 밖으로 탈출되는 것이 염증반응에 가장 중요한 것으로 알려져 있다.[40] 특히 수핵 속에 있는 수핵세포에서 염증 반응을 일으키는 물질이 유래된다[41,42]고 알려져 있다. 즉, 탈출된 수핵에 고농도로 존재하는 phospholipase A2가 경막외로 흘러들어와[43] 아라키돈산(arachidonic acid) 연쇄반응을 일으킨다. 이 반응은 prostaglandin, leukotriene 같은 다른 염증 매개물질을 생산한다. 결과적으로 이런 물질들은 추간판 자체, 경막, 후종인대, 신경근의 염증을 야기한다. 스테로이드는 phospholipase A2를 억제하여 염증반응을 차단시킨다.[44,45] 그리고 부수적인 기전은 투여된 주사제에 의해 신경근 주위의 염증 매개물질이 희석되는 것이다. 이 기전으로 인해 비록 효과 기간은 짧지만, 생리식염수나 국소마취제 단독 투여로도 상당한 효과를 나타낸다.

탈출된 디스크가 자연경과에 따라 흡수되는 현상에 대해 경막외 스테로이드 주사가 어떠한 영향을 미치는가에 대해 많은 의문이 있다. Minamide 등[46]은 동물실험을 통해 경막외 스테로이드가 탈출된 디스크의 흡수를 방해한다는 결과를 보였으나 Autio 등[47]의 임상적 관찰에서는 경막외 스테로이드 주입군에서 오히려 흡수가 더 빨랐다는 보고를 하여 명확한 결론은 나지 않은 상태이나 최소한 경막외 스테로이드 주입이 탈출된 디스크 흡수를 방해하지는 않는 것으로 보고 있다.

경막외 스테로이드 주사를 '신경차단술' 혹은 '신경근 블록(root block)'으로 지칭하는 경우가 있는데 이는 잘못된 용어이다. '신경차단'이나 '블록'이란 '신경 주변에 국소마취제를 주사하여 신경이 지배하는 신체의 일부를 무감각하게 만드는 것'이란 뜻이다. 경막외 스테로이드 주사는 스테로이드를 신경근 주변에 주사함으로써 염증을 줄이는 시술이며 주사액에 혼합하는 국소마취제는 주사할 때 혹은 주사 직후 주사액의 자극에 의해 일시적으로 통증이 심해지는 것을 막기 위한 것이다. 잘못된 용어를 사용하면 시술자와 피시술자(환자)가 시술을 잘못 이해하게 되어 소기의 치료목적을 달성하는 데 큰 방해가 된다.

3) 해부학적 특성(그림 13-1)

성인에서 경막낭은 큰 구멍(foramen magnum)에서 S2까지 이어진다. 경막외 공간은 뼈로 된 천추관까지 내려가서 S4 또는 S5의 천골열공에서 끝난다. 경막외 공간은 전방과 후방으로 나뉜다. 전방의 경막외 공간은 앞쪽으로 추체, 추간판 그리고 뒤쪽으로는 경막으로 형성되어 있다. 후방 경막외 공간은 앞쪽으로는 경막, 뒤쪽으로는 황인대와 판(lamina)으로 구성되어 있다. 후방 경막외는 삼각형이고 척추의 위치에 따라 전후 간격이 다르다. C7에서는 1.5~2.0 mm, T2에서 4 mm, L2에서 5~6 mm, S1에서 2 mm 정도이다. 경막외 공간은 지방조직, 느슨한 결합조직, 동맥, 림프관, 정맥총이 존재한다.

각각의 척추신경은 추간공 사이에서 나오며 추간공은 앞쪽으로 추체, 추간판, 뒤쪽으로는 추간관절, 위아래로는 각각 인접 척추의 추경(pedicle)으로 되어 있다. 경막 소매(sleeve)는 경막, 지주막으로 되어 있고, 경막외 공간을 따라 추간공까지 신경근을 동반하여 나온다. 이 위치에서 경막은 얇아져 척추신경 근위부의 신경외막(epineurium)을 형성한다. 추간공 내에서 후근과 복근 신경근이 하나로 섞여 척추신경이 된다. 추간공이 많이 좁아진 경우에는 경막외 공간에 투여된 약제가 의도된 위치로 이동되지 않을 수가 있다.

4) 적응증, 금기증, 시술 전 검사 및 처치

경막외 스테로이드 주사의 적응증은 추간판 퇴행과 탈출증, 척추신경근의 압박, 외상이나 감염(급성 혹은 아급성 대상포진, 대상포진 후 신경통)으로 인한 척추신경근의 염증, 척추협착증 등이다. 하지 방사통이나 가성파행 등이 없이 중심성 요통만 있는 경우는 큰 효과를 기대하기 힘들다. 금기로는 환자가 시술에 동의하지 않는 경우, 국소마취제, 스테로이드, 조영제에 대한 심각한 과민 반응, 알러지(상대적 금기), 응고장애(INR>1.5, 또는 혈소판<100,000/mm³), 전신 감염 또는 천자 부위의 피부 감염, 임신(방사선의 기형 유발 위험 때문) 등이다. 따라서 시술 전 반드시 전혈구검사(CBC test)와 급성 염증 반응 검사(erythrocyte sedimentation rate, ESR 및 C-reactive protein, CRP), 혈액 응고검사와 해당 부위에 대한 해부학적 검사(자기공명영상 혹은 최소한 컴퓨터 단층촬영)를 해야한다.

내과적인 질환이 있는 환자의 경우 시술을 통해 얻을

수 있는 효과와 내과적으로 발생할 수 있는 문제에 대해 저울질을 잘 해야한다. 장기 이식 수술을 받은 환자의 경우 평생 면역억제 치료를 하지만 이식 수술 후 안정화된 상태라면 엄격한 무균법하에 시행하는 시술은 큰 위험 없이 가능하다. 당뇨가 있는 환자에게 시술을 해야 하는 경우는 매우 흔한 일인데 이때는 시술 후 3일에서 1주 정도 혈당이 올라갈 수 있음을 반드시 미리 고지해야만 환자가 갑자기 상승한 혈당치에 놀라지 않는다. 더욱 바람직하기로는 시술 전 혈당의 증가에 대비해 내분비내과 전문의의 협진 하에 더욱 엄격하게 혈당 조절을 하는 것이다. 항혈소판(antiplatelet)이나 항응고(anticoagulant) 치료를 받고 있는 경우에는 척추 시술 특히, 경막외 주사는 금기이며 [48] 반드시 시술을 해야 하는 경우에는 항혈소판 치료의 경우 7~10일 전, 경구 Vit K 길항제의 경우 4일 전 중지하고 INR이 정상화 되는지 확인 후 시행해야 한다.[49] 그러나 항응고 치료의 중단에 따른 위험과 요추 시술에 따른 이득을 잘 고려하여 꼭 필요하지 않으면 항응고치료를 중단하고 요추 시술을 하는 것을 최소화할 필요가 있다. 항암치료중인 환자의 경우 척수 시술이 필요한 경우는 흔치 않으나 반드시 시행해야 한다면 치명적인 감염[50, 51]을 예방하기 위해 백혈구감소증이 없는 상태에서 엄격한 무균 조작 하에서 시행하도록 하고 필요한 경우 항생제를 사용한다.

통상적으로 경막외 스테로이드 주사법은 외래에서 시행되는 시술로 금식은 필요없고 시술 전 식사 때에는 간단한 음식을 섭취하도록 한다. 클리닉에 따라서는 정맥 주사도 시행하고 시술 후 침상 안정을 하는 경우도 있으나 대부분의 경우 시술 후 바로 갱의하고 귀가할 수 있다. 드물게 발생할 수 있는 부작용에 대비해서 보호자 한 사람을 동반하는 것을 원칙으로 한다. 시술 전 반드시 시술의 효과와 가능한 부작용에 대해 설명하고 동의서를 받아야 하며 기 시행한 혈액 검사 결과를 확인하고 영상학적 검사를 다시 살펴서 해부학적 병변의 위치를 다시 확인하고 환자가 침상에 오르기 전 통증의 양상과 좌우측을 재확인하는 것을 습관화하는 것이 좋다.

5) 경막외 스테로이드 주사법의 접근 방법

경막외에 도달하는 방법에 따라 미추 접근법, 판간(interlaminar) 접근법, 경추간공(transforaminal) 접근법으로 나뉜다. 판간 접근법(정중-median 혹은 방정중-paramedian)은 경막외 주사침을 인접한 척추의 판(lamina) 사이로 거치시키는 방법이며 경추간공 접근법은 척추천자용 침을 척추간공의 상층부를 통하여 추경(pedicle)의 바로 밑을 지나 거치시킨다(그림 13-2).

판간접근법과 미추접근법은 경추간공 접근법에 비해

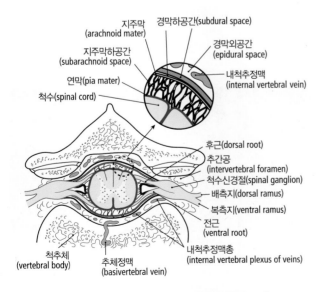

그림 13-1 │ 경막외 공간에 대한 해부학적 도해

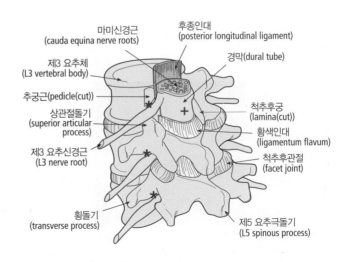

그림 13-2 │ 판간(interlaminar) 접근법(+표시)과 경추간공(transforaminal) 접근법(＊표시)에서 주사침의 끝이 놓이는 위치

스테로이드를 병소에 도달시키기 위해 많은 용매 혹은 많은 용량의 스테로이드를 사용하나 효과는 오히려 미약하다. 반대로 경추간공접근법은 높은 농도의 약제를 전방의 경막외 공간으로 도달시킬 수 있는 장점[52]이 있는데 추간판 탈출에 의한 염증이 주로 전방 경막외 공간에서 발생되므로 임상 증상과 영상학적 소견으로 볼 때 통증을 유발하는 신경근이 확실하게 진단될 때는 경추간공 접근법을 시행하는 것이 원칙이다. 그러나 척추협착증 등에 의해 미만성 신경근 증상이 있을 때는 판간접근법을 사용하게 되고 S2, 3, 4 신경근에 의한 회음부의 통증이 있는 경우는 미추접근법이 유용하게 사용된다.

(1) 경추간공 접근법

경추간공 경막외 주사법은 판간 경막외 주사법에 비해 척추통증과 신경근 통증에 대해 더 정확한 진단적 가치와 치료적 효과를 가지고 있다. 국소마취제와 스테로이드 등의 혼합 약제는 투여된 부위의 척추 신경뿐만 아니라 동척추신경(sinuvertebral nerve)이나 내측지 같은 척추신경의 근위부에도 효과를 미친다.[53] 이런 이유들로 인해 경추간공 접근법을 이용하면 적은 양의 약제를 사용함에도 불구하고 척추신경과 경막, 후종인대, 추간판, 추간관절 등의 염증을 효과적으로 줄일 수 있다. 판간접근법이나 미추접근법은 투시영상 없이 맹목으로 시행할 수 있으나 경추간공 접근법은 반드시 투시 영상을 사용해야 한다.

• 제1-4 요추 신경근

환자를 영상장치용 침상에 복와위 자세로 눕히고 전후방(AP) 영상을 얻는다. 필요에 따라 영상증강장치(image intensifier)를 두부-미부 경사(cephalocaudal tilt)시켜 시술을 하려는 척추체의 상부 종판이 전후로 일치하게 만들어 한 선으로 보이도록 조정한다(그림 13-3). 상위 척추의 추경(pedicle)과 하위 척추의 상관절돌기(superior articular process)가 겹치도록 사위상(oblique view)을 찍는다. 이때 상관절돌기가 척추체의 상부 종판(end plate)을 이분하는 지점에 올 때까지 영상증강장치를 회전한다. 이 영상에서 주사침의 자침지점을 잡는데 보통 추경의 6시 방향이 목표 지점이 된다(그림 13-4). 해당 위치의 피부에 표시를 하고 베타딘으로 닦고 멸균포를 덮고 1% 리도카인으로 국소마취를 시행한다. 22 게이지의 3.5인치 주사침의 끝이 영상장치 하에서 추경의 6시 방향으로 향하도록 서서히 전진시킨다. 척추체는 주사침의 침투 깊이를 제한하는 역할을 하지만, 주사침이 뼈에 닿을 때까지 전진시킬 필요는 없다(그림 13-5). 영상장치로 여러 단면을 촬영하면서 주사침 끝이 Bogduk이 기술한 '안전삼각형' 내에 위치한 것을 확인해야 한다(그림 13-5). 이 역삼각형은 추경의 하위 경계, 척추신경, 추체의 바깥쪽 경계면으로 형성된다. 신경근은 추경의 하방 몇 mm 아래를 지나가고 척추체보다 약 1~2 mm 표면 쪽으로 지난다. 정면상으로 보면 주사침이 추경의 중간 바로 하부에 위치해야 하며 후관절의 정중위선보다 안쪽에 위치하면 안된다. 그러나 신경근의 위치가 개인마

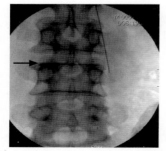

그림 13-3 | 제4-5간 경추간공 스테로이드 주사(제4 요추 신경근 선택적 차단)를 위한 초기 전후면 영상(AP)

척추체의 상부 종판이 전후로 일치되어 보인다(화살표). 주사침은 제4 요추를 가리키고 있으며 자침의 목표지점을 뜻하는 것은 아님

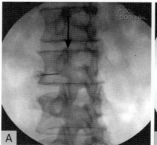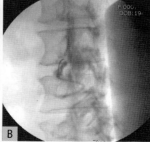

그림 13-4 | 제2-3간 경추간공 스테로이드 주사(제2 요추 신경근 선택적 차단)를 위한 사위상영상(oblique view)

상관절돌기(화살표)가 척추체의 상부 종판의 한가운데 위치하고 있으며 주사침의 끝은 추경의 6시 방향을 향하고 있다(A). 조영제 주입 시 신경근의 조영이 잘 되며 조영제가 충분히 근위부로 진행함을 확인함(B)

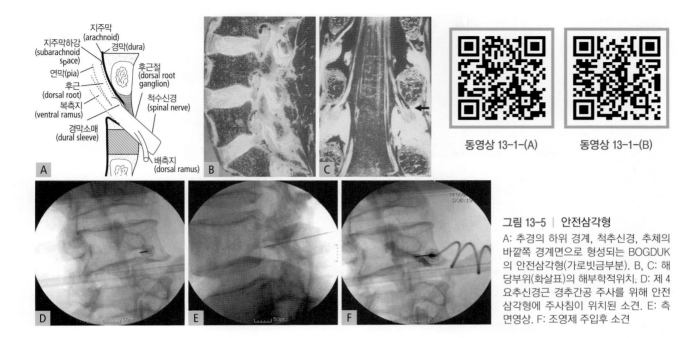

그림 13-5 | 안전삼각형
A: 추경의 하위 경계, 척추신경, 추체의 바깥쪽 경계면으로 형성되는 BOGDUK의 안전삼각형(가로빗금부분). B, C: 해당부위(화살표)의 해부학적위치. D: 제 4 요추신경근 경추간공 주사를 위해 안전삼각형에 주사침이 위치된 소견. E: 측면영상. F: 조영제 주입후 소견

다 약간의 차이가 있으므로 주사침 끝이 안전삼각형의 위치로 접근할때는 항상 신경근을 건드릴 가능성이 있어 매우 부드럽게 전진을 시켜야 한다. 주사침의 끝이 신경근을 향하여 신경근을 찌를 가능성이 높다면 측면영상을 보면서 주사침의 깊이를 전진시키는 것도 좋은 방법이다. 혈액이나 뇌척수액의 흡인 여부를 확인하고 영상장치로 확인하면서 조영제 1㎖를 주입한다. 조영제는 추간공을 통해 안쪽으로 퍼지게 된다. 전후, 측면 영상을 통해 경막외강의 조영이 확인되면 스테로이드와 국소마취제를 주입한다(동영상 13-1에서 경추간공 경막외주사 시술에서 조영제가 주입되는 영상을 확인할 수 있으며 (A)는 요추 3번, (B)는 요추 4번 신경근에 대한 시술영상이다.).

Adamkiewicz 동맥이 후근 신경절에 아주 가깝게 신경공을 통과하여 척추관으로 들어간다는 사실을 주목해야 한다. 이 혈관은 척수의 하부 2/3을 공급하는 동맥으로 대동맥에서 분지한 후 제7 흉추부터 제4 요추까지의 어느 곳에라도 들어갈 수 있다. Adamkiewicz 동맥의 경우 약 80%에서 제9 흉추부터 제1 요추에서 좌측으로 위치한다. 이 동맥은 신경공의 위나 중간쯤에 위치해 있으며 후근신경절의 상외측 그리고 앞쪽에 위치해 있다. 그러므로, 좌측의 하부 흉부 신경근 그리고 상부 요부 신경근의 추간공

주사를 시행할 때는 추경의 하외측을 공략하는 것이 좋다.

• 제5 요추 신경근
제1-4 요추 신경근과 마찬가지로 전후방 영상을 얻은 후 영상증강장치를 돌려 사위상(oblique view)를 얻는데 다른 것은 상관절돌기가 척추체의 상부 종판(end plate)을 이분하는 지점까지 영상증강장치를 돌리면 대부분의 경우 장골능(iliac crest)에 의해 안전삼각형이 가려지게 되어 주사침의 접근이 불가능해진다. 따라서 제5 요추 신경근의 경우 그 상부의 신경근에 비해 사위각(oblique angle)을 적게 하여 안전삼각형이 장골능에 가려지지 않는 범위에서 최대의 사위상을 얻어서 진행한다. 이 때 주사침이 장골능을 피해서 안전삼각형에 정확히 도달하는 것이 중요하다(그림 13-6)(동영상 13-2에서 요추 5번 신경근에 대한 경추간공 주사 영상을 확인할 수 있다.) .

• 제1 천추 신경근
다른 경추간공 주사와 마찬가지로 환자를 영상장치용 침상에 복와위 자세로 눕히고 전후방(AP) 영상을 얻고 후방 제1 천추신경공을 찾는다(그림 13-7). 보통 넓고 확연한 모습의 전방 추간공은 확연히 보이지만 후방 추간공은 잘 안

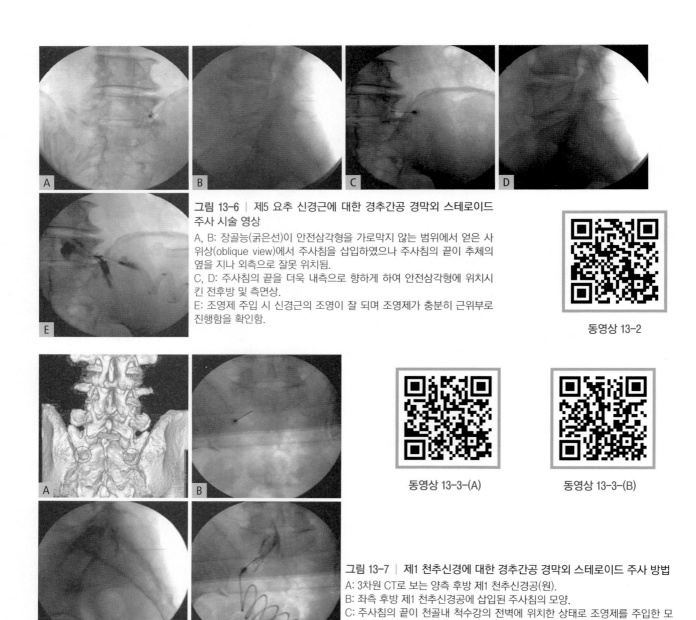

그림 13-6 │ 제5 요추 신경근에 대한 경추간공 경막외 스테로이드 주사 시술 영상

A, B: 장골능(굵은선)이 안전삼각형을 가로막지 않는 범위에서 얻은 사위상(oblique view)에서 주사침을 삽입하였으나 주사침의 끝이 추체의 옆으로 잘못 위치됨.
C, D: 주사침의 끝을 더욱 내측으로 향하게 하여 안전삼각형에 위치시킨 전후방 및 측면상.
E: 조영제 주입 시 신경근의 조영이 잘 되며 조영제가 충분히 근위부로 진행함을 확인함.

동영상 13-2

동영상 13-3-(A)　　　　동영상 13-3-(B)

그림 13-7 │ 제1 천추신경에 대한 경추간공 경막외 스테로이드 주사 방법

A: 3차원 CT로 보는 양측 후방 제1 천추신경공(원).
B: 좌측 후방 제1 천추신경공에 삽입된 주사침의 모양.
C: 주사침의 끝이 천골내 척수강의 전벽에 위치한 상태로 조영제를 주입한 모양. 조영제가 근위부로 충분히 진행하는 것이 중요하다.
D: 조영제 주입상태를 전후상으로 확인한 모양

보이는 경우가 많다. 이런 경우 영상증강장치를 동측 방향으로 5~10° 정도 경사지게 조정하거나 약간의 미측-두측 방향으로 조정하면 잘 보이기도 하며 장내가스로 인해 잘 안보일때는 환자의 골반과 요추부를 흔들어 장내가스를 움직이면서 찾는 노력도 필요하다. 후방 제1 천추신경공의 위치가 확인되면 해당 부위에 주사침을 삽입하여 주사침이 후방 신경공을 지나 천골의 척수강(spinal canal)의 전

벽(anterior wall)에 이르는 것이 목표가 된다. 충분한 깊이로 주사침이 진행하였는지는 반드시 측면영상을 통해 확인하여야 하며 이 때 주사침이 전방 신경공을 통해 골반내로 위치하지 않도록 주의하여야 한다. 주사침의 끝이 원하는 위치에 도달하면 조영제 주입을 통해 조영제가 제1 천추신경의 원위부와 근위부로 잘 이동하는지를 확인해야 한다(동영상 13-3)에서 천추 1번 신경근에 대한 경추간공

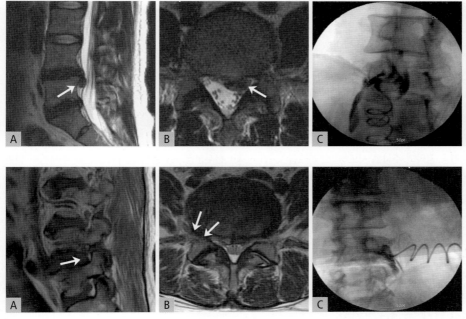

그림 13-8 | 제4-5 요추 추간판이 추경위치(pedicular level)에서 중앙 및 관절하부위(central canal and subarticular zone)로의 탈출(화살표)로 인하여 좌측 제5 요수신경근을 압박하고 있는 시상(A) 및 축상(B) T2강조영상
환자는 36세 남자로 2주 전부터 시작된 요통과 대퇴부후방으로부터 하퇴 외측을 지나 발등까지 방사되는 방사통 호소. 제5 요추신경근에 대한 스테로이드주사(C)로 80% 이상의 통증이 감소되었다.

그림 13-9 | 제4-5 요추 추간판이 추간판과 추경하위치(infrapedicular level)에서 추간공부위(foraminal zone)로의 탈출(화살표)되어 우측 제4 요추신경근을 압박하고 있는 시상(A) 및 축상(B) T2 강조영상
제4 요추신경근에 대한 스테로이드주사(C)로 통증의 호전을 보였다.

경막외 주사 영상을 확인할 수 있으며 (A)는 전후방, (B)는 측면에서 관찰되는 영상이다. 특히 경추간공 주사 때는 주사침 끝의 위치보다 병변-탈출된 디스크로 인한 신경근의 염증-이 근위부인 경우가 대부분이므로 조영제가 근위부까지 도달하도록 필요에 따라 주사침의 방향을 바꾸는 노력이 필요하다.

• 시술할 신경근의 결정
경추간공 경막외 스테로이드 주사는 신경근에 대해 매우 선택적으로 작용하므로 환자의 통증의 원인이 되는 신경근을 파악하는 것이 매우 중요하다. 이를 위해서는 정확한 병력 청취와 이학적 검사 그리고 자기공명영상에 대한 세심한 검토가 필수적이다. 자기공명영상상 하나의 확연한 디스크 탈출소견이 보이고 이로 인해 침범을 받는 신경근이 확인되고 이것이 환자의 임상 양상을 잘 설명할 경우 해당 신경근에 시술을 하면 우수한 치료결과를 얻을 수 있다. 그림 13-8의 36세 남자는 제4-5 요추간의 추간판이 추경위치(pedicular level)에서 중앙 및 관절하부위(central canal and subarticular zone)로 탈출된 경우인데 제5 요추 신경근이 압박되는 양상을 보이며 이에 해당하는 우측 하지 방사통을 보였으며 제5 요추신경에 대한 경추간공 경막

외 스테로이드 주사를 통해 통증이 80% 이상 경감되는 효과를 볼 수 있었다. 같은 제4-5 요추 추간판의 탈출이라도 추공내(foraminal) 혹은 추공외(extraforaminal) 부위로 탈출이 되는 경우에는 제4 요추신경이 침범되므로 이에 적절한 레벨의 경막외 스테로이드 주입이 필요하다(그림 13-9).

• 정확한 주사침 위치의 평가
적절한 투시 영상으로 주사침이 도달 할 위치를 잡았다면 주사침을 방사선 조사 방향에 평행하게 피부를 통해 천자한다. 주사침의 목표물은 제3, 4 요추 신경근은 추경의 하외측 바로 아래 점이며 특히 좌측의 제1, 2 요추부와 제9-12 흉추부에서는 Adamkewicz 동맥을 다치지 않기 위해 더욱 하방, 외측을 겨냥해야 한다. 제5 요추 신경근은 삼각점의 중앙을 향하여 전진시켜야 하고 제1 천추 신경근은 후방 천추신경공의 중앙으로 향한다. 이 때 가능하면 측면 투시 영상에서 그 깊이를 확인하면서 목표지점에 접근하는 것이 좋다. 따라서 투시각이 고정되어 있는 일반 투시 장비 보다는 C-arm을 사용하는 것이 훨씬 유리하다(그림 13-10, 그림 13-6, 7 참조).
주사침이 병변이 있는 신경근의 근처를 지나 목표지점에 가까워지면 하지 방사통이 발생되는 경우가 흔하므로

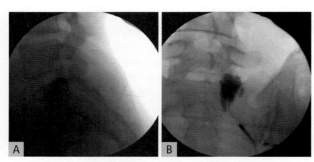

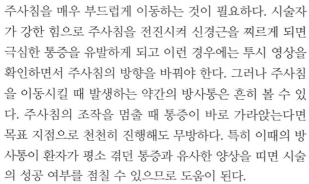

그림 13-10 | 제1 천추신경에 대한 경추간공 경막외 주사를 시도하였으나 주사침이 충분한 깊이에 도달하지 않아(A) 조영제 주입시 신경이 조영되지 않는 양상임(B)

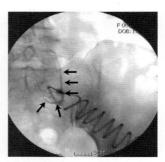

그림 13-11 | 제1 천수신경공을 통한 경막외 접근때 주사침이 혈관 내 위치하여 혈관(화살표)이 조영되는 소견

동영상 13-4

주사침을 매우 부드럽게 이동하는 것이 필요하다. 시술자가 강한 힘으로 주사침을 전진시켜 신경근을 찌르게 되면 극심한 통증을 유발하게 되고 이런 경우에는 투시 영상을 확인하면서 주사침의 방향을 바꿔야 한다. 그러나 주사침을 이동시킬 때 발생하는 약간의 방사통은 흔히 볼 수 있다. 주사침의 조작을 멈출 때 통증이 바로 가라앉는다면 목표 지점으로 천천히 진행해도 무방하다. 특히 이때의 방사통이 환자가 평소 겪던 통증과 유사한 양상을 띠면 시술의 성공 여부를 점칠 수 있으므로 도움이 된다.

주사침이 목표지점에 도달하면 조영제를 주입하는데 그 목적은 현재 주사침의 위치를 정확히 파악하고 주사침 끝이 신경이나 혈관 내로 들어가지 않았다는 것을 확인하며 스테로이드를 주입할 때 스테로이드가 도달하는 해부학적 위치를 판정하기 위함이다. 경추간공 접근에서는 약 10%,[52] 제1 천추의 경우 약 20%까지[53] 주사침이 혈관 내에 위치할 수 있다고 알려져 있는데 혈관내 스테로이드 주사를 하면 신경근 염증 치료효과는 없고 오히려 혈관을 막거나 혈전을 형성시킬 우려가 있어 극단적인 경우에는 척수 경색이 올 수도 있다. 주사기를 이용한 흡인을 통해 혈관내 주사의 가능성을 확인하려는 노력을 해 볼 수도 있으나 예민도는 45% 정도에 지나지 않는다.[54] 따라서 조영제 주입을 하면서 주입된 조영제가 혈류에 의해 빠른 속도로 없어지는지, 조영제가 혈관을 따라 흐르는 양상이 보이는지를 주의 깊게 관찰해야 한다((그림 13-11, 동영상 13-4)는 천추 1번 신경근에 대한 추간공 경막외 주사 시술에서 조영제가 혈관 내로 주사된 경우이며 주사침의 위치를 재조정하여 혈관을 피해 시술함을 확인할 수 있다).

간혹 경험이 부족한 시술자의 경우 주사침을 너무 빠른 속도로 전진시키다가 신경근을 찌르는 경우를 보는데 이런 경우는 환자에게 심한 통증을 유발하게 된다. 주사침 끝이 신경근 내에 위치하면 조영제를 주입할 때 극심한 통증이 유발되며 신경내 조영 패턴(intra-neural dye pattern)을 보이게 된다. 이때는 조영제 주입을 바로 중단하고 소량의 국소마취제를 주입하고 주사침을 후퇴시키는 것이 필요하다. 신경 내 조영 패턴이 보이는 상황 즉, 주사침 끝이 신경근을 찌른 상태에서 스테로이드 주사액을 주입하면 주사때 극심한 통증이 유발될 뿐만 아니라 심한 시술 후 통증악화(post-injection flare)를 1~6주간 겪을 수 있으므로 극도의 주의가 필요하다.

조영제가 도달하는 해부학적 위치에 대해서도 세심한 관찰이 필요한데 조영제가 치료가 필요한 병소까지 도달하지 않는다면 연이어 주사하는 약물도 해당 병소까지 미치지 못할 것이므로 주사침의 위치를 변경하거나 주사침 끝의 방향을 바꾸는 등의 노력을 통해 해당 병소까지 조영제가 퍼져나가는 것을 확인한 이후에 약물을 주입해야만 최선의 치료효과를 얻을 수 있다(그림 13-12). 조영제가 염증이 있는 신경근에 닿게 되면 방사통을 유발하는 경우가 많으며 이 방사통이 평소 환자가 느끼던 통증과 유사할 수

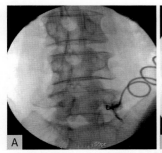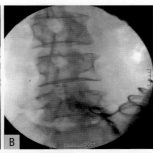

그림 13-12 | 제4-5 요추간 추간판 탈출증으로 인한 제5 요추신경 병변에 시행한 경추간공 경막외 주사 소견
A: 조영제가 신경병변이 있는 근위부로 충분히 진행하지 않음.
B: 주사침의 위치를 바꿔 조영제가 전방 경막외 공간을 통해 신경근의 근위부까지 진행하도록 함

록 좋은 치료 효과에 대한 징후로 볼 수 있다. 그러나 조영제에 의한 방사통이 개인차가 심하여 때로는 격심한 통증으로 나타날 수도 있어 조영제 주입 초기에는 소량의 조영제를 천천히 주입하는 것이 좋다. 처음부터 다량의 조영제를 주입하면 주사침의 위치가 잘못되어 이를 시정하려고 할 때 투시 영상에서 조영제로 인해 정확한 해부학적 구조를 볼 수 없는 문제가 생기므로 더욱 소량의 조영제를 주입하는 것이 중요하다. 주사침의 움직임이나 조영제 주사로 인해 발생하는 방사통이 심한 경우 피부 마취를 위해 준비하였던 1% 리도카인을 0.5 ㎖ 정도 주입하면 즉각적인 통증 완화를 볼 수 있다. 이 때 리도카인을 너무 많이 주사하면 시술후 30분~1시간 정도 하지의 위약을 보이는 경우도 있으므로 주의해야 한다.

• 합병증
출혈, 감염, 약물에 대한 예민반응, 척수 경색 등의 문제가 발생할 수 있다고 보고되어 있으나 앞서 기술된 시술 전 검사 및 내과적 문제에 대한 적절한 조치, 엄격한 무균조작법 그리고 앞서 기술한 목표 지점 설정, 주사침 조작법, 조영제 주입 및 세심한 관찰 등을 지킨다면 안전한 시술이 가능하다.

(2) 판간 접근법
정확한 신경근 병변이 확인이 되는 경우는 앞서 언급하였듯이 경추간공 접근법을 사용하는 것이 우선적이다. 판간 접근법은 신경근 병변의 위치가 정확치 않거나, 여러 신경근이 동시에 통증을 유발하는 경우, 척추관 협착증으로 인한 하지 통증 등에 많이 사용된다. 판간 접근법은 투시 장비의 사용이 불가능한 상황에서는 맹목 접근법으로도 가능은 하나 이 때는 정중접근법만 사용할 수 있어 시술 시 주사침이 극간인대(interspinous ligament)를 통과하므로 통증이 더 심하고 좌, 우측 혹은 신경근 병변의 위치에 따라 선택적인 접근이 불가능하다는 단점이 있다. 따라서 투시 장비를 사용할 수 있다면 투시 영상을 보면서 접근하는 것이 환자의 편의, 안전도, 효과 면에서 우월하다.

• 맹목 접근법
판간 접근법은 주사침에 의해 경막이 천자될 우려가 있으므로 척추 천자침보다는 끝이 휘어진 18 혹은 20 게이지 Touhy침을 주로 사용한다. 자세는 앉아서 시행할 수도 있으나 주로 모로 누운 자세로 허리를 최대한 굴곡하여 판간 넓이를 최대화 한다. 투시 영상이 없으므로 요추의 극돌기를 촉지하여 천자 위치를 정하고 소독과 국소마취 후 정중 접근법(midline approach)을 이용하여 극간인대를 지나 황인대를 관통하여 경막외 공간에 도달한다. 황인대를 지나 경막외 공간에 도달할때 주사침이 더 깊이 들어가 경막 천자가 되지 않도록 하기 위해 유리주사기를 이용한 저항소실법(아래 저항소실법 항 참조)을 이용하는 것이 투시 영상의 사용 여부와 상관 없이 판간 접근법의 핵심이 된다. Touhy침의 끝이 경막외 공간에 위치하면 약물을 주입하면 된다.

• 투시 영상 접근법
환자를 영상장치용 침상에 복와위 자세로 눕히고 요추의 판간 공간을 확장시키기 위해 환자의 복부나 골반에 작은 베개나 타월을 넣어 둔다. 영상장치를 이용하여 주사할 공간을 확인하는데 환자의 증상과 영상학적 소견을 근거로 좌, 우측 혹은 병변의 위치를 고려하여 주사할 위치를 선정한다. 척추관 협착증이 심한 경우는 협착이 심한 척추 레벨보다 한 레벨 아래에서 주사하여 약물을 협착이 심한 곳으로 주입하는 방법을 많이 사용한다. 맹목 접근법과 마찬가지로 18 혹은 20 게이지 Touhy침을 이용하되 영상을 통해 보면서 방정중 접근법(paramedian approach)를 사용하는 것이 좋다. 소독과 국소마취를 하고 주사침을 삽입하여 전진하는데 피부에 천자하는 부분은 척추의 중심선으

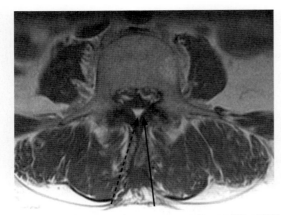

그림 13-13 │ 방정중 접근법(paramedian approach)을 시행할 때 Tuohy침 끝의 올바른 방향(점선화살표)과 잘못된 방향(실선화살표) 실선화살표의 경우 주사침이 진행해도 주사침의 끝이 황인대속에 묻혀 있으므로 경막외 공간을 만나기 힘들다.

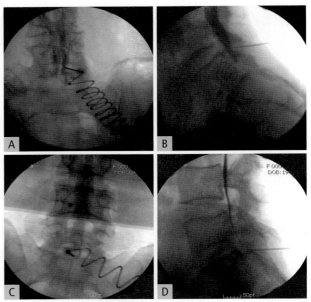

그림 13-14 │ A, B: 방정중 판간 접근법으로 후방 경막외 공간이 성 공적으로 조영된 투시 영상 C, D: 유리주사기를 이용한 저항소실법 을 시도하였으나 주사침을 너무 빨리 진행하여 경막이 천자된 후 조 영제를 주입한 투시 영상

로부터 외측이지만 주사침의 끝이 도달할 부분은 피부 천 자 부위보다는 중심부의 경막외강에 조준을 하는 것이 중 요하다. 왜냐하면 정중선에 가까울 수록 경막외 공간이 넓 어 경막 천자의 가능성이 적고 정중선에 비해 외측으로 주 사침이 진행할 경우 퇴행성 변화가 심하여 황인대가 외측 으로 두터워진 경우에는 주사침의 끝이 황인대 속에 묻혀 있는 경우가 있어 경막외 공간에 잘 도달하지 못할 수도 있기 때문이다(그림 13-13). 투시 영상을 보면서 주사침의 진행 방향이 의도했던 목표지점을 향하면 유리주사기를 이용한 저항 소실법으로 경막외강에 접근한다.

• 유리주사기를 이용한 저항 소실법
판간 접근법의 핵심적인 과정인 저항 소실법에는 5 혹은 10 mℓ 용량의 유리주사기에 생리식염수를 3~4 mℓ 채워 사 용한다. Tuohy침이 목표지점을 향해 어느 정도 진행한 다 음 속침(stylet)을 빼고 유리주사기를 연결한다. 우성수로 유리주사기를 잡고 엄지손가락을 플런저에 올린 상태로 지속적으로 가벼운 압력을 가한다. 이와 동시에 비우성수 로 Tuohy침의 아래부분을 잡고 천천히 진행시킨다. 이때

가장 중요한 것은 주사침의 진행과 저항 소실에 대한 관찰 은 동시에 지속적으로 일어나야만 한다는 것이다. 때로 주 사침을 어느 정도 진행하고 나서 플런저를 눌러서 압력이 줄어들어 있는지를 확인하는 경우를 보는데 이런 경우 경 막 천자의 가능성이 매우 높아진다(그림 13-14).

방정중 접근법을 사용하는 경우 주사침이 황인대에 도 달하기 전 근육에 위치할 때 유리주사기의 저항이 낮은 상 황을 자주 겪는데 미숙한 시술자는 이를 경막외 공간으로 진입할 때 생기는 저항 소실시점과 혼동하는 경우가 많다. 이 때 주사침을 더 진행하면 황인대를 만나고 강한 저항 을 느끼다가 천천히 좀 더 진행하면 갑자기 저항이 줄어들 고 플런저가 빨려 들어가는 경막외강을 만나게 된다. 경험 이 적은 시술자는 측면 방사선 사진 혹은 CT나 MRI 사진 에서 시술하는 부위의 피부로부터 경막까지의 거리를 미 리 측정한 다음 주사침에 있는 눈금을 이용하여 깊이를 판 별하는 방법도 있고, 주사침을 진행하여 끝이 판간 공간 에 인접한 척추판(lamina)에 먼저 닿은 후 판간 공간 쪽으 로 주사침의 방향을 바꾸어 유리주사기를 연결하고 저항 소실법을 시행하는 방법도 있겠다(그림 13-15).(동영상 13-

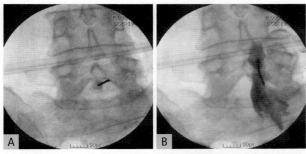

그림 13-15 | 경막 천자를 피하기 위해 주사침을 진행하여 끝이 판간 공간에 인접한 척추판(lamina)에 먼저 닿은 후 판간 공간쪽으로 주사침의 방향을 바꾸어 유리주사기를 연결하고 저항 소실법을 시행하는 방법. 저항소실법에 대한 경험이 부족할 때 유용하다.

동영상 13-5

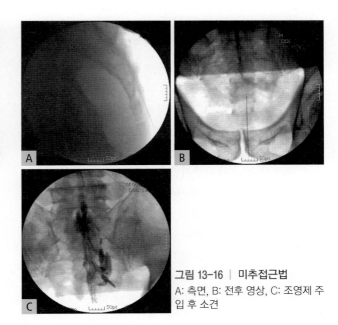

그림 13-16 | 미추접근법
A: 측면, B: 전후 영상, C: 조영제 주입 후 소견

5는 판간 접근법을 이용해 경막외 주사를 시행하는 경우로 측면 영상을 통해 조영제가 경막외 공간으로 퍼짐을 확인할 수 있다.) 경우에 따라서는 씨암으로 측면 영상을 계속 얻으면서 주사침을 진행하여 경막외 공간에 도달하는 방법도 있겠으나 지속적으로 압력을 모니터하는 상기의 방법으로 저항 소실법에 익숙해지면 전후방 영상만으로도 경막 천자 없는 시술이 가능하다.

Touhy침의 끝이 경막외강에 도달하면 되면 유리주사기를 제거하고 주사침 끝이 판간내 공간에 있음을 영상장치로 확인한다. 2 ㎖의 조영제가 들어있는 3 ㎖의 주사기를 이용하여 혈액이나 뇌척수액이 흡인되는지를 확인한다. 아무 것도 흡인되지 않으면 영상장치를 보면서 조영제 1 ㎖를 서서히 주입하여 경막외강 내로 조영제가 균등하게 퍼지는 영상을 관찰할 수 있다.

(3) 미추 접근법

미추 접근법은 투시 영상 장치를 흔히 사용하지 못했던 시기에 비교적 안전하게 경막외 스테로이드 주입을 위해 사용되었던 방법으로 주사침이 위치하는 천추레벨에서 요추부의 병변까지 약물이 도달하기 위해 경추간공 접근법에 비해 2배 가량의 고용량 스테로이드를 10~15 ㎖의 생리식염수에 섞어 주입하였다. 따라서 효과에 비해 많은 스테로이드가 주입되는 문제가 있어 투시 영상 장치의 이용이 가능한 경우에는 거의 사용되지 않는 접근법이다. 그러나 제2-4 천추신경근의 문제로 인한 회음부 등의 통증이 있는 경우에는 도움을 받을 수 있는 접근법이다.

• 맹목 접근법

미추 접근법은 원래는 맹목으로 시도되었으나 많은 연구에 의해 약 9~38% 정도,[55, 56] 숙련된 시술자도 25% 정도[57]에서 주사침이 부정확한 위치에 놓일 수 있음이 알려졌다. 최근에는 초음파영상을 이용하여 보다 정확한 접근이 가능하다는 연구결과[58, 59]가 나오고 있으나 경막외강에 정확히 주사침을 삽입하는데는 도움이 되지만 혈관내 주사에 대한 정보를 알 수 없는 단점이 있어 가능하면 투시장비를 이용하는 것이 바람직하다. 맹목 미추 접근법은 아래 투시 영상 접근법의 방법과 영상 확인 과정이 없다는 점 외에는 유사하다.

• 투시 영상 접근법(그림 13-16)

환자를 영상장치용 침상에 복와위 자세로 눕히고 복부 아래 혹은 골반 밑에 베개를 넣어 요추의 굴곡이 펴지게 한다. 베타딘으로 비교적 넓게 요부, 둔부를 닦고 멸균포를 덮는다. 미추 접근법은 천골 열공을 통해 접근하며 영상장치를 사용하더라도 손으로 천골 열공의 양측에 위치하고 있는 천골뿔(cornua)을 확인하여야 한다. 환자의 하지를 안쪽으로 조금 내회전시키면 둔부의 근육이 더 이완되어 천골뿔의 촉진이 더 용이해진다. 전후면 영상에서 U자를 거꾸로 세워 놓은 모습의 천골열공을 확인할 수 있다. 천골열공을 확인한 후 1% 리도카인으로 피부와 피하조직에 국소마취를 시행한다. 20게이지 Tuohy침으로 베벨을 아랫쪽으로 향하도록 하여 45°의 각도로 두부 방향으로 주사침을 전진시킨다. 그러다 보면 대개 주사침의 끝이 천골관(sacral canal)의 골막에 닿게 된다. 이런 경우 주사침을 약간 뺀 다음 조금 더 각도를 얕게 한 다음 전진시킨다. 처음 저항을 느끼는 것은 천미골인대(sacrococcygeal ligment)이며 경막외강으로 들어가면서 저항이 없어진다. 이후 각도를 줄여 0.5~1 cm 정도 주사침을 전진시킨다. 경막외강으로 약을 투입하기 전 주사기를 흡인하여 혈액이나 뇌척수액의 역류가 없음을 확인하여야 한다. 성인의 경우에 경막낭이 S2까지 내려와 있으므로 2 인치 정도의 짧은 주사침이 안전하다.

경막외강의 확인을 위해 조영제 1~3 ㎖를 주입하는데 저항이 적어 쉽게 조영제가 투여되고 조영제가 두부를 향해 퍼지면 경막외강이라고 확인할 수 있다. 이 때 조영제가 혈관을 통해 퍼져나가는 경우를 드물지 않게 보게 되는데 이런 경우에는 투시 영상을 확인하면서 주사침을 후퇴 시킨 후 주사침의 방향을 바꾸어 다시 전진시켜 조영제를 주입하면 혈관내 주입을 피할 수 있는 경우가 많다. 앞서 언급하였듯이 미추접근법은 다른 경막외 주입법에 비해 많은 양의 약물이 필요한데 병변의 위치에 따라 10~15 ㎖ 정도 사용한다. 생리식염수와 부피바카인 혹은 리도카인으로 스테로이드를 희석하는데 국소마취제로 인해 15분 안에 통증 완화가 일어나면 스테로이드도 병변 부위까지 도달했을 것이라고 추정할 수 있다.

3. 척추 주변 관절 시술

1) 후관절 주사법

(1) 후관절 주사법의 적응증과 금기증

만성요통의 약 15~45% 정도가 후관절(facet joint 혹은 zygapophysial joint)로 인한 통증으로 알려져 있다.[60-62] 후관절에서 기인하는 통증은 심한 관절염이 있는 경우뿐만 아니라 정상적으로 보이는 후관절에서도 발생 가능하며 요통이 없는 경우에도 방사선 소견상 후관절에 퇴행성 변화를 보이는 경우는 매우 흔하므로 후관절로 인한 요통을 진단할 수 있는 유일한 방법이 후관절 주사법이라고 볼 수 있다.[62] Fat saturation T2 강조 자기공명영상 또는 gadolinium enhanced 자기공명영상이나 골주사(bone scan) 등에서 활동성 염증소견을 참고할 수 있으나 그 신뢰도는 높지 않으며 대부분의 경우 임상 증상을 기준으로 후관절로 기인한 요통을 의심하게 된다. 임상증상을 근거로 후관절증을 의심할 수 있는 기준을 발표한 보고[63]도 있으나 이의 유용성은 높지 않은 것으로 보인다.[64] 진단적 목적으로 후관절 주사를 할 때에는 1회의 주사로 판정하기에는 높은 위양성률이 38%에 이르는 것으로 알려져 있으므로 지속 기간이 다른 국소마취제를 사용하여 충분한 시간 간격을 두고 2회 이상 진단적 주사를 시행하는 것이 권장되고 있다.[65]

후관절증은 특정한 자세에서 악화되는 편측 또는 양측성의 척추 주변 요통으로 둔부, 대퇴부를 거쳐 무릎까지 연관되는 통증을 보일 수 있으나 무릎보다 더 원위부로 방사되지는 않는다. 비틀거나 회전하는 움직임에서 통증이 심해질 수 있고 굴절보다 신전에서 통증이 심하고 굴절 시에 통증이 소실될 수도 있다. 앉았다 일어날 때는 통증이 심해지나 서고, 걷고, 쉴 때는 줄어든다. 누워있을 때는 아프지 않은 것이 특징이며 아침에 경직되면서 통증이 심해지는 경우는 흔하다. 신경학적 검사는 정상이며 흔히 이환된 척추후관절 위에 압통을 주요 이학적 소견으로 간주하나 특이도가 높지는 않다. 따라서 후관절부 압통이 너무 여러군데에서 양성으로 보이면 위양성일 가능성이 높음을 생각해야 하고 투시 영상이나 초음파를 통해 압통이 있는 부분이 후관절부위인지를 확인하는 것이 좋다.[66]

금기증은 상기 기술된 경막외 조영술의 금기증과 동일

하며 광범위한 외측 또는 후외측 융합(fusion) 때문에 목표 척추후관절의 경피적 접근이 불가능할 경우에도 불가하다.

(2) 후관절 주사방법

투시 테이블 위에 환자를 복와위로 눕힌다. 요추부 피부를 베타딘과 알코올로 소독하고 멸균 방포를 덮는다. 천자 부위는 정면 투시상에서 정한다. 정면상 촬영 시작하여 C-arm을 척추후관절 후면이 개방되어 나타날 때까지 10~45° 정도 비스듬히 위치시킨다. 척추후관절의 후부는 시상면(sagittal plane)에 가깝기 때문에 C-arm을 척추후관절이 개방되어 처음으로 보일 때까지 회전시키는데 전후 상에서 10~20° 정도 회전시켰을 때 척추 후관절에 쉽게 들어갈 수 있다. 전후상에서 C-arm을 많이 회전하여 사위 상(oblique view)을 얻으면 영상으로는 후방관절강이 잘 보이나 실제 관절의 입구(opening)이 아닐 경우가 많아 실패의 가능성이 높다. 하부요추 즉, 제4-5 요추, 제5요추-제1천추 등 하부 척추후관절은 여기에서 약간 두미측(cranio-caudal)으로 회전시키면 더 접근하기 좋다. 이상적인 주사침 삽입 부위는 후관절강의 여유가 가장 큰 하관절돌기의 가장자리의 하외측이다. 그러나 경우에 따라 관절강의 좀더 상부로 주입할 수 있다.

C-arm의 위치를 잡은 후 1% 리도케인으로 피하에 주사하여 국소 마취를 시행한다. 22 게이지 척추 천자침으로 척추후관절낭(capsule)을 향하여 전진한다. 주사침이 관절낭을 관통하면 저항 소실되며 주사침이 관절내로 미끄러져 들어가는 느낌(articular slide)이 시술자에게 느껴진다. 퇴행성 변화가 심한 경우에는 관절의 비후 및 변형으로 관절강내의 진입을 위해 주사침의 위치를 조금씩 옮겨야 하는 경우가 많으며 이 때 관절강내로 주사침이 들어가는 느낌에 의존해야 하는 경우가 많다. 주사침이 척추후관절낭에 들어가기 직전과 들어갈 때 가끔 통증을 호소한다. 이때의 통증이 평소의 통증과 동일하다면 주사의 효과가 좋을 가능성이 높다.

주사침의 위치를 확인하기 위해 0.25~0.5 ㎖의 조영제를 관절강 내로 주입할 수도 있다. 이상적으로는 조영제가 관절강과 상부로 유입되어 선상 또는 활 모양을 그린다(그림 13-17). 때때로 관절 분지가 척추후관절낭을 통과하는 관절의 후외측으로부터 조영제가 유출되는 경우도 있다. 주사침의 위치를 확인하기 위해 관절 내에 조영제를 주입

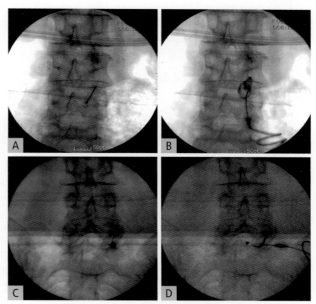

그림 13-17 | 주사투시 영상
A, B: 우측 제3~4 요추 후관절, C, D: 우측 제5 요추-제1 천추 후관절

하면 실제로 주입해야 할 약물의 양을 제한할 수 있기 때문 최소한으로 줄이는 것이 좋다. 또한, 주사침이 관절 내로 진입하면서 관절 연골등의 손상을 유발 할 수 있으므로 반드시 주사침을 관절 내에 삽입하지 않고 관절 주변에 약물을 주입하는 것도 치료적으로는 의미가 있을 수 있다. 그러나 진단적으로는 관절외 주사는 한 레벨 이상 영향을 미칠 수 있기 때문에 혼선이 따를 수 있다.

2) 내측지(medial branch) 차단

내측지 차단은 후관절 통증에 대한 진단을 위해 많이 사용되며 치료적인 효과를 위해 보다 지속적인 차단을 가할 때는 고주파를 이용한 열응고법(V. 항 참조)을 많이 사용하게 된다.

(1) 해부학적 고려

흉추 및 제1 요추에서 제4 요추까지의 후지(dorsal ramus)의 내측지는 횡돌기 기저부와 상관절돌기가 만나는 부위의 위를 지나게 된다. 제1 요추에서 제4 요추 후지의 내측지 차단의 일차 목표점은 횡돌기 내측의 상연(superior margin) 바로 미측(caudad)이 된다. 이차 목표점은 일차 목

표점의 바로 아래, 즉 횡돌기 상내연(superomedial margin)과 mamillo-accessory 인대의 중간 부위가 된다. 이들 목표점보다 위쪽에서 내측지 차단을 시행할 경우 마취제가 신경공이나 경막외강으로 들어가 위음성 반응을 보일 확률이 높아진다.

각각의 척추 후관절은 두 개의 신경으로부터 지배를 받는다. 즉, 제4-5 요추 후관절은 제4 요추 횡돌기 기저부 위를 지나는 내측지(제3 요추 후지 내측지)와 제5 요추 횡돌기 기저부 위를 지나는 내측지(제4 요추 후지 내측지)로부터 동시에 지배를 받는다. 제5 요추 신경은 제4-5 요추 후관절에 신경을 내지 않는다. 중요한 점은 내측지는 위쪽 척수 신경 후지에서 나오기 때문에 흉추부와 요추부에서 척수 신경 번호와 그들이 주행하는 횡돌기의 추체 번호가 다르다는 것이다.

(2) 내측지 차단 방법

전후상에서 횡돌기 기저부와 상관절돌기가 만나는 부위가 영상의 중심에 오도록 위치시킨다. 이 상태에서 치료할 관절 방향으로 방사선투시기를 10~20° 정도 회전시킨다. 이 각도에서 "Scotty dog" 모양을 확인하여 시행하며 영상의 확대비율을 최대로 높여 시행하는 것이 좋다.

제1 요추에서 제4 요추까지의 내측지 차단을 위해서는 상관절돌기 내연의 바로 바깥쪽에서 횡돌기 높이 또는 횡돌기 바로 위쪽에서 접근한다. 이 부위에서 피부를 소독, 국소 마취를 하고 22 게이지, 3.5 인치 척추 주사침으로 피부를 뚫은 후 방사선 투시 유도 하에서 횡돌기 기저부와 상관절돌기, 추경(pedicle)이 만나는 부위의 뼈에 주사침이 닿을 때까지 앞쪽, 안쪽, 약간 아래쪽으로 주사침을 전진시킨다. 뼈에 닿은 후 횡돌기 상연을 미끄러져 들어가는 느낌이 올 때까지 주사침을 위쪽 방향으로 조금씩 이동시킨다. 이 상태에서 주사침 끝부위와 신경이 거의 평행상태에 놓이게 되며, 주사침을 조금 더 전진시킴으로써 신경이 주사침에 최대한 노출되는 위치를 얻을 수 있다. 이 때 측면상으로 주사침이 추간공에 닿을 정도까지 너무 앞으로 전진해 있지 않음을 확인한다. 주사침의 주사침끝경사면(bevel)이 뼈를 향하도록 hub의 홈(notch)을 환자 다리 방향으로 돌려 약물이 위쪽 신경공보다는 내측지로 갈 수 있도록 한다. 이때의 주사침은 내측지 바로 위 또는 근접 부위에 놓이게 된다. 주사침의 위치 이상 또는 혈관 내 위치

등으로 인한 위음성 반응을 막기 위해 국소마취제를 투여하기 전 조영제 주사로 주사침 끝 부위의 위치를 확인하는 것이 권장되기도 한다. 하지만 조영제 주사 유무와는 관계없이 약물 주사 전 흡인으로 주사침이 혈관에 위치하지 않음을 반드시 확인하여야 한다. 이후 0.3~0.5 ㎖의 국소마취제를 주입한다.

제5 요추 내측지도 비슷한 방법으로 접근이 가능하다. 목표점은 천골 날개 상내측, 제1 천추 상관절돌기의 바로 바깥 부위가 된다. 투시 유도 하에 천골 날개 상단부 뼈에 주사침 끝이 닿을 때까지 주사침을 전진시킨다. 주사침으로 뼈 위를 더듬으며 조금씩 움직여 목표점에서 미끄러지듯이 2~3 ㎜ 정도 더 전진시킨다. 이때 주사침은 신경 주위에 위치하게 된다.

제1 천추 내측지는 크기가 작으며, 제1천추 천골공의 상외연 위로 주행하고 있다. 제1 천추 내측지 차단을 위해서는 구부러지지 않은 직선형 주사침을 사용하며, 미측에서 두측으로 비스듬히 전진시켜 제1 천추 천골공 상외연 뼈와 주사침 끝 부위가 닿게 한다. 일부 직선형 주사침으로 제1 천추 내측지에 제대로 위치시키기 어려운 경우가 있다. 이럴 때는 신경과 주사침이 수평을 이룰 수 있도록 주사침 끝 부위를 조금 구부려 사용하면 된다.

2) 천장관절 주사법

(1) 적응증과 금기증

천장관절로 인한 요통은 전체 요통의 13~19% 정도로 알려져 있고[62, 67] 원인으로는 교통사고, 낙상, 출산 등의 확연한 손상이나 반복적인 과부하 또는 특별한 원인이 없이도 생길 수 있는 것으로 보고되며[68] 강직성 척추염과 같은 척추관절증(spondyloarthropathy)때 흔히 발생된다. 천장관절은 후관절과 달리 신경 분포가 복잡하여 한 두군데의 신경 차단으로 완전한 통증 차단이 불가능하므로 관절강내 주사가 진단적으로 가장 중요하다.

천장관절로 인한 통증은 제5 요추 이상에서 느껴지는 경우는 거의 없으며 주로 상후장골극(PSIS)나 천골구(sacral sulcus)에 집중되고 상후장골극과 대전자부사이에 연관통이 발생한다. 때로는 서혜인대나 대퇴부 등에도 연관통이 생길 수 있으며 아주 드물게 슬관절보다 원위부로 가는 경우가 있다.[69] 이학적검사로는 하나의 유발검사에

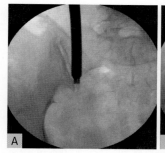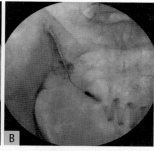

그림 13-18 | 좌측 천장관절주사를 위해 투시검사장치(C-arm)를 반대측 사위상으로 돌려 전후방 관절강이 일치되도록 한 투시 영상 (A)과 주사침 삽입 후 천장 관절이 조영되는 소견(B)

서 양성이라고 해서 진단할 수는 없고 세 개 이상의 유발 검사에서 양성으로 보일때 비로소 천장관절로 인한 통증의 가능성이 높아진다고 알려져 있다.[70] 금기증은 다른 척추시술의 금기증과 동일하다.

(2) 주사 방법(그림 13-18)

천장 관절 주사를 정확히 하려면 반드시 투시 장비를 사용해야 하며 간혹 맹목 접근법으로 천장관절 주사를 시도하는 경우가 있으나 투시 영상 없이 시행할 때 관절 내로 제대로 들어가는 경우는 22% 정도에 불과하며 관절 주변 1 ㎝ 정도에 위치하거나 경막외강, 천골신경공 등으로 퍼지는 것으로 보고되었다.[71] 최근 초음파를 이용한 천장 관절 주사 방법이 보고되고 있으나 투시 장비만큼 정확한 결과를 보이는지는 확실치 않다.

복와위 상태에서 전후방 영상을 얻어 천장 관절의 위치를 확인하고 주사침이 삽입될 목표 지점인 후방 천장 관절강의 가장 원위부 1~2 ㎝을 찾는다. 투시 영상에서 전방 천장관절강을 후방 관절강으로 잘못 판단하여 주사침을 삽입하면 관절강내에 진입할 수 없으므로 이를 명확히 보는 것이 가장 중요하다. 엄격한 전후방 영상에서는 후방 천장관절강이 내측에 위치하는데 C-arm의 영상 증강 장치를 약 5~25° 정도로 반대측으로 돌려 사위상(contralateral oblique view)을 얻으면 천장 관절 원위부의 전-후 관절강이 잘 겹쳐져 보이게 된다. 이 각도에서 영상 증강 장치를 머리 쪽으로 20~25° 움직여 기울어진 영상(tilt view)을 잡으면 후하방 천장 관절부가 관절의 전방과 잘 분리가 된다.[72] 또 다른 방법으로는 전후방 영상에서 영상 증강 장

치를 5° 정도 동측으로 돌리고 약간만 머리 쪽으로 기울여 후하방 천장 관절의 내측면을 정확히 확인하는 방법도 있다.[73]

상기의 방법으로 목표 지점인 후하방 천장관절강이 잘 보이게 되면 22 게이지 척추천자침을 이용하여 관절강에 삽입하여 주사침이 관절 내로 미끄러져 들어가는 느낌(articular slide)를 확인한다. 주사침이 관절 내에 진입하면 조영제를 주입하는데 약한 압력으로 조영제가 들어 있는 주사기의 플런저를 눌러 주입 저항을 느낀다. 이 때 저항이 심하면 너무 강한 힘으로 주입하지 말고 주사기 플런저에 약한 압력을 지속적으로 가하면서 주사침을 아주 천천히 조금씩 후퇴시키면서 주입 저항이 없어지며 조영제가 관절강 내로 퍼지는 점을 찾는 것이 중요하다.[74] 조영제 주입으로 주사침이 관절강 내에 있음을 확인하면 국소마취제(진단적 목적)나 스테로이드(치료적 목적)를 주입하는데 통상 1.5~1.6 ㎖, 최대 2.5 ㎖ 정도 주입된다.[75]

4. 교감신경 차단술

1) 역사

교감신경 차단술은 20세기 초 도입 후 다양한 치료 용도로 사용되어 왔다. 1차 세계대전 중 머리에 총상을 입어 하지에 경직이 생긴 환자를 Norman Dawson Royle과 John Irvine Hunter이 처음으로 교감신경 차단 수술을 시행하였고 1924년 뉴욕에서 42명의 환자 증례를 발표하였다. Mayo clinic에서 같은 시술을 도입하여 Reynaud's phenomenon의 증상 호전에 이용하였다. 이후 교감신경 차단 수술이 아닌 알코올 주사 방법이 1935년 Mandel에 의해 시도되었고 현재 널리 사용하는 시술로 자리 잡았다.

2) 해부학

요추부 교감신경절은 제2 요추부터 제4 요추까지 2~5개로 구성되어 있고 보통 첫 번째와 두 번째 교감신경절은 융합되어 있다. 교감신경절은 요추 신경근과 연결되어 있고 하지 및 척추 통증의 전달과정과 연관되어 있다.

경추부 교감신경절은 크게 네 그룹으로 이루어져 있다. 각각 3~5 ㎝ 길이로 되어 있고 유명한 성상 교감신경절은 80% 경우에서 네 번째 경추부 교감신경절과 첫 번째 흉추

부 교감신경절이 융합되어 이루어진다.[76] 두부와 상지의 교감신경이 모두 전달되므로 상지 및 경추부 통증의 차단으로 가장 선호된다.

3) 적응증과 금기증

적응증은 다른 시술에 비해 무척 다양하다. 복합성 국소 통증 증후군(chronic regional pain syndrome), Reynaud씨 병과 같은 혈관성 질환, 림프부종, 헤르페스성 신경통, 다한증 등 교감신경 차단술만의 적응증 외에도 호전되지 않는 척추 및 근육통증에도 사용될 수 있다.[76-78]

일반적인 시술과 금기증은 같으며 경추부 교감신경 차단술 시행 시 양측 모두 동시에 차단할 경우 횡격막 신경(phrenic nerve)를 동시에 차단할 수 있어 일반적으로 피한다.[78]

4) 교감신경 차단술의 접근 방법

(1) 요추부 교감신경 차단술

요추부 교감신경 차단술은 주로 제2 요추 또는 제3 요추에서 시행한다. 일측성 효과를 얻고 싶을 경우 제4 요추의 하복부(hypogastric) 교감신경 차단술을 시행한다. 환자를 엎드린 상태로 하여 투시영상으로 목표 요추를 찾는다(그림 13-19). 삽입 전 영상은 사위상에서 시작하며 신경근을 피하며 횡돌기 아래를 목표로 한다. 척추체를 촉지하고 투시영상을 측면으로 하여 주사 주사침을 전진시킨다. 척추체의 앞을 가능하면 넘지 않게 조심하고 조금씩 진행하며

갑자기 저항이 줄어드는 전방 종인대(anterior longitudinal ligament)를 관통하는 느낌이 있는 경우 정지한다. 투시영상을 정면으로 하여 주사침 끝이 육경(pedicle)에 위치하도록 조정하여 조영제를 주사하고 분포가 위아래로 퍼지는 것을 확인한다(그림 13-20).

(2) 합병증

일반적인 감염, 출혈 등 합병증은 타 시술과 같으며 척추체의 앞에 큰 혈관 주위에 교감신경절이 위치하므로 시술 시 혈관 천자가 발생하는 경우 심각한 합병증을 초래할 수 있다.

5. 척추 성형술

척추 성형술은 통증완화를 목적으로 통증을 유발하는 척추체에 주사침을 삽입하여 치료하는 중재적 시술방법이다. 1980년대 중반 프랑스에서 처음으로 척추 혈관종(hemangioma) 환자를 대상으로 시행되었다.[79] 주입하는 물질은 주로 polymethylmethacrylate (PMMA) 시멘트로서 일반적인 관절치환술에서 치환물을 뼈에 고정하는 골시멘트이다.

1) 적응증과 금기증

가장 흔한 적응증은 골다공증에 의해 발생한 척추골절(그림 13-21)로서 6~8주의 보존적 치료에도 통증이 완화되지

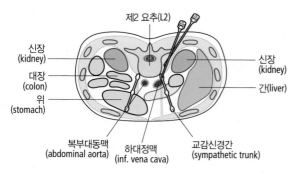

그림 13-19 | 요추부 교감신경 차단술

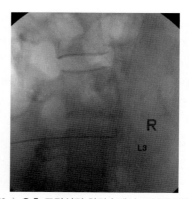

그림 13-20 | 요추 교감신경 차단술에서 조영제 주입 후 영상

않는 경우이다. 그 외에 암의 전이, 다발성 골수종(multiple myeloma), Kummell 병, 혈관종 등으로 인하여 통증을 유발하는 척추 질환이 적응증이 될 수 있다.

금기증은 주사침을 삽입하는 부위의 감염, 주위의 신경 구조물을 침범하는 암 전이가 있는 경우, 혈액응고장애, 척추의 압박 정도가 매우 심한 경우(65~70%의 척추체 높이 감소), 마취제나 진정제 투여를 못할 정도로 심하게 심폐 기능이 저하되어 있는 경우 등이다.

2) 시술과정

시술 전에 먼저 환자에게 시술에 대한 설명을 하고 동의서를 받아야 한다. 보통은 국소 마취로 충분하나 필요한 경우 정맥 주사를 이용한 진정제를 투여할 수도 있다. 여러 부위에 시행하거나 통증이 매우 심한 경우는 전신 마취를 할 수 있다. 항생제는 술전 30분에 정맥주사를 이용해 투

여하도록 한다.

환자는 수술대 위에 엎드리게 한다. 주사침은 골생검에 이용되는 Bone Biopsy Needle을 사용하며 보통 10 게이지 혹은 11 게이지의 굵은 주사침을 사용한다(그림 13-22). 주사침의 접근 방식은 주사침을 척추경(pedicle)을 통과하여 척추체에 도달하는 경척추경(transpedicular) 접근 방식을 가장 많이 사용하며 그 외에 경추의 경우 전외방(anterolateral)법, 흉추의 경우 경늑간척추간(intercostovertebral)법, 요추의 경우 후외방(posterolateral)법을 사용하기도 한다. 여기서는 가장 많이 사용하는 경척추경 방식에 대해서만 설명하고자 한다.

C-arm을 이용하여 척추체 전후방 영상(AP view)에서 표적 척추체를 확인하고 투시경을 회전시켜 사영상(oblique view)를 얻는다. 전신 마취를 하지 않은 경우에는 주사침의 삽입부위에 국소마취제를 투여한다. 수술용 메

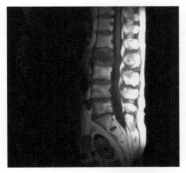

그림 13-21 │ 척추 압박 골절의 자기공명영상 소견
요추 2번 척추체의 급성 골절의 소견으로 골수부종과 압박골절이 관찰된다.

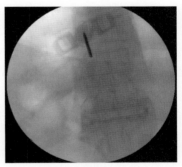

그림 13-23 │ 추경의 상위 1/3 부위를 표적으로 하여 주사침을 주입한다.

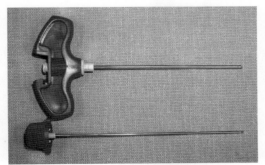

그림 13-22 │ 척추성형술에 사용되는 골생검용 주사침
T자형의 손잡이를 가진 투관침(trochar, 위)과 삽입관(아래)

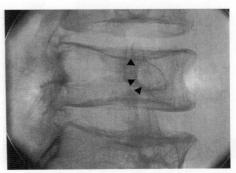

그림 13-24 │ 사영상을 통한 척추 성형술 시행시 척추경의 내벽(화살표)을 침범하지 않도록 하여야 한다.

스를 이용하여 1 ㎝ 정도로 절개를 가하여 주사침을 삽입할 경로를 확보한다. 주사침주입의 표적(target)은 척추경의 상위 1/3 부위이다(그림 13-23). 주사침을 피부를 통하여 삽입하여 척추체에 닿으면 정형외과용 망치(orthopaedic hammer)를 이용하여 피질골(cortical bone)을 통과시킨다. 골다공증으로 인하여 골강도가 약해져 있는 상태이므로 대부분 2~3회 정도 가볍게 끝을 두드리면 피질골을 통과하게 된다. 정형외과용 망치를 사용하지 않고 손의 힘으로 힘껏 눌러도 피질골을 통과하기는 하지만, 잘못하면 주사침이 둥근 척추체 표면에서 미끄러져 주위 조직을 손상시킬 수도 있으므로 위험하다. 일단 주사침의 끝이 피질골을 통과하면 골수 부분은 부드러워 손으로 미는 것만으로도 충분히 목표에 도달할 수 있다. C-arm으로 전후방, 측면 영상을 번갈아 가면서 확인하여 척추경을 통과시켜 척추체에 위치시킨다.

주사침이 척추경을 통과할 때는 매우 조심하여야 하는데, 그 두께가 얇고 공간적인 위치가 측면에서 볼 때는 후상방에서 전하방으로 경사져 있고, 평면상(horizontal)으로는 후외방에서 전내방으로 경사져 있으므로 주사침을 통과시키기가 쉽지 않다. 너무 내측(medial)으로 주사침이 향하게 되면 척추경 내측에 위치하는 척수 및 척추강을 손상시키며, 너무 상방 혹은 하방으로 주사침이 향하게 되면 상위 혹은 하위 척추의 신경공(neural foramen)을 지나는 신경근을 손상시킬 수 있다. 주사침을 C-arm 사영상을 보면서 후외측에서 전내측 방향으로 삽입하므로 내측으로 주사침이 향하기 쉬워서 반드시 내측으로 너무 주사침이 향하지 않는지 확인하여야 한다(그림 13-24). 척추체내에서 주사침의 끝은 측면 영상에서 척추체의 전방 1/3과 중간 1/3 부위의 경계에 위치하는 것이 좋다(그림 13-25).

주사침을 우측 혹은 좌측, 신체의 어느 한 쪽에서만 삽입하고 골시멘트를 주입하는 단척추경(unipedicular) 접근법을 사용하기도 하고 양측 모두에 주사침을 삽입하는 양척추경(bipedicular) 접근법을 사용하기도 한다. 단척추경 방식이 조직 손상이 작고, 시술시간이 짧다는 장점이 있어 더 많이 사용한다(그림 13-26, 27).

주사침이 원하는 부위에 위치하게 되면 조영제를 주입하여 척추조영술(vertebrogram)을 시행한다(그림 13-28). 조영제를 주입하여 주사침이 척추골기저 정맥총(vertebrobasilar venous plexus) 혹은 그 외 다른 큰 혈관에 시멘트가 흘러가지 않는지 확인하기 위함이다. 올바른 위치에 주사침이 있으면 여기에 조영제를 투입하면 골수를 거쳐 종국에는 척추골기저 정맥총이 조영된다. 여기서 확인하는 것은 지나치게 빨리 조영제가 정맥총으로 흘러가서 조영되는지 여부를 확인하는 것이다. 지나치게 빨리 정맥총이 조영되는 경우 골시멘트에 의한 색전증의 가능성이 높다는 것을 의미하므로 주사침의 위치를 조정하여야 한다. 척추조영술의 또다른 장점은 조영제가 척추골 골수에 퍼지는 양상을 관찰하여 반대쪽에 주사침을 삽입할 지를 결정할 수

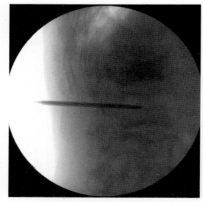

그림 13-25 | 경척추경 접근법의 측면 영상
주사침은 척추경의 가운데를 잘 통과하여야 하며 주사침의 끝은 척추체 중간1/3과 전방 1/3에 위치시킨다.

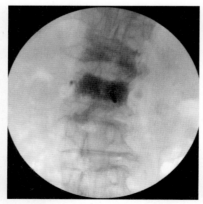

그림 13-26 | 양척추경 접근법
좌, 우측 모두에서 주사침을 삽입하여 시멘트를 주입하였다.

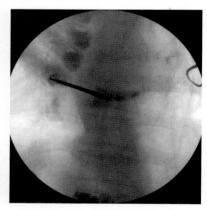

그림 13-27 | 단척추경 접근법
주사침을 좌측에만 삽입하고 시멘트를 주입하였으나 정중선을 넘어 우측 척추체에도 시멘트가 잘 채워졌다.

있다는 점이다. 대개 단척추경 방식을 사용하므로 먼저 우측, 혹은 좌측의 한쪽에서 주사침을 삽입하고 조영제를 주입하여 조영체가 척추체 양쪽으로 골고루 퍼지면 바로 골시멘트를 주입하고, 조영제가 주사침이 삽입된 쪽에만 퍼지는 경우는 반대쪽에도 주사침을 삽입하게 된다.

조영제 주입으로 주사침의 위치가 만족스러우면, 즉, 조기에 정맥총으로 퍼지지 않고 척추체전체에 골고루 조영제가 분포되는 것을 확인하면, 골시멘트를 혼합한다.

골시멘트는 상용화된 전용주입기기가 있어 이를 이용할 수도 있고, 1 ㎖ 주사기에 담아서 주입할 수도 있다. C-arm 영상을 측면으로 놓고 골시멘트를 주입하는데, 척추 밖으로 골시멘트가 흘러들어가는 것이 관찰되면 주입을 그만둔다. C-arm을 전후방 영상으로 회전시켜 보았을 때, 척추체에 골고루 골시멘트가 퍼져 있으면 시술이 잘 된 것으로 판단하여도 된다. 만약 척추체 한쪽(주사침을 삽입한 쪽)에만 골시멘트가 분포하고 있으면 반대측에도 같은 시술을 시행할 수도 있다(단척추경 방식). 그러나 보고에 따라서는 한쪽에만 골시멘트가 분포하고 있어도 만족스런 임상 결과를 보고하고 있으므로 반드시 시술 후 확인하였을 때 한쪽에만 골시멘트가 분포하고 있다고 하더라도 반드시 반대쪽에 시술을 하여야 하는 것은 아니다. 이상적인 경우는 압박골절에 의해 줄어든 척추체의 전체 부피의 50~70% 정도를 골시멘트가 차지하는 것이 좋다고 알려져 있다.

골시멘트의 주입이 완료되면 투관침(trochar)에 삽입관(cannula)을 다시 넣어서 주사침 내에 남아 있는 골시멘트를 밀어넣고 주사침을 제거한다. 절개한 피부를 봉합하고 시술을 종료한다. 환자를 수술대에서 이동침대로 옮길때는 전신 마취를 한 경우를 제외하고는 엎드린 채로 옮기고 1~2시간은 그 상태로 유지하도록 한다. 환자가 똑바로 눕게되면 중력에 의해 척추체내의 골시멘트가 척수강쪽으로 흘러들어갈 수도 있기 때문이다. 술 후 CT를 척추체내의 골시멘트 분포를 확인할 수도 있다(그림 13-29).

술 후에는 충분한 통증 완화를 위해 진통제를 처방하도록 한다. 보통 환자는 술 후 몇 시간 내에 거동을 할 수 있을 정도로 효과가 빠르게 나타난다.

3) 합병증

가장 심각한 합병증은 시멘트가 잘못된 위치에 주입되는 것이다. 정맥 내에 주입하여 폐색전증이 생길 수 있으며 신경공에 주입하여 신경근 압박, 경막외 공간에 주입하여 척수 압박 손상을 유발할 수 있다. 신경근 압박은 스테로이드 주사요법으로 치료할 수 있으나 폐색전증이나 척수 압박은 돌이킬 수 없는 심각한 문제이므로 예방이 최선이다.[80, 81] 척추 조영술로 정맥내 주입을 예방할 수 있지만, 조영제와 골시멘트의 점도차이로 얼마나 신빙성이 있는지 의문이 제기되고 있어 조영술이 반드시 믿을 만한 것은 아니다. 골시멘트 주입 시 반드시 실시간으로 영상을 확인

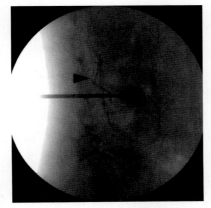

그림 13-28 | 척추 조영술
조영제를 주입한 직후 척추체 후면의 정맥이 조영되는 양상이다.

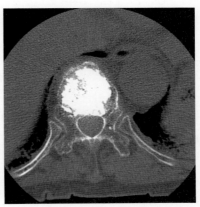

그림 13-29 | 척추 성형술후 시행한 CT에서 주입한 시멘트가 척추체내에 잘 유지되고 있음을 확인한다.

하여 정맥조영이 나타나면 그 즉시 주입을 중단하도록 한다. 척수 손상은 척추체 후방으로 골시멘트가 새어나가서 발생하므로 이 역시 실시간으로 확인하여 척추체 후방으로 새어나가는 것이 보이면 주입을 중단하도록 한다.

치료한 척추체에 다시 골절이 발생하는 것은 매우 드물지만, 인접 척추체에서 골절이 발생하는 것은 매우 흔하다.[2] 그 외 드물기는 하지만 심부정맥혈전증, 폐렴, 흉골 골절 등이 보고되었다.[82]

4) 시술의 결과

어떤 기전으로 척추성형술이 효과를 나타내는 지는 불분명하다. 시멘트 주입에 의한 강화 효과는 척추의 안정성을 증가시키고 더 이상 골절이 진행되는 것을 막아줄 수 있다. 골시멘트의 중합반응(polymerization)의 과정에서 발생하는 열에 의한 말단 감각 신경의 소작도 한 기전이다.[80]

통증완화의 효과는 대개 75~95%에서 나타나며, 18~48개월 지속된다.[3] 골절의 발생시점부터 시술까지의 시간이나 통증발생시점부터 시술까지의 시간은 시술효과에 무관하다.[3] 통증의 감소에 따른 활동의 증가로 74%에서 삶의 질이 향상되었다는 보고도 있다. 압박골절 이외에도 암전이에 의한 경우나 혈관종에 의한 척추체 통증의 경우도 70~80%의 비슷한 통증 완화 효과를 보였다고 보고되었다.[82]

III. 경추부 중재 시술치료

1. 개요

경추부 통증은 크게 추간판 탈출증으로 인한 방사통, 추간판 내장증으로 인한 디스크성 통증, 후방관절이나 구상돌기(uncovertebral) 관절의 손상과 퇴행에 의한 관절통증으로 나눌 수 있다.[83, 84] 이들 중 방사통은 통증의 강도가 매우 높고 연경과가 6개월 이상 지속되는 양상을 보여[85] 투약이나 물리치료 등만으로 호전되지 않을 정도로 심하면 경막외 스테로이드 주사로 통증을 완화시키는 것이 큰 도움이 된다.[86-88]

디스크성 통증은 방사통보다 더 긴 자연경과를 보이나 통증의 강도가 방사통만큼 심하지 않아 척추 시술이 필요한 경우는 많지 않다. 디스크 내부에 조작을 가하는 IDET 등의 intra-discal procedure가 임상시험에서 거짓시술에 비해 의미 있는 치료효과를 보여주지 못하였고[10] 동물실험에서 조차 소기의 치료 결과를 볼 수 없었다[11]는 보고가 많아 디스크성 통증에 대한 시술은 가능하면 피하는 추세이다.[89, 90]

후방관절이나 구상돌기관절로 인한 관절 통증은 역시 통증의 강도가 방사통만큼 심하지 않으며 비교적 짧은 자연경과를 보이므로 후방관절낭내 스테로이드 주사 보다는 비스테로이드성 소염제나 물리치료로 해결되는 경우가 많다. 후방관절의 퇴행을 동반한 만성 경부통을 치료하기 위해 내측분지 차단이나 내측분지 고주파 신경절리술을 시행하는 경우가 있는데 대부분의 만성 경부통은 디스크성 통증이며 후방관절 퇴행은 디스크 퇴행에 의한 2차적인 변화인 경우가 많으므로 적절치 않은 치료가 될 수 있다. 특히 내측분지 고주파 신경절리술은 척추다열근을 공급하는 신경을 파괴하고 후방관절에 신경인성 관절을 초래할 수 있어 장기적으로는 오히려 해로운 효과를 보일 수 있으므로 조심해야 한다.

따라서, 본 절에서는 주로 경막외 스테로이드 주사에 대해 자세히 기술한다.

2. 경막외 주사법(Epidural injection)

1) 개요

경추부 경막외 주사는 요추와 마찬가지로 신경근(nerve root)에 발생한 염증을 해소하기 위한 목적으로 사용된다. 경추 디스크 탈출로 인한 방사통(radicular pain)은 자연경과에 의해 4~6개월만에 상당한 호전을 보이는 것으로 보고[85]되어 있어 통상 6개월 이상 소요되는 요추[27]에 비해 상당히 짧다. 이에 반해 척수와 척추동맥(vertebral artery)을 포함하는 경추는 마미총만을 포함하는 요추에 비해 시술의 부작용이 훨씬 크다. 또한, 요추에 비해 작고 복잡한 구조를 가지므로 시술자의 경력과 기술 수준이 충분히 높아야만 안전한 시술이 보장된다. 따라서, 경추 경막외 주사는 적응 대상을 엄격하게 판단하는 것이 중요하다.

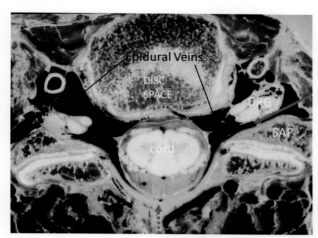

그림 13-30 | 판간 접근법(붉은 점선 화살표)과 경추간공 접근법(우측 붉은 실선 화살표)의 접근 방향. SAP: superior articular process, DRG: dorsal root ganglion.

동영상 13-6   동영상 13-7

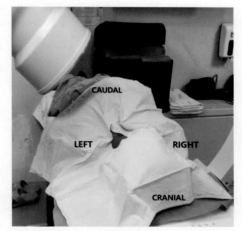

그림 13-31 |

경추 경막외 주사를 위한 접근법은 경추간공 접근법 (transforaminal approach)과 판간 접근법(interlaminar approach)이 있다. 판간접근법은 후방 경막외 공간에 접근하여 양측, 그리고 여러 레벨의 경추 신경근에 스테로이드가 작용하게 된다. 이에 비해 경추간공 접근법은 염증이 있는 신경근을 정확히 진단한 다음 해당 신경근에 최대한 근접하여 스테로이드를 적용하므로 이론적으로 볼 때 판간접근법에 비해 작은 용량의 스테로이드로 더 높은 임상적 효과를 가질 수 있다.

판간 접근법의 경우 간혹 투시장치를 사용하지 않고 맹목(blind)으로 접근하는 경우가 있는데 위험성이 높으므로 실제로 환자에게 적용하지 않는 것이 현명하다. 왜냐하면 제 7 경추의 경우 황인대(ligamentum flavum)과 척수사이의 거리가 1.5~2.0 ㎜에 불과하므로[91] 시술자가 주사침의 방향이나 깊이를 잘못 짐작한 경우 척수를 손상시키는 상황이 발생할 수 있기 때문이다. 따라서, 본 장에서는 경추간공 접근법과 판간 접근법에 대해서만 설명한다(그림 13-30).

2) 경추간공 접근법(동영상 13-6, 7)

• 시술 준비

목의 전측방에서 피부를 천자하여 추간공의 뒤쪽을 통해 신경근에 접근하는 방법이다. 환자를 영상장치용 침상에 복와위 자세로 눕히고 머리를 시술하려는 신경근의 반대측으로 돌려 시술부위가 최대한 노출되도록 한다. 턱을 포함하여 환측 목과 쇄골 및 흉골을 포함하는 상부 흉곽까지 넓게 소독한다. 멸균포의 구멍을 환측 경추 전측방부에 위치하도록 덮는다(그림 13-31).

• 투시영상 준비

영상증강장치(image intensifier)를 환측으로 45° 혹은 그 이상으로 돌려 사위상(oblique view)에서 추간공이 최대한 넓게 보이도록 한다. 사위상의 각도가 충분하지 않을 경우 주사침이 척추동맥(vertebral artery)를 찌를 확률이 높아진다. 따라서, 추간공이 보이지만 판(lamina)의 두께가 충분히 두껍지 않다면(그림 13-32) 영상증강장치(image intensifier)를 환측으로 더 돌려야 한다. 충분한 판의 두께가 보이는 사위상이 확보되면 주사를 하려는 추간공의 후면을 이루는 상관절돌기(superior articular process)를 목표로 잡고 1% 리도카인으로 국소마취를 시행한다. 주사침은 25 게이

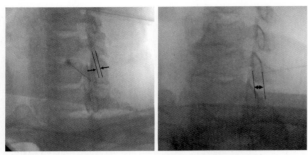

그림 13-32 | 사위상의 각도가 충분하지 않은 좌측 영상에 비해 우측 영상에서는 판의 두께(화살표 표시)가 넓은 것을 볼 수 있다. 우측 영상이 경추간공 경막외 스테로이드주사에 적절한 영상이다.

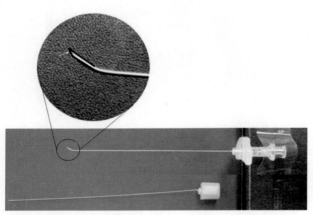

그림 13-33 | 25 게이지 척추주사침(위 주사침)의 속침(아래 주사침)을 제거하고 주사침 끝을 베벨(흰색 화살표)의 반대방향(세부 그림)으로 구부린 모습. 섬세한 조작에 도움이 된다.

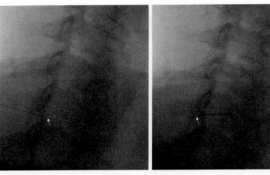

그림 13-34 | 제6-7 경추간공 경막외 스테로이드 주사를 위한 피부천자 부위(좌측)와 상관절돌기 뒤쪽 하관절돌기에 주사침이 닿은 영상(우측). 주사침끝을 화살표로 표시하였다.

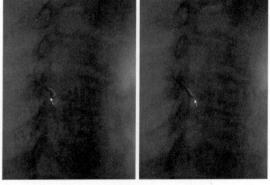

그림 13-35 | 제6-7 경추간공 경막외 스테로이드 주사를 위해 휘어진 주사침끝이 후방을 향하여 상관절돌기에 닿은 영상(좌측)과 같은 환자에서 주사침을 180도 돌려 휘어진 주사침 끝이 앞쪽을 향한 영상(우측). 화살표는 주사침 끝을 화살표로 표시 하였으며 점선은 주사침 끝의 휘어진 모양을 표시하였다.

지의 3.5 인치 척추주사침을 주로 사용하는데 시술 전 주사침속에 있는 속심을 빼고 주사침의 끝을 베벨의 반대방향으로 10° 정도 휘어 두는 것(그림 13-33)이 섬세한 조작에 도움이 된다.

• 주사침의 삽입 및 조작

주사침으로 피부를 천자한 후 끝이 휘어진 주사침을 후방으로 향하도록 하여 추간공의 후방을 향해 부드럽게, 천천히 전진시켜 추간공 자체가 아닌 상관절돌기 혹은 더 후방쪽의 하관절돌기에 먼저 닿도록 한다(그림 13-34). 이후 주사침을 약간 후진한 다음 다시 전진시키면서 주사침 끝이 좀 더 앞쪽에 닿도록 조작하여 상관절돌기 앞부분에 닿도

록 한다. 이 과정에서 주사침의 끝이 추간공을 침범하지 않는 것이 매우 중요하다. 상관절돌기에 닿으면 주사침을 180° 돌려 휘어진 주사침이 앞쪽을 향하도록 하여 1 mm 정도 전진시킨다(그림 13-35). 영상증강장치(image intensifier)를 돌려 전후상 영상을 얻어 주사침 끝의 깊이를 확인한다. 환자가 고개를 건측으로 돌리고 있으므로 영상저장장치를 정중앙보다 약간 건측으로 더 돌려 극상돌기가 척추체의 가운데에 오도록 정확한 전후상(true AP view)를 잡는 것이 중요하다. 정확한 전후상에서 주사침 끝이 관절주(articular pillar) 두께의 반 이상을 넘지 않도록 한다(그림 13-36). 간혹 혈관을 피하기 위해 이 지점을 넘어 가는 경우도 있지만 극도의 주의가 필요하고 갈고리돌기(uncinate

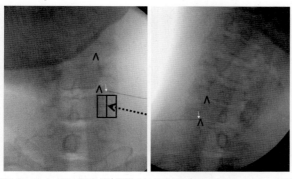

그림 13-36 │ 주사침의 끝(흰색 실선 화살표)의 적정한 깊이는 관절주(articular pillar)두께의 ½ 지점(사각형내의 이등분선)이다. 혈관을 피하기 위해 간혹 이 지점을 넘어 가는 경우도 있지만 극도의 주의가 필요하고 갈고리돌기(uncinate process, 뒤집어진 V자)는 절대로 넘어가지 않아야 한다. 좌측은 적절한 깊이를 보여주는 영상이며 우측은 너무 깊게 위치한 영상이다. 우측과 같은 상황이 발생하지 않도록 조심해야하며 상황 발견 즉시 주사침을 후진시켜야 한다.

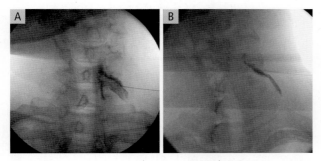

그림 13-37 │ A: 경막외 패턴(epidural pattern) 혹은 근위부 신경근 패턴(proximal radicular pattern)으로 가장 이상적인 패턴이다. B: 원위부 신경근 패턴(distal root pattern): 신경근을 따라 조영제가 퍼지지만 근위부보다 원위부쪽으로 퍼지는 경우이다.

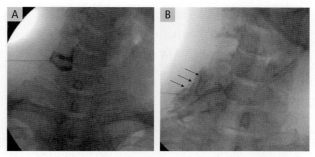

그림 13-38 │ A: 후방관절 패턴(facet joint pattern) B: 화살표로 표시한 부분이 근육 패턴(muscle pattern)이다.

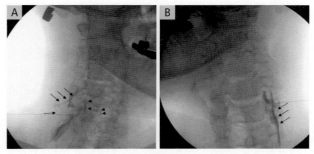

그림 13-39 │ A: 정맥혈관총 패턴(venous pattern) 화살표로 표시된 혈관은 외정맥총이며 화살표머리로 표시된 부분은 내정맥총이다. B: 척추정맥 패턴(vertebral vein pattern)으로 조영제가 퍼지는 속도가 느리며 심장쪽을 향한다.

process, 뒤집어진 V자)는 절대로 넘어가지 않아야 한다. 갈고리돌기까지 주사침 끝이 들어간 경우는 발견 즉시 후진시켜야 한다.

• 조영제 주입
주사침 끝을 추간공의 후면에 붙여 적절한 깊이로 전진하였다면 주사침에 주사기를 직접 연결하지 않고 수액연결관을 연결한다. 이는 주사과정에서 주사침의 깊이가 깊어지는 것을 막기 위함이다. 수액연결관을 연결할 때도 주사침을 잡은 손의 제3, 4, 5 손가락을 환자의 쇄골부위에 안정되게 지지함으로써 조작 중 주사침 끝의 위치가 변하지 않도록 최선을 다해야 한다.

주사침에 연결된 수액연결관이 주사침을 움직이지 않도록 최대한 주의를 하면서 실시간 조영 영상을 보면서 조영제를 주입한다. 조영제가 퍼지는 부분에 약제가 들어간다고 가정하므로 시술자는 조영제가 퍼지는 패턴을 매우 세심하게 관찰하고 이상적 패턴이 아닌 경우 적절한 조치를 취해야한다. 경추간공 경막외 스테로이드 주사 때 나올수 있는 조영 패턴은 아래와 같이 나눌 수 있다.

- 경막외 패턴(epidural pattern): 근위부 신경근 패턴(proximal root pattern)이라고 볼 수도 있다. 조영제가 경수신경근을 따라 근위부로 퍼지면서 배측신경절을 지나 척수의 경막외 공간까지 충분히 진입하는 모양으로 안전도

와 치료 효과면에서 가장 이상적이다(그림 13-37-A).

- 원위부 신경근 패턴(distal root pattern): 신경근을 따라 조영제가 퍼지지만 근위부보다 원위부 쪽으로 퍼지는 경우이다(그림 13-37-B). 방사통의 원인이 되는 배측신경절의 염증에 거의 영향을 주지 못하여 주사의 효과를 기대하기 어렵다. 주사침의 깊이를 좀 더 전진시켜 이상적 경막외 조영 패턴을 얻도록 노력해야한다.

- 후방관절 패턴(facet joint pattern): 주사침의 끝이 상관절돌기의 최상부를 겨냥하게 되면 후방관절(facet joint, zygoapophyseal joint)로 들어갈 확률이 높다. 이때는 관절낭내 조영(그림 13-38-A)이 되므로 주사침을 조작하여 위치를 옮겨야 한다.

- 근육 패턴(muscle pattern): 주사침의 조작이 서툰 경우 추간공으로 주사침 끝이 들어가지 않을 수도 있다. 이때는 근육과 근막을 타고 조영제가 퍼지는 모양을 보인다(그림 13-38-B). 이 패턴에서 스테로이드를 주입하면 둔부에 근육 주사하는 것과 같은 효과를 가질 뿐이다.

- 정맥혈관총 패턴(venous pattern): 추간공에 있는 추간정맥(intervertebral vein)에 주사침 끝이 위치하여 내/외정맥총(internal/external venous plexus)가 조영되는 것이다. 이때는 메두사의 머리와 같이 여러 갈래의 정맥 속에 조영제가 퍼지는 모습(그림 13-39-A)이 특징이다. 이 패턴에서 스테로이드를 주입하면 경정맥(intravenous) 스테로이드 주사를 하는 것과 같은 전신효과만 얻게 되고 방사통에 대한 국소치료의 효과는 얻을 수 없다. 더 큰 문제는 여러 갈래로 보이는 정맥혈관 조영 패턴 중 확인이 어려운 동맥혈관 조영 패턴이 동반되었을 가능성이 있어 반드시 주사침의 위치를 조절하여 정맥혈관 패턴에서 벗어나는 것이 중요하다.

- 척추정맥 패턴(vertebral vein pattern): 척추동맥이 위치한 부분에 조영제가 퍼지는 양상으로 보여 척추동맥 패턴과 유사하나 속도가 매우 느리고 방향이 주사침으로부터 심장 쪽으로 향한다는 점(그림 13-39-B)에서 감별이 가능하다. 척추정맥과 척추동맥이 동시에 조영되는 경우도 있으므로 발견 즉시 주사침 위치 조절이 필요하다.

- 척추동맥 패턴(vertebral artery pattern): 조영제가 척추동맥을 따라 머리 쪽으로 빠른 속도로 퍼지는 양상을 보인다(그림 13-40-A). 속도가 빨라 놓치는 경우도 있다. 척추동맥 패턴을 보이는 경우는 영상증강장치의 사위상각이

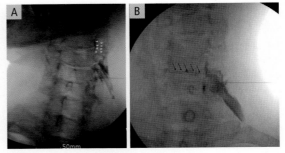

그림 13-40

A: 척추동맥 패턴(vertebral artery pattern). 조영제가 빠른 속도로 움직여 동맥벽의 내측(속이 빈 화살표머리들로 표시)이 희미하게 조영된다.
B: 뿌리동맥 패턴(radicular artery pattern)이 화살표로 표시되었다.

동영상 13-8

충분하지 않았거나 주사침의 조착이 서툴러 추간공 쪽을 침범하였기 때문이다. 입자형태의(particulated) 스테로이드 제제로 뇌경색이 발생하는 기전일 것으로 추측된다. 척수척추동맥에 주사침이 침범하는 것 자체가 잠재적으로 매우 위험한 상황이므로 발견 즉시 위치를 조절하도록 해야한다.

- 뿌리동맥 패턴(radicular artery pattern): 척수의 종축에 대해 수직으로 흐르는 작은 동맥 패턴이다(그림 13-40-B). 드물게 발생하고 빠른 조영제 움직임으로 놓치기 쉽다. 정확한 확인을 위해 디지탈감산(digital subtraction) 기능의 필요성을 제기한 보고[92]도 있다. 입자형태의(particulated) 스테로이드 제제에 의한 척수경색의 원인이므로 즉시 주사침 위치 조절이 필요하다(동영상 13-8).

- 복합 패턴(combined pattern): 1가지 조영 패턴만 보이는 경우보다 2가지 이상의 조영 패턴이 동시에 보이는 경우가 더 흔하다. 신경근 패턴에 정맥총 혹은 척추정맥 패턴이 동반되는 경우가 많다. 주사침의 베벨(bevel)의 일부가 혈관을 침범하기 때문이다. 이때도 주사침을 조작하여 이상적 조영 패턴을 얻도록 해야 한다.

• 리도카인 테스트

근위부 신경근을 포함하는 경막외 조영을 이상적으로 확인하면 리도카인 테스트를 시행한다. 이는 조영제 패턴에서 미처 확인하지 못한 혈관 내 주사 가능성에 대비하여 스테로이드 제제를 주입하기 전에 국소마취제를 주입하여 일시적인 신경학적 이상 소견이 유발되는지를 확인하는 것이다. 리도카인을 주사하여 감각이나 운동신경 마비와 같은 신경학적 이상 소견이 발생하면 투약을 중지하여 스테로이드 주입으로 인해 발생할 수 있는 영구적 신경학적 부작용을 막을 수 있다는 논리이다.[93, 94] 이때 한 번에 주입하는 용량이 5 mg(=1% 리도카인 0.5 ㎖)을 넘지 않도록 하고 반복 주입 때는 30초 이상의 간격을 두는 것이 추천된다.[95] 10 ㎎의 리도카인의 주입으로 간질경련(epileptic convulsion)이 유발된 증례가 보고[96]된 적이 있기 때문이다.

• 스테로이드 주입

혈관 조영 패턴이 전혀 없이 이상적 조영 패턴에서 리도카인 테스트에서도 특별한 신경학적 이상 소견이 생기지 않는다면 스테로이드 제제가 들어있는 주사기를 수액연결관에 연결한다. 이때 주사침이 움직이지 않도록 주의해야 한다. 미세한 움직임에도 주사침의 끝이 혈관을 침범할 수 있기 때문이다.

스테로이드 제제는 분말형태인 트리암시놀론이나 데포메드롤 보다는 액상인 덱사메타존을 사용한다. 이유는 척수나 뇌경색과 같은 치명적인 부작용이 생겼던 증례에서 액상 스테로이드제제가 사용된 적은 없기 때문이고 분말형 스테로이드 제제의 경우 세동맥을 막을 만큼 큰 분말을 형성할 수 있다고 알려져 있기 때문이다.[20] 염증을 줄여서 통증을 호전시키는 효과에 대한 비교 연구에서 액상제제가 분말제제에 비해 비열등함이 보고[97, 98]되고 있으나 분말제제가 월등하다는 보고[99, 100]도 있다. 임상적 경험으로도 분말제제가 효과가 높아 난치성 방사통의 경우 환자에게 충분한 위험성을 고지하고 분말제제를 사용하는 시술자도 있다.

스테로이드 주사할 때 발생하는 통증을 줄이기 위해 국소마취제를 혼합하는 경우도 있다. 그러나, 국소마취제의 혼합으로 주사액에 결정생성(crystal formation)이 촉진되어 세동맥(arteriole)을 막을 수 있다는 보고[101]가 있어 생리식염수만 혼합하여 사용하는 경우가 더 많다.

동영상 13-9

• 시술 후 처치

스테로이드 주입이 끝나면 주사침을 제거하고 드레싱을 마친 후 환자가 천천히 일어나도록 한다. 간혹 혈관미주신경 실신(vasovagal syncope)으로 혈압이 하강하고 의식이 떨어지는 경우가 있으므로 주의해야 한다. 혈관미주신경 실신이 올 경우 심전도를 모니터하면서 하지를 높이 올리고 앙와위로 휴식을 취하면 정상화 된다. 최악의 부작용인 척수나 뇌의 경색이 시술 후 20~30분에 발생할 수 있으므로 시술 후 환자 상태에 대해 면밀히 검토하는 것이 중요하다.

3) 판간 접근법(동영상 13-9)

경추의 후방에서 접근하여 주사침이 상부와 하부 척추의 판(lamina) 사이의 공간을 통해 황인대를 뚫고 경막외 공간에 도달하는 방법이다(그림 13-30). 간혹 환자를 앉은 자세에서 시술하는 경우도 있으나 황인대와 척수사이의 공간이 매우 좁으므로 환자가 예기치 않게 움직이는 경우 주사침으로 척수를 손상시킬 수 있어 복와위로 시술 하는 것을 강력히 추천한다.

• 시술준비

후방에서 접근할 때 판간 공간을 최대한 넓게 하기 위해 환자를 복와위로 엎드리게 하면서 가슴에 높은 쿠션을 받치고 이마는 침상에 닿도록 하면 경추가 자연스럽게 굴곡이 된다. 환자의 후두부 아랫부분부터 경추 후면을 포함하여 승모근과 견갑골을 포함하는 윗등 전체를 충분히 넓게 소독한다. 방포의 구멍의 중심이 제7 경추의 극돌기에 위치하도록 구멍 뚫린 방포를 덮는다(그림 13-41).

• 투시영상 준비

시술 부위 피부에 묻은 소독약을 거즈로 닦아 낸 후 투시

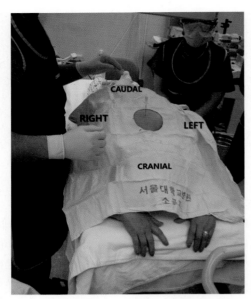

그림 13-41 | 경추 판간접근법 경막외 스테로이드 주사를 위한 환자의 자세, 방포의 위치, 주사침의 삽입부위를 보여준다.

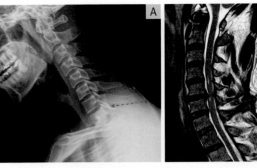

그림 13-43 | 굴곡 측면 단순 방사선 영상(A)과 시상면 T2 강조 영상(B)에서 판간 접근법을 위해 시술전 피부로부터 경막외 공간까지의 거리(점선 화살표)를 재는 방법. 절대적인 값이라기 보다는 참고치로 사용하는 것이 적절하다.

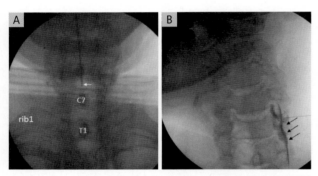

그림 13-42 | 제6-7 경추간(A)과 제7경추-제1 흉추간(B) 판간접근법 경막외 스테로이드 주사를 위한 투시영상
첫번째 늑골(rib1)의 기시부를 확인하여 제1 흉추(T1)와 제7 경추(C7)을 찾는다. 18 게이지 Tuohy 주사침의 끝(화살표)이 제6-7 경추간(A)과 제7 경추-제1 흉추간(B)에 위치하고 있다.

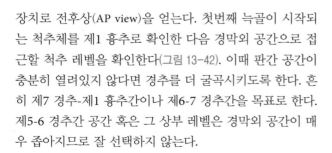

그림 13-44 | 식염수 유리주사기와 주사침을 두 손으로 잡는 방법
주사기와 주사침을 한 손의 1, 2 손가락으로 견고히 잡고, 같은 손의 3, 4, 5 손가락으로 환자의 등을 지긋이 눌러 주사침의 깊이를 완벽하게 제어한다.

장치로 전후상(AP view)을 얻는다. 첫번째 늑골이 시작되는 척추체를 제1 흉추로 확인한 다음 경막외 공간으로 접근할 척추 레벨을 확인한다(그림 13-42). 이때 판간 공간이 충분히 열려있지 않다면 경추를 더 굴곡시키도록 한다. 흔히 제7 경추-제1 흉추간이나 제6-7 경추간을 목표로 한다. 제5-6 경추간 공간 혹은 그 상부 레벨은 경막외 공간이 매우 좁아지므로 잘 선택하지 않는다.

• 주사침 삽입 및 조작
주사침은 주사침 끝이 휘어진 Tuohy 주사침이 주로 사용되며 18~22 게이지의 굵기를 사용한다. 굵기가 굵을수록 경막외 공간에 주사침 끝이 도달했을 때 저항소실(loss of resistance)을 명확히 느낄 수 있는 장점이 있다. 전후상에서 적절한 피부 천자 부위를 결정하여 국소마취를 시행하고 Tuohy 주사침을 삽입한다. 주사침이 전진하는 동안 수차례 전후상을 확인하여 판간공간의 중앙으로 주사침 끝

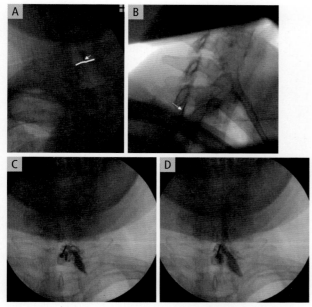

그림 13-45 | 경막외 공간에 보다 더 정확히 도달하기 위한 방법.
A는 주사침 끝(화살표)이 판(수평 굴곡선)에 먼저 닿도록 한 영상임. B는 최대의 사위상으로 주사침의 끝(화살표)을 확인하는 방법이며 C는 조영제 주입 직후 극돌기 옆으로 조영제가 흘러가는 조영패턴임. D는 주사침 끝을 더 전진하여 적절한 경막외 조영패턴을 얻은 영상.

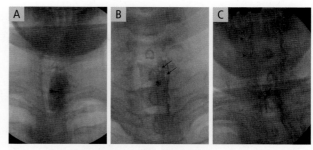

그림 13-46 | 판간접근법의 전후상 조영패턴
올바른 조영패턴은 균질한 짙은 회색의 조영제가 주사침 아래위로 퍼지는 양상(A)이다. 조영제가 한쪽으로 치우칠 수도 있고 경막외 지방으로 인해 공기방울 같은 것(화살표)이 보일수도 있다(B). 조영제가 잘 퍼지면 신경근(화살표머리)이 조영되기도 한다(C).

이 향하는 것을 확인한다. 판간공간에 주사침 끝이 닿기 전에 식염수를 채운 유리주사기를 주사침에 연결한다. 주사침 삽입 전 단순 방사선 영상이나 시상면 T2강조 영상에서 피부로부터 판간공간까지의 거리를 측정하면 식염수 유리주사기 연결 시점을 판단하는데 도움이 된다(그림 13-43). 통상 측정된 거리 보다 약 1 cm 정도 덜 전진한 상태에서 유리주사기를 연결한다.

식염수 유리주사기를 장착한 주사침이 빠른 속도로 전진하여 척수에 손상을 가하지 않도록 주사기와 주사침을 한 손의 1, 2 손가락으로 견고히 잡고, 같은 손의 3, 4, 5 손가락으로 환자의 등을 지긋이 눌러 주사침의 위치를 완벽하게 제어한다(그림 13-44). 반대쪽 손으로 주사기의 윗부분을 잡고 엄지손가락으로 피스톤을 가볍게 누르면서 주사기에 걸리는 압력을 지속적으로 감시하면서 주사침을 천천히 전진시킨다. 주사침이 전진하는 중 주사기 압력이 갑자기 낮아지는 시점이 바로 주사침 끝이 경막외 공간에 도달한 것이다.

경추는 요추에 비해 경막외 공간에 도달하는 시점이

덜 명확한데 비해 경막외 공간에 도달했음을 제대로 감지 못하고 주사침을 계속 전진시키면 척수를 손상시키는 치명적인 상황을 초래할 가능성은 훨씬 더 높다. 따라서, 주사침의 끝의 깊이를 명확히 판단하는 것이 매우 중요하다. 식염수 유리주사기의 주입 압력이 갑자기 감소하는 것이 가장 중요한 표지이나 그 외 몇 가지 보조적인 방법이 있다. 첫째, 시술전 영상상으로 확인한 깊이(그림 13-43)를 Tuohy 주사침의 삽입 깊이와 비교하는 것이다. 이때는 영상을 얻을 때와 주사침 삽입 때 경추부의 굴곡 정도가 달라지고 주사침 삽입 때는 연부조직이 눌려지므로 영상상의 깊이보다 더 얕은 곳에서 경막외 공간을 만나게 됨을 반드시 유의해야 한다. 둘째, 주사침의 끝이 경막외 공간에 바로 진입하지 않고 판(lamina)에 먼저 닿도록 하여 경막외 공간에 최대한 접근한 다음 식염수 유리주사기를 연결하는 방법이다(그림 13-45-A). 세 번째 방법은 영상증강 장치를 사위상(oblique)으로 돌려 주사침의 끝의 위치를 확인하는 것이다(그림 13-45-B). 측면상에서는 견갑골에 의해 주사침이 가려지므로 최대한의 사위상을 이용한다. 마

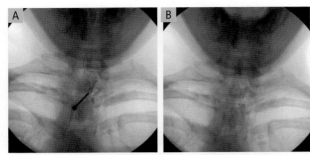

그림 13-47 | 판간접근법으로 경막외 공간에 도달한 후 조영제가 퍼지는 올바른 조영패턴(A)과 스테로이드 주입 후 주사침을 제거한 상태(B).

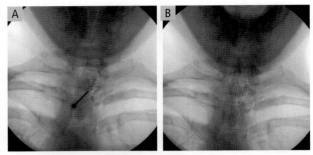

그림 13-48 | 성공적인 경추 후방관절내 주사의 전후상(A) 및 측방상(B) 조영패턴

지막으로 경막외 공간에 도달했다고 판단하여 주입한 조영제의 조영 패턴을 보고 판단하는 것이다. 주사침의 끝이 경막외 공간에 도달하지 못하면 조영제가 극돌기 옆으로 흐르는 양상을 보인다(그림 13-45-C). 이때는 다시 식염수 유리주사기를 주사침에 연결하여 더 전진하면서 경막외 공간에 진입해야 한다(그림 13-45-D).

그림 13-30에 보듯이 경막외 공간의 정중앙을 타겟으로 접근하는 것이 원칙이나 극돌기간인대(interspinous ligament)를 피하기 위해 약간 옆쪽에서 방정중접근(paramedian approach)을 할 수도 있다. 최근 판간접근법으로 경추 간공 접근법과 비슷한 효과를 보기 위해 치료하려는 신경근의 반대측 후방에서 피부에 주사침을 삽입하여 주사침의 끝이 중앙을 가로질러 해당 신경근측 방정중 경막외 공간에 도달하는 변형한 방법도 발표되었다.[102]

• 조영제 주입
유리주사기의 주입압력이 갑자기 감소하여 주사침 끝이 경막외 공간에 도달함을 확인후 유리주사기를 주사침으로부터 분리하고 조영제를 채운 주사기를 연결하여 소량의 조영제를 투입하면서 조영제가 경막외 공간에 적절히 퍼지는 양상을 확인한다. 조영제가 경막외 공간으로 저항없이 넓게 퍼지는 것을 확인하는 것이 중요하다. 전후상에서 보이는 올바른 경막외 조영 패턴은 균질한 짙은 회색의 조영제가 주사침 아래위로 퍼지는 양상을 보이는 것이다(그림 13-46). 이때 주사침 끝이 방정중에 위치하면 조영제가 좌 혹은 우측으로 치우칠 수도 있다.[103] 경막외 지방이 거품처럼 보일 수도 있고 신경근이 정확히 조영되기도 한다.

드물게 정맥혈관이 조영될 수도 있는데 이때는 주사침의 위치를 조정해야 한다.

• 스테로이드 주입
올바른 경막외 조영 패턴을 얻게 되면 주사기를 바꿔 바로 스테로이드를 투입한다. 통상 판간 접근법에는 주사침이 동맥을 침범할 가능성이 없으므로 리도카인 검사를 하지는 않는다. 스테로이드를 투입하면 직전에 투입하였던 조영제가 희미해지는 양상을 보이는데 그 부분이 바로 스테로이드가 투입된 곳이라는 것을 확인할 수 있다(그림 13-47).

• 시술 후 처치
추간공 접근법과 동일하다.

3. 후방관절 주사법(Facet joint injection)

척추 후관절은 활막으로 쌓인 진성 윤활 관절로서, 관절 자체의 과도한 움직임이 누적되면 손상이 발생할 수 있다. 척추 후관절 손상은 추간판 탈출증이나 척추관 협착증과 같은 퇴행성 질환이 선행 원인으로 동반된 경우가 흔하다. 주로 추간판의 손상이 1차적으로 일어나고 이에 따라 척추의 안정성이 깨져 후관절에 많은 부하가 가해지는 구조적 기전으로 후방관절증은 추간판 퇴행의 부차적인 문제이다. 경추부의 후관절 질환은 특히 교통사고와 같은 편타성 손상(whiplash injury)과 깊은 관련이 있는 것으로 보고되고 있다.[104] 예를 들어, 후방 추돌 순간 경추의 하위 분절들은 상위 분절보다 먼저 신전되어 일시적으로 경추의 배열을 에스(S)자 모양으로 만든 후, 이어서 상위의 분절들도 신전되는데 이러한 변성 과정에서 경추에 가해지는 힘은 후관절의 윤활막 주름(synovial fold)과 관절낭에 손상과 염증을 일으키게 된다.[104] 후관절의 손상에 따른 통증은 척추신경의 배측지(dorsal ramus)의 내측분지(medial branch)를 통해 매개된다.

척추 후관절 질환을 진단하는 것은 어려운 문제인데, 영상의학적 검사로 해당 질환의 유무를 판단하기에는 검사의 신뢰도가 낮기 때문이다. 따라서 척추 후관절 질환의 진단 시에는 환자의 병력과 임상 증상을 종합적으로 판단하여야 한다. 이학적 검사상 신경학적 결손이 관찰되지 않고 후관절 부위를 손가락으로 압박 시 심한 통증이 유발된다면 후관절 질환을 의심할 수는 있겠다.

이런 경우 경추부 후관절 차단술이 진단 및 치료에 도움이 될 수 있다. 일반적으로 관절강 외(extra-capsular)보다 관절강 내(intra-capsular) 주사 요법이 더욱 효과적인 것으로 알려져 있다.[105] 흔히 스테로이드성 제재와 마취 제재를 혼합하여 주입하게 되는데, 이 조합은 관절강 내 윤활막에 존재하는 신경 말단을 둔화시키는 마취제의 효과와 관절강 내 염증을 감소시키는 스테로이드 약물의 효과가 더해져서 두 배의 치료 효과를 갖는 것으로 생각된다. 경추부 후관절 관절강 내 주사치료를 시행할 때에는 1~3 ㎖의 혼합 용액을 주입하게 되는데, 이는 관절강 외 주사치료 시 3~5 ㎖를 주입하는 것에 비하면 적은 양이다. 몇몇 연구자들은 3 ㎖ 이상의 용량을 주입해야만 용액이 후관절강에서 경막 외 공간으로 유출되어 효과가 있다고 주장하지만, 적은 용량을 주입하더라도 주사 시에 환자가 평소와 유사한 통증을 경험한다면 치료 효과가 있을 것으로 기대할 수 있다.[106, 107]

경추부 후관절 차단술은 일반적으로 X선 투시 영상 유도 하에 시행된다. 방법론적으로는 직접 측면 접근법(direct lateral approach)이 가장 흔히 사용된다. 직접 측면 접근법으로 시술 시, 통증이 있는 쪽이 위를 향하게 한 상태에서 환자를 측와위 자세로 눕히고 머리 밑에는 수건 등을 접어 받혀서 환자의 머리가 시술 테이블과 평행하도록 위치시킨다. 머리가 통증 부위 후관절 쪽으로 측면 굴곡되는 경우 관절강이 좁아지므로 유의해야 한다. 일반적으로 증상을 유발하는 후관절의 반대 방향으로 머리가 살짝 측

면 굴곡하는 중립 측와위 자세가 가장 바람직하다. 직각으로 X선을 투시하면서 2.5 인치 길이의 25 게이지 척추 바늘을 사용하여 후관절로 전진한다. 바늘의 깊이는 전후면 영상으로 확인할 수 있다. 바늘이 관절강을 넘어 척추강을 침범하지 않도록 주의한다. 바늘은 후관절의 상부 혹은 하부 관절면과 접촉할 때까지 전진하고, 이후 몇 ㎜만 빼낸 다음 후관절 방향으로 다시 전진한다. 이후 0.5~1.5 ㎖의 조영제를 관절강 내로 주사하여 관절내부에 국한되는 조영 패턴이 보이는지 확인한다(그림 13-47). 후방관절의 용적이 작기 때문에 가능하면 많은 스테로이드를 주입하기 위해 스테로이드 주입 전에 조영제를 흡인해서 제거하는 경우도 있다.

4. 내측분지 차단술 및 고주파 신경절리술(Medial branch block and radiofrequency neurotomy)

경추부 내측분지 차단술은 만성적이고도 심한 경추의 축성 통증이 후관절에서 유래하는지를 확인하기 위한 진단적 시술이다. 이를 위해 먼저 단시간 작용하는 국소마취제로 내측분지 신경 차단술을 시행하여 충분한 통증 호전 효과를 보이는 경우 2~3주 후 장시간 작용하는 국소마취제로 같은 차단술을 시행하여 국소마취제의 작용시간과 통증 호전시간의 일치 여부를 확인함으로써 확진한다.[108]

내측분지 차단술로 만성적이고도 심한 경추의 축성 통증이 특정 후방관절에서 기인하는 것이 확인되면 통증을 장기간 제거하기 위해 고주파 신경절리술을 시행하게 된다. 하지만 시술의 효과는 영구적이지 않고 신경 재생이 일어날 경우 증상은 재발한다. 보통 시술 후 9개월에서 2년 이내에 증상 재발이 흔한 것으로 알려져 있다. 내측분지는 후방관절뿐만 아니라 척추의 생체역학적 안정성에 큰 기여를 하는 척추 다열근도 지배를 한다. 따라서, 성공적인 내측분지 절리술은 척추 다열근에 대한 탈신경을 초래하여 척추 안정성에 나쁜 영향을 줄 수 있다. 요추에서 연구가 된 것이지만 내측분지 신경절리술 후 해당 레벨의 추간판이 절리술을 받지 않은 레벨의 추간판에 비해 더 심한 퇴행성 변화를 보였다는 결과[5]는 만성 축성 통증에 대한 내측분지 고주파 신경절리술의 당위성에 큰 의문을 갖게 한다.

참고문헌

1. Cohen SP, Bicket MC, Jamison D, Wilkinson I, Rathmell JP. Epidural steroids: a comprehensive, evidence-based review. Reg Anesth Pain Med. 2013;38(3):175-200.

2. Riew KD, Park JB, Cho YS, Gilula L, Patel A, Lenke LG, et al. Nerve root blocks in the treatment of lumbar radicular pain. A minimum five-year follow-up. J Bone Joint Surg Am. 2006;88(8):1722-5.

3. Manchikanti L, Kaye AD, Boswell MV, Bakshi S, Gharibo CG, Grami V, et al. A Systematic Review and Best Evidence Synthesis of the Effectiveness of Therapeutic Facet Joint Interventions in Managing Chronic Spinal Pain. Pain Physician. 2015;18(4):E535-82.

4. Dreyfuss P, Stout A, Aprill C, Pollei S, Johnson B, Bogduk N. The significance of multifidus atrophy after successful radiofrequency neurotomy for low back pain. PM R. 2009;1(8):719-22.

5. Smuck M, Crisostomo RA, Demirjian R, Fitch DS, Kennedy DJ, Geisser ME. Morphologic changes in the lumbar spine after lumbar medial branch radiofrequency neurotomy: a quantitative radiological study. Spine J. 2015;15(6):1415-21.

6. Carragee EJ, Alamin TF, Miller J, Grafe M. Provocative discography in volunteer subjects with mild persistent low back pain. Spine J. 2002;2(1):25-34.

7. Carragee EJ, Barcohana B, Alamin T, van den Haak E. Prospective controlled study of the development of lower back pain in previously asymptomatic subjects undergoing experimental discography. Spine (Phila Pa 1976). 2004;29(10):1112-7.

8. Carragee EJ, Don AS, Hurwitz EL, Cuellar JM, Carrino JA, Herzog R. 2009 ISSLS Prize Winner: Does discography cause accelerated progression of degeneration changes in the lumbar disc: a ten-year matched cohort study. Spine (Phila Pa 1976). 2009;34(21):2338-45.

9. Cuellar JM, Stauff MP, Herzog RJ, Carrino JA, Baker GA, Carragee EJ. Does provocative discography cause clinically important injury to the lumbar intervertebral disc? A 10-year matched cohort study. Spine J. 2016;16(3):273-80.

10. Freeman BJ, Fraser RD, Cain CM, Hall DJ, Chapple DC. A randomized, double-blind, controlled trial: intradiscal electrothermal therapy versus placebo for the treatment of chronic discogenic low back pain. Spine (Phila Pa 1976). 2005;30(21):2369-77; discussion 78.

11. Freeman BJ, Walters RM, Moore RJ, Fraser RD. Does intradiscal electrothermal therapy denervate and repair experimentally induced posterolateral annular tears in an animal model? Spine. 2003;28(23):2602-8.

12. Berthelot JM, Le Goff B, Maugars Y. Side effects of corticosteroid injections: what's new? Joint Bone Spine. 2013;80(4):363-7.

13. Cok OY, Eker HE, Cok T, Akin S, Aribogan A, Arslan G. Abnormal uterine bleeding: is it an under-reported side effect after epidural steroid injection for the management of low back pain? Pain Med. 2011;12(6):986.

14. Gonzalez P, Laker SR, Sullivan W, Harwood JE, Akuthota V. The effects of epidural betamethasone on blood glucose in patients with diabetes mellitus. PM R. 2009;1(4):340-5.

15. 15. Moon HJ, Choi KH, Lee SI, Lee OJ, Shin JW, Kim TW. Changes in blood glucose and cortisol levels after epidural or shoulder intra-articular glucocorticoid injections in diabetic or nondiabetic patients. Am J Phys Med Rehabil. 2014;93(5):372-8.

16. Kennedy DJ, Schneider B, Casey E, Rittenberg J, Conrad B, Smuck M, et al. Vasovagal rates in flouroscopically guided interventional procedures: a study of over 8,000 injections. Pain Med. 2013;14(12):1854-9.

17. Kauffman CA, Malani AN. Fungal Infections Associated with Contaminated Steroid Injections. Microbiol Spectr. 2016;4(2).

18. Kennedy DJ, Dreyfuss P, Aprill CN, Bogduk N. Paraplegia following image-guided transforaminal lumbar spine epidural steroid injection: two case reports. Pain Med. 2009;10(8):1389-94.

19. Glaser SE, Falco F. Paraplegia following a thoracolumbar transforaminal epidural steroid injection. Pain Physician. 2005;8(3):309-14.

20. Tiso RL, Cutler T, Catania JA, Whalen K. Adverse central nervous system sequelae after selective transforaminal block: the role of corticosteroids. Spine J. 2004;4(4):468-74.

21. Suresh S, Berman J, Connell DA. Cerebellar and brainstem infarction as a complication of CT-guided transforaminal cervical nerve root block. Skeletal Radiology. 2007;36(5):449-52.

22. Kreiner DS, Hwang SW, Easa JE, Resnick DK, Baisden JL, Bess S, et al. An evidence-based clinical guideline for the diagnosis and treatment of lumbar disc herniation with radiculopathy. Spine J. 2014;14(1):180-91.

23. Lutz GE, Vad VB, Wisneski RJ. Fluoroscopic transforaminal lumbar epidural steroids: an outcome study. Arch Phys Med Rehabil. 1998;79(11):1362-6.

24. Kepes ER, Duncalf D. Treatment of backache with spinal injections of local anesthetics, spinal and systemic steroids. A review. Pain. 1985;22(1):33-47.

25. Buchner M, Zeifang F, Brocai DR, Schiltenwolf M. Epidural corticosteroid injection in the conservative management of sciatica. Clin Orthop Relat Res. 2000;(375):149-56.

26. Wilson-MacDonald J, Burt G, Griffin D, Glynn C. Epidural steroid injection for nerve root compression. A randomised, controlled trial. J Bone Joint Surg Br. 2005;87(3):352-5.

27. Karppinen J, Malmivaara A, Kurunlahti M, Kyllonen E, Pienimaki T, Nieminen P, et al. Periradicular infiltration for sciatica: a randomized controlled trial. Spine. 2001;26(9):1059-67.

28. Buttermann GR. Treatment of lumbar disc herniation: epidural steroid injection compared with discectomy. A prospective, randomized study. J Bone Joint Surg Am. 2004;86-A(4):670-9.

29. Riew KD, Yin Y, Gilula L, Bridwell KH, Lenke LG, Lauryssen C, et al. The Effect of Nerve-Root Injections on the Need for Operative Treatment of Lumbar Radicular Pain : A Prospective, Randomized, Controlled, Double-Blind Study. J Bone Joint Surg Am. 2000;82(11):1589-.

30. Hanai F, Matsui N, Hongo N. Changes in responses of wide dynamic range neurons in the spinal dorsal horn after dorsal root or dorsal root ganglion compression. Spine. 1996;21(12):1408-14; discussion 14-5.

31. Hayashi N, Weinstein JN, Meller ST, Lee HM, Spratt KF, Gebhart GF. The effect of epidural injection of betamethasone or bupivacaine in a rat model of lumbar radiculopathy. Spine. 1998;23(8):877-85.

32. Olmarker K, Rydevik B, Nordborg C. Autologous nucleus pulposus induces neurophysiologic and histologic changes in porcine cauda equina nerve roots. Spine. 1993;18(11):1425-32.

33. Byrod G, Rydevik B, Nordborg C, Olmarker K. Early effects of nucleus pulposus application on spinal nerve root morphology and function. Eur Spine J. 1998;7(6):445-9.

34. Chen C, Cavanaugh JM, Ozaktay AC, Kallakuri S, King AI. Effects of phospholipase A2 on lumbar nerve root structure and function. Spine. 1997;22(10):1057-64.

35. Chen C, Cavanaugh JM, Song Z, Takebayashi T, Kallakuri S, Wooley PH. Effects of nucleus pulposus on nerve root neural activity, mechanosensitivity, axonal morphology, and sodium channel expression. Spine. 2004;29(1):17-25.

36. Anzai H, Hamba M, Onda A, Konno S, Kikuchi S. Epidural application of nucleus pulposus enhances nociresponses of rat dorsal horn neu-

rons. Spine. 2002;27(3):E50-5.

37. Igarashi T, Yabuki S, Kikuchi S, Myers RR. Effect of acute nerve root compression on endoneurial fluid pressure and blood flow in rat dorsal root ganglia. J Orthop Res. 2005;23(2):420-4.

38. Yabuki S, Kikuchi S, Olmarker K, Myers RR. Acute effects of nucleus pulposus on blood flow and endoneurial fluid pressure in rat dorsal root ganglia. Spine. 1998;23(23):2517-23.

39. Onda A, Yabuki S, Kikuchi S, Satoh K, Myers RR. Effects of lidocaine on blood flow and endoneurial fluid pressure in a rat model of herniated nucleus pulposus. Spine. 2001;26(20):2186-91; discussion 91-2.

40. Moore RJ, Vernon-Roberts B, Fraser RD, Osti OL, Schembri M. The origin and fate of herniated lumbar intervertebral disc tissue. Spine. 1996;21(18):2149-55.

41. Kayama S, Olmarker K, Larsson K, Sjogren-Jansson E, Lindahl A, Rydevik B. Cultured, autologous nucleus pulposus cells induce functional changes in spinal nerve roots. Spine. 1998;23(20):2155-8.

42. Olmarker K, Brisby H, Yabuki S, Nordborg C, Rydevik B. The effects of normal, frozen, and hyaluronidase-digested nucleus pulposus on nerve root structure and function. Spine. 1997;22(5):471-5; discussion 6.

43. Iwabuchi M, Rydevik B, Kikuchi S, Olmarker K. Effects of anulus fibrosus and experimentally degenerated nucleus pulposus on nerve root conduction velocity: relevance of previous experimental investigations using normal nucleus pulposus. Spine. 2001;26(15):1651-5.

44. Olmarker K, Byrod G, Cornefjord M, Nordborg C, Rydevik B. Effects of methylprednisolone on nucleus pulposus-induced nerve root injury. Spine. 1994;19(16):1803-8.

45. McLain RF, Kapural L, Mekhail NA. Epidural steroid therapy for back and leg pain: mechanisms of action and efficacy. The Spine Journal. 2005;5(2):191-201.

46. Minamide A, Hashizume H, Yoshida M, Kawakami M, Hayashi N, Tamaki T. Effects of basic fibroblast growth factor on spontaneous resorption of herniated intervertebral discs. An experimental study in the rabbit. Spine. 1999;24(10):940-5.

47. Autio RA, Karppinen J, Kurunlahti M, Haapea M, Vanharanta H, Tervonen O. Effect of periradicular methylprednisolone on spontaneous resorption of intervertebral disc herniations. Spine. 2004;29(15):1601-7.

48. Lemaire V, Charbonnier B, Gruel Y, Goupille P, Valat JP. Joint injections in patients on antiplatelet or anticoagulant therapy: risk minimization. Joint Bone Spine. 2002;69(1):8-11.

49. Ansell J, Hirsh J, Poller L, Bussey H, Jacobson A, Hylek E. The Pharmacology and Management of the Vitamin K Antagonists: The Seventh ACCP Conference on Antithrombotic and Thrombolytic Therapy. 2004. p. 204S-33.

50. Hooten WM, Mizerak A, Carns PE, Huntoon MA. Discitis after Lumbar Epidural Corticosteroid Injection: A Case Report and Analysis of the Case Report Literature. 2006. p. 46-51.

51. Hooten WM, Kinney MO, Huntoon MA. Epidural abscess and meningitis after epidural corticosteroid injection. Mayo Clinic proceedings. 2004;79(5):682-6.

52. Botwin K, Natalicchio J, Brown LA. Epidurography contrast patterns with fluoroscopic guided lumbar transforaminal epidural injections:a prospective evaluation. Pain Physician. 2004;7(2):211-5.

53. Fenton D, Czervionke L. Image-Guided Spine Intervention. Philadelphia: Saunders; 2003.

54. Furman MB, O'Brien EM, Zgleszewski TM. Incidence of intravascular penetration in transforaminal lumbosacral epidural steroid injections. Spine. 2000;25(20):2628-32.

55. Ogoke BA. Caudal epidural steroid injections. Pain Physician. 2000;3(3):305-12.

56. Tsui BC, Tarkkila P, Gupta S, Kearney R. Confirmation of caudal needle placement using nerve stimulation. Anesthesiology. 1999;91(2):374-8.

57. White AH, Derby R, Wynne G. Epidural injections for the diagnosis and treatment of low-back pain. Spine. 1980;5(1):78-86.

58. Klocke R, Jenkinson T, Glew D. Sonographically guided caudal epidural steroid injections. J Ultrasound Med. 2003;22(11):1229-32.

59. Roh JH, Chang DJ, Lee JH, Yoon KB, Kim WO, Yoon DM. CAUDAL BLOCK UNDER ULTRASOUND GUIDANCE. 2005. p. A43-.

60. Manchikanti L, Pampati V, Fellows B, Bakhit CE. Prevalence of lumbar facet joint pain in chronic low back pain. Pain Physician. 1999;2(3):59-64.

61. Manchikanti L, Singh V, Pampati V, Beyer CD, Damron KS. Evaluation of the prevalence of facet joint pain in chronic thoracic pain. Pain Physician. 2002;5(4):354-9.

62. Schwarzer AC, Wang SC, Bogduk N, McNaught PJ, Laurent R. Prevalence and clinical features of lumbar zygapophysial joint pain: a study in an Australian population with chronic low back pain. Annals of the rheumatic diseases. 1995;54(2):100-6.

63. Revel M, Poiraudeau S, Auleley GR, Payan C, Denke A, Nguyen M, et al. Capacity of the clinical picture to characterize low back pain relieved by facet joint anesthesia. Proposed criteria to identify patients with painful facet joints. Spine. 1998;23(18):1972-6; discussion 7.

64. Laslett M, Oberg B, Aprill CN, McDonald B. Zygapophysial joint blocks in chronic low back pain: a test of Revel's model as a screening test. BMC musculoskeletal disorders. 2004;5:43.

65. Schwarzer AC, Aprill CN, Derby R, Fortin J, Kine G, Bogduk N. The false-positive rate of uncontrolled diagnostic blocks of the lumbar zygapophysial joints. Pain. 1994;58(2):195-200.

66. Dreyfuss P, Halbrook B, Pauza K, Joshi A, McLarty J, Bogduk N. Efficacy and validity of radiofrequency neurotomy for chronic lumbar zygapophysial joint pain. Spine. 2000;25(10):1270-7.

67. Maigne JY, Aivaliklis A, Pfefer F. Results of sacroiliac joint double block and value of sacroiliac pain provocation tests in 54 patients with low back pain. Spine. 1996;21(16):1889-92.

68. Chou LH, Slipman CW, Bhagia SM, Tsaur L, Bhat AL, Isaac Z, et al. Inciting events initiating injection-proven sacroiliac joint syndrome. Pain Med. 2004;5(1):26-32.

69. Slipman CW, Jackson HB, Lipetz JS, Chan KT, Lenrow D, Vresilovic EJ. Sacroiliac joint pain referral zones. Arch Phys Med Rehabil. 2000;81(3):334-8.

70. Dreyfuss P, Michaelsen M, Pauza K, McLarty J, Bogduk N. The value of medical history and physical examination in diagnosing sacroiliac joint pain. Spine. 1996;21(22):2594-602.

71. Rosenberg JM, Quint TJ, de Rosayro AM. Computerized tomographic localization of clinically-guided sacroiliac joint injections. The Clinical journal of pain. 2000;16(1):18-21.

72. Dussault RG, Kaplan PA, Anderson MW. Fluoroscopy-guided sacroiliac joint injections. Radiology. 2000;214(1):273-7.

73. Daitch J, Frey M, Snyder K. Modified sacroiliac joint injection technique. Pain Physician. 2006;9(4):367-8.

74. Centeno CJ. How to obtain an SI Joint arthrogram 90% of the time in 30 seconds or less. Pain Physician. 2006;9(2):159.

75. Fortin JD, Dwyer AP, West S, Pier J. Sacroiliac joint: pain referral maps upon applying a new injection/arthrography technique. Part I: Asymptomatic volunteers. Spine. 1994;19(13):1475-82.

76. Buckley F, Morricca G, Murphy T. The management of pain. Bonica

JJ ed. 2, editor. Philadelphia: Lea and Febiger; 1990. 2012-4 p.

77. Wilkinson HA. Percutaneous radiofrequency upper thoracic sympathectomy: a new technique. Neurosurgery. 1984;15(6):811-4.

78. Hogan QH, Abram SE. Neural blockade for diagnosis and prognosis. A review. Anesthesiology. 1997;86(1):216-41.

79. Galibert P, Deramond H, Rosat P, Le Gars D. [Preliminary note on the treatment of vertebral angioma by percutaneous acrylic vertebroplasty]. Neuro-Chirurgie. 1987;33(2):166-8.

80. Andreula C, Muto M, Leonardi M. Interventional spinal procedures. European journal of radiology. 2004;50(2):112-9.

81. Guglielmi G, Andreula C, Muto M, Gilula LA. Percutaneous vertebroplasty: indications, contraindications, technique, and complications. Acta Radiol. 2005;46(3):256-68.

82. Hide IG, Gangi A. Percutaneous vertebroplasty: history, technique and current perspectives. Clinical radiology. 2004;59(6):461-7.

83. Murphey F. Sources and patterns of pain in disc disease. Clin Neurosurg. 1968;15:343-51.

84. Cloward RB. Cervical Diskography: A Contribution to the Etiology and Mechanism of Neck, Shoulder and Arm Pain. Annals of Surgery. 1959;150(6):1052-64.

85. Wong JJ, Cote P, Quesnele JJ, Stern PJ, Mior SA. The course and prognostic factors of symptomatic cervical disc herniation with radiculopathy: a systematic review of the literature. Spine J. 2014;14(8):1781-9.

86. Maigne JY, Deligne L. Computed tomographic follow-up study of 21 cases of nonoperatively treated cervical intervertebral soft disc herniation. Spine (Phila Pa 1976). 1994;19(2):189-91.

87. Saal JS, Saal JA, Yurth EF. Nonoperative management of herniated cervical intervertebral disc with radiculopathy. Spine (Phila Pa 1976). 1996;21(16):1877-83.

88. Kolstad F, Leivseth G, Nygaard OP. Transforaminal steroid injections in the treatment of cervical radiculopathy. A prospective outcome study. Acta Neurochir (Wien). 2005;147(10):1065-70; discussion 70.

89. Freeman BJ, Mehdian R. Intradiscal electrothermal therapy, percutaneous discectomy, and nucleoplasty: what is the current evidence? Curr Pain Headache Rep. 2008;12(1):14-21.

90. Chou R, Atlas SJ, Stanos SP, Rosenquist RW. Nonsurgical interventional therapies for low back pain: a review of the evidence for an American Pain Society clinical practice guideline. Spine (Phila Pa 1976). 2009;34(10):1078-93.

91. Windsor RE, Storm S, Sugar R, Nagula D. Cervical transforaminal injection: review of the literature, complications, and a suggested technique. Pain Physician. 2003;6(4):457-65.

92. Baker R, Dreyfuss P, Mercer S, Bogduk N. Cervical transforaminal injection of corticosteroids into a radicular artery: a possible mechanism for spinal cord injury. Pain. 2003;103(1-2):211-5.

93. Smuck M, Maxwell MD, Kennedy D, Rittenberg JD, Lansberg MG, Plastaras CT. Utility of the anesthetic test dose to avoid catastrophic injury during cervical transforaminal epidural injections. The Spine Journal. 2010;10(10):857-64.

94. Karasek M, Bogduk N. Temporary neurologic deficit after cervical transforaminal injection of local anesthetic. Pain Med. 2004;5(2):202-5.

95. Chung SG. Convulsion caused by a lidocaine test in cervical transforaminal epidural steroid injection. PM R. 2011;3(7):674-7.

96. Mahli A, Coskun D, Akcali DT. Aetiology of convulsions due to stellate ganglion block: a review and report of two cases. European Journal of Anaesthesiology. 2002;19(05):376-80.

97. Lee J, Park K, Chung S-K, Yeom J, Kim K-J, Kim H-J, et al. Cervical transforaminal epidural steroid injection for the management of cervical radiculopathy: a comparative study of particulate versus non-particulate steroids. Skeletal Radiology. 2009;38(11):1077-82.

98. El-Yahchouchi C, Geske JR, Carter RE, Diehn FE, Wald JT, Murthy NS, et al. The noninferiority of the nonparticulate steroid dexamethasone vs the particulate steroids betamethasone and triamcinolone in lumbar transforaminal epidural steroid injections. Pain Med. 2013;14(11):1650-7.

99. Bensler S, Sutter R, Pfirrmann CW, Peterson CK. Is there a difference in treatment outcomes between epidural injections with particulate versus non-particulate steroids? Eur Radiol. 2017;27(4):1505-11.

100. Bensler S, Sutter R, Pfirrmann CWA, Peterson CK. Particulate versus non-particulate corticosteroids for transforaminal nerve root blocks: Comparison of outcomes in 494 patients with lumbar radiculopathy. Eur Radiol. 2018;28(3):946-52.

101. Hwang H, Park J, Lee WK, Lee WH, Leigh JH, Lee JJ, et al. Crystallization of Local Anesthetics When Mixed With Corticosteroid Solutions. Ann Rehabil Med. 2016;40(1):21-7.

102. Choi E, Nahm FS, Lee PB. Comparison of contrast flow and clinical effectiveness between a modified paramedian interlaminar approach and transforaminal approach in cervical epidural steroid injection. Br J Anaesth. 2015;115(5):768-74.

103. Furman MB, Fetzer MR, Gilhool JJ. On contrast dispersal patterns as a predictor of clinical outcome with transforaminal epidural steroid injection for lumbar radiculopathy. PM R. 2011;3(11):1028-9.

104. Barnsley L, Lord SM, Wallis BJ, Bogduk N. The prevalence of chronic cervical zygapophysial joint pain after whiplash. Spine (Phila Pa 1976). 1995;20(1):20-5; discussion 6.

105. Lynch MC, Taylor JF. Facet joint injection for low back pain. A clinical study. J Bone Joint Surg Br. 1986;68(1):138-41.

106. Moran R, O'Connell D, Walsh MG. The diagnostic value of facet joint injections. Spine (Phila Pa 1976). 1988;13(12):1407-10.

107. Raymond J, Dumas JM. Intraarticular facet block: diagnostic test or therapeutic procedure? Radiology. 1984;151(2):333-6.

108. Manchikanti L, Boswell MV, Singh V, Pampati V, Damron KS, Beyer CD. Prevalence of facet joint pain in chronic spinal pain of cervical, thoracic, and lumbar regions. BMC musculoskeletal disorders. 2004;5:15.

CHAPTER 14

보조기
Orthosis

│ 김봉옥, 조병모, 범재원

I. 하지 보조기

하지 보조기는 보행을 보조하고 통증을 줄이며, 체중부하를 감소시키거나 동작을 조절하고 변형이 진행하는 것을 최소화 하기 위해 사용된다. 하지 보조기는 보행이 불가능한 경우에는 이동 동작을 보조하고, 보행이 가능한 경우엔 더 안전하게 걸 을 수 있게 돕는다. 하지 보조기 제작에 사용되는 재료는 보다 다양하고 인간 친화적으로 발전하고 있으며, 보조기의 기능을 객관적으로 평가할 수 있는 방법들이 도입되는 등, 새로운 보조기가 계속 개발되고 있다.

1. 하지 보조기의 원칙

1) 3점압의 원리

각 질병과 상태에 따라 명확한 치료목표를 설정하고 그에 맞는 보조기를 사용하여야 한다. 보조기의 관절은 해부학적 관절의 위치에 오도록 해야 하며, 대부분의 보조기는 3점압 원리를 사용한다. 하지 보조기를 사용하여 치료하는 경우의 일반적인 원칙을 표 14-1에 요약하였다.[1]

2) 하지 보조기의 명칭

보조기의 표준 영문 명칭은, 보조기가 지나는 각 관절을 근위부에서 원위부 순으로 기록한 후, 보조기가 부착되는 신체 부위를 쓰고, 보조기를 뜻하는 'orthosis'를 붙이며,

표 14-1 │ 하지 보조기의 원칙

1. 적응증이 되는 경우에만, 필요한 기간에만 사용한다.
2. 관절의 운동은 가능한 한 허용한다.
3. 보조기는 보행 중 모든 시기에서 기능적이어야 한다.
4. 보조기 족관절의 중심은 경골 내과의 돌출부 수준에 맞추어야 한다.
5. 보조기 슬관절의 중심은 대퇴골 내과의 돌출부 수준에 맞추어야 한다.
6. 보조기 고관절은 환자가 고관절을 90° 굴곡하여 바로 앉을 수 있게 위치를 정해야 한다.
7. 환자의 순응도를 높이기 위해 보조기를 편안하게, 외관이 좋게, 기능적으로 만들어야 한다.

약자로 쓸 때는 각각의 첫 자를 따서 대문자로 표시한다 (예: 단하지 보조기는 ankle-foot orthosis 또는 AFO로 표기).

2. 신발

1) 신발의 기능과 선택

신발을 신는 목적은 발을 보호하기 위해서이며, 정상적인 발은 신발로부터 지지를 받지 않아도 된다. 밑창이 너무 단단하면 걸을 때 정상적인 생체역학적 기능을 방해하게 되므로 적당한 유연성이 필요하다. 보행 중에 신발과 발의 피부 사이에 과도한 마찰이 생기지 않아야 한다. 신발의 길이는 가장 긴발 가락의 길이보다 1~1.5 ㎝ 큰 것이 적당하다. 발의 피부에 경결(callus)이 있으면 신발이 너무 커

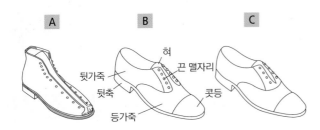

그림 14-1 │ 신발의 종류와 구성
A: 완전 개방형(lace to toe), B: 가죽반장화(Blucher shoe), C: 발형(Bal shoe)

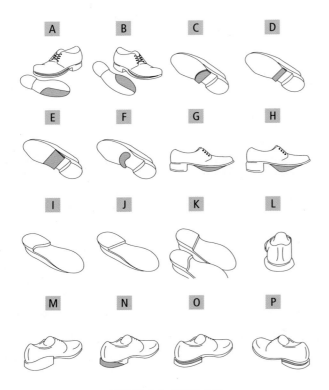

그림 14-2 │ 신발의 수정
겉창 수정(outsole corrections). A: 외측 겉창 쐐기(lateral sole wedge), B: 내측 겉창쐐기(medial sole wedge), C: Mayo's 중족골 바(metatarsal bar), D: Flush's 중족골 바, E: Denver's 뒤축 또는 바(heel or bar), F: Hauser's 바(bar), G: 라커 겉창(rocker sole), H: 라커 겉창(연장되고 경사가 심함) 발 뒤꿈치 수정(heel corrections), I: Thomas's 발 뒤꿈치, J: Stone's 발 뒤꿈치, K: Reverse Thomas's and Stone's 발 뒤꿈치, L: 플레어 발 뒤꿈치(flare heel), M: 오프셋 발 뒤꿈치(offset heel), N: 저굴 발 뒤꿈치(plantar flexion heel), O: 정중 발 뒤꿈치 쐐기(median heel wedge), P: 외측 발 뒤꿈치 쐐기(lateral heel wedge)

서 필요 없는 마찰이 있는지, 티눈(corn)이 있으면 골돌출 부에서 마찰이 있는지 확인하고 이를 치료해야 한다.

2) 신발의 종류와 구성

신발은 조이는 형태에 따라 가죽반장화(blucher)형, 발(bal)형, 완전개방형으로 분류한다. 가죽반장화형은 신발의 혀(tongue)의 끝(throat)을 꿰매지 않아 여유 공간을 만들 수 있으므로, 보조기가 필요한 환자에게 권한다. 발형은 혀의 끝에서 양쪽의 뒷가죽(quarter)과 만나며, 등가죽(vamp)은 혀의 끝에서 뒷가죽과 꿰매져 있으므로, 신발을 넓게 벌릴 수 없다. 구두 수정이 필요한 환자에게는 대다리(welt)가 있는 신발을 처방하여 보조기 기사가 신발을 분해하여 수정하기 쉽게 하여야 한다(그림 14-1).

3) 소아용 신발

소아용 신발은 디자인이 간단하고, 잘 걸을 수 있도록 뒤꿈치가 없어야 하며, 발이 자연스럽게 성장할 수 있도록 밑창은 부드러운 것이 좋다. 대부분의 아동들에게는 테니스화가 적당하다. 영아기에는 편평족이 흔하며, 시간이 지남에 따라 좋아진다. 증상이 없는 편평족은 치료하지 않는다. 생후 수년 동안에는 발의 성장에 따라 신발의 크기를 자주 바꾸어 주어야 한다.[2]

4) 신발의 수정

특별한 목적을 위해 신발의 일부를 수정하여 사용하며, 치료 효과를 높이기 위해 발 보조기를 같이 사용하기도 한다(그림 14-2).

3. 발 보조기(Foot orthosis, FO)

1) 일반적 특성 및 분류

발 보조기는 하지 관절에 작용하는 지면 반발력에 영향을 주며, 걸을 때의 회전 요소에도 영향을 미친다. 발 보조기의 효과를 높이기 위해서는 발의 상태를 정확히 진단하여 치료방침을 세우고, 그에 따라 보조기의 디자인과 재료를 적절히 선택하고, 본뜨기를 하는 것이 중요하다. 발 보조기는 그 재료에 따라 다음의 세 가지로 분류한다.[3]

(1) 연성 발 보조기(Soft FO)

처방 없이도 살 수 있는(over the counter, OTC) 발 보조기 중 가장 흔한 형태이다. 가장 흔히 쓰이고, 증상이 경미한 경우에 사용된다. 플라스타조트, 폴리우레탄폼, PVC폼, 라텍스폼 등이 사용되고, 안창길이 만큼 길게 제작한다.

(2) 반경성 발 보조기(Semirigid FO)

연성 보조기 보다 더 많이 지지하며 충격을 흡수하는 정도의 기능을 한다. 맞춤형이며, 가죽, 펠트, 코르크, 폴리에틸렌 등이 사용되고, 뒤꿈치에서 중족골두까지의 길이로 제작한다.

(3) 경성 발 보조기(Rigid FO)

변형을 조절하기 위해 적극적인 보조기를 필요로 하는 경우에만 사용된다. 맞춤형이며, 강철판, 폴리프로필렌, 아크릴 등이 사용되고, 뒤꿈치에서 중족골두까지보다 짧게 제작한다. 맞춤형 발 보조기를 제작하려면 본뜨기(casting) 전에 거골하관절을 중립위치에 놓이게 해야 한다. 이 자세에서 과회내(hyperpronation)와 같은 발과 발목 회전과 관련된 이상을 최소화할 수 있고 발의 기능이 가장 좋게 된다. 또한 이 자세는 과회내에 동반되는 편평족, 슬개대퇴통증(patellofemoral pain), 그리고 류마티스 관절염이 제1 중족지절관절을 침범하여 통증이 있는 경우를 치료하는데도 사용된다.[4,5] 그 후, 스타키넷(stockinette)이나 투명한 플라스틱 랩 같은 분리제(parting agent)로 발을 덮고 석고붕대나 유리섬유 테이프로 발을 감싸고 석고가 굳게 한다. 복잡한 보조기를 만들어야 할 때는 유리 섬유 캐스팅을 해서 임시 보조기로 사용하여, 적당히 변형을 조절할 수 있는지 미리 확인해 볼 수 있다. 이 음성본(negative mold)을 떼어내어 양성 본을 만든다. 양성본은 보조기의 효과 를 증가시키기 위해 적당히 수정한다. 수지를 가열하여 양성본에 맞추어(종종 진공을 이용) 맞춤형 발 보조기를 완성한다. 발 보조기는 추적 방문 때마다 평가하고, 필요한 경우 보조기를 다시 제작하여 사용한다.

2) 족저압 측정(Foot scan)

발 보조기를 처방하기 전에 환자의 족저압을 정량적으로 측정하여 기립 및 보행시 압력을 많이 받는 부위를 파악함으로써, 압력을 경감시켜 줄 수 있는 보조기를 처방하는

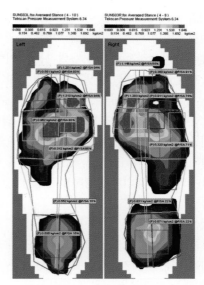

그림 14-3 | 족저압 측정
(붉은색- 압력이 높은 부위, 파란색- 압력이 낮은 부위)

데 도움이 될 수 있다(그림 14-3). 현재 몇 가지 족저압 측정 장비가 상용화되어 있다.

3) 발 보조기의 적응증

(1) 편평족

거골하관절에서의 과도한 회내를 조절하기 위해서 발 보조기로 종골(calcaneus)을 조절하여 거골하관절이 중립위치에 오도록 바르게 정렬하게 한다. 본뜨기 할 때 거골하관절을 중립에 두어 과도한 회내나 회외에 의한 회전변형을 방지한다. 종골의 전내측을 올려 주면 목말받침돌기(sustentaculum tali)를 밀어 올려 안쪽으로 말리는 것(inrolling)을 예방하게 한다. 과도한 회내 또는 회외를 예방하기 위한 보조기를 UCBL (University of California Biomechanics Laboratory)보조기라고도 하며, 내, 외측 절단선을 높게 하고, 중족골두까지보다 더 길게 제작한다. 발에서 인대가 느슨해져 있는 경우에는, 내측 종아치받침을 사용하면, 통증을 줄일 수 있다. 특히 체중이 많이 나가는 사람에서는 신발에서 토마스 뒤축 연장을 사용하면 내측지지를 얻을 수 있다. 과회내/편평족이 있는 달리기 선수에게는 생크(shank) 부위가 넓으며, 내측 뒷굽가죽(medial heel counter)이 단단한 신발이 좋다.

(2) 요족(아치가 높은 발)

요족의 전형적인 합병증은 발뒤꿈치와 중족골두 부위에 과도한 압력이 가해져서 통증을 유발하는 것이다. 이것은 종아치 지지의 높이를 신발의 섕크와 발의 아치 사이의 공간을 채울 정도로 하여 체중을 더 효과적으로 분산시킴으로써 예방할 수 있다. 이 받침은 중족골두까지만 연장하여 중족골 체중부하 부위의 압력을 분산시키도록 한다. 경골이 외회전되면 발이 회외하므로, 거골하관절을 중립 위치에 정렬하여 과도한 회외가 발생하지 않도록 해야 한다.

(3) 당뇨병성 발 병변

당뇨 합병증으로 인해 발의 감각이 저하되면 궤양 등의 병변이 생기기 쉬운 상태가 된다. 당뇨병성 족부 궤양이 발생하였을 때는 족저압을 고르게 분산시켜 궤양 발생 부위의 압력을 줄여주는 전접촉 석고(total contact cast)를 적용하는 것이 원칙이다. 저위험군에서는 충전물(padding)이 들어간 공기장화(aircast walker boot) 형태의 기성품을 처방하는 경우도 종종 있다(그림 14-4).

(4) 전족부 통증(중족골통)

전족부 통증은 체중부하의 힘을 중족골두보다 근위부에 분포시킴으로서 완화시킬 수 있다. 중족골 패드(쿠키, cookie)를 신발 안쪽에서 제2, 3, 4 중족골두의 약간 뒤쪽(원위)에 붙일 수 있다. 이것은 꼭 제1 중족골두의 외측, 제5 중족골두의 내측 바로 뒤에 부착한다. 발이 너무 민감해서 중족골 패드를 사용할 수 없을 때는 신발의 창에 중족골 바(그림 14-2)를 사용한다. 환자는 중족골두에 과도한 하중을 주는 굽이 높거나, 앞이 뾰족한 신발은 피해야 한다.

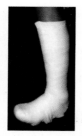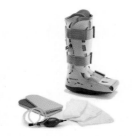

그림 14-4 | 전접촉 석고(total contact cast) 및 공기 장화(aircast walker boot)

(5) 발뒤꿈치 통증

체중을 분산시키는 발 보조기로 이 부위의 통증을 없앨 수 있다. 증상이 경미한 경우에는 고무 발뒤꿈치 패드를 신발 안쪽에 붙이면 호전된다. 발이 너무 민감하여 신발안의 패드를 견딜 수 없고 만성 통증일 때는 종골 바(calcaneal bar)를 사용한다. 종골의 전내측부 발뒤꿈치 통증의 흔한 원인인 족저근막염(plantar fasciitis)이 있는 경우엔 내측 뒤꿈치 카운터가 단단하고, 섕크가 넓은 신발을 처방하며, 이에 실패하면, 거골하관절을 중립 위치에 두고 만든 맞춤형 발 보조기 또는 아치받침으로 치료한다. 내측 종아치가 높은 경우에도 족저근막염이 흔하며, 체중부하시 내측 종아치가 많은 하중을 받게 된다. 이는 내측 종아치를 따라 압력을 분포시키도록 아치받침을 높이거나, 발뒤꿈치 우물(heel well)을 사용하면 잘 치료된다. 발뒤꿈치 올림(heel lift)은 아킬레스건의 신장을 줄임으로써 아킬레스 통증의 원인을 줄이는데 도움이 된다. 또한 발뒤꿈치 올림은 전체 발뒤꿈치 높이를 올려서 걸을 때 발가락이 닿기 전에 발뒤축 접지기가 일어나도록 함으로서 족저굴곡근 경직이나 구축의 치료에 도움이 될 수 있다.

(6) 발가락 통증

보조기를 사용하여 통증 부위를 고정해서 통증을 줄일 수 있다. 금속 섕크를 앞쪽으로 연장시켜 원위 관절의 가동성을 줄인다. 부분적으로 고정하기 위해 중족골 바를 사용할 수 있다. 흔히 발가락 통증의 원인이 되는 경우로는 무지강직증(hallux rigidus), 통풍, 관절염 등이 있다.

(7) 다리 길이 차이

다리 길이 차이의 증상이 있는 경우에는 잘 측정하여 평가 하여야 한다. 진다리길이(true leg length)는 전상장골극(anterior superior iliac spine)의 끝에서 경골내복사의 원위 끝 까지를 재며, 외견 다리길이(apparent leg length)는 치골 접합 부나 배꼽 같은 정중선에서 각 복사뼈의 원위 끝까지를 잰다. 척추측만증, 골반골절, 근비대칭 등의 원인으로 골반경사가 발생하면 진 다리길이가 같을 때에도 외견 다리길이가 비정상일 수 있다. 양측의 차이가 1 cm 미만이면 교정이 필요 없다. 길이의 차이는 75% 정도만 교정해야 한다. 첫 1 cm는 발뒤꿈치 패드로 교정하고, 나머지 교정은 발뒤꿈치를 외부에서 올려야 한다. 발뒤꿈치를 외부에서 올릴 때 편안하고 안정적인 보행을 위해서는 바깥창도 비례적으로 올려야 한다. 신발 창을 높인 경우에는, 발가락 들림기에 보행패턴이 정상화되도록 라커바닥으로 제작하여야 한다(그림 14-2).

(8) 슬관절 골관절염

발 보조기는 지면반발력에 영향을 주어 슬관절 같은 근위부 관절에 영향을 미치므로 처방할 때 그 관계를 고려해야 한다. 슬관절 내측이 좁아진 골관절염을 보존적으로 치료하기 위하여 외측 발뒤꿈치 쐐기를 사용할 수 있다. 발뒤꿈치 쐐기는 0.5 ㎝ 두께로 뒤꿈치 외측면에서부터 내측으로 점차 얇아지도록 넣는다. 어떤 연구에서 85명의 121 슬관절 중 74 슬관절에서 발뒤꿈치 쐐기로 치료가 되었다고 하였다.[6] 경중골관절염 환자에서 통증의 완화가 나타나는 것이 가장 흔하지만, 내측 관절 공간이 완전히 사라진 경우에도 통증이 완화되었다고 보고하였다. 쐐기를 사용하면 보행기저가 넓어진다.

4. 단하지 보조기 (Ankle-foot orthosis, AFO)

1) 목적 및 특성

단하지 보조기는 가장 흔히 처방되는 하지 보조기로서, 족관절과 거골하관절은 물론 발의 모든 관절의 운동 또는 정렬을 조절하기 위해 사용되며, 금속형 또는 플라스틱 단하지 보조기가 있다. 금속형 단하지 보조기는 무거워서 경골 외회전을 유발할 수 있으므로 소아에게는 상대적 금기이다. 모든 연령군에서 보편적으로 플라스틱 단하지 보조기를 사용한다. 단하지 보조기의 안전장치로 내외측 안정성이 필요하다. 비록 배측굴곡과 족저굴곡의 정도를 조절하는 것이 중요하지만 거골하관절의 움직임도 보행의 생체역학에 큰 영향을 준다. 내반(inversion)은 거골하관절에서의 회외와 족근중족관절에서의 내전 및 족관절의 족저굴곡을 포함하며, 그 결과 발이 첨내반(equinovarus)의 자세가 되게 한다. 외반(eversion)은 거골하관절에서의 회내와 족근중족관절에서의 외전 및 족관절의 배굴을 포함하며, 그 결과 발은 외번(valgus)의 위치에 있게 된다. 거골하관절이 회전되면 경골의 회전이 동반된다(그림 14-2). 단 하지 보조기는 또한 보행 중 슬관절을 안정화시킨다. 전반슬처럼 슬관절의 안정성에 영향을 주는 상태에도 처방된다. 족관절과 거골하관절에 동시에 문제가 있고 슬관절에 영향을 주는 상태에 대해서도 단하지 보조기를 고려해야 한다. 적합한 단하지 보조기를 처방하려면 보조기가 발, 족관절, 슬관절의 모든 운동면에서 생체역학적으로 어떻게 영향을 주는지 고려해야 한다. 족저굴곡은 슬관절의 신전 모멘트를, 배측 굴곡은 슬관절의 굴곡 모멘트를 만든다는 것을 꼭 기억해야 한다.

2) 금속형 단하지 보조기

(1) 일반적 특성

플라스틱 단하지 보조기에 비해 적게 사용되지만 다음과 같은 이유로 금속형 단하지 보조기에 대해 설명하려 한다(그림 14-5).

① 단하지 보조기가 보행에 미치는 생체역학적 영향에 대한 많은 연구가 금속형 단하지 보조기로 이루어졌으며, 이 원칙이 플라스틱 단하지 보조기에도 적용된다.

② 금속 구성성분(특히 관절)은 흔히 플라스틱 보조기와 혼합해서 사용된다.

③ 일부 나이든 환자는 자신들이 익숙한 금속형 단하지 보조기를 원한다.

④ 병적으로 비만인 환자에게는 내구성과 거골하관절의 안정성을 얻기 위해 일부 금속제 부품이 필요할 수 있

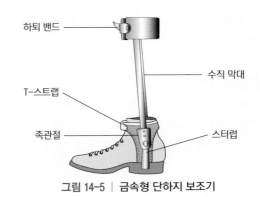

그림 14-5 | 금속형 단하지 보조기

하퇴 밴드 —
— 수직 막대
T-스트랩 —
족관절 —
— 스터럽

다. 또한, 금속형 AFO가 보행주기 동안 족관절의 안정
성을 더 많이 주는 것을 보고한 최근의 연구도 있다.[7]
금속형 AFO는 장딴지(하퇴) 밴드, 두 개의 세움대, 보
조기 족관절, 신발에 AFO를 고정하기 위한 장치로 구
성된다.

• 장딴지(하퇴) 밴드: 힘의 작용점이 되는 뒤쪽 금속부분
의 안쪽은 부드러운 재질로 감싸며, 압력을 적당히 분
포시키기 위해 넓이는 4~7.5 ㎝가 적당하다. 총비골신
경의 압박성 마비를 예방하기 위해 장딴지 밴드는 비골
경부에서 2.5 ㎝ 아래에 있어야 한다. 한 손만 쓸 수 있
는 환자도 쉽게 잠글 수 있도록 벨크로를 사용한다.

• 세움대(upright): 보통 두 개의 세움대가 있지만, 체중
이 적은 소아나 증상이 경미할 때는 한 개만 사용할 수
도 있다.

• 스터럽과 캘리퍼(그림 14-6)

-일체형 스터럽(solid stirrup): U형 금속 조각으로 신발
에 부착되고, 두 끝은 위를 향하고 내외측 족관절에 연
결된다. 더 긴 지렛대가 필요하면 발바닥 판(sole plate)
을 중족골두를 지나도록 연장하여 족저굴곡을 조절할
수 있다(예: 족저굴곡근 경직).

-분리형 스터럽(split stirrup): 세움대를 끼워 넣을 수 있
게 제작한 두 개의 넓고 편평한 채널이 있는 신발창부
분의 금속판이다. 이 때의 세움대는 캘리퍼라고 하며
신발의 교환과 착탈이 용이하나 무겁고 안정성이 부족
하다.

-캘리퍼(caliper): 신발의 뒤창에 부착한 둥근 관에 끼우
는 둥근 세움대로 신발을 교환할 수 있고 가볍지만, 신
발의 바닥 쪽에 있는 보조기 족관절과 해부학적 족관
절의 축이 일치하지 않으므로 걸을 때 장딴지 밴드와
장딴지 사이에서 약간의 움직임을 볼 수 있다.

• 내부 신발(inner shoes): 발모양에 맞춰 만든 내부 신발
을 세움대에 부착하고 그 위에 신발을 신는다.

(2) 족관절의 멈춤장치와 보조장치

보조기의 족관절은 보행 장애의 유형에 따라 중립, 배굴,
또는 저굴 상태로 조절할 수 있다. 또한 부분적 운동범위
만 허용하거나 특정한 운동을 제한할 수 있게 제작할 수
있다(그림 14-7).

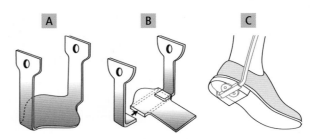

그림 14-6 │ 스터럽과 캘리퍼
A: 일체형 스터럽, B: 분리형 스터럽, C: 캘리퍼

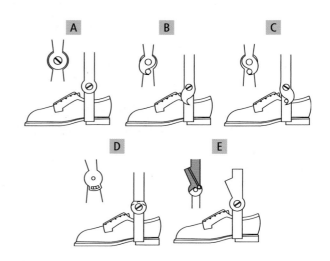

그림 14-7 │ 족관절의 멈춤장치와 보조장치
A: 자유 범위 족관절(free ankle joint), B: 90° 배굴 멈춤 장치(90° anterior
stop), C: 90° 저굴 멈춤 장치(90° posterior stop), D: 제한 범위 족관절
(limited ankle joint) E: 클렌작 족관절(Klenzak joint)

① 저굴 멈춤장치(후방 스톱, posterior stop)

• 90° 저굴(plantar flexion) 멈춤장치: 족관절 저굴근의 경
직이나 족관절 저굴 구축을 점진적으로 신장할 때 도움
이 된다. 저굴 멈춤장치는 90°에 고정되는 것이 가장 보
편적이다. 핀을 뒤쪽 채널에 삽입하여 족저굴곡을 제한
한다. 90° 저굴 멈춤된 단하지 보조기는 발뒤축 접지기
때 슬관절에서 굴곡 모멘트를 발생시킨다. 발이 지면에
닿을 수 있도록 배측 굴곡근이 원심성 수축을 할 수 없
어 발뒤축 접지기 후에 지면 반발력이 슬관절 뒤쪽에
발생하게 된다. 단하지 보조기의 근위부 또한 슬관절
안정성에 영향을 준다. 단하지 보조기의 근위부의 뒷부
분은 하퇴의 근위부를 앞으로 밀어서 발뒤축 접지기 후

슬관절 굴곡 모멘트를 증가시킨다. 그 반대로 발가락 떼기 때 슬관절에 신전 모멘트가 나타난다. 이 개념이 플라스틱 지면 반발 단하지 보조기를 개발할 때 이용되었고 일체형 근위부 전방 경골쉘이 있어 슬관절에 많은 영향을 미친다. 족저 굴곡의 저항이 클수록 발뒤축 접지기에 슬관절에 걸리는 굴곡 모멘트가 커지고, 슬관절이 갑자기 굴곡(buckling)하여 주저앉는 것을 막기 위해 고관절 신전근을 활성화시킬 필요가 증가한다.

- 새치(SACH) 발뒤꿈치 쐐기: 발 뒤꿈치에 쿠션이 있어 발 뒤축 접지기 때 충격을 흡수하고, 배굴근을 일부 대신할 수 있다. 지면반발력을 더 앞으로 움직이게 하여 슬관절을 안정되게 하지만, 저굴멈춤장치가 90°에 고정되어 있을 때는 활성화될 수 없다. 단단한 발뒤꿈치는 지면 반발력을 슬관절 뒤로 옮겨서 슬관절 굴곡모멘트를 유발하므로 안정성을 감소시킨다. 쿠션이 있는 발뒤꿈치를 단하지 보조기와 함께 사용하면 발뒤축 접지 후에 발생하는 족저굴곡 경직을 최소화 할 수 있다. 후방 스톱은 유각기 동안 발이 끌리지 않을 정도로 족저굴곡이 최소화 되도록 맞추어져야 한다. 족저 굴곡은 발뒤축 접지기 이후 슬관절 신전 모멘트를 만든다는 것을 기억해야 한다. 보행 중에 족관절의 저굴 멈춤장치는 아주 적은 배측굴곡 상태로 맞추어져 있을 때보다도 슬관절이 더 안정되게 한다. 보행의 유각기 동안 발이 끌리지 않게 하기 위해 족저굴곡에 저항하는 것과 입각기 동안 슬관절의 불안정성의 정도 사이의 균형잡힌 결정이 이루어져야 한다. 보행의 입각기 동안 슬관절 굴곡을 정상 수준으로 줄일 수 있는 단하지 보조기는 없다.

② 배굴 멈춤장치(전방 스톱, anterior stop)

배굴 멈춤장치는 장딴지 근육이나 대퇴 사두근이 약할 때 그 기능을 대체하기 위해 사용된다. 족관절이 5°배굴 상태에서 멈추도록 맞추어지면 하퇴삼두근의 기능을 가장 잘 대체한다. 걸을 때, 진출을 돕고 슬관절이 신전되도록 보조한다. 장딴지 근육의 작용을 대체하기 위하여 스터럽은 발바닥 판이 중족골두까지 연장된 것을 사용한다. 중족골두에서 일어나는 신발 피봇(pivot)은 슬관절에 신전 모멘트를 만들고 이는 중간 입각기부터 발가락 들림까지 슬관절을 안정화시킨다. 유각기 동안엔 배측굴곡멈춤이 일찍 일어날수록 슬관절의 신전모

멘트가 커진다. 이것은 대퇴사두근 위약이 같이 있는 임상적 상황에서 사용된다. 만약 슬관절에서 신전모멘트가 너무 크거나 길면 전반슬이 발생한다. 전반슬은 방지하면서 슬관절을 신전상태로 유지할 수 있는 정도의 슬관절 신전 균형을 얻어내야 한다. 배굴 멈춤장치로 배측굴곡이 너무 많이 허용되었다면 중간 입각기부터 발가락 들림기까지 과도한 슬관절 굴곡이 발생할 것이다.

③ 배굴 보조장치(Dorsiflexion assist, posterior spring)

배굴 보조장치로 쓰이는 후방 스프링은 발가락 들림기 이후 유각기에 이완성 족하수를 방지하기 위해 배굴근의 동심성 수축을 대체하고, 발뒤축 접지기 후 배굴근의 원심성 수축을 일부 대체하여 경골의 진출을 돕는다. 금속 배굴 보조 족관절은 클렌작(Klenzak) 족관절이라고 알려져 있다. 발뒤축 접지 때는 두 채널 중 뒤쪽 채널에서 스프링(후방 스프링)이 압축되는 동안 급속한 족저굴곡을 예방한다. 후반 입각기부터 발가락 들림기 전까지 족저굴곡 동안 다시 압축된다. 발가락 들림기 때 족관절 뒤쪽에서 하방으로의 힘(downward thrust)을 제공함으로써 유각기 동안 발가락이 끌리지 않게 하고, 결과적으로 족관절의 전방에서 배측굴곡이 된다. 채널이 길수록 배측굴곡을 조절할 능력이 커진다.

④ 금속형 단하지 보조기 내반/외반 조절(그림 14-8)

내반과 외반 변형의 교정을 위하여 신발의 내측 또는 외측에 거골하 관절보다 원위부에 스트랩을 달고 반대측 세움대에 고정시킨다. T-스트랩은 발바닥면에 부착되지 않기 때문에 발바닥면에 부착된 근육과 힘줄에 의한 기계적 잇점을 얻을 수 없으므로 회내근, 회외근, 외전근, 내전근을 충분히 대체하지는 못한다.

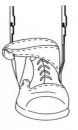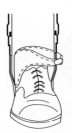

그림 14-8 │ 내외측 T-스트랩

- 내측 T-스트랩: 외반변형의 교정을 위해 사용한다.
- 외측 T-스트랩: 내반변형의 교정을 위해 사용한다.

3) 플라스틱 단하지 보조기(Plastic AFO)

(1) 일반적 특성

플라스틱 AFO는 금속형 AFO에 비해 몸에 꼭 맞고, 압력을 보다 정확히 분배할 수 있다. 가격이 저렴하고, 외관이 좋으며, 가볍고, 신발을 바꾸어 신을 수 있고, 내반과 외반 변형의 조절 기능이 있고, 맞춤 제작을 하기 때문에 발을 더 잘 지지할 수 있을 뿐 아니라, 금속형 단하지 보조기의 기능은 모두 갖출 수 있기 때문에 가장 많이 사용되는 보조기이다. 플라스틱 일체형 AFO나 이중 세움대가 있는 금속형 AFO를 사용할 때의 에너지 사용은 같다. 플라스틱 AFO의 무게가 금속에 비해 가볍기는 하지만, 보조기의 무게는 보조기를 사용함으로써 발생하는 지면반발력의 영향만큼 중요하지는 않다. 동일한 보조기 원칙들이 플라스틱이나 금속으로 만들어진 보조기에 모두 적용된다. 플라스틱 AFO가 슬관절 안정성에 미치는 영향은 잘 알고 있어야 한다. 발가락 끌림이 없도록 처방된 플라스틱 AFO는 발가락이 끌리지 않을 정도만큼만 저항을 주어야 한다. 족저굴곡에 대한 저항이 너무 크면 발뒤축 접지기 후 굴곡 모멘트를 유발하여 슬관절을 불안정하게 한다. 플라스틱 AFO는 맞출 수도 있고 기성품도 있다. 맞춤 보조기를 처방하는 이유로는, 장기간 필요할 때, 무감각한 발이나 편안하게 하기 위해 발의 형태대로 본뜨려 할 때, 보조기에 일정한 정도의 족저 또는 배측 굴곡을 고정하려할 때, 변형의 조절을 향상시키기 위해, 당뇨병성 발바닥 궤양이나 경골골절이 있어 체중부하를 감소시키려 할 때 등이 있다.

맞춤 과정은 이미 기술한 발 보조기의 과정과 비슷하며 양성 모델을 만들어 제작한다. 환자가 플라스틱 AFO를 사용할 때, 약간의 임상적 충고가 필요하다. 신발을 바꾸게 되면 발뒤꿈치 높이가 비슷한 신발을 준비해서 발, 족관절, 슬관절의 생체역학적 영향의 변화가 생기기 않도록 한다. AFO의 착탈을 위해서는 테니스화가 가장 적합하다. 그러나 정장구두를 신어야 한다면 반 치수 더 길고 폭이 한 치수 넓어야 보조기가 들어갈 수 있다고 말해 주어야 한다. 가죽반장화(Blucher shoe) 형태의 정장화는 보조기를 사용하는데 도움이 된다(그림 14-1).

(2) 플라스틱 AFO의 구성

① 발판

중족골두보다 원위부까지 연장되어야 한다. 발가락 굴곡에 의해 유발되는 경직을 줄이기 위해서는 발가락 끝보다 길게 연장될 수도 있다.

② 경첩(hinge) 족관절

족관절의 운동을 전부 또는 일부 허용해서 보다 자연스럽게 걸을 수 있게 한다. 완전한 발목 운동의 제한이 필요하지 않다면 이것을 고려해 볼만하지만, 족하수가 있는 경우에는 사용하지 않는다.[8]

- 플라스틱 족관절은 가볍고 아이들에게 좋다. Gillette형은 발목관절 가동범위가 전 각도에서 가능하고, Oklahoma형은 폴리프로필렌 또는 나일론으로 제작되어 견고하며, 활동적인 사용자에게 효율적으로 자유로운 움직임을 제공한다(그림 14-9).
- 금속 족관절은 성인에게 적합하다. PDC형, Select형, Granny형, Camber형 등이 있다.

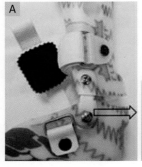

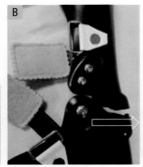

그림 14-9 | 플라스틱 족관절의 종류
A: Gillette형, B: Oklahoma형

- 단일 후방 막대/스프링 장치는 전통적인 이중 후방 스프링 보조장치에 더 가까운 기능을 한다. AFO의 내외측 폭을 더 좁게 하고 전후의 폭은 약간 길어지게 해서 대부분의 바지에 잘 맞는다.

③ 장딴지 부분

하퇴의 3/4을 감싸야 하고 안쪽에 패드를 대야 한다. 근위부는 비골경부보다 2.5 ㎝ 밑에서 끝나야 총비골신경의 압박성 마비를 막을 수 있다.

(3) 일체형 플라스틱 AFO (Solid plastic AFO)

일체형 플라스틱 AFO는 가장 흔히 처방되는 플라스틱 AFO이다. 일체형(solid)이라 함은 플라스틱 한 조각으로 만들어진 것을 말한다. 보조기에 족관절이 없으나 어느 정도 족관절 부위의 운동이 일어날 수 있을 만큼 유연해야 한다. 일체형 플라스틱 AFO는 또한 슬관절의 문제들을 치료하는데 사용된다. 유각기 동안 슬관절의 안정성을 얻기 위해 AFO를 약간 족저굴곡 상태로 고정할 수 있다. 전반슬도 일체형 플라스틱 AFO로 치료할 수 있다. 플라스틱 AFO가 더 단단해질수록 발뒤축 접지기 때 슬관절 굴곡모멘트가 커지고 전반슬과 연관된 신전 모멘트를 감소시킬 수 있다. 족관절을 약간 배측굴곡해서 고정하면 중간 입각기 동안 슬관절 굴곡모멘트를 크게 할 수 있다. 플라스틱 AFO의 강도는 환자의 체중과 활동도에 따라 결정되어야 한다(그림 14-10).

① 탄력 후엽(posterior leaf spring, PLS) 보조기

후방 트림선을 사용하여 족관절 부위를 유연하게 한 것으로 족관절의 배굴이 허용되기 때문에 저굴 근력이 없으면 금기이다. 90°에 맞추는 경우가 많고, 내외측 안정성은 없으며 족하수 환자의 유각기의 조절에 도움이 된다. 걸을 때 해부학적 족관절과 보조기의 운동축이 일치하지 않는다.

② 족관절 고정형 AFO

족저굴곡 경직을 치료하기 위해서는 이 AFO는 유연성이 없이 단단해야 한다. 일체형 플라스틱 AFO는 다음과 같은 방법으로 족관절과 거골하 관절의 안정성을 증가시킬 수 있다.[9]

- 트림선(trim line)을 족관절 높이에서 더 앞쪽으로 연장한다.
- 더 두꺼운 플라스틱 재료를 사용한다.
- 족관절의 내외측면에 카본 삽입물을 넣는다.
- 단하지 보조기의 후엽(posterior leaf)에 주름을 만든다.

(4) 플라스틱 AFO의 내반/외반 조절

지면 반발력을 변화시키고 하지의 정렬을 적절하게 유지하기 위해서 3점 시스템을 사용하여 보조기를 맞춤 제작한다.[10]

① 맞춤형 지면반발 단하지 보조기(floor reaction AFO, ground reaction AFO)(그림 14-11, 동영상 14-1).

발받침을 적절히 제작하고, 경골 쉘(shell)을 앞쪽에서

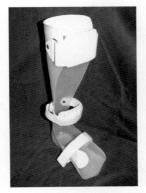

그림 14-10 | 일체형 플라스틱 단하지 보조기

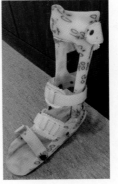

그림 14-11 | 지면반발 단하지 보조기

동영상 14-1

연결하여 걷는 동안 슬관절을 안정시키도록 돕는다. 첨내반(또는 내번) 변형은 종골과 중족골두에서 안쪽에 힘을 적용하면 조절된다. 다음 힘은 비골의 외측면을 따라 근위부에 적용된다. 이것이 거골하관절과 족관절의 내반을 막는 것을 돕는다. 더 근위부에서는 내측 경골 부위에 힘이 적용되는데 이는 비골부위에 가해진 힘에 대항하는 힘을 가함으로 플라스틱 단하지 보조기의 하퇴 부위를 안정시키는데 이용된다.

3점 시스템은 첨내반 변형에 동반된 발의 회외를 방지하기 위해 발 높이에도 있다. 3점 시스템은 첨내반에 동반된 족저굴곡 변형을 조절하기 위해 또다시 사용된다. 발에서 외반을 조절하기 위해 위에서 언급한 내반 조절 3점 시스템을 역으로 이용할 수 있다. 보조기를 처방할 때는 모든 관절에서의 운동을 고려해야 한다.

(5) 슬개건 체중부하(Patellar Tendon-bearing, PTB) 단하지 보조기(AFO)

① 일반적 특성

보통은 발의 체중 부하를 10%의 줄이며, 맞춤 제작하면 더 넓은 부위와 접촉하게 되어 50%까지 줄일 수 있다. 체중은 슬개건 뿐 아니라 하퇴부의 연부조직을 통해서도 분산된다. 고정 족관절이나 라커바닥을 사용하면 체중을 더 분산시킬 수 있다(그림 14-12).

② 적응증

- 발꿈치의 통증: 당뇨발 궤양, 경골 골절, 종골 골절
- 족관절 유합술 후 상태
- 발과 족관절의 무혈성 괴사 등

(6) 압력 제거 단하지 보조기(Pressure relief AFO, PRAFO)

① 일반적 특성

- 압력 제거: 발뒤축 부분을 완전히 잘라내어 체중부하가 되지 않도록 함.
- 구축 예방: 후방에 경첩이 달린 지렛대 팔(lever arm)을 부착해서 회전을 방지하여 내외 복사뼈에 욕창이 생기는 것을 예방할 수 있다.

② 적응증

침상 안정 중인 환자의 마비되었거나 동작이 없는 하지에는 항상 사용하고 고관절 골절이 있으며 하지를 많이 움직이지 않는 치매환자, 족저굴곡 구축의 예방을 위해 사용한다.[11,12]

(7) 플라스틱 클렌작 단하지 보조기(Plastic Klenzak AFO)

기존에 신발에 부착하는 금속형 단하지 보조기에 적용되던 Klenzak 관절을 플라스틱 단하지 보조기에 결합한 제품이 개발되었다. 금속형 단하지 보조기와 플라스틱 보조기의 장점을 모두 가지고 있다(그림 14-13).

(8) 새로운 AFO

AFO는 기능을 향상시키고 착탈을 용이하게 하기 위한 노력의 결과 지속적으로 진화하고 있다. 경직성 마비가 있는 환자에서 근긴장도를 조절하기 위해 개발된 동적 단하지 보조기(dynamic AFO, DAFO®)(그림 14-14) 계열의 여러 가지 보조기가 소개되었다. 또한, DJ-II 족관절을 사용한 드림 보조기(dream brace®)와 동력형 단하지 보조기(powered AFO) 등이 시장에 소개되고 있다.[13] 보조기의 모양을 동

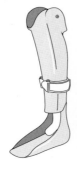

그림 14-12 | 슬개건 체중부하 단하지 보조기

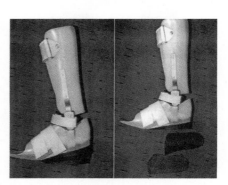

그림 14-13 | 플라스틱 클렌작 단하지 보조기(Plastic Klenzak AFO)

양문화권에 맞게 개발한 것으로 전엽(anterior leaf) AFO에 속하는 보조기는 Y-AFO® 계열과 UD-long AFO®를 들 수 있다.

4) 플라스틱 단하지 보조기의 처방

(1) 족하수

경첩이 없는 맞춤형 플라스틱 AFO로서 약간의 배굴을 주어 후방 트림선으로 제작한 것이 가장 많이 처방된다. 이는 후엽 AFO라고도 한다. 약간의 배굴이 있어 보행의 유각기에 발가락의 끌림을 막을 수 있다. 발이 진출기에 족저굴곡된 자세에서 올라온 뒤 다시 배굴상태로 스프링 되도록 도와준다. 거골하관절의 불안정성이 심하면 금속성 이중 세움대와 후방 채널에 스프링이 들어있는 금속형 AFO를 사용하면 족저굴곡을 허용하면서도 내외측 안정성을 얻을 수 있다.

(2) 족저굴곡근 경직

중앙부에 한 개의 후방멈춤 장치가 있거나, 90°에서 족저굴곡 멈춤이 되도록 후방채널에 핀이 들어 있는, 경첩이 있는 플라스틱 맞춤형 AFO가 가장 많이 처방된다. 증상이 경미하거나 내반 변형이 심하지 않을 때는 중앙부에 한 개의 후방멈춤 장치를 사용하며, 경직을 치료하기 위해 여러 가지 치료를 시행한 후에도 심한 내반 변형이 있으면 후방채널에 핀이 들어 있는, 이중 세움대가 있는 AFO를 사용한다. 하지에 경직이 있는 활동적인 소아들에게는 90°에서 족저굴곡 멈춤장치가 있고 경첩이 있는 AFO를 추천한다.[14-18]

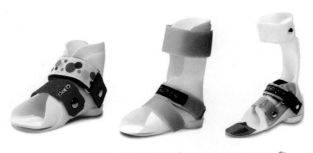

그림 14-14 | 동적 단하지 보조기(dynamic AFO, DAFO®)

(3) 요추부 척수손상

10° 족저굴곡된 양측 플라스틱 지면반발(전방 경골 쉘) AFO가 가장 많이 처방된다. 체중을 부하하면 슬관절의 신전 모멘트를 생성하고 보행 중 슬관절의 안정성을 증가시킨다. 보행을 위해 전완목발 또는 로프스트랜드 목발을 사용한다.

5) 검수

보조기를 가봉하고 사용해 본 다음 환자를 꼭 평가해야 한다. 첫 번째로 그리고 가장 확실한 검수 형태는 보조기가 없는 상태에서 걷는 것과 보조기를 착용한 상태에서의 걷는 것을 비교해서 향상되었는지를 확인하는 것이다. 보조기의 족관절은 내측 복사뼈의 끝과 일치해야 한다. 환자가 보조기를 착탈하는 것이 편리한지, 그리고 보조기를 벗었을 때 피부 손상부위가 있는지 확인해야 한다. 만약 AFO가 경직을 조절하기 위해 처방되었다면 보행 시에 경직이 악화므로 보조기의 치료효과에 대한 평가는 동적 조건에서 이루어져야 한다. 심각한 변형을 치료하려고 한 경우에는, 보조기가 적절히 작용하고 있다면 피부의 발적이 있을 수 있고 또 있어야 한다. 피부에 상처를 주지 않으며 발적이 넓은 부위에 퍼져 있다면 수용할 만하다.

5. 장하지 보조기(Knee-Ankle-Foot-Orthoses, KAFO)

1) 일반적 특성

장하지 보조기는 예전에 long leg brace로 불리었다. AFO의 구성요소와 슬관절, 대퇴 세움대와 근위 대퇴 밴드로 구성된다. 다양한 슬관절과 슬관절 제륜장치는 여러 경우에 적합하게 사용된다.[19] 기능적, 해부학적 견지에서 슬관절에는 다음과 같은 세가지 안전장치가 있다. 대퇴사두근, 슬관절 굴곡근(뒤축 접지시 편심성 활동성을 통해), 족저굴근(슬관절 신전 모멘트를 유발)이 그것인데, KAFO를 처방하기 전에 신체검사를 통해 위의 모든 안전 장치에 대한 평가를 해야 한다.

(1) 목적

걸을 때 슬관절, 족관절, 거골하관절에 안정성을 부여하거나, 기능적 보행 또는 운동을 위해 사용한다. 양측 KAFO

가 필요한 환자의 운동의 효과는 하지 관절 구축을 예방, 심혈관계적합성을 향상, 일상생활동작을 위한 상체의 근력 유지, 골다공증 진행의 속도저하, 합병증의 최소화 등을 들 수 있다.

(2) 적응증

슬관절 신전근과 굴곡근의 심한 위약, 슬관절의 구조적 불안정 또는 슬관절 굴곡근의 경직이 있는 경우에 사용한다. KAFO는 의자차와 함께 사용하면 효용도를 높일 수 있다. 고유 감각 수준은 척수 손상 환자의 보행 가능성 여부의 좋은 기준이 된다. KAFO를 착용하고 안전하게 보행하기 위해 하지의 고유감각에 대한 평가가 필요하다. KAFO는 보행기, 로프스트랜드 전완 보조기와 같은 것과 같이 사용되므로 원활한 체간 조절과 상체 근력은 장하지 보조기를 사용하기 위해 필수적이다. 슬관절 신전력을 가진 하부 요수 손상과 같은 하지마비 환자의 경우 KAFO 없이도 보행이 가능하다. 이런 환자의 보행은 족관절을 10~15° 족저굴곡 시킨 양측 플라스틱 지면 반발형 AFO를 흔히 사용한다. 족저굴곡은 보행하는 동안 슬관절에 신전모멘트를 부여해 안정성을 도모한다. 보행기나 두 개의 로프스트랜드 전완 보조기가 부가적인 지지나 균형을 위해 사용될 수 있다.

2) 금속형 KAFO의 구성 및 종류

장하지 보조기는 AFO 구성요소와 슬관절, 두 개의 대퇴 세움대와 대퇴 밴드로 구성된다(그림 14-15).

(1) 슬관절

인체의 슬관절은 운동에 따라 그 회전축이 이동하기 때문에 보조기 슬관절의 축과 일치할 수 없지만, 그 차이를 최소한으로 줄이는 것이 필요하다. 보조기의 슬관절에는 3가지의 기본형이 있다(그림 14-16).

① 직선배열 슬관절(straight set knee joint)
단축을 중심으로 회전하며, 가장 많이 사용된다. 자유로운 굴곡을 허용하며 과신전은 방지한다. 더 확실한 안정성을 위해서는 흔히 반지형 잠금장치와 같이 사용하여 보행주기 내내 슬관절을 신전상태로 유지시키기도 한다.

② 다축 슬관절(polycentric knee joint)
슬관절 부위에서 경골과 대퇴골의 신전 굴곡운동을 흉내내기 위해 2축 시스템을 사용한다. 스포츠용 슬관절 보조기에 흔히 사용된다.

③ 후방 오프셋 슬관절
슬관절 신전근이나 고관절 신전근력이 약한 경우 처방하며 보행의 유각기에 슬관절의 굴곡과 신전을 가능하게하고 입각기 동안에는 보조기 지면반발력을 슬관절축 바로 전방에 놓이도록 설계되어 안정성을 증가시킨다. 슬관절에 충분한 안정성을 부여하지 않으므로 KAFO의 족관절을 10~15° 족저굴곡시켜 슬관절에 신전모멘트를 부여할 수 있다.

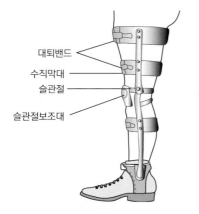

대퇴밴드
수직막대
슬관절
슬관절보조대

그림 14-15 │ 금속형 장하지 보조기

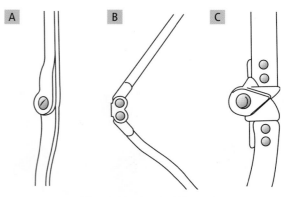

그림 14-16 │ 장하지 보조기의 슬관절
A: 직선배열 슬관절, B: 다축슬관절, C: 후방 오프셋 슬관절

④ 유각기 조절형 슬관절(swing phase control knee joint)
의지 슬관절의 원리를 이용하여 입각기의 안정성과 유
각기의 운동성을 모두 갖춘 형태의 보조기 슬관절이다.

(2) 슬관절 잠금장치

슬관절의 안정성을 위해 다음과 같은 잠금장치를 사용한
다(그림 14-17).

① 톱니형(ratchet) 잠금장치
톱니(ratchet) 잠금장치는 12°씩 증가되는 잠금 기전을
사용하며 근래에는 가장 많이 사용되는 슬관절 장치이
다. 사용자가 앉은 자세에서 일어설 때, 잠금장치가 슬
관절을 신전방향으로 운동할 수 있게 한다. 일단 환자
가 슬관절 신전 상태로 일어선 후 슬관절을 굴곡하려면
레버를 사용하여 톱니가 풀려 구부릴 수 있다. 슬관절
이 갑자기 굴곡되지 않으므로 반지형 잠금장치보다 안
전하다.

② 반지형 잠금장치
슬관절이 완전히 신전 되면 네모 반지 모양의 잠금장치
가 대퇴 세움대에서 하퇴 세움대방향으로 내려와서 잠
그는 간단한 장치이다. 슬관절을 굴곡 하려 할 때, 잠금
장치를 올릴 수 있는 손의 기능이 필요하다. 선 자세에
서 잠금장치를 풀면, 바로 슬관절이 굴곡되므로, 주의
가 필요하다. 보통은 양측에 사용하지만, 환자의 체중
이 가볍거나 활동성이 약한 경우 한쪽에만 사용하기도
한다.

③ 물통고리형 잠금장치(bail lock)
톱니형 잠금장치의 내외측의 레버를 물통고리(bail)처
럼 연결한 것으로, 선 자세에서는 장자지 보조기의 슬
관절의 내외측이 동시에 잠긴다. 환자가 의자의 모서리
로 베일에 압력을 가해 들어 올리면 슬관절이 풀려 굴
곡되어 앉을 수 있다. 슬관절의 신전을 원활히 하기 위
해 스프링을 장착하여 사용한다. 베일은 옷이 상하거나
더러워지는 것을 방지하기 위해 고무로 코팅되어 있다.

④ 다이얼(시계형) 잠금장치(dial lock)
슬관절의 운동범위 중 원하는 부위에서 잠글 수 있고,
운동 범위를 6°씩 증가시키며 더 정밀하게 제한할 수
있어 슬관절 굴곡구축을 치료하건 예방하려 할 때 톱니
형 잠금장치보다 더 유용하게 사용된다.

(3) 장하지 보조기의 대퇴 부분

① 상위 대퇴밴드
슬관절축으로부터 전해지는 압력을 분산시키기 위해
충분히 넓어야 한다. 보통은 대퇴밴드 전체를 가죽으로
만들지만, 대퇴밴드 둘레 중 일부분이 플라스틱으로 된
대퇴 쉘(partial plastic thigh shell)은 더 넓은 피부 접촉면
을 제공해 압력이 국소화되는 면적을 작게 한다. 플라
스틱과 함께 금속재질로 된 KAFO의 무게를 감소시켜
편의성이 증가한다.

② 하위 대퇴밴드
하위 대퇴밴드는 전반슬을 방지하기 위해 사용된다.

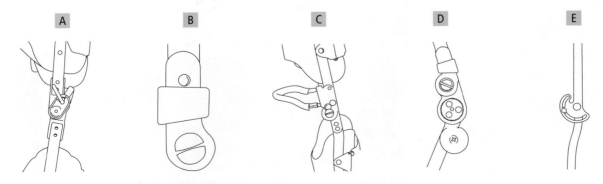

그림 14-17 | **슬관절 잠금장치.** A: 톱니형, B: 반지형, C: 물통고리형, D: 다이얼, E: 부채 모양

(4) Scott Craig 보조기

척수손상에 의한 하지마비 환자에게 더욱 기능적이고 편안한 보행이 가능하도록 고안되었다. 불필요한 장치를 과감히 제거하고, 무게를 감소시키며, 쉽게 착탈이 가능하도록 설계되었다. 이중조절 족관절로 배굴멈춤과 90° 저굴멈춤으로 조절하고, 중족골두까지 연장되어 있는 발바닥판, 중족골두 부위에 교차형바가 있어 내외측 안정성을 준다. 물통고리형 잠금장치가 장착된 후방 오프셋 슬관절을 사용하며, 경성 전방 하퇴밴드, 경성 근위 대퇴밴드는 벨크로로 잠근다. 3점압의 원리에 따라 근위 대퇴부에는 후방으로, 근위 하퇴부에는 전방으로, 종골에는 후방으로 압력을 가해주어 슬관절 신전을 유지한다(그림 14-18).

(5) 외골격 로봇 형태의 전동 보조기(Exoskeletal robot, powered lower limb orthosis)

최근 공학 기술의 발전에 힘입어 보행 시 유각기 조절(swing phase control)이 가능한 외골격 로봇 형태의 전동 보조기(그림 14-19)가 개발되었다. 액츄에이션(actuation)이 가능한 이 전동 보조기들은 하지마비 환자의 근력을 일부 또는 전부 보조해 줌으로써 타인의 도움없이 보행을 가능케 한다.

6. 고관절의 제어와 골반대

장하지 보조기에 고관절과 골반대를 부착하면 고관절 부착 장하지보조기(Hip Knee Ankle Foot Orthosis, HKAFO)가 되어 고관절의 운동까지 제어할 수 있다. 고관절은 일반적으로 단축으로 굴신운동은 가능하나, 내외전은 불가능하다. 고관절 멈춤장치를 사용하면 운동을 제한할 수 있다. 골반대의 금속부분은 장골의 전상극돌기(anterior superior iliac spine)와 대퇴골의 대전자부 사이, 즉 근육이 있는 부위에 위치하고, 앞쪽은 전상극돌기 외측에서 끝난다. 앞쪽에서 혁대처럼 묶어 고정한다. 안정성을 더 증가시키기 위해서는 골반거들을 플라스틱으로 제작하기도 한다.

7. 슬관절 보조기(Knee Orthoses, KO)(그림 14-20)

1) 일반적 특성

슬관절을 보호하거나 그 운동을 조절하되 족관절을 제한할 필요가 없을 때는 슬관절 보조기가 사용된다. 슬관절 보조기의 기본 목적은 내외측 안정성을 강화하는 것이지만 굴신운동을 제한할 필요가 있어 사용될 수도 있다. 외측 바(lateral bar)와 가죽 커프(cuff)로 만들거나, 피부에 보

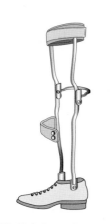

그림 14-18 | Scott-Craig 보조기

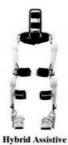
Hybrid Assistive Limb (Cyberdyne)

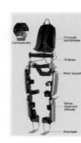
ReWalk

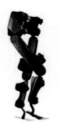
Indego (Parker Hannifin)

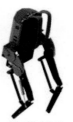
WalkON Suit (SG Mechatronics)

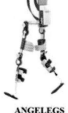
ANGELEGS (SG Mechatronics)

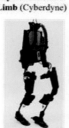
Ekso Bionics

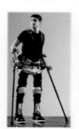
SuitX (US Bionics)

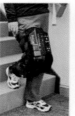
AlterG Bionic Leg

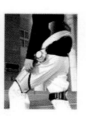
HEXAR-WA20 (HEXAR systems)

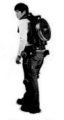
HEXAR-CR50 (HEXAR systems)

그림 14-19 | 국내·외 착용형 외골격 로봇 형태의 전동 보조기

다 잘 밀착하도록 플라스틱으로 만들기도 한다.

2) 스웨덴식 슬관절 보조기(Swedish knee cage)

인대나 관절낭의 과유연성에 의한 경도에서 중등도의 전반슬(genu recurvatum)을 교정하거나 예방하기 위해서는 스웨덴식 슬관절 보조기를 사용한다. 전에는 무관절형을 흔히 사용하였으나, 현재는 슬관절을 완전히 굴곡할 수 있어 과신전을 방지하는데 더 효과적인 관절형을 사용한다. 관절형은 슬관절 전방에 위치한 두 개의 밴드와 슬관절 뒤 슬와에 위치한 한개의 밴드를 이용한 삼점압의 원리를 이용한다. 또한 스웨덴식 슬관절 보조기는 슬관절에 더욱 효과적인 지렛대 효과를 나타내기 위해 더욱 긴 세움대에 추가적인 대퇴밴드를 장착하고 있다. 심한 전반슬인 경우 KAFO에서처럼 더욱 긴 세움대를 사용한다.

3) 골 관절염 슬관절 보조기

슬관절의 내측이 좁아진 경우에 흔히 사용하며, 다축 슬관절과 내외측으로 작용하는 삼점압 원리를 사용하여 슬관절을 보호하고, 통증을 완화시킨다. 이 보조기 처방의 가장 큰 제한은 환자의 체중이다. 심한 비만으로 슬관절 주변에 많은 지방조직이 있는 경우 보조기의 지지를 받을 수 없다. 수술이나 슬관절 보조기 착용이 불가능한 경우 이 장의 전반부에 기술한 발 보조기를 고려할 수 있다.

4) 스포츠 슬관절 보조기

스포츠 슬관절 보조기는 예방용, 재활치료용, 기능적인 것으로 분류된다. 예방용 슬관절 보조기는 슬관절 손상을 막거나 최소화시키는데 목적이 있다. 최근에는 이 보조기의 사용과 비용의 매력이 점차 사라져 가고 있다. 몇몇 연구에서 이 보조기의 사용으로 손상이 더욱 증가한다고 발표했다.[20] 스포츠 슬관절 보조기를 착용한 운동선수는 이를 과신하여 의존적으로 경기에 임하게 되어 손상 비율이 증가한다는 것은 공론화되어 있다. 스포츠 슬관절 보조기는 또한 에너지 소비를 증가시켜 선수들의 수행정도를 저하시킨다. 재활치료용 슬관절 보조기는 정해진 범위 내에서 움직임을 보호하도록 설계되어 있다. 이 보조기는 수술 후나 슬관절 손상의 보존적 치료에 유용하다. 기능적 슬관절 보조기는 불안정한 슬관절에 안정성을 부여하거나 돕도록 설계되어 있다. 이 보조기는 재활치료용 슬관절 보조기를 대신할 수 없으며 외측으로 아탈구된 슬개골이나 약한 전방십자인대를 안정화할 목적으로 사용된다. 이 보조기는 운동경기 중 슬관절에 가해지는 하중보다 적은 하중에 효과적이다. 요약하면, 기능적 슬관절 보조기는 불안정성의 횟수를 줄여 병적인 과신전성을 치료하는 효과가 있다.

8. 소아의 기타 보조기구(그림 14-21)

1) 캐스터 카트(Caster cart)

운동발달에 장애가 있는 유아에게 스스로 이동할 수 있는 경험을 할 수 있게 해서 자연스럽게 발달되도록 하기 위해 사용되며, 이동을 위한 최초의 보조기가 된다. 척추 이분증이 있는 환아에게 가장 많이 처방되며 대부분의 아이들은 생후 10개월이면 바로 앉아서 돌아다닐 수 있다. 하

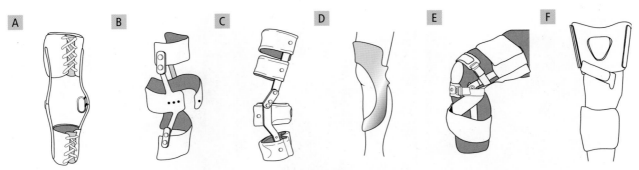

그림 14-20 | 슬관절 보조기
A: 재래식 슬관절 보조기(Conventional KO), B: 스웨덴식 슬관절 보조기, C: 관절형 스웨덴식 슬관절 보조기,
D: 과상부 슬관절 보조기, E: Lenox-Hill 보조기, F: 골관절염 슬관절 보조기

지마비가 있는 환아는 바퀴를 밀어 추진할 수 있을 만큼의 상지 근력과 체간 균형을 유지 할 수 있을 때 처방해야 한다.[21] 균형이 문제가 될 경우 균형을 유지할 수 있는 장치(deep seat bucket)를 처방하여 상지로 추진할 수 있도록 해야 한다. 카트의 등쪽에 있는 바퀴는 다방향 움직임을 가능하게 한다. 초기에는 아이를 태우고 유모차로 사용할 수도 있다.

2) 세움틀(Standing frame, stander)

캐스터 카트를 잘 사용할 수 있는 아동을 세우기 위해 사용하며, 최초 사용가능 연령범위는 8~15개월이다. 가구를 잡고 스스로 일어설 수 있는 아이에게 사용하며, 공간에서 몸의 균형을 도와주며 상지를 자유롭게 움직여 다른 활동을 가능케 한다. 흉추 부위에서 손상을 입은 환아는 파라포디움이나 세움틀에서 족관절과 발의 안정성을 위해 AFO를 사용할 수 있다. 세움틀에서 평행봉을 사용하여 스윙 드루(swing through) 보행으로 최초 보행 훈련을 할

수 있다. 최근에는 더욱 다양한 형태의 세움틀이 개발되어 사용되고 있다(그림 14-22).

3) 파라포디움(Parapodium)

세움틀과 비슷하지만, 슬관절과 고관절 장치가 있는 것이다. 고관절과 슬관절은 똑바로 선 자세에서 서 있거나, 이동하기 위해서는 잠그며, 앉으려면 잠금장치를 풀어야 한다. 2.5~5세의 아이들에게 가장 많이 처방되고 있다. 한쪽 고관절을 축으로 하여 타원형의 밑판의 한쪽을 전진하게 하고 반대편에서도 이를 반복하면 된다. 파라포디움을 사용하기 전에 충분한 기간 동안 세움틀을 사용해야 되며 보행의 의지가 보여야 한다. 보호자들은 아이의 상태보다 훨씬 상위 수준의 보조기를 기대하기 때문에 이런 사실은 꼭 검토되어야 한다. 세움틀을 사용해 보지 않았거나 잘 사용하지 않은 아이는 파라포디움으로 보행을 하려 하지 않을 것이다. 파라포디움은 장해의 심각성 때문에 정상 보행이 불가능한 아이에게 처방하는 것이 적합하다. 파라포디움

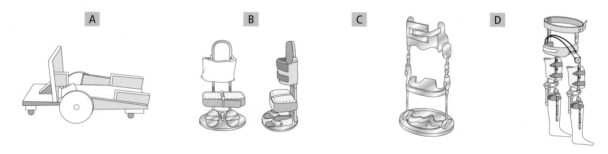

그림 14-21 | 소아의 기타 보조기구
A: 캐스터 카트(Caster cart), B: 세움틀(Standing frame), C: 파라포디움(Parapodium), D: 상반 보행 보조기(RGO)

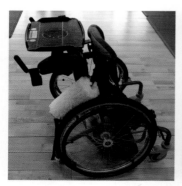
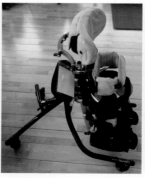
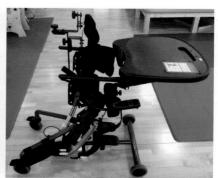

그림 14-22 | 다양한 형태의 세움틀

의 사용은 의자차의 사용을 보완할 수 있다.

4) 상반 보행 보조기(Reciprocating gait orthosis, RGO)

양측 골반대 부착 장하지보조기(HKAFO)의 한 형태로, 동측 고관절 굴곡과 함께 반대측 고관절을 신전하게 한다. 세움틀을 사용해 왔고 체간의 조절과 조정능력이 있고, 안전하게 설 수 있고, 정신적으로도 보행의 준비가 된 아이에게 적합하다. 확실한 상지 근력, 체간 균형, 고관절 굴곡이 보행을 위한 중요한 변수이다. 3~6세의 아이들에게 가장 흔히 처방된다. 이 보조기에 대한 개념은 고관절 굴곡은 잘 되나 신전에 제한이 있는 환아를 연구하면서 정립되었다. 보행은 한쪽 고관절을 굴곡시켜 시작되며 충분히 굴곡 되었을 때 체간을 흔들어 보완한다. 이런 종류의 보행은 고관절 굴곡이 매 걸음마다 수동적으로 나타나며 굴곡구축을 줄여 주므로 물리치료의 한 형태로 생각될 수 있다. 충분한 고관절 움직임을 위해 초기에는 케이블이 사용되었고 상호적인 보행을 위한 새로운 역학적 개념인 시소(teeter-totter)가 이후 응용되었으며 케이블을 사용한 것보다 에너지 효율면에서 우수한 것으로 평가되고 있다.

II. 상지 보조기

1. 상지 보조기학의 개요

보조기(orthosis)는 움직이는 관절의 기능을 개선하고 변형을 교정, 예방, 정렬, 지지하기 위해 사용되는 정형외과적 장치(appliance)이다.[22] 임상에서 이 장치를 지칭하는 용어로는 보조기(orthosis), 브레이스(brace), 부목(splint) 등이 있으며, 이를 일반적으로 혼용하여 사용하고 있다. 이 중 부목은 임시적인(temporary) 보조기로, 상지 보조기 아래팔, 손목과 손의 손상에 사용되고 있다. 브레이스는 보조기와 동의어이며, 넓은 판을 사용하여 만든 보조기로 일반적으로 척추보조기와 단하지보조기에 혼용하여 사용하고 있다. 외과적 장치(surgical appliance)는 넓은 범주에서 보조기에 포함하고 있다.[22] 한편, 국제적 표준 기관은 보조기는 신경근골격계의 기능적 특성과 구조를 교정하기 위해

외부에 적용하는 장치로 정의하고 있다.

보조기 명칭은 보험 전문가, 환자, 보조기 기사를 포함한 재활전문가들 사이의 명확한 의사소통을 위해 표준화되어야 한다. 하지만 최근까지도 보조기 명칭은 보조기를 개발한 사람의 이름이나 도시, 기관, 생김새, 적용하는 관절 부위나 제공하고자 하는 기능에 따라 명명하였다. 가장 보편화된 방식은 1970년대에 국제 표준화 기구(International Organization for Standardization, ISO)에서 정한 것으로 보조기가 부착되는 해부학적 신체 부위와 생역학적 형태에 따라 명한 것으로 손목-손 보조기(wrist-hand orthosis, WHO) 등이 여기에 해당된다.[23]

1) 상지 보조기 목적

상지 보조기의 목적은 신체를 보호하고 관절이 구축되는 것을 예방하며 이미 구축이 있는 경우, 교정을 위해서 사용한다. 또한, 마비나 위약 혹은 경직 등으로 인해 변형이 있는 관절이나 기타 신체 부위를 원하는 위치로 견인하거나 기능을 보조할 목적으로 처방한다. 상지 보조기는 다른 보조기와 사용 목적에 있어 많은 차이점을 가지고 있다. 하지 보조기가 체중경감이나 교정을 주요한 목적으로 처방하는데 비해 상지 보조기는 일상생활의 활동과 같은 목적 있는 일을 수행하기 위해 처방된다.

2) 상지 보조기 처방을 위한 고려사항

상지는 일상생활의 대부분의 동작을 수행하는 신체의 중요한 일부분이다. 특히, 손은 일상생활동작을 세밀하고 정교하게 수행할 수 있는 운동 기능을 지니고 있다. 하지만, 일상생활동작과 스포츠 활동에 많이 노출되어 손상의 빈도가 다른 신체에 비해 높다. 뇌손상 환자의 경우, 운동장애는 일반적으로 다리보다는 상지의 먼 쪽 부위에서 현저하게 나타나며, 다리와 비교하여 신경학적 회복이 느리다. 그 중 손가락 폄 동작은 가장 회복이 지연되는 움직임 중의 하나이다.[24] 상지 기능 중 손가락 폄 기능의 회복은 잡기 활동(prehensile activity)을 위해 반드시 선행되어야 하는 동작이다. 이러한 기능을 조절하기 위해 다양한 형태의 보조기가 처방되고 있다. 상지 보조기 제작은 다른 보조기에 비해 매우 복잡하고 까다롭다. 또한, 개별적으로 설계되고, 정밀하게 제작되어야만 처방 목적에 맞는 최대의 기능과 최선의 결과를 얻을 수 있다. 이를 위해 임상의는 환자

의 정확한 임상적 평가와 더불어 보조기 기사 등과 팀 접근이 요구된다. 또한, 처방 후 보조기를 정확하게 사용할 수 있도록 지도하고, 순응도 향상을 위한 노력이 반드시 필요하다.

(1) 임상적 사전 평가

보조기 처방의 기본은 환자의 질환에 맞추어 기능 증진을 가능하게 하는 최선의 설계를 찾는 것이다. 동일한 질환을 가지고 있다 하더라도 가장 효율적이고 실제적인 보조기 중재를 위해서는 개인의 특성에 맞도록 세밀하게 평가하고 적용되어야 한다. 임상적 평가는 다음과 같다. 첫째, 보조기 착용 전 환자의 손상을 평가한다. 둘째, 적절한 보조기를 사용함으로써 성취될 수 있는 환자의 기능적 목표를 정한다. 셋째, 보조기 처방 목적을 분명히 한다. 넷째, 보조기 목적에 맞는 보조기를 고안한다. 다섯째, 요구되는 기능적 결과를 얻기 위해 환자에게 알맞은 보조기를 처방한다.[25]

① 기능의 평가

기능 평가는 기능증진을 위한 보조기 사용의 필요성을 결정하는 단계로 보조기 처방의 일차적 목적에 해당한다. 환자의 기능적 활동을 평가하고, 이에 적합한 보조기를 선택하는 방법으로는 첫째, 환자에게 직접적인 질문을 통한 면담을 한다. 둘째, 환자가 질문지에 직접 기입하는 조사를 한다. 셋째, 환자가 수행하는 기능적 활동을 직접 관찰한다.[25]

② 손상의 평가

환자의 잠재적인 손상을 평가하기 위해 신체적 평가와 일반적 평가를 사용한다. 신체 평가에는 근골격계, 신경학적, 심혈관계 및 호흡기계, 외피계 평가가 포함되며, 이것은 보조기 착용을 위한 특정 신체영역에 대한 신체적 평가이다. 일반적 평가에는 보조기 사용에 영향을 주는 심리적 요소와 인지적 요소에 관련된 전반적 평가들이 포함된다.[25]

(2) 보조기 처방을 위한 고려사항

보조기는 환자가 기능적인 동작을 완전하게 수행할 수 있도록 환자의 신체에 맞게, 개개인의 기능적 요구와 질환의 원인과 신경학적 상태뿐만 아니라 문화적 차이를 고려하여 처방한다.[26]

첫째, 보조기의 임상적 치료 목적이 운동인지, 신체나 조직의 안정인지를 명확히 하여야 한다. 압박을 적용할 것인지, 신장이 목적인지 또는 압박이나 신장에 대항하여 조직의 보호가 필요한지에 따라 처방한다.[27]

둘째, 처방할 보조기의 목적이 기능보조와 증진이라면 어떤 형태의 보조기가 가장 효과적이고 효율적인가를 고려하여,[25] 환자의 치료에 적용되는 형태를 정적보조기 혹은 동적보조기로 할 것인지를 선택한다.

셋째, 치료가 요구되는 조직의 목표를 고려해야 한다. 뼈의 골절인지, 관절 혹은 근육부위인지, 아니면 특별한 조직인지를 명확히 한다. 한편, 보조기의 해부학적 경계 위치를 설정한다. 또한, 보조기의 첫 번째 목적과 두 번째 목적이 무엇인가에 따라 처방한다.[27]

넷째, 보조기를 디자인하기 위한 역학적인 선택이 무엇인지 확인해야 한다. 보조기에 당기는 힘 또는 미는 힘을 제공할 것인지, 직업을 수행하는데 필요한 도구의 형태가 무엇이냐이다. 또한, 지렛대(lever) 시스템(그림 14-23)이나 회로시스템(circuit system)(그림 14-24)을 사용할지를 선택한다.[27]

그림 14-23 | 지렛대 시스템

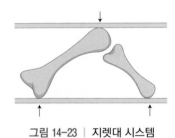

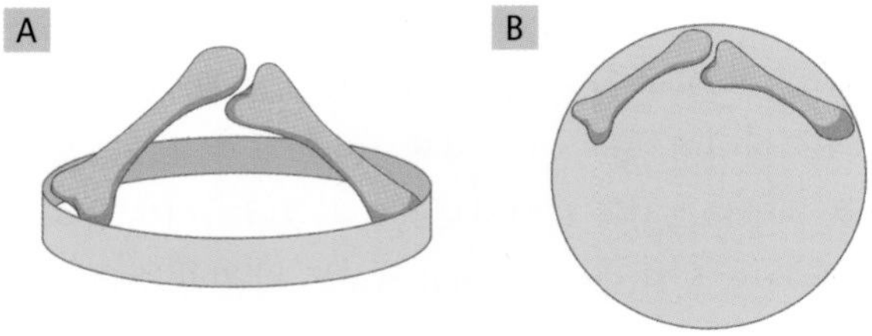

그림 14-24 | 회로시스템(횡단A), 종단(B)

다섯째, 보조기를 사용하는 환자의 특성과 상황을 고려한다. 환자가 손상을 예방하기 위한 보조기를 사용할지, 재활치료동안 치료 방식으로 사용할지, 또는 기능적 보조기구로 사용할지를 선택한다. 성공적인 치료를 달성하기 위해 환자의 의식, 협력, 동기를 평가하고, 생리학적으로, 환자 피부의 특성, 조직 순환의 특성, 몸통 부분의 민감도 상태, 환자의 통증 인내 여부를 평가한다.[27]

여섯째, 어떤 부속품과 부품이 보조기를 제작하는데 가장 적합한지, 운동학적 동역학 구성에 필요한 부속품과 부품은 무엇인지를 평가한다.[27]

일곱째, 보조기 기사의 숙련된 기술을 고려한다.[27]

여덟째, 착용 절차 즉, 보조기 착용 시 적용되는 힘의 양과 착용 일정 그리고 보조기 사용 기간 등을 고려한다.[28] 이와 더불어 기능을 향상하는데 유용하지 않으면 환자가 보조기를 사용하지 않으므로 유용성 문제가 따른다. 기능이 뛰어나더라도 외관이 좋지 않거나 착용과 벗는 것이 쉽지 않으면 착용률이 낮다. 특히, 여성이나 아동은 미관 등을 고려하여야 순응도를 높일 수 있다.

그 밖의 고려사항으로는 보조기의 무게, 근 긴장도, 신경손상의 정도, 원시반사의 출현 등을 고려하여 제작하여야 한다.

2. 상지 보조기의 생체역학

상지 보조기는 환자에게 기능적 움직임을 성취하기 위해 움직임을 생성하거나, 고정 또는 제한시키는 것을 조절하기 위해 신체 분절에 힘을 적용한다. 보조기를 처방하고 제작하기 위해 각 신체 분절에 적합한 운동 시스템(loco-motor system)을 적용하는 것이 가장 중요하다.

상지 보조기는 정상관절 운동 범위 성취에 앞서 환자의 기능적 운동 범위를 성취하는데 역점을 두어 환자의 재활을 돕는 것이 일차적 목표이다.

경직성뇌성마비 환자는 일반적으로 팔의 근 긴장도 증가로 인해 물건을 쥐거나 놓기와 같은 손 기능이 저하된다. 따라서 팔의 과긴장을 감소시키기 위해 신체 역학적 접근 방법으로 상지 보조기를 처방한다.[28] 보조기를 적용하면, 수동적으로 늘어난 근육에서 신체 역학적, 해부학적, 생리학적 변화가 나타난다. 예를 들어 경직된 근육은

결합조직의 신장과 근섬유에 근절이 증가하는 해부학적 변화가 발생하며 신경생리학적으로 지속적 신장을 통해 운동신경원의 흥분성이 억제된다.[29]

임상전문가는 보조기의 생체역학적인 원리를 이해하고 보조기를 처방, 검사, 평가하여야 한다. 또한, 목표로 한 기능적인 결과를 성취하기 위해 훈련하고 환자가 성공적으로 순응할 수 있도록 환자에 대한 세심한 배려와 더불어 미용적인 측면까지 고려하여 적용해야 한다. 또한, 보조기를 디자인할 때, 보조기에 이용되는 다양한 재료의 특성뿐만 아니라 상지에 대한 생체역학적인 원리를 고려하여 제작하여야 한다.

1) 어깨관절

팔은 잡기, 뻗기, 조작 등 복잡한 임무 수행하는 기능이 있다. 팔의 주요 효과기는 손이다. 공간에서 손의 위치는 어깨, 팔꿈치, 손목에 따른다. 어깨관절은 신체에서 가장 가동성이 큰 관절로 공간 내에서 팔의 움직임에 대한 중심 및 안내자의 역할 즉, 방향을 결정한다. 팔꿈치관절은 손과 몸통 사이의 거리를 조절하는 역할을 하며, 손은 목적 있는 일 즉, 정확한 신호(sign)를 보내는 역할을 한다. 손가락 중 맞섬(opposition)작용으로 물건을 집을 수 있는 엄지와 검지가 매우 중요한 기능을 하며 다음으로 중지, 약지, 소지 순이다.

2) 팔꿈치관절

팔꿈치관절은 몸통으로부터 멀리 밀거나 가까이 당기는 힘을 전달하는 구조로 되어 있어 몸통을 향하여 물건을 가져오거나 멀리 놓을 수 있다. 즉, 손과 몸통 사이의 거리를 조절하는 역할을 한다. 또한, 팔꿈치관절은 바깥 모음과 바깥 벌림을 통해 부가적인 손의 운동성을 제공한다. 팔꿈치관절은 손의 섬세한 움직임과 큰 힘을 발휘할 수 있도록 안정성을 제공하여야 한다. 이 기능이 원활하게 일어나지 않으면 독립적인 일상생활동작을 수행하기 어렵게 된다.

3) 손목관절과 손

손목은 아래팔과 손 사이를 연결한다. 팔에서 수부, 즉 손목관절과 손은 매우 복잡한 구조로 구성되어 있지만 서로의 구조물이 섬세하게 연관된 유기체이다. 또한, 일상생활의 거의 모든 동작을 수행하는 기능을 가지고 있다. 손의

주요한 기능은 물건 집기(pinch)와 붙잡기(grasp)이다.[30] 물건을 집고 붙잡기 위해서는 해부학적으로 엄지와 검지의 사이 공간(web space) 필요하며, 이때 엄지는 30~40° 벌림 및 굽힘 되어야 기능적인 자세를 유지할 수 있다. 연구자마다 약간의 차이는 있지만 일반적으로 손과 손목의 기능적 자세는 손목관절 폄이 20°에서 30°일 때 최대한의 악력이 발생하며, MP 관절의 굽힘이 40~45°, PIP 관절의 굽힘이 45°, DIP 관절은 이완된 굽힘이고, 엄지손가락은 집게와 가운데 손가락에 대해 벌림과 맞섬 자세이다.[31] 크고 무거운 물건을 잡을 때는 손목의 굽힘 동작이 많이 사용되고, 작은 물건을 잡을 때는 손목의 폄 동작이 사용된다.[32] 따라서 손 보조기 제작 시 이러한 자세가 기준이 되게 된다.

4) 힘줄 고정 동작(Tenodesis action)

일상생활 동작을 수행하기 위해서는 다양한 손목의 운동범위가 가능하여야 한다. 손목이 심하게 굽혀진 환자는 엄지와 검지를 사용하여 집기(pinch) 능력을 증진하기 위해서 손목의 폄 동작을 보조해야 한다. 능동 혹은 수동으로 손목의 굽힘과 폄 동안에 발생하는 손목과 손가락들의 상호작용(reciprocal action) 즉, 손목이 굽혀지면 손가락은 펴고 손목이 펴지면 손가락이 굽혀져 물건을 집을 수 있는 자세를 유발시킨다. 이것을 힘줄 고정 동작이라 한다. 힘줄 고정 동작 자세는 연필, 컵, 콩과 같은 작은 물건을 잡을 수 있는 손 기능을 증진 시킬 수 있다. 많은 연구자들은 기능적인 자세인 손목의 폄을 유도하여 집기와 움켜잡기의 힘을 배가하기 위해 힘줄 고정 보조기를 사용하였다.[33] 이것은 시카고 재활센터에서 개발한 보조기(Rehabilitaion Institute of Chicago tenodesis splint)(그림 14-25)로 신경계

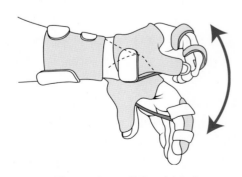

그림 14-25 | RIC 힘줄고정보조기

손상으로 인하여 손목 기능을 소실한 환자에게 적용하였다.[34] 이 보조기는 세 부분 즉, 팔찌, 짧은 맞섬 그리고 집게 손가락과 가운데 손가락을 감싸는 판으로 구분되며 저온 플라스틱으로 제작한다. 보조기의 특징은 환자에 대한 평가와 훈련용으로 고안된 보조기로 제작이 용이할 뿐만 아니라 손목 부분으로부터 손바닥을 지나 집게와 네 번째 손가락 사이까지 운행하는 줄을 사용한다. 이 줄의 기능은 손목을 굽힐 때는 느슨해지지만, 손목을 펼 때는 당겨져 고정된 엄지 쪽으로 나머지 손가락을 가져오게 하는 역할을 한다. 즉, 세 손가락 쥐기(three jaw chuck) 동작을 수행한다.

5) 상지 보조기의 역학

보조기의 역할은 관절을 움직이거나 고정하기 위해 주로 한정되어 사용되어 왔다. 모든 부목은 두 가지 역학적 시스템 즉, 지렛대 시스템(lever system)(그림 14-24)과 회로 시스템(circuit system)(그림 14-25)을 적용하는 방법으로 분류할 수 있다.[35] 각 시스템은 두 가지 반대 힘을 이용한다. 지렛대 시스템은 삼점압의 원리와 같이 지지하는 세 개의 면 위에 힘을 적용한다는 이론으로, 두 방향의 압력과 이와 반대 방향의 한 점의 압력이 필요한 원리이다. 이 시스템은 사지를 일직선으로 유지하는 목적에 주로 이용하였다. 회로 시스템은 지지하는 두개의 면 위에 힘을 적용한다는 이론으로, 사지 위에 서로 반대되는 두 힘이 작용하여 원하는 관절 각도를 유지하는데 사용하였다. 이 시스템의 힘의 배치는 사지 관절 주위를 그림 14-25와 같이 에워싸는 형태를 이용하였다. 예를 들어 관절의 양 끝에서 두 힘을 서로 반대 방향으로 적용하면 굽힘이 발생하고, 양쪽에 두 힘을 적용하면 회로는 사지의 종단을 따라 혹은 횡단을 따라 만들어진다. 관절의 움직임은 두 분절의 끝에 더 많은 압력이 가해짐에 따라 회로가 점차적으로 감소하면서 획득한다. 회로는 종단(longitudinal) 또는 횡단(transverse)으로 각도를 점진적으로 변화시킨다. 지렛대 시스템에 반해서, 회로 시스템은 한 관절보다 더 많은 관절을 가동 시킬 수 있다.[35]

3. 상지 보조기 분류

상지 보조기의 분류는 기능에 따른 분류, 적용 목적에 따

른 분류, 적용 관절에 따라 분류할 수 있다. 근래에는 질환과 치료 목적에 따라 대분류를 하고, 그에 따른 중분류로 고정, 운동, 운동 제한(motion-limited), 압박으로 분류하고, 소분류로 운동은 정적(자세유지)보조기와 동적(교정)보조기로 세분화하고, 운동제한은 각(angle) 운동제한과 면(plane)운동 제한으로 분류하는 연구자도 있다.[35] 본 저자는 질환과 치료 목적에 따른 분류를 적용 관절에 따른 분류에 포함시켜 기술하였다.

1) 기능에 따른 분류

(1) 정적 보조기(Static orthosis)

정적 보조기는 가동 부분이 없는 형태로, 해당 관절을 움직이지 않도록 고정하고, 안정화 시키는 역할을 한다. 구축된 관절을 신장시키거나 바르게 정렬시킬 목적으로 사용한다. 주로 외상이나 수술 후 안정을 목적으로 사용하거나 급성 염증이 있는 관절이나 힘줄에 처방한다. 정적 보조기의 경우 착용 기간이 장기화될 경우 근육이 약화되고 관절이 구축될 위험성이 있으므로 가능한 한 착용 시간이나 기간 및 적용 부위를 최소화 할 수 있도록 배려해야 한다.[36] 대부분의 정적 보조기는 먼 쪽 손가락이 용이하게 움직일 수 있도록 몸 쪽 관절을 고정한다(그림 14-26).

(2) 동적 보조기(Dynamic orthosis)

동적 보조기는 운동을 촉진시키거나 시작하는 장치로, 근력과 에너지가 소실된 경우 사용하며, 다양한 움직임을 허용하는 형태로 제작된다. 기능적 동작은 고무줄, 고무 밴드(rubber band), 와이어, 스프링, 아우트리거(outrigger), 배터리(battery) 또는 비 기능적인 근육에 증폭된 전기적 신호를 적용하여 실행한다. 동적 보조기는 관절에 부하를 가해 원하는 관절가동범위를 얻고자할 때 사용하는 보조기로 주로 구축된 관절을 치료하기 위하여 적용한다. 주로 만성질환에 의해 영구적인 기능 부전이 남아 있고 회복 속도가 느린 환자에게 사용한다(그림 14-27). 손의 손허리손가락(metacarpopharyngeal, MCP) 관절과 손가락 관절의 굽힘 및 폄 정도를 조절하기 위해 단순한 low tech 장치를 적용할 수 있다. 이것은 장갑을 사용하여 손가락 굽힘을 증가시키기 위해 각 손가락을 벨크로 암수(hook & loop fastener)를 부착하여 그림과 같이 고정한다(그림 14-28).[25]

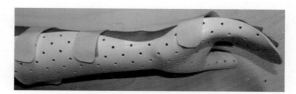

그림 14-26 | 정적 보조기

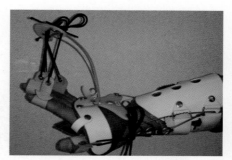

그림 14-27 | 동적 보조기

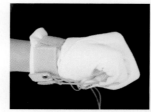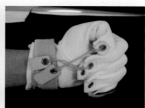

그림 14-28 | Low tech 보조기

이 때 사용하는 각 손가락의 끈은 환자의 적응증에 따라 비탄력성 점진적 고정부하를 할 수 있는 재료를 적용하거나 탄력성 동적부하를 할 수 있는 재료를 적용한다.

2) 목적에 따른 분류

(1) 보호용 보조기(Protective orthosis)(그림 14-29)

보호용 보조기는 손상된 관절, 뼈, 힘줄, 신경 등의 조직을 보호하고, 재 손상을 방지함과 더불어 빠른 회복을 위해 움직임을 제한할 목적으로 사용한다. 또한, 관절의 탈구(dislocation) 및 아탈구(subluxation)를 예방하는데 사용한다. 예를 들어 손목 보호에 사용되는 손목 고정보조기(wrist hand immobilization orthosis)와 엄지 손 허리관절의 안정화에 사용 되는 엄지 지주보조기(thumb post) 등이 이

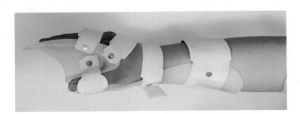

그림 14-29 | 보호용 보조기

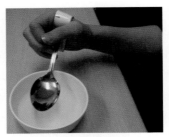

그림 14-31 | 유니버설 커프

동영상 14-3

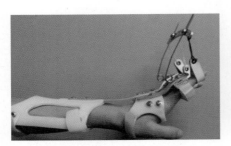

그림 14-30 | 교정용 보조기

동영상 14-2

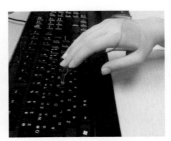

그림 14-32 | 학습보조도구

동영상 14-4

에 해당된다.

(2) 교정용 보조기(Corrective orthosis)(그림 14-30, 동영상 14-2)

교정용 보조기는 근육의 경직이나 손상으로 인해 감소된 관절운동범위를 증가시키기 위해 사용되며, 주로 고무 밴드, 스프링, 와이어 등을 이용하여 관절 구축을 개선하거나 예방하는 목적으로 사용한다. 예를 들어, 손 허리 손가락관절의 과도한 폄 교정에 사용되는 너클 밴더(Knuckle bender) 보조기와 손 허리손가락관절을 펼 목적으로 사용되는 역 너클 밴더(Reverse Knuckle bender) 등이 이에 해당된다.

(3) 도움용 보조기(Assistive (Substitute) orthosis)

도움용 보조기는 마비나 손상으로 인해 약화된 기능적 수준을 개선하기 위해 사용한다. 신경손상 환자가 마비되거나 약해진 근육의 역학적 관절 운동 기능을 대신하기 위해 사용한다.

마비나 위약 등으로 인해 상지 기능을 소실한 환자들에게 기본적인 일상생활동작을 도와줄 수 있는 보조기들로써, 숟가락이나 칫솔, 펜 등을 끼워 사용할 수 있는 유니버설 커프(universal cuff, utensil holder)(그림 14-31, 동영상 14-3)와 학습보조도구(그림 14-32, 동영상 14-4) 등이 이에 해당된다.

3) 적용 관절에 따른 분류

(1) 손가락 보조기(Finger orthosis, FO)

손은 기능적 동작을 위해 물건을 잡을 수 있는 맞섬의 힘을 지닌 적어도 두 손가락 이상, 엄지와 집게 손가락에 감각이 있어야 한다. 또한, 아래팔과 손목이 안정될 수 있도록 플랫폼이 존재할 때 가능하다.[37] 손가락 보조기는 엄지 보조기와 나머지 손가락 보조기로 구분된다.

① 엄지 보조기(Thumb orthosis)

엄지와 검지의 사이 공간(web space)이 단축되거나 구축되면 손 기능의 커다란 장애를 유발한다. 이 때 신체 역학적 중재 방법으로 엄지를 벌림과 함께 펴지게 하는 엄지 맞섬보조기를 처방한다. 이 보조기는 변형을 예방하고 교정하며, 경직성을 감소시켜 손 기능을 증가시킨다.[38] 종류에는 엄지를 안정화시키는 엄지 지주 보조기

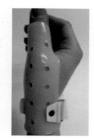

그림 14-33 | 엄지 지주 보조기

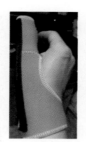

그림 14-34 | 연성 엄지 스파이크 보조기

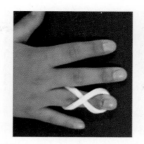

그림 14-35 | 8자형 손가락 보조기

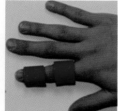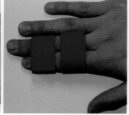

그림 14-36 | 탠덤 손가락 보조기(스트랩형)

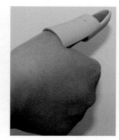

그림 14-37 | 망치 보조기

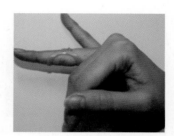

그림 14-38 | 몸 쪽 손가락뼈사이관절
근위지절 고정 보조기(타원형)

(thumb post splint)(그림 14-33), 연성 엄지 스파이카 보조기(soft thumb spica splint)(그림 14-34), 엄지 고리 보조기(thumb loop splint) 등이 있다.

② 먼 쪽 손가락뼈사이관절 고정보조기(Distal Interphalangeal resting orthosis, DIP)

DIP 고정보조기는 수술 후 먼 쪽 손가락뼈사이관절을 고정하거나, 통증 또는 염증이 있는 관절의 안정을 돕기 위해 사용한다. 먼 쪽 손가락뼈사이관절, 압좌상, 구축, 화상에 의한 구축, 근육긴장 이상(dystonia), 류마토이드 관절염, 힘줄의 박리 손상 등에 적용한다. 종류에는 8자형 손가락 보조기(Figure of eight finger splint)(그림 14-35), 탠덤 손가락 보조기(Tandem finger splint)(그림 14-36)[37], 망치 손가락 보조기(mallet finger splint)(그림 14-37: B,C) 등이 있다. 이중 망치 손가락 보조기는 손가락 끝이 망치모양의 변형을 보인다하여 망치(Mallet) 손가락 변형(그림 14-37: A)이라 부르며, 이는 먼 쪽 손가락뼈사이관절 골절이나 폄 근의 이탈로 발생한다.[39] 이 경우 먼 쪽 손가락뼈사이관절을 약간 과하게 펴는 망치 손가락 보조기를 처방한다.

③ 몸 쪽 손가락뼈사이관절 고정 보조기(Proximal Interphalangeal resting orthosis, PIP)

PIP 고정 보조기는 Boutonniere 기형, 몸 쪽 손가락뼈사이관절 골절, 염좌, 구축, 관절염, 폄 근 힘줄 손상 등에 적용 한다.[37] 이 보조기는 몸 쪽 손가락뼈사이관절을 고정하거나 제한함으로써 깊은 손가락 굽힘 힘줄의 활주를 원활하게 한다. 종류에는 몸 쪽 손가락뼈사이관절 고정 보조기(PIP resting splint)(그림 14-38), 손가락 굽힘 고정 보조기(Finger flexor resting splint)(그림 14-39) 등이 있다.

④ 몸 쪽 손가락뼈사이관절 폄 제한 보조기(PIP extension control orthosis)

PIP 폄 조절 보조기는 류마토이드 관절염으로 인해 발생하는 백조목 기형(swan neck deformity)을 교정하기 위해 처방된다. 이 보조기는 몸 쪽 손가락뼈사이관절의 굽힘을 허용하는 반면, 과도한 폄을 방지하고 먼 쪽 손가락뼈사이관절의 폄을 유지할 목적으로 사용한다. 종류에는 반지 두 개를 이어 놓은 모양으로 은반지 보조기(silver ring splint, SRS), anti-swan neck splint, oval-

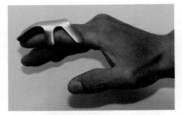

그림 14-39 | 손가락 굽힘 고정 보조기(개구리형)

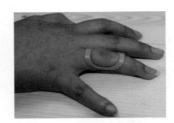

그림 14-40 | 몸 쪽 손가락뼈사이관절 폄 조절 보조기

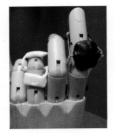

그림 14-41 | 손가락 너클 밴더

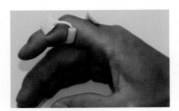

그림 14-42 | 손가락 굽힘 도움 보조기(와이형)

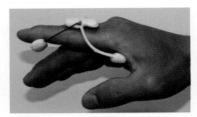

그림 14-43 | 손가락 폄 보조기(스프링형)

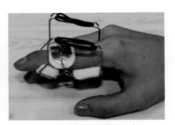

그림 14-44 | 역 손가락 너클 밴더

8 finger splint, 몸 쪽 손가락뼈사이관절 폄 보조기(PIP hyperextension block splint)(그림 14-40) 등이 있다.

⑤ 몸 쪽 손가락뼈사이관절 굽힘 가동 보조기(PIP flexion mobilization orthosis)

PIP 굽힘 가동 보조기의 구조는 전형적인 삼점압 원리이며 손등의 두 개의 밴드가 두 점의 압으로 적용하며, 손바닥의 밴드가 그 반대의 압으로 적용한다. 돌출된 후크는 고무줄로 연결시켜 손가락을 구부리는 역할을 한다. 굽히는 힘의 크기는 고무줄의 장력으로 조절하게 된다. 종류에는 손가락 너클 밴더(Finger knuckle bender)(그림 14-41) 등이 있다.

손가락 굽힘 도움 보조기(Finger flexor assist splint)(그림 14-42)는 몸 쪽 손가락뼈사이관절부터 먼 쪽 손가락뼈사이관절에 적용하며, 먼 쪽 손가락뼈사이관절을 기능적으로 사용하기 위해 손가락 패드가 있으며, 몸 쪽 손가락뼈사이관절 관절에 굽힘을 도와주도록 고안된 보조기이다.

⑥ 몸 쪽 손가락뼈사이관절 폄 가동 보조기(PIP extension mobilization orthosis)

손 허리손가락관절의 폄을 막고 몸 쪽 손가락뼈사이관절(PIP)의 폄을 도와주도록 고안된 보조기이다. 종류에는 손가락 폄 보조기(Finger extension spring)(그림 14-43)와 역 손가락 너클 밴더(Reverse Finger Knuckle Bender)(그림 14-44) 등이 있다. 손가락 폄 보조기는 몸 쪽과 먼 쪽을 스프링으로 고정하고 몸 쪽 패드는 굽혀진 와이어(wire)를 사용한다. 손가락 아래에 위치한 두 개의 밴드는 상방으로 펴지는 힘으로 작용하고, 손가락 위에 있는 하나의 밴드는 반대방향으로 작용하여 몸 쪽 손가락뼈사이관절을 펴지게 하는 역할을 한다. 힘의 크기는 고무줄의 수나 장력의 세기 또는 스프링 강선의 굵기로 조절 한다.

(2) 손 보조기(Hand orthosis, HO)

① 맞섬 손 보조기(Opponens hand orthosis)

손 보조기 중, 맞섬 손 보조기(그림 14-45)는 손을 기능적인 자세로 유지시키기 위한 목적으로 금속이나 플라스틱으로 만든다. 이 보조기의 기본 구조는 엄지가 기능적인 위치를 벗어나지 않게 적절한 자세를 유지하도

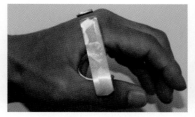

그림 14-45 | 맞섬 손 보조기

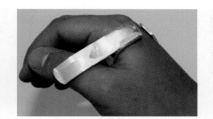

그림 14-46 | 맞섬 바

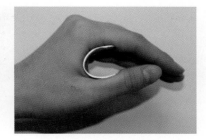

그림 14-47 | C-바

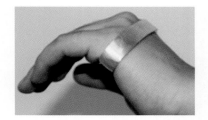

그림 14-48 | 손등 바 / 손바닥 바

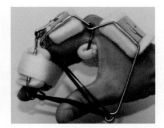

그림 14-49 | 손 허리 손가락 너클 밴더

록 도와주는 맞섬 바(opponens bar)(그림 14-46), 엄지가 모이지 않게 벌림 위치로 유지하고 엄지 모음 및 the-nar web 구축을 예방하는 엄지 벌림 바(C-bar, thumb abduction bar)(그림 14-47), 손등을 감싸는 손등 바(dorsal bar)(그림 14-48), 손바닥 가로 궁(transverse palmar arch)을 지지하여 손바닥이 편평해지는 것을 막아 주는 손바닥 바(palmar bar)(그림 14-48) 그리고 손목 바(wrist bar)와 손목 띠(wrist strap) 등으로 구성된다.

이 보조기는 짧은 맞섬 보조기(short opponens hand splint) 또는 기본 맞섬 보조기(basic hand splint)라고도 부른다.

② 손 허리손가락관절 굽힘 보조기(MCP flexor orthosis)

손 허리 손가락 너클 밴더(knuckle bender)(그림 14-49)는 손 허리손가락관절의 폄 구축이 있을 때 교정하기 위한 목적으로 사용된다. 너클 밴더(knuckle bender)의 구성은 손등에 dorsal hand bar와 손가락 손등에 dorsal finger band 그리고 손바닥 막대(palmar rod)로 나뉘어 있다. 밴드의 연장부에 연결된 고무 밴드의 장력을 이용하여 손 허리손가락관절을 굽힌다. 정중신경, 자신경 손상으로 뼈사이근(interossei)과 벌레근(lumbricals)이

마비되어, 손 허리뼈사이관절의 과도한 폄과 몸 쪽과 면 쪽 손가락뼈사이관절의 굽힘을 보이는 갈퀴손(claw hand) 변형을 보이는 환자들에게 처방된다.

③ 손 허리손가락 폄 보조기(MCP extensor orthosis)

손 허리손가락 굽힘 보조기(knuckle bender)와는 반대의 개념으로 손 허리손가락관절의 굽힘 구축이 있거나 폄이 필요한 경우 처방된다. 이 보조기는 너클 밴더(knuckle bender)와 반대 기능을 지니고 있어 역 너클 밴드(reverse knuckle bender)라고 한다.

④ 손 허리손가락 폄 도움 보조기(MCP extensor assist or-thosis)(그림 14-27)

손 허리손가락관절의 폄을 보조하기 위해 긴 맞섬보조기(long opponens hand splint)에 손가락 커프(outrigger)를 부착한 형태로 손목 손 보조기에 해당한다. 손가락 커프의 종류는 루프와 고무 밴드를 이용하거나 스프링이나 와이어 등을 사용한다. 이것은 손 허리손가락관절의 폄을 증진 시키는 역할을 한다.

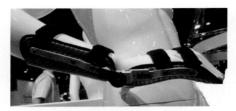

그림 14-50 | 손목 보조기(손바닥형)

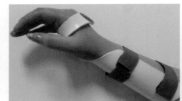
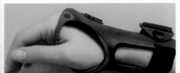

그림 14-51 | 손목 굽힘 조절 보조기(손바닥형)

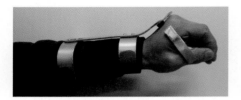

그림 14-52 | 손목 맞섬 보조기

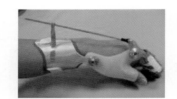

그림 14-53 | 손목 운동에 의한 보조기

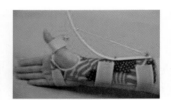

그림 14-54 | 엄지 외전 가동 보조기

(3) 손목 손 보조기(Wrist hand orthosis, WHO)

① 손목 보조기(wrist hand orthosis)(그림 14-50)

손목관절과 손을 안정적이고 기능적인 자세로 유지시키기 위해 적용되며, 손목관절을 20~30° 폄 위치로 하고 노뼈와 자뼈의 치우침을 방지하는 안·가쪽의 중립 자세를 유지한다.

② 손목 굽힘 조절 보조기(Wrist flexion control orthosis)

이 보조기는 일명 콕업 스프린트(Cock up splint)(그림 14-51)라고 하며 손가락을 자유롭게 사용할 수 있도록 손바닥 가로궁을 지지한다. 벨크로를 사용하여 보조기와 아래팔을 고정하고 손목관절의 과도한 움직임을 제한한다. 플라스틱 등으로 아래팔 전면부에서부터 손 허리손가락관절의 먼 쪽인 손바닥 주름(distal palmar crease)까지 손목을 받쳐주어 손 허리손가락관절과 손가락관절이 기능적으로 움직이도록 제작한다. 주로 손목굴증후군(carpal tunnel syndrome)과 노신경마비로 손목관절이 처짐(wrist drop)되었을 때 효과적으로 적용되며[40], 손목관절 굽힘 구축을 방지하는데 사용된다.

③ 손목관절 맞섬 보조기(Opponens wrist orthosis)(그림 14-52)

이 보조기는 긴 맞섬 보조기라고 불리며, 맞섬 보조기에 손목관절 조절 부위가 덧붙여진 형태로 맞섬 기능과 함께 손목관절을 고정된 자세로 유지하고 손목관절의 처짐을 예방하는 목적으로 사용한다. 또한, 골관절염이 손목중수 관절에 한정되어있을 때는 짧은 맞섬보조기를, 큰 마름 손배뼈 관절이 침범되거나 손 허리손가락 관절에 과도한 폄 증상이 일어나기 시작하면 긴 맞섬 보조기 사용을 추천한다[41].

④ 손목 운동에 의한 잡기 동작 보조기(Wrist-driven prehension orthosis; tenodesis orthosis; flexor hinge orthosis)(그림 14-53)[42]

이 보조기는 목 신경 6번 완전사지마비 환자에게 사용한다. 이 환자는 손가락을 펴거나 굽히는 신경이 손상되어 손가락의 기능을 상실하게 된다. 하지만 노뼈 손폄 근 기능이 남아 있어 손목, 손 그리고 팔꿈치의 굽힘 기능과 힘줄 고정 동작을 통해 잡기 기능을 제공하기 위해 이 보조기를 처방한다. 이 보조기를 착용하고 손목 폄 동작을 취하면 세 손가락 쥐기가 가능하고, 팔목 굽힘 동작으로 이완하는 동작을 용이하게 수행할 수 있다[43]. 위와 같은 힘줄 고정 보조기는 일상생활 동작을 수행하는데 도움을 제공한다[44]. 이 보조기를 사용하기 위해 손목 폄 근의 근력이 맨손근력 검사 fair+등급은 되어야 하고, 힘줄 고정 동작을 수행할 수 있어야 한다[37]. 드물게, 식사도구 사용자(utensil holders)들이나

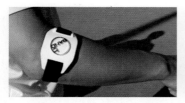

그림 14-55 │ 아래 팔 압박대

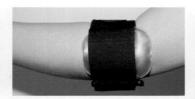

그림 14-56 │ 기압식 공기 압박대

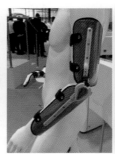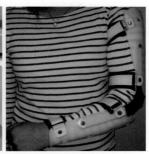

그림 14-58 │ 팔꿈치 고정 보조기

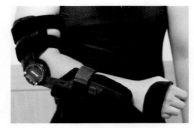

그림 14-57 │ 팔꿈치 조절 보조기

남아 있는 운동 능력(motor power)을 사용할 수 있는 경수 7번과 8번 사지마비 환자에게 사용한다.

⑤ 엄지 벌림 가동 보조기(Thumb abduction mobilization orthosis)(그림 14-54)[45]

엄지 벌림 가동 보조기는 엄지의 손목 손 허리관절에 모음 구축이 있을 때 적용하며, 그림과 같이 루프와 고무밴드를 이용해 엄지를 벌리는데 사용한다. 이 보조기는 CMC abduction splint, thumb abduction splint라고도 불린다.

4) 팔꿈치 보조기(Elbow orthosis, EO)

팔꿈치 보조기의 적응증은 위관절융기염(epicondylitis), 팔꿈치 구축 그리고 신경학적 손상이다. 위관절융기염 즉, 테니스 엘보(tennis elbow)나 골퍼스 엘보(Golfer's elbow)의 치료를 위해 다양한 형태의 보조기가 사용되고 있다.

(1) 아래 팔 압박대(Forearm band)

테니스 엘보우(tennis elbow)라 불리는 가쪽 위관절융기염(lateral epicondylitis)은 위관절융기염의 가장 일반적인 형태로 뼈가 아닌 조직에 구조적인 변화로 인해 수동 관절 운동을 상실한다. 이런 환자에게 아래 팔 압박대(그림 14-55)를 처방하여, 팔꿈치 가쪽 위관절 부위에 부착되는 폄

근육에 압력을 가함으로써 긴장력을 감소시키는 목적으로 착용한다. 또 다른 형태인 기압식 공기 압박대(Air-cast pneumatic armband)(그림 14-56)를 착용하고 손목 폄 근의 근전도(EMG) 활동을 측정한 결과 짧은 노뼈 손목 폄 근의 활동이 감소하였고 통증 또한 감소하였다.[46] 한편, 골퍼스 엘보우로 불리는 안쪽 위관절융기염(medial epicondylitis)에도 팔 압박대가 사용되고 있다.

(2) 팔꿈치 조절 보조기(Elbow control orthosis)(그림 14-57)

팔꿈치 각도 조절 보조기 또는 팔꿈치 제어 보조기라 부른다. 이 보조기는 팔꿈치 구축이 있거나 팔꿈치 인대수술, 골절 등이 있을 때 관절을 보호하고 관절 가동 각도를 원하는 정도로 제한하거나 증가시키기 위한 목적으로 사용한다. 또 다른 형태로 턴버클 보조기(turnbuckle orthosis) 등이 사용된다.

(3) 팔꿈치 고정 보조기(Elbow immobilization orthosis)

팔꿈치를 움직이지 않도록 고정시켜 변형을 예방하거나 교정하기 위한 목적으로 사용된다. 심한 관절염 등으로 관절 손상이 우려되거나 팔꿈치 수술 후 고정이 필요할 때 처방된다(그림 14-58).

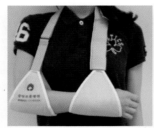
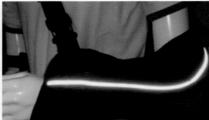
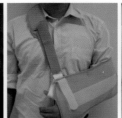
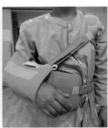

그림 14-59 | 스트랩 팔걸이(커프형)

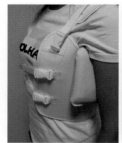
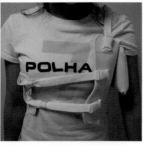
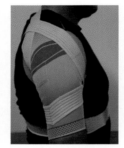
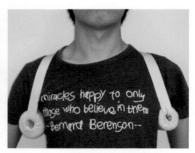

그림 14-60 | 복합 스트랩 팔걸이(케니하워드형) 그림 14-61 | 수직 팔걸이(폄형) 그림 14-62 | 수정된 보바스 팔걸이(벌림형)

(5) 어깨 보조기(shoulder-elbow-wrist-hand orthosis, SEWHO)

어깨 보조기는 관절의 탈구와 골절 같은 외상 후 어깨를 고정하거나 지지하기 위해 사용한다. 적응증으로는 어깨의 통증, 류마토이드 관절염, 골관절염, 위팔 신경 얼기 손상, 어깨관절 탈구, 아탈구 그리고 어깨관절 충돌증후군 등에 적용한다.

① 팔걸이(Sling) 종류

팔걸이는 뇌졸중이나 위팔 신경 얼기 손상 등으로 어깨관절 주위 근육의 마비, 관절낭 손상 등으로 인해 관절탈구나 아탈구, 골절 등의 문제가 있을 때 팔을 긴장 없이 어깨관절 쪽으로 고정시키고 중력에 대해 어깨관절 부위를 지지하고 보호하기 위해 처방된다.

팔걸이는 관절 고정 정도, 착용 형태 등에 따라 디자인 또는 모양이 다양하며, 각 환자의 발병원인, 질환, 신경학적 상태 등을 고려하여 처방한다.

• 단일 스트랩 팔걸이(커프형, Single strap sling)/커프형 (Cuff type)

팔걸이의 전형적인 형태로 캔버스 재질의 아래팔 지지

대에 이것을 붙들어 맨 하나의 스트랩을 연결시켜 힘줄측 어깨 위에 착용 시킨다. 디자인은 아래팔을 크게 하나의 조각으로 된 디자인과 그림과 같이 몸 쪽과 먼 쪽으로 구분된 형태로 제작하여 사용한다(그림 14-59).

• 복합 스트랩 팔걸이(Multiple strap sling)/케니하워드형 (Kenny-Howard Type)

팔꿈치가 굽혀진 상태에서 아래팔과 위팔을 감싸는 두 개 또는 그 이상의 끈으로 구성되며 팔꿈치에서는 환측 어깨로, 팔목관절에서는 힘줄측 겨드랑이로 매달은 형태이며(그림 14-60), 이 팔걸이를 Kenny-Howard Type 이라고 부른다. 단일 스트랩 팔걸이에 비해 더욱 견고한 착용을 제공하며, 팔이 물체에 부딪치는 것을 방지한다.

• 수직 팔걸이(Vertical sling)/폄형(Extension Type)

팔꿈치를 편 상태에서 위팔을 가죽이나 천으로 감싸는 넓은 끈과 어깨 끈으로 구성되어 있으며 끈의 앞쪽과 뒤쪽의 가장자리로부터 연장된 스트랩이 가슴을 감아 돌아 연결되어 있다(그림 14-61). 이 팔걸이는 팔이 수직으로 편 상태로 적용된다고 하여 Extension Type 또는 Humeral cuff sling이라고 한다. 팔꿈치 관절의 굽혀지

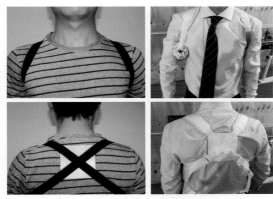

그림 14-63 | 8자형 빗장뼈 스트랩

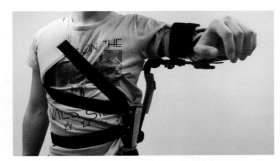

그림 14-64 | 어깨관절 벌림 보조기(비행기형)

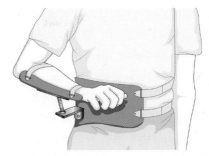

그림 14-65 | 어깨관절 벌림 보조기(힘줄슬링거형)

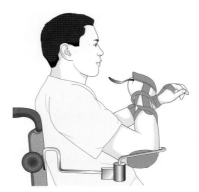

그림 14-66 | 동적 팔 지지대

지 않는 환자에게 적용한다.

• 수정된 보바스 팔걸이(Modified-Bobath sling)/벌림형 (Abduction type)

보바스 팔걸이는 단일 스트랩 팔걸이가 팔의 기능적인 운동까지 제한시키는 단점을 보완하기 위하여 고안된 것으로, 8자형 하니스(harness)를 이용하여 겨드랑이에서 어깨관절을 지지한다. 폭이 넓은 스폰지 roll을 그림(그림 14-62)과 같이 겨드랑이 아래 부위에서 고정시킨 기존 틀에 가슴 부위에서 손목관절 부위로 또 하나의 끈을 추가하여 엄지 벌림을 유도한 형태의 팔걸이 등이 사용되고 있다.[47]

• 오버 헤드 팔걸이(Overhead sling)/현가형(Suspension type)

현가 형 팔걸이는 일반적으로 목 신경 5번 손상 환자에게 사용되며, 중력과 반작용(counteract)을 이용하여 약해진 팔을 기능적 자세로 위치시키기 위해서 사용한다. 휠체어나 침대 생활을 하는 환자의 머리 위에 현가장치를 부착하고 팔걸이에 팔꿈치와 아래팔을 걸어 상지의 근력 약화를 보조할 목적으로 사용한다. 이것을 Over head 팔걸이라고도 부른다.

② 8자형 빗장뼈 보호대(Figure of eight clavicular strap)

8자형 빗장뼈 보호대와 팔걸이는 일반적으로 급성 빗장뼈 골절의 비수술적 치료로 사용된다.[48] 보호대를 이용하여 양쪽 빗장뼈 부위를 지나도록 하고 겨드랑이를 거쳐 등 쪽에서 X자형으로 교차시켜 고정한다(그림 14-63).

③ 어깨관절 벌림 보조기(Shoulder abduction orthosis)

어깨관절 골절이나 위팔 신경 얼기 손상, 분만마비(Erb's palsy), 겨드랑이 화상, 유착관절낭염, 회전근개 파열, 어깨관절 수술 후 고정 등의 목적으로 사용된다.[49] 이 보조기는 어깨관절을 벌림, 모음, 굽힘, 폄, 안쪽 돌림, 바깥 돌림, 수평 굽힘, 폄을 완전 운동범위로 유지시킬 수 있으며, 환자 상태에 따라 관절 각도를 조절할 수 있다.[38] 이 보조기를 양측에 적용하면 그 생김새가 비행기와 유사하여 Airplane splint라고 부른다 (그림 14-64). 어깨관절 벌림 보조기의 다른 형태로는 Rancho Los Amigos Medical Center에서 개발한 총을 소지한 모양(gunslinger)의 보조기가 있다.[38] 이 보조기는 Airplane splint보다 벌림 각도 조절이 작지만, 착용과 벗기가 쉽고, 다양한 운동을 허용할 뿐만 아니라 외관이 좋다(그림 14-65).

④ 동적 팔 지지대(Mobile arm support, MAS; balanced forearm orthosis, BFO)(그림 14-66)[37]

동적 팔 지지대는 척수손상, 길랑바레 증후군(Guillain-Barre Syndrome), 소아마비, 근육퇴행위축, 위팔 신경 얼기 손상으로 팔꿈치 근육과 어깨 근육에 약증이 있을 때 처방한다. 이 보조기는 아래팔을 지지하여 팔꿈치를 구부리고 위팔을 수평으로 움직일 수 있으며 팔의 중력을 이겨 내는 작용을 하도록 고안되었다. 이 작용은 손을 환자의 입으로 가져가기 용이하게 한다. 보조기는 바디쟈켓 위나 테이블 위 또는 휠체어에 설치하여 사용한다. 이 보조기를 사용하기 위해 남아 있는 근육의 근력이 적어도 맨손근력검사 poor 또는 2등급은 되어야 하고, 팔꿈치 굽힘 협응 운동이 가능해야 한다. 또한, 환자가 휠체어에 일정시간 앉아 있을 수 있는 지구력과 몸통의 균형, 안정성이 충분해야 하며, 어깨 관절과 팔꿈치 관절의 운동범위에 제한이 없어야 한다.[34] 한편, 그림과 같이 식사보조 용구 등을 손 보조기에 부착하여 사용할 수 있다.

Ⅲ. 척추 보조기

척추 보조기는 척추 부위 외상 또는 수술 후 손상이 진행되는 것을 막기 위해 척추의 움직임을 제한해 준다. 또한 외부에서의 힘으로 척추의 자세를 조절하고, 비정상적인 척추 각도를 교정하며, 연부 조직만으로 안정성이 유지가 안 될 때 안정성을 확보하는 목적으로도 처방하게 된다. 하지만 척추 보조기를 적절히 사용하지 않으면 근육 위축,

관절 구축, 심리적 의존 등의 부작용도 생길 수 있으며, 일반적으로 환자들에게는 적지 않은 경제적인 부담도 있으므로 신중하게 평가하고 처방해야 한다. 보조기의 생체역학적 영향력은 압력이 가해지는 부위, 압력의 방향, 크기, 보조기가 얼마나 잘 맞는지 그리고 환자의 평소 자세 등에 의해 결정될 수 있다.

환자의 신체 측정 후 착용하는 기성품 보조기는 때로 수정이 필요하고 적합하지 않을 수 있으며, 이 경우에는 성형가공에 의해 직접 제작되는 맞춤형 보조기를 사용한다. 척추 보조기는 일반적으로 적용 부위에 따라 경추 및 경-흉추 보조기와 (흉)요천추 보조기로 구분한다.

1. 경추 및 경-흉추 보조기

경추 보조기의 형태는 관절 운동 범위의 제한 정도에 따라 결정된다(표 14-2).[50] 어떠한 경추 보조기도 완전히 움직임을 제한할 수는 없으나, 둘러싸는 범위가 클수록, 그리고 좀 더 딱딱한 재료를 사용할수록 제한할 수 있는 운동 범위가 커진다. 그러나 경추는 척추 중에서 가장 가동 범위가 큰데 반해, 접촉할 수 있는 면적이 적고, 기도, 후두, 주요 혈관 등 극히 중요한 기관이 지나가므로 편안함과 안정감을 제공하면서 동시에 운동을 제한하기란 쉽지 않다. 보통 연성 경추 칼라(collar)가 경추 움직임 제한이 가장 적으며, 할로(Halo) 보조기가 제일 많이 제한하는 것으로 알려

표 14-2 | 경추 보조기의 운동 제한 효과

보조기	정상치에 대한 평균 가동 범위(%)		
	굴고/신전	측굴	회전
정상	100.0	100.0	100.0
연성 칼라	74.2	92.3	82.6
필라델피아 칼라	28.9	66.4	43.7
SOMI 보조기	27.7	65.6	33.6
사주(Four poster) 보조기	20.6	45.9	27.1
예일 경흉추 보조기	12.8	50.5	18.2
할로 보조기	4.0	4.0	1.0
미네르바 맞춤 보조기	14.0	15.5	0

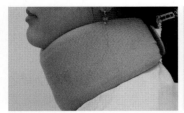
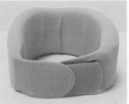

그림 14-67 | 연성 경추 칼라

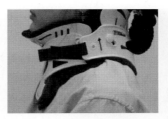

그림 14-69 | 마이애미 보조기

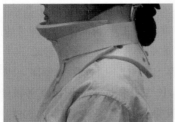
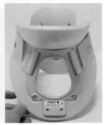

그림 14-68 | 필라델피아 보조기

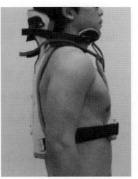

그림 14-70 | 사주 보조기

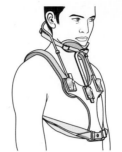

그림 14-71 | SOMI 보조기

져 있으나, 할로 보조기의 경우에도 조끼가 얼마만큼 흉곽과 잘 맞고 몸에 단단히 조여져 있는가에 따라 움직임 제한 정도가 달라질 수 있다.

1) 경추 칼라

연성(soft) 경추 칼라(그림 14-67)는 일종의 천(stockinet)으로 둘러싸인 폼(form) 고무로 만들어지며, 가격이 싸고 만들기 쉽고 편하다. 그러나 경추의 운동을 거의 제한하지 못하며(표 14-2), 단지 따뜻함과 심리적 안정감을 제공하고 환자로 하여금 목을 움직이지 않도록 상기시켜 주는 정도의 기능을 하는 것으로 생각되고 있다.

경성(hard) 칼라는 딱딱한 폴리에틸렌으로 만들어지며, 경우에 따라서는 후두부와 하악골도 지지할 수도 있다. 이 두 부분을 지지하지 않고는 경추의 움직임을 효과적으로 제한하기가 어려우며, 이 두 부분을 지지하는 경우에도 굴곡과 신전의 제한이 그리 효과적이지 못하다. Thomas 칼라가 대표적이며, 측면 굴곡이나 회전은 제한하지 못한다.

2) 필라델피아 보조기

필라델피아 보조기(Philadelphia collar)(그림 14-68)는 전방과 후방에 플라스틱 받침대를 댄 plastazote로 만들어진다.

이 보조기는 후두부와 하악골 지지대를 갖고 있으며, 보조기의 하부는 상부흉부까지 내려가 있다. 착용 시 턱선이 보조기 끝부분에 오는 것이 적당하며, 턱이 너무 바깥쪽으로 나와 경추가 신전되지 않도록 해야 한다. 필라델피아 보조기는 경추의 움직임 특히 굴곡과 신전은 어느 정도 제한할 수 있으나, 회전이나 측면 굴곡의 제한에는 상대적으로 덜 효과적이다. 일반적으로 경추 부위 염좌에 사용되며, 골절이 매우 안정적인 경우에도 제한적으로 사용될 수도 있다. 또한 수술 이후 회복될 때까지 안정이 필요한 경우에 사용할 수도 있지만, 불안정 골절이 있을 때는 사용하여서는 안 된다.

3) Jobst Vertebrace

Jobst Vertebrace의 내부는 고밀도의 폴리에틸렌으로 만들고 외부는 연성 폴리에틸렌 폼으로 쿠션을 댄 형태로 만들어진다. 이 보조기는 흉골과 하악골을 완전히 감싸고 있어, 예일(Yale) 보조기나 필라델피아 보조기보다 보호 기능이 더 좋아, 응급 수송 시 최적의 보조기로 생각되고 있다. 여기에는 Miami(그림 14-69), NecLoc 및 Newport/Aspen 같은 보조기들이 있으며, 착용감이 좋고 턱과 후두부의 각도 조절에 용이한 장점이 있어 응급 수송뿐만 아니라 재활

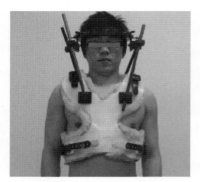

그림 14-72 | 할로 보조기

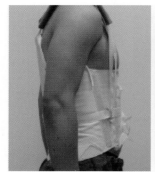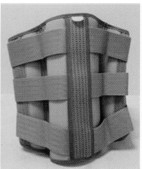

그림 14-73 | 코르셋

치료 시에도 사용 가능하다.

4) 사주 보조기(Four-poster)

사주(Four-poster) 보조기(그림 14-70)는 경-흉추 보조기의 일종으로 하악골과 후두부 지지부, 전후방 흉부 패드에 연결된, 조절 가능한 4개의 기둥으로 구성되어 있다. 전후방 흉부 패드는 어깨 끈으로 연결되어 있으며 액와부에는 연결 끈이 없다. 이 보조기는 굴곡과 신전 운동 제한에 효과가 있다(표 14-2).

5) 예일 보조기

예일(Yale) 보조기도 경-흉추 보조기의 일종으로 필라델피아 보조기의 변형된 형태이다. 이 보조기의 하부는 흉부까지 내려가 액와부 밑에서 끈으로 조여지며, 상부는 필라델피아 보조기보다 두부 쪽으로 위로 더 올라간다. 후두부와 흉부에서의 접촉 면적의 증가로 이 보조기는 보다 더 안정성을 제공할 수 있다.

6) 흉골 후두 하악 고정 보조기

흉골 후두 하악 고정(Sternal-occipital-mandibular immobilizer, SOMI) 보조기(그림 14-71)는 어깨 끈으로 연결된 단단한 플라스틱 흉부 조각을 갖고 있으며, 후두부 조각은 전방으로 연결된 2개의 기둥을 갖고 있다. 하악골 조각도 전방으로 연결된 한 개의 기둥을 갖고 있다. 따라서 흉골 후두 하악 고정 보조기는 착용감이 좋으며, 누워 있는 자세에서 환자를 움직이지 않고 보조기를 착용시킬 수 있다. 또한 두부 조각을 추가하는 경우에는 식사 시 하악골 조각

을 제거할 수 있다. 이 보조기는 상당히 효과적으로 굴곡과 신전을 제한할 수 있다(표 14-2). 대개 경추부의 염좌나 안정 골절에 처방하며, 인대 손상 등의 문제를 동반한 불안정 골절에서는 사용되지 않는다.

7) 할로 보조기

할로 보조기(Halo vest)(그림 14-72)는 경추 부위의 굴곡과 신전, 회전을 제한하여 경추 골절이나 탈구 치료에 가장 많이 쓰이는 보조기로 할로 석고 고정과 할로 조끼고정의 두 가지 형태가 있다. 두 가지 모두에서 공통으로 쓰이는 할로 부품은 금속 혹은 그래파이트로 된 링과 4개의 고정 핀이다. 고정 핀의 위치는 흔히 안구 가장자리, 혹은 두개골의 가장 지름이 큰 부위 하부에 설치한다. 이 링은 4개의 기둥에 의해 배꼽까지 뻗어 있는 조끼나 석고에 연결된다. 할로 보조기는 경추 움직임의 제한이 제일 크기는 하지만 완전히 고정하지는 않으며, 조끼가 얼마나 잘 맞느냐에 따라 안정성이 결정된다. 일반적으로 재활 운동치료를 할 때 일상적인 활동보다 더 많이 척추를 움직이게 하지는 않으므로 치료 자체가 큰 문제가 되지 않지만, 어깨를 움츠리거나(shoulder shrugging) 90 이상 외전시키는 경우에는 조끼의 어깨끈을 움직여 경추에 가해지는 힘을 변경시킬 수가 있으므로 이러한 동작은 피해야 한다.

할로 보조기는 매우 침습적이고 환자 불편감이 심한 방법이어서 다른 보조기로 적용이 가능한 경우 사용하지 않는 것이 좋다. 즉 골절이 안정되어 있거나 덜 침습적인 방법으로 충분히 고정이 가능한 경우, 혹은 두개골이 매우 약하여 핀 삽입시 문제가 될 때는 처방하지 않는다. 할로

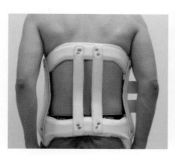

그림 14-74 | Chairback 보조기

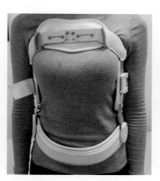

그림 14-75 | Jewett 보조기

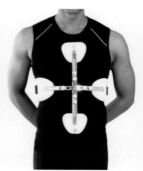

그림 14-76 | CASH 보조기

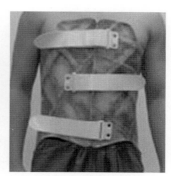

그림 14-77 | 맞춤 자켓

보조기의 부작용으로 핀의 헐거워짐, 감염, 불편감, 링의 움직임, 욕창, 심한 흉터 등이 있다.

8) 미네르바 맞춤 보조기

최초의 미네르바(Minerva) 형태의 맞춤 보조기는 필라델피아 보조기나 사주 보조기보다 기능이 더 좋지는 않았다. 그러나 그 이후 디자인된 미네르바 보조기는 할로-조끼 보조기처럼 흉부까지 내려가고, 두부와 충분히 접촉하도록 만들어졌으며, 무게도 가볍게 고안되어 움직임 제한이 뛰어나고, 침습적인 핀 삽입도 필요 없어 착용감이 좋다. 미네르바 맞춤 보조기는 제3경추 이하의 움직임을 제한하는 데에 할로-조끼만큼 효과적이나, 제2경추에서 후두부 사이의 움직임을 제한하기 위해서는 할로-조끼가 더 우수하다(표 14-2).

2. (흉)요천추 보조기

(흉)요천추 보조기(thoracolumbosacral orthosis, TLSO) 보조기들은 3점 압력(three-point pressure)과 전방 복부 압력에 의한 조절 시스템을 갖고 있다. 3점 압력 시스템에 의해 체간을 지지하고 운동을 제한하며, 전방 복부 압력에 의해 요추 전만증을 교정하고 척추간 운동을 감소시키며 체강 압력을 증가시켜 척추와 추간판에 가해지는 무게를 줄인다고 알려진다. 하지만 이 보조기들에 의한 운동 제한 정도는 경추 보조기처럼 자세히 연구되지 않았다.

1) 코르셋

코르셋(corset)(그림 14-73)은 흔히 처방되는 요천추 지지대이다.[51] 일반적으로 코르셋은 천으로 만들어지며 뒷부분에 금속이나 플라스틱으로 된 지주가 들어간다. 측면이나 후면에서 끈 혹은 벨크로(velcro)로 크기를 조절하게 되어 있다. 코르셋은 미리 만들어 보관할 수 있으므로 쉽게 환자에게 맞춰 줄 수 있다. 코르셋은 요천추 혹은 흉요천추 형태 모두 가능하다. 코르셋은 몸통을 둘러싸고 있으므로 복강내 압력을 증가시켜 척추와 추간판에 가해지는 무게를 줄여주고, 척추의 운동을 제한하며, 뒷부분에 있는 지주는 추가적인 지지를 하기보다는 환자가 이 지주에 기대게 되면 통증 자극을 느끼게 하여 환자로 하여금 적절한 자세를 유지하도록 상기시켜 주는 역할을 한다.

2) 요천추 보조기

Chairback 보조기(그림 14-74)는 대표적인 요천추 굴신 제한 보조기로 흉곽대 및 골반대, 이 둘 사이를 연결하는 후방 수직대와 복부 지지대로 구성된다. 이 보조기는 추간판에 가해지는 무게를 줄여주고 압력을 주변 연부 조직으로 분산시켜 주므로 요통 환자에게 사용할 수 있으나, 골절 환자에게는 제한적으로 사용하게 된다. Knight 보조기는 굴신-측굴 제한 보조기이다. 이 보조기는 Chairback 보조기와 외관상 비슷하나 측면 지지대가 추가되어 측굴 운동도 제한할 수 있다는 점이 다르며, 요통 환자에게 많이 사용된다. Williams 보조기는 신전 및 측굴 제한 보조기로 요천추의 굴곡 기능은 유지된다. 척추증이나 척추 전방 혹은 후방 전위증 환자에게 사용되지만, 압박 골절 환자에게는 사용하면 안 된다.

3) 흉요천추 보조기

Taylor 보조기는 흉요천추의 굴신 제한 보조기로 넓은 골반대와 어깨까지 올라가는 두 개의 수직대, 흉곽대, 겨드랑이를 지나가는 끈으로 구성된다. 겨드랑이 끈이 느슨하면 운동 제한 효과가 없어지므로 엄격한 제한이 필요한 경우에는 사용하면 안 되며, 골다공증에 의한 안정성 골절에 주로 사용된다. Knight-Taylor 보조기는 Knight 보조기와 Taylor 보조기를 합해 놓은 것으로 흉곽대, 골반대, 측면대, 및 후방 수직대로 구성되어 굴신과 측굴 운동을 제한한다. 안정 골절이나 척추 수술 이후, 혹은 근육성 긴장에 의한 심한 통증에 사용된다.

　Jewett 보조기(그림 14-75)는 3점 압력 시스템을 사용하여 상부 흉골과 치골 결합부에 있는 전방 패드 및 후방 흉요추 패드에 의해 흉요추를 신전시키는 역할을 한다. 이 보조기에는 복부 에이프런이 없어 복부를 지지하지 못하며, 압력이 좁은 부위에 집중되어 환자가 상당한 불편감을 느끼게 된다. 이 보조기는 주로 제10 흉추에서 제2 요추 정도의 하부 흉추나 상부 요추 골절 수술 후에 굴곡을 제한하고자 사용된다. 하지만 골다공증에 의한 압박 골절 시 이 보조기를 사용하면 하부 요추에 과도한 신전력이 가해져 후방척추에 골절을 야기할 수 있으므로 사용해서는 안 된다.

　Cruciform Anterior Spinal Hyperextension (CASH) 보조기(그림 14-76)는 하부 흉추, 요추부의 굴신을 제한하는 보조기로서, 십자 모양의 정방 프레임과 수평 바로 이루어져 있으며 흉골부, 치골부 패드가 위아래로 위치한다. Jewett 보조기에 비해 측방 굴곡(lateral bending)을 잘 막아주지는 못한다. 주로 하부흉추와 흉요추 연결부위의 경한 압박골절에 사용되며, 불안정 골절이나, 방출골절에는 사용을 금한다.

　맞춤 재킷(molded jacket) 보조기(그림 14-77)는 석고나 열가소성(thermoplastic) 물질로 체형에 맞춰 만들어진다. 제대로만 만들어지면 신체의 모든 부분이 접촉되므로 Knight-Taylor 보조기에 비해 균일한 압력과 더 많은 지지를 제공할 수 있으며, 굴신, 측굴, 회전 모두 제한하게 된다. 이 보조기는 척추 골절이나 고정술 후에 조기 가동과 재활치료를 위해 많이 사용된다. 척추 수술 후 골진이 나

와 고정될 때까지 통상적으로 2~3개월간 (흉)요천추보조기를 착용해야 한다. 원칙적으로 환자가 선 상태에서 제작해야 하나, 누워 있는 상태로 제작하게 되는 경우가 많다. 보조기의 상부 및 하부 경계를 점검하여야 하며, 체중감소로 인해 보조기가 잘 맞지 않게 되면 재제작 또는 커팅을 해야 한다.

3. 척추 측만증을 위한 보조기

척추 측만증은 선천성, 특발성, 신경근육계 질환에 기인하는 형태 등으로 구분할 수 있다. 특발성 측만증이 가장 흔한데[52], 그 중에서도 사춘기 이후에 해당하는 청소년기 특발성 측만증에서 대개 보조기를 처방하게 된다. 보고자에 따라 차이가 있지만 보통 측만 각도가 25~45° 정도이면 보조기 처방을 고려하게 된다. 중심점(apex)이 제7 또는 9흉추 이하일 때는 높이가 낮은 흉요천추 보조기(low profile TLSO)를 처방하고, 중심점이 제7흉추 이상이면 밀워키 보조기(그림 14-78)가 효과적이며, 요추에 국한되는 측만증인 경우 요천추 보조기를 처방한다.[50,53] 많이 사용되는 Boston 보조기는 늑골에 압박을 주는 패드들이 내부에 있어 만곡에 대한 압박력 뿐 아니라 회전 교정력을 제공한다. 후방에서 열고 조여지며 만곡이 흉추 8번 이하인 측만증을 위해 고안되었다. 또한 Boston 보조기는 모듈라 형태이므로 몰딩이 필요하지 않고, 여학생들의 신체발달에 영향이 적은 편이다.[53]

　신경근육계 질환이 있을 경우 척추 측만증 발생이 증가하게 되는데 유병률 조사에서는 원인 질환에 따라 차이가

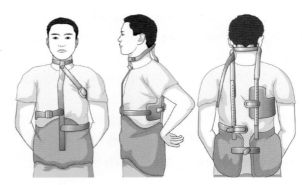

그림 14-78 ｜ 밀워키 보조기

있어서 25~100%까지 보고되기도 한다. 그리고 일반적으로 측만증에 의한 신경계 이상이 훨씬 잦고 그 정도도 심하게 나타난다. 또한 이들 환자에서는 척추 이외에 다른 신체 부위에 이상이 동반되므로 척추측만증 보조기를 처방할 때 여러 가지 상황을 면밀하게 검토하여 처방해야 하는 경우가 많다.

참고문헌

1. Hennessey WJ. Lower limb orthoses. In: Braddom RL. editor.Physical medicine & rehabilitation, 3rd ed. Philadelphia: Saunders Elsevier, 2007, pp343-344.

2. Wenger DR, Mauldin D, Speck G, et al. Corrective shoes and inserts as treatment for flexible flatfoot in infants and children. J Bone Joint Surg Am 1989;71:800-810.

3. Janisse DJ, Wertsch JJ, Del Toro DR. Foot orthoses and prescription shoes. In: Redford JB, Basmajian JV, Trautman P, editors.: Orthotics: clinical practice and rehabilitation technology, New York: Churchill Livingstone, 1995, pp55-70.

4. Gross MT, Foxworth JL. The role of foor orthoses as an intervention for patellofemoral pain. J Orthop Sports Phys Ther 2003;33:661-670.

5. Shrader JA, Siegel KL. Nonoperative management of functional hallux limitus in a patient with rheumatoid arthritis. Phys Ther 2003;83:831-843.

6. Keating EM, Faris PM, Ritter MA, et al. Use of lateral heel and sole wedges in the treatment of medial osteoarthritis of the knee. Orthop Rev 1993;22:921-924.

7. Gok H, Kucukdeveci A, Yavuzer G et al. Effect of ankle-foot orthoses on hemiparetic gait. Clin Rehabil 2003;17:137-139.

8. 박은숙, 박창일, 이홍재, 김종연, 박종률. 경직성 뇌성마비아 에서 고정 및 관절형 플라스틱 단하지 보조기 착용시 보행의 특성. 대한재활의학회지 2000;24:663-670.

9. 조강희, 김봉옥, 김상수, 전경진, 이영신. 발목너비에 따른 플 라스틱 단하지보조기의 강성변화. 대한재활의학회지 2003;27:605-610.

10. Loke M. New concepts in lower limb orthotics. Phys Med Rehabil Clin North Am 2000;11:477-496.

11. Bumbo N. Ankle-foot orthoses. In: Valmassy R, editor. Clinical biomechanics of the lower extremities, St. Louis: Mosby-Year Book Co, 1996, pp391-403.

12. Chambers RB, Elftman N. Orthotic management of the neuropathic pain and dysvascular patient. In: Goldberg B, Hsu JD, editors. Atlas of orthoses and assistive devices. 3rd ed, St. Louis: Mosby-Year Book Co, 1997, pp427-453.

13. 1Yokoyama O, Yen LL, Lee CC, Yamatoto S et al. Kinematic effects on gait of a newly designed ankle-foot orthosis with oil damper resistance. A case series of two patients with hemiplegia. Arch Phys Med Rehabil 2005;86:162-166.

14. Radtka SA, Skinner SR, Dixon DM, et al. A comparison of gait with solid, dynamic and no ankle-foot orthoses in children with spastic cerebral palsy. Phys Ther 1997;77:395-409.

15. Rethefsen S, Kay R, Dennis S, et al. The effecfts of fixed and articulated ankle-foot orthoses on gait patterns in subjects with cerebral palsy. J Pediatr Orthop 1999;19:470-474.

16. Smiley SJ, Jacobsen FS, Mielke C, et al. A comparison of the effects of solid , articulated, and posterior leaf-spring ankle- foot orthoses and shoes alone on gait and energy expenditure in children with spastic diplegic cerebral palsy. Ortho 2002;25:411-415.

17. Thomas SS, Buckon CE, Jakobson-Huston SJ, et al.Comparison of three ankle-foot orthosis configurations for children with spastic hemi-plegia. Dev Med Child Neurol 2001;43:371-378.

18. Thomas SS, Buckon CE, Jakobson-Huston SJ, et al. Stair locomotion in children with spastic hemiplegia: the ompact of three different ankle-foot orthosis(AFOs) configuration. Gait Posture 2002;16:180-187.

19. Lehmann JF, de Lateur BJ, Price R. Knee ankle foot orthosis for paresis and paralysis. Phys Med Rehab Clin North Am 1992;3:185-192.

20. Trautman P. Lower limb orthoses. In: Redford JB, Basmajian JV, Trautman P, editors. Orthotics: clinical practice and rehabilitation technology, New York: Churchill Livingstone, 1995, pp13-53.

21. Molnar GE. Orthotic management of children. In: Redford JB, Basmajian JV, Trautman P, editors. Orthotics: clinical practice and rehabilitation technology, New York: Churchill Livingstone, 1995, pp137-169.

22. Edelstein JE, Bruckner J. Orthotics. A comprehensive clinical approach.Slack, Inc. 2002, pp 1-15)

23. Harris EE: A new orthotic terminology: a guide to its use for prescription and fee schedules. orthot prosthet 1973; 27: 6-9)

24. Trombly CA, Quintana LA. The effects of exercise on finger extension of CVA patients. Am J Occupation Therapy 1983; 37(3): 195-202)

25. Bella JM, Margery AL. Prosthetics & orthotics in clinical practice; A case study approach. F.A. Davis company. Philadelphia. 2011; 191-201: 341-360)

26. Neistadt ME, Crepeau EB. Willard and speckman`s occupational therapy. 9th ed. Philadelphia: Lippincott Williams & Wilkins. 1998, Paul Van Lede, Griet van Veldhoven. Therapeutic hand splints. Provan Antwerp Belgium. Volume II . 1998, 13-20)

27. Paul Van Lede, Griet van Veldhoven. Therapeutic hand splints. Provan Antwerp Belgium. Volume I . 1998, 13-20)

28. Neuhaus BE, Ascher ER, Coullon BA et al. A survey of rationales for and against hand splinting in hemiplegia. Am J Occup Ther. 1981; 35: 83-90)

29. Sahrmann SA, Norton BJ. The relationship of voluntary movement to spasticity in the upper motor neuron syndrome. Ann Neurol. 1977; 2:460-465)

30. Fess EE, Gettle KS, Strickland JW. Hand splint; Principle and methods, Mosby, StLouise, 1981. Chang Il Park, Jae Ho Moon. Rehabilitation Medicine 2rd. Han Mi Publishing Company. Seoul. 2009, pp223-228)

31. Chang Il Park, Jae Ho Moon. Rehabilitation Medicine 2rd. Han Mi Publishing Company. Seoul. 2009, pp223-228)

32. Carlson JD, Trombly CA. The effect of wrist immoblilization on performance of the Jebson hand function test. Am J Occup Ther 1983: 37(3):167-175)

33. Kraft GH, Detels PE. Position of function of the wrist. Arch Phys Med Rehabil. 1972; 53: 272-275)

34. Tai Ryoon Han, Moon Suk Bang. Rehabilitation Medicine 3rd. Koon Ja Publishing Company. Seoul. 2208, pp290-303)

35. Paul Van Lede, Griet van Veldhoven. Therapeutic hand splints. Provan Antwerp Belgium. Volume I . 1998, 26-50)

36. 오병모. 2011. 성인 편마비 환자를 위한 단하지 보조기. 한국의지-보조기 학회지 제5권 제 1호. 26-31.

37. John D Hsu, John W. Michael, John R. Fisk. AAOS Atlas of orthoses and assistive device. MOSBY. 4th ed. 2008, 169-285)

38. Boehme R. Improving Upper Body Control. Tucson, AZ, Therapy skill builders. 1988, Stack HG. Mallet finger. Hand 1969; 1: 83?89)

39. Stack HG. Mallet finger. Hand 1969; 1: 83?89)

40. LeBlanc KE, Cestia W. Carpal Tunnel Syndrome. Am Fam Physician. 2011; 83(8): 952-958)

41. Colditz JC. The biomechanics of a thumb carpometacarpal immobilization splint: design and fitting. J Hand Ther. 2000; 13(3): 228-235)

42. Young Chea Chang. Upper extremity orthoses in pediartric patients. J of Korean Society for Prosthetics and Orthotics, 2009; 3(1): pp1-5

43. Min Ye Jung, Ji Young Lee. Comparison of Hand Function in Normal Female Adult with Three Styles of Wrist Position. J of Korean Acad of Occupa Ther. 1997; 5(1): 20-26)

44. Trombly CA. Occupational therapy for physical dysfunction. 4th ed. Philadelphia. William & Wikins. 1996, J.M. Humans, K. Postema and J.H. B. Geertzen. Ebow orthoses: a review of literature. prosthet orthot int. 2004; 28: 263)

45. American Society of Hand Therapists: Splint Classification System. The American Society of Hand Therapists, Garner, North Carolina. 1992.

46. Meyer NJ, Pennington W, Haines B, Daley R. The effect of the forearm support band on forces at the origin of the extensor carpi radialis brevis: a cadaveric study and review of literature. J Hand Ther. 2002; 15(2): 179-184)

47. Gyeong Hee Han, Kyeong Deok Kim, Ki Eeon Jang. Radiologic Evaluation of Corrective Effect for Shoulder Subluxation by Four Different Types of Arm Sling. J of Korean Acad of Rehab Med. 1994; 18(1): 118-124)

48. Zlowodzki M, Zelle BA, Cole PA, Jeray K, McKee MD. Treatment of acute midshaft clavicle fractures: systematic review of 2144 fractures: on behalf of the Evidence-Based Orthopaedic Trauma Working Group. J Orthop Trauma. 2005; 19(7): 504-507)

49. Erel S, Sim?ek IE, Ayhan C, Bek N, Yakut Y, Uygur F. An adjustable shoulder abduction orthosis for the post-operative management of tendon transfers: A preliminary study. Prosthet Orthot Int. 2008; 32(2): 129-135)

50. Moore DP, Tilley E, Sugg P: Spinal orthoses in rehabilitation. In Braddom R: Physical Medicine & Rehabilitation, 3rd ed., pp359-371, Saunders, 2010

51. Perry J. The use of external support in the treatment of low back pain. J Bone Joint Surg (Am) 1970; 52: 1440-1442

52. Tachdejian MO. Pediatric orthopaedics. 2nd ed. Philadelphia: Saunders;1990

53. 김장환, 박윤서, 송준찬 외. 의지·보조기학, 제 4판. TOPMED; 2012

CHAPTER 15

의지 및 절단환자의 재활
Prostheses and Amputee Rehabilitation

| 정선근, 김현동, 김장환, 이자호

선천성 기형이나 외상, 수술에 의한 절단 등으로 상, 하지의 부분 혹은 전체가 없는 절단 환자에서 재활의 궁극적 목표는 환자의 남아 있는 능력을 최대한 발휘하여 불구(handicap)를 최소화하는 것이다. 다른 재활 과정과 마찬가지로 절단 환자의 재활에도 반드시 팀 접근법(team approach)이 필요하다. 팀의 구성원은 정형외과 의사, 일반외과 혹은 혈관 수술 전문 외과의, 재활의학과 의사, 의지 보조기 기사, 물리치료사, 작업치료사, 사회사업가, 정신과 의사, 직업 카운슬러 등으로 이루어지며 절단 환자의 재활은 다음의 단계를 거치게 된다.

- 의지 장착 전 재활(preprosthetic rehabilitation)
- 처방(prescription)
- 의지 장착(fitting)
- 훈련(training)
- 평가(evaluation)
- 추적 관찰(follow up)

I. 절단

절단은 수술의 역사상 가장 오래된 수기이고, 그 발달은 마취와 무균 조작법의 도입과 함께 이루어졌다. 특히 두 차례의 세계 대전을 거치면서 많은 발전을 이룩하였으며 최근의 다양한 의지의 발달은 절단 후 장애를 최소화하는 데 기여하고 있다.

사지의 절단으로 인한 장애는 영구적이므로 정형외과 의사는 절단을 시행하기에 앞서 피할 수 있는 최대의 노력을 기울여야 한다. 그러나 비가역적으로 손상된 사지의 절단은 오히려 환자를 사회로 환원시키는 첫 단계이므로, 수술자는 재건 수술과 동일한 수준의 노력과 수기를 동원하여야 한다. 또한 수술 자체는 물론 수술 후의 재활치료, 의지 착용을 위한 절단단(stump)의 준비, 의지의 선택과 착용 연습 등의 제반 문제점과 환자에게 미치는 정신적 충격까지도 고려하여 수술에 임하여야 한다. 특히 절단을 하지 않은 다른 사지의 근력 및 관절 운동 범위를 유지 또는 강화하여야 하며, 전신 건강의 유지가 무엇보다 중요하다.

1. 절단의 빈도

절단의 빈도에 대하여 국내외 정확한 통계는 없다. 그러나 평균 수명의 증가와 이에 따른 당뇨병과 말초혈관 질환의 증가로, 구미 각국에서는 수십 년 전부터 그 빈도가 증가하는 양상을 보이고 있고, 우리나라도 점차 증가하는 추세에 있다. 하지절단 미세 수술과 구제 수술(salvage operation)의 발달로, 외상이나 종양 등에 의한 절단은 최근 감소하는 경향이다. 미국의 예를 보면 1988년부터 1996년까지 혈관질환에 의한 절단은 27%로 증가했고, 최근의 하지 절단의 93.4%가 혈관질환에 의한 것이라 보고하고 있다.[1] 그리고 노인 인구의 증가와 이에 따른 말초혈관 질환의 증가로 인해, 점차 노인 인구의 절단 빈도가 증가하는 추세이며, 그 시기는 대체로 50~75세 사이이다. 남녀별 비교에서도 남자가 약 75%로 많으나, 많이 평준화되는 경향이다. 상대적으로 혈류 공급이 적은 하지의 절단이 전체 절단의 약 85%를 차지한다.

2. 절단의 적응증

절단은 여러 가지 상황에서 일어나나, 절대적인 적응증은 손상된 상지나 하지의 혈류 순환이 차단되어 회복될 수 없을 때라고 할 수 있다. 혈류의 공급이 차단되면 그 이하의 부분이 쓸모없어질 뿐 아니라, 조직 괴사에 따른 독성 물질의 생성으로 생명을 위태롭게 할 수 있기 때문이다. 이러한 절단의 적응증은 상지와 하지에서 약간의 차이가 있다. 상지에서는 외상에 의한 것이 가장 많고, 다음이 선천성 기형, 말초혈관 질환, 종양의 순서이다. 반면 하지에서는 말초혈관 질환이 가장 많고, 다음 외상, 감염, 종양, 선천성 기형의 순서이다.

1) 말초혈관 질환

사지 절단의 원인 중 약 75%를 차지하는 가장 중요한 질환이다. 노인의 경우는 전술한 바와 같이 동맥경화증, 당뇨병에 의한 말초 혈액 순환 장애가 많고, 젊은이는 폐색성 혈전 혈관염(thromboangiitis obliterans)에 의한 경우가 많다. 따라서 수술 전 심폐 기능 장애나 감염의 여부 등을 조사하여 치료하여야 한다. 또한 가능한 한 수술 후 조기에 의지를 장착시켜 걷게 함으로써, 창상 회복을 도모하고, 장기간 침상에 누워 있음으로써 초래될 수 있는 합병증을 예방할 수 있다.

2) 외상

사지 절단의 원인 중 두 번째를 차지하며, 50세 이하의 남자에서는 가장 많은 원인을 차지한다. 심한 개방성 골절 등으로 혈액 공급이 차단되거나 조직의 손상이 재건 수술로 회복될 가능성이 없는 경우 절단하게 된다. 최근 미세혈관 수술의 발전으로 절단된 사지를 재접합(replantation)

시키거나 혈관 포함 조직 이식술(vascularized graft) 등으로 심한 손상을 치료하고 있다. 그러나 이러한 구제 수술(salvage)의 궁극적 기능이 의지 착용 후의 기능과 비교하여 더 나은가를 고려하여야 한다.

3) 감염

약물 치료나 수술로 회복이 불가능한 급, 만성 감염 부위는 절단의 적응이 된다. 급성 감염 중 가스 괴저(gas gangrene)는 생명의 보존을 위하여 응급으로 절단하여야 한다. 만성 감염은 감염의 치료보다 절단 후 의지를 장착하는 것이 환자에게 더 빠른 회복과 사회 복귀를 시킬 수 있다고 판단될 때 절단할 수 있다. 그 외에도 만성 누공 부위에서 악성 종양이 발생하면 절단하여야 한다.

4) 종양

양성 종양은 거의 절단의 적응증이 되지 않으나, 그 크기가 너무 커 제거 후 지체의 심한 기능 장애를 초래할 때는 고려할 수 있다. 대부분은 아직 전이가 되지 않은 악성 종양일 때 다른 곳으로의 전이를 막기 위해 적응증이 된다. 그러나 전이가 일어난 악성 종양의 경우도 감염, 병적 골절 등으로 심한 고통을 받을 경우는 적응증이 될 수 있다. 최근 악성 종양의 구획 절제술(compartment resection)과 종양 삽입물(tumor prosthesis) 대치술, 골 이식술 등 구제 수술의 발달로 절단의 빈도가 많이 감소하고 있다. 그러나 엄격한 적응증의 적용이 필요하다.

5) 신경 손상

신경 손상 후 무감각 부위의 궤양 형성으로 인한 심한 감염이 절단의 적응증이 될 수 있다. 그러나 하지 마비, 또는 사지마비 환자에서도 하지의 절단은 가능한 한 하지 말아야 한다. 그 이유는 하지를 보행에는 사용 못 하더라도, 앉거나 의자차 사용 시 균형 유지에 도움이 되며, 넓은 부위에 체중 부하를 함으로써 궤양 발생을 줄일 수 있기 때문이다.

6) 선천성 기형

선천성 기형이 재건 수술로 회복될 가능성이 희박하며 절단후 의지를 착용하는 것이 더 유리하다고 판단될 경우 절단할수 있다. 성장을 고려하여 의지 착용 및 재활 치료에 적합한 절단의 시기를 정하는 것과 절단단의 처리가 중요하다.

3. 절단의 종류

골 부위에서 자르는 것을 절단(amputation)이라고 한다면, 관절 부위에서 자르는 것은 관절 이단(disarticulation)이라 하며, 이 두 술식을 통칭하여 절단이라 하기도 한다. 수술 시 절단단을 봉합하는 것을 폐쇄성 절단(closed amputation)이라 하고, 절단 부위에 감염이 남아 절단단을 당분간 열어 놓는 경우를 개방성 절단(open amputation)이라 한다.[2] 절단술도 다른 수술과 마찬가지로 세심한 주의와 정확한 판단을 요한다. 즉, 절단부의 피부의 상태가 무엇보다 중요하므로 절단단을 감쌀 피부의 감각이 보존되어 있고 혈류 공급이 좋으며 상흔이 유착되지 않은 부분을 선택하여야 한다. 또한 근육을 포함한 연부조직을 골 절단부의 직하부에서 절단하되, 너무 많은 양이 남지 않도록 주의하여야 한다. 주요 혈관들의 철저한 결찰과 신경을 충분히 짧게 근위부 내로 적당히 후퇴시키는 것 등도 합병증의 예방에 중요한 요소가 된다. 또한 골 절단에서 절단부가 날카롭지 않은 부드러운 모습을 가지게 한다. 이때 골막을 너무 제거하는 것은 좋지 않다.

4. 하지 절단

하지의 절단은 족부 절단, Syme 절단, 하퇴 절단(transtibialamputation), 슬관절 이단(knee disarticulation), 대퇴 절단(transfemoral amputation), 고관절 이단, 장골-복부간 절단(hindquarter amputation)으로 나뉜다(그림 15-1). 사지 절단의 약 85%가 하지에서 시행되는데, 이중 하퇴 절단이 약 50%, 대퇴 절단이 약 35%의 분포이다. 이때 하퇴 절단 환자의 90% 이상이 성공적으로 의지를 사용함에 비해, 대퇴 절단 환자는 약 25%만이 의지를 성공적으로 착용한다. 따라서 가능한 한 절단부위를 원위부로 하는 것이 중요하다.

족부의 절단은 경중족골 절단(transmidtarsal amputation), 중족골(metatarsal bone)과 족근골(tarsal bone) 사이의 Lisfranc 절단, 거골-주상골(talus-scaphoid) 및 종골-입방골

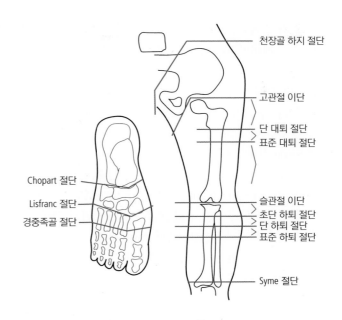

그림 15-1 | 하지 절단의 종류

(calaneuscuboid) 사이의 Chopart 절단 등이 있다. 그런데 뒤의 두 가지는 골부위에서 자르는 것이 아니라 관절 이단에 해당되며 과거항생제나 마취가 발달하기 전 수술을 가능하면 빨리 끝내야 했던 경우 많이 사용되었던 방법이다. 그러나 Lisfranc 절단이나 Chopart 절단의 경우 전경골근 등 족관절 배굴근의 부착부는 절단되나 아킬레스건은 정상적으로 남게 되므로 수술 후 심한 첨족 변형을 초래하는 문제가 있어 최근에는 잘 사용되지 않는다. 피치 못할 사정으로 족부의 관절 이단술(Lisfranc 절단이나 Chopart 절단)을 시행해야 하는 경우 수술 후 재활과정에서 아킬레스건의 구축이 생기지 않도록 지속적인 스트레칭을 해주는 것이 매우 중요하며 이렇게 하여도 첨족구축의 경향이 보이는 경우는 단하지 보조기형태의 족관절을 감싸는 의지를 착용하는 것이 필요하다.

족근 관절 주변의 절단은 Syme 절단이 많이 사용된다. 이것은 족근 관절보다 0.6 ㎝ 상부에서 경골 및 비골을 절단하고 발뒤꿈치의 두꺼운 피부판(heel flap)을 절단단으로 사용하여 체중을 부하하도록 고안된 방법이다. 이때 피부판은 반드시 경골부에 부착되어야 한다. Syme 절단은 하퇴 절단에 비해 선택할 수 있는 의지발의 종류가 한정되는 문제가 있고 의지를 착용할 경우 발목이 반대(정상)측에

비해 더 굵게 보이는 미관상의 문제가 있으나 하퇴 절단에 비해 레버암(lever arm, 지레팔)이 훨씬 길고 절단단 끝에 체중을 실을 수 있는 장점이 있고 건측 하지에 비해 절단측의 길이가 약 4~5 ㎝ 정도 짧을 뿐이므로 급할 때는 의지를 착용하지 않고도 걸을 수 있다. 따라서 Syme 절단을 할 수도 있고 하퇴 절단을 할 수도 있는 경우는 가능하면 Syme 절단을 하는 것이 좋다.

하퇴 절단은 가장 많이 시행되는 절단술로 절단단의 길이가 12.5~17.5 ㎝가 가장 이상적이다. 이보다 짧으면 단하퇴 절단이라 부르며 하퇴 의지를 착용시키기 위해서는 최소한 3~5 ㎝의 절단단이 필요하다. 하퇴 절단술은 말초혈관 질환으로 인한 허혈성 하지일 경우와 비허혈성 하지의 경우로 나뉜다. 전자의 경우에는, 하지의 전면부가 후면부보다 혈액 공급이 적으므로 후면부 근육-피부판(posterior myocutaneous flap)을 길게 하고 전면부는 짧게 하는 방식을 택한다. 반면 후자의 경우에는 전면부와 후면부 피부판의 길이를 거의 같게 하는 방식을 택한다. 또한 절단 후 절단부 근육의 조절을 용이하게 하는 근 고정술(myodesis)이나 근 성형술(myoplasty)은 비허혈성 하지의 경우 좋은 술식이다. 그러나 허혈성 하지에는 순환 장애의 가능성 때문에 별로 사용하지 않는다.

슬관절 이단은 절단단으로 체중 부하를 할 수 있으며 내외측 대퇴과(medial and lateral femoral condyle)를 이용하여 강한 현가(suspension)도 얻을 수 있고 절단단의 운동 조절이 쉬운 점 등으로 대퇴 절단에 비해 기능적으로 이점이 많은 절단 방법이다. 따라서 의지 착용 후 안정감이 있는 장점이 있어 젊은이의 경우에는 사용된다. 그러나 노인이나 허혈성 하지의 절단의 경우에는 별로 사용되지 않는다. 또 의지의 슬관절을 부착하게 되면 건측에 비해 대퇴가 너무 길게 보이는 미관상의 문제가 있다. 그러나 최근 슬관절 이단을 위해 특수하게 만들어진 의지슬관절부를 사용하게 되면 이러한 미관상의 문제도 최소화할 수 있다. 기능적인 면만 고려한다면 대퇴 절단보다는 슬관절 이단이 훨씬 높은 기능을 제공한다.

대퇴 절단은 가능한 한 길게 하지를 보존하는 것이 좋으나 의지를 장착할 때 의지슬관절부가 차지하는 길이가 있으므로, 슬관절에서 약 10 ㎝ 상부에서 절단하는 것이 좋다. 대퇴골 길이의 35% 이내를 남기는 절단을 단대퇴 절단이라 한다. 이때 최소한 대전자부에서 5 ㎝ 이상의 길

이가 보존이 되어야 대퇴 의지의 소켓을 장착할 수 있으며 이보다 짧은 절단은 고관절 이단에 준하여 고려하게 된다. 이 경우에도 허혈성 하지라면 근 고정술은 적응증이 되지 않는다. 그러나 근 성형술은 절단 후에 발생하는 외전 변형(abduction deformity)을 방지할 수 있으므로 시행하는 것이 좋다.

소전자(lesser trochanter, 작은대퇴돌기)에서 5 ㎝ 이내의 절단이나 고관절 이단, 장골-복부간 절단 등은 한쪽 다리 전체, 또는 골반의 반이 절단되는 큰 수술이다. 대퇴 근위부의 골육종 또는 연골육종같은 악성 종양이 있을 때 시행된다. 수술 후 창상의 회복은 비교적 빨라 캐나다식 고관절 이단 의지(Canadian hip disarticulation prosthesis), 또는 천장골 하지 절단 의지(hemi-pelvectomy prosthesis)를 착용함으로써 비교적 조기에 보행이 가능하나 많은 기능의 장애를 초래한다.

5. 상지 절단

수지(finger) 절단은 원위지간, 근위지간, 그리고 중수지 관절 부위에서 이루어진다. 경수근골 절단(transcarpal)과 수근관절이단(wrist disarticulation)은 기능적 예후의 한계 때문에 드물게 행해진다(그림 15-2). 엄지와 부분 손, 그리고 손목을 포함하는 다발성 수지 절단은 의지 착용과 회복에서 기능과 미관의 관계를 고려하여 신중히 결정되어야 한다. 부적절한 절단 위치 선택은 길이와 너비가 불균형을 이루는 의지가 되게 한다. 또한 외부 동력형(external powered) 의지의 사용을 어렵게 한다.

대부분의 경우 전완부 절단이 선호되는데, 긴, 중간, 짧은 전완부 절단의 세 부위에서 행해질 수 있다. 긴 전완부 절단은 최상의 신체 조절형(body-powered) 의지 구동이 목적일 때 선호되며 특히 육체적인 힘을 필요로 하는 일을 수행하는 환자에서 이상적인 부위이다. 중간 전완부 절단은 근전동형(myoelectric) 의지 구동이 목적일 때 선호된다. 이 길이는 대체로 좋은 기능과 미관적인 면에서 적절한 부위이다. 짧은 전완부 절단은 의지를 현가하는 것이 어렵고 팔꿈치를 굽히는 힘과 움직이는 범위를 제한하는 단점이 있다. 전완부 절단은 가장 일반적인 절단 부위이고 대부분의 경우에서 최상의 기능적 회복을 가능하게 한다. 이 세

절단 부위들은 동일한 재활과정이 필요하고 비슷한 의지 부품을 사용하지만 각각의 현가 장치는 다를 수 있다.

주관절 이단(elbow disarticulation)은 수술 또는 의지 착용에서 몇 가지 장단점을 가진다. 수술 기법은 수술 시간과 출혈량 감소를 가능케 하고 움직임을 덜 방해하는 소켓을 사용함과 동시에 의지의 자가 현가 기능을 향상시키고, 전완부 절단에 비해 절단단에서 소켓의 회전을 감소시킨다.[3] 두드러지는 단점은 외부 팔꿈치 장치를 필요로 하기 때문에 미관이 떨어지고 현대 과학기술의 한계로 외부 동력식 팔꿈치 장치를 사용할 수 없다는 것이다. 장기적인 관점에서는 이런 단점들이 장점보다 두드러져 보인다. 양측 전완부 절단 수술을 받아야 하는 환자들은 미관상 결점이 있지만 가능하면 주관절 이단을 하는 것이 더 바람직하다. 상완부 절단은 긴(뼈 길이의 3/4 지점), 중간, 짧은(뼈 길이의 1/3 지점) 절단단의 세 부위에서 할 수 있다. 원위 상완 돌기에서 7~10 ㎝ 부위에서 시행되는 긴 상완부 절단은 최상의 의지 구동을 위해 선호된다. 이 세 가지 절단 부위는 동일한 재활과정이 필요하고, 대부분 비슷한 의지 부품을 사용한다. 이들 부품은 외부 동력형, 신체 조절형식, 수동형 이거나 또는 이들을 조합하여 혼합형 장치로 사용할 수 있다.

견관절 이단(shoulder disarticulation)과 견갑흉곽간 절단(forequarter)은 다행히 다른 부위보다 드물다. 대부분의 경우 악성병변을 제거하기 위한 수술적 중재나 심각한 외상의 결과로 불가피한 경우에 시행한다. 소실되어 대체 해야 할 관절이 많고 다양한 운동을 통제해야 하며 의지를 안정되게 현가해야 하는 문제 때문에 이 부위를 절단한 환자들은 기능적인 의지를 맞추는 것이 어렵다.

6. 소아기 절단

소아기 절단은 크게 선천성과 후천성의 두 가지 원인으로 대별된다. 10세 이하의 소아에서는 선천성 원인이 약 75%, 후천성 원인이 약 25%의 비율을 차지한다. 국제표준기구(international organization for standardization, ISO)에 의하면

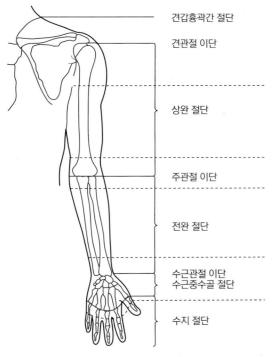

그림 15-2 | 상지 절단 부위

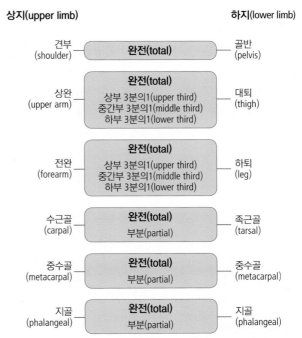

그림 15-3 | 국제표준기구에서 횡적 선천성 골격 결핍증 기술에 사용하는 용어

선천성 골격 결핍증(congenital skeletal deficiency)은 그 형태별로 횡적(transverse) 결핍과 종적(longitudinal) 결핍으로 나뉜다. 또한 결핍 부위를 완전 또는 부분 결핍 여부도 기술한다.

기술할 때에는 예를 들어 '횡적 수근골 완전 결핍(transversecarpal total deficiency)'과 같은 방식으로 기술한다(그림 15-3). 하지에서는 대퇴골 근위부 부분 결핍이 가장 많다. 후천성 원인은 교통사고 등의 외상이 가장 많으며 악성 종양, 감염의 순이다. 소아의 절단에도 성인의 절단 술식을 그대로 사용할 수 있다. 그런데 특히 고려해야 할 점은 첫째, 소아의 사지를 절단할 때는 가능한 한 환자의 지체를 길게 보존해야 하고 둘째, 절단단의 과성장을 고려해야 한다. 왜냐하면 소아는 아직 성장기에 있으므로 원위부의 골단이 소실될 경우 골 성장에 큰영향을 미치게 되고, 또한 근위부 골단의 지속적인 성장으로 골단이 통증과 감염을 일으킬 수 있다. 이러한 절단단 과성장은 다소간의 차이는 있으나 거의 모든 소아 절단에서 일어난다. 따라서 약 10%의 환자들에서는 한 번 이상의 절단단 교정술(stump revision)이 필요하다. 이는 비골에 가장 많이 발생하고 다음 경골, 상완골, 요골의 순으로 발생된다. 이때 치료의 목적으로 골단 유합술을 시행, 골 성장을 지연시키는 방법을 사용해서는 안 된다. 이러한 성장기 인자를 고려하면 소아의 절단은 관절 이단술이 더 권장된다. 선천성 골격 결핍증일 경우에는 절단단 과성장 등의 합병증은 발생하지 않는다.

골성장으로 인한 합병증을 제외하면 소아 절단의 합병증은 성인에 비해 훨씬 드물다. 즉 피부 반흔, 신경종, 환상지 등은 소아에서 거의 문제가 되지 않는다. 또한 정신적인 문제도 그들이 성장하여 사춘기에 이르기까지는 거의 문제가 되지 않는다. 소아는 절단 후 의지의 착용도 매우 용이하게 하며 쉽게 적응한다. 따라서 의지 착용 훈련은 큰 문제가 없다. 다만 활발하고 성장기에 있으므로 의지를 자주 점검하여야 하며 성장에 따라 새로운 의지를 맞추어야 한다. 최근 발전되는 의지 슬관절부, 족부-족관절부 중 소아 절단단에 장착할 수 있는 것은 종류가 많지 않다. 따라서 성장에 따라 새로운 의지를 맞출 때 환자에게 쓸 수 있는 더 적합한 의지 부품이 있는지를 확인하는 것이 중요하다.

7. 절단의 합병증

절단단에 초래될 수 있는 수술 후 합병증은 혈종, 감염, 괴사, 관절 구축, 신경종(neuroma) 및 환상지(phantom limb) 등이다. 혈종은 지혈이 불충분한 경우 생길 수 있다. 이는 흡입하고 압박 고정하면 대부분 해결되나 지속될 경우 감염의 배양액이 되므로 주의하여야 한다. 감염 및 괴사는 당뇨병이나 말초혈관질환에서 생길 수 있다. 배농, 세척하고 적절한 항생제를 사용하여야 하며 심하면 재절단을 요하기도 한다.

관절 구축은 수술 후 절단단을 조기에 근육 및 관절 운동을 시켜 예방할 수 있다. 가벼운 구축은 대부분 물리치료로 해결되나 심한 구축은 의지 장착에 방해가 되므로 수술로써 이완시켜 줄 경우도 있다.

신경종은 대부분의 신경 절단부에서 생긴다. 이로 인한 통증은 신경단이 반흔 조직에 유착된 경우 초래되며 수술

표 15-1 | 하지 절단자의 활동도 분류: K-level

0	도움의 유무와 상관없이 이동할 수 있는 능력과 잠재력이 없으며, 의지가 이동에 대한 능력을 향상시켜 주지 못함.
1	의지를 사용하여 동일한 속도로 평지를 이동할 능력이 있음. 전형적인 가정에서의 보행자
2	고르지 못한 표면이나 계단, 연석 등의 낮은 장애물을 넘어 이동할 능력이 있음. 전형적인 지역사회 보행자.
3	다양한 속도로 이동할 능력이 있음. 대부분 환경에서의 장애물을 넘어 이동이 가능하며, 단순한 이동 이외의 의지 사용이 필요한 활동이나 직업치료 활동이 가능한 지역사회 보행자.
4	기본적인 보행 수준 이상의 높은 강도의 충격, 스트레스, 에너지가 필요한 의지 보행이 가능한 능력이 있음. 소아, 활동적인 성인 또는 운동선수에게 일반적으로 필요한 의지.

시 충분히 짧게 신경을 절단하여 정상 근육 내에 위치하도록 하면 예방할 수 있다.

절단 후 절단되어 없어진 부위가 남아 있는 듯한 착각을 가지는 현상을 환상지라 한다. 대부분의 환자에서 나타나나 대부분 의지 장착 후 감소되거나 사라진다. 간혹 심한 경우는 신경종의 제거술 등 재수술을 요하기도 하며, 약물 치료, 정신과적 치료나 전기 자극 치료를 필요로 한다. 하지 절단 후 대부분 발생되는 환상지 현상은 특히 절단 환자가 잠에서 깨어날 때 문제가 되는데 잠이 충분히 깨지 않은 상태에서 침대나 잠자리에서 일어설 때 절단된 하지를 의식하지 못하고 체중부하를 시도하다가 넘어지는 경우를 매우 흔히 보게 된다. 이러한 사고는 절단단에 상처를 유발하여 재활을 지연시키기도 하고 때로는 더 큰 손상을 발생시킬 수도 있으므로 절단 환자들에게 미리 주의를 주는 것이 필요하다.[4]

II. 의지 장착 전 재활

1. 절단환자에 대한 태도 및 문진

절단환자를 많이 보는 재활의학과 의사나 절단재활팀의 구성원들에게는 절단이 또 하나의 질환이나 장애로 느껴져 절단에 대해 대수롭지 않은 생각을 할 수 있으나 절단을 당한 환자 당사자로서는 신체의 일부가 자신으로부터 영원히 떨어져 나간 상태가 되므로 그 정신적, 심리적 충격이 매우 크다. 절단환자를 처음으로 만나는 절단재활팀의 구성원은 절단 환자의 이러한 정신적, 심리적 상태를 최대한 이해하는 것을 시작으로 재활치료가 시작되어야 한다.[5] 즉, 절단환자와의 첫 만남에서는 절단이 된 상태에 대한 깊은 공감에서부터 시작하여 절단 전 사지의 상태, 보행 능력, 활동 범위, 직업, 취미 등에 대한 문진을 통해 의지 장착 및 절단 재활을 후에 어느 정도의 보행기능의 성취가 가능할 것인지를 가늠하는 것이 중요하다. 물론, 절단 전 보행 및 활동능력이 좋았던 경우가 절단 후 재활과정을 통해 높은 신체적 기능을 얻을 확률이 높다. 절단 전 감염이나 허혈성 상태로 오랜 기간 보행이 어려웠던 경우는 그

만큼 의지 재활의 기간도 길어질 것을 예상하여야 한다.

2. 의지 재활 과정 및 예상되는 기능적 수준 설명

절단환자와의 첫 만남에서는 앞으로 어느 정도의 기간 동안 어떠한 과정을 통해 의지 재활이 진행될지 설명하고, 의지를 장착하여 적절한 재활과정을 거치면 어느 정도까지 보행능력을 가질 수 있다는 것을 환자한테 알려주는 것이 재활의 성취 동기를 부여하는 좋은 방법이다. 특히, 하지 절단을 하고나면 당연히 걸음을 잘 못 걸을 것으로 생각하는 환자들이 의외로 많은데 이런 잘못된 선입견을 바로 잡는 것이 의지 재활의 중요한 첫 단추가 된다. 절단 전 정상적인 보행과 활동이 가능하였던 사람이 하퇴 절단을 받고 적절한 재활치료와 의지장착이 끝나면 평지에서는 정상 보행이 가능하고 계단이나 경사를 오르내릴 때 약간의 어려움을 느끼나 겉보기에는 거의 정상적으로 걸을 수 있다는 것을 알려주는 것이 좋다(동영상 15-1). 대퇴 절단을 받은 경우는 어떤 의지 특히 어떤 의지 슬관절부를 장착하는가에 따라 보행의 양상이 많이 달라지는데 유압식 유각기 조절장치가 있는 슬관절부를 사용할 경우 평지보행은 정상에 가깝게 된다(동영상 15-2).

동영상 15-1 | 하퇴 절단 의지 착용 후 보행 기능의 향상 과정

동영상 15-2 | 대퇴 절단 의지 착용 후 평지 보행

그러나 계단이나 경사를 오르고 내릴 때는 양하지를 번갈아 내딛지 못하므로 환측이 불편한 것이 확연히 보이게 된다. 유압식 입각기 조절장치가 있는 슬관절부를 사용하면 계단이나 경사를 내려올 때는 비교적 정상적인 동작을 할 수 있으나 올라갈 때는 역시 환측의 불편함이 눈에 띄게 된다. 족부절단이나 Syme 절단의 경우 적절한 의지 장착으로 거의 정상적인 활동을 할 수 있다. 고관절 이단의 경우 의지를 장착하여도 많은 경우 지팡이 등의 보행보조기구에 의존하게 되지만 성공적인 경우에는 보행보조기구 없이 실외보행이 가능한 경우도 볼 수 있다(동영상 15-3). 또한 환자의 나이, 절단 높이, 근력 및 심폐지구력 등 신체적 상태를 고려하여 목표하는 활동도를 정할 수 있으며, 대표적으로 쓰이는 것이 미국 메디케어(medicare)에서 제안된 메디케어 기능분류 등급(Medicare Functional Classification Levels, MFCL, K-level)이다. 최근 생산되는 대부분의 슬관절부, 족관절부가 기기 기능이 구연할 수 있는 K-level을 제시하고 있어서 현재 가능한 활동도에 따라 부품을 선택하는 데 도움을 받을 수 있다.

동영상 15-3

동영상 15-4 │ 대퇴 절단 환자의 의지 처방 후 피팅에서 보행훈련 과정

이와 같이 기능적 예후와 의지 부위 기능에 대한 실제적인 설명을 통하여 절단 환자의 재활에 대한 현실적인 목표를 정해주는 것이 중요하다. 단, 상기의 기능적 예후는 절단 전 정상 활동이 가능하였던 환자를 기준으로 한 것이며 절단 전 오랜 기간 동안 침상생활을 하였거나 파행(limping)을 보였던 경우, 고령의 환자의 경우에는 가능한 기능적 수준을 낮게 잡아야 한다. 또한 사람의 힘으로 만들어지는 의지는 절단되기 전 갖고 있던 신체의 일부보다는 불편할 수밖에 없으며 의지 장착과정에서 수차례의 교정이 필요할 수 있고 어느 정도 고통이 따를 수 있음을 주지시켜 조그만 어려움이 있다고 하여 포기하는 일이 없도록 각오를 시키는 것도 중요하다(동영상 15-4).

3. 의지 장착을 위한 절단단의 준비

일반적으로 절단 후 의지 장착의 시기는, 수술 직후나 상처가 치유된 직후(술 후 약 7~10일) 혹은 상처가 치유된 후 조기(술 후 약 2~3주)에 임시 의지를 착용하고 후에 완전한 의지를 착용할 수도 있고, 절단단이 완전 성숙한 뒤(술 후 약 2~3개월)에 한 번에 완전한 의지를 착용할 수도 있다. 이는 환자의 나이, 근력, 건강 상태, 의욕 등 외에도 의사, 의지보조기사, 물리치료사 등의 제반 여건이 얼마나 좋으냐에 따라 달라지는데 일반적으로 의지 착용이 늦어지면 늦어질수록 의지 보행의 가능성은 낮아지며 사용 중 낙상의 빈도도 높아진다. 절단 후 의지를 착용하기까지 준비할 사항은 크게 절단단의 성숙, 남아있는 관절 범위의 유지 및 변형의 방지, 남아 있는 근육의 강화 등으로 나눌 수 있다.

1) 절단단의 성숙

절단단을 성숙시키는 방법에는 크게 세 가지가 있다. 가장 흔하게 사용하는 방법은 붕대 고정법(soft dressing)이다(그림15-4, 5). 탄력 붕대나 고무 붕대를 사용하여 절단단의 끝에서부터 위쪽으로 감아 올라가 절단단을 원추형으로 유지하는 것으로 상처를 관찰할 수 있고 특별한 재료나 장치가 필요 없다는 장점이 있다. 그러나 자주 감아 주어야 하고 감는 방법이 불완전하면 오히려 절단단의 부종을 악화할 가능성이 있다. 두 번째 방법은 견고한 고정법(rigid drssing)으로 이는 절단 직후 마취 하에서 석고 붕대로 절

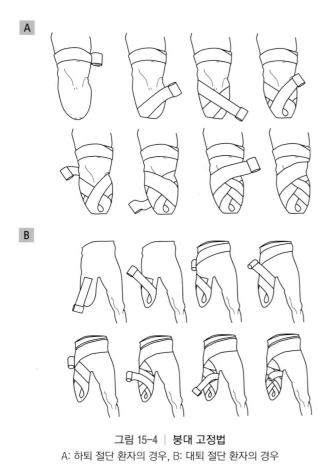

그림 15-4 | **붕대 고정법**
A: 하퇴 절단 환자의 경우, B: 대퇴 절단 환자의 경우

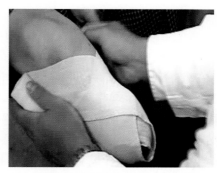

그림 15-5 | **절단단의 성숙을 위한 붕대 고정법**(동영상 15-5)
절단단의 종축에 대각선 방향으로 붕대를 감으며 말단부의 내외측에 압박을 가하는 것이 중요하다.

동영상 15-5

동영상 15-6

단단을 감싸는 방법이다. 절단단의 부종을 예방하고 임시의지(immediate postoperative prosthesis, IPOP)를 석고 붕대에 연결하여 조기 보행을 시키는 장점이 있다. 그러나 상처를 관찰할 수 없는 단점이 있어 감염이나 혈행의 장애가 있을 경우에는 문제가 될 수 있고 주로 외상이나 종양으로 절단을 하는 젊은 환자에게 사용되며 감염이나 허혈성질환에 의한 절단에서는 금기이다. 임시의지를 하기 위해서는 상기 기술된 임시의지의 적응이 되고 환자의 의지가 충분해야할 뿐만 아니라 절단수술을 하는 외과의사의 노력이 필수적이다. 이러한 이유로 수술 후 2~3일에 의지 재활을 시작하는 조기의지(early postoperative prosthesis, EPOP) 재활 방법이 선호되기도 한다.[6] 세 번째 방법은 이들의 중간 형태로 Unna 연고붕대(paste bandage) 등의 덜 견고한 고정(semirigid dressing)을 하는 방법이다. 쉽게 교환할 수 있고 상처의 손상이 작은 장점이 있으나 조기 보행은 할 수 없다.

이외에도 여러 가지 방법이 있으나 손쉽게 사용할 수 있는 붕대 고정법이나 가장 많이 사용하며 통상적으로 수술의 상처가 치유되고 발사(stitch out)된 이후 붕대 고정법을 3~4주 정도 시행하여 절단단의 부종을 줄이고 모양을 적절히 잡은 다음 의지 장착을 시작하는 것이 일반적이다. 노령이거나 상지기능의 장애로 탄력 붕대 사용이 어려운 경우는 기성품인 압박대(shrinker) 사용을 교육하는 경우가 더 늘어나고 있다(동영상 15-6). 그러나 허혈성 질환이나 당뇨에 의한 절단의 경우 절단단의 수술 상처의 치유가 지연되는 경우가 많고 이러한 경우에는 의지의 장착이 더 늦어지게 된다.

절단단의 성숙을 위해 필요한 또 하나의 노력은 절단단 상처 부위에 부종 등에 의해 굳어 있는 연부조직을 부드럽게 풀어주는 마사지이다. 붕대 고정법을 사용하는 경우 붕대를 감은 후 수 시간이 지나면 붕대가 느슨해져 붕대를 풀고 다시 감아야 하는데 이 때 중성로션이나 오일을 사용하여 상처 주변부 연부조직에 대한 심부마사지(deep friction massage)를 약 20분간 해주는 것이 좋다. 의지를 하루 종일 착용하는 상황이 되어도 수면 시에는 의지를 벗고 자야 하는데 이때 절단단의 부피가 최대 10% 정도까지 증

가될 수 있으므로 수면 중에는 반드시 붕대 고정법을 시행해야 한다.[7] 그렇지 않으면 다음 날 아침 절단단이 의지에 들어가지 않을 수도 있다.

2) 관절가동범위 유지 및 근력 강화

관절가동범위의 유지 및 근력의 강화를 위해서는 수술 직후부터 의지의 장착 때까지 꾸준한 노력을 필요로 한다. 무엇보다 주의하여야 할 점은 슬관절의 굴곡 구축과 고관절의 굴곡 및 외전 구축의 방지이다. 따라서 수술 후 항상 정확한 위치의 유지를 위한 운동이 필수적이다. 또한 보행에서 중요한 근육의 강화가 필수적인데 대표적인 근육은 대퇴사두근(quadriceps), 대둔근(gluteus maximus) 및 고관

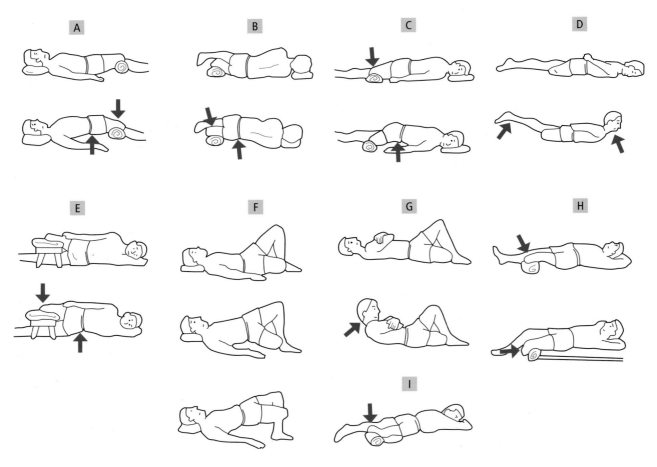

그림 15-6 | 절단단의 근력 강화 운동
A: 고관절 신전 운동, B: 고관절 외전 운동, C: 고관절 굴곡 운동, D: 척추 신전 운동, E: 고관절 내전 운동, F: 체간들기 운동, G: 일어나 앉기, H: 슬관절 굴곡 운동, I: 슬관절 신전 운동

절 외전근 등이다(그림 15-6). 이것도 지속적인 근력 강화 운동에 의해서 가능하며 이러한 준비들이 되어 있어야 의지 장착 후의 사용이 용이해진다.

동영상 15-7은 환측 고관절 외전근의 위약으로 인해 트렌델렌버그 보행이 관찰되는 예이다.

수술 후부터 의지를 장착할 때까지는 통상 한달 전후의 시간이 걸리게 되는데 이때 하지 절단환자를 침상 안정만 시키면 안 되고 가능하면 조기에 목발 보행을 시작해야 한다. 의지 장착 전부터 목발 보행을 하는 것은 보행의 기능을 유지하고 균형 감각을 키우며 심폐지구력을 포함한 운동능력을 유지하고 관절가동범위 유지 및 근력 강화를 위해서도 매우 중요한 활동이 된다. 대퇴절단환자가 의지보행을 할 때 필요한 에너지소모량은 같은 환자가 의지 착용 없이 목발보행을 할 때 필요한 에너지소모량과 비슷하므로 대퇴절단환자의 경우 의지 착용 전에 목발보행을 최대한 많이 하는 것이 의지 재활의 기본이 된다.

동영상 15-7

III. 하지 의지

1. 의지 처방의 시기

의지를 처방하고 장착하는 시기는 절단단이 충분히 성숙되어야 하는데 절단 수술 후 수술 상처가 치유된 것만으로는 절단단이 성숙되었다고 할 수 없다. 앞서 설명된 대로 절단단이 실린더모양(하퇴절단의 경우)이나 원추모양(대퇴절단의 경우)을 제대로 갖추어야 하고 상처가 완전히 치유되어야 하며 상처 주변의 연부조직의 구축이 풀려야 한다(그림 15-7). 이 세 가지 조건이 갖추어지면 의지를 처방하고 장착하여 의지에 체중 부하를 가할 수 있게 된다.[9]

절단단 부피의 감소가 안정화되는 시기를 의지 처방/장착의 시기로 보는 경우가 있는데 부피의 안정화를 기다리게 되면 너무 오랜 기간 의지 착용을 지연시키게 되는 경향이 있어 저자의 경우 부피가 안정되지 않더라도 의지를 처방하고 착용시키는 방법을 선호한다. 절단단의 부피는 절단단이 성숙된 이후에도 지속적으로 감소되는데 소켓을 포함하는 의지 전체를 한 번에 만들어 내는 외골격성(exo-skeletal) 의지가 주종을 이루었던 과거에는 일단 임시의지(temporary prosthesis)를 착용시켜서 보행을 하다가 절단단의 부피가 충분히 감소되면 영구의지(permanent prosthesis)를 만들어 착용토록 하는 방법이 흔히 사용되었다. 그러나 최근에는 각 의지 부품이 모듈(module)화 된 내골격성(endoskeletal) 의지를 주로 사용하므로 절단단의 부피가 감소되면 나머지 부품은 그대로 사용하고 소켓부분만 다시

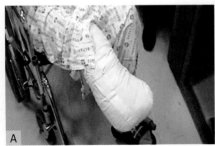
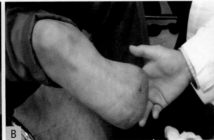
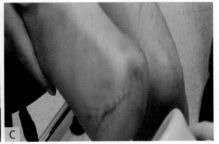

그림 15-7 | 하퇴 절단단의 성숙 과정

A: 수술 직후, B: 수술 후 1개월, C: 수술 후 6주 후(의지 착용 후 1주), 시간이 경과할수록 상처가 아물어가고 절단단의 모양이 알뿌리(bulbous)형에서 실린더형으로 바뀐다.

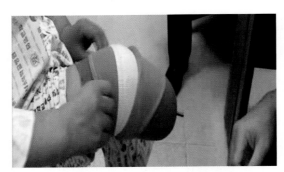

그림 15-8 | 절단단 양말(stump socks)
최초 의지 착용 후 절단단이 위축되면 소켓이 너무 헐렁하게 된다. 이를 보상하기 위해 착용한 양말(socks). 이 환자는 6겹짜리(흰양말) 1개와 3겹짜리(회색양말) 3개를 착용하고 있어 모두 15겹으로 의지 소켓을 바꿔야 할 상태라고 볼 수 있다.

제작하면 되므로 임시/영구의지의 구분이 없어진 상태이다. 따라서 절단단의 부피가 안정되기 전에라도 절단단의 세 가지 조건이 충분히 성숙되면 내골격형 의지를 처방/장착토록하고 이후에 발생되는 절단단의 위축에 대해서는 절단단 양말(stump socks)을 이용하여 보완을 하도록 한다. 위축이 점점 진행하여 절단단 양말이 12겹 이상 필요하게 되면 소켓을 다시 맞추게 되는데 향후 위축될 부피의 정도를 고려하여 때로는 양말을 15겹 이상 신을 정도로 위축될 때까지 기다려도 무방하다(그림 15-8).

2. 의지 처방 시 고려할 점

하지 의지는 체중을 지지하고 보행을 도우며 외관을 좋게 하는 목적으로 사용되고 있다. 하지 의지는 상지 의지에 비해 비교적 단순한 기능을 갖는다. 하지 의지의 주 기능은 체중을 지지하는 것이므로 착용할 때 절단단과 소켓 사이의 압력 분포가 중요하다. 이 압력 분포의 이상에 의해 착용 상의 문제가 생기게 되면 의지의 재조절이 필요하게 된다. 또한 환자가 하지 의지를 착용하고 걸을 때 가능한 한 정상 보행에 가깝게 걸을 수 있어야 하며 앉았을 때나 보행 시의 외관도 중요한 문제가 된다.

의지를 처방할 때는 절단 환자의 개인적 특성에 따라 의지의 각 부분에 대해 세심한 선택을 하고 정확한 처방을 해야만 한다. 절단 환자의 개인적 특성이란 절단 위치와 절단단의 길이, 관절가동범위와 근력, 피부 상태 등의 절단단의 기본적인 특성도 고려해야 하고 환자의 체격조건, 연령, 심폐지구력, 기존 동반질환 등도 고려해야 한다.

특히 혈관성 원인에 의한 절단의 경우 말기 신부전, 당뇨병성 하지 병변, 말초혈관장애를 동반하고 있는 경우가 많다. 말기 신부전 환자의 특징은 투석 전후의 부피 증감이 크다는 것이며, 이를 조절하기 위해 투석 전에 취형을 한 다음, 부피가 감소하였을 때는 양말 등으로 공간을 보상하는 것을 고려하여야 한다.

말초혈관장애 환자들은 순환기능이 떨어져서 상처나 허혈성 괴사의 가능성이 높으므로 pin lock 등의 압력이 강한 현가 장치를 사용할지, 압력지점이 분산되는 실리콘 현가 장치(silicone supension)를 사용할지 고민해 보아야 한다. 당뇨병성 병변 환자에서는 감각 인식이 떨어질 수 있으므로 체중부하에 의한 피부의 색 변화를 더 자주 확인하여 허혈이 없는지 확인해야 한다.

또한, 직업, 취미 등의 상황도 참작을 해야 하며 의지 장착에 드는 비용을 부담할 수 있는 경제적인 여건도 당연히 고려하여 처방을 해야 하겠다.

최근 많이 사용되는 내골격성 의지는 각 부분-모듈(module)이 모여서 하나의 의지를 구성하게 되므로 각 모듈 사이의 상호관계도 중요한 경우가 많다. 예를 들면 특수한 슬관절부의 경우 그 특성을 최대한 이용할 수 있는 최적의 족부가 추천되기도 하며 소켓의 길이에 따라 슬관절부의 선택도 달라지게 된다.

따라서 의지의 각 부분 중 어느 부분에 대한 결정을 먼저 할 것인지는 처방하는 의사의 개별적인 선호도에 따라 다르겠으나 통상 절단단과 의지가 연결되는 소켓을 가장 먼저 결정하고 이로부터 원위부로 현가 장치의 종류, 슬관절부, 족부-족관절부 등으로 의지 부품을 처방하는 경우가 많다.

3. 현대식 의지의 발전과 분류 체계

최근의 기술 발전에 따라 유압식 장치들을 넘어 마이크로프로세서를 장착한 슬관절부나 족부-족관절부가 점점 처방과 사용의 빈도가 늘어나고 있고, 계속 발전해 오고 있다. 이에 따라 미국 정형외과 학회에서는 의지 구성 부위

표 15-2 | 기능적 요소에 따른 전통적 의족과 현대적 의족의 구분

기능적 요소	전통적인 방법	현대적 방법
운동 감쇠(Movement damping)	기계적 마찰(Mechanical friction)	유압식 저항(fluid friction)
조절 장치(Control method)	기계식(Mechanical)	마이크로프로세서 조절 (MicroProcessor-Controlled, MPC)
움직임 생성(Movement generation)	수동식 또는 체간 조절식 (Passive or body-powered)	능동/외력 구동(Active-external powered)
추진력 생성(Force generation)	추진장치 없는(Apropulsive)	추진장치를 가진 (Propulsive)

의 기능적 요소의 성격에 따라서 다음과 같이 분류하는 것을 제안하고 있다(표 15-2).

4. 하퇴 의지

하퇴 의지(transtibial prosthesis)의 구성은 족부-족관절부(foot ankle assembly), 하퇴부(shank), 소켓(socket), 현가 장치(suspension device)로 이루어진다(그림 15-9). 하퇴 의지(transtibial prosthesis)에서는 생역학적 원칙을 적용함으로써 의지의 안정성, 기능, 착용감을 좋게 할 수 있다. 과거에는 이러한 원칙을 임상적 경험에 의해 적용하였지만 근래에는 여러 사람들의 연구 결과, 생역학적 원칙을 좀 더 분명히 이해하게 되었다. 특히 슬개건 체중부하 하퇴의지(patellar tendon bearing transtibial prosthesis)에서 소켓 모양, 의지의 각 부품 간의 배열관계에 대한 생역학적 원칙에 대해 연구가 이루어졌다. 슬개건에 체중을 부하하는 완전 접촉 소켓이 소개됨에 따라 슬관절하 절단 환자의 의지 착용상의 문제가 많이 해결되었고, 과상부소켓(supracondylar socket)이 개발됨에 따라 가죽끈 현가 장치 방식(strap suspension system)을 많이 대치하게 되었다. 90년대 이후부터 이제 널리 쓰이는 실리콘 라이너(silicone liner)의 발전은 하지 의지의 소켓과 현가 장치의 발전에 획기적인 기여를 하게 된다.[8]

1) 소켓

소켓(socket)은 절단단을 지지하고, 절단단에서 의지를 작동시키는 힘을 전달한다. 1958년 이전에는 나무를 깎아 만든 소켓을 사용하였는 데, 이것은 절단단의 원위부에 체중을 모두 지지하는 구조로 되어 있어서 여러 가지 단점이 알려져 왔다.

대표적인 것들로는 절단단에 과도한 압력을 주고, 이 압력을 줄이기 위해 대퇴부 코르셋을 착용해야 하며 소켓의 바닥이 뚫려 있어서 절단단의 끝에 부종(edema)이 자주 생기는 점 등이었다. 이러한 문제들은 슬개건 체중부하(patellar tendon bearing) 하퇴 의지가 개발된 후 많이 해결되었다. 이후 슬개건 체중부하 하퇴 의지(흔히 PTB 의지라고 부름)는 모든 나라에서 널리 쓰이고 있다.

(1) 슬개건 체중부하

하퇴 소켓 상단 주위의 횡단면을 보면 서양 배 또는 삼각형 모양을 이루고 있다. 슬개건 체중부하 소켓(patellar tendon bearing=P.T.B. socket)(그림 15-10)은 이 절단단을 완전 접촉할 수 있도록 만들어 진다. 즉, 완전 접촉 소켓(total contact socket)의 개념으로 만들어져서 절단단의 모든 면이 소켓과 접촉 되도록 한다. 절단단의 모든 면이 소켓과 접촉을 하지만 모든 부위에 같은 정도의 압력이 가해지는 것은 아니다. 하퇴 절단단 중 압력에 강한 슬개건 부위나 경골 내측면(medial tibial flare) 부분에는 더 큰 압력이 걸리도록 소켓을 제작해야 하고 압력에 약한 경골릉(tibial crest), 비골두, 슬굴곡건 등의 부위는 소켓과 접촉은 하되 압박은 가해지지 않도록 한다. 이러한 작업은 절단단로부터 석고모델을 본뜰 때 그리고 이를 교정하는 과정에서 처리하게 되며 의지 착용 후 보행 훈련 과정에서 수차례 교정 작업을 할 수도 있다.

PTB 소켓의 구체적 제작 방법을 요약하면 앞쪽 벽은

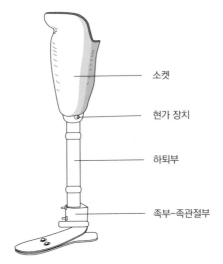

그림 15-9 │ 하퇴 의지의 구성

소켓

현가 장치

하퇴부

족부-족관절부

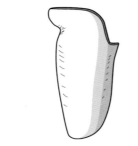

그림 15-10 │ 슬개건 체중부하 소켓

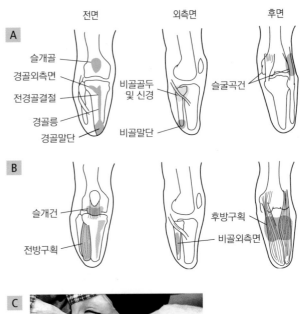

전면   외측면   후면

A

슬개골
경골외측면
전경골결절
경골릉
경골말단

비골골두
및 신경

슬굴곡건

비골말단

B

슬개건

전방구획

후방구획

비골외측면

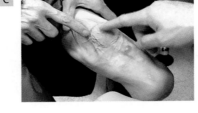

C

그림 15-11 │ 슬개건 체중부하 소켓; 공간 확보 부위 및 가압 부위

A: 공간 확보 부위, B: 가압 부위, C: 의지 착용 중 하퇴 절단단의 위축으로 절단단이 소켓에 너무 깊이 들어가서 압박되지 않아야 할 부분에 압박이 가하여져 피부가 발적된 모습

슬개골 중간 높이까지 오도록 하며 슬개골과 경골 결절(tibial tubercle) 사이에 슬개골 선반(patellar shelf)이 위치하도록 하며 경골릉과 경골의 하단부가 닿지 않도록 소켓 안으로 볼록하게 만들어 준다. 뒤쪽 벽은 4개의 벽 중에서 제일 낮으며 슬개골 선반의 중간보다 약 1 ㎝ 정도 높게 한다. 비복근 압축부(gastrocnemius compress)를 만들어 절단단을 앞으로 밀어서 슬개건이 슬개골 선반 위에 잘 앉도록 하며 양쪽 모퉁이에는 슬굴곡건이 압박받지 않도록 공간을 확보하여야 한다. 내측벽은 대퇴골의 내전근 결절(adductor tubercle) 상연까지 높이고 외측벽은 내측벽의 높이와 같게 만든다. 특히 내외측 벽은 완전 접촉이 되도록 해야 하나 비골 신경 및 비골 말단이 눌리지 않도록 공간을 확보하는 것이 필요하다(그림 15-11). 또한 소켓을 약 5~15° 굴곡시켜 체중을 슬개골 선반에 잘 실리도록 정렬

하여야 한다.

최근 발전된 실리콘 라이너가 널리 사용되면서 슬개건이나 경골 내측면에 집중되던 압력이 실리콘 라이너에 감싸진 절단단 전체에 골고루 분포되는 표면 전체 체중 부하(total surface bearing)의 개념으로 바뀌고는 있어 과거만큼 엄격한 슬개건 체중부하 소켓의 제작 방법을 따르지 않는 경향이 있다. 그러나 여전히 상기 기술된 압력이 가해져야 하는 부분과 압박을 줄여야 하는 부분에 대한 원칙은 지켜져야만 한다.

(2) ISNY 소켓

ISNY 소켓(Icelandic Swedish New York University Socket)(그림 15-12)은 얇고 유연한 폴리에틸렌(polyethylene) 소켓과 견고한 골격의 두 부분으로 이루어진다. 골격 구조는 안쪽

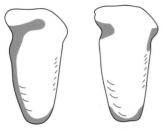

그림 15-12 | ISNY (Icelandic Swedish New York University) 소켓

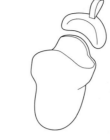

그림 15-14 | 쐐기 현가 장치

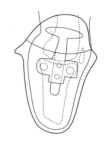

그림 15-15 | 쇠막대 현가 장치

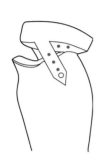 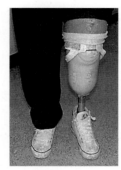

그림 15-13 | 낭대 현가 장치

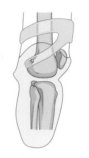 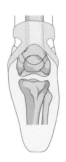

그림 15-16 | 과상부 및 슬개골 상부 현가 장치

의 지주대와 슬개건을 감싸는 가로지르는 막대로 구성되는데 이 골조는 좁은 면적을 차지한다. ISNY 소켓은 첫째, 소켓의 유연성이 좋으므로 착용감이 좋고 근육의 수축에 따라 모양이 변할 수 있으며, 절단단으로 외부에서의 감각 자극을 전할 수 있고 둘째, 폴리에틸렌(polyethylene)이 투명하므로 의지의 검사나 시험적 소켓(trial socket)으로 적당하며 셋째, 소켓 변형을 쉽게 할 수 있다. 그러나 절단단과 딱딱한 소켓 사이에 매우 부드러운 접촉면을 제공하는 실리콘 라이너가 널리 사용되면서 ISNY 소켓의 유용성이 많이 감소되었다.

2) 현가 장치

(1) 낭대 현가 장치

낭대 현가 장치(cuff suspension)(그림 15-13)는 실리콘 라이너가 사용되기 전에는 슬개건 체중부하 의지에 가장 흔히 쓰였으며 간편하고 가볍고 수선하기 쉽다. 소켓의 내측 후방과 외측 후방에서 시작하여 대퇴골과(femoral condyle)

위쪽을 감싸고 슬개골의 위를 지나가는 낭대에 의해서 현가의 안정성이 유지된다. 즉 의지가 절단단에서 빠지지 않게 하여준다. 단점은 가죽띠가 쉽게 망가지고 앉을 때 무릎을 구부리기가 불편하고 의지의 회전을 완전히 막지 못하며 피스톤 작용이 일어난다는 것이다.

(2) 과상부 현가 장치

과상부 현가 장치(supracondylar suspension)는 원래의 슬개건 체중부하 소켓보다 내, 외측을 높여서 대퇴골과(femoral condyle)를 감싸고 가장 윗부분은 조금 좁혀서 빠지지 않게 한것이다. 이때 착용을 돕기 위하여 쐐기 현가 장치(wedge suspension)(그림 15-14)나, 내측 벽을 쇠막대(그림 15-15)를 이용하여 착용 시는 이들을 빼고 절단단을 넣고 착용 후 다시 부착하여 현가의 안정성을 도모하기도 한다.

(3) 과상부 및 슬개골 상부 현가 장치

과상부 및 슬개골 상부 현가 장치(supra-condylar/suprapa-tellar = SC/SP system)(그림 15-16)는 과상부 현가 장치와 같

이 양쪽 벽을 높이고 더불어 슬개골 전체를 감싸는 앞쪽 벽을 가지고 있다. 이때 신축성 있는 삽입부(compressible insert)를 근위부 테두리(proximal brim)에 사용한다. 이상의 변형된 현가 장치는 슬관절에 내외측 안정감을 주고, 낭대(cuff) 없이도 작동한다. 그러나 과상부 현가 장치와 과상부 및 슬개골 상부현가 장치의 근위부 테두리는 부피가 크고 슬관절을 굴곡할 때 제한을 주는 단점이 있다.

(4) 대퇴부 코르셋 현가 장치

대퇴부 코르셋 현가 장치(thigh corset suspension)(그림 15-17)는 가죽으로 만든 코르셋을 양 옆의 금속 막대(side bar)와 슬관절부에 의해 소켓과 연결된다. 이것은 소켓을 유지시킬 뿐 아니라 내외측 안정성을 주고, 체중의 일부를 지지한다. 경우에 따라서는 허리띠에 포크 모양의 가죽끈

(orkstrap assembly)을 달아서 현가의 안정감을 도와주기도 한다. 슬관절이 불안정하거나 신근이 약한 경우 또는 절단단이 아주 짧은 경우에는 이를 사용한다. 그러나 대퇴부에서 피스톤 작용이 일어나며, 무겁고, 근육 위축이 발생하고 혈액 순환을 차단하는 등의 단점이 있다. PTB 소켓이 나오기 전 나무를 깎아 만들었던 소켓에는 절단단에 충분한 체중 부하를 걸게 되면 압박에 약한 부위에서 손상이 쉽게 일어날 수 있기 때문에 체중의 일부를 지지할 수 있는 대퇴부 코르셋 현가 장치를 많이 사용하였으나 PTB 소켓이 발전된 이후에는 아주 특수한 경우-절단단이 매우 짧다거나 슬관절 신근이 약하거나 슬관절 불안정성이 있는 경우가 아니면 사용하지 않는다.

(5) 실리콘 라이너 현가 장치

실리콘 라이너는 절단단을 두터운 실리콘으로 감싸고 그 위에 소켓을 장착하게 되므로 절단단의 피부가 딱딱한 재질의 소켓에 직접 닿지 않게 되어 매우 편안한 소켓-절단단 접촉면을 제공하게 된다. 뿐만 아니라 실리콘과 절단단이 견고히 밀착됨으로써 강한 현가력이 발생하게 되어 의지 소켓과 절단단 사이의 유격이 거의 없어져 절단단을 통한 의지조절이 더욱 강력해졌다. 즉, 실리콘 라이너는 현가 장치인 동시에 소켓의 일부로도 작용하여 하지 의지 착용의 편리성에 큰 기여를 하여 1980년대 이후 의지부분의 가장 중요한 발전이라고 일컬어진다(그림 15-18).[10]

명확한 비교연구의 결과는 없으나 일반적으로 실리콘 라이너 현가 장치는 다른 어떤 현가 장치보다 절단단의 통증이 적고 현가력이 강하며 체중 부하가 좋아 높은 환자 만족도를 보인다.

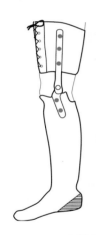
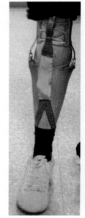
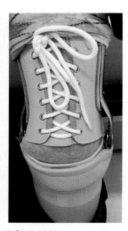

그림 15-17 | 대퇴부 코르셋 현가 장치

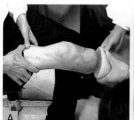
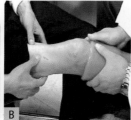
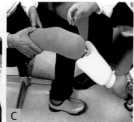
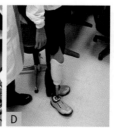

동영상 15-8

그림 15-18 | 하퇴 절단에 실리콘 라이너를 사용하는 모습
실리콘 라이너를 절단단에 씌운 후(A, B) 소켓을 착용한다(C, D).

간혹 땀이 많이 나서 불편해 하거나 실리콘에 대한 이상 피부반응으로 가려워하는 경우도 있고 매일 세척을 해야 하는 불편한 점이 있으나 땀이 많이 나는 것은 1~2주 정도 착용하면 적응이 되어 땀의 분비가 줄어드는 경우가 많고 소양증 등의 이상피부 반응은 실리콘 라이너 안쪽에 매우 얇은 천을 먼저 착용함으로써 완화시킬 수 있다. 실리콘 라이너의 착용이 잘못되어 실리콘과 절단단이 완전히 밀착되지 않으면 실리콘 라이너에 걸리는 음압 때문에 절단단의 피부에 울혈이 생길 수 있으므로 착용 시 주의해야 한다(그림 15-19). 하퇴 의지의 경우 실리콘 라이너 현가 장치에 실리콘 라이너를 의지에 부착시키는 잠금 장치가 있는데 이 잠금 장치의 종류에 따라 의지 내에서 차지하는 길이가 다르다. 따라서 절단단이 길어서 톱니 잠금 장치(예:shuttle lock)를 사용할 수 없는 경우에는 띠 잠금 장치(lanyard)나 다른 새로운 잠금 장치 등을 사용할 수도 있다.

(6) 강화 진공 현가 장치(Augmented vacuum suspension)

걸음을 걸을 때 발뒤축 접지기에 발생하는 충격을 이용하여 소켓 내부의 공기를 펌프질 해서 밖으로 배출시키는 현가 장치로 걸음을 걸을수록 음압이 강하게 걸려 효과적인 현가가 일어나는 매우 정교한 현가 장치이다. 그러나 소켓 내에서 음압이 적절히 작용하기 위해서는 소켓의 근위부로 공기가 들어가지 않도록 해야 하며 이를 위해 대퇴부와 소켓의 근위부를 연결하는 두껍고 고탄력의 슬리브(sleeve)를 착용해야 하는 단점이 있다. 고탄력 슬리브가 슬관절의 움직임에 방해가 되고 펌프 시스템 등을 포함하여 의지가 무거워지는 이유로 널리 사용되지는 않고 있다(그림 15-20).

3) 하퇴부

하퇴부(shank)는 소켓과 족부-족관절부를 연결시키고, 소켓에 걸린 체중을 족부-족관절부로 전달한다. 외골격성 하퇴부(exoskeletal shank)는 소켓에서 족관절부까지의 공간이 비어 있어서, 체중은 하퇴부의 벽면을 통해서 전달된다(그림 15-21). 내골격성 하퇴부(endoskeletal shank)는 금속이나 플라스틱 튜브가 족부-족관절부와 소켓을 연결한다. 이 하퇴부는 수술 직후 또는 조기 의지 장착을 시도할 때나 모듈 형식의 의지(modular prosthesis)에서 많이 쓰인다. 외골

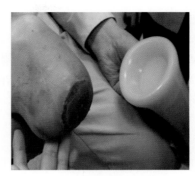

그림 15-19 |
실리콘 라이너의 강한 음압에 의해 발생한 원형의 피부 손상 부위는 우측에 보이는 실리콘 라이너의 끝부분에 삽입한 실리콘 패드로 인해 만들어진 원형의 공간 때문이었던 것으로 확인되었다. 이처럼 실리콘 라이너를 착용할 때는 절단단의 피부가 라이너에 잘 밀착되는 것이 매우 중요하다.

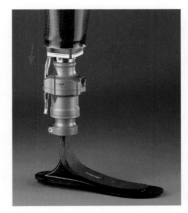

그림 15-20 | 강화 진공 현가 장치(Augmented vacuum suspension)
발을 땅에 디딜때마다 하퇴부에 장착된 공기펌프가 양측 화살표 방향으로 움직이게 되고 이 펌프의 힘으로 소켓 내부에 있는 공기가 공기 튜브를 통해 일측 화살표 방향으로 빠져나와 점점 더 강한 음압이 소켓 내부에 발생하게 된다.

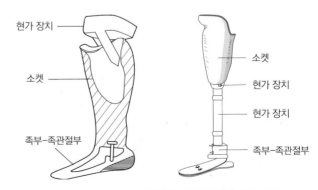

그림 15-21 | 외골격성(좌)과 내골격성(우) 하퇴 의지
최근에는 외골격성 의지는 거의 사용되지 않는다.

격성 의지는 소켓부터 하퇴부, 족부-족관절부를 같이 만들어야 하는데 비해 내골격성 의지는 각 부위를 조합해서 만들 수 있으므로 최근에는 대부분의 경우 내골격성 의지가 사용된다. 완전한 의지가 완성될 때 튜브 주위에 외피를 씌워 하지의 외양을 자연스럽게 한다.

4) 족부-족관절부

하퇴 의지에서 가장 흔히 쓰이는 족부-족관절부(foot ankleassembly)는 단축(single axis)의 족관절을 장치한 것과 관절부가 없는 S.A.C.H. (solid ankle cushion heel) 족부이다. 그외에 활동량이 많은 젊은 환자에서는 다축-족부-족관절부(multiaxis foot ankle assembly)나 에너지 저장형 족부-족관절부가 사용되고 있다.

(1) 단축 족부-족관절부(Single axis foot ankle assembly)

단축 족부의 바닥에서 족관절 부위를 연결하는 나사못이 위로 관통한다. 한편, 족관절 축에서는 저측굴곡(plantar flexion)과 배측굴곡(dorsi-flexion)이 일어나는데 저측굴곡 때는 뒤쪽의 저측굴곡 범퍼(bumper)가 눌리고, 배측굴곡 때는 앞쪽의 배측굴곡 범퍼가 눌려 저항을 주게 되며 저측 굴곡은 15°까지 가능하고 배측 굴곡은 5°까지 가능하다. 족부의 발가락 부분(toe break)은 탄력이 있어서 진출기(push off phase) 때 구부러지고 유각기(swing phase)가 되면 원상으로 돌아온다. 단축 족부-족관절부(그림 15-22)의 장점은 안정성이 뛰어나다는 점이다. 따라서 족관절의 내, 외측 안정성이 필요하거나 노인의 경우에 선호하게 된다. 단점은 족관절의 내, 외측 움직임(mediolateral movement)이 없으므로 평평하지 않은 길을 걷기에 불편하고 소음이 있을

수 있으며 유지하기 위해 손질을 자주 해야 한다는 점 등이다.

(2) S.A.C.H.(Solid ankle cushion heel) 족부-족관절부

S.A.C.H. 족부-족관절부(그림 15-23)는 나무로 된 용골(keel), 용골을 감싸고 있는 탄성 물질, 용골 밑을 지나는 벨트(belt), 하퇴부(shank)와 족부를 연결시키는 나사못과 탄력이 있는 발꿈치 부분(cushion heel)으로 구성되어 있다. S.A.C.H. 족부-족관절부는 족관절은 없지만 입각기(stance phase) 때 발꿈치 부분의 탄성 물질의 압박(compression)에 의해 정상적인 족관절의 편심성 배측 굴곡을 모방하는 동작을 얻게 된다. 발꿈치 부분은 탄성의 정도에 따라 골라서 부착할 수 있다. 또한 용골을 외상방에 노출시킨 형태도 있다. 이때는 용골이 넓으므로 착용할 때 내외측 안정성(mediolateral stability)이 좋아진다.

S.A.C.H. 족부-족관절부 사용 시에는 하퇴부(shank)를 발꿈치(cushion heel) 직상방까지 연결시킬 수 있으므로 외관이 좋다.

S.A.C.H. 족부-족관절부의 장점은 구조가 단순하고 관절 부위가 없어 움직이는 부위가 없으며 유지가 쉽고 소음이 적으며 외양이 좋고 약간의 내, 외측 움직임(mediolateral movement)이 있으므로 평평하지 않은 길도 쉽게 걸을 수 있고 높은 굽 신발에 쉽게 맞출 수 있다는 점이다. 단점은 족관절의 저측 굴곡, 배측 굴곡이 어느 정도 제한되어 있다는 것과 발꿈치 높이가 고정되므로 일정한 굽 높이의 신발만을 신어야 하고 특히 실내에서 신발을 벗어야 하는 우리나라 사람들에게는 실내화가 따로 필요하다는 점 등이다.

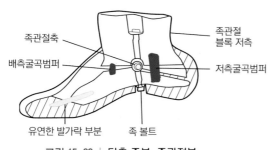

그림 15-22 | 단축 족부-족관절부

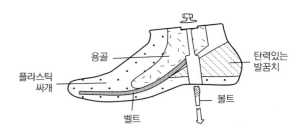

그림 15-23 | S.A.C.H. 족부-족관절부

(3) 다축 족부-족관절부(Multiaxis foot ankle assembly)

다축 족부-족관절부는 저측 굴곡, 배측 굴곡, 내번, 외번과 약간의 회전이 가능하다. 장점은 지면이 일정치 않은 곳에서 가장 잘 적응할 수 있고 보행할 때 발생하는 염전력(torsion force)을 어느 정도 흡수할 수 있다는 점이다. 단점으로서는 부피가 크고 유지하기 위해 손질을 자주 해야 되고 비싸며 소음이 있을 수 있고 외관이 떨어지는 점 등이다. 최근에는 두 개의 금속 축 대신 강력한 탄성중합체(elastomer)를 사용하여 전족부(forefoot)와 후족부(hindfoot)가 따로 움직일 수 있도록 만든 탄성중합체 다축 족부-족관절부도 개발되었다(그림 15-24). 불규칙한 지면에서 실외 보행을 많이 해야 하는 활동적인 절단 환자에게는 많은 도움이 될 수 있다.

(4) 에너지 저장형 족부-족관절부(Energy storing foot ankle assembly)

최근에는 좀 더 활동적인 절단 환자를 위하여 입각기 중반에 에너지를 축적하여 입각기 말기에 이용할 수 있는 에너지 저장형 족부-족관절부(그림 15-25)가 고안되어 사용되고 있다. 대표적인 것들로는 시애틀(Seattle®), 플렉스-풋(Flex-Foot®), 카본 카피 II(Carbon Copy II®), 스텐(STEN®),

세이프(SAFE®) 등이 있으며 작용 기전으로는 유연한 용골을 사용하며 전족부에서 소모되는 시간을 증가시키고 그 결과로 배측 굴곡 모멘트를 크게 한 다음 이를 진출기에 방출되도록 하여 정상 보행에 가깝도록 한 것이다. 유연한 용골의 재료로는 흑연(graphite), 델린(Delrin®), 케블러(Kevlar®), 폴리우레탄, 고무 등이 사용되고 있다.

5) 전형적인 하퇴 의지의 구성

이상에서 많은 종류의 하퇴 의지의 구성에 대해 설명을 하였지만 설명된 모든 종류의 부품이 실제로 흔히 사용되는 것은아니다. 최근 가장 흔히 사용되는 하퇴 의지의 구성은 TSB 소켓, 실리콘 라이너 현가 장치, 내골격하퇴로 이루어지며 족부-족관절부는 환자의 특성에 따라 결정하면 되겠다. 즉, 활동성이 많지 않은 경우는 S.A.C.H. 족부-족관절부를 사용하고 높은 활동성을 원하면 에너지 저장형 족부-족관절부를 사용하게 된다. 불규칙한 지면에서 보행을 많이 해야 하는 경우에는 다축 족부-족관절부를 사용하는 것이 좋다. 절단단이 매우 짧은 경우에는 슬관절 안정성을 높이기 위해 소켓을 과상부 형태나 과상부-슬개골 형태로 바꿀 수도 있다(그림 15-14~16 참조).

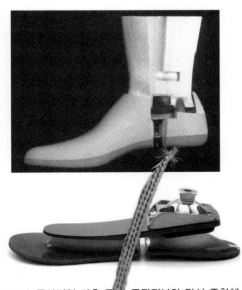

그림 15-24 | 통상적인 다축 족부-족관절부와 탄성 중합체 소재로 만들어진 다축 족부-족관절부

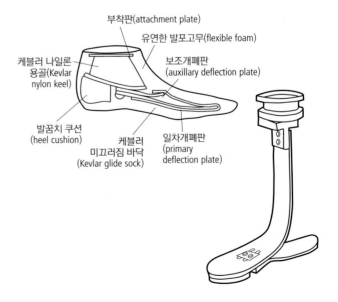

그림 15-25 | 에너지 저장형 족부-족관절부

6) 하퇴 의지의 생역학

절단단과 소켓 사이의 압력은 착용감에 영향을 주는 중요한 인자이다. 이 압력을 줄이기 위해서는 접촉 면적을 늘리는 일이 필요하다. 실제적으로는 절단단의 조직의 경도나 내성이 다르기 때문에 간단히 되지는 않는다.

압력을 균일하게 받게 하기 위해서는 단단한 조직이 있는 부분은 공간의 여유를 주고 부드러운 부분은 소켓을 안쪽으로 눌러주는 것이 필요하다. 다음으로 조직에 따라 압력에 견디는 정도가 다르므로 약한 부분은 공간을 주고 견딜 힘이 강한 부분은 소켓을 눌러줌으로써 상대적으로 압력에 대한 영향을 균일하게 할 수 있다. 슬개건 체중부하 하퇴 의지에서는 절단단에 처음부터 슬관절에 약간의 굴곡(initial flexion)을 주고(그림 15-26A) 소켓의 슬개 인대에 상응하는 부위를 안쪽으로 나오게 하여서 수직 방향으로의 체중의 상당 부분을 여기서 받게할 수 있다. 이때 뒤쪽 벽을 높이고 납작하게 눌러줌으로써 절단단이 후하방으로 미끄러지는 것을 방지한다. 또한 경골의 내측면도 이에 상응하는 소켓 부분을 안쪽으로 들어가게 함으로써 유효한 체중 지지부가 된다. 이를 위해서 누르는 힘이 바깥쪽에 작용하게 소켓을 만든다.

다음으로 절단단의 끝부분까지 포함하여 전체를 접촉면으로 함으로써 부종을 방지하고 체중 지지 면적을 늘리며 보행할 때 감각 자극을 늘릴 수 있다.

정렬(alignment)은 의지의 각 구성 요소 간의 상대적 위치 관계인데 하퇴 의지에서는 특히 소켓과 족부간의 위치 관계가 중요하다.

이 정렬에 따라 소켓이 절단단에 미치는 압력의 정도가 달라진다. 절단단을 통해 의지에 체중이 걸리면 반대 방향의 힘이 의지를 통하여 작용되는데 이 방향이 위로부터의 체중 부하 방향과 일직선이 아닐 때는 각을 이루게 된다. 결과적으로 절단단에 압력의 대응점이 생겨서 균형을 잡게 되고 눌리는 점은 과도한 압력을 받게 되며 의지에는 회전력(rotational force)이 생기게 된다. 따라서 체중 부하의 방향과 지면에서의 반작용의 힘이 일직선 상에 놓여 회전력이 생기지 않게 하려면 소켓을 5° 정도 외측으로 기울여야 한다(그림 15-26B). 족부가 중앙선 안쪽으로 위치할 때 내위치(inset)라고 하고, 반대로 족부가 중앙선에서 멀리 위치할 때 외위치(outset)라고 한다. 내위치의 경우, 그림과 같은 방향으로 압력을 받게 되어, 결과적으로 절단지의 외측 원위부와 내측 근위부에 압력을 받게 된다(그림 15-27).

현가 장치는 절단단에 의지를 유지시킬 뿐 아니라 절단지가 받는 압력을 줄이기도 한다. 기본적인 슬개건 체중부하 의지에 쓰이는 현가 장치의 변형으로 과상부 현가 장치와 과상부 및 슬개골 상부 현가 장치가 있는데 이들은 벽이 높기 때문에 결국 지렛대가 길어져서 소켓과 절단단이 각 우력(angular moment)을 일으키는 것을 줄인다. 또한 대퇴부 코르셋을 사용할 경우 이것이 체중의 일부를 지지하고 각 우력을 줄이는 역할을 하여 더욱 절단단에 가해지는 압력을 줄일 수 있다.

7) 하퇴 절단자의 보행 분석(동영상 15-1)

보행 분석의 목적은 보행 이상을 발견하고, 그 원인을 알아보려는 것이다. 그래서 이 과정을 이해하기 위해서 정상

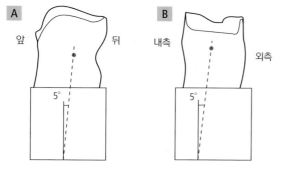

그림 15-26 | 슬개건 체중부하 소켓의 이상적 정렬

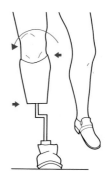

그림 15-27 | 하퇴 의지의 정렬이 내위치인 경우

보행, 생역학, 의지 장착 및 정렬 등을 알아야 한다.

정상 보행이라도 속도, 연령 등 여러 요인에 의해 다를 수 있다. 이때 가장 중요한 정상 보행의 특징이 대칭성이라는 것을 염두에 두어야 한다. 하퇴 절단자의 보행 이상을 이해하려면 이러한 이상이 일어나는 보행의 시기를 아는 것이 도움이 된다. 중간 입각기(midstance)를 제외한 경우, 대개는 의지를 착용한 쪽에서 잘 관찰된다. 중간 입각기 때의 이상 소견은 후방에서 잘 관찰된다.

(1) 접지기의 이상

① 과도한 슬관절 굴곡

정상에서는 접지(heel strike) 때 무릎은 거의 완전히 신전된다. 그 후 슬관절은 굴곡하기 시작하여 발바닥이 지면에 완전히 밀착한 직후까지 계속된다. 정상 속도에서 슬관절 굴곡은 15~20°이다. 하퇴 절단자는 다음과 같은 이유로 과도한 굴곡이 일어나게 된다.

- 족부의 과도한 배측굴곡 또는 소켓의 과도한 전방 경사(anterior tilt): 접지 후 발바닥이 지면에 닿는 것은 족관절의 저측굴곡(plantar flexion)과 슬관절 굴곡에 의한다. 의지의 족부가 너무 배측굴곡(dorsiflexion)되어 있거나 소켓이 5° 이상 전방 경사가 되어 있으면 슬관절 굴곡이 더 일어나야만 족부가 닿을 수 있다.
- 너무 딱딱한 족부 발꿈치 쿠션(heel cushion)이나 저측굴곡 범퍼(bumper): 족부의 저측 굴곡이 제한되기 때문에 절단단은 과도히 굴곡하게 된다. 또한 접지 때의 충격을 완충하지 못하므로 급격하고 과도한 슬관절 굴곡

이 일어난다.

소켓이 족부의 앞쪽으로 위치할 때: 그림 15-28과 같이 소켓에서 내려오는 힘과 바닥에서의 반작용에 의해 슬관절 굴곡 방향으로 회전이 일어나게 된다.

- 굴곡 구축이나 현가 장치 끈(suspension tab)이 후방에 위치할 때: 의지를 절단단에 유지시키는 슬관절 낭대(cuff)는 슬관절 운동축의 후방에 부착되어 있다. 이 위치로 말미암아 슬관절을 굴곡할 때는 헐렁하고 신전할 때는 팽팽하게 된다. 이때 낭대가 너무 후방에 부착되었을 때는 슬관절의 신전을 방해하게 된다. 과상부 및 슬개골 상부 현가 장치 의지의 경우 앞쪽 벽의 오목한 면이 슬개골에 잘 맞아야 의지가 빠지지 않고 고정이 된다. 그러나 오목한 면이 너무 깊을 경우, 역시 슬관절 신전을 방해한다. 이상의 경우들은 모두 굴곡 구축과 같은 효과를 나타내므로 슬관절의 굴곡이 지나치게 일어나게 된다.

② 슬관절 굴곡이 없거나 불충분한 경우

절단단의 슬관절 굴곡이 보행 중 불충분하게 일어나게 되는데 그 이유는 다음과 같다.

- 족부의 과도한 저측 굴곡: 정상 보행에서는 발바닥은 슬관절 굴곡이 끝나고 신전이 시작될 때 바닥에 완전히 밀착한다. 의지의 족부가 저측 굴곡되었을 때는 미리 발바닥이 밀착되므로 정상적인 슬관절 굴곡이 일어나지 않는다.
- 너무 부드러운 족부 발꿈치 쿠션(heel cushion)이나 저

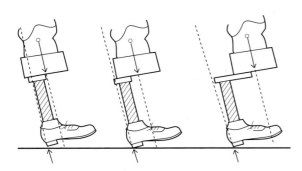

그림 15-28 | 소켓이 족부보다 너무 앞쪽에 위치할 때

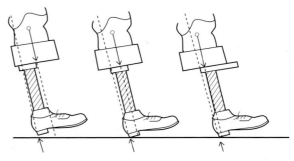

그림 15-29 | 소켓이 족부보다 뒤쪽에 위치할 때

측 굴곡 범퍼(bumper): S.A.C.H. 족부의 발 뒤꿈치가 너무 부드러우면 접지(heel strike)에서 슬관절 굴곡이 일어나는 시간이 잠시 지연된다. 슬관절은 족부 발꿈치 쿠션이 눌린 후에 굴곡되기 시작한다. 단축 족관절부 (single axis ankle)의 저측 굴곡 범퍼가 힘이 약하면 저측 굴곡이 쉽게 일어나 발의 앞면이 바닥을 치게 된다(foot slap). 이렇게 갑자기 발이 밀착되면 슬관절 굴곡을 제한하게 된다.

- 소켓이 족부보다 뒤쪽에 위치할 때: 소켓이 족부보다 뒤쪽에 위치하면 그림 15-29에서 보듯이 절단단에서 아래로 가는 힘과 지면에서의 반작용에 의해 슬관절 신전 방향으로 회전력이 생겨 결과적으로 슬관절 굴곡이 불충분하게 된다. 또는 내려가는 힘과 지면에서의 반작용에 의해 생기는 앞쪽으로의 회전력이 감소하게 된다.
- 원위부 전면이 불편할 때: 슬관절을 굴곡시킨 상태에서 체중을 부하하려면 대퇴사두근이 충분히 슬관절 굴곡에 대해 편심성 수축을 할 수 있어야 한다. 대퇴사두근이 수축할 때 경골의 앞쪽 아래쪽과 소켓 사이에 압력이 높아진다. 결과적으로 접지 때 절단단의 불편을 느낄 수 있다. 이때 통증을 줄이기 위해 환자는 슬관절을 굴곡 시키지 않고 신전시킴으로써 경골 아래 앞쪽에서 받는 압력을 줄이려 한다.
- 대퇴사두근이 약할 때: 위의 경우와 마찬가지로 대퇴사두근이 약할 때 환자는 슬관절을 신전시켜서 안정성을 얻게 된다.
- 습관: 전에 슬관절을 신전하고 걷는 습관이 있었던 사람은 슬개건 체중부하 의지 착용 후에도 그같이 걷게 된다. 이 경우에는 적절한 지도와 추적 관찰을 통해 정상에 가까운 보행으로 바꿀 수 있다.

(2) 중간입각기 때 나타나는 보행 이상
이것은 의지가 절단단을 중심으로 회전할 경우 나타난다. 이때는 의지의 내측 입구는 대퇴골을 누르고 외측 입구는 절단단과 떨어져 있게 된다. 약간의 밀림은 흔히 나타나지만 이것이 과도할 경우 환자는 슬관절 내측에 동통을 호소한다. 심하면 피부와 인대를 손상시킬 수 있다.
다음과 같은 경우 의지가 바깥쪽으로 밀려난다.

① 의지의 발이 너무 안쪽에 위치할 때(내위치인 경우): 중

간입각기 때에 건측 다리는 들려 있으므로 모든 무게는 의지쪽에서 지탱한다. 만일 의지의 발이 그림 15-27과 같이 너무 안쪽에 있으면 바깥으로 소켓이 돌아가는 회전력을 받게 된다. 대개의 경우 의지의 발을 약간 바깥쪽으로 보냄으로써 소켓이 바깥쪽으로 밀려나가는 것을 방지할 수 있다.

② 소켓의 외전: 소켓이 너무 외전 되었을 때 즉 외반슬 (genu valgum)과 같이 소켓 입구가 안쪽으로 쏠렸을 때 의지의 말단부가 안쪽으로 가게 되면, 착용자의 무게가 의지 족부의 바깥에 쏠린다. 이로 말미암아 소켓 입구가 바깥쪽으로 밀려난다.

(3) 진출기의 보행 이상
① 슬관절 굴곡이 미리 일어남(drop-off)
정상 보행의 발꿈치 들림(heel-off) 직전에 슬관절은 신전하고 접지(heel strike) 때 또는 그 직후에 슬관절은 다시 굴곡하기 시작한다. 이 슬관절 굴곡은 중력의 중심이 중족지절 관절(metatarsophalangeal joint)을 통과하는 시기와 일치한다. 무게의 중심이 너무 빨리 이 관절을 통과하면 결과적으로 앞쪽의 지지가 없게 되므로 슬관절 굴곡이 미리 일어난다. 이러한 앞쪽 지지가 없는 이유는 다음과 같다.

- 소켓이 의지의 족부보다 너무 앞쪽으로 나왔을 때: 이 경우 소켓으로부터의 힘의 전달선이 S.A.C.H. 족부의 용골(keel)의 끝이나 발가락 부위(toe break)와 가까워져서 이런 현상이 일어난다. 이때 무게 중심선과 의지의 중족지절(metatarsophalangeal joint)에 해당하는 부분이 너무 가까워져서 슬관절 굴곡이 너무 일찍 일어난다.
- 발가락 부위(toe break)나 용골(keel)이 후방에 위치할 때
- 의지의 발이 너무 배측 굴곡 되었거나 소켓이 너무 앞쪽으로 위치할 때
- 배측굴곡 범퍼(bumper)가 너무 약할 때: 이 경우에도 무게 중심선이 전진하여 통과해야 할 앞쪽 지지 부분이 결과적으로 짧아지는 결과를 초래함으로써 슬관절의 조기 굴곡이 일어난다. 이 거리가 짧을수록 더욱 일찍, 더 급격히 슬관절 굴곡이 일어난다.

② 슬관절 굴곡이 지연되는 경우

위의 조기 굴곡과 반대의 경우로서 무게 중심선과 앞쪽 지지가 없어지는 지점까지의 거리가 너무 멀 때에 이런 현상이 일어난다. 이때에 입각기(stance phase)의 후반부에도 슬관절은 계속 신전 상태를 유지한다. 환자는"걸을 때 몸이 들리는 느낌이다"라고 호소하기도 하며, 그 이유는 환자의 무게 중심이 신전된 다리를 넘어가야 하기 때문이다. 앞쪽 지지가 긴 것은 다음과 같은 이유에 의한다.

- 소켓이 의지의 발보다 너무 뒤에 위치할 때
- 발가락 부위(toe break)나 용골(keel)이 너무 앞쪽으로 나와 있을 때
- 발이 너무 저측 굴곡되었거나 소켓이 뒤로 기울어졌을 때
- 배측굴곡 범퍼(bumper)가 딱딱할 때

5. 대퇴 의지

1) 대퇴 의지의 구성
대퇴 의지는 소켓, 현가 장치, 대퇴부(thigh piece), 슬관절부(knee assembly), 하퇴부, 족부-족관절부로 이루어진다(그림 15-30).

(1) 소켓
대퇴 의지의 소켓은 내면의 모양과 원위부(distal end)의 디자인에 따라 나눌 수 있다.

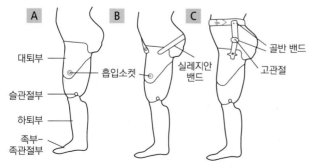

그림 15-30 | 대퇴 의지의 구성
A: 흡입 현가 장치, B: 실레지안 밴드, C: 골반 밴드

대퇴부
흡입소켓
슬관절부
하퇴부
족부-족관절부
실레지안 밴드
골반 밴드
고관절

동영상 15-9-(A)

동영상 15-9-(B)

① 내면 구조
- 장사방형 소켓(quadrilateral socket): 근위부 모양이 사각형이다. 그 이유는 대퇴 의지의 생역학 항목에서 논의하겠다.
- 원추형 소켓(cylindrical socket): 원뿔형으로 절단단 모양과 맞춰짐으로써 근육이 작동할 공간이 없다. 피부 및 피하조직을 위로 밀게 되므로 소켓 위로 살이 몰리게 된다. 요즘은 거의 사용하지 않는다.
- 좌골 포함형 소켓(ischial containment socket): 장사방형 소켓과는 달리 좌골(ischium)을 포함하는 디자인으로 최근에 개발되었다(동영상 15-9A). 자세한 것은 대퇴 의지의 생역학 항목에서 논의하겠다. 현재로서는 가장 흔히 사용되는 대퇴 의지 소켓 형태이며 최근 이의 변형인 Marlo Anatomical Socket (MAS) 소켓이 소개되고 있다.

MAS 소켓은 좌골 포함형 소켓의 내측(좌골조면(ischial tuberosity)과 닿는 부분)과 외측(대전자부(greater trochanter)와 닿는 부분)은 그대로 두고 후면의 높이를 둔부주름선(gluteal fold) 이하로 대폭 낮추어 의지를 착용한 상태에서 고관절 가동범위가 증가하고 내외측 의지 조절이 더 강력해지며 몸에 붙는 하의를 입었을 때 자연스러운 둔부의 모양을 유지할 수 있는 장점이 있다(동영상 15-9B). 향후 좌골 포함형 소켓을 대체할 가능성도 있으나 아직은 제작 기술이 충분히 보급되지 않은 상태이며 소켓이 잘 안맞는 경우 좌골조면에 통증이 발생하는 경우가 있다(그림 15-31).

② 원위부
완전 접촉 디자인(total contact design)은 절단단 끝부분을 포함한 모든 부분이 소켓과 접촉된다. 이때 끝부분

이 예민할 경우에는 탄력성이 있는 패드를 댈 수 있다. 반면 불완전 접촉 디자인(nontotal contact design)은 절단단 끝부분 아래는 빈 공간으로 되어 있다.

(2) 현가 장치

① 흡입 현가 장치(Suction suspension)

소켓과 절단단이 밀착되어 있어 공기는 소켓에 장치된 밸브를 통해서 나간다. 입각기 때 소켓의 공기가 나가고 유각기때는 음압이 형성되어 의지의 현가를 유지한다.

흡입 현가 장치(그림 15-30A)의 장점은 절단단과 소켓 사이에 움직임이 적은 점, 고관절 운동이 제한되지 않는 점, 별도의 외부 현가 장치가 필요없다는 점이다.

단점은 장착할 때 완전한 접촉을 위해 절단단에 부드러운 천(stockinette)을 감고 그것을 흡입 밸브 구멍으로 뽑아야 하므로 노약자, 평형 기능 장애자, 심기능 장애자에게는 힘들고 절단단의 크기가 변하는 중이거나 피부에 문제가 있을 때는 장착이 곤란하다. 이 현가 장치를 사용한 소켓에서 절단단에 양말을 착용하는 경우가 많은데 이를 반흡입 현가 장치라 하며 이때는 음압 형성이 불완전하므로 반드시 골반대를 사용해야 한다.

② 실레지안 밴드(Silesian band)

실레지안 밴드(그림 15-30B)는 소켓 외측 대전자부(trochanter) 아래에 부착하고 후방으로 돌아 장골릉(iliac crest)을 싸고 돌아서 소켓 전상부에 고정하는 장치인데 이 장치의 이점은 가볍고 편해서 체중 변동에 영향을 받지 않고 고관절 운동을 골반대보다 적게 제한한다는 점이다. 흡입 현가 장치의 보조 장치로 사용하기도 하며 의지의 내, 외 회전의 조절에 사용한다.

③ 골반 밴드와 골반벨트(Pelvic band and pelvic belt)

골반 밴드(그림 15-30C)는 금속으로 만든 고관절과 하부로 연결되며, 가죽 재질의 골반 벨트가 부착된 구조이다. 골반 밴드는 반드시 대퇴골의 대전자부(greater trochanter)와 장골릉(iliac crest) 사이에 위치하여야 최대의 고정 효과를 얻을 수 있으며 소켓이 반흡입 현가 장치인 경우에는 이 현가 장치가 꼭 필요하다. 장점은 착용이 쉽고 절단단에 양말을 사용하므로 장시간 사용할 수 있고 내외측 방향으로의 안정성이 큰 점이며 단점으로는 고관절 운동을 제한시키며 피스톤 운동이 많으며 중량이 첨가된다는 것 등이다.

④ 탄력성 현가 장치(Total elastic suspension, TES)

탄력성 현가 장치(그림 15-32)는 네오프린 합성고무로 소켓의 근위부 약 20 ㎝를 감싼 후 고관절 외측 부위와 허리 둘레를 졸라매게 되어있다. 딱딱하지 않고 탄력성이 있어 편안하며 의지의 회전 조절을 용이하게 할 수 있으나 내구성이 떨어지고 이를 착용하는 동안 체온이 올라가는 단점이 있다.

⑤ 실리콘 라이너 현가 장치

하퇴의지와 마찬가지로 대퇴의지에서도 실리콘 라이너 현가 장치는 다른 현가 장치에 비해 절단단의 편안함을 제공하고 강한 현가력을 발휘하므로 최근에 널리 사용되고 있다(그림 15-33). 그러나 대퇴 절단의 경우 절단단이 짧은 경우 실리콘 라이너가 둔부를 제대로 감쌀 수 없으므로 충분한 현가력을 발생하기 힘들어 사용이 불가능해진다. 이런 경우 오히려 흡입 현가 장치가 사용 가능한 경우도 많다.

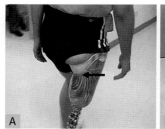
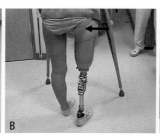
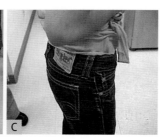

그림 15-31 │ 같은 환자가 좌골 포함형 소켓(A)과 MAS 소켓(B)을 착용한 모습(동영상 15-9)

각각의 소켓에 화살표로 표시된 후면을 비교해 보면 MAS 소켓이 훨씬 낮은 것을 알 수 있다. MAS 소켓을 착용하면 몸에 붙는 바지를 입어도 표시가 거의 나지 않는 장점이 있다(C).

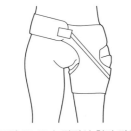

그림 15-32 | 탄력성 현가 장치

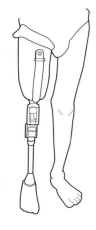

그림 15-33 | 대퇴 의지에 사용된 실리콘 라이너

서양인에 비해 다리가 짧은 한국 사람들의 경우 대퇴 절단을 한 경우 실리콘 라이너를 착용하면 소켓의 말단과 의지 슬관절부 사이에 톱니형 현가 장치를 장착할 정도의 공간이 확보되지 않는 경우가 많다. 따라서 그림에서와 같은 띠형(lanyard type) 현가 장치가 많이 사용된다.

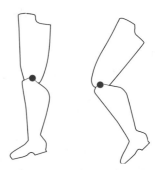

그림 15-34 | 탄력성 현가 장치

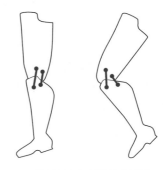

그림 15-35 | 다중심 슬관절

(3) 슬관절부(Knee assembly)

의지 슬관절부의 가장 중요한 기능은 초기와 중기의 입각기(stance phase) 때는 슬관절이 갑자기 구부러져 넘어지는 사태가 발생되지 않고 신전된 상태가 유지되는 안정성(입각기 신전 안정성)이 있어야 하고 입각기 후기와 유각기 때는 의지측 하지가 유연하게 전진하기 위해 슬관절이 부드럽게 굴곡(유각기 굴곡) 되어야 한다.

슬관절 축은 금속으로 만든 경첩 막대(strap hinge)를 통해 하퇴부와 연결된다. 슬관절 축은 굴곡을 허용하지만 슬관절 장치의 일부인 신전 멈춤에 의해 과신전은 방지된다.

슬관절부의 안정성은 다음과 같은 방법으로 얻을 수 있다.

• 접지 때와 기립 때는 고관절 신전근을 이용하여 절단단이 소켓을 통해 후방으로 힘을 줌으로써 슬관절을 안정시킨다.
• 체중 중력선(weight line)보다 슬관절 축을 후방에 오도

록 의지를 제작한다.
• 부적절한 슬관절 굴곡을 방지하기 위해서 슬관절의 제동 장치(braking mechanism)나 제륜 장치(locking mechanism)를 사용할 수 있다.

① 슬관절 축
• 단축 슬관절: 단축 슬관절(single axis knee unit)(그림 15-34)은 유각기 때의 하퇴부의 조절을 돕기 위해 마찰 장치나 신전 멈춤을 사용하게 되며 이때 슬관절의 안정성은 근육의 힘과 슬관절의 정렬(alignment)에 의해 얻게 된다. 단축 슬관절의 장점은 구조가 간단하고 소음이 적으며 유지가 쉽고 가격이 적절한 점들이다.
• 다중심 슬관절: 다중심 슬관절(polycentric knee)(그림15-35)에서는 슬관절 토막과 하퇴부가 네 막대의 연결 형태(four bar linkage)로 연결된다. 이때 슬관절의 운동은 하나 이상의 축을 중심으로 일어난다. 즉 두 쌍의 연결부가 있을 때는 2개의 축 주위를 회전하게 된다. 이 슬

관절의 장점은 안정성이 우수하기 때문에 절단단이 짧은 대퇴 절단자나 양측 대퇴 절단자에 유용하다는 점이다. 과거 다중심 슬관절은 모양이 크고 유지가 힘들고 유각기 때 의지의 조절이 잘 안되었으나 새로운 디자인이 나와 많이 개선되었다.

② 슬관절 조절

슬관절 조절(knee control)로는 유각기 때의 조절과 입각기 때의 안정성을 위해서 기계적 마찰이나 유압 장치(hydraulic system) 또는 공압 장치(pneumatic system)가 사용된다. 정상인의 보행에서 슬관절은 관성에 의한 진자 운동에 슬관절 굴근과 신근의 작용이 더해져서 가속도를 감소시키고 좌굴요절(buckling)을 방지하게 된다.

대퇴 의지 착용자는 대퇴사두근과 슬굴곡근의 작용이 없으므로 이를 대치하는 장치가 필요하다. 유각기 때의 조절은 기계적 저항이나 유압 또는 공기압으로써 회전력의 감속이나 가속의 조정을 얻을 수 있다. 입각기 때의 조절은 좌굴요절(buckling)을 방지하는 것으로서 아래의 방법으로 얻을 수 있다.

- 일정한 마찰 장치 슬관절(constant friction knee): 유각기 때 저항은 항상 일정하다. 저항의 강도는 스크류(screw)로 조절할 수 있다. 이 슬관절은 일반적 단축 슬관절(conventional single axis knee)이라고도 불린다. 장점은 구조가 간단하고 가격이 싸고 가벼우며 소음이 적고 유지가 쉽다는 점이다. 단점은 보행 속도에 적응이 안되므로 빠른 보행을 할 때 발꿈치가 과도하게 들리고 유각기 때 의지의 전진 속도가 상대적으로 지연되며 신전할 때 과도한 충격을 받는다는 점 등이다(그림 15-36).
- 가변성 마찰 장치 슬관절(variable friction knee): 유각기 때에 마찰의 강도가 변한다. 유각기 시작부와 종지부에서는 저항이 크고 중간에서는 적다. 가변성 마찰 장치 슬관절은 일정한 마찰 장치 슬관절보다 선회기(midswing) 때 저항이 적으므로 보행할 때 에너지가 적게 든다. 또한 보행 속도 변화에 어느 정도 적응할 수 있다. 단점은 소음이 많고 유지가 힘든 점이다(그림 15-37).
- 체중부하 제동 장치 슬관절(weight activated friction brake knee): 의지에 체중을 가하면 슬관절 내의 마찰이 강화되어 입각기 때의 급격한 좌굴요절(buckling)을 막

을 수 있다.
- 유각기 때는 일정한 마찰 장치 슬관절(constant friction knee)과 마찬가지로 작용한다. 장점은 안정성이 좋아서 근력이 약한 노년층에 쓸 수 있다는 점이다. 단점은 무겁고 소음이 있으며 유지가 힘들다는 점이다(그림15-38).
- 수동 제륜 장치(manual lock): 수동 제륜 장치를 사용함으로써 기립 상태 때 최대의 안정을 얻을 수 있다. 제륜 장치의 손잡이(locking lever)를 작동시켜서 제륜 장치의 작용을 조절한다. 손잡이를 올리면 잠금이 풀리고 내리면 잠긴다. 슬관절을 신전시키면 제륜 장치의 손잡이가 자동적으로 내려가서 잠긴다. 이것은 안정성이 많이 요구될 때 사용된다. 단점은 보행할 때 슬관절 굴곡이 일어나지 않는다는 점이다(그림 15-39).
-

③ 신전 보조 장치

발꿈치가 과도히 들리거나 선회(swing) 시 하퇴부(shank)를 가속시키기 위하여 신전 보조 장치(extension aid)를 사용할 수 있다.

- 신전 지레 장치(extension lever): 슬관절이 굴곡되면 스프링이 늘어남으로써 상기의 결과를 얻게 된다. 이것은 내부에 장치할 수 있어서 외관이 좋고 앉을 때 슬관절 신전이 일어나지 않는다(그림 15-40).
- 탄력대(kick strap): 덜 사용된다. 탄력성인 부분을 포함하는 띠로서 소켓이나 골반 벨트(pelvic belt)에서 시작하여 슬관절부에 연결된다. 구조가 간단하고 값이 싸고 쉽게 조절할 수 있다. 그러나 앉을 때 슬관절이 신전되고 외양이 신전 지레 장치에 비해 나쁘다(그림 15-41).

④ 유압장치, 공압장치

유압장치 및 공압장치(hydraulic, pneumatic system)는 슬관절의 굴곡을 방지하고, 유각기 말기의 감속, 슬관절의 안정성, 신전 보조 등을 얻기 위한 구조를 갖는다.

⑤ 의지 슬관절의 발전 단계

상기에서 설명된 여러 의지 슬관절의 기능을 이해하기 위해서는 슬관절부의 발전 과정을 개괄할 필요가 있다. 초기 슬관절부는 슬관절이 아무런 조절 장치없이 구부러졌다 펴졌다 할 수 있는 단축으로 구성되었다(단축 슬

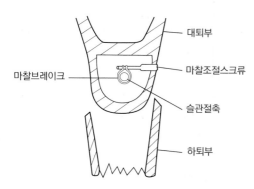

그림 15-36 | 일정한 마찰 장치 슬관절

대퇴부
마찰브레이크
마찰조절스크류
슬관절축
하퇴부

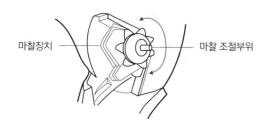

그림 15-37 | 가변성 마찰 장치 슬관절

마찰장치
마찰 조절부위

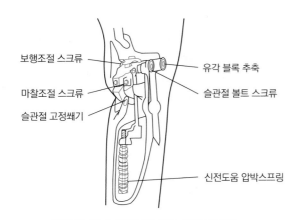

그림 15-38 | 체중부하 제동 장치 슬관절

보행조절 스크류
마찰조절 스크류
슬관절 고정쐐기
유각 블록 추축
슬관절 볼트 스크류
신전도움 압박스프링

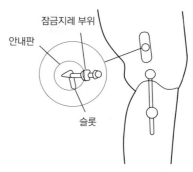

그림 15-39 | 수동 제륜 장치

안내판
잠금지레 부위
슬롯

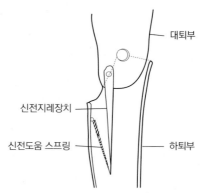

그림 15-40 | 신전 지레 장치(extension lever)

대퇴부
신전지레장치
신전도움 스프링
하퇴부

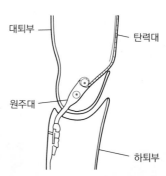

그림 15-41 | 탄력대(kick strap)

대퇴부
원주대
탄력대
하퇴부

관절). 이때는 고관절 신전근의 강력한 작용과 체중 중력선(weight line)보다 슬관절 축을 후방에 오도록 하여 입각기 신전 안정성을 얻을 수 있었으나, 많은 경우 고관절 신전근이 충분히 강하지 않거나 쉽게 피로해지기 때문에 보행 시에는 슬관절이 계속 신전되어 있도록 하고 앉을 때는 슬관절이 굴곡되도록 하는 수동 제륜 장치(manual lock)를 사용하였다.

보행 시 입각기나 유각기 상관없이 슬관절이 신전되어 있으면 유각기에 의지측 하지의 전진이 어렵게 되므로 입각기에는 슬관절이 신전 상태로 유지되고 유각기에는 슬관절이 굴곡될 수 있는 기능이 필요하였는데, 이런 조건을 충족시키도록 개발된 슬관절이 다중심 슬관절(polycentric knee)과 체중부하 제동 장치 슬관절(weight activated friction brakeknee)이었다. 입각기 신전 안정성을 갖는 두 가지 슬관절 장치가 유각기때 굴곡이 되는 것은 입각기 말기에 발끝은 지면에 고정되어 있고 체간은 앞으로 전진하는 힘에 의해서 수동적으로 일어나게 되는데, 대퇴 절단 환자가 의지를 착용하여 이 기능을 익히는 데는 적절한 훈련이 필요하다.

유각기 초기에 굴곡되었던 슬관절이 유각기 말기에 다시 신전이 되어야 하는데 초기에는 의지의 하퇴부가 진자운동을 하며 슬관절이 신전되도록 하였다가 이후에는 빠른 보행 속도를 위해서는 신전 보조 장치(extension aid)가 사용되었고 느린 보행 속도를 위해서는 마찰 장치가 사용되었다. 두 가지 경우 모두 유각기 때 슬관절의 움직임이 부자연스럽게 보이고 보행 속도가 변화하는 경우 유각기 슬관절 신전 속도가 맞지 않는 문제점이 있었다. 유각기 때 슬관절의 움직임을 보다 자연스럽게 하기 위해 개발된 것이 유각기 슬관절 동작 조절을 위한 유압식 혹은 공압식 조절 장치이다. 이들 장치는 중기 유각기에는 슬관절이 빨리 펴지고 말기 유각기에는 슬관절이 천천히 펴지도록 하여 비교적 자연스러운 보행 양상을 가능하게 한다. 이러한 유압식 혹은 기압식 조절 장치에 보행 속도에 따른 조절 기능을 더한 것이 소위 말하는 인공지능형 슬관절(intelligent knee)들이다.

유각기 슬관절 조절 장치가 발달하면서 입각기 슬관절 동작 조절 장치도 개발되기 시작하였다. 즉, 입각기 동안 완전히 신전된 상태로만 유지되는 것이 아니라 좌굴요절(buckling)이 되지 않는 범위에서 슬관절이 굴곡 신전되도록 하는 기능이 개발된 것이다. 이는 정상 보행에서 입각기 초기에 슬관절이 약간 굴곡되었다가 펴지는 부하 반응(loading response)과 같은 움직임을 대퇴 의지에서도 가능하게 하여 보행의 효율과 양상을 정상에 가깝게 하는 효과를 보여 주었다(그림 15-42). 입각기 슬관절 조절 장치가 기능적으로 더욱 중요한 의미를 갖는 것은 계단을 내려올 때 위쪽 계단을 딛고 서 있는 의지측 하지가 좌굴요절(buckling)이 되지 않으면서 서서히 굴곡 될 수 있도록 하는 기능인데 이 기능이 없으면 계단을 내려올 때 의지측 하지로 한 칸씩 내려올 수밖에 없으나(동영상 15-10A: Total knee를 장착하고 계단을 내려가는 대퇴 절단 의지 환자), 이 기능이 있으면 양측 발을 번갈아 내디디며 계단을 내려올 수 있게 된다(그림 15-43)(동영상 15-10B: Mauch knee를 장착하고 계단을 내려가는 대퇴 절단 의지 환자). 그러나 계단을 올라갈 때는 여전히 건측 하지를 한 발씩 내딛는 방법으로 올라가야 하는데(동영상 15-10C) 이를 해소하려면 의지측 슬관절에 동력이 제공되어 스스로 신전하는 힘을 발생할 수 있는 입각기 동력 신전이 가능해야 하는데 아직은 개발 단계이며 실용화되지는 못하고 있다.

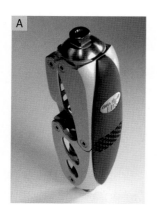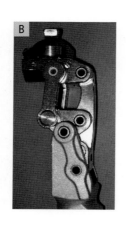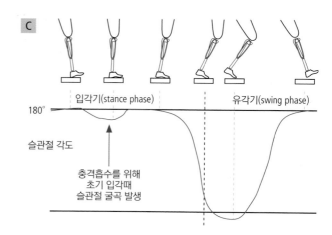

그림 15-42 | 다축 슬관절과 유압식 조절 장치를 결합시킨 하이브리드형 슬관절부
Otto Bock 사의 3R60 EBS knee(A), Ossur 사의 Total knee는 정상 보행에서 관찰되는 초기 접지기 슬관절 굴곡 현상을 가능케 하여(B), 초기 접지로 인해 발생되는 충격을 흡수하고 평지에서 자연스러운 보행 양상을 보인다(C).

의지 슬관절부는 상기와 같이 진화하고 있으며 나중에 개발된 슬관절 시스템은 이전 시스템의 기능을 모두 갖추고 있는 경우가 대부분이다. 예를 들면, 입각기 동작 조절 슬관절의 경우 유각기 슬관절 동작 조절 장치는 당연히 포함하고 있다. 따라서 발전된 슬관절일수록 더 많은 기능을 가지고 있으며 가격도 매우 비싸다. 그러나 비싸고 진보된 슬관절이 모든 환자에 도움이 되는 것은 아니므로 환자의 특성과 경제적 사정에 따라 적합한 슬관절부를 선택하는 것이 중요하다. 현재 상기 언급된 각 단계의 슬관절이 모두 공급되고 있는데 기능의 차이에 따라 가격이 수십만원대부터 수천만원대에 이르는 매우 큰 범위를 가지므로 신중하게 슬관절부를 선택해야 한다.

(4) 하퇴부

하퇴부(shank)는 슬관절 장치(knee assembly)와 족부-족관절부를 연결시키는 구조물로서 플라스틱 판을 씌운 나무(외골격성)나 튜브형의 구조물에 외관을 좋게 하는 외피(covering)를 둘러씌운 것(내골격성)도 있다.

(5) 족부-족관절부

하퇴 의지에서 기술한 족부-족관절부(foot ankle assembly)와 같은 구조가 대퇴 의지에서도 사용된다.

(A) (B) (C)
동영상 15-10

(6) 전형적인 대퇴 의지의 구성

대부분의 대퇴 절단 환자에서는 좌골 포함형 소켓을 사용하면 무방하다. 젊고 활동적이며 절단단의 부피가 안정화된 경우 MAS 소켓을 시도해 볼 만하다. 현가 장치는 하퇴 의지와 마찬가지로 가능하면 실리콘 라이너 현가 장치를 사용하는 것이 좋다. 절단단이 짧아 실리콘 라이너를 할 수 없는 경우는 흡입 현가 장치를 쓴다. 적절한 흡입 현가력이 발생되기 어려울 정도로 절단단이 짧은 경우는 골반 벨트(pelvic belt)나 실레지안 밴드를 보조 현가 장치로 사용할 수 있으며 전자가 후자에 비해 더 강한 현가력을 보인다.

의지슬관절부는 대퇴 의지의 기능과 가격 결정에 가장 중요한 요소이므로 최적의 선택을 위한 심사숙고가 필요하다. 현재 가장 발전된 슬관절부인 마이크로컴퓨터와 센서를 이용한 입각기 동작 조절 슬관절은 젊고 활동적인 사람에게는 큰 도움이 될 수 있으나 고령의 혈관질환으로 인

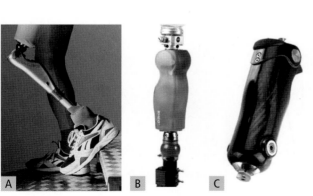

그림 15-43 │ **입각기 슬관절 동작 조절이 가능한슬관절부**
A: 마이크로컴퓨터와 전자식 센서를 이용하여 입각기슬관절 동작 조절이 가능한 Otto Bock 사의 C-Leg®, B: Ossur 사의 Rheo Knee®, C: 전자식이 아닌 기계식으로 입각기 슬관절 동작 조절이 되는 의지슬관절부로 가격이 전자식 슬관절부에 비해 저렴하면서도 계단을 내려올 때 슬관절이 저항을 하면서 구부려지는 기능을 갖고있는 Mauch Knee®.

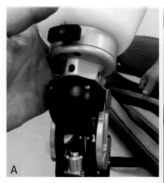 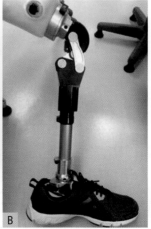

그림 15-44 │ **rotary unit을 장착한 슬관절부**
A: 전면 사진, B: 버튼을 눌러 45도 회전시킨 사진

한 절단 환자의 경우 탑재된 기능을 거의 사용할 수 없으며 무게만 무거울 따름이므로 고가의 슬관절부를 사용하는 아무런 의미가 없다. 이런 경우에는 입각기 신전 안정성을 갖는 다중심 슬관절(polycentric knee)이나 체중부하 제동 장치 슬관절(weight activated friction brake knee)이 가장 적합하겠다. 같은 입각기 동작 조절 슬관절임에도 마이크로 컴퓨터와 센서를 탑재한 슬관절부에 비해 다중심 슬관절에 수개의 유압밸브를 채용한 하이브리드형 슬관절은 가격면에서 훨씬 싸고 계단을 내려오는 데는 마이크로컴퓨터 탑재 슬관절에 비해 기능이 떨어지지만 평지를 걸을 때는 가장 자연스러운 보행 양상을 가능케 하는 특징이 있어 일반적인 활동을 하는 절단 환자에게 매우 적합한 슬관절이다.[11] 슬관절부는 기능도 물론 중요하지만 앞서 언급한대로 수십만 원에서 수천만 원까지의 가격 차이를 보이므로 기능과 가격을 저울질 하는 것도 필요하다.

대퇴 의지 역시 하퇴 의지와 마찬가지로 내골격형이 주로 사용되고 족부-족관절부는 하퇴 의지에서 설명을 참조하면 된다. 최근에 발전되는 컴퓨터와 센서 기술을 이용한 슬관절 조절 장치를 장착한 슬관절의 경우 그 기능을 최대로 사용할 수 있도록 특정한 족부-족관절부를 같이 사용하도록 하는 경우도 있다.

그 외 처방을 고려해야 할 부품으로 회전 유닛(rotatory unit)을 들 수 있는데, 의자보다는 바닥에 앉는 경우가 많은 우리나라 절단 환자들에게 유용하게 사용된다(그림 15-44). 이는 소켓과 슬관절부 사이에 위치하여 하퇴가 소켓에 비해 돌아갈 수 있도록 하여 양반 다리(taylor's position)를 하기 쉽게 해준다.

2) 대퇴 의지의 생역학

(1) 내외측 정렬

① 내위치 : 절단단이 소켓에 비해 내측으로 정렬되었을 경우(inset) 소켓은 외측 방향으로 돌아가려는 경향이 나타난다. 절단단과 소켓 사이에서 근위부 내측과 원위부 외측에 압력이 증가한다. 또한 반대로 작용하는 힘을 제공하지 않으면 골반은 외측으로 처지게 된다(그림 15-45).

② 외위치 : 절단단이 소켓에 비해 외측으로 정렬되었을 경우(outset) 소켓은 내측 방향으로 소켓이 돌게 된다. 절단단의 근위부 외측과 원위부 내측에 압력이 증가한다(그림 15-46).

(2) 전후측 정렬

무게 중심의 연장선이 슬관절 축보다 앞을 지나가면 슬관절은 신전시키는 쪽으로 회전력이 작용한다. 정상 보행할 때 몸무게는 슬관절을 굴곡시키는 쪽으로 힘을 작용하고 이에 대해 슬관절 신전근과 고관절 신전근은 슬관절의 굴곡을 막아준다. 대퇴 의지 착용자의 경우에는 슬관절 신근이 작용하지 못하므로 대퇴 의지의 정렬과 고관절 신전근

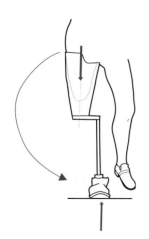

그림 15-45 | 대퇴 의지의 내위치 정렬

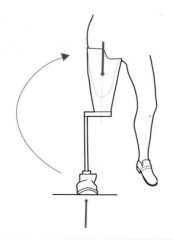

그림 15-46 | 대퇴 의지의 외위치 정렬

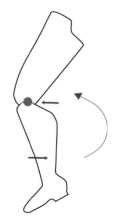

그림 15-47 | 유각기의 슬관절 굴곡 경향

에 의해 슬관절 굴곡의 정도가 조절된다.

발이 지면에 다 밀착된 직후 무게 중심선은 슬관절과 족관절 축의 앞으로 지나가게 되고 의지는 신전을 유지할 수 있다.

무게 중심선이 발가락 부분(toe break)이나 용골(keel)의 앞으로 가면 슬관절 굴곡이 다시 일어난다. 이때 용골이 길거나 발가락 부분이 앞쪽에 있으면 슬관절 굴곡의 시기가 늦어지게 된다.

(3) 유각기 조절

유각기(swing phase)에는 관성에 의해서 슬관절 굴곡이 계속되게 되고 하퇴부의 아래쪽은 그냥 머무르려는 경향이 나타난다(그림 15-47). 이때 신전 보조 장치(extension aid)를 하여 이를 막을 수 있다.

유각기의 말기에는 하퇴부(shank)의 전방으로 선회(forward swing)가 나타나는데 이는 슬관절의 마찰 장치(friction mechanism)로 조절할 수 있다.

(4) 대퇴 의지를 착용할 때 걸음의 특징

- 보행 주기(gait cycle)가 느려지고 보폭도 약간 작아지므로 걸음 속도가 느려지게 된다.
- 일측 하지 지지 시간(single limb support time)이 짧아진다.
- 충격 흡수 기능이 감소한다.

(5) 소켓의 생역학

① 소켓은 체중을 지지하고 안정성을 제공한다.

② 완전 접촉 장사방형 소켓(total contact quadri-lateral

socket)은 다음과 같은 원칙에 입각하여 만들어진다.

- 작용 근육을 위한 공간을 네 귀퉁이에 가진다(그림 15-48).
- 작용 근육이 없는 앞, 뒤, 옆의 벽 쪽에 소켓이 돌아가지 않게 압력을 가한다.
- 작용 근육이 효과적으로 수축할 수 있도록 고관절 외전근과 신전근을 신장(stretch) 시킨다(그림 15-49, 50).
- 압력은 넓은 면적에 골고루 줌으로써 국소의 과도한 압력을 피한다.

③ 장사방형 소켓의 디자인의 특징: 이 소켓은 4개의 벽으로 둘러싸인 장사방형의 통이며 밑바닥은 절단단의 윤

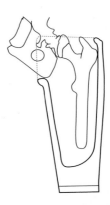

그림 15-49 │ **장사방형 소켓을 뒤에서 본 단면**
중둔근을 신전 상태로 두기 위해 외측벽을 내전시킴

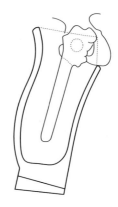

그림 15-50 │ **장사방형 소켓을 옆에서 본 단면**
대둔근에 긴장(tension)을 가하기 위해 5° 정도 굴곡 시킴

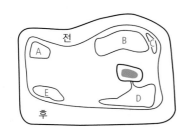

그림 15-48 │ **장사방형 소켓의 횡단면**
A: 장내전근, B: 대퇴 직근, C: 대퇴근막장근, D: 대둔근, E: 슬굴곡근

곽에 맞게끔 되어 있으며 전후측벽의 길이가 내외측벽의 길이보다 짧다. 후측벽의 내측 상부는 다른 벽들에 비해 넓게 되어 있으며 이를 좌골면(ischial seat)이라 한다. 보행할 때나 서 있을 때 좌골 조면(ischial tuberosity)이 접촉하는 부분으로 체중이 부하되는 곳이다. 후측벽은 아래로 내려갈수록 굴곡 상태가 되어 대둔근을 긴장시켜 수축력을 더욱 증가시킬 수 있다. 외측벽은 후측벽과 90° 각도를 이루고 있으며 만나는 모퉁이에는 대둔근(gluteus maximus)이 작용할 수 있는 공간이 확보되어 있다. 약 6.3 ㎝ 후측벽보다 더 높고 아래로 내려갈수록 약 10° 가량 내전 상태가 되어 있어 대퇴 외전근을 긴장시키므로 수축력을 항진시킨다. 이 외측벽의 가장 중요한 역할은 체중이 좌골면에 부하될 때 절단단을 고정시켜 골반을 수평으로 유지시키는 것이다. 외측벽이 전측벽과 만나는 모퉁이에 대퇴직근과 대퇴근막장근이 위치하므로 이 근육들이 작용할 수 있는 공간을 확보해줘야 한다. 내측벽의 상단부는 수평으로 되어 있으며 후측벽과 높이가 같고 90° 각도를 이루고 있다. 내측벽과 후측벽이 만나는 모퉁이에 슬굴곡근을 위한 작용 공간이 있어야 하며 수직 상태로 밑바닥까지 내려간다. 내측벽의 주기능은 절단단을 외측벽 쪽으로 밀어서 안정성을 유지하는 일이다. 전측벽과 내측벽이 만나는 곳에는 장내전근이 있으므로 이 근육이 눌리지 않도록 해줘야 하며 전측벽은 외측벽과 높이가 같다. 이 전측벽의 주 기능은 절단단을 소켓의 후방으로 밀어 좌골 조면이 좌골면에 잘 얹혀 있도록 하는 것이다. 이를 위하여 스칼파 삼각부(Scarpa's triangle)를 누를 수 있는 융기부를 만

들어 뒤쪽으로 힘이 가도록 만든 것이 스칼파 융기부(Scarpa's bulging)이다.

④ 좌골 포함형 소켓은 다음과 같은 원칙 하에 만들어 진다.

- 정상적인 대퇴골의 내전 상태와 좁은 중심의 보행(narrowbased gait)을 유지한다.
- 좌골 조면(ischial tuberosity)과 좌골지(ramus)를 소켓의 내후방 안에 놓이게 함으로써, 전후의 안정성이 내측의 골반(pelvic bone)에 의해서 이루어지므로 연조직이 아닌 골조직에 의한 고정(bony lock)을 이룰 수 있다.
- 최대한으로 대퇴 골간(femur shaft)에 두루 힘이 퍼지도록 한다.
- 장사방형 소켓에 비해 좌골 조면에서 대퇴부 내전근까지의 거리를 짧게 할 중요성이 상대적으로 감소한다.
- 장사방형 소켓과 마찬가지로 완전 접촉 디자인이 되도록 한다.
- 될 수 있는대로 흡입 현가 장치를 사용한다.
-

⑤ 좌골 포함형 소켓 디자인의 특징: 좌골과 대퇴골의 전자(trochanter), 그리고 원위부의 외측이 골에 의한 고정(bony lock)을 이룸으로써 장사방형 소켓의 단점인 중간 입각기 때 외측으로의 밀림 등을 줄일 수 있다. 이로써 회음부 조직에 미치는 전단력(shearing force)을 감소시킬 수 있고 입각기의 안전성을 얻을 수 있다. 또한 절단단의 보다 많은 부분이 소켓에 포함되므로 힘의 분산이 용이하고 체중 부하가 보다 편해진다.

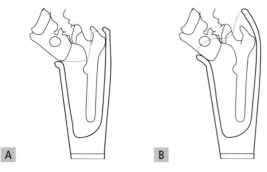

그림 15-51 │ 대퇴 의지 소켓 디자인의 차이점
A: 장사방형 소켓, B: 좌골 포함형 소켓

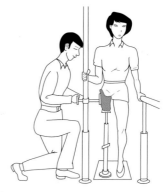

그림 15-52 │ 대퇴 의지의 제작

장사방형 소켓이 주로 근육의 근위부 모양에 따라 디자인되는 반면, 좌골 포함형 소켓은 골반 골격의 해부학적 구조에 따라 디자인하게 된다(그림 15-51).

3) 대퇴 의지의 제작 및 점검

의지를 제작할 때는 서 있을 때의 근력, 중력(gravitational-force), 관성(inertia) 등의 관계를 감안하여야 하며 반대쪽 하지 길이와 같게 해야 하므로 환자를 세운 상태에서 제작하는 것이 좋다(그림 15-52).

대퇴 의지를 점검할 때는 환자가 서 있을 때, 앉았을 때, 보행할 때와 의지를 벗었을 때로 나누어 점검한다.

(1) 의지는 처방대로 만들어졌는가를 확인한 다음

(2) 서 있을 때의 점검으로는(동영상 15-4A)

- 양쪽 발꿈치를 15 ㎝ 이하로 띄우고 편안히 설 수 있는가?
- 대퇴부 장내전근 건은 소켓에서 제 위치에 있는가? 소켓의 전후벽으로 과도한 압력이 작용하지 않는가?
- 좌골 조면(ischial tuberosity)이 좌골면(ischial seat) 위에 적절히 위치하는가?
- 길이는 맞는가?
- 슬관절은 안정성이 있는가?
- 후면 높이는 지면과 평행한가?
- 회음부에 수직 압력은 없는가?
- 밸브를 빼내었을 때 절단단의 살이 밸브의 구멍으로 적당히 튀어 나오는가?(thenar eminence 정도로)
- 실레지안 밴드의 부착 부위는 정확한가?
- 골반대는 잘 맞는가?
- 관절은 대전자부(greater trochanter)보다 약간 위쪽 앞쪽에 있는가?
- 밸브는 부드러운 천(stockinette)을 빼기 적합한 위치에 있는가?

(3) 앉았을 때의 점검으로는

- 소켓이 절단단과 접촉이 잘 유지되는가?
- 하퇴부(shank)는 정렬(alignment)이 좋은가?
- 슬관절 축이 경골의 내측 상부(medial tibial plateau)보다 약 30 ㎝ 상방에 있는가?

- 슬굴곡건 부위(hamstring area)에 따가운 감각은 없는가?
- 일어설 때 소음은 없는가?

(4) 보행할 때의 점검으로는(동영상 15-4B)

① 비정상적인 보행 패턴은 없는가?
- 외전 보행인가?(그림 15-53)
- 상체가 옆으로 굽어지는가?(그림 15-54)
- 원회전은 없는가?(그림 15-55)
- 내측으로 발꿈치가 돌아가는 것(medial whip)은 없는가?(그림 15-56A)
- 외측으로 발꿈치가 돌아가는 것(lateral whip)은 없는가?(그림 15-56B)
- 접지 시에 발이 돌아가는가?(그림 15-57)
- 발꿈치 들림이 불규칙하지 않은가?(그림 15-58)
- 유각기의 끝부분에 의지에 충격이 있지 않은가?(그림 15-59)
- 보폭이 일정한가?
- 요추 전만이 심하지 않은가?(그림 15-60)
- 다리 전체의 들림(vaulting)이 있지 않은가?(그림 15-61)
② 보행할 때 소켓 내의 음압이 유지되는가?
③ 입각기, 유각기 때 계속 소켓의 접촉감이 잘 유지되는가?
④ 경사진 곳을 적절히 보행할 수 있는가?
⑤ 계단을 잘 오르내릴 수 있는가?
⑥ 좌골 조면(ischial tuberosity)이 계속 제 위치를 유지하는가?
⑦ 소켓 위쪽으로 살이 밀리지 않는가?
⑧ 절단단 외측과 의지의 외측벽이 잘 접촉되는가?
⑨ 보행할 때 소음은 없는가?
⑩ 의지의 외양이 정상 다리와 같은가?
⑪ 환자가 의지의 기능, 외양, 착용감에 만족하는가?

(5) 의지를 벗은 후

- 절단단에 찰과상, 변색이 생기거나, 과도한 땀이 나지 않았는가?
- 앞쪽과 바깥쪽 벽이 뒤쪽보다 최소한 5 ㎝ 높은가?
- 소켓 내면이 잘 손질되어 있는가?
- 슬관절, 족관절이 원활히 회전하는가?
- 슬관절을 완전히 굴곡 시켰을 때의 축(axis)이 맞는가?
- 무릎을 구부렸을 때 90° 이상 구부러지는가?
- 밸브 구멍의 바닥이 소켓의 바닥과 높이가 같은가?

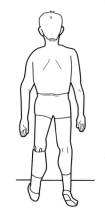

그림 15-53 | 외전 보행

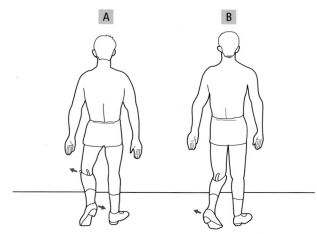

그림 15-56 | 발꿈치 회전
A: 내측 발꿈치 회전(medial whip), B: 외측 발꿈치 회전(lateral whip)

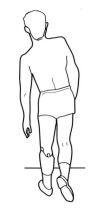

그림 15-54 | 상체의 외측 굴곡 보행

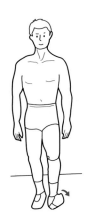

그림 15-57 | 접지 시 발의 회전

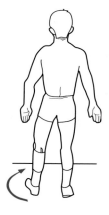

그림 15-55 | 원회전

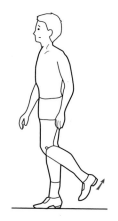

그림 15-58 | 발꿈치 들림

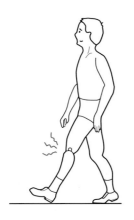

그림 15-59 | 의지의 충격

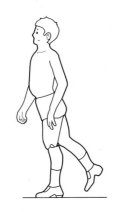

그림 15-60 | 요추 전만

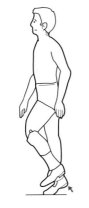

그림 15-61 | 다리 전체의 들림

- 소켓의 뒷벽에 패드가 잘 대어져 있는가?
- 전체적으로 손질이 잘 되었는가?
- 각 부품이 제대로 작동하는가?

6. 그 외의 하지 의지

1) Syme 의지

Syme 절단은 절단단의 끝이 정상 발꿈치(heel pad)이므로 말단부에서 체중 부하를 할 수 있으며 족관절의 내외과를 포함하므로 말단부가 둥글게 커지는 모양으로 현가 장치도 쉽고 강하게 만들 수 있어 의지 재활이 매우 쉬운 절단이다. 캐나다식 Syme 소켓(Canadian Syme's socket)은 절단단의 말단에 적용되는 체중의 일부를 완화하기 위해 체중 부하 말단 패드(weight bearing end pad) 외에 슬개건 체중 부하 장치(patellar tendon bearing bar)를 두고 있다. 또한 의지가 빠지는 것을 막기 위한 현가 장치로는 하퇴부의 안쪽 절단단의 둥근 끝부분이 의지에 잘 맞게 하고 복사뼈 위로 내측에 창과 문(medial trap door)을 내어 조여줌으로써 의지를 고정하게 된다. 그러나 안쪽 벽에 탄력 있는 재질을 쓸 경우나 절단단의 둥근 부분을 제거할 경우는 창을 없앨 수도 있다. 또한 이 의지에는 낮은 높이의 S.A.C.H. 족부-족관절부가 연결된다. 활동이 많은 절단 환자가 Syme 의지에 낮은 높이의 S.A.C.H. 족부-족관절부를 사용하면 전족부에 많은 배굴력이 걸려 의지 족부-족관절부가 쉽게 손상되는 것을 볼 수 있다. 이런 경우에는 에너지 저장형 족부-족관절부를 사용하는 것이 좋다(그림 15-62).

2) 슬관절 이단 의지(Knee disarticulation prosthesis)

슬관절 이단의 절단단도 Syme 절단과 마찬가지로 절단단의 말단부에 체중 부하가 가능하고 말단부가 커지는 모양으로 현가가 쉽다. 소켓의 형태도 캐나다식 소켓으로 대퇴 내측에 창과 문(medial trap door)을 내는 형식으로 현가를 하는 경우도 있고 연성 재질의 내측 소켓을 말단부가 커지는 형태에 맞게 제작한 다음 이를 먼저 착용하고 그 위에 외측의 단단한 소켓을 착용케 하는 방법도 있다. 때로는 대퇴부의 연부 조직이 많아서 절단단의 모양이 말단부로 갈수록 작아지는 경우가 있는데 이러한 경우에는 상기 방법의 현가 장치를 쓸 수 없고 흡입 현가 장치를 사용해

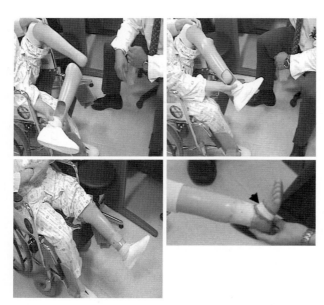

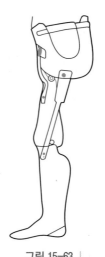

그림 15-63 |
캐나다식 고관절 이단 의지

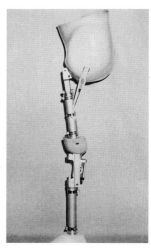

그림 15-64 |
Otto Bock 내골격성 의지

그림 15-62 | 캐나다식 Syme 의지를 착용하는 모습과 족부가 파손된(화살표 부위) Syme 의지

야 한다. 슬관절 이단 의지의 또 하나의 특징은 의지를 착용하고 의자에 앉으면 절단측 대퇴부가 건측에 비해 약간 길게 보이는 점이다. 따라서 일반적인 대퇴 의지에 사용되는 의지 슬관절부를 사용하면 환측의 대퇴부가 훨씬 더 길게 되어 외견상 문제가 되므로 반드시 슬관절 이단용 의지 슬관절부를 사용해야만 한다.

3) 고관절 이단 의지(Hip disarticulation prosthesis)

대퇴 의지에서는 대퇴골이 지렛대로 작용할 수 있었지만 고관절 이단을 하면 대퇴골이 제거되므로 고관절 굴곡을 하기 힘들고 슬관절 안정성, 보폭, 보속(cadence) 등을 조절하기 힘들게 된다. 내외측 안정성도 감소된다.

(1) 캐나다식 고관절 이단 의지(Canadian hip disarticulation prosthesis)

캐나다식 고관절 이단 의지(그림 15-63)는 가장 흔히 쓰이는 것으로서 소켓, 고관절, 대퇴부, 슬관절, 족관절, 족부-족관절부로 구성된다.

소켓은 좌골 조면(ischial tuberosity)을 감싸고 장골릉(iliac crest)까지 올라간다. 소켓은 플라스틱으로 형틀을 하여 잘 맞게 만들어지고 몸무게는 좌골 조면과 둔근(gluteal muscle)을 통해 소켓으로 전달된다. 고관절은 무게 중심선보다 앞쪽으로 가게 되어 고관절을 신전시키고 한편 고관절 뒤에는 신전 멈춤 장치가 있어 안정성을 유지해 준다. 슬관절은 무게 중심선보다 뒤에 위치함으로써 안정성을 유지할 수 있다.

(2) Otto Bock 내골격성 의지(Otto Bock modular endoskeletal prosthesis)

캐나다식 고관절 이단 의지 외에 Otto Bock 내골격성 의지(그림 15-64) 등이 있는데 이것은 무게가 가볍고 외관이 좋은 장점이 있다.

고관절 이단 의지 환자는 대개 재활치료 과정을 거쳐도 기능적으로 지팡이나 보행기와 같은 보행 보조기구(walking aids)가 필요한 상태가 많다. 그러나 절단 후 초기부터 체계적인 재활치료 과정을 거치거나 충분한 근력이 뒷받침되는 경우 보행 보조기구 없이 자가 보행이 가능할 수도 있다(동영상 15-3).

4) 천장골 하지 절단 의지(Hemi-pelvectomy prosthesis)

천장골 하지 절단 의지는 좌골 조면(ischial tuberosity)이 제거되었으므로 소켓은 복부를 둘러싼 피부와 접촉하게 된다.

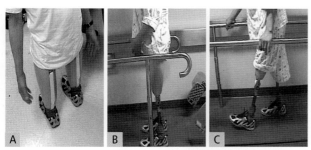

(A)　　　　　　(B)　　　　　　(C)

동영상 15-11

그림 15-65 │ 양측 대퇴 절단 환자의 의지 재활과정(동영상 15-11)
A: 스터비의 착용을 시작으로 점차 정식 대퇴 의지로 보행 할 수 있는 재활 과정을 거친다.

소켓은 열 번째 늑골 높이까지 올라가고 복부 기관을 보호하고 필요한 정도의 압력을 줄 수 있다. 이때 압력은 위쪽보다는 안쪽으로 작용하도록 하여야 한다.

5) 양하지 절단 의지

양측의 하지에 절단을 겪고 이를 재활하는 과정은 결코 쉽지 않은 문제이다. 그러나 당뇨나 혈관 장애로 일측 하지의 절단을 받는 경우 반대측 하지도 절단이 필요할 확률이 24% 정도 되는 것으로 알려져 있다. 양하지 절단을 받은 환자가 의지를 이용한 보행을 다시 할 수 있을 가능성은 슬관절의 보존 여부에 많이 의존하게 된다. 즉, 양측 모두 슬관절이 보존되는 양측 하퇴 절단일 경우 적절한 의지 착용으로 보행이 가능하게 되며 일측이라도 슬관절이 보존되면 보행 가능성은 그만큼 커진다.

양하지 절단을 위한 족부-족관절부는 유연성이 높은 에너지 저장형을 사용하는 것이 도움이 되며 약간 저굴(plantar flexion)상태로 배열을 맞추는 것이 기립자세 유지에 유리하다.

양측 하퇴 절단의 경우 양 하지의 길이를 절단전의 길이로 맞출 필요는 없고 약간 짧게 의지를 제작하면 체중의 무게 중심이 낮아져서 안정성이 높아지는 장점을 가진다. 그러나 너무 낮게 만들면 미관상 문제가 된다. 기능적으로도 의자에 앉고 일어서기 쉽게 하려면 신발을 착용한 상태에서 무릎의 높이(medial tibial plateau 기준)가 45 ㎝ 이상은 되는 것이 좋다. 이는 양측 대퇴 절단 환자의 하퇴길이를 정하는데도 기준이 된다.

양측 대퇴 절단은 양측 모두 슬관절이 없으므로 의지

재활이 쉽지 않은 조건이다. 따라서 처음에는 양측 대퇴 절단단에 소켓을 착용하고 소켓의 말단부에 의지 족부-족관절부를 발끝이 뒤로 가도록 장착하는 스터비(stubbies)로 시작하는 것이 좋다(그림 15-65, 동영상 15-11A). 스터비는 양측 대퇴 절단 환자가 안전하게 기립자세를 취할 수 있는 유용한 단계인데 많은 환자들이 스터비를 착용하게 되면 그 외관상의 문제로 심한 좌절감과 거부감을 느끼게 된다. 이때 재활팀에서 스터비의 착용은 정식 의지의 착용을 위한 준비, 훈련 단계임을 주지시키는 것이 반드시 필요하다. 그러나 스터비의 안정성 때문에 정식 의지 착용 훈련이 끝나도 집안에서는 스터비 착용을 선호하는 경우도 자주 볼 수 있다.

양측 대퇴 절단 환자가 스터비를 통해 안정된 기립과 보행이 가능하게 되면 의지 슬관절부를 갖춘 양측 대퇴 의지를 시도하게 되는데 이때 슬관절부는 일측은 보행 시 굴곡이 가능한 슬관절부를 사용하고 반대측은 신전하여 고정시키는 슬관절을 사용하는 것이 보통이다. 보행 시 굴곡 가능한 슬관절부는 절단단의 길이가 길고 힘이 좋은 쪽에 착용하는 것이 유리하고 주로 입각기 신전 안정성을 가지는 다중심 슬관절(polycentric knee)과 체중 부하 제동 장치 슬관절(weight activated friction brake knee)이 많이 사용된다. 스터비에서 양측 대퇴 의지로 진행하는 과정은 스터비의 하퇴(shank)의 길이를 점차 늘이다가 어느 정도의 길이-통상적으로 기립자세에서 고관절을 신전하면 의지 족부-족관절부가 고관절의 후방에 위치할 정도-가 되면 의지 족부-족관절부를 앞쪽을 향하도록 돌려준다. 이때 고관절의 굴곡구축이 있어 기립 자세의 유지가 어려우면 하퇴와 소켓의 접점을 후방으로 옮겨주는 보완이 필요하다. 의지 족부-족관절부를 앞쪽으로 향하도록 한 후 보행이 어느 정도 가능하면 상기와 같은 슬관절부를 장착해 주면 된다(동영상15-11B, C).

7. 성공적 하지 의지 재활을 위한 올바른 접근법

하지 의지 재활을 위해 가장 중요한 것은 "나는(혹은 당신은) 다리를 잃었으니 걸음을 걷기 힘들거나 걷더라도 절뚝거리는 것이 당연하다"라는 생각을 극복하는 것이다.[12] 최근 발달된 의지 기술은 하퇴 절단의 경우 100미터를 11초대에 뛸 수 있도록 하였으며 대퇴 절단의 경우도 평지에서는 정상 보행 양상을 가능케 하였다. 의지 재활팀은 재활 과정에서 발생되는 많은 문제들-통증, 이상 보행 등등-을 당연한 것으로 받아들이지 말고 끊임없는 고찰과 노력으로 그 문제들을 해결해 나가도록 해야 한다. 이 과정에서 가장 기본이 되는 것은 환자가 느끼는 문제점에 대해 자세히 경청하는 것이며 이를 근거로 문제의 원인을 파악하고 해결방안을 제시하는 과정에서 의지보조기사나 재활치료팀과의 끊임없는 의견교환도 필수적이다. 더불어 빠르게 발전해나가는 새로운 의지 부품이나 제작 기술에 대한 정보 수집에 대해서도 항상 노력해야 한다.

Ⅳ. 상지 의지

1. 발생률, 유병률 및 인구통계

미국에서는 상하지 포함하여 절단수술을 받는 사람은 매년 185,000명에 이른다고 한다.[13] 2008년 존스홉킨스 대학의 조사에 의하면 미국에서 절단을 가지고 있는 인구는 약 1,900,000명 정도라고 하였다. 이 중에서 수지 및 부분 손 절단과 같은 손목관절 이하의 상지절단 인구는 약 500,000명 정도이고 41,000명은 완관절 이상에서 절단된 경우라고 하였다.[14] 어른 상지 절단 환자의 가장 흔한 원인은 외상이며 일반적으로 15~45세의 남성에서 작업과

표 15-3 | 상지 절단의 원인

선천성	8.9%
종양	8.2%
질병	5.8%
외상	77%

관련된 사고로 발생한다(표 15-3). 작업과 관련한 절단 손상은 우측 상지에서 더 많이 발생한다.[15,16] 그 다음 원인은 질병에 의한 혈관 합병증과 암이다. 가장 흔한 상지 절단부위는 수지절단이며 모든 상지 절단의 78%를 차지 한다.[15] 수지 절단을 제외하면 그 다음으로 흔하게 발생하는 부위는 전완부이다. 선천성 상지 결손은 10,000명당 약 4.1명의 비율로 발생한다.[16] 선천성 사지 결손은 국제 의지 보조기 학회(International Society for Prosthetics and Orthotics)와 국제 표준화 기구(International Organization for Standardization)에 의해 크게 횡적(transverse)과 종적(longitudinal) 결손으로 분류된다. 횡적 결손이란 사지가 특정 부위까지는 정상적으로 발달되었으나, 그 이후로는 골격 구조가 결손된 경우에 사용된다. 종적결손이란 사지의 장축을 이루는 뼈에서 하나 또는 그 이상의 요소의 감소나 결여가 일어난 경우를 말하며, 영향을 받은 부분의 말단에는 정상적인 골격요소가 존재한다. 가장 흔한 선천성 사지 결손은 요골의 부분 또는 완전 종적결손이다.

국내 통계는 정확한 자료는 없지만 미국의 경우와 비슷하다. 상지와 하지 절단의 비율은 약 1.2:1, 전완절단(transradial amputation)과 상완절단(transhumeral amputation)의 비율은 1.3:1이다. 외상이 상지 절단의 가장 흔한 원인이며, 그 다음이 말초혈관질환, 종양 등이고, 선천성 결손에 의한 경우는 14.4%이다. 산업재해로 인한 절단인을 대상으로 한 경우 65~75%의 높은 비율의 상지 절단을 보고하고 있고, 특히 우측 상지의 절단이 많다고 하였다.[17]

2. 상지 절단(amputation) 수술

심각한 수부 손상은 외과의들에게 절단을 고려해야 할 정도로 어려운 과제이다. 절단의 절대적인 적응증은 심각한

혈관손상이 동반되어 혈류 순환이 차단되어 회복할 수 없을 경우이다. 여러 번의 수술을 시행한 후에도 결국에는 절단수술이 필요한 경우가 종종 있지만 재건기술(recon-struction technique)이 발달함에 따라 사지 구제를 위한 시도가 많이 이루어지고 있다. 하지만 이와 같은 구제수술 과정은 시간, 비용, 정서적으로 많은 에너지의 소모를 필요로 한다. 운동 장애, 다발성 반흔, 감각기능이 떨어진 상지는 지속적인 조직 손상의 위험 때문에 기능을 제대로 발휘할 수 없으며 이런 상지는 최신 의지를 사용하는 것보다 훨씬 불편하다. 절단수술을 긍정적인 관점과 재건하는 방법으로 접근하는 것이 중요하며 수술이 잘못된 결과로 절단이 발생하는 것이 아니라 환자를 더 기능적 상태로 되돌리기 위한 수단으로 봐야 한다. 성공적 의지 사용을 기대한다면 상지 절단 후의 조기 의지 장착이(1~4개월) 중요하다.[18] 회복기 동안 반흔 조직의 유착과 관절 구축을 예방하는 것도 아주 중요하다.

3. 상지 절단에 따른 심리적인 양상

상지 절단은 물건 쥐기, 느낌, 물건에 대한 조작능력, 사회생활에서 신체적 활동, 몸짓을 통한 의사소통 등에 변화를 겪게 된다. 이것은 개인의 신체인식, 자존감, 효능감에 영향을 미치게 된다. 절단에 대해 각 개인의 성격과 신념 체계에 따라 독특한 반응을 보인다. 상지 절단에 대한 첫 반응은 종종 충격과 불신이며, 양측 상지 절단에서는 무기력감을 흔히 느끼게 된다. 환자가 슬퍼하거나 많이 고통스러워하는 것은 자연스러운 것이다. 예를 들어 어떤 사람은 화, 죄책감, 부정, 무력감, 비통함, 혐오감, 우울증을 보일 수 있다. 때때로 환자는 치료자에게 부정적인 감정을 나타낼 수 있다. 절단은 육체적 기능뿐만 아니라 환자의 삶의 만족도나 필요한 능력에도 영향을 미친다. 치료자는 열린 대화를 해야 하며, 믿음과 존중의 느낌을 줘야 한다. 환자의 심리적인 적응과 이전 역할의 복원을 촉진하기 위해 팀 구성원들이 함께 노력해야 한다. 환자 자신과 가족과 집에서의 생활유지, 여가 생활이나 사회 활동과 같은 자기 개발이나 학생이나 직장인으로서의 자기 발전이 그것이다.

4. 절단수술을 받은 사람들의 재활 프로그램

상지 절단장애인들의 재활훈련은 환자 개개인의 상태와 욕구에 따라 적절한 의지가 제작되어야 하고 장착 훈련을 통하여 일상생활동작이나 직업 업무를 수행하는 데 도움이 되어야 하며, 또한 장기적으로 의지를 효율적으로 사용할 수 있도록 관리를 해야 하는 등 포괄적인 재활 및 관리가 필요하다.[19] 절단 수술을 받은 사람들의 재활 프로그램은 절단 전 단계부터 사회로 복귀하기까지의 전 과정을 포함하도록 만들어져야 한다.[20]

1) 절단 전 재활: 팀접근

이 기간에는 환자, 가족, 외과의사 상호간에 수술의 필요성 및 기대되는 수술 결과 등에 대하여 직접적 정보교환이 이루어질 수 있도록 하는 것이 필수적이다. 재활의학과 의사, 물리치료사, 그리고 의지 재활 치료팀 내 다른 구성원들의 정보교환도 촉진되어야 한다. 임상의가 환상통(phantom pain), 의지 장치, 의지의 장착과 훈련, 그리고 이들 프로그램을 시행하는 시점에 대하여 이 단계에서 소개하는 것이 적절하다.[21] 가능하다면 비슷한 절단 부위를 가진 숙련된 지원자가 사용하고 있는 의지를 직접 보여주고 실제적으로 기대되는 기능적 결과에 대한 의견 교환을 할 수 있게 해주는 것이 좋다. 이 과정동안 가족 참여도 장려되어야 한다. 상지 절단 환자 모두에서 절단 전 프로그램은 몸통과 남아있는 상지근육에 대한 근력 강화운동과 어깨, 어깨흉곽, 그리고 팔꿈치관절의 관절가동범위 훈련을 포함해야 한다. 환자는 재활팀의 적극적이며, 동등한 구성원이며, 그들의 욕구, 선호도, 목표에 대해 설명할 기회가 주어져야 한다.

2) 절단 수술

절단 부위의 선택은 적당한 외관과 함께 필요한 의지 부품을 위한 적절한 공간을 고려해야 한다. 전완 절단은 외부 동력식 말단 장치를 사용하기 위해 근위에서 요골 말단까지 최소한 5 ㎝는 되어야 한다. 상완 절단은 대부분의 의지를 사용하기 위해서 원위 상완골 돌기에서 7~10 ㎝ 상부에서 시행되어야 한다. 더 긴 절단단은 의지 팔꿈치 관절의 회전중심 위치에 영향을 주어 미관이 좋지 않을 수 있다.

3) 의지 착용 전 치료

성공적인 의지 사용을 위해서 의지 착용 전 재활 프로그램은 필수적이며 가능한 한 빨리 시작되어야 한다. 또한 이때는 환자들에게 의지가 없는 신체상에 대하여 정서적인 적응을 시작하고 의지를 착용하지 않고 있을 때 꼭 필요한 기본적 기술을 배워야 할 시기이다.

(1) 정서적 지지 제공

이 시기에는 환자와 가족에게 지속적인 지지와 신뢰를 주는 것이 필요하다. 필요하다면 상담을 해주고 팀과 협력해야 한다. 절단 부위나 환경이 비슷하고 유사한 부위의 절단 환자를 소개할 수 있다.

(2) 위생 교육과 상처 치유

환자가 매일 사지를 부드러운 비누로 씻고 말리도록 교육한다. 또한 괴사조직을 제거하거나 월풀(whirlpool)을 이용하여 상처를 깨끗하게 해야 한다.

(3) 절단단 성숙

목적은 절단단을 수축시켜서 의지 소켓(socket)에 알맞게 끼워 맞추도록 모양을 형성하기 위한 것이다.

연성 드레싱(soft dressing), 탄력 양말(shrinker), 탈착 가능 경성 드레싱(removable rigid dressing), 그리고 수술 후 조기 의지 착용 등이 방법이 있다(표 15-4). 수술 후 조기

표 15-4 | 절단단 성숙에 자주 이용하는 수술 후 관리법

연성 드레싱(soft dressing)
수술 후 조기 의지 장착(Immediate postoperative prosthetic fitting)
탈착 가능 경성 드레싱(removable regid dressing)
탄력 양말(shrinker)

표 15-5 | 상지 의지 작동에 필요한 동작

견갑 외전	견갑골 단독으로 펴는 것과 상완 굴곡과 함께 동반하여 견갑골을 외전하는 것은 말단 장치를 열기 위한 필요한 장력을 제공
상완 굴곡	말단 장치 개폐
어깨 내리기 및 신전, 외전	팔꿈치 관절의 위치 조절

의지 착용은 영구 의지를 수용하고 사용하는데 효과가 있다.[23]

(4) 절단단의 탈감작

절단단의 감각을 둔화시키는데 목적이 있지만 유착을 예방하고 흉터를 부드럽게 하기 위해서 일반적으로 이용된다.

(5) 상지 관절 가동범위와 근력 유지 또는 증가

운동치료는 절단 부위 상부의 모든 관절의 가동범위를 증가시키거나 유지하기 위함이다. 절단 부위에 따라 상지 절단자는 의지를 작동하는데 필요한 몇 가지 동작들을 연습하기 시작해야 한다(표 15-5).

(6) 일상생활활동에서 독립성 촉진

환자가 의지를 착용하지 않고 능숙한 기술을 발전시키는 것은 중요하다. 한쪽 절단환자는 하나의 의지를 가지고 있다. 그러므로 의지가 갑자기 작동하지 않을 때 의지를 고치는 시간이 필요할 수 있고 환자들은 의지 없이 생활을 할 수 있어야 한다.

(7) 의지 선택을 위한 탐색

작업치료사와 의지보조기사는 환자가 실질적인 기대를 할 수 있도록 절단 부위에 맞는 의지에 대해 교육한다.

① 근전동 의지 조작을 위한 훈련

근육 부위 검사는 환자가 근전동 의지를 선택하는 데 기여한다. 의지보조기사와 치료사는 근전도를 이용해 대상여부를 결정하기 위해 협력하며, 최적의 조절 부위를 선택한다. 이것은 환자가 최소한 1~2초 동안 수축과 이완을 지속적으로 할 수 있는 부위를 찾기 위함이다. 전동의수뿐만 아니라 근육검진기나 컴퓨터 프로그램이 이용될 수 있다. 보통 상완 절단의 경우에는 상완이두근과 상완삼두근이 전완절단의 경우에는 손목굽힘근, 손목폄근이 각각 주동근과 길항근으로 선택된다. 강한 수축과 약한 수축, 이 두 가지 기능을 하나의 근육을 통해 사용할 수 있으며, 이완을 통해서는 근전동 의지를 끌 수 있다. 전자 조절 장치를 근전동 의수, 컴퓨터, 근육 검진기에 연결해서 피부 전극을 사지에 감거

나 실험 소켓에 넣는다. 바이오피드백이 환자의 훈련에 이용될 수 있다.

② 예비 의지 장착

첫 번째 의지 착용은 수술 후 가능한 빠른 시간 내에 이루어 져야 한다. 첫 번째 의지의 착용은 절단단의 성숙과 탈감작을 촉진시키고 착용에 대한 내성을 강화하며 환자가 기능적인 사용자가 될 수 있게 해야 한다. 이것은 보통 신체 구동식 또는 스위치 조절 외부동력식 의지에서 이루어진다. 이 시기에는 절단단의 부피가 변하기 때문에 연부조직과 소켓 또는 전극과의 밀접한 접촉이 이루어지지 않을 수 있으므로 흡입식 현가 장치(suction suspension) 또는 외부동력식 조절은 현실적이지 않다. Malone 등은[22] 의지 장착 시기와 의지 사용기간이 늘어나는 것과는 직접적 관련이 있다고 보고하였다. 편측 상지 절단장애인들의 경우 의지를 처음 장착하기까지 약 3~6개월의 기간을 필요로 한다. 이 시기동안 의지를 착용하게 되면 의지를 수용하고 적응할 가능성이 더욱 높아진다. 최소 2개월 이상 절단단의 부피 변동이 없을 때, 첫 번째 영구 의지 장착을 고려해야 한다. 정해진 위치에서의 연속적으로 절단단의 둘레를 측정하는 것은 절단단의 용적이 안정적인 것을 결정하는 가장 간단한 임상적 방법이다. 체용적 측정기 또는 CAD (computer-aided design) 방식을 이용한 부피 측정은 비록 시간이 더 많이 소비되지만 훨씬 정확하게 측정할 수 있다.

5. 의지처방

상지 의지는 크게 신체 구동식(body powered), 외부 동력식 (external powered), 그리고 혼합형(hybrid) 의지로 구분된다 (그림 15-66).

상지 의지는 말단 장치, 손목장치, 전완부, 주관절장치, 상완부, 어깨장치, 현가 장치, 소켓으로 구성되며, 이들 구성요소는 절단부위, 구동방식, 그리고 적용되는 의지 디자인에 따라 차이가 있다.

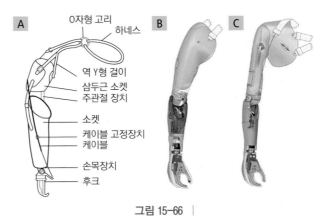

O자형 고리
하네스
역 Y형 걸이
삼두근 소켓
주관절 장치
소켓
케이블 고정장치
케이블
손목장치
후크

그림 15-66

A: 신체 구동식 전완 의지, B: 외부 동력식 상완 의지, C: 혼합형 견관절 이단 의지

1) 구동 방식

(1) 신체 구동식 의지(body powered prosthesis)

신체 구동식 의지는 오랜 동안 가장 보편적으로 처방되는 상지 의지로 사용자 신체의 큰 동작을 이용한다. 이러한 움직임은 주로 견관절, 상완, 흉부 등을 이용하며, 말단장치와 연결된 조절 케이블(control cable)과 하니스(harness)를 당김으로써 사용한다. 그러므로 신체 구동식 의지를 사용하기 위해서는 적어도 한 가지 이상의 신체 움직임이 가능해야 한다.

많은 사용자들이 신체구동식 의지의 기계적 단순성과 예측이 가능한 반응을 선호하는데, 이는 작동되는 동안 사용자가 케이블의 장력과 힘을 느낄 수 있기 때문이다. 또한 먼지, 습기, 부식이 강한 환경에서 사용하기 적합하다.[23] 반면 케이블을 사용하여 작동시키기 때문에 상당한 힘과 노력이 필요하며, 하니스가 반대 측 액와부를 압박할 수 있어 불편함을 줄 수 있다. 또한 근위부에서 절단된 경우 말단장치와 주관절장치 작동에 필요한 케이블 주행과 힘을 발생시키기 어렵다.

(2) 외부 동력식(external powered prosthesis)

외부 동력식 의지는 배터리와 같은 외부동력을 이용한 근전동 의지(myoelectric prosthesis)를 말한다. 이는 근전도와 동일하게 골격근이 수축할 때 발생하는 작은 전압변화를 의지 조절의 원동력으로 이용하기 때문이다. 신체 구동식과 달리 외부 동력식 의지는 주로 조절 케이블을 사용하지 않으며 강한 잡기 동작이 가능하는 등 개선된 외관과 기능을 제공한다. 그러나 전기 부품을 사용하기 때문에 비용이 높고 관리가 어려우며 상대적으로 무거운 편이다. 또한 수리 등 관리가 복잡하며, 습기, 땀, 과다한 진동 등 환경에 손상받기 쉽다는 단점이 있다.

2) 말단 장치(terminal device)

말단장치는 상지 의지의 가장 원위에 위치하며 의수 또는 의지손이라고도 한다. 즉 말단장치는 인체의 손 기능을 대체하기 위하여 적용되며, 상지 의지의 기능적 사용을 위해 필수적인 구성요소이다. 말단장치는 다양한 형태, 크기, 디자인이 있으며, 사용자에 따라 고유의 특성과 장단점에 따라 적용되어야 한다.

(1) 신체 구동식 말단장치

신체구동식 의지에서 말단장치는 정적인 개념의 수동형과 잡기 기능이 있는 능동형으로 크게 분류된다. 그 밖에도 일상생활이나 여가 및 스포츠 활동 동안 필요한 특수용도를 위한 말단장치도 사용된다. 수동 말단장치는 미관용 글러브가 대표적이며, 능동 말단장치로는 후크와 핸드가 주로 사용된다.

① 수동 말단장치

수동 말단장치 중에서는 미관용 글러브(cosmetic glove)가 가장 일반적으로 사용되며, 의지의 외관을 결정하는 역할을 한다. 이러한 미관용 글러브는 겉모양이 기능보다 더 중요하다고 생각될 때 선택되며, 손가락부터 팔 전체까지 사지의 특정부위에 이용된다. 미관용 글러브는 능동형 말단장치를 감사주어 외관을 개선시키거나, 내부에 구리철사와 같은 골격과 코르크와 같은 재료를 채워져 직접 소켓이나 전완부에 연결되어 사용된다(그림 15-67).

미관용 글러브는 손 크기와 피부색에 따라 다양하며, 주로 연성 라텍스(latex), PVC (polyvinylchloride), 또는 실리콘 재질로 제작된다. PVC 글러브는 경제적이지만 신문지, 염료, 볼펜잉크 같은 것에 닿으면 얼룩이 지기 쉽고 열과 햇빛 때문에 변질될 수 있다. 실리콘 글러브는 PVC 보다 비싸며, 실제 정맥처럼 사실적으로 보

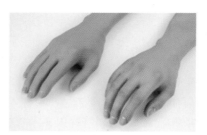

그림 15-67 | 미관용 글러브

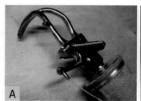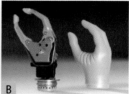

그림 15-68 |
A: 수의적 개방형 후크, B: 수의적 개방형 핸드

이기 위해 세밀한 색을 선택하여 글러브 위에 색칠을 한다. 또한 실리콘 글러브는 고열에도 잘 견딜 수 있고 PVC처럼 쉽게 얼룩이 지지 않는다. 해부학적 덮개라고도 불리는 실리콘 글러브는 실제로 개인의 정상측 손을 복제하기 위해 시도되고 있다. 정상 측 손은 외형을 세밀하게 복사할 수 있는 실리콘으로 주조된다. 고가의 미관용 글러브는 정맥이나 체모 등 다른 신체적 특징들을 추가하며 피부색과 동일하게 색을 적용함으로써 더욱 건측 팔과 동일하게 보이도록 제작된다.

② 능동 말단장치

능동 말단장치는 기능적 의수(prehensor)라고도 불리며, 잡기 기능이 가능하므로 조절 케이블과 하니스가 필요하다. 능동 말단장치는 모양에 따라 크게 후크(hook)와 핸드(hand)로, 그리고 작동 유형에 따라 수의적 개방형(voluntary opening, VO)과 수의적 폐쇄형(voluntary closing, VC)으로 분류된다(그림 15-68).

A. 수의적 개방형 후크

수의적 개방형 후크는 가장 널리 이용되는 말단장치 중 하나로 물건을 잡기 위해 하니스와 케이블을 당기면 열리게 되어 물건을 잡을 준비가 된다. 후크는 2개의 손

가락과 하나의 엄지손가락으로 구성되며, 회내 상태에서 후크의 엄지손가락이 중앙에 위치하는 것이 올바른 방향이다. 예를 들어, 회내 상태에서 오른쪽 의수는 엄지가 몸통이나 정중선 방향으로 향한다. 열려진 후크를 잡고자 하는 대상에 가져다 댄 채로 이완시켜 케이블을 풀면 자체에 내장된 고무 밴드나 스프링이 잡는 힘을 제공한다. 수의적 개방형 후크는 Hosmer-Dorrance가 대표적이며, Otto Bock 후크는 스프링이 내장된 것이 특징이다.

후크는 알루미늄, 티타늄, 스테인리스 등으로 제작되며, 디자인, 크기, 용도에 따라 다양하게 선택할 수 있다. 후크의 손가락 부분에 네오프렌 고무가 적용된 모델의 경우 잡은 마찰력이 증가하여 미끄러짐이 감소하므로 물건을 잘 잡을 수 있게 해준다. 알루미늄 후크는 스테인리스보다 가볍고 일상생활에 많이 이용된다. 스테인리스 소재의 후크는 물건을 잘 잡을 수 있고 힘든 기계적 활동에 잘 견딜 수 있는 특별한 특성을 가지고 있다.

B. 수의적 폐쇄형 후크

수의적 폐쇄형 후크는 물건을 잡기 위해 조절 케이블과 하니스를 당겨서 말단 장치가 닫히도록 해야 한다. 물건을 다시 놓기 위해서는 조절 케이블을 당기던 힘을 이완시켜야 하며, 잡는 힘을 결정하는 것은 사용자 개개인의 근력에 달려있다. 정상적으로 사람의 손은 닫힌 자세에서는 물건을 잡을 수가 없다. 그러나 반열림식 자세가 주위 환경과의 상호작용에 있어서 더 용이하다. 수의적 폐쇄형 말단장치가 보다 더 생리적이라고 말하는 이유가 바로 이 때문이다. 치료적 레크리에이션 시스템의 수의적 폐쇄형 말단장치는 이 범주에서 선택하기에 적당한 말단장치가 되고 있다. 절단장애인이 물건을 잡은 상태에서 이를 유지하려면 계속적으로 조절 케이블과 하니스에 힘을 주어야 하는데, 이를 위해서 잠금장치를 사용하여 잡은 상태를 유지한다.

수의적 폐쇄형 후크에는 APRL 후크와 TRS가 대표적으로 사용된다. TRS 후크의 경우 손가락에 다양한 원통형 잡기(cylindrical grip)을 위한 둥근 표면이 있으며, 미세한 잡기는 손가락 끝을 이용한다. 이들 후크들은 알루미늄과 강철로 제작되며, 사용자에 따라 플라스틱으로 코팅해서 사용되기도 한다. 또한 스포츠, 힘든 육체적 노동, 레크리에이션 활동에 참여하는 사람들에게도 사용된다.

C. 수의적 개방형 핸드

수의적 개방형 핸드는 후크에 비하여 외관이 인체의 손과 유사하며, 본체에 엄지와 두 손가락이 3점 쥐기 형태로 마주하고 있어 세 손가락 집기(three-jaw chuck) 동작이 가능하다. 금속 재질의 핸드 본체는 보호용 커버로 감싸지며, 더 나은 외관을 위하여 미관용 글러브를 사용한다. 수의적 개방형 핸드는 케이블을 당기면 엄지와 두 손가락이 열리는 것을 제외하고 수의적 개방형 후크와 비슷하게 조작한다.

수의적 개방형 핸드에는 Otto Bock의 System Hand와 Hosmer의 Robin-Aid 시리즈가 대표적이다. 다만 사용자의 특성에 따라 조절 케이블의 연결이 손등과 손바닥 쪽으로 적용하여야 한다.

D. 수의적 폐쇄형 핸드

수의적 폐쇄형 핸드는 수의적 개방형 핸드에 비하여 선호도가 낮은 편이다. 대표적인 APRL 수의적 폐쇄형 핸드는 성인 남성에서만 적용이 가능하다. 약 4~7.5 ㎝를 열기 위해 엄지는 손으로 조절될 수 있고 두 위치에서 고정될 수 있다. Otto Bock 수의적 폐쇄형 핸드는 APRL 핸드에 비하여 가벼우며 다양한 크기로 제공한다.

(2) 외부 동력식 말단장치

전기 동력으로 작동되는 외부 동력식 핸드와 후크는 근전동이나 스위치 조절을 이용해서 활성화 될 수 있다. 전기 동력을 이용한 말단장치는 신체 구동식에 비하여 무겁지만 집는 힘은 더 강하다. 근수축에 따라 이미 정해진 속도로 열리고 닫히는 디지털 방식으로 조절되는 것과 속도와 집는 힘이 근수축의 강도에 따라 조절되는 두 가지의 속도 체계가 있다.

① 전동 핸드

초기의 전동 핸드는 본체에 손가락 3개와 전기모터와 자동 기어 전달장치가 있어 이를 이용한 대립 및 잡기 동작만이 가능하였다. 이후 감지센서가 적용된 핸드가

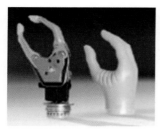

그림 15-69 | 근전동 핸드

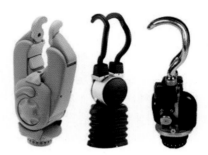

그림 15-71 | 전동 후크
좌, 중: Otto Bock Greifer와 AxonHook, 우: Ossur의 ETD

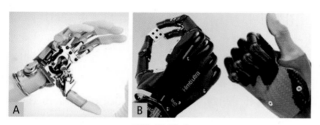

그림 15-70 |
A: Otto Bock Michelangelo, B: Ossur의 i-limb와 i-digit

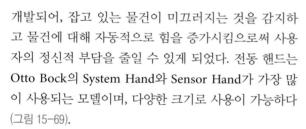

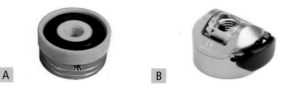

그림 15-72 | A: 지속적 마찰형 손목장치, B: 굴곡형 손목장치

개발되어, 잡고 있는 물건이 미끄러지는 것을 감지하고 물건에 대해 자동적으로 힘을 증가시킴으로써 사용자의 정신적 부담을 줄일 수 있게 되었다. 전동 핸드는 Otto Bock의 System Hand와 Sensor Hand가 가장 많이 사용되는 모델이며, 다양한 크기로 사용이 가능하다 (그림 15-69).

　최근에는 인체의 손과 유사하게 5개의 손가락이 독립적으로 움직이는 근전동 핸드 사용이 증가하고 있다. 이러한 핸드는 엄지손가락의 위치 변경이 가능하기 때문에 보다 다양한 집기 동작이 가능하다. Otto Bock의 Michelangelo, Ossur의 i-limb 시리즈 등이 대표적이다. 특히 Ossur의 i-digit는 수지 절단장애인에게도 전동 핸드를 사용할 수 있게 해준다(그림 15-70).

② 전동 후크
　전동 후크는 신체 구동식 후크와 유사한 형태를 가지며, 전동 핸드로 할 수 없는 다양한 기능, 높은 잡기 힘, 그리고 넓은 개방 폭을 원하는 사람에게 적용된다. 또한 작업 동안 전동 핸드를 사용할 때 발생하는 미관용 글러브의 손상이나 변색과 같은 단점이 없다.

　초창기 전동 후크인 Otto Bock의 Greifer는 14.5 kg 정도의 쥐는 힘을 필요로 하는 일에 적합할 수 있다. 이 장치는 부피가 크고 덮개 없는 딱딱한 플라스틱에 둘러싸여 있으며, 한 가지 크기로만 이용이 가능하다. 최근에는 Ossur의 Motion Control ETD와 Otto Bock의 AxonHook 등이 대표적으로 사용된다(그림 15-71).

(3) 말단장치의 선택
환자는 여러 가지의 말단장치 중에서 선택할 수 있으며, 교체가 가능한 후크와 손을 가질 수 있다. 후크는 다음과 같은 이유 때문에 기능적으로 생각되어 진다.

- 작은 물건들을 정밀하게 쥘 수 있다.
- 촉각이 없기 때문에, 핸드에 비해 더 잘 보면서 사용할 수 있다.
- 의수보다 가볍다.
- 의수보다 싸다.
- 의수보다 유지비가 적게 든다.
- 좁은 곳에서 적절하다.

비록 후크보다는 무겁고 비싸지만 외관적으로 더 끌리기 때문에 많은 사람들은 핸드를 선호하게 된다. 근전동 방식의 외부 동력식 핸드가 발전되면서, 핸드는 쥐는 힘이 강하며, 쉽게 작동시킬 수 있고, 하니스 사용을 필요로 하지 않는다. 그러나 근전동 핸드가 기계식 핸드 보다 더 민첩성을 제공한다는 것은 잘못된 생각이다. 두 가지 핸드 모두 같은 방식으로 움직이며, 3점 쥐기 형태인 엄지, 검지, 중지가 움직인다. 단지 조절 장치가 다를 뿐이다. 기계식 핸드는 케이블이나 신체동력으로 조절하고, 근전동 핸드는 배터리와 같은 외부동력을 이용하여 근전도 신호나 스위치를 통해 조절된다. 양쪽 상지 절단의 경우, 기능이 중요하기 때문에 신체 구동식 후크를 선호한다. 어떤 환자들은 각각의 상지에 서로 다른 말단장치를 선택하기도 한다. 예를 들어 우세 측 상지에는 신체구동식 후크를 적용하고, 비우세 측에 근전동 핸드를 적용하는 것과 같이 다른 말단 장치를 선택한다. 어떻게 이상적인 말단장치를 선택할 수 있을까? 다양한 견해를 얻기 위해 환자의 말에 주의를 기울이고 다른 팀원들과 상의해야 한다. 최종적인 선택은 환자에게 주어져야 한다.

3) 손목장치(wrist unit)

상지 의지에서 손목장치는 전완부에 말단장치를 부착할 수 있게 해주며, 의지를 사용하는 동안 말단장치가 회전 및 굴곡할 수 있도록 중요한 기능을 한다(그림 15-72). 최근에는 이러한 기능들이 복합된 말단장치들도 소개되고 있다.

(1) 신체 구동식 의지를 위한 손목장치

① 마찰형(friction type) 및 지속적 마찰형(constant friction type)

상지 의지를 사용하는 동안 손목장치는 말단장치의 위치를 제자리에 유지하기 위하여 적절하게 고정되어야 하며, 때에 따라 회전시킬 수 있어야 한다. 말단장치의 고정과 회전을 동시에 만족시키기 위하여 말단장치와 손목장치의 조립부에는 고무 재질의 와셔(washer)가 적용되어 마찰방식으로 사용된다.

특히 손목장치의 나삿니 부분에 나일론 삽입물이 포함된 손목장치는 고무 재질의 와셔에 비해 보다 지속적으로 마찰력을 제공하는데 이를 지속적 마찰형 손목장치라고 한다. 말단장치의 뾰족한 부위를 계속 압박하며

나일론 삽입물을 누르는 작은 나사를 돌리는데 육각 렌치가 사용된다. 말단장치를 회전시키기 위해 충분한 마찰력이 필요하며 케이블을 당기고 있는 동안 말단장치는 회전시킬 수 없다. 훈련자는 환자에게 이러한 사용법을 교육시켜야 한다(그림 15-72A).

② 즉시 교환형(quick change type)

용도에 따라 말단장치를 쉽게 교환하는 데 유용하게 쓰일 수 있도록 고안되었으며 잠겨 있을 때에도 회전에 대한 조절력을 제공한다. 말단장치를 분리하거나 고정시키기 위해서는 말단장치를 아래로 내려야 한다.

③ 굴곡형(flexion type)

굴곡형 손목장치는 옷입기나 식사하기 등과 같은 중앙선(midline) 상에서 일어나는 동작에 유용하므로 양측 상지 절단에 적합하다. 일반적으로 사용되는 두 가지 디자인이 있는데, Hosmer 굴곡형 손목장치는 중립, 30° 굽힘, 50° 굽힘이 가능하다. 그리고 반구 형태의 Sierra 굴곡형 손목장치는 표준손목장치를 나사로 고정시킬 수 있고, Hosmer 장치와 같은 각도에서 회전 및 굴곡시킬 수 있다.

④ 회전형(rotation type)

회전 기능이 18가지 각도에서 잠금 및 풀림 상태가 케이블에 의하여 조절되며, 360° 회전이 가능하다(그림 15-72B).

⑤ 볼-소켓형(ball and socket)

볼베어링 방식으로 제작되어 말단장치를 여러 위치로 둘 수 있다.

(2) 외부 동력식 손목장치

외부 동력식 손목장치는 전동 말단장치를 고정시키는 것은 물론 동력을 전달한다. 일반적으로 외부 동력식 손목장치는 회전 기능이 있어 회내/회외 효과를 제공한다. Sears와 Shaperman은 한쪽 절단환자와 양쪽 절단환자들이 사용하는 사례를 제시했다. 최근에는 굴곡과 신전이 가능한 모델 사용이 증가하고 있다.

4) 전완 및 완관절 이단 의지의 구성

(1) 소켓

완관절 이단의 경우 절단단이 길고 원위부가 넓게 퍼져 있는데, 이러한 모양에 맞게 원위부가 납작한 타원형이 되어야 한다. 신체 구동식일 경우 소켓의 후면은 말단장치로 물건을 들어 올릴 때 아래에 대한 저항을 주기 위하여 주두(olecranon) 주위까지 감싸주어야 하며, 외부 동력식은 척골과 요골의 경상돌기(styloid process) 및 그 상부를 이용하는 자가 현가방식의 소켓을 사용하여야 한다.

전완 의지의 소켓은 주관절 굴곡과 신전에 방해가 되지 않도록 장측에서는 높이가 낮고 개방되어 조직이 겹치는 것을 허용한다. 원칙적으로 상완이두근의 건이 압박되지 않아야 하며 후방에서는 주두가 포함되어야 한다. 그러나 매우 짧은 전완 절단단의 경우 2개의 소켓이 적용되는 분리형(split) 소켓이나 뮌스터(Münster) 소켓이 사용되며, 중간 정도의 길이에는 노스웨스턴(Northwestern) 소켓이 적용된다.[24]

일반적으로 표준 전완 소켓은 팔 길이의 2/3를 넣게 되지만 상지의 보다 능동적인 회내와 회외를 가능하게하기 위해 잘라낼 수 있다. 그러나 뮌스터 소켓과 노스웨스턴 소켓의 근위부 테두리는 상완골의 내외측 과와 팔꿈치를 눌러주도록 디자인되어 자체적인 현가기능을 가진다. 이 디자인은 근전동 의지에 널리 이용되며 별도의 하니스 없이 스스로 매달려 있다(그림 15-73).

(2) 주관절장치(elbow unit)

주관절장치는 일반적으로 유연성(flexible)과 경성(rigid)으로 분류되며, 힌지(hinge)라고도 한다. 이러한 연성 및 경성 주관절장치는 신체 구동식 의지에만 사용된다.

유연성 주관절장치는 가죽, 플라스틱, 금속 케이블, 데이크론 웨빙 등이 재료가 사용된다. 유연성 주관절장치의 근위(몸쪽)부는 삼두근 패드에 그리고 원위부는 소켓에 부착되며, 절단단 회전의 약 50%를 말단장치에 전달한다.

경성 주관절장치는 전체적으로 금속 재질로 제작되며 관절축과 상부 및 하부에 바(bar)로 구성된다. 경성 주관절장치는 의지를 사용하는 동안 발생하는 소켓과 절단단 간의 축회전에 대한 안정성을 제공하며, 토크 하중(torque load)에 대하여 절단단을 보호할 수 있다는 장점이 있다.

특히, 다축(multiaxial) 주관절장치는 짧은 절단단에 사용되는 전벽이 높은 소켓에서 연부 조직이 뭉쳐져 완전한 굴곡을 제한할 때, 연부 조직이 뭉쳐지는 것을 감소시켜 주어 주관절 굴곡을 증가시키는데 도움을 준다. 매우 짧은 전완 절단단에 적용되는 분리형 소켓(split socket)의 경우 소켓과 전완부가 별도로 사용되므로 하부에 2개의 바(bar)가 적용된 스텝-업(step-up) 주관절장치를 사용한다. 스텝-업 주관절장치는 사용자의 움직임을 약 2배로 증폭시켜 주는 기계적 효율성도 가지고 있다(그림 15-74).

(3) 삼두근 커프(triceps cuff)와 조절 케이블(control cable)

삼두근 커프는 신체 구동식 전완 의지에서만 사용되는 구성요소로써, 주관절장치에 의해 소켓에 연결되고 근위에서는 하니스와 전방에서 연결된다. 특히 삼두근 커프는 적절한 동력전달을 위하여 조절 케이블을 고정시키는 부착점이 된다(그림 15-66A와 그림 15-75 참조).

조절 케이블은 신체 구동식 의지를 사용할 때 사용자의 신체 움직임에 의해 발생하는 동력을 말단장치에 전달하는 역할을 한다. 조절 케이블의 원위 끝은 말단장치와 연결되며, 근위 끝은 절단측 견갑골 하부에서 하니스와 연결된다(그림 15-66A와 그림 15-75 참조).

(4) 현가 장치(suspension)

① 하니스(harness)

신체 구동식 상지 의지에서 대표적인 현가 장치는 하니스이다. 하니스는 절단단에 의지를 매달리게 하거나 유지하고, 말단장치를 조작하는 조절 케이블에 신체 동력을 전달하는 기능을 한다. 전완 의지에서 사용되는 하니스에는 8자형, 9자형, 어깨 안장형 등이 있으며, 이중 8자형 하니스가 가장 일반적으로 사용된다(그림 15-75).

8자형 하니스는 건측 겨드랑이와 어깨를 감싸며 고정시키는 액와 루프(axillar loop), 절단측에서 삼두근 커프의 근위전방에 위치한 거꾸로 된 Y형 지지 스트랩과 연결되어 소켓의 위치를 고정시키는 전방 지지 스트랩(anterior support strap), 조절 케이블과 연결되어 장력을 조절할 수 있게 해주는 조절 부착 스트랩(control attachment strap), C7 극돌기 아래에서 약간 건측에 위치하는 후방 교차점(posterior cross point)로 구성된다. 어깨 안장형의 흉부 스트랩은 액와 루프의 압박을 참을

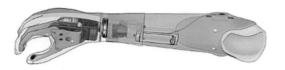

그림 15-73 │ 뮌스터 소켓이 적용된 이중 소켓 방식의 근전동 전완 의지

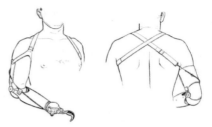

그림 15-75 │ 전완 의지 8자형 하니스

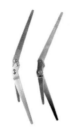

그림 15-74 │ 스텝-업 주관절장치

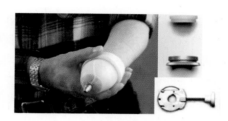

그림 15-76 │ 전완 의지용 핀 라이너

수 없는 환자나 또는 힘든 작업을 위해 안정성이 필요한 환자에게 적절하다. 어깨 안장형은 압력을 넓은 부위로 배분한다. 9자형 하니스는 주로 과상 방식의 소켓과 함께 사용된다. 소켓 형태는 스스로 매달리기가 가능하기 때문에, 케이블 조절 장치를 액와 루프에 부착하는 것만이 필요하다.

② 라이너를 사용한 흡입식 현가 장치

전완 의지의 경우 흡입(suction) 방식을 이용하는 핀 라이너(liner with pin) 및 잠금장치(locking system)를 현가 장치로 사용한다(그림 15-76). 1986년 Kristinsson[25]이 개발한 Icelandic roll 혹은 실리콘 라이너(silicone liner)가 하퇴 절단 환자들의 현가 장치로 사용되기 시작하면서 의지 현가 장치는 그 기능이 꾸준히 향상되고 있다. 이러한 흡입 방식 현가 장치는 최근 상지 의지까지 확장되어 사용되고 있으며 특히 근전동 의지에 주로 적용되고 있다.[26]

라이너는 실리콘 또는 우레탄 겔 재질로 만들어지며, 음압을 형성하여 현가 장치의 기능을 향상시키고, 피부에 더욱 잘 접촉되게 한다.[27] 라이너는 피부의 전단력(shear force)을 감소시키면서 소켓과 절단단 사이의

접촉력을 향상시키고 추가로 쿠션기능을 제공한다. 또한 라이너는 피스톤 작용(pistoning)을 줄여 현가작용을 향상시키고, 절단단의 둘레가 변할 때 부피 변화에 쉽게 적응할 수 있게 하며, 하니스를 적용할 때 필요한 부속품들을 줄이거나 제거하여 외관을 향상시킨다.[28] 라이너 흡입 현가 장치는 원위 끝에 핀(pin)이 연결되며 이 핀은 소켓 내부의 셔틀 로크(shuttle lock)라는 기계 장치와 접하며 고정된다. 라이너와 잠금장치는 뮌스터 소켓과 같은 과상(supracondylar) 방식의 자가 현가 장치만큼 주관절의 운동 범위에 영향을 주지 않는다. 라이너와 셔틀 로크 현가 장치를 사용하면 현가기능의 향상으로 환자들은 의지가 더 가볍고 보다 편안하다고 느끼게 된다. 사용자는 라이너의 바깥 표면에 알코올을 뿌린 다음, 피부 바로 위에 라이너를 직접 갖다 대고는 위로 말아 올린다. 이것은 절단단 원위부 1/3에는 음압을 가하게 하고, 근위부 2/3에는 피부와 라이너 사이의 마찰과 압력을 주는 역할을 한다. 의지 착용을 향상시키고, 절단단 둘레 변화에 맞추기 위하여 또는 라이너와 의지 사이의 마찰력을 줄이기 위해 라이너 위에 하나 혹은 그 이상의 절단단 양말을 덧댈 수도 있다. 최적의 착용과 완충작용을 위해 3~9 ㎜ 범위에서 다양한 두께

의 라이너를 선택하여 사용할 수 있으며 민감한 피부를 보호하기 위해 말단부에 패드를 추가한 것도 있다. 라이너의 단점은 과도한 발한과 저자극성 물질임에도 불구하고 접촉성 피부염 같은 증상을 유발할 수 있다는 것이다. 일반적으로 이러한 문제점들은 사용한지 첫 주 이내이거나 날씨가 더울 때 발생한다. 과도한 발한은 발한억제 로션이나 보톡스 주사로 조절할 수 있으며[29] 피부 병변은 자극성이 적은 피부 보호제를 사용하면 문제를 신속하게 해결할 수 있다.[30] 하지만 평소에 피부나 슬리브의 위생에 신경을 쓰고 피부에 직접 접촉되는 것을 피하기 위해 양말을 사용할 것을 권장한다. 실리콘 슬리브는 피부이식을 받았거나, 당뇨나 피부경화증 환자에서처럼 약하고 감각이 떨어진 피부를 가지고 있거나, 유착성 반흔을 가지고 있어 피부 형태를 유지하는 데 문제가 있는 환자들에게 아주 유용하다. 그리고 아주 활동적이거나, 매우 짧거나, 예민하고 연약한 절단단을 가진 환자들에게 라이너는 적합한 의지 장치이다. 외부 동력식 소켓에서 절단단이 극단적으로 짧지 않으면서 다른 선택 기준들을 충족하면 라이너 현가 장치를 사용할 수 있다.

③ 슬리브(sleeve)를 이용한 흡입식 현가 장치

또 다른 흡입 현가 장치로써 슬리브도 상지 의지에 적용된다. 슬리브 현가 장치는 현가기능을 유지하기 위하여 기압(atmospheric pressure)이나 피부 견인(skin traction) 방식을 이용하며, 절단단 피부와 소켓 사이를 완전히 밀봉하고 현가를 위해 부분적 흡입의 발생을 가능하게 한다. 슬리브는 주로 실리콘, 우레탄 겔, 네오프렌 재질의 슬리브가 사용되며, 소켓의 근위부에서 시작하여 상완까지 적용된다.

이 장치의 장점은 재활초기에 흔히 발생하는 절단단의 부피변화에 따라 절단단 양말(stump socks)의 겹수나 두께를 바꿈으로써 간단히 조절할 수 있다는 것이다. 반면 주관절보다 상당히 높게 적용되므로 절단단의 수의적인 회외와 및 회내를 방해한다는 단점이 있다.

④ 흡입식 소켓(suction socket)

흡입식 소켓을 위해서 소켓은 충분히 작아야 하고, 의지를 착용할 때 공기가 한 쪽 방향으로만 분출하게 하는 소켓 내의 공기가 배출만 되는 밸브가 있어야 한다. 절단 환자들은 양말이나 탄력밴드를 씌우거나 윤활유나 파우더를 사용하여 매끄럽게 한 뒤에 소켓을 끼워야 한다. 오랫동안 적절한 현가작용을 유지하기 위해서는 절단단이 성숙되어야 하고 부피가 안정적이어야 한다.[31] 흡입식 소켓은 직접적으로 피부와의 접촉을 필요로 하므로 별도의 스트랩이나 절단단 양말이 필요하지 않다.

(5) 의지 작동

① 신체 구동식 의지

신체 구동식 의지를 조절하기 위하여 하니스와 조절 케이블을 사용할 때, 환자는 말단장치나 주관절장치를 움직이는 힘을 발생시키는 동작을 시도해야 한다. 이 때 사용되는 동작으로는 견관절 굴곡, 견갑골 외전, 흉부 팽창, 견관절 하강, 신전 및 외전, 주관절의 굴곡과 신전 등이다.

전완 의지 착용자는 주로 견관절 굴곡을 이용하여 의지를 작동시키며, 옷의 단추를 끼울 때와 같이 신체 중앙부에서 말단장치를 사용하고자 할 때에는 양측 견갑골 외전을 주로 사용한다. 절단단이 너무 짧거나 아플 때, 관절운동범위의 제한이 있을 때, 그리고 소켓이 잘 맞지 않을 때 이러한 동작을 하기 어렵다. 잘 맞지 않는 하니스와 조절 케이블은 동작을 수행하는 힘의 전달을 감소시킨다.

② 외부 동력식 의지의 조절 장치

외부 동력식 의지는 주로 근전동(myoelectric) 방식으로 조절된다. 이러한 근전동 조절장치는 에너지를 충전식 전지(battery)로부터 의지 안에 장착된 모터로 전달되는

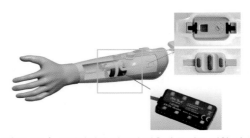

그림 15-77 | 조절장치와 전극이 적용된 근전동 전완 의지

것을 조절하기 위하여 근육이 수축할 때 발생하는 전기적 신호를 이용한다. 조절 신호는 절단단에 남아 있는 정상적인 신경 지배와 수의적 조절이 가능한 근육으로부터 나오며, 이를 위해서는 전극(electrode)을 이용한다.[32] 원칙적으로는 절단단의 원위부 근육을 사용해야한다. 손목의 굴곡과 신전을 담당하는 상호 길항근은 이러한 기능을 하는데 매우 적합하다. 이 경우 의지 조절이 매우 쉽고, 생리적이며, 일관되고 정확해진다. 근위부나 몸통의 근육, 혹은 다른 사지의 근육들도 사용은 가능하다.

조절 방법에 있어서 단일채널을 사용하는 조절 장치(single-channel control mechanism)는 두 개의 전극을 사용한다. 하나는 말단장치의 닫힘과 주관절장치의 굴곡을, 다른 하나는 말단장치의 열림과 주관절장치의 신전을 담당한다. 다채널(multichannel) 시스템은 하나의 근육으로 두 개 기능을 조절하는 방법이다. 이럴 경우 환자는 한 가지 기능을 수행하기 위해 천천히, 부드럽게 근육을 수축해야 하고 다른 기능을 수행할 때는 강하고 빠른 수축을 할 수 있어야 한다.

외부 동력형 장치는 디지털 방식(on/off)과 강한 신호가 보다 빠른 동작을 일으키는 비례 제어(proportional control) 방식이 있다. 최근에 소개된 슬립 제어시스템은 손의 파악능력과 운동 속도의 향상을 가져왔다. 이 장치는 미끄러짐을 방지하기 위해 일정한 압력으로 사물을 유지할 수 있는 센서를 가지고 있어, 만약 잡고 있는 물체가 미끄러지려 할 때, 이를 센서가 인식을 해서 자동으로 압력을 약간 올릴 수 있게 한다. 최근에는 보다 정교한 조절장치가 개발되어 이를 5지 근전동 핸드에게 적용함으로써 보다 기능적이며 정확한 움직임이 구현되고 있다(그림 15-77).

5) 상완 및 주관절 이단 의지의 구성

(1) 소켓

주관절 이단의 경우 상완골과 위에서 정확하게 착용되어야 소켓이 회전되는 것을 방지하며 현가기능이 이루어진다. 절단단의 원위 끝 부분이 둥글고 둘레가 더 큰 특징이 있기 때문에 절단단 삽입을 위하여 소켓의 뒷부분을 잘라낸 개방형 소켓이나 절단단의 둥근형태가 다소 작은 경우를 위한 유연성 소켓 등이 적용된다.

상완 대부분의 근육들은 뼈의 전후에 위치하므로, 상완 소켓은 횡단면 상에서 내외보다 전후가 넓은 타원형의 특징을 가진다. 특히 내벽은 시상면 상에서 편평해야 견관절 내전이 가능하며, 회전에 대한 안정성을 제공한다. 견봉이 압박되는 것을 피하고 근위에서 전후로 압박하여 회전되는 것을 막아주며, 전체적으로 절단단 둘레를 압박하면서 접촉되는 유타 동적(Utah dynamic) 소켓이 대표적이다(그림 15-78).

특히 외부 동력식 의지를 착용할 경우, 정확한 기능과 사용을 위하여 전극과 근육의 위치가 이동되지 않도록 아주 잘 맞는 소켓이 필요하다.

(2) 주관절장치

주관절 이단 의지의 경우 절단단을 기준으로 내장형 주관절장치를 사용할 때 의지 길이가 길어질 수 있으므로, 이를 해결하기 위하여 외부 잠금식 주관절장치와 같은 측면 주관절장치를 소켓의 외부에 적용한다. 이 경우 팔꿈치 부위의 폭이 더 넓어지고 굴곡력의 제한과 관리 유지가 어렵

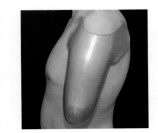

그림 15-78 │ 유타 동적 상완 소켓

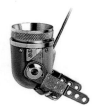

그림 15-79 │ 내장형 주관절장치

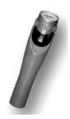

그림 15-80 │ 혼합형 주관절장치-전완부 조립품

다는 단점이 있다.

상완 의지에서 주관절장치는 외부 측면 주관절장치나 내장형 사용한다. 상완골 과에서 절단된 경우와 같이 절단 단이 긴 경우, 주관절 이단과 유사하게 측면 관절형태의 외부형 측면 주관절장치가 필요하며 절단단과 나머지 신체부위의 움직임을 이용한다.

내장형 주관절장치는 신체 구동식과 외부 동력식이 있다. 내장형 신체 구동식 주관절장치는 하니스와 케이블로 작동하는 방식이 가장 많이 사용된다(그림 15-79). 또한 내장형 주관절장치는 근위에 회전판(turntable)이 있어 회전 기능을 제공하며, 회전판의 근위에서 소켓과 연결되어 수동으로 조절한다. 그러나 외부 동력식 주관절장치의 경우, 이러한 회전판의 조절을 위하여 절단단 근육을 이용하며, 한번 정해진 자세를 유지할 수 있는 전기기계 브레이크와 스위치-제어 잠금 기계장치를 가지고 있다.

최근에는 의지제작에 편리함을 위하여 주관절장치-전완부 조립품(elbow-forearm assembly)이 많이 사용되고 있으며, 이러한 주관절장치-전완부 조립품 또한 신체 구동식과 외부동력식이 있다. 신체 구동식 주관절장치-전완부 조립품의 경우, 주관절을 위한 별도의 잠금/풀림 스위치가 있으며, 이는 반대쪽 손이나 턱을 이용하여 작동시킨다. 그 외 장치로는 마찰 장치와 외부스프링 올림 보조장치 등이 있다. 마찰 장치는 수동으로 작동되며, 가벼운 수동형 상완 의지에 사용된다. 외부 스프링 올림 보조장치는 팔꿈치 안쪽에 추가된 계측 스프링 장치이다. 사용자는 직접 이 장치를 조이거나 풀어주며, 팔꿈치를 구부리는 장력을 증감을 조절하여 팔꿈치 동작을 시작하도록 돕는다. 외부 동력식 주관절장치-전완부 조립품의 경우 Otto Bock의 Dynamic Arm, Motion Control의 Utah Arm 3, LTI의 Boston Digital Arm 등이 주로 사용된다. 이러한 주관절장치는 근전동 방식 이외에 전기 스위치 방식으로도 조절되며, 다양한 외부 동력식 핸드와 손목장치들을 잘 수용할 수 있다.

또한 주관절장치-전완부 조립품은 혼합형(hybrid)으로도 많이 사용된다. 이러한 혼합형 주관절장치-전완부 조립품은 예를 들어 주관절장치는 신체 구동 방식으로 작동시키고 말단장치는 근전동 방식으로 사용하거나 반대로 주관절장치를 근전동으로 작동시키고 말단장치는 신체 구동 방식으로 사용된다(그림 15-80).

(3) 현가 장치(suspension)

신체 구동식 상완 의지에서 대표적인 현가 장치는 하니스이다. 상완 의지에서 사용되는 하니스에는 8자형과 어깨 안장형이 있으며, 8자형 하니스가 가장 일반적으로 사용된다. 다만 전완 8자형 하니스에 비해 상완 소켓을 지지하며 회전을 막아주는 외측 지지 스트랩(lateral support strap)이 필수적으로 사용되며, 주관절장치의 잠금/풀림을 위한 스트랩과 하니스의 위치를 안정시키는 등 교차 스트랩(cross back strap) 등이 추가된다.

또한 상완 의지(특히 외부 동력식)에서도 라이너 및 잠금장치, 슬리브, 흡입식 소켓을 사용한 흡입식 현가 장치가 사용된다. 특히 상완 절단의 경우 전완에 비해 흡입식 소켓이 선호된다. 이 장치를 잘 작동하고 의지를 독립적으로 착용할 수 있으려면 반대 측 상지의 힘, 지구력, 협동운동 등이 좋아야 한다. 소켓은 충분히 작아야 하고, 의지를 착용할 때 공기가 한 쪽 방향으로만 분출하게 하는 밸브가 있어야 한다. 이 밖에 저기압형(hypobaric)과 반흡입식(semisuction) 현가 장치는 비흡입식과 완전흡입식 사이에서 변형된 현가 장치로 자주 사용된다. 이 장치는 특수 실리콘 밴드로 된 양말과 의지를 착용할 때 공기 분출이 한 쪽 방향으로만 되는 밸브를 가진 소켓을 가지고 있다. 이 실리콘 밴드는 절단단 피부와 소켓 사이를 완전히 밀봉하고 현가를 위해 부분적 흡입의 발생을 가능하게 한다. 이 장치의 장점은 재활초기에 흔히 발생하는 절단단의 부피 변화를 양말의 개수 또는 두께를 바꿈으로써 간단히 조절할 수 있다는 것이다.

(4) 의지 작동

① 신체 구동식 의지

보편적인 신체 구동식 상완 의지는 2개의 조절 케이블을 사용한다. 즉, 말단장치와 연결된 조절 케이블과 주관절장치 잠금/풀림을 위한 조절 케이블이 적용된다. 일반적으로 상완 의지 조절은 전완 의지를 작동하는 방법과 유사하다. 다만 말단장치와 연결된 케이블을 당겨 주관절장치를 굴곡시킨 후, 주관절장치를 잠금/풀림으로 조절하며 말단장치를 작동한다는 차이가 있다. 만약 전완부에 주관절 잠금/풀림을 위한 별도의 수동 장치가 있다면, 말단장치와 연결된 하나의 조절 케이블만을 사용하게 된다. 주관절장치의 굴곡력은 환자의 힘, 소켓의 적합성, 절단단에서 의지까지 효율적으로 힘을 전달할 수 있는지에 달려있다. 그러나 상완 의지의 경우, 주관절장치의 잠금 및 풀림을 위해 전완 의지 사용자에 비하여 흉부 팽창, 견관절 하강, 신전 및 외전, 주관절의 굴곡과 신전 등을 보다 적극적으로 사용해야 한다.

② 외부 동력식 의지

외부 동력식 상완 의지 또한 주로 근전동(myoelectric) 방식으로 조절되며, 외부 동력식 전완 의지와 동일한 조절 방식을 가진다. 주관절의 굴곡과 신전을 담당하는 상완이두근과 상완삼두근을 상호 길항근으로 사용하며, 조절 방식 또한 단일 채널과 다채널 시스템을 사용할 수 있다.[33]

그러나 전완 의지와 달리 말단장치의 조절과 주관절장치의 조절 간에 순서를 정해두고 적용해야 한다는 점이 다르다. 즉 외부 동력식 상완 의지는 손과 주관절장치의 기능을 번갈아 가면서 수행할 수 있는 전기 스위치를 사용한다. 예를 들어, 두 개의 전극을 사용할 경우에 주관절장치의 자세를 조절한 후 근육을 동시수축(co-contraction) 시키면 조절기전은 말단장치로 이동한다. 다시 근육을 수축하여 말단장치를 사용한 후 다시 동시에 수축시키면 조절기전은 주관절장치로 이동하게 된다. 유타 암(Utah Arm) 같은 근전동 팔꿈치장치는 근육의 수축 강도와 속도에 반응하여 손이나 팔꿈치의 움직임이 빠르거나 느리게 나타나는 비례제어 시스템이 포함된 장치로 자주 사용된다.

혼합형(hybrid system)은 전기 혹은 신체 조절형 장치처럼 둘 또는 그 이상의 조절 장치가 결합한 것이다. 최근 상완 이상의 절단에서 실험적으로 동시에 다기능 근전동 장치(multifunction myoelectric control) 사용을 가능하게 하였다는 보고가 있다.[34]

6) 견관절 이단 및 견갑흉곽 의지의 구성

(1) 소켓

견관절 이단 소켓은 견갑골을 완전히 감싸주고 앞으로는 유두 가까이 적용되어 편안함과 운동을 전달하며, 견갑골 외전이 방해가 되지 않아야 한다. 특히 견봉과 오구돌기 같은 돌출부가 압박되지 않도록 한다.

견갑흉곽 소켓은 견관절 이단과 모양은 비슷하나 보다 근위로 연장되어 흉부를 감싸주며, 때에 따라 목 뒤를 따라 건측 어깨 위까지 연장된다. 견갑흉곽 소켓의 경우, 견갑대의 움직임이 없기 때문에 기능보다는 외관과 안정성에 중점을 두고 소켓을 제작하여야 한다.

(2) 어깨관절장치

견관절 이단 및 견갑흉부 의지의 경우, 주관절장치는 물론 어깨관절장치도 사용하여야 한다. 이러한 어깨관절장치는 수동적으로 팔의 굴곡, 신전, 외전, 내전 등의 자세를 취할 수 있게 해준다. 최근에는 수동 또는 전기 스위치를 이용하여 작동되는 잠금형 어깨관절장치를 사용하여, 여러 각도에서 어깨를 고정시킬 수 있다.

(3) 현가 장치

신체 구동식 견관절 이단 의지의 경우 절단측이 높기 때문에 전완과 상완 의지와 달리 적용된다. 표준형 견관절 이단 하니스는 소켓을 고정시키기 위하여 어깨 위에 탄력 현가 스트랩(elastic suspensor strap)과 가슴을 가로지르는 흉부 스트랩(chest strap)으로 구성된다. 만약 사용자가 주관절장치의 잠금/풀림을 위한 케이블을 사용한다면, 별도의 허리벨트가 추가될 수 있다.

(4) 의지 작동

견관절 이단의 경우 신체 구동식 의지를 작동하기 위한 견관절 굴곡을 할 수 없으며, 견갑흉곽 절단의 경우에는 이를 포함하여 절단측 견갑골 외전도 불가능하다. 잔존하는 신체 동작을 통해 조절 케이블을 당기기 위해서는 많은 어려움이 발생한다. 그러므로 말단장치와 주관절장치를 작동하기 위해서는 추가적인 보조장치가 필요하다. 이를 위하여 도르래 방식으로 조절 케이블의 주행을 늘려주는 주행 증폭장치(excursion amplifier), 하니스의 흉부 스트랩을 상하로 나누고 그 사이에 주관절 잠금/풀림을 위하여 별도의 스트랩을 적용한 주관절 잠금 조절 스트랩(elbow lock control strap), 소켓 전상방에 턱으로 스위치를 작동시켜 주관절장치 잠금/풀림을 조절하는 nudge control 장치 등이 사용된다.

상지 전체가 소실되었기 때문에 외부 동력식 견관절 이단 의지를 사용하기 위한 적절한 팔 근육도 소실된다. 이를 위하여 TMR (targeted muscle reinnervation) 수술법이 적용되어 견관절 이단 이상의 절단에서 의지를 사용하는 데 혁신적인 발전을 이루게 되었다.[35] 사지 소실로 인하여 더 이상 생체역학적으로 기능적이지 않은 상태에서 절단 후 남아 있는 팔 신경을 잔존하는 가슴으로 옮겨가는 이러한 조절장치와 수술기법은 견관절 이단 이상의 절단환자에게 적용되는 의지사용에 있어서 더 많은 기회를 제공한다.

6. 의지 훈련 프로그램

재활 과정에서 훈련은 필수요소이다. 절단 수술을 받은 사람이나 새로운 의지 부품을 사용해야 하는 사람들은 반드시 훈련에 참여해야 한다. 이러한 프로그램은 작업치료사, 물리치료사, 레크리에이션 치료사와 의지보조기사, 그리고 의사 사이에 협동을 위한 꾸준한 노력을 필요로 한다. 각각의 팀원들은 절단수술을 받은 사람이 배워야 할 항목들을 서로 다른 방법으로 가르치게 된다.

상지 의지 훈련을 시행하기 이전에 환자에게 의지를 이용해서 할 수 있는 일들과 할 수 없는 일들에 대해 객관적으로 일깨워 주는 것이 필요하다.[34] 환자는 의지의 의지 기능의 기본 원리, 각 구성요소의 관리 및 유지를 포함한 의지 관리방법을 배워야 한다. 환자는 스스로 의지를 착용하고 벗는 법을 연습해야 하며, 피부 관리와 관측하는 기술 또한 알아야 한다. 신체 구동식 의지를 사용하는 환자는 세척과 교체를 위해서 각각의 장치물을 분리해 내는 법을 연습해야 한다. 몸단장, 식사, 옷입기, 운전, 운동과 각종 레크레이션 활동과 같이 양손을 사용하는 일들을 하기 위해서는 의지사용에 대한 반복연습이 훈련과정에 항상 포함되어야 한다.

1) 치료의 초기 단계

치료 초기 단계는 일반적으로 하나 또는 두 개의 치료 세션으로 이루어져 있다.

(1) 의지평가

평가자는 훈련을 시작하기 전에 의지를 평가해야 한다. 평가의 목적은 ① 처방을 잘 따랐는지, ② 소켓과 하니스가 편안한지, ③ 모든 구성요소들이 만족할만하게 작동을 하는지, ④ 의지와 구조물들의 외형이 적절한지 결정하기 위함이다.

(2) 최초의 치료 세션

일반적으로, 한쪽 절단환자들은 일주일에 2~3일을 외래로 다닌다. 그러므로 처음 방문할 때가 중요하며, 초기 목표는 의지 착용에 대해 부정적인 경험을 최소화 하는 것이다. 더욱이 의지를 평가하기 위해 최초 방문 시, ① 의지를 어떻게 착용하고 벗는 지, ② 얼마나 착용해야 하는 지, ③ 환자가 병원에서 의지 착용 전 관리법을 배우지 못했다면 절단단의 위생 관리를 어떻게 해야 하는지 대한 사항이 고려되어야 한다.

(3) 의지 착용/벗기

의지의 탈부착은 코트를 입거나, 셔츠를 입는 것과 같이 두 가지 방법 중 한 가지 방법에 의해 실행될 수 있다. 코트를 입는 것처럼 정상 팔로 지지하면서 절단단을 소켓에 끼워 넣고 하니스와 액와 루프를 등 뒤에 매단다. 손상되지 않은 팔은 뒤쪽으로 뻗어서 액와 루프에 넣는다. 어깨는 앞쪽으로 으쓱해서 의지를 위치시킨다. 뒤집어쓰는 방법은 환자는 자신 앞에 의지를 놓는다. 그리고 손상되지 않은 팔을 액와 루프에 끼워 넣고 절단단은 소켓에 집어넣는다. 하니스를 떨어뜨리기 위해 양쪽 상지로 의지와 하니스를 들어 올린다. 초반부에, 마치 환자가 의지 속으로 미끄러져 들어가는 것처럼 의지를 지지하기 위해 의지를 침대 위에 올려놓거나 옷을 입혀주는 사람에게 잡게 한다.

(4) 착용시간

환자들은 소켓과 하니스에 대한 참을성을 증진시키기 위해 점차적으로 착용 시간을 증가시켜야 한다. 초기 착용 시간은 15~30분이다. 의지를 벗을 때마다 절단단이 과도하게 붉게 변하는지 또는 지나치게 자극을 받는지를 검사해야 하며, 붉은 부위가 감소될 때까지 다시 적용하면 안 된다. 대략 20분 후에도 붉은 부위가 사라지지 않으면 의지보조기사에게 알려야 한다. 의지를 하루 종일 착용할 수 있을 때까지 의지 착용 시간을 30분 이내에서 증가시킬 수 있다. 감각이 떨어지고 흉터가 있는 환자에게 착용 시간을 지나치게 강조해서는 안 된다.

(5) 절단단 위생관리

절단단이 딱딱한 소켓 속에 들어 있어 땀으로 피부가 불릴 수 있기 때문에 환자에게 미지근한 물과 부드러운 비누로 씻고 두드려 말리도록 교육하는 것이 중요하다. 치료사는 신체 구동식 의지의 하니스가 피부에 직접 닿지 않게 T-셔츠를 착용하도록 환자에게 권유할 수 있다. 이것은 남은 공간을 채우고 땀을 흡수한다. 같은 이유로 절단단에 양말을 착용하도록 교육해야 한다. 실리콘 소재의 안감은 안정적인 완충장치 역할을 하고, 피스톤 작용은 최소화하지만 지나친 땀 배출의 원인이 될 수 있다.

(6) 의지 관리

소켓의 내부를 씻기 위해 부드러운 비누와 따뜻한 물이 권장된다. 몇 주에 한 번씩 알코올로 닦을 수 있다. 환자들은 글러브에 손상을 주거나 얼룩을 남길 수 있는 물질을 주의해야 한다. 후크는 튼튼하지만 진흙, 기름, 물이 있는 곳에서 작업을 할 때 주의해야 한다. 외부 동력 의지를 사용하는 환자들은 특히 주의해야 한다.

2) 치료의 중간 단계

신체 구동식 의지 치료 프로그램은 (1) 의지 조절 훈련, (2) 의지를 이용한 기능 훈련의 2단계에 초점을 맞춰야 한다.

(1) 의지 조절 훈련

조절 훈련은 각 조절부와 말단장치를 조작하는 방법을 가르친다. 치료사는 환자가 각 구성물들을 반복해서 사용할 수 있도록 가르친다. 전완 의지는 케이블을 당겨서 말단장치를 작동시키는 한 가지 조절 장치를 가지고 있다. 환자들은 상완을 굽히고 견갑골을 외전하여 말단장치의 작동법을 배우게 된다. 상완 의지는 말단장치와 주관절을 조절하는 두 개의 조절 장치를 가지고 있다. 주관절장치를 열고 닫는 데 필요한 움직임은 상완의 신전 동작, 외전 동작, 내림 동작이 결합된 것이다. 말단 장치의 활성화는 주관절을 잠그는(locked) 것을 제외하고 전완 부위를 조절하는 것과 똑같은 방법으로 획득된다. 상완 의지를 소유하고 있는 환자는 팔을 회전시키기 위해 회전판의 사용법과 어깨관절을 위치시키는 방법을 배워야 한다.

조절하는 훈련을 할 때 무게, 크기, 질감, 형태가 다른 물건을 향해 뻗기, 쥐기, 놓기의 형태를 가르칠 필요가 있다. 일반적으로, 순서는 크고 딱딱한 물건부터 작고 부서지기 쉬운 물건으로 하며, 이렇게 구분한 것은 치료사의 창의력과 환자의 흥미와 관련 있다.

처음에는 집는 연습을 시키기 위해 테이블 위에 물건을 놓는다. 그런 후에 물건을 치료실의 다양한 위치에 옮겨 놓는다. 치료사는 환자가 말단장치로 쥐기를 수행하고 손목장치 내에서 물건을 돌릴 때 가장 자연스럽고 능률적인 자세를 결정할 수 있도록 가르쳐 주어야 한다. 이것을 말단장치의 사전 자세라고 부른다.

최종적으로 치료사는 환자가 머리 위, 테이블 위, 바닥 수준과 같은 다른 면에서 움직임을 수행할 수 있도록 가르쳐 주어야 한다. 머리 위에서 의지를 사용하는 것이 하니스에 의해 방해를 받기 때문에 가장 어렵다. 특히, 위쪽 부분을 절단한 환자는 어려움을 겪거나 불가능할 수 있다. 양쪽 절단환자는 양쪽에 붙은 한 개의 하니스를 가지고 있다. 그러므로 환자는 한 개의 의지를 사용하는 동안 반대쪽의 근육을 이완하는 연습을 해야 한다.

(2) 의지의 기능적 사용 훈련

자발적이고 자동화된 의지의 사용은 기능 훈련의 목표가 된다. 다른 하나는 최소한의 움직임과 최소한의 에너지를 이용해서 적절한 시간에 활동을 완수하는 것이다. 치료사는 환자가 관련된 원칙들 중에서 자신의 상황과 비슷한 점들을 분석하고 찾을 수 있도록 용기를 북돋아 주어야 한다. 이것은 환자에게 미리 예상되지 않은 상황 속에서 조절하는 감각을 준비하게 한다.

한쪽을 절단한 환자는 일반적으로 어떤 것을 유지하거나 안정화시키기 위해 의지를 사용할 것으로 기대되며, 정상 측에 비해 좀 더 느리게 사용될 것으로 기대된다. Atkin[36]과 Meier[20]는 더 쉽게 이해할 수 있는 목록들을 제시했다. 1997년 Lake는 의지 훈련을 받은 사람들이 훈련을 받지 않은 사람에 비해 효율성과 자발성에서 더 뛰어나다는 연구 결과를 보여주었다.[30]

여러 가지 요소들이 양쪽을 절단한 환자들의 독립성에 영향을 미치며 중요한 것 중에 하나가 절단 부위이다. 위쪽 부분을 절단한 양쪽 절단환자는 약간의 적응 장치가 필요할 수도 있다. 이러한 것들은 단순한 버튼후크나 옷을 잡기 위한 코트후크에서부터 전기를 이용한 보조기구와 호흡, 목소리, 마우스스틱으로 조절하는 컴퓨터 같은 고도의 기술을 요하는 것까지 다양하다. 치료사는 환자가 잠재적 능력을 보이거나 행동이 빨라질 수 있으면 환자가 발을 사용하도록 북돋아 주도록 한다. 초기에 이러한 능력을 발전시키는 사람들은 높은 독립성을 가진다. 발은 예민한 장점이 있어서 모든 활동 속에서 그들에게 많은 도움이 되며 의지 사용보다 더 효과적이다.

(3) 외부 동력식 의지의 조절 훈련

근육 신호로 조절되는 의지는 널리 이용되고 있으며, 전완 절단환자에게 자주 처방된다. 목적은 생리학적으로 움직임과 관련된 근육을 선택하고 수축할 때 강한 전기적 신호를 만들어 내는 것이다. 그러기 위해서는 수축할 때 다른 근육과 분리되어야 한다.

동시수축은 여러 기능들 사이에서 전환할 때 이용할 수 있다(즉 손목 돌리기와 말단 장치 조절하기). 손목굽힘근과 폄근은 말단장치를 쥐고 펴기 위해 일반적으로 선택된다. 상완 절단에서 일반적으로 이두근과 삼두근이 선택된다. 견관절 이단과 전사반부 절단처럼 보다 근위수준에서의 절단에서는 승모근, 광배근, 극하근, 흉근 등이 조절을 위해 선택된다. 신체동력을 이용한 의지 훈련에서 언급되었던 대부분의 치료 원리와 목표는 근육 신호로 조절되는 의지의 훈련에서도 적용된다. 치료 프로그램은 특수한 조절장치와 의지를 평가하는 것부터 시작된다.

조절과 기능적 사용 훈련 목표는 신체 동력을 이용한 의지와 유사하다. 이것은 환자가 의지를 착용하기 전에 이미 근육조절을 받았다는 것을 가정한다. 근전도 검진기를 사용할 때 목적은 근수축을 분리시키고, 근력을 증가시키기 위함이다. 만약 뻗은 상태에서 쥐기가 계속 유지되어야 한다면 수동 잠금장치를 손에 설치할 수 있으며 정상 측 손으로 그것을 눌러서 조절할 수 있다.

3) 치료의 최종 단계

(1) 도구적 일상생활활동

최종 단계에서, 의지의 기능적인 사용 기술은 훨씬 정교해지며 더 많은 일상생활활동을 할 수 있다. 퇴원계획은 관심 있는 직업과 레크리에이션을 찾고 운전이나 대중교통을 이용하는 것을 고려해야 한다. 운전을 위해 운전대에 손잡이나 고리를 만들어 개조한다. 발 조절 장치는 양쪽

상위레벨을 절단한 환자들을 위해 설치할 수 있다. 치료사는 차량을 개조하는 회사에 의뢰할 수 있다.

지역사회, 가정, 학교, 직장을 방문하는 것이 절실히 요구되며 이러한 방문은 환자와 치료사를 정적인 환경에서 실제 환경 속으로 이끌게 된다. 환자는 자조 그룹에 속할 수 있다. 이러한 조직은 그들의 목표가 다양하지만, 대부분은 상호작용을 할 수 있고 경험을 공유할 수 있는 곳이면 어디에서든지 공개토론을 제공한다. 많은 그룹들이 계속해서 새로운 의지를 개발하거나 스포츠와 레크리에이션 활동에 대한 교육적 프로그램을 제공하고 있다.

(2) 스포츠와 레크리에이션

레크리에이션을 추구하는 절단환자들이 증가하고 다양한 의지 구성물들이 제작됨에 따라 스포츠와 여가활동이 가능하게 되었다. 인터넷은 이와 관련된 유용한 정보를 제공한다.

(3) 퇴원 계획 세우기

지역사회로의 복귀는 수 주에서 수개월에 걸쳐 점진적으로 성공적으로 이루어질 수 있다. 또한 환자는 안정성이 보장되면 직장으로의 복귀도 가능하다.[37] 낮 병동 프로그램은 지역사회 복귀를 도와주는 좋은 프로그램이라 할 수 있다. 퇴원 시 각 팀은 환자와 스케줄을 잡는다. 성공적으로 재활과정을 끝낸 환자는 첫 18개월 동안 3개월 간격으로 추적검사를 받아야 한다. 환자가 의지 적응에 어려움이 있거나 절단단에 불편함이 있거나, 특정 활동이나 사회심리학적인 면에서 문제가 생기게 되면 더 자주 추적검사를 받아야 한다. 이 시기를 지나면 의지 적합성, 관리의 필요, 전반적인 의학적 상태 및 기능적 상태를 확인하기 위해서 최소 매 6개월 동안 추적 검사를 받아야 한다. 환자의 상태가 안정적이면, 의지는 신체 동력형인 경우 매 18개월에서 3년 간격으로, 근전동 의지인 경우는 매 2~4년 간격으로 교체해 주어야 한다.[20]

참고문헌

1. Dillingham TR, Pezzin LE, MacKenzie EJ. Limb amputation and limb deficiency: epidemiology and recent trends in the United States. Southern Medical Journal. 2002;95(8):875-879.

2. Americal academy of Orthopedic Surgeons, Atlas of Limb Prosthetics: Surgical, prosthetic and Rehabilitation principles, CV Mosby, 1992.

3. Wilson AB Jr. Limb prosthetics. 6th edn. New York: Demos; 1989:69-90.

4. Kostuik JP: Amputation surgery and Rehabilitation, The Toronto experience, Churchill Livingstone, 1981.

5. Banerjee SN: Rehabilitation management of Amputee, Williams & Wilkins, 1982.

6. Swanson VM. Below-Knee Polyethylene Semi-Rigid Dressing: JPO 1993; Vol 5, p10-19.

7. Zachariah SG, Saxena R, Fergason JR, Sanders JE. Shape and volume change in the transtibial residuum over the short term: preliminary investigation of six subjects. J Rehabil Res Dev 2004;41:683-694.

8. Kottke F, Lehmann J: Krusen's Handbook of Physical medicine and Rehabilitation, 4th ed, WB Saunders, 1989, pp1009-1069.

9. Sanders GT:Lower limb amputations, A guide to Rehabilitation, F.A. Davis Co., 1986.

10. Marks LJ, Michael JW. Science, medicine, and the future: Artificial limbs. Bmj 2001;Vol 323:732-735.

11. Blumentritt S et al: Design Principles, Biomechanical Data and Clinical Experience with a Polycentric Knee Offering Controlled Stance Phase Knee Flexion: A Preliminary Report. JPO 1997.

12. Carroll K. Adaptive prosthetics for the lower extremity. Foot Ankle Clin 2001;6:371-386.

13. Kozak L, Owings M: Ambulatory and inpatient procedures in the United States, 1996. National Center for Health Statistics, Vital Health Stat 1998;13(139):1-119.

14. Brookmeyer R, Ephraim PL, MacKenzie EJ, et al: Estimating the prevalence of limb loss in the United States 2005 to 2050, Arch Phys Med Rehabil 2008;89:422-429.

15. Dillingham TR, MacKenzie EJ, Pezzin LE: Limb amputation and limb deficiency: epidemiolgy and recent trends in the United astates, South Med J 2002;95:875-883.

16. Atroshi I, Rosberg HE: Epidemiology of amputation and severe injuries of the hand, Hand Clin 2001;17:343-350.

17. Jung KW, et al. Research on the actual condition of disability in 1995. Korea Institute for Health and Social Affairs. 1995;199-206.

18. Malone JM, Fleming LL, Roberson J, et al. Immediate, early and late postsurgical management of upper limb amputation. J Rehabil Res Dev 1984; 21:33.

19. Song MJ, Park YO. Prosthetic use in upper limb amputees. Journal of Korean Academy of Rehabilitation Medicine 1988; 12; 117-124.

20. Meier R, Esquenazi A. Rehabilitation planning for the upper extremity amputee. In: Meier RH, Atkins DJ, eds. Functional restoration of adults and children with upper extremity amputation. New York: Demos Medical Publishing; 2004:55-61.

21. Melzack R. Phantom limbs. Sci Am 1992; april:120-126 27. Edelstein JE. Preprosthetic management of patients with lower or upper limb amputation. Phys Med Rehabil Clin north Am 1991; 2:285-297.

22. Hess A. Upper limb body-powered components. In: Krajbich JI, Pinzur MS, Potter BK, et al. Atlas of amputation and limb deficiencies, surgical, prosthetic, and rehabilitation principles, 4th ed. AAOS 2016; 139-158.

23. Malone JM, Childers SJ, Underwood J, et al. Immediate postsurgical management of upper extremity amputation: conventional, electric and myoelectric prosthesis. Orthot prosthet 1981;35:1.

24. Brenner CD. Wrist disarticulation and transradial amputation, prosthetic principles. In: Bowker JH, Michael JW, eds. Atlas of limb prosthetics. 2nd eds. St. Louis: Mosby- Year book; 1992:241-250.

25. Kristinsson O. Flexible above-knee socket made from lowdensity polyethylene suspended by a weight-transmitting frame. Orthot Prosthet 1983; 37:25-27.

26. Salem Y. The use of silicone suspension sleeves with myoeletric fittings. J Prosthet Orthot 1994; 6(4):119-120.

27. Madigan RR, Fillauer KD. 3-S prosthesis: a preliminary report. J Pediatr Orthop 1991; 11:112-117.

28. Heim M, et al. silicone suspension of external prostheses: a new era in artificial limb usage. J Bone Joint Surg Br 1997; 79:638-640.

29. Newman M, Bergmann I, Hoffmann U, et al. Botulinum toxin for focal hyperhidrosis: technical considerations and improvements in applications. Br J Dermatol 1998; 139:1123-1124.

30. Lake C, Sopan T. the incidence of dermatological problems in the silicone suspension sleeve users. J Prosthet Orthot 1997; 9:97-104.

31. Esquenazi A. Amputation rehabilitation and prosthetic restoration. From surgery to community reintegration. Disabil Rehabil 2004; 26(14-15):831-836.

32. Scott RN. Biomedical engineering in upper-extremity prosthetics. In: Atkins DJ, Meier RH III, eds. Comprehensive management of the upper-limb amputee. New York: Springer-Verlag; 1989:173-189.

33. Beachler MD. Upper limb externally powered components. In: Krajbich JI, Pinzur MS, Potter BK, et al. Atlas of amputation and limb deficiencies, surgical, prosthetic, and rehabilitation principles, 4th ed. AAOS 2016; 175-192.

34. Kuiken TA, Dumanian GA, Lipschutz RD, et al. The use of targeted muscle reinnervation for improved myoelectric prosthesis control in a bilateral shoulder disarticulation amputee. Prosthet Orthot Int 2004; 28:245-253.

35. Kuiken TA, Li G, Lock BA, et al. Targeted muscle reinnervation for real-time myoelectric control of multifunction artificial arms. J Am Med Assoc 2009;301(6) :619-628.

36. Atkins D. Adult upper-limb prosthetic training in rehabilitation planning for the upper extremity amputee. In: Meier RH, Atkins DJ, eds. Functional restoration of adults and children with upper extremity amputation. New York: Demos Medical Publishing; 2004.

37. Jones LE, Davidson JH. Save that arm: a study of problems in the remaining arm of unilateral upper limb amputees. Prosthet Orthot Int 1999;23:55-58.

CHAPTER 16

의자차 및 기타 보조기구
Wheelchair and Other Assistive Devices

Ⅰ 전민호, 김종배, 남경완, 허서윤

근골격계, 신경계 손상으로 장애가 있는 경우 이동 동작의 독립적 수행을 위해서 타인의 도움을 받거나 특수한 기구를 이용하는 것이 필요하다. 의자차는 이를 위하여 사용되는 도구 중 가장 대표적인 것이다. 의자차의 형태는 매우 다양하며, 의학적인 필요성이 명확하게 증명되는 경우 장애의 종류, 정도에 따라 의사의 평가를 거쳐 처방되고, 이후 제작, 검수 과정을 거쳐서 환자가 사용할 수 있다. 따라서 처방하는 의사는 의자차의 세부 구조, 종류에 대하여 숙지해야 한다.

Ⅰ. 의자차의 사용 목적

의자차와 좌석시스템(seating system)은 다양한 사용 목적(표 16-1)이 있다. 가장 중요한 목적은 이동을 포함한 일상생활동작을 보다 손쉽게, 가능한 최소의 체력을 소모하면서, 타인의 도움을 최소한으로 받고 수행하는 것이다. 이런 일상생활동작에는 이동 동작, 목욕 및 화장실 사용, 직장근무, 가사, 쇼핑 등이 포함된다.

두 번째로 의자차 사용 중 발생하는 이차적인 손상을 최소화해야 한다. 낙상은 의자차와 관련된 손상의 70%를 차지한다.[1] 이를 예방하기 위해서 환자의 상태, 사용 목적에 맞는 의자차를 처방, 제작해야 하며, 안전벨트, 브레이크, 전복방지장치(anti-tipper) 등을 적절하게 설치해야

한다. 또한 욕창을 예방할 수 있는 특수한 좌석쿠션(seat cushion)과 의자차의 경사조정장치(tilt system), 견관절 손상 및 손목부위의 신경 압박 손상을 막을 수 있는 생체역학적 의자차 설계 및 제작 등이 필요하다.[2] 다음으로 근골격계의 변형을 예방하고, 교정할 수 있어야 하며 최소한 새로운 변형을 만들어서는 안 된다. 예를 들어 의자차 좌석깊이(seat depth)가 너무 깊거나, 슬굴곡근(hamstring muscles)이 짧은 경우에 골반의 후방 경사(posterior tilt)에 의한 천골부위가 의자 바닥에 닿는 자세를 사전에 예방해야 한다. 또한 다른 가구, 자동차와 같이 의자차와 좌석시스템은 환자가 쓰기 편하고 불편함이 없어야 한다.[3] 하지마비 환자는 대부분의 시간을 좌석에 앉아서 보내기 때문에 환자 개개인에 맞는 세심한 고려와 미세한 조정이 필요하다. 마지막으로 하루 종일 의자차를 사용하는 환자는 이것이 신체의 일부와도 같기 때문에 의자차의 제작 및 선택에 있어서 미적인 요소가 중요하다. 디자인뿐만 아니라 도

표 16-1 Ⅰ 의자차의 사용 목적

· 이동과 일상생활동작의 극대화
· 독립적 기능의 최대화
· 이차적 신체 손상 예방
· 골격계 변형의 예방 및 교정
· 편의성 제공
· 건강하고 활력적인 신체 이미지 형성
· 장, 단기적으로 장비에 드는 비용의 최소화

장, 광택처리 등을 매력적으로 해서 "최신형 스포츠카" 같은 인상을 환자와 주변 사람에게 줄 수 있어야 한다.

Ⅱ. 수동의자차(Manual wheelchair)

전동의자차에 비하여 저렴하고 가벼워서 운반과 보관이 용이하다. 또한 구조가 간단하여 고장이 거의 없으며, 축전지를 사용할 필요가 없다. 수동이어서 육체적 운동 효과가 있지만 반대로 이차적인 상지 손상을 초래할 수 있다.

1. 종류와 형태

보행이 어려운 환자 중 상지 기능과 심혈관계가 정상인 경우에 사용하며 디자인과 가격, 무게를 고려하여 분류한다.

일반형, 경량형, 초경량형, 중량형, 과중량형 등으로 구분한다.

1) 일반형 의자차(Standard wheelchair)

일반적으로 병원에서 단기간 사용을 목적으로 제작된 기본형(그림 16-1)으로, 약간 무겁고(보통 18 kg 이상) 크기가 다양하지 않으며 가격이 저렴하다. 활동적인 사용자에게는 적합하지 않으며 사용자나 보조자의 편의성을 고려해서 설계하지는 않는다. 전형적인 형태는 회전형(swing-away) 발받침, 착탈이 가능한 팔받침, 좌석 아래에 십자형관절 골격구조, 통타이어 등으로 구성되어 있다. 보관할 때는 접어서 공간을 줄일 수 있다. 일반형 의자차 중 편마비형(hemi wheelchair)은 키가 작거나 추진을 위해 다리를 사용하는 환자를 위한 것으로 의자차의 좌석 높이가 낮다. 일반형과 경량형은 좌석이 슬링천(sling upholstery)의 형태로서 압력을 경감하는 효과가 없으며 그물침대 효과(hammock effect)로 인한 마찰과 전단력, 고관절 내회전을 초래한다.

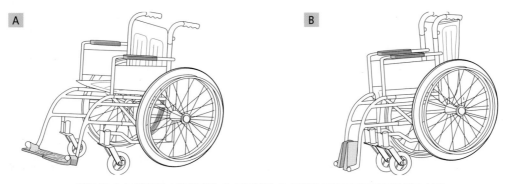

그림 16-1 | **일반형 수동의자차.** A: 구동상태, B: 접이형 골격구조를 이용한 접은 상태

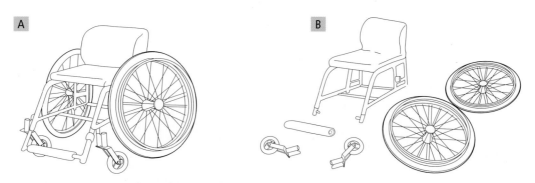

그림 16-2 | **고정형 골격구조를 가진 초경량형 의자차.** A: 구동상태, B: 분해된 상태

2) 경량형과 초경량형

매일 수 시간 이상 의자차를 사용하는 경우에는 고강도의 경량형과 초경량형(그림 16-2)을 선택해야 한다. 특히 척수 손상에 의한 하지 또는 사지 마비 환자의 경우에는 체형에 맞는 규격, 좌석 쿠션 선택, 이동성 향상, 가벼운 무게 등을 위하여 사용한다. 또한 다양한 부착물을 필요에 따라 선택할 수 있다.

3) 어린이 수동의자차와 스포츠의자차

어린이 수동의자차(그림 16-3)는 성인용과 비슷하나 좌석 폭이 35 ㎝ 이하로 작으며, 골격(frame)과 부속품이 성장에 따라 조절할 수 있다. 어린이 환자를 위해서 특수 좌석 시스템을 장착한 유모차나 전동의자차를 사용할 수도 있다.

럭비, 테니스, 농구, 육상 등을 위한 스포츠의자차(그림 16-4)는 매우 가벼운 재료를 사용하며 바퀴의 축(axle)을 가능한 전방에 위치하고 고도의 바퀴 기울기(camber), 한 개의 앞바퀴 등을 사용한다.

반대로 체중이 120 ㎏ 이상인 경우에는 중량형 또는 과중량형을 선택하며, 특히 장애로 인하여 운동을 못하며 과체중 또는 비만인 경우 반드시 체중에 맞는 의자차를 선택해야 한다.

2. 수동의자차 구조

일반적인 휠체어의 구조 및 구성요소는 그림 16-5와 같다.

1) 골격(Frame)구조

접이형 골격구조(그림 16-1B)는 좌석 아래에 접을 수 있는 십자형관절이 있으며, 고정형 골격구조는 초경량형, 스포츠형에서 사용하며, 접이형에 비해 구조가 간단하여 내구성이 좋고 무게가 가볍다. 접이형은 좌석 천을 들어 올리면 쉽게 접을 수 있어 운반 및 보관이 용이하다. 하지만 좌우로 균형을 잃을 때는 골격이 접어지면서 넘어질 수 있어 이를 방지하기 위해 잠금장치를 설치할 수 있다. 고정형 골격구조는 등받이가 앞으로 접어지며, 분리형 바퀴를 제거하면 골격구조 자체의 부피는 매우 작다. 가장 흔한 고정형 골격구조는 박스형 골격구조로 직사각형 모양을 이루고 있다.[4] 골격구조와 바퀴의 연결부분에는 추진 중 발생하는 진동과 충격을 흡수하는 완충제를 사용한다.[5]

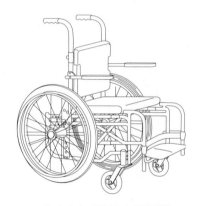

그림 16-3 │ **어린이 수동의자차**
미는 손잡이가 높게 부착되어있고 좌석 높이을 조절할 수 있는 구조임

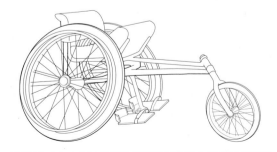

그림 16-4 │ **스포츠의자차 경주용으로 특수 제작된 의자차**

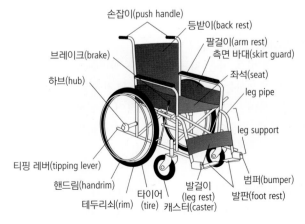

그림 16-5 │ **휠체어 각부의 명칭**

2) 바퀴(Wheel)와 타이어

실내용 또는 실외용, 활동 수준, 유지 및 보수, 가격 등을 고려해서 선택해야 한다. 일반, 또는 경량형 의자차는 마그(mag)형 또는 살(spoke)을 가진 바퀴를 사용하고 있다. 마그형은 초기에 마그네슘을 재료로 하여 만들어서 "마그(mag)"라는 명칭이 붙었으며 현제는 플라스틱이나 금속으로 제작한다. 살을 가진 바퀴는 자주 조이고 수리해야 하지만, 일반적으로 마그형은 살을 가진 바퀴에 비하여 무거우나 유지가 쉽고 내구성이 좋다. 바퀴의 크기는 55 ㎝, 60 ㎝, 65 ㎝의 크기이고, 이보다 작은 것은 어린이 수동의자차와 발이 지면에 닿아서 추진하는 형태의 의자차에 사용한다.

초경량형과 스포츠형 의자차에서는 간단하게 바퀴를 골격에서 분리할 수 있으며, 사용자 혼자 자동차를 운전하거나 트렁크에 실을 때는 의자차의 부피와 무게를 줄여서 조작을 쉽게 한다.

타이어는 바닥면 디자인과 폭이 다양하다. 얇고, 바닥면(tread) 무늬가 매끄러운 타이어는 회전저항이 낮고 실내용으로 사용한다. 실외용은 바닥면 무늬가 뚜렷하고, 폭이 넓은 타이어를 사용한다. 타이어 내부 구조는 공기를 채우는 공기타이어(pneumatic 형)와 플라스틱이나 고무로 채워져 있는 통타이어(solid 형)가 있다. 가장 흔히 쓰이는 공기타이어는 가볍고 실내, 외에서 승차감이 부드러우나 회전저항이 크고 자주 수리를 요한다. 적절한 타이어의 공기압을 유지하는 것이 중요하며 공기압이 50% 감소된 공기타이어를 사용하는 경우 에너지 소비가 25% 증가한다.[6] 통타이어는 공기타이어보다 무겁고, 승차감이 나쁘지만 가격이 저렴하고 수리가 필요하지 않다.

3) 앞바퀴(Caster)

의자차 전방의 작은 지름의 바퀴를 의미한다. 인라인스케이트에 사용하는 것과 동일한 5 ㎝ 크기에서 20 ㎝ 크기까지 다양하며, 작을수록 의자차 조작이 용이하나 바닥의 작은 틈새에 쉽게 낄 수 있고, 높은 턱이나 둔덕을 넘기 어렵다.

4) 바퀴 제동장치(Wheel lock) 및 안전장치

자동차의 주차 브레이크와 같은 기능의 제동장치가 필요하다. 제동장치는 레버를 밀거나 당겨서 타이어에 강한 저

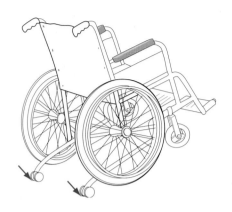

그림 16-6 | 전복방지장치(Anti-tipper)

항을 주어 바퀴 회전을 중지시킨다. 의자차에서 침대로의 이동 자세나 정지한 상태에서는 반드시 안전을 위해 제동장치를 사용해야 한다. 제동장치는 의자차 골격의 상부에 설치하는 것이 사용자가 사용하기 편하지만 이동 동작 중에 피부나 신체 부상을 초래할 수 있어 활동적인 사용자는 골격 하부에 설치하는 것이 좋다.

경사로를 올라갈 때는 후방으로 밀리는 것을 막기 위해, 바퀴의 전방 회전이 가능하고 후방 회전은 못하게 하는 경사보조장치(grade aid)를 사용할 수 있다.

의자차 후방부에 작은 바퀴가 달린 길이를 조절할 수 있는 관형태의 전복장지장치(Anti-tipper)를 설치하여 사용할 수 있다. 이 장치는 스포츠의자차와 양측 하지 절단 환자와 같이 후방으로 전복될 위험성이 큰 경우에서 필요하다(그림 16-6).

앉은 자세 균형을 유지하기 어렵거나 안전을 위해서 자동차 안전벨트와 같은 벨트를 설치해서 체간 및 허벅지 부분을 고정해서 사용할 수 있다. 이런 안전벨트(seat belt)는 체간 균형을 유지해 주고, 둔부를 좌석에 정확하게 고정시키고, 전방으로 미끄러지는 것을 예방한다.

5) 바퀴 손잡이(Push rim)

손으로 잡고 바퀴를 회전시키기 위해서 바퀴의 바깥쪽에 바퀴보다 약간 작은 크기로 장착한다. 구형의 단면적에 약 1.3 ㎝ 지름을 가진 부드러운 표면의 원형 구조물이다. 손으로 쥐는 힘이 약한 경우에는 표면을 비닐과 같이 마찰력이 높은 재료로 사용하고 손잡이의 지름을 크게 한다. 경

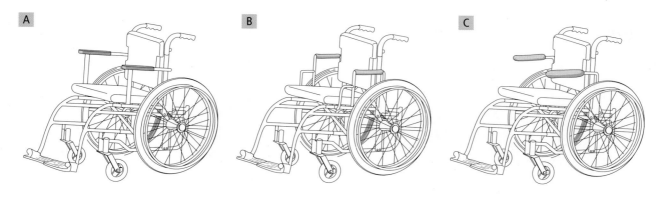

그림 16-7 | 팔받침(armrest)
A: 고정형 팔받침(standard length armrest), B: 책상형 팔받침(desk length armrest), C: 공간절감형 팔받침(wrap around armrest)

우에 따라서는 손잡이에 수직 또는 경사지도록 돌출막대
(projection bar)를 설치해서 의자차 추진을 쉽게 한다.

6) 레버 추진장치(Lever drive)

주로 장거리의 실외 이동 시에 단측 또는 양측 바퀴 부분
에 긴 지렛대 형태의 레버를 설치하여 기계적으로 보다 효
과적으로 의자차를 추진할 수 있게 하는 장치이다. 기계적
장치가 크기 때문에 좁은 공간을 통과하거나 의자차에서
침대나 변기로 이동이 어렵다. 단측 레버 추진장치는 한
팔로 의자차를 추진하는 편마비 환자에서 유용하게 사용
할 수 있다.

7) 팔받침(Armrest)과 홈통(Trough)

일반의자차에서 팔받침은 의자차 측면 골격에 고정되어
있고 비닐 천으로 덮여 있다. 전완부를 올려놓거나 손으로
잡아서 체간 균형 안정성에 도움을 주고, 체중이동이나 둔
부를 들어 올려서 둔부의 압력 감소를 얻는 동작의 지지점
을 제공해 준다.

　여러 가지 형태의 팔받침이 있는데 일반형은 의자차
의 측면 골격에 고정된 형태(그림 16-7A)로 착탈과 높이 조
정이 되지 않는다. 팔받침을 설치하면 약 5 ㎝ 정도 의자
차의 측면크기가 증가하므로 이를 최소화하기 위해 팔받
침 골격을 등받이 뒤에 고정하는 공간 절감형(space-saver
armrest, wrap around type)(그림 16-7C)이 있다. 의자차의 측
면 크기가 클수록 바퀴 손잡이를 잡고 의자차를 밀기 위해
서 사용자는 견관절을 외전해야 하고, 견관절 손상의 가능

성이 그만큼 높아진다. 일반형은 사용자의 이동에 방해가
되기 때문에, 장기간 의자차를 사용하거나 사용자가 활동
적인 경우에는 착탈과 높이 조절이 가능한 형태를 사용하
는데, 단순히 착탈이 가능한 형태(flip-up)와 휠체어 후방부
로 회전시키는 형태가 있다. 일반적인 팔받침보다 길이가
짧은 책상형(desk type)은 사용자의 무릎이 책상 밑으로 들
어갈 수 있게 해준다(그림 16-7B).

　팔의 위치를 스스로 고정시키지 못하는 사용자는 폴리
우레탄 재질에 비닐로 덮인 홈통(trough)을 사용하여 팔을
고정시킨다. 이는 의자차 사용 중 팔이 팔받침 바깥으로
나와 바퀴나 건물에 의한 부상을 사전에 예방하고, 전동의
자차 사용자의 전완부를 고정하여 조이스틱(joystick) 조작
을 용이하게 도와준다.

8) 발받침(Footrest), 다리받침(Legrest), 발판(Footplate)

발받침과 다리받침은 의자차의 전방에 위치하여 발과 다
리를 지지하고, 전방충돌로부터 보호해주는 역할을 한다.
발받침은 지면에서 약 25~50 ㎜ 높이에 설치하고, 의자차
조작 중에 가장 먼저 전방의 장애물로 충돌하기 때문에 내
구성이 좋은 구조여야 한다. 고정된 형태도 있지만 대부분
의 의자차는 접이형(swing-away), 회전형(그림 16-8A) 또는
착탈이 가능한 발받침을 가지고 있어서 사용자의 이동, 의
자차의 운반, 다리를 이용한 의자차 추진을 쉽게 해준다.
발받침은 발을 놓을 수 있는 발판과 발뒤꿈치가 뒤로 빠지
는 것을 막아주는 뒤꿈치 고리(heel loop)로 구성되어 있다.
의자차를 사용할 때는 반드시 발을 발받침에 고정하여 발

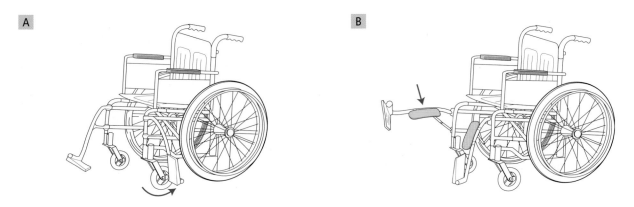

그림 16-8 │ 발받침(footrest)과 다리받침(legrest). A: 회전형(swing-away footrest), B: 거상식(elevating footrest)

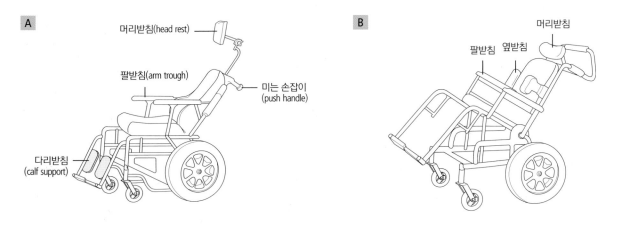

그림 16-9 │ 후방경사 의자차(A)와 회전 의자차(B)

이 밖으로 떨어져서 외부 돌출물에 손상되지 않도록 해야한다. 매우 활동성이 좋은 스포츠형 또는 초경량형 의자차는 관 형태로 된 고정형 발받침을 사용하여 가볍고 고장이 없으나, 발을 고정시킬 수 없고, 운반하기 어렵다. 스포츠형에는 운동 중에 전방으로 넘어지는 것을 방지하기 위해 발받침에 전방 전복방지장치를 설치하기도 한다.

슬굴곡근 단축이 있으면 발을 좌석의 전방 끝 바로 아래나 뒤쪽에 위치하도록 발받침을 장착해야 한다. 일반형 의자차처럼 슬관절을 신전시키는 형태로 발받침을 설치하면 짧아진 슬굴곡근에 의해 골반 후방 경사가 일어나고, 사용자는 천추부로 앉게 되어, 피부에 과도한 압력과 손상이 일어난다.

발받침과 함께 다리 받침은 하지를 지지해 주며 외부 충돌에서 보호해 준다. 전동 또는 수동으로 다리를 올릴

수 있는 거상식(elevating type)은 하지 부종, 슬관절 구축, 슬굴곡근 단축이 있는 경우 슬관절 굴곡 방지를 위해 사용한다(그림 16-8B).

9) 미는 손잡이(Push handle)

좌석의 후방 상단에 설치되어 보호자가 의자차를 뒤에서 미는 손잡이다. 상지 삼두박근 근력이 없는 환자는 팔로 미는 손잡이에 감아서 둔부를 들어 올려 둔부에 발생하는 압력을 경감시킬 수 있다.

3. 수동의자차 조정

초경량 의자차는 좌석 및 등받이 각도, 바퀴기울기 및 바

퀴축 위치, 발판 등을 선택, 조정할 수 있다. 이는 가능한 최대의 추진력과 안정성을 얻기 위함이다. 의자차는 둔부 측면에 과도한 압력을 초래하지 않는 범위 내에서 최대한 폭을 좁게 제작해야 한다.

1) 좌석 및 등받이 각도(Seat and back angle)

최상의 균형 지지 및 안정성을 제공하기 위해 좌석 및 등받이 각도는 동시 또는 단독으로 조절한다. 등받이 쪽으로 좌석이 기울어진 상태를 좌석 함몰(seat dump)이라 하며 이것은 골반과 척추를 안정시켜서 의자차 추진을 쉽게 해 준다. 하지만 과도한 함몰은 요추전만 소실과 천추부에 과도한 압력으로 피부 손상을 초래할 수 있다. 후방경사 의자차(reclining wheelchair)는 앉는 자세를 유지하기 어려운 환자나 고관절 굴곡 제한이 있는 환자, 기립성 저혈압 환자에서 사용한다(그림 16-9A). 등받이와 함께 동시에 좌석도 같은 각도만큼 후방으로 회전하는 회전형(tilt in space) 의자차는 둔부에 압력을 감소시키기 위해 사용한다(그림 16-9B).

2) 바퀴 기울기(Rear wheel camber)

바퀴 기울기 증가는 바퀴의 상부가 내측, 하부는 외측으로 기울어진 상태를 의미한다. 대부분의 의자차 바퀴 기울기는 약 8°이며, 기울기가 증가할수록 상대적으로 의자차의 폭이 증가하여 문을 출입하기 어려워지며 의자차의 좌우 안정성은 증가하고, 회전 반경이 작으며, 외부 돌출물로부터 손을 보호할 수 있다.

3) 바퀴 축 위치(Rear axle position)

초경량 의자차는 사용자의 신체 크기에 맞게 바퀴 축을 전후, 상하로 조정가능하다. 축을 높이면 좌석은 낮아지고 축을 전방으로 이동시키면 좌석은 상대적으로 후방으로 이동한다. 축 위치 조정은 추진역학에 매우 큰 영향을 미친다. 사용자의 체중이 바퀴 축 바로 위 또는 약간 뒤쪽에 위치시키면 바퀴의 회전저항이 매우 감소한다.[7]

축을 전방으로 장착할수록 의자차 추진이 쉬워져서 힘이 적게 들고, 같은 거리를 갈 때 바퀴를 미는 횟수가 감소하며 손이 바퀴를 밀기 위해 가하는 힘의 속도가 감소한다.[8,9] 의자차 사용자에서 자주 발생하는 손목부위의 정중신경 손상은 바퀴를 미는 횟수와 힘의 속도에 밀접하게 관

련이 있다.

반대로 바퀴 축을 후방에 장착할수록 또는 양쪽 바퀴 간격을 증가시킬수록 의자차의 안정성은 증가하지만 회전 저항이 증가하고 앞바퀴가 심하게 흔들린다.[8,10,11] 또 앞 바퀴에 부하되는 체중이 증가하고, 바퀴를 미는 횟수가 증가하여 상지 손목, 견관절의 손상이 일어날 가능성이 높다.[8]

사용자의 체중을 바퀴 바로 위에 위치시키면 의자차 앞 바퀴 들기(wheelie), 인도 턱 오르내리기, 장애물 피하기 등이 쉬워진다. 하지만 안정성은 나빠져서 의자차가 뒤로 넘어질 수 있고, 경사로를 올라가기 어렵다. 그래서 단순히 의자차의 안정성을 위해서는 바퀴를 최대한 후방으로 위치시켜야 한다. 안정성과 추진력을 최적으로 조정하기 위해서 바퀴 축을 단계별로 전방으로 이동시키면서 사용자의 안정성을 평가한다.

좌석의 높이가 낮으면 의자차 추진이 쉬워져서 팔의 움직임 증가, 바퀴 손잡이와 접촉시간 증가, 바퀴 미는 횟수 감소가 일어난다. 하지만 좌석이 낮을수록 견관절의 외전이 증가하여 충돌 증후군이 발생할 수 있다. 이상적인 좌석 높이를 결정하는 방법은 손으로 바퀴 손잡이의 최상부를 잡으면 주관절이 약 100~120°일 때의 높이 또는 팔을 의자차 좌우로 내렸을 때 손가락 끝이 바퀴 축에 닿는 높이로 결정한다.[7] 좌석 높이가 너무 높으면 바퀴를 잡기 어려워져 체력소모가 증가한다(그림 16-10).

하지를 절단한 경우에는 하지 무게만큼 무게 중심이 후 방으로 이동하기 때문에 안정성을 위해서 바퀴 축을 후방

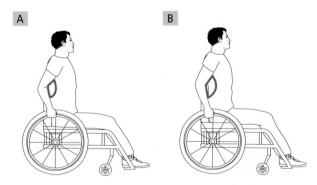

그림 16-10 │ 바퀴 축 높이에 따른 주관절 각도와 좌석 높이
A: 주관절 각도가 100~120°로 이상적인 바퀴 축과 좌석 높이
B: 바퀴 축 높이가 낮아서 주관절 각도가 120° 이상인 경우

으로 조정해야 하며, 특히 경사로를 올라갈 때 후방 낙상을 예방해야 한다.

Ⅲ. 전동의자차

수동의자차를 사용할 수 없거나, 실내, 외에서 장기간 사용할 체력이나 근력이 부족한 경우 사용한다. 또한 전동의자차 조작을 위한 인지, 지각 능력이 적절한지, 사용자 또는 보호자가 장비를 관리하고 유지할 수 있는 책임감이 있는지, 전동휠체어 사용 시 이동을 위한 별도의 차량이 필요한지 등에 대한 고려가 필요하다. 일반 수동의자차에 비하여 고가이고 무겁고 크지만 사용자의 이동능력을 극대화하고 실외의 경사로, 울퉁불퉁한 노면에서 쉽게 사용할

수 있다. 하지만 의자차 운반이 어렵고 고장 가능성이 많다(표 16-2).

1. 종류

1) 일반형 전동의자차

기본 형태 좌석, 모터, 조이스틱으로 구성되어 있지만, 특수 맞춤 좌석을 사용할 수 없고, 조이스틱의 기능도 매우 기본적이어서 프로그램이나 감도 조절이 되지 않는 형태의 전동의자차이다(그림 16-11A). 상지 근력이 좋고, 앉는 자세 유지 능력이 좋은 사용자에서 사용할 수 있다.

2) 접이-이동형 전동의자차

전동의자차를 분해하고 접어서 보관 및 운반이 용이하도록 작은 크기로 디자인한 형태로 실내용으로 제작된 것이다. 실외에서는 사용하기 어려우며 앉은 자세 균형 조절이 좋은 경우에 사용할 수 있다.

3) 실내외 겸용 전동의자차

가정, 직장, 학교 등에서 사용할 수 있도록 제작된 형태로 비례조절형 조이스틱(proportional joystick)과 프로그램된 전자장치를 가지고 있다. 또한 일반적인 좌석 쿠션이나 특수 재활 좌석시스템을 사용할 수 있으며 전동 좌석/등받이 경사 시스템, 전동 발과 다리받침, 두부받침(headrest) 등을 장착하고 있다.

표 16-2 | **수동의자차와 전동의자차의 장점**

수동의자차	전동의자차
운반에 특수한 장치 불필요	육체적인 피로 없이 장기간, 장거리 운전 가능
수리가 쉬움	육체적인 피로 없이 고속으로 조작 가능
육체적인 운동 제공	불규칙한 바닥에서도 쉽게 운전 가능
미적으로 전동의자차에 비해 우수	반복사용으로 인한 팔 손상 예방

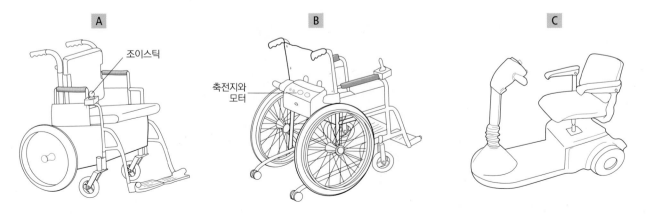

그림 16-11 | **전동의자차와 스쿠터.** A: 일반형 전동의자차, B: 전동보조의자차, C: 스쿠터

4) 중량형 실내외 겸용 전동의자차

실내뿐만 아니라 실외에서도 활동적으로 사용하기 위해 만든 디자인이다. 바퀴가 크며 바닥면 무늬가 뚜렷하고 경우에 따라 4륜 구동형의 바퀴를 사용하여, 바닥이 울퉁불퉁하거나 장애물이 있는 경우에도 쉽게 운전이 가능하다. 충분한 모터 출력을 가지고 있어 체중이 125 kg 이상 되는 사용자도 이용할 수 있고, 전체 중량은 약 150~250 kg이다.

5) 전동보조의자차

전동보조의자차는 수동의자차를 사용할 수 있지만 상지의 부분 마비, 피로, 과다한 사용시간 등으로 육체적인 노력을 줄이기 위해 고안된 형태이다(그림 16-11B). 또한 전동의자차는 고가이고 크기가 매우 크기 때문에 타인에게 보이기 싫거나, 경제적인 문제, 운반의 어려움이 있는 경우 사용할 수 있다. 바퀴 또는 축에 연결된 전동보조장치를 이용하여 의자차 추진에 보조를 받으면서 수동 또는 바퀴를 손으로 밀면 작동하는 형태가 있다. 모터에 의한 추진력의 보조를 받기 때문에 일반수동의자차에 비하여 육체적인 노력이 적게 들지만, 능동적으로 바퀴손잡이를 돌릴 수 있어야 사용할 수 있다. 단점으로는 수동의자차에 비해 고가이고 무거우며(약 20~25 kg), 의자차 폭이 넓기 때문에 과다사용에 의한 상지 손상 가능성이 있다.

2. 전동의자차 구조 및 구성

실내외 겸용 전동의자차는 전동기반(power base)과 좌석 시스템으로 구성되어 있다. 전동기반은 모터, 바퀴, 앞바퀴, 조정기, 축전지, 골격으로 구성되어 있으며, 속도조절, 진전(tremor)흡수, 가속조절, 제동조절 등을 할 수 있는 전자장치를 가지고 있다. 일반형 전동의자차에 비하여 모터 출력이 강하며, 등받이 후방경사(reclining), 좌석 후방경사(tilt in space), 좌석 높이 조절이 가능한 전동좌석시스템을 장착하고 있다.

전동의자차는 일반적으로 축전지 2개로 약 24 V의 전류를 사용하여 구동한다. 축전지는 습식과 건식 2종류가 있는데 습식에 비해 축전지액의 누출 위험성이 없는 건식을 주로 사용한다. 전동의자차는 사용자가 학교, 직장, 운동, 여가활동 등 일상생활을 위해 매일 사용하며, 일반적으로 수명은 3~5년이다.

1) 전동기반의 바퀴 디자인

구체적인 전동의자차의 디자인을 선택하기 전에 사용자의 일상생활동작, 생활습관 및 형태에 대하여 평가하고, 사용자의 요구도에 따라 세부적인 디자인을 결정한다.

(1) 후방 바퀴 구동형

후방에 직경이 큰 바퀴를 이용하여 구동하며 전방에 작은 크기의 앞바퀴를 설치한다. 일반적으로 많이 사용하는 형태로 안정적이고 빠른 속도가 가능하고, 특수 조정 장치를 사용하거나 손의 조정능력이 떨어지는 경우에 사용할 수 있는 장점이 있다. 단점으로는 앞바퀴가 작아서 장애물을 넘기 어렵고, 회전반경이 크며, 바닥의 홈에 앞바퀴가 빠질 수 있다.

(2) 전방 바퀴 구동형

전방에 직경이 큰 구동 바퀴를, 후방에 작은 바퀴를 설치한 디자인으로 비평지나 경사로에서도 매우 안정적인 형태이다. 전동기반의 바퀴 디자인 중에서 경사로를 올라가면서 돌출물을 가장 쉽게 넘을 수 있는 구조이다. 단점으로는 속도를 증가함에 따라 의자 등받이가 좌우로 심하게 흔들려서 조작하기 어려울 수 있고, 그래서 3개의 디자인 중 가장 속도가 느리다.

(3) 중간 바퀴 구동형

구동용 바퀴가 의자차의 중간에 있고 앞뒤로 작은 바퀴가 설치된 디자인으로 요새 많이 생산되는 형태이다. 사용자가 구동 바퀴 바로 위에 위치하기 때문에 구동바퀴의 견인력이 좋고 장애물을 오르내리기 쉽고, 회전반경이 작다. 단점으로는 지면이 불규칙하거나 지면의 높이가 급격하게 변하는 턱이 있을 때 앞뒤의 작은 바퀴가 장애물에 걸리거나 앞뒤 바퀴만 지면에 닿고 중간의 구형 바퀴는 지면에 닿지 않을 수 있다.

구동 바퀴 타이어의 지름은 약 22~42 ㎝이며, 중량형 실내외 전동의자차는 지름이 큰 바퀴를 사용한다. 전, 후방의 작은 바퀴는 공기타이어 또는 통타이어이고, 수동의자차보다 크기가 크다. 전동기반의 바퀴 디자인은 각각의 장단점과 사용자의 요구사항을 고려하여 선택한다.

2) 전동의자차 조정장치(control system)

사용자의 의학적 필요성과 상태, 경제적인 수준, 사용 편의성, 안정성 등을 고려하여, 사용자에게 다양한 조정장치를 시험 후 적절한 조정장치를 선택해야 한다. 가장 많이 사용하는 조정장치는 조이스틱이다(그림 16-12).

(1) 비례조정 및 스위치 조정장치(Proportional control and switched control)

비례 조정장치는 전동의자차 조작에 가장 이상적인 장치로 속도와 방향을 가변조절할 수 있다. 사용자의 미세운동 기능이 나쁠 경우에는 스위치 조정장치를 사용하는데, 미리 정해진 방향, 예를 들어 전, 후, 좌, 우, 대각선 4방향으로 조정할 수 있지만 속도의 가변적 조절은 불가능하다. 손의 기능이 조이스틱을 사용할 만큼 충분하지 않은 경우에는 조이스틱을 턱, 머리, 어깨, 팔꿈치, 무릎 등 조정 가능한 신체부위에 부착한다. 조이스틱은 사용자의 조건에 따라 다양한 크기와 모양을 선택할 수 있다.

(2) 위치 감지(Position-sensing) 및 힘 감지(Force-sensing) 비례 조정장치

비례 조정장치의 가변 조절기는 전기 저항 또는 전도의 변화를 이용하여 조이스틱이 중립위치에서 이동한 위치만큼 비례하여 조정하는 위치 감지형과 스트레인 게이지(strain gauge)로 가해진 힘을 측정하여 조정하는 힘 감지형이 있다. 힘 감지형은 진전, 경직, 근위약, 관절 구축이 있는 경우에 효과적으로 사용할 수 있지만 울퉁불퉁한 지면에서는 사용하기 어렵다.

(3) 특수 조정장치

손을 전혀 사용할 수 없는 경우에는 특수한 조정장치를 이용하여 전동의자차를 조작할 수 있다. 경추손상에 의한 사지마비 환자의 입 주면에 설치한 빨대에 들숨과 날숨을 이용하여 방향을 조정하는 장치[호흡스위치(Sip-and-puff switch)](그림 16-13), 두부에 설치한 3개의 스위치로 방향을 조정하는 장치(head array), 마이크를 목에 부착하여 진동을 감지하여 의자차를 조작하는 음성조정장치 등이 있다. 또한 심한 인지기능 장애나 시각 장애를 가진 환자를 위해 벽을 따라갈 수 있고, 출입구로 안내하고, 장애물과 접촉 시 설 수 있는 조정장치들이 개발되고 있다.[13]

IV. 스쿠터

실외 또는 실내에서 사용자의 이동성을 극대화하기 위한 기구로서 노인 환자에서 관절염, 심폐질환이 있는 경우 많이 사용된다. 오토바이 같은 핸들이 있고, 핸들과 좌우의 버튼을 이용하여 속도, 방향을 조정한다. 전동의자차보다 상지 근력이 좋아야 하며, 상체의 균형유지가 가능하고 정상 관절가동범위가 있는 경우, 가끔 이동보조가 필요한 경우에 사용할 수 있다. 스쿠터의 앞바퀴는 하나인 형태가 많이 사용되고, 구동바퀴는 대개 후방에 설치되어 있다(그림 16-11C). 전동의자차에 비하여 분해 및 보관하기 쉽고 회전 반경이 커서 운전할 때 보다 넓은 공간이 필요하다.

스쿠터의 좌석을 사용자의 요구에 따라 조정하는 것이

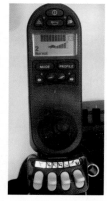

그림 16-12 | 기립형 전동의자차의 조이스틱

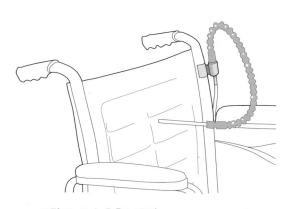

그림 16-13 | 호흡스위치(Sip and puff switch)

불가능하기 때문에 근골격계 변형이 있는 경우와 진행성의 근육병, 다발성 경화증 등에서는 사용할 수 없고, 독립적으로 이동을 하지 못하면 좌석에 오르내리기 어렵다.

V. 기립형(Stand-up) 의자차

전동 또는 수동으로 의자차 사용자가 앉은 자세에서 설 수 있게 해주는 의자차로 일반의자차나 전동의자차에 비하여 구조가 복잡하고, 무겁다(그림 16-14). 기립자세에서는 의자차의 무게 중심이 높아지기 때문에 넘어지는 것을 방지하기 위해서 바닥면이 완벽하게 편평해야 하고, 하지 관절구축이 있거나 기립성 저혈압이 있으면 오랫동안 설 수가 없다.

기립자세를 할 경우 높은 선반 위의 물건을 사용할 수 있고, 심리적으로 동료와 서서 얼굴을 보고 대화할 수 있어 좋다. 또한 체중부하 때문에 골밀도 유지에 도움이 되고, 피부 압력 감소, 소화 개선, 다리의 혈류 개선 효과를 얻을 수 있다.

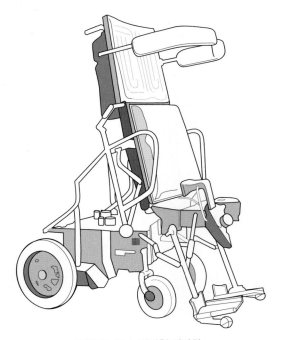

그림 16-14 | 기립형 의자차

VI. 의자차 처방

1. 사용자 면담

사용자의 질환에 대한 정보, 환경, 사용 목적 등에 대하여 정보를 충분히 얻어야 한다. 의자차를 사용해야 하는 질환에 대한 정확한 진단이 필요하며, 이 질환의 진행이 중지되었는지를 확인해야 한다. 진행성 질환은 계속적으로 좌석시스템과 의자차의 변경이 필요하기 때문이다. 아무리 좋은 의자차를 처방하더라도 사용자가 거부하면 무용지물이기 때문에 사용자가 의자차를 사용하려는 목적을 정확하게 확인해야 한다.

사용 목적으로는 기본적으로 일상적인 생활을 위한 목적, 직업과 교육을 위한 목적, 레저 목적 등이 있다. 가정에서 사용할 경우 집안 구조, 예를 들어 의자차가 이동할 정도의 공간이 있는지, 문턱이 있는지 또는 문의 크기가 의자차로 이동할 수 있는 정도인지, 실외에서 내부로 들어올 때 경사로는 있는지, 1층인지 계단 또는 엘리베이터를 이용하는지에 따라서 세부적인 의자차의 규격, 종류를 달리해서 처방해야 한다. 직장에서 사용할 경우 직장으로의 이동 및 운반 여부, 직장 내의 작업 환경과 의자차 출입 가능 여부 등을 확인한다. 또한 사용할 장소의 바닥상태와 넘어야 할 턱과 장애물에 따라 바퀴 크기, 타이어 종류, 구동바퀴의 위치를 달리해야 한다. 레저 목적인 경우 운동과 취미생활의 구체적인 내용을 확인해야 한다.

그 외 구입비용, 경제 상황, 의자차 운반 방법을 고려해야 하고, 기존에 의자차를 사용하고 있을 경우 기존 제품사양과 문제점, 추가로 의자차를 사용하려는 목적을 파악해야 새로운 의자차를 제대로 처방할 수 있다.

2. 신체 평가

심폐질환 때문에 의자차가 필요한 환자는 심폐기능평가, 운동에 따른 혈압과 심박수, 호흡수 변화와 호흡곤란 여부를 확인한다. 신경계 및 근골격계 질환의 경우에는 신경학적 평가 및 근력, 관절운동범위에 대한 평가가 필요하다. 뇌졸중 환자는 시야무시(neglect)나 시야결손(visual field deficit)을 평가하여 의자차 조작 중 충돌 사고 가능성을 예측해야 한다. 관절염 환자는 근력, 운동범위, 통증이 있는 관절부위를 확인한다. 다발성 경화증 환자에서는 근력과 감각이 정상이라도 의자차를 조작할 수 없는 경우가 많은데, 셔츠 단추를 잠글 수 있다면 의자차 추진이 가능하다고 판단할 수 있다.[12] 손의 기능이 불충분할 때는 발, 머리 스위치를 사용할 수 있다. 사용자의 신체 기능 상실이 일시적인 경우 임대해서 의자차를 사용하는 것이 유리하고, 질환이 계속 진행하고, 특수 치료가 계속 필요한 경우에는 처방을 연기해야 한다.

의자차의 세부 구조를 처방할 때 고려해야 할 사용자의 신체적인 인자는 체간 안정성, 피부 상태, 근골격계 자세 및 변형, 신체 크기 등이다. 체간 안정성은 앉은 자세에서 좌우, 전후 안정성과 상지를 자유롭게 사용할 수 있는지를 통해 확인해야 한다. 다음으로 척추 전만 및 후만증, 고관절 및 슬관절 구축 정도를 확인하고 의자차 사용 중 발생할 수 있는 척추 변형 예방을 위한 좌석시스템을 처방해야 한다.[13] 신경학적 손상이 있는 사용자는 반드시 피부 상태를 확인해야 한다. 기존의 피부 손상 여부, 수술 반흔 부위 위치, 골 돌출 부위 피부 상태 등을 평가해서 욕창의 위험성이 있으면 특수 좌석 쿠션을 사용한다.

마지막으로 사용자의 신체 치수를 측정해서 체중과 신장에 맞는 의자차를 제작한다.

한 압력과 골반 후방경사가 발생한다. 둔부의 후방부에서 오금까지 거리보다 약 2.5~5 ㎝ 길게 제작한다.

3) 좌석 폭(Seat width)
둔부의 가장 넓은 부분보다 약 2.5 ㎝ 커야 한다. 너무 좁으면 골반의 골 돌출 부위에 과도한 압력이 생기고, 너무 넓으면 의자차의 진행을 위해 견관절을 과도하게 외전시켜야 한다. 전체 휠체어의 넓이 및 다양한 환경에서의 접근성, 사용자의 잠재적 몸무게의 증가 또는 감소에 대해서도 고려해야 한다.

4) 등받이 높이(Back height)
높이는 환자의 자세지지가 필요한 정도에 따라 결정된다. 일반적으로 환자의 견갑골 하연과 일치하도록 제작하지만, 너무 높으면 팔이 바퀴손잡이(push rim)를 사용하는데 방해가 된다. 사용자의 활동성이 좋고, 앉은 자세를 스스로 충분히 유지할 수 있고, 스포츠 목적으로 사용할 경우 안정성을 방해하지 않는 한도 내에서 충분히 낮아도 된다.

5) 팔받침 높이(Armrest height)
전완부를 팔걸이와 평행하게 놓았을 때 둔부에서 주관절까지의 거리를 측정하여 결정한다.

3. 휠체어 규격(그림 16-15)

1) 좌석 높이(Seat height)
의자차를 앉은 상태에서 발이 지면에 닿지 않고, 무릎이 식탁이나 책상 아래로 편하게 들어갈 수 있는 높이가 되어야 한다. 이를 위해서 발판은 지면에서 약 5 ㎝ 높이가 되어야 하고, 무릎을 90° 굴곡 또는 다리 길이가 긴 경우 약간 신전시킨다. 무릎의 위치가 너무 높게 되면 좌골결절(ischial tuberosity)에 압력이 증가되어 피부가 벗겨지거나 골반변형의 원인이 될 수 있다.

2) 좌석 깊이(Seat depth)
대퇴부를 지지하는 부분으로 너무 짧으면 대퇴부에 높은 압력이 걸리고, 너무 길면 무릎 뒤와 종아리 부분에 과도

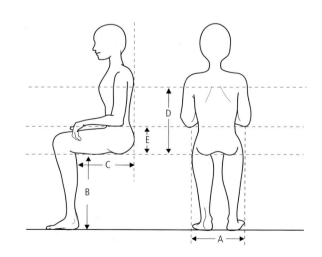

그림 16-15 | 의자차 규격 및 신체 지수 측정
A: 좌석 폭, B: 하퇴부 길이, C: 좌석 깊이, D: 등받이 높이, E: 팔받침 높이

VII. 의자차 사용자의 사고와 손상

의자차는 일반적인 자동차와는 다르게 외부 충돌로부터 사용자를 거의 보호해 줄 수 없다. 수동의자차에 비해 속도가 빠른 전동의자차와 스쿠터의 사용이 증가하여 더욱 사고가 많이 발생할 것이다. 전체 사고 중에서는 스쿠터 사용자가 약 52.8%로 가장 많으며 전동의자차, 수동의자차 순으로 사고가 발생한다. 손상 정도와 내용을 보면, 사망사고도 있으며 약 45%는 골절을 동반한다. 의자차 낙상 사고는 대부분 전방으로 쓰러지면서 일어나고, 스쿠터는 측면으로 넘어지며 사고가 일어난다.

정도의 차이는 있지만 수동의자차 사용자의 약 70%에서 견관절의 관절염과 회전근개 손상, 손목의 정중신경 손상이 발생한다.

따라서 의자차를 처방하는 의사는 사용자의 신체조건에 따라 관절의 손상을 최소화할 수 있도록 고려하고, 전동의자차나 스쿠터를 처방할 경우에는 수동의자차에 비해 훨씬 큰 사고가 일어날 수 있으므로 정확한 사용자 평가 후 처방해야 한다.

VIII. 의자차 추진(편평한 지면)

휠체어의 추진 방법은 종류별로 다르므로 표 16-3과 같은 특징을 이해할 수 있어야 한다. 의료진의 과제 중 하나는 환자와 함께 환자에게 가장 적합한 추진 방법을 결정하는 것이다.

1. Manual Wheelchair With Standard Handrims의 편평한 지면에서의 추진

손가락 굽힘근을 사용하여 바퀴손잡이(handrim)을 잡고 의자차를 앞으로 또는 뒤로 미는 것이 가능하다. 표준 바퀴손잡이(standard handrim)을 가진 수동의자차를 추진하기 위해서는 표 16-3, 4에 정리된 신체적인 및 기술의 전제 조건이 필요하다.

1) 손가락 굽힘근의 기능의 없는 사람을 위한 기술

(1) 전방 추진

손바닥을 손잡이의 가쪽 면에 놓으면, 팔꿈치 굴곡, 어깨가 내회전된 상태가 된다. 이 때, 팔꿈치 신전과 어깨 내전, 외회전 및 굴곡을 사용하여 고정된 손바닥을 앞으로 밀어서 추진하게 된다. 상완삼두근 및 전삼각근의 기능이 없을 때, 팔꿈치 신전을 사용하게 된다.

(2) 후방 추진

전방 추진 기수로가 반대로 손잡이의 가쪽에 손바닥을 놓고 고정하여 손잡이를 뒤로 당기면 된다. 상완삼두근 및 전삼각근을 사용하여 팔꿈치 신전을 하고 이를 이용하여 타이어를 뒤로 밀게 된다. 또한 견갑골 하강을 통해서도 뒤로 밀게 된다.

(3) 회전

두 가지 방식이 있는데, 긴 호를 그리며 돌기, 빠르게 돌기이다. 긴 호를 그리며 돌기 위해서는 한손을 다른 손보다

표 16-3 | 종류별 편평한 지면에서의 추진

Power W/C	장점	수동의자차를 사용할 수 없는 사람에게 독립적인 이동이 가능하게 한다. 일상 활동들에서 긴 거리 동안의 추진력이 필요할 때 다른 과제를 위한 시간과 에너지를 보존한다.
	단점	심혈관계 또는 근육의 조건이 추진력을 일으키지 않는다. 의자차는 접근하기 쉬운 환경을 제한한다. 차로 운반할 수 없다.
Manual W/C with handrim projections	장점	의자차의 접근이 용이한 환경을 제한하지 않는다. 심혈관계 조건과 근육의 강화가 추진력을 일으킨다. 차로 운반이 가능하다.
	단점	Handrim projection이 의자차를 더 넓게 만들고 효과적인 추진력 리듬을 방해한다. 강화는 어깨와 팔꿈치의 굴곡을 제한한다. 상부 경수 손상인 사람은 수동 휠체어를 추진하는 것이 불가능하다.
Manual W/C with standard handrims	장점	의자차의 접근이 용이한 환경을 제한하지 않는다. 차로 운반이 가능하다. 심혈관계 조건과 근육의 강화가 추진력을 일으킨다.
	단점	상부 경수 손상인 사람은 standard handrim을 가진 수동 휠체어를 추진할 수 없다.

표 16-4 | 표준 바퀴손잡이를 가진 수동의자차의 추진-신체적인 전제 조건

	근육	앞으로	손잡이 뒤로 당기기	타이어 뒤로 밀기	돌기
근력	등세모근	◎	◎	◎	◎
	전삼각근	★	◎	◎	◎
	중삼각근	◎	◎	◎	◎
	후삼각근	◎	◎	◎	◎
	극하근, 소원근	◎		◎	◎
	큰가슴근, 대원근	△	△		△
	상완이두근, 상완근, 상완요골근	◎	◎	◎	◎
	전방거근	△			△
	상완삼두근	△		△	△
	손	△	△	△	△

관절	움직임	앞으로	손잡이 뒤로 당기기	타이어 뒤로 밀기	돌기
관절가동범위	견갑골 거상			◎	
	견갑골 하강			◎	
	견갑골 외전	◎			
	견갑골 내전	◎	◎	◎	◎
	어깨 굴곡	◎	◎		◎
	어깨 신전	◎	◎	◎	◎
	어깨 내회전	◎	◎		◎
	어깨 외회전	◎		★	◎
	어깨 외전			◎	
	팔꿈치 굴곡	◎	◎		◎
	팔꿈치 신전	◎	◎	◎	◎

◎ : 이 활동을 위해 약간의 근력이 필요함 또는 심각한 범위의 제한은 이 활동을 방해함.
★ : 이 활동을 위해 많은 양의 근력 또는 정상이나 그 이상의 번위가 필요함.
△ : 요구되진 않지만 도움이 됨.

표 16-5 | 표준 바퀴손잡이를 가진 수동의자차의 추진 - 기술 전제 조건

근육	앞으로	손잡이 뒤로 당기기	타이어 뒤로 밀기	돌기
곧게 앉은 자세 유지	◎	◎	◎	◎
손잡이에 손바닥 놓기	◎	◎		◎
손잡이 앞으로 밀기	◎			
손잡이 뒤로 당기기		◎		
의자 뒤로 타이어에 손바닥 놓기			◎	
의자 뒤로 타이어에 손바닥 놓은 채로 팔꿈치 신전과 견갑골 하강만을 사용하여 의자차를 뒤로 추진하기			◎	
평지에서 수동의자차 추진하기	◎			

표 16-6 | Propulsion of manual W/C withPegged Handrims - 신체적인 전제 조건

	근육	앞으로	뒤로	돌기
근력	등세모근	◎	◎	◎
	전삼각근	◎	◎	◎
	중삼각근	◎	◎	◎
	후삼각근	◎	◎	◎
	큰가슴근, 대원근		◎	
	상완이두근, 상완근, 상완요골근	◎	◎	◎

관절	움직임	앞으로	뒤로	돌기
관절가동범위	견갑골 내전		◎	
	어깨 굴곡	◎	◎	◎
	어깨 신전	◎	◎	◎
	어깨 내회전		◎	
	어깨 외전	◎	◎	◎

표 16-7 | Propulsion of manual W/C withPegged Handrims - 기술 전제 조건

근육	앞으로	뒤로	돌기
peg에 손바닥이나 아래팔 놓기	◎	◎	◎
peg를 앞으로 당기기	◎		◎
peg를 뒤로 당기기		◎	◎
평지에서 수동의자차 추진하기	◎		

더 세게 밀거나 한쪽바퀴를 밀면서 다른 쪽 바퀴에 저항을 주면 된다. 빠르게 돌기 위해서는 한쪽 바퀴는 앞으로 밀면서 다른 쪽 바퀴는 뒤로 당기면 된다.

2. Manual Wheelchair With Pegged Handrims의 편평한 지면에서의 추진

1) 전방 추진
Pegged handrim을 사용해서 앞으로 추진하기 위해 peg위에 손바닥이나 아래팔을 놓아야 한다. 어깨와 팔꿈치의 굴곡을 사용하여 peg를 앞으로 당기면 전방 추진이 가능하며, 엉덩이 뒤쪽의 peg에 손을 놓아서 사용하면 더 큰 추진력을 얻을 수 있다.

2) 후방 추진
어깨를 내회전시켜서 앞, 위쪽의 peg에 손이나 아래팔을 위치시킨다. 이후 어깨관절의 신전과 견갑골의 내전을 사용하여 peg를 뒤로 당기면 후방 추진이 가능하다.

3) 회전
일반적인 손잡이를 가진 수동의자차와 동일하다.

3. 전동의자차의 편평한 지면에서의 추진

삼각근과 상완이두근에 적절한 근력과 신경분포가 부족한 사람의 경우 독립적인 이동을 위해서는 전동 의자차를 사용하게 된다. 다양한 제어 장치가 있는데, 척수 손상환자에서 가장 일반적으로 사용되는 제어 장치는 손, 턱, 입술, 호흡이다.

1) 손, 턱, 입술을 통한 제어
조이스틱으로 의자차의 움직임을 조절하게 된다. 조이스틱을 움직임 방향과 같은 방향으로 의자차가 움직이게 된다. 턱 또는 입 제어장치의 경우 조이스틱 움직임의 면이 더욱 수직이 되게 된다. 경추 4번 이하의 사지마비의 경우 손 제어 장치를 사용하게 되고, 경추 2, 3번 사지마비의 경우에는 턱 제어 장치를 사용하게 된다. 입술의 제어 장치

는 경추 1번 사지마비 경우에 사용하게 된다.

2) 호흡을 통한 제어
뇌신경으로 제어되는 구강 근육을 사용하는 것이다. 입안에 고정된 관 안에 공기를 마시고 내뱉기와 관을 혀로 움직이는 것에 의해 의자차의 속도와 방향을 조절하게 된다.

IX. 의자차를 사용한 장애물 극복

의자차를 사용하는 다양한 환경 내에서의 독립적인 이동을 위해서는 장애물 극복 기술이 필요하다.

1. 경사로

경사로에서는 오르기에 경사로 훈련의 초점을 맞춰야 한다. 경사로를 의자차로 안전하게 내려오기 위해서는 경사로 전체 길이 동안 의자차의 제어를 유지해야 한다.

1) 오르기
경추 5번 사지마비 환자는 1:12 표준 경사로를 이용할 수 있다. 미는 사이에 뒤로 굴러가거나 뒤로 뒤집어지지 않고 경사로를 올라가도록 추진해야 한다. 뒤로 뒤집어지지 않고 경사로 오르기 위한 방법은 갑자기 바퀴를 급격하게 움직이는 것을 피하면서 강하게 앞으로 미는 것과 머리와 몸통을 앞으로 기울이는 것이다. 미는 사이에 뒤로 굴러가지 않고 경사로 오르기 위한 방법은 더 짧은 스트로크를 사용하는 것과 밀기 사이에 빠르게 뒤로 손을 움직이는 것이다.

2) 내려가기
경사로를 의자차로 내려갈 때 중력이 의자차를 움직이는 힘을 제공하게 된다. 따라서 의자차를 추진하기 보다는 의자차에 저항을 줘서 제어해야 한다. 바퀴에 저항을 줌으로써 내려오는 동안 의자차를 느리게 하거나 돌릴 수 있다. 손 근육이 기능적인 경우 손잡이를 느슨하게 잡고 손안에서 미끄러뜨리는 것으로 의자차를 ①②③④⑤⑥⑦⑧ 제어한다.

경사로와 거리 또는 보도가 만나는 경사로의 마지막 부분에 각이 져서 발판이 거리나 보도에 충동하여 바닥에 닿게 되면 의자차가 갑자기 멈추게 되어 의자차에 탄 사람이 튀어나오게 된다. 이런 경우 뒷바퀴로 균형 잡는 Wheelie position으로 경사로를 내려옴으로써 피할 수 있다.

2. 보도의 연석, 턱

의자차의 진로를 막는 다양한 수직 장애물들을 뛰어넘는 데 사용될 수 있다. 1인치의 턱을 넘는 능력도 유용할 수 있다. 경추 6번 사지마비 환자의 경우 2~4인치 들어 올릴 수 있다.

1) 정지 상태에서 오르기
움직임 보다는 적은 공간, 적은 기술을 사용하지만 더 많은 힘과 기술적 제한이 있다. 정지 상태에서 턱을 올라가는 방법은 아래와 같다.

(1) 턱을 마주보고 턱으로 부터 몇 인치 떨어져서 멈춤.
(2) 턱 위로 캐스터를 들어 올려 놓음.
(3) 캐스터가 턱의 모서리에 오도록 뒤로 감.
(4) 손을 손잡이의 뒤쪽으로 잘 놓음.
(5) 모리와 몸통을 앞으로 내밀면서 강하게 앞으로 당겨 턱 위로 올라감.

2) 움직이는 상태에서 오르기
정지 상태보다 더 빠르고 더 높은 턱도 올라 갈 수 있다. 경추 6번 사지마비의 경우 이 방법을 사용하여 낮은 턱도 올라갈 수 있다. 상지가 완전히 기능적인 경우 10인치나 그 이상의 턱를 올라갈 수 있음. 움직임을 사용하여 턱을 올라가는 방법은 아래와 같다.

(1) 속도 그대로 턱에 접근함.
(2) 마지막 순간에 캐스터르 턱 위로 들어 올림(캐스터를 들어 올리면서 동시에 머리를 뒤로 하며 뒷바퀴가 턱에 닿기 전에 들어 올려진 캐스터가 턱 위로 내려와야 함).
(3) 의자차를 느리게 하는 것 없이 뒤로 뻗어 휠 손잡이를 빠르고 강하게 앞으로 당김.

3) 내려가기
우선 뒤로 내려가는 방법은 Wheelie position으로 미끄러지지 못하는 사람을 위한 방법이다. 정적 자세로 올라갈 때처럼 내려올 때도 낮은 턱에 가장 적합함. 높은 턱일 경우 휠체어가 위로 넘어갈 수 있다. 뒤로 턱을 내려가는 방법은 아래와 같다.

(1) 턱의 모서리에 의자차를 뒤로 돌려 위치함.
(2) 바퀴가 턱의 모서리를 통과하면서 손잡이의 동작에 저항을 줌으로써 의자차의 내려감을 제어함. (몸통과 머리를 앞으로 숙여 바퀴가 땅에 닿을 때 의자차가 위로 넘어가지 않도록 함)
(3) 턱에 낮은 발판이나 캐스터가 걸리지 않도록 타이트한 호를 그리도록 의자차를 회전시킴.

"Wheelie" position으로 내려가기는 뒤로 내려오는 것보다 빠른 방법이다. 좋은 손기능이 요구되며, 구체적은 방법은 아래와 같다.

(1) 턱에 접근하여 Wheelie 자세를 위함.
(2) 턱을 내려오는 동안 Wheelie를 유지하며 턱 앞으로 미끄러짐.

3. 평평하지 않은 지형

평평하지 않은 지형에서의 의자차의 이동은 추진과 같은 방법을 사용하지만 더욱 어렵고 더 많은 힘이 필요하다. 평평하지 않은 지형에서의 추진에 있어 가장 어려운 점은 캐스터가 끼이거나 빠지는 것이다.

평평하지 않은 지형 중 계단에서의 이동 위주로 보도록 하자. 독립적으로 계단을 이동하게 되면 도움을 받는 것보다 더 편리하고 더욱 안전하다.

1) 엉덩이로 계단 오르기
경추 8번 마비도 가능하지만 상지의 완전한 기능이 가능한 사람에게 더 적당하다. 의자차와 바닥 사이의 이동이 가능해야 한다. 엉덩이로 계단 오르기는 다음과 같다.

(1) 층계로 이동하기
(2) 한손으로 균형유지하고 다른 한손으로 층계 위로 의자차를 기울이기
(3) 위쪽 층계로 이동하기
(4) 다리를 다시 자세잡기
(5) 위쪽 층계로 의자차를 끌어당기기
(6) 의자차를 떨어지지 않도록 고정하면서 위쪽 층계로 이동하기(의자차를 계단 당기기, 위로 이동하기, 다리를 다시 자세잡기의 과정의 반복임)
(7) 계단의 맨 위에 도착하면 의자차를 바로 세우고 다시 의자차에 올라 탐.

2) 의자차로 계단 오르기

엉덩이로 올라가는 것보다는 빠르고 옷이 젖거나 더럽혀지거나 궁둥뼈 결절이나 엉치뼈의 피부에 문제가 생길 위험이 없는 방법이다. 그러나 모든 사람이 할 수 있는 방법이 아니다. 상지가 완전히 기능하고 강해야 가능하다. 방법은 다음과 같다.

(1) 의자차에 스스로를 묶음.
(2) 난간을 잡고 뒤로 넘어가게 하여 층계 위로 의자차를 낮춤.
(3) 한 계단 위에 손을 놓음.
(4) 강하게 아래로 미는 것에 의해 의자차와 엉덩이를 들어 올려 계단 오름.

3) 엉덩이로 계단 내려가기

엉덩이로 계단 오르기 방법의 반대로 실행하면 된다.

4) 의자차로 계단 내려가기

난간을 잡고 스스로 뒤쪽으로 낮추면서 내려간다. 응급상황에 매우 유용하며 도움 없이 안전하고 빠르게 계단을 내려갈 수 있다. 난간을 잡고 의자차를 타고 계단 내려가는 방법은 다음과 같다.

(1) 계단 반대편을 바라보며, 계단의 꼭대기의 한쪽 난간에 가깝게 의자차를 위치시킴.
  → 양손으로 난간을 단단하게 잡음.
  → 난간에 가장 가까운 팔의 손은 난간의 아래쪽에 위치해야 함.
  → 난간을 당겨서 계간 꼭대기의 모서리로 의자차를 움직임.
  → 의자차가 모서리를 지나는 동안 몸통을 앞으로 숙임.
  → 타이어가 층계를 지날 때, 중력이 의자차를 움직이는 힘을 제공함.

(2) 난간 잡기를 유지하면서 의자차를 낮추어서 계단을 내려감.
  → 의자차가 점점 계단 아래로 내려가면서, 손을 난간 아래로 미끄러지듯 움직임.

5) Wheelie position으로 계단 내려가기

계단을 마주보며 난간 대신 의자차의 손잡이를 잡는다. 층계의 수평 넓이가 크고 수직높이가 작을 때 가장 안전한 방법이다. 난간 잡고 내려오기처럼 빠르고 의자차에서 내릴 필요가 없지만 더 어렵고 낙상할 위험이 크다. 하는 방법은 다음과 같다.

(1) wheelie 자세로 계단에 접근하여 계단 꼭대기의 모서리에 바퀴를 위치시킴.
(2) 이 자세로 타이어가 모서리를 지나 움직이고 의자차가 내려가기 시작하는 느낌을 받을 때까지 손잡이를 앞으로 밀기
(3) 내려가기 시작하는 느낌을 받는 순간 앞으로 미는 것을 멈추고 중력이 의자차를 아래로 끌어당기는 동안 의자차를 제어함.
(4) 의자차가 다음 층계에 닿았을 때 더 높은 층계의 수직면에 대항하여 바퀴를 누를 때까지 손잡이를 뒤로 당겨서 의자차를 안정시킴.
(5) 이 과정을 반복하여 계단을 내려옴.

4. 좁은 출입구

상지가 완전히 기능하고 접이식 의자차를 사용하는 사람에게 적합하다.

1) 팔걸이에 앉아서 출입문 지나가기

(1) 문설주가 손을 뻗어서 닿는 범위 내에 있어야만 함.

(2) 한쪽 발을 제거한 뒤 발판을 접음.

(3) 머리를 아래로 올라 탈 팔걸이의 반대쪽을 보며 강하게 밀면서 팔걸이 위로 이동하여 반대편 팔걸이를 잡아서 균형 유지함.

(4) 좌석을 위로 잡아당겨서 의자차를 좁게 함.

(5) 출입문을 통과하여 의자차를 당길 수 있도록 문설주를 끌어당김.

2) 좌석에 앉아서 출입문 지나가기

휠체어의 좌석에 앉은 채로 좁은 공간을 타이트하게 지나가는 것으로 매우 좁은 출입문에는 적당하지 않은 방법이다. 좌석의 옆을 당기는 동안 좌우로 의자차를 흔드는 방법이다. 한 방향으로 머리를 향하면서 동시에 반대쪽의 좌석을 당긴다. 이것을 반복하여 의자차를 흔들어 의자차의 넓이가 충분하게 감소하도록 하여 출입문을 통과하도록 한다.

5. 안전하게 넘어지기

의자차로 생활하다보면 낙상의 위험이 있는 활동들이 있다. 캐스터를 바닥에서 들어 올려서 의자차를 추진하거나 Wheelie 자세로 의자차를 추진하거나 독립적으로 턱을 지나가는 경우이다. 수행 하는 동안 평형점이 위로 가게 되고 의자차가 뒤쪽으로 넘어가게 된다.

바닥에서 캐스터 들어올리기를 배우려면 상해의 위험을 최소화하기 위해 안전하게 넘어지는 법도 배워야 한다. 방법은 다음과 같다.

(1) 머리를 당기고 바퀴를 하나를 잡고 유지함.

(2) 재빠르게 자유로운 팔로 다리를 가로질러 반대쪽 armrest 또는 seat를 잡아 무릎이 얼굴을 치는 것을 막음.

6. 넘어진 이후 일어나기

의자차에서 나와서 의자차를 바로 세운 다음에 의자차에 다시 타는 방법이다.

의자차에 앉은 채로 의자차를 다시 바로 세우는 방법은 다음과 같다.

(1) 자세를 바로 한 뒤 의자차 브레이크를 잠금.

→ 넘어지는 동안 잘 잡고 있었다면 이미 바른 자세를 유지하고 있음.

→ 약간 미끄러졌거나 다리가 앞으로 떨어졌을 경우 의자차를 세우기 전에 자세를 바르게 함(바퀴를 당겨서 엉덩이를 좌석 뒤로 움직이고 다리를 잡아 좌석 뒤로 움직이고 다리를 잡아 좌석 앞쪽의 루프에 놓음).

(2) 의자차의 앞쪽으로 당겨 몸통을 들어 올림.

(3) 한 손(supporting hand)을 바닥에 댐.

(4) 다른 손(free hand)으로 반대쪽 바퀴를 잡음.

(5) 한 손의 팔꿈치를 구부리고 펴는 것을 반복하여 밀면서 의자차를 세울 수 있도록 의자차를 흔듦.

(6) 한 손을 옆쪽으로 조금씩 옮김.

(7) 손을 앞쪽으로 조금씩 전진함.

(8) 바르게 세움.

X. 기타 보조기구(Other assistive device)

건강관리, 의료기술, 장애를 가진 사람들, 그들의 요구 및 가족들의 필요가 증가함에 따라 다양한 장비 및 기술이 개발되고 있다. 이러한 보조공학기기는 상업적으로 상용화된 제품이나 장애인의 기능을 향상시키고, 유지하도록 수정되거나 맞춤형으로 제작되는 장비를 말한다. 보조기구는 병적 제한점의 향상이 아닌 주로 장애인의 기능적인 능력 향상에 초점을 맞추는데, 개개인의 특정한 요구도나 사용되는 환경, 개인의 능력에 대한 적절한 평가 및 장비 구입과 적절한 사용법에 대한 교육이 필요하다. 보조기구는 신변처리, 직업활동 및 학교생활, 놀이, 레저활동, 보행, 의사소통, 집안일 등의 영역에서 활용된다.

보조기구에는 의사 처방이 필요한 보조기, 의자차도 포함되지만 다른 장에서 포함되지 않았던 일생생활 보조기구에 대해서 설명하려 한다.

1. 평가

작업치료사는 종종 보조기구를 선택하는데 개개인의 요구, 각각의 기구, 환자가 기구를 적절하게 사용할 수 있는 환경요소에 대한 평가를 진행한다. 관절가동범위, 근력, 근긴장도, 감각, 균형과 조절, 시지각, 인지기능 요소가 평가에 포함되고 가정이나 학교에서 수행하는 작업수행정도와 강점 및 제한점에 대해서정형화 된 인터뷰나 관찰을 통해 평가해야 한다.

2. 신변처리

1) 식사하기 및 음식준비

식사는 음식을 그릇에서 떠서 입으로 가져갈 수 있는 적절한 관절가동범위, 근력, 조화능력이 필요하다. 조화능력이 떨어진 경우 그릇을 고정하는데 도움이 되는 미끄럼 방지매트(non-slip mat; 그림 16-16)나 흡착판 그릇(그림 16-17)을 사용한다. 한손만을 사용해야 하는 경우 높낮이 접시(scoop dish)나 음식보호대(plate guard)를 이용해 한쪽 벽에 음식물을 고정하여 음식물을 뜨는데 도움을 받을 수 있다. 한손으로 칼을 사용하거나 과일을 깎을 때 과일을 못에 고정하여 사용할 수 있는 도마(그림 16-18), 한쪽모서리에 음식을 고정시키도록 벽을 세워둔 도마(그림 16-18), 그릇을 고정할 수 있는 도마(그림 16-19)를 이용하여 도움을 받을 수 있다. 또한 빨대 홀더(그림 16-20)를 이용하면 빨대가 움직이지 않도록 고정할 수도 있다. 손 움직임이 조절되지 않는 경우 무거운 숟가락이나 컵, 회전손잡이(swivel) 숟가락(그림 16-21)을 이용할 수 있고, 칼 사용 시 상지 힘이 약한 경우 흔들 칼(rocker knife; 그림 16-22)을 이용하여 음식을 누르면서 움직여가며 자를 수 있다.

움켜쥐는 힘이 약한 경우 스푼이 포크를 꽂을 수 있는

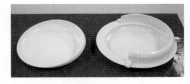

그림 16-16 │ 미끄럼 방지 매트 높낮이 접시 음식 보호대

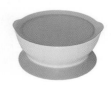

그림 16-17 │ 흡착형 그릇

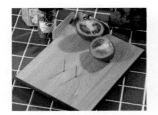

그림 16-18 │ 못과 고정판이 있는 도마

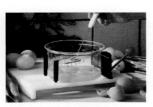

그림 16-19 │ 그릇 고정형 도마

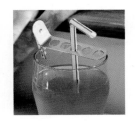

그림 16-20 │ 빨대 홀더

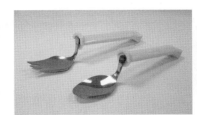

그림 16-21 │ 회전 손잡이 숟가락과 포크

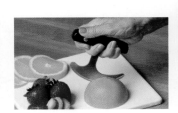

그림 16-22 │ 흔들 칼

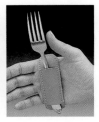

그림 16-23 │ 커프

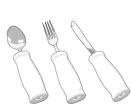

그림 16-24 │ 발포형 손잡이

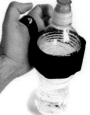

그림 16-25 │ 컵 홀더

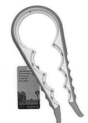

그림 16-26 │ 병뚜껑 따개

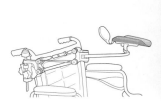

그림 16-27 │ 움직이는 팔 지지대

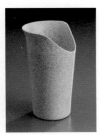

그림 16-28 │ 코 컵

지지대나 커프(그림 16-23), 발포형 손잡이(그림 16-24)를 이용하고 컵홀더(그림 16-25)를 이용하면 쥐지 않아도 컵을 들 수 있다. 움켜쥐는 힘이 약해 쩜통이나 음료수뚜껑을 열 수 없는 경우 병뚜껑 따개(jar opener; 그림 16-26)를 이용할 수 있다. 관절가동범위가 제한된 경우 긴 빨대나 긴 손잡이 도구를 이용할 수 있다. 척수손상환자 중 C5 정도의 기능을 가지고 있는 경우 팔 지지대(mobile arm support; 그림 16-27)를 사용하면 적은 힘으로도 식사가 가능할 수 있다. 연하기능에 장애가 있을 경우 점도 조절용 연하보조 식이를 사용하기도 하고, 머리를 뒤로 젖히지 않고 물을 마실 수 있는 코가 뚫린 컵(그림 16-28)도 유용하게 이용할 수 있다.

2) 옷 입기

옷 입기에는 단추 끼우기, 지퍼 올리기, 벨트나 신발신기도 포함된다. 따라서 섬세한 손동작이나 적절한 관절가동범위, 적절한 힘, 중심잡기 능력이 필요하다. 섬세한 손 움직임에 장애가 있을 때, 지퍼에 고리를 다는 지퍼 올리기 고리, 단추 끼우기 고리가 유용하게 이용될 수 있고(그림 16-29), 편마비 환자의 경우 한 손을 사용하여 단추 끼우기 고리를 단추 구멍에 통과시켜 단추를 끼운 후 당겨주면 쉽게 단추 끼우기가 가능하다. 섬세한 손 움직임의 장애는 신발 끈을 매는데 어려움이 나타날 수 있는데, 접착천(velcro; 그림 16-30)이나 탄성 신발 끈(그림 16-31)을 이용하고, 다이얼 운동화(그림 16-32)을 이용하면 끈을 묶지 않고도 신발신기가 가능해진다.

고관절치환술 이후 고관절 굴곡에 어려움이 있는 환자의 경우 집게(reacher; 그림 16-33)를 이용하면 쉽게 옷을 집을 수 있고, 긴 구두주걱(그림 16-34)을 이용하여 신발 신는 데 도움을 받을 수 있다. 스타킹 착용도구(그림 16-35)를 이용하면 고관절을 구부리지 않고 발을 뻗은 상태에서 양말이나 스타킹을 신을 수 있다.

3) 용모, 위생관리 및 목욕

용모 및 위생관리를 위해서는 얼굴이나 발까지 움직일 수 있는 적절한 관절가동 범위, 도구를 쥘 수 있는 힘, 섬세한 운동, 조화, 앉거나 설 때 균형 잡는 능력이 필요하다. 관절가동범위가 제한된 환자의 경우 빗질을 위해 긴 손잡이

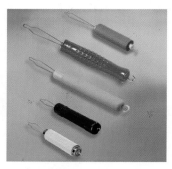
그림 16-29 | 단추끼우기 고리 및 지퍼 올리기 고리

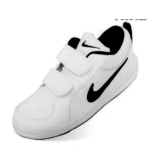
그림 16-30 | 접착천 운동화(velcro)

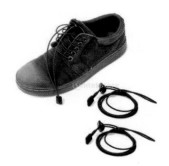
그림 16-31 | 탄성 신발 끈

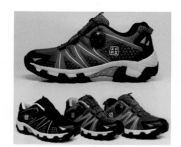
그림 16-32 | 다이얼 운동화

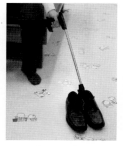
그림 16-33 | 집게

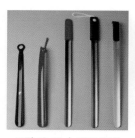
그림 16-34 | 구두 주걱

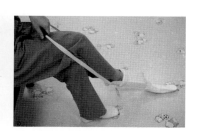
그림 16-35 | 스타킹 착용 도구

빗(그림 16-36)을 이용할 수 있다. 한손만으로 드라이기를 사용해야 할 경우 고정형 드라이기(그림 16-37)를 이용하기도 한다. 칫솔 쥐는 힘이 약할 경우 칫솔 커프(그림 16-38)를 이용한 양치가 가능하고, 전동칫솔(그림 16-39)을 이용하면 에너지를 절약할 수 있다. 또한 전기면도기를 이용하면 쉽고, 안전한 면도가 가능하다.

화장실 사용을 위한 도구로 다양한 이동식변기(com-mode chair; 그림 16-40), 거상 변기 좌석(그림 16-41)이 있다. 변기나 욕조 옆에 설치하는 안전 손잡이는 이동 간, 앉아 있거나 서 있을 때 안전성을 높여 준다(그림 16-42, 그림 16-43). 욕실바닥은 미끄럼 방지 매트를 설치함으로써 낙상

을 예방할 수 있다(그림 16-44). 목욕 시에 관절가동범위가 저하된 경우 구부러진 긴 손잡이 목욕브러시(그림 16-45)를 이용하고, 환자의 사이즈와 운동 능력 정도에 따라 다양한 종류의 목욕의자를 이용할 수 있다(그림 16-46). 욕조로 이동 시에는 이동용 의자(transfer bench)를 이용하여 이동이 가능하다(그림 16-47). 스스로 옮겨 앉기가 어려운 환자의 경우 목욕용 리프트(그림 16-48)를 이용해 욕조로 옮겨 앉거나 목욕침대(그림 16-49) 위에서 목욕을 하기도 한다.

몸통조절이 어려워 몸을 앞으로 숙이기 어려울 경우 머리를 감을 때는 머리 감기 판(hair washing tray; 그림 16-50)를 이용하면 휠체어에서 머리감기가 가능하고, 샴푸캡(그

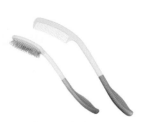

그림 16-36 │ 손잡이 빗

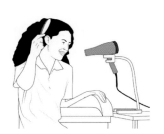

그림 16-37 │ 고정형 드라이기

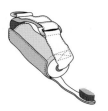

그림 16-38 │ 칫솔 커프

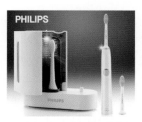

그림 16-39 │ 전동 칫솔

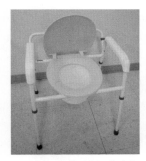

그림 16-40 │ 이동 좌변기

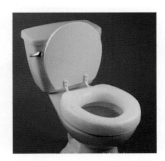

그림 16-41 │ 거상 변기 좌석

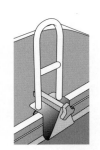

그림 16-42 │ 안전손잡이 욕조

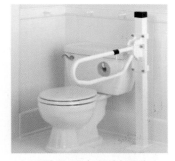

그림 16-43 │ 안전손잡이

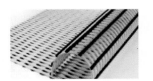

그림 16-44 │ 미끄럼방지 매트

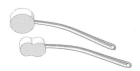

그림 16-45 │ 구부러지는 목욕브러시

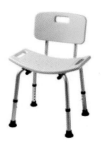
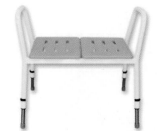
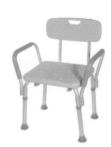

그림 16-46 │ 목욕의자

림 16-51)을 이용하면 물이 얼굴로 흘러내림을 방지할 수 있다.

3. 이동

이동하기(transfer)는 한 지점에서 다른 지점으로 옮겨가는 활동을 의미한다. 침상에서 이동하기, 짧은 거리 이동하기, 보행, 의자차 이동, 운전이 해당된다. 이러한 움직임(mobility)은 개인위생, 직업과 학교생활, 놀이와 여가생활을 행하는 데 있어 필수적 요소이며, 삶의 질을 결정하는 데 중요한 역할을 한다.

1) 침상이동
침상이동은 구르기, 침대 모서리로 이동, 일어나 앉기를 말하고 독립적인 침상이동은 혼자 힘으로 잠자리에 들고, 자리를 잡고, 기상하고, 일어나 앉고, 침대에서 나오는 것을 말한다. 이러한 활동을 하기 위해서는 목가누기가 필요하고, 적절한 상지근력 및 지구력이 유지되어야 한다. 침대 모서리나 레일에 끈(loop)을 달아 놓으면 환자가 잡고

일어날 수 있어 에너지와 시간을 절약할 수 있다. 또한 침대 옆에 계단형 발판을 이용하면 침대에 오르내리기가 수월해지고 전동침대를 사용하면 조금 더 적은 힘으로 앉기가 가능해진다.

2) 짧은 거리 이동
의자차를 이동수단으로 사용하는 사람에게 있어 짧은 거리 이동은 필수적이다. 이러한 짧은 거리 이동은 일반적으로 침대에서 의자차, 의자차에서 변기, 의자차에서 욕조, 의자차에서 자동차로 이동하기가 포함된다. 하지에 체중지지가 가능한 경우 일어선 자세에서 몸을 회전시키거나 조금씩 체중이동을 하여 옮겨갈 수 있다. 만일 하지의 체중지지가 불가능할 경우 상지 근력이 충분하다면 양손으로 바닥을 누르면서(depression)이동 할 수 있고, 상지 근력이 약하다면 보조를 받거나, 이동판(transfer board; 그림 16-52)을 이용하여 옮겨갈 수 있다. 사지마비의 경우 리프트를 이용하면 쉽게 이동할 수 있다(그림 16-53).

3) 보행
보행을 하기 위해서는 몸통과 하지의 충분한 근력, 균형

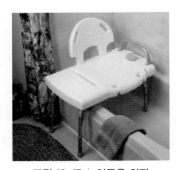
그림 16-47 | 이동용 의자

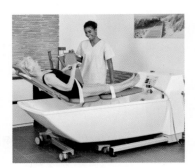
그림 16-48 | 목욕용 리프트

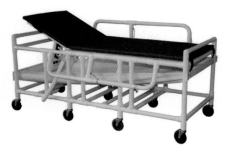
그림 16-49 | 목욕 침대(bathing gurney)

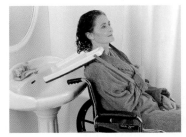
그림 16-50 | 머리 감기 판(hair washing tray)

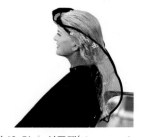
그림 16-51 | 샴푸캡(shampoo funnel)

잡기, 조화 그리고 인지 능력이 바탕이 되어야 한다. 보행을 도와주기 위해서 보조기(orthosis)가 많이 처방되며, 다른 보행 보조 기구들이 이용된다.

　보조기는 족관절 안정성 부여와 효과적인 보행을 도와주기 위해 금속형 혹은 플라스틱형 단하지 보조기(AFO)를, 슬관절, 족관절, 거골하 관절에 안정성을 주고 기능적 보행을 보조하기 위해 장하지 보조기(KAFO)를 많이 처방한다. 보조기가 보행에 많은 도움을 주는 것은 사실이나 그에 앞서 보조기를 혼자 신고 벗을 수 있는 능력이 되어야만 진정한 독립적 보행을 이룰 수 있다는 것을 기억해야 하겠다.

　보행 시 지지범위를 넓혀 주기 위해서 보행 보조 기구들이 이용되는데 이는 균형을 향상시키고, 체중부하 면적을 재분배하여 넓혀주고, 하지 통증을 감소시키며 보행에 추진력과 추가적인 감각 기능을 부여한다. 보행보조기구에는 지팡이, 목발, 보행기가 많이 이용되며, 지팡이를 사용하면 체중의 20~25%, 한쪽 전완부나 상지 목발인 경우 40~50%, 양측 목발인 경우 80%까지 체중을 이동시킨다(그림 16-54).

(1) 지팡이
알맞은 지팡이의 길이는 환자가 똑바로 섰을 때 대전자(greater trochanter)까지의 길이이며, 다른 보행 보조 기구와 마찬가지로 주관절을 20° 정도 굴곡시키는 것이 바람직하다. 보통 지팡이는 나무나 알루미늄으로 만들어지며, 알루미늄 합금 지팡이는 누구에게나 길이를 맞출 수 있게 구멍이 뚫려 있다.

　지팡이는 건측 손으로 잡고 환측 하지와 지팡이를 같이 내딛는 3점상 보행(three point gait) 방법을 사용하여 보행하도록 교육한다. 왜냐하면 건측 손으로 지팡이를 사용하면 환측 다리로 섰을 때 고관절에 부하 되는 힘을 상당이 감소시킬 수 있기 때문이다. 또한 계단을 올라갈 때는 건측 하지부터 내려갈 때는 환측 하지부터 시작한다는 사실과, 평지에서는 전(full) 체중부하 발걸음은 항상 건측부터 시작해야 한다는 사실을 명심해야 한다.

　지팡이의 종류에는 세 가지가 있으며 이중 C형 손잡이(C-type handle 혹은 crook-top) 지팡이가 가장 흔하게 사용된다. 이것은 가격은 저렴하나 손잡이가 불편해서 잡기가 어렵고, 체중 부하 지지점이 지팡이의 축보다 뒤에 있어 지지 면적이 줄어든다. 기능적 파악 손잡이 지팡이는 C형 손잡이 지팡이보다 좀 더 편안한 손잡이를 제공하며 축의 중심부에 손잡이가 위치하므로 지지 면적이 넓어진다. 네발 지팡이는 좀 더 넓은 지지 면적을 제공하며 좁은 폭이나 넓은 폭 두 가지 형태가 있다. 균형 장애가 심한 경우에 처방되나 무겁고 모양이 좋지 않아 일시적으로 많이 사용된다.

(2) 목발
목발은 겨드랑이부터 바닥까지 지지를 제공해 주는 기구를 말한다. 효율적인 목발 보행을 수행하기 위해서는 상지관절의 운동 범위가 좋아야 하며, 주요 근육들 즉 견관절 굴곡근 및 하향근(latissimus dorsi, lower trapezius, pectoralis major), 주관절 및 완관절 신전근, 수지 굴곡근들이 충분히 강해야 한다.

　목발 전체의 길이는 환자가 어깨를 편안히 하고 똑바

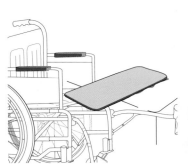

그림 16-52 │ 이동판

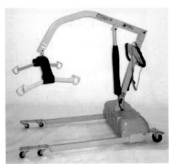

그림 16-53 │ 리프트

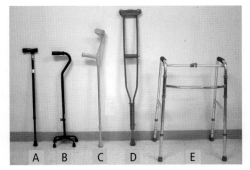

그림 16-54 │ **지팡이 목발 보행기**
A: 외발 지팡이, B: 손잡이 네발 지팡이, C: 로프스트랜드(lof-strand) 목발, D: 액와 목발, E: 보행기

로 섰을 때 전 액와 주름(anterior axillary fold)에서 새끼 발가락의 외측 약 15 ㎝까지이며, 손잡이의 위치는 주관절은 30도 굴곡, 완관절은 완전히 신전, 손가락은 주먹을 쥔 위치에서 발의 외측 약 7 ㎝까지의 길이로 결정된다.

액와(axillary) 목발이 가장 흔하게 처방되며 나무나 알루미늄으로 만들어지며 높이 조절이 용이하다. 보통 액와 목발의 겨드랑이 부위에 받침을 대는 경우가 많으나, 신체를 올려놓을 목적으로 만들어진 것이 아니므로 받침을 대서는 안되며 특히 압박성 요골 신경병증의 발생을 감소시키기 위해서도 피해야 할 사항이다.

로프스트랜드(Lofstrand) 목발도 많이 사용된다. 이것은 가볍고 높이 조절이 용이하며 특히 손잡이 부분을 잡고 있지 않아도 되기 때문에 손의 사용이 자유롭다. 그러나 안전한 보행을 위해서는 액와 목발보다 기술이 더 필요하며, 상지의 근력과 체간 균형 감각이 좋아야 한다.

전박부지지(forearm support 혹은 platform) 목발은 주관절, 완관절, 혹은 수부에 관절염이나 골절이 있는 경우, 혹은 삼두근이나 쥐는 힘이 약한 경우에 안전하고 편안한 체중 부하를 위해 처방된다.

(3) 보행기

보행기(walker)의 길이 측정 시에는 환자보다 30 ㎝ 앞에 보행기를 놓고 환자를 똑바로 세운 다음 어깨를 편안히 하고 주관절을 20° 굴곡 시킨 위치에서 시행한다. 보행기는 환자에게 지팡이나 목발보다 넓고 안전한 지지를 제공하나 보행 속도가 느려진다. 균형을 위해 도움이 아주 많이 필요한 환자나 노인, 겁이 많거나 조화 기능이 부족한 환자에게 유용하다. 여러 가지 크기와 높이를 조절할 수 있게 되어 있으며, 접는 형, 바퀴형, 계단형 등 다양한 형태가 나와 있다.

4) 의자차 이동

이동성의 제한되는 정도에 따라서 완전하게 보행이 가능한 경우, 짧은 거리 정도만 보행이 가능한 경우, 보행이 가능하지 않는 경우로 나눌 수 있다. 짧은 거리 보행이나 보행이 어려울 때는 의자차가 필요하다. 경우에 따라 수동의자차를 사용하거나, 전동의자차를 병행해서 사용해야 되는 경우도 있고, 특수한 조작이 필요한 전동의자차로만 이동이 가능할 수도 있다. 의자차를 선택하는 데 있어 환자

의 장애정도, 발병날짜, 키, 몸무게 같은 개인적인 요소를 고려해야 한다. 또한 환자의 생활패턴, 사용되는 환경, 선호도, 이동하는 교통수단, 내구성을 살펴야 한다. 그리고 환자의 감각적인 요소와 신체적 조건에 대한 고려사항으로 관절가동범위, 운동조절력, 근력, 시력, 지각능력을 들수 있다. 마지막으로 이동 기술(transfer)이나 의자차 밀기 같은 기술적인 능력도 파악해야 한다.

(1) 좌석체계
① 평면 좌석 체계
평면(planar 혹은 linear)좌석 체계는 덮개가 씌워진 비교적 평평한 표면을 제공하는 지지 형태를 말한다. 여기에는 좌석, 좌석 등받이, 측면/두부/흉골 지지대, 외전근 지지대, 무릎에 올려놓을 수 있는 쟁반, 발받침, 및 방석 등이 해당된다. 일반적으로 저렴하며, 쉽게 수정이나 수리, 또는 대치가 가능하다.

② 맞춤(custom-molded) 좌석 체계
발포(foram)나 유리섬위(fiberglass)를 이용하여 몸의 앞은 형태 그대로 틀을 만들고 이를 이용하여 맞춤 좌석 체계를 제작한다. 이는 좀더 많은 지지가 필요한 환자나, 변형이 심하여 표준 좌석 체계가 맞지 않거나, 피부가 손상된 병력이 있는 환자에게 필요하다. 그러나 매우 어린아이한테는 너무 비싸고 성장에 따른 조절을 할수가 없기 때문에 쓰지 않는 것이 좋다. 이 형태의 좌석 체계는 수정이 불가능하므로 맞지 않는 경우에는 교환해야 한다.

(2) 방석
오랜 시간 의자차 생활을 해야 하는 환자들에게 의자차 방석은 필수적이다. 방석은 편안함, 기능성, 임상적 안전성을 고려하여 선택해야 한다. 편안함이라 하면 연부조직의 압력분산, 습기 축적, 열축적이나 손실, 안정성감소와 관련이 있다. 기능적인 요소는 안정성, 방석의 무게, 방석과 방석커버의 마찰성, 방석 두께, 모양, 가격 내구성을 살피는 것이다. 임상적 안전성은 앞에서 언급한 편안함과 기능적 요소를 살피면서 결정하게 된다.

공기충전식 방석(ROHO 방석, 그림 16-55)은 사용자에 맞게 공기량을 조절하며 가볍고 적절한 압력분산을 제공

하지만 동적 안정성은 떨어지고, 구멍이 생기거나 찢어질 수 있어 효율성을 감소시킬 수 있다. 따라서 압력 변화에 대한 관찰이 필요하다. 엘라스토머(elastomer) 젤 방석(그림 16-56)은 공기처럼 압력을 착석면에 균등하게 분산시킨다. 신체의 동작 조절이 가능하고 청소 및 관리가 쉽지만 무겁고, 누출가능성이 있으며, 장시간 앉으면 착석 지구력이 감소할 수 있고 외부 온도변화에 영향을 받는다. 벌집모양 방석(honeycomb, 그림 16-57)은 플라스틱과 고무의 성질을 혼합한 열가소성 플라스틱 엘라스토머로 제작하고 압력을 가했을 때 굴곡되는 연결된 개방형셀 층으로 구성되어 있다. 개방형 셀로 공기가 통화하여 방석을 시원하게 유지시키고 습기를 방지할 수 있다. 좌석덮개와 벌집모양은 좌석에서 사람이 옆으로 미끄러지는 것을 방지하고 재질 특성상 세탁기를 이용한 세탁도 가능하다.

4. 운전

장애인의 경우 사회활동이나 경제활동 측면에서 자가운전을 선호하지만 보호자는 일상생활과 여가에 많은 가치를 두고 있다. 장애인의 이동권 및 접근권 보장을 위해서는 자기 운전이 필요하고, 이들이 운전을 하기 위한 특수차량 설계가 필요하다. 장애인들은 차량으로 옮겨 앉기가 편리하고, 공간이 넓으면서 의자차 운반이 용이한 SUV차량을 선호한다. 운전면허의 경우 신체검사나 기능시험 전에 장애인 운동능력측정시험에 합격해야 하고, 신체상태에 따라 받을 수 있는 운전면허 범위가 정해져 있으므로 확인할 필요가 있다.

환자의 기능상태에 따라 대체할 수 있는 다양한 조향기구 및 제동장치들이 개발되어 있다. 오른손으로 브레이

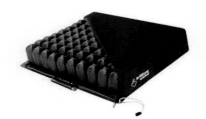

그림 16-55 | ROHO 방석

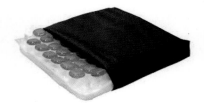

그림 16-56 | 젤 방석

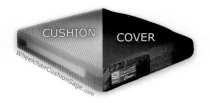

그림 16-57 | 벌집모양 방석

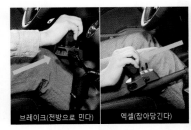

브레이크(전방으로 민다)　엑셀(잡아당긴다)

그림 16-58 | 오른쪽 핸드컨트롤

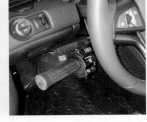

그림 16-59 | 왼쪽 핸드컨트롤

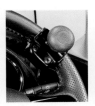

그림 16-60 | 핸들봉

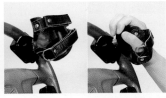

그림 16-61 | 경추장애인용 핸들봉

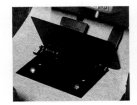

그림 16-62
경련방지용 플레이트

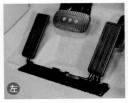

그림 16-63
좌측페달1_오르간식

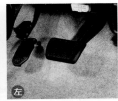

그림 16-64
좌측페달2_바닥분리식

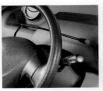

그림 16-65
우측 방향지시기

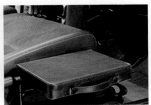

그림 16-66 | 사이드 서포터

크와 엑셀러레이터를 조작하고 왼손으로 핸들을 조작할 수 있는 오른쪽 핸드컨트롤(그림 16-58)은 브레이크나 엑셀 조작 시 팔의 힘을 줄일 수 있어 경추 장애인이나 상지근력이 약한 장애인도 운전을 할 수 있다. 왼쪽 컨트롤(그림 16-59)의 경우 왼손으로 브레이크와 엑셀레이터를 조작하고 오른손으로 핸들을 조작하는 운전보조장치이고 제작과 장착이 수월해 가격이 저렴한 장점이 있다. 핸들봉(그림 16-60)의 경우 한손으로 핸들을 조작하는 데 용이할 수 있고, 쥐는 힘이 약한 경우 손잡이에 고정하거나 손을 끼워서 사용할 수 있는 경추장애인용 핸들봉도 이용할 수 있다(그림 16-61). 경련방지용 플레이트(그림 16-62)는 운전 중 하체의 강직이 생길 경우 발이 엑셀이나 브레이크에 닿지 않도록 하여 위험을 방지할 수 있다. 왼쪽 엑셀페달(그림 16-63, 64)의 경우 오른발을 사용할 수 없을 때 자동차 바닥에 고정하여 오른발 대신 왼발로 엑셀을 작동하는 장치이다. 또한 오른쪽 방향지시기(그림 16-65)의 경우 왼손의 장애로, 오른손으로 좌우 방향지시등을 제어할 수 있다. 사이드 서포터(그림 16-66)는 의자차에서 운전석이나 조수석으로 옮겨 앉을 때 가교 역할로 도움을 받을 수 있다.

5. 의사소통

말하기, 글쓰기, 타이핑, 컴퓨터 작업, 전화하기 등을 통해 의사소통을 하게된다. 말하기 보조도구로는 스마트폰 앱을 활용할 수 있다. 보완대체 의사소통의 앱(나의 AAC 일반, 그림 16-67)을 이용하여, 그림을 선택해 자신의 의견을 전달하거나 글을 써서 읽게 할 수도 있다.

글쓰기 보조도구로는 연필그립(그림 16-68)을 이용하면 연필이나 볼펜을 좀 더 쉽게 쥘 수 있고, 연필쥐기가 어려운 척수손상환자에게는 유니버설 커프처럼 손바닥에 착용하여 연필을 고정하는 클릭 연필 홀더(그림 16-69)를 이용하거나, 테노데시스 효과(tenodesis grasp)을 활용하여 연필을 쥐는 보조도구(그림 16-70)를 이용하기도 한다. 손을 사용해 책 넘기기가 어려운 환자의 경우 책장넘기기 도구(그림 16-71)를 이용하기도 한다. 컴퓨터를 사용하기 위해서는 마우스 사용이나 자판에 글자치기가 필요할 수 있다. 사지마비환자의 경우 입술의 움직임과 마우스를 불고 빠는 방식인 인티그라 마우스(그림 16-72)를 이용하기도 하고, 머리움직임과 입술물기 기능만 사용하여 블루투스 형태로 쓸 수 있는 안경마우스(그림 16-73)도 이용 가능하다. 타이

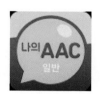

그림 16-67
보완 대체 의사소통 앱

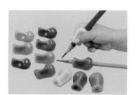

그림 16-68 | 연필 그립

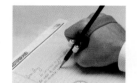

그림 16-69 | 클릭 연필 홀더

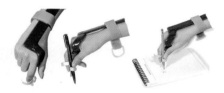

그림 16-70 | 쓰기 보조 도구

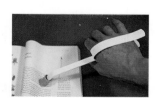

그림 16-71 | 책장 넘기기 도구

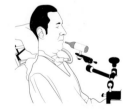

그림 16-72 | 인티그라 마우스

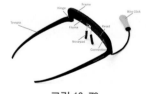

그림 16-73
안경 마우스(GlassOuse)

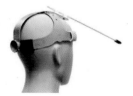

그림 16-76 | 헤드 포인터

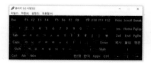

그림 16-74 | 클리키

그림 16-75 | 아이트래커(Tobii eye X)

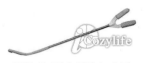

그림 16-77 | 마우스 스틱

핑의 경우 클리키(그림 16-74)라는 프로그램을 활용하면 손을 사용하지 않고 화면상에서 글자쓰기가 가능하다. 또한 루게릭환자처럼 눈동자의 움직임만 가능한 환자의 경우 안구 마우스(아이트래커, 그림 16-75)를 이용하여 의사표현을 할 수도 있다. 또한 헤드 포인터(그림 16-76)나 마우스 스틱(그림 16-77)을 활용한 타이핑도 가능하다.

핸드폰의 경우 블루투스를 이용하여 전화를 받거나 스피커폰을 활용할 수 있고, 음성인식기능은 회사별로 삼성의 빅스비, 애플의 시리, 구글 어시스턴트를 이용하여 전화, 문자보내기, 다양한 앱 실행도 가능해지고 있다.

6. 가사

가사일에는 요리하기, 청소하기 및 다양한 도구 사용하기 등이 포함된다. 환자에 맞게 높낮이가 조절되는 싱크대(그림 16-78)나 의자차가 들어갈 수 있도록 싱크대 아랫부분을 개방하여 사용할 수 있다. 수납장의 경우 의자차에 앉아서 손을 뻗을 수 있는 거리정도의 위/아래 높이로 설치하여 주방기구들을 수납하는 게 좋다.

7. 여가생활

해변가에서 사용이 가능한 의자차(그림 16-79)를 이용하여 여가를 즐길 수도 있다. 한손 사용만 가능할 때는 카드 홀더(그림 16-80)를 이용하여 카드 놀이를 즐길 수 있고, 낚시대를 쥘 수 없는 사람이 낚시대를 고정하는 데 사용하는 낚시대 하니스(그림 16-81)나 낚시대를 손목에 고정하여 이용(그림 16-82)하게 하는 것도 있다. 가볍고 거대한 공을 이용한 공놀이(그림 16-83)는 손의 쥐는 힘이 저하된 환자들도 공놀이가 가능하게 해준다. 라쳇 전정가위(그림 16-84)의 경우 쥐는 힘이 저하되어 조그만 힘을 가지고도 나무 가지치기가 가능하게 해준다.

8. 보행 및 가사 도우미 로봇

최근 과학기술의 발전으로 가사지원 로봇, 실버케어, 보행 로봇 등이 개발되어 실생활에서 이용되고 있다. 앞으로 더 많은 로봇이 개발되어 환자들에게 실질적인 도움을 줄 것으로 기대된다(동영상 16-1, 2).

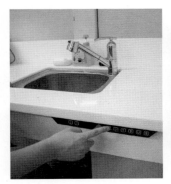
그림 16-78 | 높낮이 조절 싱크대

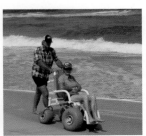
그림 16-79 | 해변용 의자차

동영상 16-1

동영상 16-2

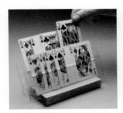
그림 16-80 | 카드 홀더

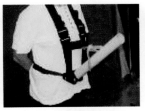
그림 16-81 | 낚시대 하니스

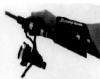
그림 16-82
손목 고정용 거치대

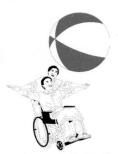
그림 16-83 | 큰 공놀이

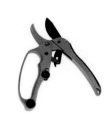
그림 16-84 | 라쳇 전정가위

참고문헌

1. Ummat S, Kirby RL. Nonfatal wheelchair-related accidents reported to the National Electronic Injury Surveillance System. Am J Phys Med Rehabil 1994;73:163-167

2. Sie IH, Waters RL, Adkins RH, Gellman H. Upper extremity pain in the postrehabilitation spinal cord injured patient. Arch Phys Med Rehabil 1992;73:44-48

3. Crane B, Hobson D. No room for discomfort. Rehabil Manage 2003;16:30-35

4. Cooper RA. REhabilitation engineering applied to mobility and manipulation. Medical Science Series. Philadelphia, PA: Institute of Physics Publishing:1995

5. Kwarciak AM, Cooper RA, Wolf E. Effectiveness of rear suspension in reduction shock exposure to manual wheelchair users during curb descents. Proceedings of the 25th Annual RESNA Conference. Minneapolis, MN: RESNA, 2002;365-367

6. Sawatzky BJ, Miller WC, Denison I. Measuring energy expenditure using heart rate to assess the effects of wheelchair tyre pressure. Clin Rehabil. 2005;19(2):182-187

7. Brubaker CE. Wheelchair prescription: an analysisof factors that affect mobility and performance. J Rehabil Res Dev 1986;23:19-26

8. Boninger ML, Baldwin MA, Cooper RA, Koontz A, Chan L. Manual wheelchair pushrim biomechanics and axle position. Arch Phys Med Rehabil 2000;81:608-613

9. Masse LC, Lamontagne M, O'Riain MD. Biomechanical analysis of wheelchair propulsion for various seating position. J Rehabil Res Dev 1992;29:12-28

10. Cooper RA. A perspective on the ultralight wheelchair revolution. Technology and Disability 1996;5:383-392

11. Kirby RL, Sampson MT, Thoren FA, MacLeod DA. Wheelchair stability: effect of body position. J Rehabil Res Dev 1995;32(4):367-372

12. Ambrosio F, Boninger ML, Fay E. A fatigue analysis during wheelchair propulsion in patients with multiple sclerosis. Proceeding of the 25th Annual RESNA Conference. Minneapolis, MN: RESNA 2002;282-284

13. Boninger ML, Saur T, Trefler E, Hobson DA, Burdett R, Cooper RA. Postural changes with aging in tetraplegia: effects on life satisfaction and pain. Arch Phys Med Rehabil 1998;79(12):1577-1581

14. IISART EDUCATIONAL MATERIAL; http://www.iisartonline.org/services/education-material/

REHABILITATION MEDICINE

PART

03

흔한 임상적 문제

연하장애
Dysphagia

| 최경효, 오병모

연하(嚥下) 즉, 삼킴은 음식물을 인식하고 입안으로 가져간 후 구강과 인두, 그리고 식도를 거쳐 위(胃)까지 보내는 일련의 과정을 포함한다. 비록 단순해 보이지만 음식물을 안전하고 효과적으로 이동시키기 위해서는 구강 및 인두에 있는 많은 근육들이 순차적으로 수축과 이완을 하도록 정교하게 조절해야 한다.[1] 이러한 순차적이고 조화로운 근육 활동은 뇌간의 연하중추뿐만 아니라 이에 영향을 미치는 양측 대뇌반구는 물론, 감각 정보와 근수축 신호를 전달하는 뇌신경의 정상적인 기능을 필요로 하며, 이 중 어느 것 하나라도 이상이 생기는 경우에는 연하장애가 발생할 수 있다. 연하장애의 대표적인 합병증으로는 적절한 양의 음식물을 섭취할 수 없게 되어 발생하는 탈수증과 영양실조를 들 수 있으며, 음식물이 기도로 넘어가는 경우 흡인성 폐렴이 발생할 수 있고, 기도를 막는 경우 질식을 일으켜 사망에 이를 수도 있으므로 조기에 발견하여 적절한 치료를 하는 것이 매우 중요하다.[2,3] 또한 연하장애 자체가 의학적인 합병증을 유발하여 삶의 질을 심각하게 저하시키지만, 연하장애에 대한 적절한 처치가 이루어지는 경우에도 음식물의 제한이나 변형을 필요로 하는 경우가 많아서 '먹는 즐거움의 상실'과 이로 인한 '삶의 질의 저하'를 피하기 어렵다.

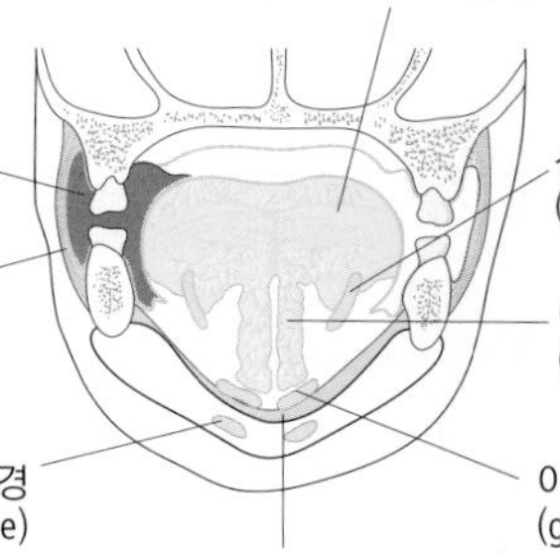

그림 17-1 | 구강 준비기(oral preparatory phase)
구강횡단면으로 이중 하악설골근, 이설골근, 이복근은 인두기 연하 반사의 유발에 관여한다.

설내재근-제12 뇌신경
(intrinsic of tongue)

음식물

협근-제7 뇌신경
(buccinator muscle)

설골설근-제12 뇌신경
(hyoglossus muscle)

이설근-제12 뇌신경
(genioglossus muscle)

이복근-제5 뇌신경
(digastric muscle)

이설골근-제1 경수신경
(geniohyoid muscle)

하악설골근-제5 뇌신경
(mylohyoid muscle)

I. 정상 연하

1. 정상 연하 과정

연하 작용은 전통적으로 '구강기', '인두기', '식도기'로 나누어서 설명해 왔다. 그러나 여기에 음식물을 보거나 소리를 듣고, 냄새를 맡는 행위 역시 구강기 연하 작용에 영향을 미치므로 인지기 또는 선행기(先行期)라는 명칭으로 연하 과정의 하나로 포함되기도 한다. 음식물에 대한 정보는 시신경이나 후각신경을 통하여 대뇌에 전달되어 구강기에 삼키기 적절하고 안전한 텍스쳐(texture)로 변형시켜 주도록 하는데 도움을 준다. 본 장에서는 정상 연하 과정을 구강 준비기, 구강 운반기, 인두기, 식도기로 나누어 설명하고자 한다.

1) 구강 준비기(Oral preparatory phase)

음식물에 대한 시각적, 후각적 인식과 함께 구강 내의 감각 정보는 음식물을 안전하고 효율적으로 삼키는 데 있어 매우 중요하다. 구강 준비기는 음식물이 입에 들어온 후, 음식물의 맛을 보는 것뿐만 아니라 삼키기 편안하고 안전한 크기와 성질의 음식물 덩어리(food bolus)로 변형시켜주는 역할을 한다(그림 17-1). 즉 대부분의 고체 음식은 저작에 의해 음식물이 잘게 부서지고, 저작과 동시에 침이 분비되어 잘게 부서진 음식물 입자들과 섞이게 됨으로써 삼키기 적당한 크기와 성질의 음식물 덩어리로 변화하게 되며, 이를 위해서는 적절한 저작 능력과 침 분비량뿐만 아니라 음식물을 흘리지 않고 인두까지 옮기고 조절하기 위하여 입술, 혀, 볼 근육, 연구개(soft palate) 등의 정상적인 움직임을 필요로 한다.[4,5] 반면 음료수와 같은 액체 음식의 경우, 구강기 전의 시각적 정보와 함께 구강의 감각 수용기를 통한 촉각과 압각이 대뇌로 전달되어 별다른 구강 준비기가 없이 인두기 연하 반사에 의해 음료수를 바로 삼키게 된다.

2) 구강 운반기(Oral propulsive phase)

구강 운반기는 음식물을 구강으로부터 인두로 운반하는 과정으로 혀의 상방 움직임으로 구개부와 접촉하게 되며, 이러한 상방 움직임이 전방부에서 후방부까지 순차적으로 진행함으로써 마치 주사기로 내용물을 밀어내는 것과 같이 혀가 음식물을 인두까지 밀어 넣게 된다(그림 17-2). 구강 준비기와 함께 구강 운반기 역시 대뇌 피질의 지배를 받으므로 의식적으로 조절되는 시기이며, 주사기의 피스톤과 실린더가 꽉 맞물려 있어야 내용물이 새지 않고 효과적으로 밀려 나가는 것과 마찬가지로 혀와 구개부가 밀착되어야만 구강 내에 음식물이 남지 않게 되며, 운반되는 음식물이 뒤쪽 인두로 새지 않도록 하기 위해서는 마찬가지로 연구개와 혀의 후방부가 밀착되어야 한다. 그렇지 않는 경우에는 연하 반사가 일어나기 전에 음식물이 조기에 인두로 내려가기 때문에 기도 흡인을 방지하는 기전들이 작동되지 않아 흡인의 가능성은 매우 높아진다.

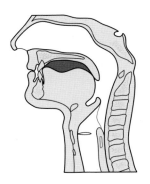

음식물 덩어리가 혀, 연구개에 갇혀있다. 혀와 구개부 접촉이 전방에서 후방으로 확산되면서 덩어리를 인두쪽으로 밀어넣게 된다.

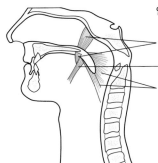

연구개부를 혀쪽으로 밀착시키는 근육

구개긴장근(tensor veli palatini)

구개설근(palatoglossus)

구개인두근(palatopharyngeus)

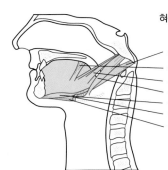

혀를 구개부 방향으로 밀착시키는 근육

후이복근(digastricus posterior)
구개설근(palatoglossus)
경돌설근(styloglossus)
경돌설골근(stylohyoideus)
전이복근(digastricus anterior)
이설골근(geniohyoideus)
하악설골근(mylohyoideus)

그림 17-2 | 구강 운반기 관여 근육
음식물 덩어리가 혀, 연구개에 갇혀 있다. 혀와 구개부 접촉이 전방에서 후방으로 확산되면서 덩어리를 인두 쪽으로 밀어넣게 된다.

3) 인두기(Pharyngeal phase)

인두기는 연하 반사 자체에 의하여 음식물이 인두를 통과하여 식도까지 약 0.5초 이내 순식간에 운반되는 시기이다. 구강 운반기에 의해 인두 입구까지 음식물이 운반되게 되면 혀 후방부가 음식물을 인두로 밀어 넣게 되면서 연하 반사가 유발되며, 이때 연구개가 후상방 쪽으로 상승함에 따라 비강인두(nasopharynx) 후벽과 밀착되면서 인두의

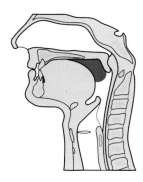

음식물 덩어리가
혀, 연구개, 인두수축로 사이에
갇혀있다.

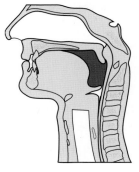

혀가 뒤로 당겨지면서
덩어리를 인두로 밀어내고
인두수축근이 아래로 순서대로
수축하고,설골과 후두가
상승하기 시작한다.

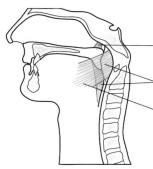

연구개부 상승 및 구인두 후벽과
연구개부를 접촉시키는 근육

구개거근(levator veli palatini)

구개설근(palatopharyngeus)

상인두수축근(constrictor superior)

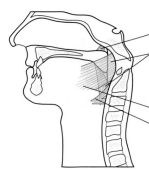

연구개부 상승을 유지시켜주는 근육

구개거근(levator veli palatini)

구개설근(palatopharyngeus)

음식물의 하방 이동을 위하여
순차적으로 수축하는 근육들

상인두수축근(constrictor superior)

중인두수축근(constrictor medius)

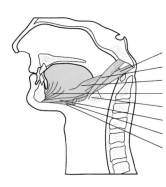

혀의 상방상승을 일으키는 근육

후이복근(digastricus posterior)
경돌설골근(stylohyoideus)
경돌설근(styloglossus)

이설근(genioglossus)
전이복근(digastricus anterior)
이설골근(geniohyoideus)
하악설골근(mylohyoideus)

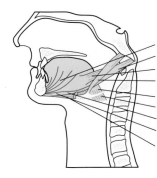

음식물의 하방 이동을 위하여
순차적으로 수축하는 근육들

이설근(genioglossus)
후이복근(digastricus posteriro)
경돌설근(styloglossus)
경돌설골근(stylohyoideus)
설골설근(hyoglossus)
갑상설골근(thyrohyoideus)
전이복근(digastricus anterior)
이설골근(geniohyoideus)
하악설골근(mylohyoideus)

그림 17-3 | 인두기 연하의 시작에 관여하는 근육
음식물 덩어리가 혀, 연구개, 인두수축로 사이에 갇혀 있다.

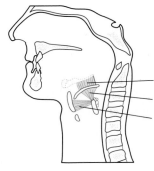

후두상승과 후두 폐쇄를 유발하는
근육

갑상설골근(thyrohyoideus)

피열후두개근(aryepiglotticus)

내재후두근
(intrinsic laryngeal muscles)

그림 17-4 | 음식물 덩어리의 구인두 통과
혀가 뒤로 당겨지면서 덩어리를 인두로 밀어내고 인두수축근이 아래로
순서대로 수축하며 설골과 후두가 상승하기 시작한다.

수축근들이 위에서 아래 방향으로 순차적으로 수축하게 된다(그림 17-3, 4).[6] 연구개부의 후상방 상승으로 비인강은 폐쇄되어 음식물의 비인두쪽 역류는 방지되며, 이와 함께 설골과 후두가 전상방으로 상승하게 되므로 기도와 음식물이 내려가는 통로가 서로 멀어지게 되어 기도 흡인도 함께 예방된다. 연하 반사는 불수의적인 과정이며 한번 유발된 연하 반사를 수의적으로 중단시킬 수 없지만, 다양한 신체 내외부 자극과 대뇌 피질, 시상, 기저핵의 영향하에서 일어난다.[7] 따라서 연하 반사를 조절하는 연하 중추가 뇌간에 있기는 하지만 대뇌반구에 병변이 있는 경우에도 수의적 조절을 받는 구강기뿐만 아니라 인두기의 연하 반사 역시 문제가 발생할 수 있다. 연하 반사가 발생하는 동안 기도 흡인을 방지하는 기전으로는 전술하였던 설골과 후두의 전상방 상승과 후두덮개(epiglottis)의 하방으로 접힘, 그리고 성대 주름(vocal fold)의 내전과 연하 반사가 발생하는 동안에 호흡이 멈춰지는 것 등을 들 수 있다. 후두덮개는 설골과 설골후두개인대(hyoepiglottic ligament)로 연결되어 있어, 연하 반사 초기 설골의 전상방 상승에 의해 수동적으로 접히게 되며 후기에는 갑상후두개근(thyroepiglottis)의 능동적 수축에 의하여 하방으로 접히게 된다. 인두기 연하 과정에서 기도 흡인을 방지하는 모든 기전들은 연하 중추에 밀접하게 위치한 뇌간 신경회로의 조절을 받으므로 역시 불수의적인 영향을 받게 된다. 인두 수축근의 순차적인 수축에 의하여 음식물이 하인두(hypopharynx)에 도달하게 되면 상부 식도 괄약근(upper esophageal sphincter)이 이완되어 음식물이 식도로 넘어가게 된다. 일반적으로 상부 식도 괄약근은 윤상인두근(cricopharyngeal muscle)을 지칭하며, 평상시에는 지속적인 긴장 수축을 하여 음식물의 역류를 방지하다가 음식물을 삼킬 때에는 연하 반사의 마지막 단계로서 음식물이 통과될 수 있도록 이완하게 된다(그림 17-5). 윤상인두근의 이완이 상부 식도 괄약근을 개방시키는 데 주요 요인이지만, 후두가 전방으로 이동하면서 당겨지고 음식물이 내려오면서 밀어내는 압력 역시 괄약근을 이완시키는데 도움을 준다.[8] 윤상인두근 및 인두 수축근을 포함한 인두 근육들은 횡문근으로서 불수의적인 수축을 하게 되며, 연구개부의 후상방 상승과 설골 및 후두의 전상방 상승을 일으키는 인두 주위의 근육들 역시 연하 반사 동안에는 연하 중추를 통하여 불수적인 조절을 받게 된다.

4) 식도기(Esophageal phase)

상부식도 괄약근과 식도의 상부 1/3은 횡문근으로서 미주신경을 통하여 불수의적 조절을 받으며, 하부식도 괄약근과 하부 2/3는 평활근으로서 역시 불수의적 조절을 받게 된다. 연하 작용이 일어나지 않을 때 인두부 근육들은 어느 정도의 근긴장도가 유지되어 호흡을 위한 경로로서의 역할을 하지만, 식도에서는 근긴장도가 없어서 완전히 이완된 상태이다. 다른 위장관 계통처럼 장관신경계(enteric nervous system)의 지배를 받기 때문에 구강 인두기의 연하 과정과는 상당히 다르며, 중력에 의해 식도의 연동운동은 영향을 받는다. 하부 식도 괄약근 역시 상부 식도 괄약근과 마찬가지로 음식물의 역류를 방지하기 위하여 평상시에는 지속적인 긴장 수축을 하며, 음식물이 도달하였을 때 이완되어 위까지 음식물이 통과되도록 한다. 식도기 동안에 연구개부와 혀는 원래의 위치로 되돌아가고 설골과 후두 역시 원래 위치로 내려오게 되며 닫혀 있던 후두 덮개는 상방으로 일어서게 되어 인두와 후두를 통하여 공기가 통할 수 있는 상태가 된다(그림 17-6).

2. 연하 과정의 신경 조절

상기하였던 정상 연하 과정에 관여하는 신경 구조물을 좀 더 자세히 살펴보는 것은 각 환자마다의 연하장애를 이해하고 치료 방침을 정하는데 많은 도움을 줄 수 있다. 호흡이나 연하 작용과 같은 율동적인 움직임은 중추패턴발생기(central pattern generator)라는 일종의 신경세포들의 네트워크에 의하여 조절되는 것으로 알려져 있다.[9,10] 구강, 인두, 후두의 점막내 구심성 감각수용기는 접촉 및 압력 감각을 삼차신경(trigeminal nerve), 설인신경(glossopharyngeal nerve), 미주신경(vagus nerve)을 통하여 중추패턴발생기로 전달하게 되며, 이러한 연하 작용을 관장하는 중추패턴발생기는 연수(medulla)의 고립로핵(nucleus tractus solitarius)에 위치하는 것으로 알려져 있다(그림 17-7).[10] 고립로핵은 중간뉴런(interneuron)을 거쳐 삼차신경, 안면신경, 설하신경(hypoglossal nerve)의 신경핵, 그리고 설인신경과 미주신경은 의문핵(nucleus ambiguus)을 통하여 연결되어 있어, 고립로핵 부위가 자극되면 연하 반사가 유발되는 것으로 보고되고 있으며, 삼차신경, 안면신경, 설인신경, 미주신

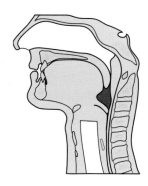

후두개가 아래로 기울어지고,
인두수축근이 아래로 수축하며
상부 식도괄약근이
이완되기 시작한다.

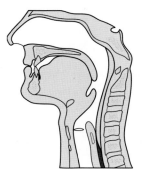

후두기도가 다시 열리고,
후두개가 바로 선다.
모든 구조물이 제자리로 돌아온다.

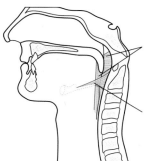

연구개부 하강을 일으키는 근육

구개인두근(palatopharyngeus)

음식물의 하방 이동을 위한 수축근

중인두수축근(constrictor medius)

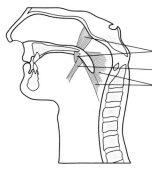

연구개부의 원위치 회복

구개긴장근(tensor veli palatini)
구개설근(palatoglossus)
구개인두근(palatopharyngeus)

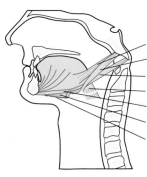

혀의 기저부와 구개부를 밀착시키는
근육

경돌설근(styloglossus)
경돌설골근(stylohyoideus)
후이복근(digastricus posterior)
설골설근(hyoglossus)
전이복근(digastricus anterior)
이설골근(geniohyoideus)
하악설골근(mylohyoideus)

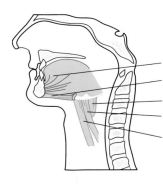

혀와 설골의 원위치 회복

이설근(genioglossus)
이설골근(geniohyoideus)
갑상설골근(thyrohyoideus)
견갑설골근(omohyoideus)
흉골설골근(sternohyoideus)

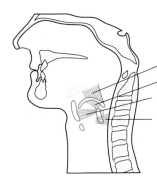

후두덮개의 하방접힘과 후두 폐쇄를
일으키는 근육

갑상설골근(thyrohyoideus)
피열후두개근(aryepiglotticus)
내재후두근(intrinsic laryngeal muscles)
윤상인두근(cricopharyngeus)

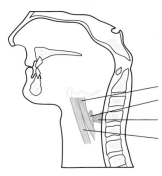

후두의 원위치 회복

견갑설골근(omohyoideus)
흉골갑상근(sternothyroideus)
윤상인두근(cricopharyngeus)
흉골설골근(sternohyoideus)

그림 17-5 │ 음식물 덩어리의 하인두 통과
후두개가 아래로 기울어지고 인두수축근이 아래로 수축하며 상부 식도
괄약근이 이완되기 시작한다.

그림 17-6 │ 식도기 연하
후두기도가 다시 열리고 후두개가 바로 선다. 모든 구조물이 제자리로 돌
아온다.

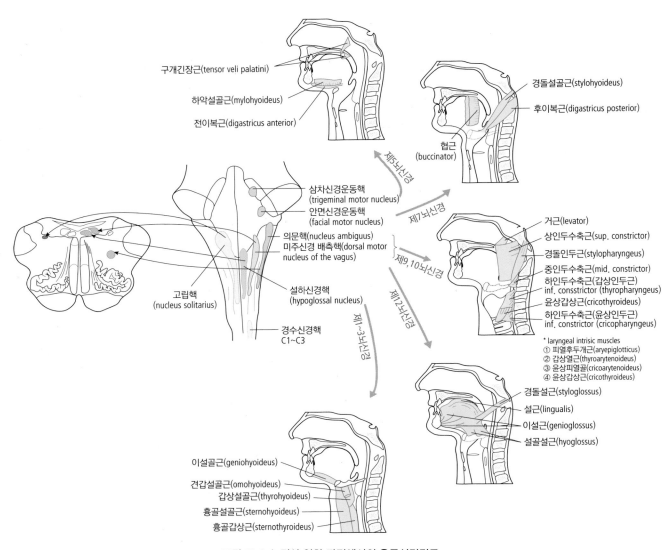

구개긴장근(tensor veli palatini)
하악설골근(mylohyoideus)
전이복근(digastricus anterior)

경돌설골근(stylohyoideus)
후이복근(digastricus posterior)
협근(buccinator)

삼차신경운동핵(trigeminal motor nucleus)
안면신경운동핵(facial motor nucleus)
의문핵(nucleus ambiguus)
미주신경 배측핵(dorsal motor nucleus of the vagus)
고립핵(nucleus solitarius)
설하신경핵(hypoglossal nucleus)
경수신경핵 C1~C3

제5뇌신경
제7뇌신경
제9,10뇌신경
제12뇌신경
제1~3뇌신경

거근(levator)
상인두수축근(sup. constrictor)
경돌인두근(stylopharyngeus)
중인두수축근(mid. constrictor)
하인두수축근(갑상인두근) inf. consstrictor (thyropharyngeus)
윤상갑상근(cricothyroideus)
하인두수축근(윤상인두근) inf. constrictor (cricopharyngeus)

* laryngeal intrisic muscles
① 피열후두개근(aryepiglotticus)
② 갑상열근(thyroarytenoideus)
③ 윤상피열골(cricoarytenoideus)
④ 윤상갑상근(cricothyroideus)

경돌설근(styloglossus)
설근(lingualis)
이설근(genioglossus)
설골설근(hyoglossus)

이설골근(geniohyoideus)
견갑설골근(omohyoideus)
갑상설골근(thyrohyoideus)
흉골설골근(sternohyoideus)
흉골갑상근(sternothyroideus)

그림 17-8 | 정상 연하 과정에서의 운동신경경로

경, 설하신경 등을 통하여 양측 합하여 50개 이상의 근육들이 순차적으로 수축 이완됨으로써 정형화된 연하 반사가 유발된다(그림 17-8).[10]

3. 연령에 따른 연하 기능의 변화

연하장애는 젊은 사람보다는 뇌졸중, 치매와 같은 여러 가지 원인 질환에 노출될 확률이 더 많은 노인층에서 발생률이 높다. 노인에게서 저작을 포함한 구강기 기능 저하, 식도 연동운동의 감소, 흡기 중 연하 반사 유발 빈도의 증가가 보고되었으며, 각 연하 시기에 소모되는 시간도 연령에 따라 증가하거나 지연된다.[11-13] 정상인을 대상으로 한 비디오 투시 연하 검사 연구에 의하면, 후두 침투(laryngeal penetration)의 발생 빈도는 50세 이전 정상인 7.4%에 비해 50세 이상에서는 16.8%로 증가되며, 남녀 간 차이는 없는 것으로 보고되었다.[14] 하지만 정상인에서 보이는 후두 침투의 침투 깊이는 모두 얕으며 비정상적인 감각이나 움직임과 관련되지 않아 연하장애 환자에서 관찰되는 병적인 후두 침투 양상과는 차이가 있다고 할 수 있다.[15] 지금까지의 연구 결과에도 불구하고, 노령화에 따른 연하 기능의 변화는 아직 정확히 알려져 있지 않으며, 이러한 생리적 변화가 연하장애에 얼마나 기여하는지도 불분명하다. 그러나 호흡 기능, 면역 기능, 전반적인 체력 저하 등으로 연하장애로 인한 합병증의 발생이나 회복에 많은 영향을 받는 것은 확실하며, 노화에 의한 연하 기능의 변화 양상은 개인차가 매우 크다는 특징을 가지고 있으므로 동일한 원인 질환에 노출되었더라도 연하장애의 임상 양상은 다양한 결과를 보이게 된다.

신생아는 젖을 빨아 먹기 때문에 성인과 비교해서, 위턱보다 아래턱이 후방에 있으며 구강인두의 높이가 낮고 폭이 넓다. 설골과 후두는 높게 위치하여 연구개와 다소 겹쳐 있게 되므로 구조적으로 기도와 식도가 좀 더 분리되는 효과를 낳게 되어 좀 더 안전한 식이를 가능하게 해준다. 출생 후 4개월까지의 식이는 먹이 찾기 반사(rooting reflex), 빨기 반사(sucking reflex), 혀 내밀기 반사(tongue thrust reflex), 구역 반사(gag reflex)에 의하여 거의 전적으로 이루어지므로,[16] 이 시기의 유아에서 연하 기능을 평가하고자 할 때에는 4가지 반사를 꼭 평가해야 한다. 먹이 찾기 반사는 음식물이나 물체(예를 들면 젖꼭지)가 입 주위나 뺨에 닿게 되면 닿는 방향으로 돌려 입을 벌리게 되는 반사이며, 신생아 시기 빨기 반사는 원시 빨기(suckling) 형태로 전후 및 상하 방향이 아닌 주로 후방으로만의 빨기 기능으로 음식물을 뒤로 이동시켜 삼키게 된다. 4개월까지는 빨기 반사에 의해 액체 음식을 뒤로 이동시키며, 대부분의 고체 음식은 구역 반사에 의해 밀어내게 된다.[16] 4개월 이후 4가지 반사 작용은 서서히 사라지거나 감소하게 되면서 구강 안에서 음식물의 위치를 어느 정도 조절할 수 있고 음식물을 씹기 위한 준비가 이루어지기 시작한다.[16] 초기의 턱 움직임은 위아래로의 단순한 동작이며, 8~12개월에 이르러서는 대각 방향으로의 움직임을 보이게 되어 회전하면서 씹는 동작이 가능하게 된다.[16]

II. 연하장애의 역학 및 병태생리

1. 연하장애의 역학

연하장애의 전체 발생률은 정확히 알려져 있지 않다. 50세 이상에서 식도기 연하장애까지 포함하면 유병률이 22%가 된다는 보고가 있으며,[17] 재활치료 기관에 입원한 환자 중 약 1/3이 연하장애를 가지고 있는 것으로 조사되기도 하였다.[18] 파킨슨 환자에서 20~40%,[19] 치매 환자에서 13~57%,[20] 전방 경추부 수술 환자는 적게는 6.5%에서 많게는 50% 정도의 발생률이 보고되었다.[21,22] 하지만 연하장애의 진단기준이 다르고 광범위한 조사를 통한 발생률이 아니므로 각 원인 질환별 발생률 역시 정확히 알려져 있지는 않다. 연하장애의 가장 흔한 원인질환으로 알려진 뇌졸중 환자에서 연하장애의 발생률은 뇌병변의 위치, 검사 시기, 검사 방법에 따라 매우 다양하게 보고되고 있으나, 다른 질환군들에 비해 대단위 연구가 다양하게 이루어져 있으므로 비교적 정확하고 상세한 발생률이 보고되어 있다. 급성기 뇌졸중에서 물 연하 검사를 이용한 간단한 선별 검사만을 시행하여 연하장애의 발생률을 보고한 많은 연구들에 있어서 최대 및 최저 발생률을 보이는 이상치를 제외하면 37~45%의 발생률을 보이며, 임상 척도와 같은 정형화된 임상 평가를 통해서는 51~55%의 비슷한 발생률을 보고하는 반면, 비디오 투시 연하 검사(videofluoroscopic swallowing study, VFSS)를 이용한 연구에서는 64%에서 78%의 높은 발생률을 보인다.[23] 검사 방법에 따른 이러한 발생률 차이는 무증상 흡인의 비율이 매우 높음을 암시하며, 따라서 연하장애에 대한 정확한 평가는 비디오 투시 연하 검사와 같은 객관적인 기구 검사를 필요로 한다. 비디오 투시 연하 검사를 이용하여 기도 흡인 여부를 정확히 평가하였을 때, 급성기 뇌졸중 환자에서 기도 흡인 발생률은 21~51%로 그 중 1/3 내지 1/2 정도가 무증상 흡인을 보이며, 약 3개월 후에는 12% 이하로 기도 흡인은 감소한다.[23-25] 뇌졸중 환자에서 폐렴 발생률을 살펴보면, 최저 및 최대 발생률을 보고하는 연구를 제외하고서는 연하장애 환자에서 18~19%, 연하장애가 없는 경우 2~8%로 보고되고 있어 연하장애를 가지고 있는 환자는 그렇지 않은 환자에 비해 약 3배 정도의 상대적 위험도를 보이며, 특히 기도 흡인 환자에서 폐렴이 발생할 확률은 기도 흡인이 없었던 환자들에 비해 약 12배 정도로 높다.[23] 물론 기도 흡인이 되는 환자에서 폐렴이 모두 발생하지는 않으며, 흡인되는 물질의 양이나 깊이, 흡인물질의 종류, 기침 반사나 수의적 기침 또는 점액섬모 청소(mucociliary clearance)에 의하여 흡인물이 제거되는 정도에 폐렴 발생은 영향을 받는다.[26] 흡인성 폐렴의 위험 인자로는 연하장애뿐만 아니라, 만성 폐쇄성 폐질환이나 울혈성 심부전(congestive heart failure) 같은 심폐질환 여부, 식이관(feeding tube)의 유무, 구강 위생 상태, 침상에 누워만 지내는 경우 등을 들 수 있다.[27,28]

2. 연하장애의 병태생리

연하 작용은 전술하였듯이 구강, 인두, 식도의 복합적인 작용에 따라 이루어지므로 매우 다양한 질환이 연하장애를 유발할 수 있다(표 17-1). 그중에서도 뇌졸중은 연하장애의 가장 흔한 원인 질환으로서, 잘 관리가 된다면 다른 원인 질환에 비해서는 비교적 빠른 회복을 보이는 경우가 많아 조기 발견과 적절한 치료가 그만큼 중요하다. 뇌간 부위의 뇌졸중은 연하 중추 혹은 중추패턴발생기를 침범할 가능성이 높기 때문에 심한 연하장애를 일으키는 경우가 많고, 연하 기능의 신경학적 회복 후에도 후유증이 남는 경우가 다른 부위의 뇌졸중보다 흔하다. 연하 중추를 침범하게 되므로 근력 약화뿐만 아니라 순차적이고 조화로운 근 수축이 일어나지 않아 음식물을 효과적으로 식도까지 밀어내지 못하게 되며, 기도 흡인을 방지하는 기전에도 문제가 발생하게 된다. 따라서 기도 흡인의 위험이 높고, 연하 반사가 끝난 후에도 음식물이 인두에 많이 남아 있게 되는 경우가 흔하다. 대뇌반구의 뇌졸중은 뇌간 부위에 비해 연하장애가 심하지 않고 더 빠른 회복을 보이지만, 양측 대뇌반구를 침범하게 되는 경우에는 심한 연하장애를 보이기도 한다.

뇌졸중처럼 한번 발병 후 회복되는 원인 질환과는 달리 신경퇴행성 질환은 연하장애가 시간의 경과에 따라 점점 악화되기 때문에 환자의 일생에 걸쳐 정기적인 경과 관찰을 필요로 하는 경우가 많다.

대표적인 신경퇴행성 질환으로는 파킨슨씨병과 근위축

성측삭경화증과 같은 운동신경원 질환을 들 수 있다. 파킨슨씨 병은 뇌간부위는 침범하지 않으므로 말기를 제외하면 대부분 구강기에 문제가 발생하며 사지 근육에서 볼 수 있는 진전(tremor), 운동완만증(bradykinesia) 등을 구강기 근육에서 확인할 수 있다. 음식물을 씹거나 인두 쪽으로 이동시키는 것에 문제가 생기며,[29] 음료수와 같은 액체 음식은 연하 반사가 일어나기 전에 조기에 인두로 들어가서 기도 흡인을 일으키기도 한다. 일종의 운동완만증으로 인하여 음식물 섭취에 많은 시간이 필요하기도 하고 섭취량이 부족할 경우 영양실조에 걸릴 수도 있다. 반면 운동신경원 질환은 뇌간의 연하 중추를 직접 침범하기 때문에 가장 심한 연하장애를 일으키게 되며, 구강기뿐만 아니라 인두기 연하 반사에도 문제를 일으키게 된다. 점점 연하장애가 진행하기 때문에 정기적인 관찰과 검사를 통하여 치료 방침을 적절히 변경하여야 하며, 그렇지 않은 경우 흡인성

표 17-1 | **연하장애의 원인들**

중추신경계 질환	뇌졸중 외상성 뇌손상 뇌종양 뇌염 윌슨병
신경퇴행성 질환	파킨슨병 근위축성 측삭경화증 다발성 경화증 헌팅턴병 치매, 알츠하이머병
말초신경계 질환	뇌신경 마비 길랑-바레 증후군 수막염 신경병증
신경근접합부 질환	중증 근무력증 보툴리눔 독소증 람버트-이튼 근무력증후군
근육병증	염증성 근육병증 근디스트로피 내분비성/대사성 근육병증
국소적 구조 병변	구강, 인두 식도의 종양 수술 후 해부학적 변형 전방경추부 골극 식도막, 식도폐쇄증 갑상선 비대 젠커 게실 구강, 인두 식도의 염증과 화학화상 식도-기관 누공

폐렴뿐만 아니라 질식, 영양실조 등의 심각한 문제를 야기하여 사망의 중요한 원인이 되기도 한다.

중추신경이나 뇌신경에 문제가 없더라도 구강 인두기의 횡문근을 침범하게 되는 염증성 근육병이나 근디스트로피에서도 연하장애는 흔하게 발생할 수 있으며, 이 경우 연하 반사를 조절하는 중추 신경에는 문제가 없고 구강 인두 근육의 근력 약화에 의하여 기도로 흡인이 되거나 음식물이 효과적으로 인두를 통과하지 못하게 되는 문제가 발생하게 된다. 진행성 전신 경화증(progressive systemic sclerosis)은 식도의 평활근을 침범하므로 연동 운동의 감소, 하부 식도 괄약근의 확장과 이로 인한 위식도 역류(gastroesophageal reflux)가 흔하게 발생한다.

그 밖에 구강과 인후두부 종양, 구순열(cleft lip)과 구개열(cleft palate)과 같은 선천적 기형, 음식물 통과를 방해하는 경추부 골극(osteophyte),[30] 약제의 부작용 등에 의하여 연하장애는 발생할 수 있다. 구강과 인후두부 종양 자체가 연하에 관여하는 구조물 또는 신경을 침범하여 연하장애를 일으킬 수 있으나, 연하기능을 담당하는 구조물을 수술로 절제하거나 구조적 변형을 초래한 경우 혹은 방사선 치료에 의한 경우가 더 흔하다. 방사선 치료에 의한 연하장애는 대부분 조직의 섬유화로 인하여 발생하며, 방사선이 조사된 부위에 침 분비샘이 포함되면 침 분비량의 감소로 인하여 고체 음식물을 삼키기 적절한 텍스쳐로 변형시키기 어렵고 음식물과 점막 사이의 윤활 작용이 부족하여 음식물을 이동시키는 데에 문제가 발생하게 된다. 방사선 치료로 인한 연하장애는 치료 수년 후에도 발생할 수 있으며, 비가역적 변화를 일으키므로 회복 가능성은 낮다. 두경부암 외에도 심장절개술, 전방 경추부 수술 역시 연하에 관여하는 신경을 손상시켜 연하장애를 일으킬 수 있다.

연하장애는 약물과도 관련이 있을 수가 있어서, 침 분비량 감소로 인한 연하장애는 항콜린 작용을 갖는 여러 가지 약제에 의해서도 발생할 수 있으며, 근력 약화를 유발하는 신경-근육 차단제, 추체외로 증상을 일으키는 도파민 길항제, 뇌간의 기능을 저하시키는 신경이완제를 사용하는 경우에도 연하장애는 발생할 수 있다.

호흡기능과 관련되어서는 만성 폐쇄성 폐질환에서 호흡과 연하 작용 사이의 조절 장애로 연하장애가 발생할 수 있으며,[31] 기관 내 삽관이나 인공호흡기는 후두부 감각 저하와 근육 위축, 분비물의 축적, 연하 반사의 유발 방해를

일으킬 수 있다. 기관절개관 역시 정상 연하 작용을 방해하므로 커프가 없는 관이 선호되며, 발성을 위한 한 방향 밸브는 호기의 흐름을 기관절개공이 아닌 후두를 향하게 하여 성대하(subglottic) 공기압을 양압으로 유지시켜 주므로 흡인의 위험성을 줄여 준다.[32]

위식도 역류는 하부 식도 괄약근의 기능 저하로 식도염과 식도 협착이 주로 발생하나, 심한 경우 산성 위액이나 음식물이 인두까지 역류해서 기도에 유입되어 기침을 유발시키므로 더 심각한 흡인성 폐렴을 유발할 수 있다. 주로 야간에 역류가 쉽게 되므로 기침으로 인하여 불면이 있는 경우 위식도 역류에 대한 평가를 고려하여야 한다. 이 때 안이하게 수면제를 처방하게 되면 흡인성 폐렴을 더욱 조장할 위험이 있으므로 주의해야 한다. 젠커 게실(Zenker's diverticulum)은 하부 인두에 과도한 압력이 가해질 때 생기는 인두 점막의 게실로서 게실의 입구는 윤상인두근의 직상부에 위치하고 주머니는 식도 벽을 따라 아래쪽으로 형성되므로 게실에 고여 있던 음식물이 역류되어 흡인될 수 있다. 젠커 게실의 원인을 설명하는 최근의 기전은 연하 반사 동안 윤상인두근의 이완이 적절히 일어나지 않음으로써 하부 인두에 과도한 압력이 발생하여 게실이 발생한다는 것으로서, 진행성 전신 경화증이나 염증성 근육병에서 발생할 수 있다.[33]

III. 진단

1. 증상 및 병력 청취

1) 연하 중 혹은 연하 후 기침(cough during or after swallow)
연하장애 환자에서 가장 흔한 증상으로 흔히 기도 흡인을 듣게 되는데, 흡인의 정확한 정의는 분비물이나 음식물과 같은 외부 물질이 기도로 들어가는 현상 자체이므로 엄밀하게 말하자면 흡인은 증상이라고 볼 수 없다. 기도 흡인으로 인하여 기침(cough)을 하는 것을 증상이라고 할 수 있으며, 우리나라 언어로는 '사레'란 표현이 연하 중 혹은 연하 후 기침과 가장 가까운 표현이라 할 수 있다. "사레가 들리다"의 사전적 의미는 음식을 잘못 삼켜 기도로 들

어가게 되었을 때 갑자기 기침을 하게 되는 것을 말하며, 이러한 기침은 기도 내 외부 물질을 제거하기 위한 정상적 반사 작용에 의한 기침(reflex cough)인 경우가 대부분이다. 급성기 뇌졸중 환자에서 발생하는 기도 흡인 중 1/3 내지 1/2 정도가 무증상 흡인(silent aspiration)을 보이므로 식사 중이나 식사 후에 기침을 하지 않는다고 해서 기도 흡인이 없다고 단정 지어서는 안 되며 다른 증상이나 병력, 그리고 이학적 검사와 함께 연하 기능의 정확한 평가를 위해서는 가능하면 비디오 투시 연하 검사나 광섬유 내시경 연하 검사와 같은 진단검사를 해야 한다.

2) 숨막힘(초우킹, choking)

공기가 외부로부터 폐로 들어가는 것이 기계적으로 막히는 것(mechanical obstruction)을 일컬으며 인두, 후두, 기관지에 외부 물질이 박히거나(예를 들면 음식물이 기도를 막아버린 경우) 분비물 때문에 기도가 막히는 경우, 또는 외부의 압박에 의하여 기도가 막히는 경우(예를 들면 목을 조르는 경우)에 초래될 수 있다. 숨막힘과 비슷한 의미로 사용되는 '질식'이라는 용어는 정상적인 호흡이 불가능하여 산소 공급이 부족한 것을 의미하므로 엄밀하게는 숨막힘 또는 초우킹이라는 용어가 증상 쪽에 더 가까운 표현이라 할 수 있다. 기도뿐만 아니라 인두에 다량의 음식물이 남는 경우에도 발생할 수 있다.

3) 식사 후 목소리 변화(voice change after swallow)

음식물이 성대에 묻어 있게 되면 목소리가 변할 수 있으므로 식사 전 후로 목소리가 변하는지를 확인하는 것은 매우 중요하다. 물론 음식물이 구강이나 인두에 고여 있을 경우에 조음(articulation)에 변화가 생길 수 있으며, 구강 인두 점막이 말라 있을 때와 수분에 의하여 젖어 있을 때에도 목소리의 미세한 변화가 발생할 수 있으므로 목소리 변화가 꼭 기도 흡인을 의미하지는 않는다.

4) 그 밖의 증상 및 병력

기도 흡인과 관련된 3가지 증상 외에도 흔하게 호소하는 증상으로는 음식물 삼키기의 어려움(difficulty initiating swallow)과 구강이나 목에 음식물이 붙어있거나 남아 있는 느낌(food "sticks" after swallow)을 호소하는 경우이다. 음식물 삼키기의 어려움은 인두기 연하 반사를 유발시키기 어

렵거나 구강 운반기에 문제가 있을 때에 호소할 수 있으며, 열공 탈출(hiatal hernia)이나 식도 칸디다증과 같이 하부 식도에 병변이 있는 경우에는 목구멍에 뭔가 걸려 있는 느낌을 호소하기도 하므로 실제 목구멍에 음식물이 남아 있지 않음에도 불구하고, 덩어리가 걸려 있는 느낌을 호소한다면 하부 식도 쪽으로 검사를 하여 확인할 필요가 있다. 가슴쓰림(heartburn)이나 흉골후방통증(retrosternal pain)은 위식도 역류병(gastroesophageal reflux disease)의 흔한 증상이므로 심장 질환과 구분하여야 한다. 그 밖에 구강기 연하 증상으로 침 흘림이나 혀 마비, 음식물 저작의 문제, 음식이 잇몸 주위 혹은 구강 내에 끼어 잘 내려가지 않는 증상, 코로 음식물이 역류하는 것을 호소할 수 있다.

연하장애의 문진에서는 위에서 열거한 증상 이외에도 연하장애가 시작된 때, 유병기간, 중증도, 증상의 진행 여부 등에 대하여 물어봐야 하며, 반복적인 폐렴의 과거력, 치과적 질환이나 틀니 유무, 체중 감소, 침분비를 감소시키는 항콜린제 혹은 연하장애를 유발하는 약제의 복용 여부 등도 확인하여야 한다. 또한 심한 심폐 질환에서 기도 흡인으로 인한 위험성이 증가하므로 만성 폐쇄성 폐질환, 울혈성 심부전에 대한 병력과 함께 과거에 두경부 수술이나 방사선 치료 여부, 퇴행성 경추 척추증, 강직성 척추염, 인공호흡기를 사용하거나 기도삽관한 적이 있었는지, 기관절개관을 갖고 있었는지도 확인하여야 한다.

2. 신체 검사

명료한 의식 상태 및 인지 기능은 안전한 구강 식이의 전제 조건이므로 가장 먼저 평가되어야 한다. 전술하였듯이 연하 과정에 관여하는 감각 및 운동 뇌신경으로 삼차신경, 안면신경, 설인신경, 미주신경, 설하신경 등이 알려져 있으므로 이학적 검사로는 저작근의 근력 및 저작 속도와 안면과 혀의 감각(삼차신경), 입술 오므리기(lip sealing)와 미각(안면신경), 후두 거상(laryngeal elevation)의 정도 및 발성 장애의 유무와 혀 후방 1/3의 미각(설인신경과 미주신경), 혀의 운동 기능(설하신경)을 각각 평가해야 한다. 그 외 침분비가 적절하여 혀와 구강 점막이 촉촉이 젖어 있는지 확인해야 하며, 신생아기의 찾기 반사, 빨기 반사, 혀 내밀기 반사가 비정상적으로 다시 나타나는지도 확인하여야 한

다. 구개 반사는 연구개와 경구개의 경계나 목젖과 연구개의 아래모서리의 경계를 건드리면 연구개가 위쪽, 뒤쪽으로 움직이게 되는 반사로 이때 인두벽의 움직임은 관찰되지 않는다. 구심성 감각 자극이 설인신경과 삼차신경을 통하여 들어가며 원심성 근수축은 미주신경을 통하게 된다. 구역반사는 혀의 기저부나 인두 후벽을 건드리면 인두벽과 연구개가 강력하고 대칭적으로 수축하는 반사로서, 만약 인두벽의 수축이 비대칭적이면 편측성 병변을 의심할 수 있다. 연하 기능의 평가에 있어 구역 반사가 가장 널리 알려져 있으나, 정상인에서도 구역 반사가 소실되어 있거나 감소된 경우가 있으며, 심한 연하장애 환자에서 정상적인 구역 반사를 보이는 경우도 있으므로,[34] 연하장애의 진단에서 그 유용성에 대해서는 논란이 많은 상태이다. 급성 뇌졸중 환자를 대상으로 한 연구에서 구역 반사는 연하장애에 대한 특이도는 높으나 민감도는 낮은 것으로 조사되었다.[35] 따라서 구역 반사뿐만 아니라 병력 및 여러 가지 이학적 검사 소견을 통합하여 연하 기능을 평가하고 연하장애를 예측하여야 한다. 호흡기능의 평가도 필수적인데 호흡수가 빠르면 연하의 타이밍을 맞추기 힘들 수가 있고 호흡 근력이 충분치 않으면 기침을 하기 힘들어 연하장애 환자에서 흡인성 폐렴 가능성을 높인다. 흉부 청진을 통해서는 폐렴이나 폐쇄성 폐질환의 가능성을 꼭 확인하여야 한다.

3. 연하 기능 평가를 위한 임상척도 및 설문도구

비디오 투시 연하 검사와 같은 기구를 이용한 검사(instrumental study)가 불가능한 경우에 비교적 간단하게 연하 기능을 평가하면서 좀 더 정량적인 정보를 얻기 위하여 다양한 임상 척도가 개발되었다. 식이 섭취 시 의존 정도, 영양상태, 식이 제한의 정도 등을 근거로 하는 척도들과 환자의 증상, 이학적 검사, 선별 검사(screening test) 소견 들을 통합한 임상 척도들이 주로 사용되고 있다.

대표적으로 비디오 투시 연하 검사 상 흡인 여부를 기준으로 개별 임상 소견의 상대적 가중치를 부여한 연하장애 임상 척도(clinical dysphagia scale, CDS)가 있다(표 17-2).[36,37] CDS는 뇌졸중 환자의 연하장애 정도를 평가하고 흡인의 위험을 예측하기 위해 개발되었다. 병변의 위치나

흡입병력 등과 같이 문진을 통해 파악할 수 있는 정보와 혀의 움직임이나 후두의 거상 등 직접 신체검진을 해야 하는 항목을 포함하여 모두 8가지 항목을 평가하며, CDS의 총점은 비디오투시연하검사의 결과와 잘 일치한다.

특정 질환군에 한정하지 않고 일반적인 연하 기능을 평가하는 임상 척도로는 Mann 연하능력평가(Mann Assessment of Swallowing Ability, MASA)가 널리 사용된다. MASA는 24개의 순위(ordinal) 변수로 구성되어 있으며, 각성의 정도나 청각적 이해력 등 연하 과정에 간접적으로 관련된 변수부터 구강통과시간이나 삼킴시 후두거상 등 직접적인 연하지표까지 포괄하고 있다. 구체적인 평가방법은 단행본으로 먼저 발표되었고 이후에 뇌졸중과 노인인구 등 다양한 환자군에서 흡인의 위험을 잘 예측하는 것이 보고되었으며,[38,39] 암환자를 위해 변형된 MASA-C 도구도 발표되었다.[40]

표 17-2 | 연하장애 임상 척도(clinical dysphagia scale)

병변의 위치 (location)	비뇌간 병변(non-stem lesion) 뇌간 병변(stem lesion) 뇌졸중 이외의 원인질환 (Non-stroke etiology)	0 5 5
기관절개관 (T-cannula)	무 유	0 25
기도 흡인 (aspiration)	무 유 경구 식이를 시도하지 않음 (Have not tried oral feeding)	0 10 10
입술 오므리기 (lip sealing)	적절(intact) 부적절(inadequate) 불가능(none)	0 2 4
씹기 (chewing and mastication)	적절 부적절 불가능	0 4 8
혀 내밀기 (tongue protrusion)	적절 부적절 불가능	0 4 8
후두 거상 (laryngeal elevation)	적절 부적절 불가능	0 5 10
반사 기침 (reflex coughing)	무 유	0 30
총점		100

연하의 다양한 요소들이 궁극적으로 식사에 변화를 가져온다는 점에 착안하여, 식사 수준을 통해서 환자의 기능을 평가하기 위한 도구가 개발되었다. 대표적인 도구로는 경구섭식기능척도(Functional Oral Intake Scale, FOIS)가 있으며, 입으로 아무것도 먹지 못하는 상태가 FOIS 1 단계이며, 아무런 제한이 없이 경구로 섭식을 할 수 있다면 FOIS 7 단계가 된다.[41] 연하장애결과 및 중증도척도(Dysphagia Outcome and Severity Scale, DOSS)는 FOIS와 유사하게 7개 단계로 구성되어 있지만, DOSS는 비디오투시연하검사를 통해 판정하는 연하기능 척도이기 때문에 임상척도로 분류할 수는 없다.[42]

연하 기능의 장애와 이로 인한 불편을 정량화하기 위한 설문도구들이 다양하게 개발되어 있다. 10문항 먹기평가도구(Eating Assessment Tool, EAT-10)는 연하 기능에 대한 자기 기입식 설문지로서, 2008년에 개발된 후 다양한 질환에서 그 유용성이 보고되면서 세계적으로 널리 사용하고 있다.[43] 그 외에도 17개 문항으로 구성된 Sydney Swallow Questionnaire, 암환자의 삼킴 장애에 관련된 MD Anderson Dysphagia Inventory (MDADI) 등이 소개되었고, MDADI는 타당도와 신뢰도가 입증된 한국어 번역본이 소개되어 있다.[44]

연하기능과 관련된 삶의 질을 평가하는 설문도구 중에서는 SWAL-QOL이 심리측정학(psychometric)적 특징이 가장 우수한 도구로 받아들여지고 있다.[45] 그러나 44개 문항으로 구성되어 있어 임상적인 목적으로 사용하기에는 설문 시간이 지나치게 오래 걸리는 단점이 있다.

4. 침상 선별 검사(bedside screening tests)

간단한 선별 검사로 가장 흔하게 사용되는 대표적인 침상 검사로는 물을 먹는 중이나 먹은 후에 기침을 하는가 혹은 젖은 목소리를 내는가를 검사하는 방법(water swallow test)이 있으며, 이때 삼키게 되는 물의 양은 10 ㎖에서부터 150 ㎖까지 매우 다양하다. 물 연하 검사의 민감도는 64~79%, 특이도는 59~70.8%로 알려져 있다.[46] 또 다른 침상 검사로는 기관 절개술이 되어 있는 환자에서 비교적 쉽게 시행할 수 있는 청색 염료 검사가 있다. 청색 염료 검사는 1% Evan's 청색 염료를 음식이나 물에 섞어 먹여 보

거나, 관식이(tube feeding)를 시행하고 있는 환자에서 관으로 제공되는 식이에 염료를 섞어 식도 역류에 의한 기도 흡인을 확인하는 방법으로 사용되는데, 기도 흡인을 확인하는 표준 검사들과 비교할 때 민감도 79~82%, 특이도 28.6~38%로 선별 검사로서의 유용성이 보고되었다.[47] 그 밖에 시트르산(citric acid)이나 캡사이신, 후추 성분과 같이 자극성 있는 물질이 후두 전정(laryngeal vestibule)의 기침 수용체를 자극하여 기침을 유발하는 것을 이용한 기침 유발 검사가 무증상 흡인의 선별에 유용한 것으로 보고되었다.[48] 경부 청진(cervical auscultation)은 목 앞쪽으로 청진기를 이용하여 삼키기 전후의 호흡과 삼키는 순간의 소리를 청진하여 흡인 여부를 평가하는 방법이지만, 신뢰도가 높지 않고 청진되는 소리에 대한 명확한 구분이 어려워 임상적으로 흔하게 사용되지는 않는다.[49] 다만 일반 청진기가 아닌 보다 정밀한 기계를 이용하여 진단율을 높인 연구 결과가 발표되기도 하였다. 기도 흡인을 예측하기 위하여 맥박 산소 측정(pulse oximetry)을 이용한 최초의 연구에서 기도 흡인 환자는 10 ㎖의 물을 삼킨 후 산소 포화도가 2% 감소함을 보고하였다.[50] 이후 기도 흡인에 의한 기관지 수축(reflex bronchoconstriction)이 산소 포화도(oxygen saturation)를 감소시킨다는 원리 하에 침상 선별 검사로 개발되어 그 신뢰성이 보고되었으나,[51] 이를 반박하는 연구 결과가 보고되어[52] 아직 그 유용성에 대한 논란이 있다.[53] 음식물이 기도흡인 될 때 성대 혹은 기도에 남아있는 음식으로 인해 음성이 변하게 된다. 이 음성의 변화를 감지하여 기도흡인 여부를 판단하는 방법은 오래전부터 활용해왔으나 너무 주관적이고 민감도가 낮아서 실제 임상에서 진단목적으로 활용하기에는 제한이 있었다. 이를 극복하기 위해 객관적인 음성분석 방법을 이용하여 기도흡인 여부를 선별진단하기 위한 시도가 있었지만,[54] 후속 연구들에서 진단방법의 정확성에 대해서는 보고자마다 차이가 있어 추가 보완연구가 필요할 것으로 보인다.

구깅연하선별검사(Gugging Swallowing Screen, GUSS)는 급성기 뇌졸중 환자들을 위한 선별 검사로 오스트리아의 구깅(Gugging) 지역병원에서 개발하였다.[55] 매우 높은 민감도를 보이는 검사로서 GUSS 검사를 통과하는 경우는 비교적 안전하게 경구 섭식을 시작할 수 있지만, 선별 검사를 통과하지 못한 환자는 기구를 사용한 검사로 정확한 진단을 받는 것이 좋다. GUSS는 흡인의 위험을 과대평가

하는 경향이 있어서 불필요하게 비위관을 추천하게 될 수도 있기 때문이다.[56]

　토론토연하선별검사(Toronto Bedside Swallowing Screening Test, TOR-BSST) 또한 급성기뿐만 아니라 재활병원에 입원한 뇌졸중 환자에서 높은 민감도를 보이는 것으로 알려져 있지만,[57] TOR-BSST를 사용하기 위해서는 4시간 정도의 교육을 받아야 하므로 국내에서 사용하기에는 어렵다.

5. 기구를 이용한 검사

1) 비디오 투시 연하 검사(Videofluoroscopic Swallowing Study)
　(동영상 17-1, 2, 3)

비디오 투시 연하 검사는 연하장애의 유무 및 정도 뿐만 아니라 연하장애의 기전을 확인하고 치료 방침을 확인할 수 있는 가장 확실한 방법으로, 연하장애를 평가하는 표준검사(gold standard)로 제안되고 있다(그림 17-9).[58,59] 또한 비디오 투시 연하 검사를 통한 연하장애의 발생률이 선별 검사(screening test)나 체계적인 임상 평가(clinical assessment)를 통한 연하장애 발생률과 큰 차이를 보이고, 임상적 검사를 통해서는 무증상 흡인(silent aspiration)을 발견할 수 없으며 이러한 무증상 흡인의 발생률이 높다는 점 등은 비디오 투시 연하 검사의 유용성을 부각시킨다. 뇌졸중 환자에서 비디오 투시 연하 검사를 시행하는 것이 임상 평가 단독 혹은 임상 평가와 비디오 투시 연하 검사를 단계적으로 적용하는 것보다 비용을 절감할 수 있는 것으로 보고되었으므로,[60] 검사를 제한하는 다른 요인이 없다면 가급적 조기에 모든 환자에게 시행하는 것이 바람직하다.

　비디오 투시 연하 검사는 조영제(바륨)를 섞은 물이나 여러 가지 음식물을 씹거나 삼키면서 X-선으로 투시하기 때문에 구강, 인두, 식도의 구조적 이상과 움직임을 가장 효과적으로 평가할 수 있으며, 기도 흡인 여부를 직접 확인할 수 있고, 개개인에게 적합한 식이나 연하 자세 및 방법을 결정할 수 있다는 장점이 있어서 연하장애의 가장 좋은 평가법이라 할 수 있다. 그러나 촬영을 위한 차폐공간과 투시 촬영기 등의 제반 장비가 필요하고 환자의 협조가 불가능하거나 투시 촬영을 할 수 있는 자세를 취하지 못하는 경우, 전신 상태가 매우 나쁜 경우에는 검사를 시행하

동영상 17-1
비디오 투시 연하 검사: 정상 소견

동영상 17-2
비디오 투시 연하 검사: 후두 침투(laryngeal penetration) 소견

동영상 17-3
비디오 투시 연하 검사: 기도 흡인(tracheal aspiration) 소견

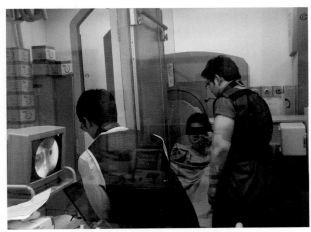

그림 17-9 | 비디오 투시 연하 검사
조영제를 섞은 여러 가지 음식물을 삼키는 과정을 방사선 투시장치를 이용해 촬영한다.

기 어려우며 검사 중 기도 흡인이나 질식, 방사선 노출 등의 위험성이 있다. 방사선 노출의 양은 많지 않아 크게 문제되지는 않지만 환자나 검사자 모두 최소화되도록 하여야 한다.[61]

비디오 투시 연하 검사의 프로토콜은 정해져 있지 않으나, 흡인의 위험성이 적고 효과적으로 인두를 통과하게 되는 음식물의 점도, 텍스처, 양 등을 확인하고 한국의 음식문화에 되도록 가깝게 하기 위하여 희석한 바륨, 요구르트, 푸딩, 죽, 밥 등의 여러 가지 검사 식이를 이용하는 것이 좋다. 또한 턱 당김(chin tuck), 고개 돌림(head rotation), 고개 기울임(head tilting) 등의 자세에 대한 효과와 성문 상부 연하(supraglottic swallow), 멘델슨 기법 등의 효과를 검사 중에 직접 확인하여 환자에 따른 적절한 연하 자세와 식이 처방을 하는 것이 좋다.

2) 광섬유 내시경 연하 검사(fiberoptic endoscopic examination of swallowing, FEES)(동영상 17-4, 5)

광섬유 내시경을 이용한 연하 검사는 방사선 노출이 없고 특별한 검사공간이 필요없으며, 신속하고 이동성이 있으며 비교적 안전하므로 침상에서 평가가 가능하다는 장점을 가지고 있다(그림 17-10). 후두와 인두의 해부학적 병변이 의심되는 경우에 주로 시행하며, 기도 흡인과 음식물의 잔류량뿐만 아니라 연하 전에 인두부 종양의 확인, 역류 여부, 침의 흡인, 성대의 기능 등을 평가할 수 있다. 또한, 공기 자극(air pulse stimuli)을 이용하여 상후두신경의 지배를 받는 후두와 인두 점막의 감각을 평가할 수 있다(Fiberoptic endoscopic examination of swallowing with sensory test, FEEST).[62,63] 하지만 검사 확인이 가능한 시야가 좁고 구강기와 식도기를 볼 수 없으며, 인두기에서도 후두 상승이나 인두의 수축, 상부 식도 괄약근의 이완과 같은 매우 중요한 연하 기전을 확인할 수 없다는 단점을 가지고 있다. 비디오 투시 연하 검사와 비교하여 흡인의 발견이나 폐렴의 예방에 차이가 없어 연하장애의 진단에 상호 보완적으로 이용되고 있다.[64-66]

3) 연하 신티그라피(Swallow scintigraphy)

연하 신티그라피는 방사선 동위원소가 포함된 음식물을 삼키게하고 방사량의 측정을 통하여 음식물의 통과 시간, 기도 흡인의 유무와 흡인의 정도를 측정할 수 있는 검사

동영상 17-4
광섬유 내시경 연하 검사: 정상 소견

동영상 17-5
광섬유 내시경 연하 검사: 기도 흡인 소견

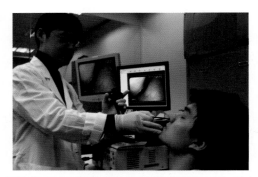

그림 17-10 | 비강을 통해 내시경을 삽입하고 있는 모습

방법으로, 삼키게 되는 음식물의 양과 구강이나 인두에 남게 되는 음식물의 양을 가장 정량적으로 측정할 수 있고 방사선에 적게 노출되는 장점을 가지고 있다.[67] 특히 검사에 협조가 잘 되지 않는 소아나 인지기능이 저하된 환자, 임상적으로는 기도흡인이 의심되나 연하조영검사에서 음성이 나온 경우 기도흡인 여부 확인을 위한 방법으로 시도되기도 한다. 하지만 시간과 잔류량이라는 두 가지 요인만으로 연하장애를 평가하는 것은 한계가 있고 특히 연하장애의 원인을 알기에는 어려움이 있다. 또한 방사선 동위원소를 다루어야 하므로 핵의학 검사실을 갖춘 병원에서만 검사가 가능하다는 제한점도 있다(그림 17-11).

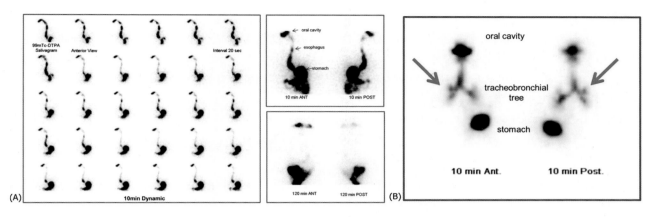

그림 17-11 | 연하 신티그라피 소견

A: 정상 소견으로 동적 영상 및 10분 후, 120분 후 정적 영상에서 흡인 소견 관찰되지 않음. B: 연하장애 환자의 10분 후 정적 영상으로 폐 흡인 소견 관찰됨.

4) 고해상도 식도내압검사(high-resolution manometry)

전통적인 식도내압 검사에서는 5~8개 정도의 압력 센서가 3~5 ㎝ 간격으로 분포해 있는 도관을 사용했지만, 센서 기술이 발전하면서 1 ㎝ 간격으로 36개의 환형 센서를 부착한 도관으로 바뀌었는데 이를 고해상도 식도내압검사(high-resolution manometry, HRM)라고 부른다. 코를 통해 도관을 삽입하여 도관 끝이 횡격막을 지나서 수 센티미터 더 전진하고 도관의 온도가 체온과 같아지도록 몇 분간 대기한 뒤에 30초 정도 안정 시 압력을 측정하여 주요 구조물의 위치와 압력을 평가한다. 이 단계를 주요지형파악기(landmark phase)라고 부른다(그림 17-12). 이어서 5 ㎖의 물 또는 생리식염수를 20초 이상 간격을 두고 총 10회 삼키도록 하고, 마지막으로 빠르게 여러 번 반복하여 삼키도록 하는 것이 표준적인 HRM 프로토콜이다. 전 세계의 학자들이 모여서 HRM 검사 결과를 표준적으로 해석할 수 있도록 시카고 분류체계(Chicago Classification)를 발표하였는데, HRM 결과를 식도이완불능증(achalasia), 식도위경계부 출구폐쇄(esophagogastric junction outflow obstruction), 연동운동 주요 이상(major disorders of peristalsis) 및 사소한 이상(minor disorders), 또는 이상이 없는 것으로 분류하여 제시하고 있다.[68] HRM은 식도운동질환의 진단 및 위식도역류 질환의 진단과 치료에 큰 도움을 주고 있으며, 연하장애 재활에 사용하는 각종 수기의 이론적 근거를 확인하거나 각종 질환에서 치료 전후 기능의 변화를 정량적으로 평

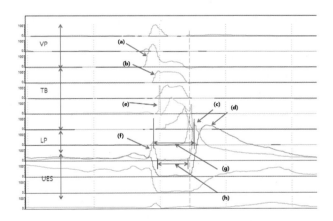

그림 17-12 | 고해상도 식도내압검사: 정상 연하과정

(a) 구개인두의 압력, (b) 혀 기저부의 수축 압력, (c) 하부 인두 수축근의 압력 (low pharyngeal peak), (d) 윤상인두근(Cricopharyngeus muscle)의 압력, (e) 후두개(epiglottis)의 기울어짐, (f) 상부식도 괄약근이 이완되기 전 수축 압력(Pre-UES peak), (g) 상부식도 괄약근의 이완 전과 이완 후 압력 고점 사이의 기간(UES activity time), (h) 상부식도 괄약근의 이완기간(Nadir UES duration)

가하는 결과지표로 활용되는 등 연하장애의 치료와 연구에서 점점 더 그 중요성이 부각되고 있다.

5) 기타 검사

초음파 검사는 비침습적이고 안전성이 높은 영상 검사로, 혀, 설골, 후두, 인두벽 등 연하 관련 구조물의 움직임을

관찰할 수 있다.[69,70] 최근에는 근감소증 연하장애(sarco-penic dysphagia) 평가에 사용된 연구가 발표되고 있다. 다른 검사와 비교하여 연부 조직의 관찰이 용이하다는 장점이 있으나, 기도 흡인 등 인두기 연하를 직접적으로 평가하기는 어렵다. 이밖에도 최근 전산화단층촬영과 자기공명영상 검사 기법의 발전으로 인해 연하와 관련된 움직임을 동적으로 분석하기 위한 시도가 이루어지고 있다.[71-73] 후두 근전도는 윤상갑상근과 갑상피열근 등에서 침 근전도를 시행함으로써 주로 말초 신경계 원인의 연하장애나 다발성 근염과 같은 근육 질환에서 연하장애의 진단에 보조적으로 사용될 수 있다. 성대 내전은 기도 흡인에 대한 보호 기전 중 하나이므로, 연하장애에 동반된 성대 마비의 평가에 후두 근전도를 사용하게 된다. 하지만 근육이 작고 이완이 쉽지 않아 정확한 검사가 어렵고 예후 추정과 진단적 가치에 대한 근거가 불충분하여 임상적 효용성에는 한계가 있다.[74,75] 또한 혀의 기능을 평가하기 위한 방법으로 설압을 측정하거나 연하에 관여하는 각 구조물의 운동학적(kinematic) 혹은 운동역학적(kinetic) 분석방법들도 시도되고 있다.

IV. 치료

앞서 언급한 것과 같이 연하장애는 다양한 질환에 의해서 초래될 수 있는 기능장애로 볼 수 있다. 인간의 신체 기능은 세 가지 즉, 신체의 구조와 기능, 활동, 참여라는 측면에서 바라볼 수 있기 때문에(제1장 참조), 연하장애의 치료도 다면적으로 이루어져야 한다. 즉, 연하 훈련을 통해서 신체 기능 회복을 도모하는 한편, 보다 안전하게 식사를 할 수 있도록 자세나 보상기법을 교육해야 하며, 부득이한 경우에는 경관 식이(tube feeding)를 시행할 수도 있다. 또한 연하장애로 인해 초래되는 가정에서의 역할 변화나 사회적 참여 위축에도 관심을 기울여야 할 것이다.

조기에 연하장애에 대한 재활 치료를 적용할수록 흡인성 폐렴이나 영양 장애, 탈수 등의 각종 합병증을 줄일 수 있으므로,[76] 진단 후에는 최대한 빨리 연하장애 치료를 시작하는 것이 바람직하다. 현재 연하장애의 치료법으로 다양한 기법과 운동법이 소개되어 있다. 그 중 직접적(direct) 훈련법은 음식물을 사용하여 훈련하는 것으로 식이의 조절, 다양한 체위 변경법 등이 있으며, 간접적(indirect) 훈련법은 음식물을 사용하지 않고 하는 훈련법으로 각종 행동적 연하 기법과 자극법 등이 있다.

1. 전반적인 기능 향상을 위한 치료

연하를 향상시키기 위한 전반적인 치료란 인지 기능의 향상을 위한 치료, 연하의 적절한 자세 취하기, 구강 위생 유지하기, 적절한 주위 환경을 만들어 주기, 영양상태의 유지와 탈수 방지를 위한 조치 등을 통틀어 말한다. 연하장애의 정도가 경미하다고 하더라도, 심각하게 인지 기능이 저하되어 있는 경우에는 경구 섭식에 어려움이 있을 수 있다. 이런 경우에는 인지 기능의 향상을 위한 치료가 병행되어야 한다. 또한 역류로 인한 흡인의 위험을 감소시키기 위해서는 누운 자세보다는 앉은 자세로 식사를 하는 것이 바람직하다. 또한 연하장애가 있는 환자에서 수분 공급 및 전해질 균형의 유지와 같은 일반적인 의학적 치료가 필요함은 두말할 나위가 없다.

1) 영양 공급
연하장애가 환자의 영양 상태에 미치는 영향은 크다. 영양 부족 자체가 구강 내 군체 형성(colonization)을 변화시킬 뿐만 아니라 환자의 면역기능과 객담 배출 능력을 저하시키고 위약, 기면 및 의식저하를 악화시킴으로써 폐렴의 위험인자가 될 수 있다. 그 밖에도 영양 부족은 근감소, 골다공증, 빈혈, 욕창, 상처 치유의 지연을 초래할 수 있으므로, 전신의 기능이 저하되는 악순환의 시초가 될 수 있다.

또한, 뇌졸중 환자의 30% 이상이 영양 부족 상태라는 보고가 있을 만큼 흔한 문제이므로,[77] 위험군에 대하여 조기 영양 평가가 반드시 필요하다. 개별 환자의 영양 요구량을 정확히 평가하는 것은 대단히 어렵지만, 합리적인 수준에서 칼로리 필요량을 계산할 수 있는 몇 가지 수식이 알려져 있다.[78] 열량뿐만 아니라 단백질과 필수 지방산, 탄수화물, 전해질 및 미량원소의 보충이 필요할 수도 있다. 구강을 통한 영양 공급이 불충분하거나 위험한 경우에는 관급식(경장영양) 혹은 정맥영양으로 영양을 공급하는 것을 고려하여야 한다.

2) 구강위생 및 치아 관리

구강이 건조한 경우에는 구강의 감각이 떨어지고 감염의 위험도가 증가 한다.[79] 특히 노인의 경우 구강-인두부에서 호흡기계의 유해균이 자라기 쉬우며 이는 흡인이 일어날 경우 폐렴의 위험도를 증가 시킨다.[80] 침의 생성이 저하되거나 연하장애가 있는 경우 유해균의 제거가 어렵게 되고 구강의 환경이 바뀌어 유해균의 군체 형성이 용이하게 된다. 따라서 구강의 위생을 유지하는 것이 매우 중요하다. 보통은 분비물을 물을 적신 면 거즈를 이용하여 닦아 주거나 침의 생성을 촉진시키기 위하여 레몬즙을 적신 거즈를 사용하기도 한다. 입으로 아무 것도 먹지 않고 있는 금식 상태라고 해서 구강이 청결할 것이라고 생각해선 안 된다. 금식상태에서는 타액의 분비가 감소되어 유해균의 군체 형성의 위험이 높아질 수 있기 때문이다. 입원 환자에서 구강위생을 철저히 관리하면 흡인성 폐렴의 위험을 낮출 수 있다.[81] 따라서 구강 위생 관리는 연하장애 치료의 시작이고, 진료의 질을 판단할 수 있는 시금석이라고 할 수 있다.

2. 회복적 접근(Restorative approach)

연하장애 환자에게 적용할 수 있는 운동은 연하에 관련된 근육을 강화시키는 간접법과 음식물로 연하를 직접 시행하면서 훈련하는 직접법으로 나눌 수 있다. 간접 훈련에서 직접 훈련으로 진행할 때는 대량 흡인으로 인한 질식을 막기 위해서 비디오 투시 연하 검사 등으로 안전성을 확인한 후 진행하는 것이 바람직하다. 설근 및 구강기에 작용하는 근육의 근력 강화 운동, 관절 범위 운동, 조화 운동 등은 보통 하루에 5~10회 정도 시행한다. 그밖에 연하 능력을 향상시키기 위해 생체 되먹이기(biofeedback)법을 이용할 수도 있다.

1) 감각 자극

연하장애의 재활에서 감각 자극을 사용하는 논리적인 근거는, 우선 신경재활 영역에서 운동기능 회복을 촉진하기 위한 목적으로 감각자극을 널리 사용해 왔다는 점에서 찾을 수 있다. 감각 자극이 체성감각 피질의 해당 영역을 확장시키고, 기능훈련의 효과를 향상시킨다는 보고들은 연하장애 치료 영역에서도 참고할만하다.[82] 연하장애 환자들도 기능 회복과 함께 대뇌피질의 인두후 관련 운동 영역이 확장됨이 보고되어 있기 때문이다.[83,84] 이와 같은 연구들은 주로 전기 자극을 사용하고 있는데, 불행히도 임상에서 흔히 사용하는 촉각자극, 온도자극, 진동자극의 신경생리학적 효과 기전에 대해서는 보고가 많지 않다.

가장 대표적인 감각자극 기법은 냉각 자극인데 자극 직후 구강 및 인두기 움직임의 속도를 향상시키는 것으로 알려져 있다.[85] 방법은 환자의 전구협궁(anterior faucial arch)를 차가운 숟가락 또는 간접후두경으로 5회 정도 위아래로 문지른 다음, 침 또는 소량의 액체를 삼키도록 하는 방법이다.[86] 인두의 감각자극은 자극 직후에 연하의 시간적 변수들을 단축시키는 효과가 있으나, 장기간의 사용이 연하기능의 회복에 부가적인 효과를 가지는지는 임상시험을 통해 검증하는 과정이 필요하다.[87]

2) 연하관련 근육의 강화 운동

비디오 투시 연하 검사를 통해서 특정 근육의 기능 저하, 위약이 의심된다면 해당 근육을 강화시키기 위해 운동을 처방하여야 한다. 근력강화 운동은 자신에게 가해지는 스트레스에 적응하여 스스로를 변화시키는 신경근육의 생리적 능력을 이용하는 훈련이다. 따라서, 점진적 과부하와 운동 관절의 고립(isolation) 등이 중요한 원칙으로 지켜지고 있다. 사지의 근력 강화 훈련에 적용하는 대부분의 원칙들을 구강 및 인후두 근육에도 적용하고 있으나, 몇 가지 특수한 어려움이 있다.[88] 사지의 근육들에 대해서는 1 반복 최대부하(repetition maximum, RM)를 이용한 점진적 과부하 프로토콜이 잘 정립되어 있으나(제11장 '운동치료' 참조), 이에 비해서 체간 근육이나 구강 및 인후두의 근육에 대해서는 검증된 훈련 프로토콜이 부족하다.[88] 그 이유는 체간이나 구강-인두부 근육에 대해서는 1 RM을 측정하기 어렵고, 하나의 동작에 여러 근육이 동원되므로 특정 근육을 고립(isolation)하여 운동할 수 없다는 점 때문이다. 더욱이 근육의 피로점(fatigue)에 이르기까지 운동을 하는 것이 환자의 호흡이나 연하기능을 일시적으로 저하시켜 심각한 합병증을 발생시킬 우려 또한 무시할 수 없다. 따라서 향후 표준화된 운동 프로토콜의 안전성과 효과를 검증하는 임상 연구가 필요하다고 하겠다. 각각의 근육군에 대해서 널리 사용하고 있는 운동방법을 요약하면 다음과 같다.

(1) 입술과 저작근 강화운동

입술 강화 운동은 물이나 음식물이 구강으로부터 흘러내리는 것을 방지하는 데 효과적이다. 입술을 열고 다무는 동작, 앞으로 내밀고, 측면으로 움직이는 동작을 시행한다.[89] 전형적으로는 한 동작을 5회씩 한 세트로, 5~10세트로 1일 1세션 시행하며, 저항은 치료자의 손을 사용하는 경우가 많다.[90] 같은 원칙을 저작근 강화 훈련에도 적용할 수 있다.

(2) 설근 강화 운동

혀근육의 강화 운동도 결국 저항을 사용하여 훈련을 진행한다. 치료자의 손가락을 직접 환자의 구강에 넣는 것이 효과적이기는 하지만 환자의 씹기 반사 등으로 인해서 부상을 입을 수가 있기 때문에, 보통 설압자나 숟가락 등의 도구를 이용하여 저항을 가한다. 압력에 대한 피드백을 받을 수 있도록 고안된 IOPI (Iowa Oral Performance Instrument)와 같은 장치를 사용할 수도 있다. 훈련의 방향은 앞으로 내밀기(protrusion), 옆으로 이동하기(lateralization), 위로 들기(elevation) 동작을 하면서 저항을 가한다. 그러나, 불행하게도 저항을 주면서 설근부 후퇴(retraction)를 유도하기는 대단히 어렵다. 5~10회로 이루어진 세트를 매일 5~10세트 시행한다.

흔히 '혀 물고 삼키기'로 알려진 '마사코 수기(Masako maneuver)'라는 방법은 설근부를 직접 훈련하지는 않지만, 설근부와 접촉하는 인두후벽의 전방 움직임을 촉진시키는 목적으로 시행한다. 앞니로 혀를 붙잡듯이 가볍게 물고서, 이 상태로 삼키도록 지시한다.[89] 애초에는 보상적 방법으로 제시되었으나 오히려 흡인의 위험이 증가할 수 있기 때문에, 현재는 간접 훈련 방법으로서, 즉 강화 훈련의 하나로써 시행할 것을 추천한다.

(3) 상부식도괄약근 개대 향상을 위한 운동

머리 들어올리기 운동(두부 거상 운동)이라고 부르기도 하지만, 흔히 제안자의 이름을 따서 샤케어 운동(Shaker's exercise)으로 더 많이 알려져 있다. 상설골근육군(suprahyoid muscle group)은 생리적으로 설골을 전방으로 견인하게 되는데, 그 영향으로 설골과 이어져 있는 후두(설골과 후두는 인대 및 갑상설골근으로 연결)까지 견인되고, 결과적으로 후두 하단의 윤상연골에 이어져 있는 윤상인두근(cricopha-ryngeus) 즉, 상부식도괄약근의 개대(opening)가 촉진된다. 따라서, 샤케어 운동은 상부식도 괄약근의 개대를 간접적으로 촉진하는 방법이다. 누운 자세에서 시행하며 1회의 운동 세션은 두 가지 요소로 구성되는데, 등척성 운동으로는 1분간 고개를 들어 발끝을 보는 자세를 유지한 후 고개를 내리고 1분간 휴식하는 것을 3회 반복하고(휴식 포함 6분 소요), 이어서 등장성 운동으로 고개를 들었다 내리는 동작을 30회(repetition) 반복하게 한다(약 2분 소요). 이것을 1일 3세션으로 총 6주간 시행하는 것이 문헌상 효과가 보고된 프로토콜이다.[91]

(4) 후두 및 성대 관련 근력강화 운동

연하 시 후두의 폐쇄는 흡인을 예방하기 위한 기본적인 메커니즘이다. 연하 기능이 저하된 환자에게서 사용하는 상성문연하(supraglottic swallowing) 등과 같은 보상기법이 성공적이려면 어느 정도 후두 및 후두 주위의 근육의 기능과 조직의 유연성을 필요로 한다. 환자의 근력에 대한 피드백을 하기 어렵기 때문에 후두의 근육을 적절히 훈련시키기 위해서는 상당한 경험이 필요하다. 주로 목소리를 사용하게 되는데 높은 음정 또는 가성(falsetto)을 내도록 하여 후두의 거상을 유도한다. 된 목소리를 내도록 함으로써 성대의 내전을 촉진할 수도 있다.[92]

(5) 호흡근력 강화 운동

호흡근을 강화하기 위한 빨대 빨기, 기침하기, 호흡 역량계(incentive spirometer) 들이마시기 등의 호흡 운동과 성대의 내전을 강화시키기 위한 성대 내전 운동(vocal cord adduction exercise) 등도 시행한다. 파킨슨병 환자에서 저항을 증가시키는 도구를 사용한 호기 근육 강화훈련이 연하 기능을 향상시켰다는 보고는 주목할 만하다.[93]

3. 보상적 접근(Compensatory approach)

1) 식이 변형

식이 변형은 가장 중요하고도 많이 쓰이는 치료 방법이다. 구강 섭취가 가능하다고 판단되면 환자에게 적합하도록 식이의 점도와 재질을 조절하여 준다. 액상인 경우에는 증점제(thickener)를 섞어 점도를 높여 준다(그림 17-13). 일반적으로는 점도가 낮을수록(묽을수록) 구강과 인두에서 음식물을 조절하기가 어려우므로 흡인이 쉽게 일어난다. 그러나 상부식도 괄약근의 열림이 감소되어 있는 환자에서는 점도가 낮을수록 식괴가 식도로 쉽게 진행하게 된다. 따라서 이 두 가지 측면을 고려하여 환자 개개인의 비디오 투시 검사 등의 결과에 따라 점도를 조절하는 것이 필요하다.

점도란 일종의 마찰력으로 음식이 서로 떨어지지 않는 정도를 나타내는데 보통 토마토 주스, 넥타, 꿀, 푸딩 등 대표적인 음식의 점도로 표현한다.[94] 정확한 점도의 측정을 위해서는 점도계를 사용하거나 선상 전개 검사(line spread test)로 침상에서 간단히 측정할 수 있다.[95] 선상 전개 검사는 음식물을 동심원이 그려진 유리판 위에 흘러가게 하여 퍼진 정도를 측정하는 것이다. 물이나 음식물의 점도를 높이면 연하 반사가 지연된 환자에서 연하 반사가 일어나기 전 조기에 음식물이 후두로 흘러내려 흡인이 일어나는 빈도를 낮추어 줄 수 있으며 저작 운동과 식괴 이동 조절 능력을 향상시킬 수 있다. 또한 음식물의 점도는 연동 운동에도 영향을 미친다.

음식물의 재질(texture)은 연하 시 구강 및 인두에서 느껴지는 물리적 특성을 의미하는 것으로 음식물 자체의 특성에 많이 좌우된다. 연하장애 초기에 구강 혹은 인두의 구조물에 음식 잔여물이 많이 남거나 구강 준비기에 문제가 있는 환자는 퓨레(puree) 정도의 점도로 구성된 음식물을 섭취하도록 하는 것이 바람직하며 점차 환자의 연하 기능이 향상됨에 따라 반고형 음식, 정상 식이 등의 순으로 음식물을 섭취하도록 한다. 또한 한 번에 삼킬 수 있는 양과 몇 번에 나누어 삼킬 것인가 등도 환자에게 교육하여야 한다. 외국에는 점도가 이미 조절된 상업적으로 판매되는

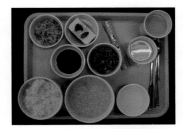

그림 17-13 │ 연하장애 식이의 예
고기는 다져서 제공하고 밥은 죽식으로 제공하였으며 액상식은 점도를 높여 놓았다. 가운데 포로 포장된 식품경화제를 이용하여 점도를 조절할 수 있다.

음료나 식사 메뉴도 있다.

연하장애 식이의 분류를 표준화하려는 노력이 계속되어 왔으며, 여러 국가에서 사용하는 분류 체계들이 기본 개념은 유사하지만 식이 변형 단계의 수나 명칭에서 차이를 보인다.[96] 최근 International Dysphagia Diet Standardization Initiative (IDDSI)는 고형식 식이 변형과 유동식 점도에 대한 현재의 근거를 바탕으로 국제적으로 표준화된 용어와 정의의 틀을 제시하였다.[97] 가장 두드러진 특징은 고형식과 유동식 사이의 겹치는 단계를 두면서 연속적인 8개의 단계로 분류한 점이며, 이를 통해 고형식과 유동식 사이의 주관적인 구분을 배제하였다

2) 보상기법(maneuver)

흡인의 위험성을 줄이고 인두의 식괴 잔여물을 줄이기 위한 보상 기법으로는 턱 당기기, 머리 돌리기, 머리 기울이기, 상부 성문 연하 기법, 멘델슨 기법 등이 있다. 이러한 보상기법은 비디오 투시 검사를 통하여 직접 효과를 판명한 후 적용하는 것이 바람직하다.

(1) 자세의 변화를 이용한 방법

턱 당기기(chin tuck) 자세는 설 기저부와 인두 후벽 사이의 공간을 좁혀주고 인두내압을 증가시켜 식괴가 식도로 넘어가기 유리하게 만들어 준다.[98] 또한 기도 입구(airway entrance)를 좁혀주고 후두개곡(vallecula)의 공간을 넓혀줌으로써 연하반사가 늦은 환자에게 연하반사가 일어나기 전 식괴를 후두개곡에 머물게 함으로써 흡인의 위험성을 줄일 수 있다.

머리 돌리기(head rotation)는 이환된 측으로 머리를 돌려 이환측 양배꼴동의 해부학적 공간을 줄여주고 식괴를 건측으로 내려가도록 하는 방법이다.[99, 100] 또한 이 방법을 사용하면 이환 측의 성대를 내측으로 좁혀줄 수 있어 성대 마비에 도움을 줄 수 있다. 머리 기울이기(head tilt)는 건측으로 머리를 기울여 식괴가 건측 인두벽을 따라 흘러 내려가도록 하는 것으로 발렌베르크 증후군(Wallenberg's syndrome)과 같이 편측 인두 혹은 혀의 위약이 있을 때 적용할 수 있다(그림 17-14). 연하가 일어난 후 식괴의 잔여물이 남아 있다가 흡인되는 일부 환자에서는 눕거나 비스듬히 기대어 먹는 것이 잔여물을 후방 인두 쪽으로 흘러 내려가게 하여 안전할 수도 있다.

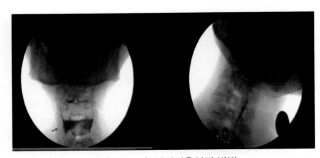

그림 17-14 | 머리기울이기 방법

우측의 인두 위약이 있는 환자에서 좌측으로 머리를 기울여 식괴가 좌측의 인두벽을 따라 흘러 내려가도록 함으로써 흡인을 줄일 수 있다.

(2) 기도 보호를 위한 기법

① 상성문 연하법(The supraglottic swallow)

상부 성문 연하법은 기도 입구를 연하 전과 연하 중에 인위적으로 막음으로써 흡인을 방지하는 방법으로 후두 폐쇄가 완전하지 못한 환자에게 적용할 수 있다. 구체적인 방법은 아래와 같다.

ⅰ) 깊이 숨을 들여 마시고 숨을 멈춘다.

ⅱ) 숨을 멈춘 상태에서 기관절개 튜브가 있으면 막는다.

ⅲ) 이 상태에서 음식물을 삼키고, 음식물을 삼키는 동안 계속해서 숨을 참는다.

ⅳ) 연하 직후 기침을 한다.

② 신전 상성문 연하법(The extended supraglottic swallow)

이 방법은 혀의 움직임이 현저하게 떨어졌거나 구강암 등으로 혀의 일부를 제거하여 음식물의 구강 통과가 불가능한 환자에게 적용할 수 있다.

ⅰ) 깊이 숨을 들여 마시고 숨을 멈춘다.

ⅱ) 5~10 ㎖의 액상 음식을 입에 넣는다.

ⅲ) 숨을 계속 멈춘 상태에서 고개를 뒤로 제쳐 구강 내 액상 음식을 인두 쪽으로 보낸다.

ⅳ) 숨을 계속 멈춘 상태에서 적어도 2~3회 이상 반복 연하를 시행한다.

ⅴ) 연하 직후 기침을 하여 인두의 잔여물을 제거한다.

③ 강조 상성문 연하법(The super-supraglottic swallow)

강조 상부 성문 연하법은 상부 성문 연하법에 발살바법을 더한 것이다. 이 방법은 발살바법을 사용하여 연하 전과 연하 중에 인위적으로 피열연골(arytenoid cartilage)을 전방 후두개의 기저부에 근접시킴으로써 기도 입구를 닫아준다.[101] 특히 상부 성문 후두절개(supraglottic laryngectomy)등으로 기도의 능동적 닫힘이 저하된 환자에게 적용한다.

(3) 식괴의 통과를 향상시키기 위한 기법

① 노력 연하(The effortful swallow)

이 방법은 환자에게 힘껏 삼키도록 하는 것으로 설 기저부의 후방 운동을 증진시킴으로써 후두개곡의 식괴 청소를 도와준다.[11] 노력 연하는 또한 멘델슨법과 같이 인두내 압력 상승 시간을 지연시키는 효과도 있다.[102]

② 멘델슨 법(The Mendelsohn maneuver)

이 방법은 음식을 삼켜 인두가 가장 거상되었을 때 2~3초간 유지한 후 서서히 이완시키는 것으로 후두 거상과 윤상 인두근의 열림을 도와준다.[103-105]

4. 비경구식이법

위의 방법으로도 흡인이 계속해서 많이 일어나거나 그 외 의식 장애, 반복되는 폐렴 등으로 구강으로 안전하게 음식물을 섭취할 수 없는 경우에는 비(非)경구 식이를 시행한다. 그러나 튜브를 통해 식이를 공급하더라도 흡인성 폐렴의 위험은 여전히 높다. 비경구 식이는 크게 장관(腸管, enteral) 영양법과 비장관(非腸管, parenteral) 영양법으로 나눌 수 있는데, 구강을 거치지 않고 위(胃) 또는 장(腸)으로 직접 음식을 전달하는 장관영양법은 다시 비위관 및 위루관으로 나눌 수 있다. 경구로 충분한 영양을 공급하기 어렵다고 판단되는 경우에는 장관식이를 고려하되, 특별한 이유(예: 복부 수술 등) 때문에 장관식이조차도 72시간 이상 시행할 수 없는 경우에는 비장관영양법을 시행한다.[106]

1) 비장관 영양법(Parenteral nutrition) 또는 정맥영양법

비장관영양법의 대표적인 방법은 정맥을 통한 것이기 때문에, 임상적으로 비장관영양법과 정맥내(intravenous) 영양법은 거의 동일한 의미로 사용된다. 경구 또는 장관영양을 완전히 대체한다는 뜻의 총정맥영양법(total parenteral nutrition, TPN)이라는 용어도 종종 사용하며, 포도당과 아미노산 및 지방과 함께 전해질과 미량원소들을 포함한 고장액(hypertonic solution)을 정맥으로 투여한다. 고장액은 말초정맥을 자극하여 부종이나 통증을 유발할 수 있기 때문에 2주일 이상 정맥영양이 필요하다면 말초정맥보다는 중심정맥으로 투여하는 것이 바람직하고, 중심정맥관 또는 말초삽입형 중심정맥관(peripherally inserted central venous catheter, PICC)를 주로 사용한다. 따라서 중심정맥관과 관련된 합병증, 특히 감염을 막기 위해 특별한 주의가 필요하다. 정맥으로 과도한 영양이 공급될 경우에는 고혈당증이나 고중성지방혈증(hypertriglyceridemia), 또는 간부전이 발생할 수 있으므로 주의해야 한다.

2) 비위관(鼻胃管, Nasogastric tube) 영양법

비위관 영양법은 장관 식이의 가장 대표적인 방법이다. 일시적으로 장관 식이를 행하거나 여생이 짧을 것으로 예상되는 경우 적당한 방법이다. 쉽고 간편하게 시행할 수 있으며 뒤에서 설명할 위루술에 비해 덜 침습적이라는 점이 장점이지만, 코와 인후에 불편감이 있고 자주 튜브를 교환하여야 하며 튜브의 거치 자체로 연하장애를 유발할 수 있다는 단점이 있다. 구역이나 구토가 심하거나 이로 인해 흡인의 위험이 높을 것으로 예상될 때, 또는 당뇨 등의 질환으로 위배출시간 지연(delayed gastric emptying)이 있을 경우에는, 위의 유문(pylorus)을 지나서 삽입관의 말단을 위치시킬 수 있다. 이를 유문후 급식(post-pyloric feeding)이라고 하며 대표적인 방법으로 비십이지장관(naso-duodenal tube) 또는 비공장관(naso-jejunal tube) 등이 있다.

3) 위루관(Gastrostomy tube) 영양법

위루술은 비교적 오랜 기간 동안 장관 식이가 필요한 경우 시행하게 되며, 문헌에 따라 조금씩 다르지만 대개 6~8주 이상 장관식이가 필요할 때 고려한다.[106] 내시경을 사용해서 시행하는 경피 내시경적 위루술(percutaneous endoscopic gastrostomy)과 경피 방사선학적 위루술(percutaneous radiographic gastrostomy), 수술적 위루술(surgical gastrostomy)이 있다. 경피적 위루술은 수술적 위루술에 비해 시술 시간과 회복 시간이 빠르고 비용이 적게 들며 전신 마취를 하지 않아도 된다는 장점이 있어 최근에 널리 이용되고 있

다. 일반적으로 위루술을 통한 장관 식이가 비위관 영양법에 비하여 환자의 순응도, 편리성 등이 높다. 그러나 위식도 역류, 복수, 비만 등이 있는 경우는 경피 내시경적 위루술이 어려울 수도 있다. 일반적으로 비위관 영양법에 비해 환자에게 자극이 적고 미용상 더 좋은 장점이 있으나 더 침습적인 방법이므로, 시술과 사용에 따른 합병증의 위험을 고려하여 결정하여야 한다.[107]

4) 구강식도관(Oroesophageal tube) 영양법

이 방법은 비위관이나 위루관을 통한 영양 섭취를 거부하거나 삽입하기 어려운 환자에게 적용할 수 있다.[108,109] 환자에게 14 French의 넬라톤 관을 입으로 천천히 삼키도록 교육한다. 넬라톤 관의 끝이 식도의 중간쯤 위치하게 한 후 음식물을 분당 50 cc의 속도로 흘러가게 한다(그림 17-15).

구강식도관 영양법은 구역 반사가 없는 환자에 적용하기가 용이하며 환자의 협조가 어느 정도 필요하므로 의식이 명료해야 한다. 구역 반사가 항진되어 있거나 식도염, 젠커 게실(Zenker diverticulum), 심한 경추 전방 골극이 있는 경우에는 적용하기 어렵다. 이 방법은 비위관이나 위루관 영양법의 여러 단점을 피할 수 있고 방법 자체가 연하 기능 회복에 도움이 될 수 있다는 장점이 있으나 튜브가 잘못 삽입될 경우 매우 위험할 수 있으므로 환자가 정확한 방법을 숙지할 수 있도록 철저한 교육이 필요하다.[110]

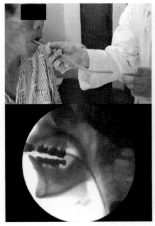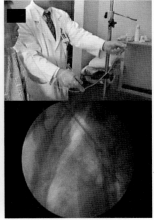

그림 17-15 | 구강 식도 튜브법
투시검사상 식도의 중간쯤에서 음식물이 흘러가는 것을 볼 수 있다(우측 아래).

5. 보조 기구

1) 구강내 보조기구

연하장애 환자 중 일부는 구강내 보조기기가 필요할 수 있다. 각각의 해부학적 이상이나 기능장애에 따라서 다양한 보조기기를 사용할 수 있으며, 대표적인 보조기기로는 구개 폐쇄장치(palatal obturator), 연구개 거상장치(palatal lift prosthesis),[111] 설 접촉 보조장치(palatal augmentation prosthesis)[112] 등이 있다(그림 17-16).

2) 일방향 발성밸브(one-way speaking valve)

후두절개가 되어 있는 경우는 후두부의 폐쇄가 완전치 않고 후두하 압력이 저하되어 있으며, 후두의 거상이 감소되고 후두부의 감각 저하 및 근위약 등으로 인하여 연하장애가 올 수 있다. 이런 환자의 경우에는 일방향 발성밸브를 처방하여 정상적인 공기흐름을 유도하고 기침과 객담 배설을 촉진시킬 수 있다.[113]

3) 기타 보조도구

운동 장애, 인지 기능 장애 등으로 인하여 상지 혹은 수부의 기능이 저하되어 있거나, 부조화, 관절 범위 제한 등이 있는 환자는 식사할 때 둥근 칼(rocker knives), 스위벨 도구(Swivel utensils), 국자형 접시(scoop dish), 미끄러지지 않는 매트, 손잡이가 커다란 컵 등의 보조 기구를 사용하면 도움을 받을 수 있다.

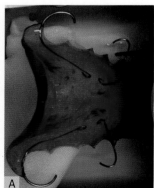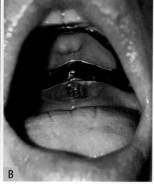

그림 17-16 | 구강내 보조기구
A: 설접촉 보조장치(palatal augmentation prosthesis), B: 연구개 거상장치(palatal lift prosthesis)

6. 수술적 치료

일반적으로 구강-인두 연하장애가 있는 환자에게 수술적 치료는 흔히 시행하지는 않는다. 그러나 일부 적응증이 되는 환자에서는 효과적일 수 있다.

1) 윤상 인두근 절개술

윤상 인두근 절개술은 인두와 식도 사이의 괄약근을 부분 절개함으로써 괄약근의 압력을 낮추고자 하는 것이다. 그러나 수술로 인해 이 괄약근의 생리적 역할을 영구적으로 손상시킨다는 점에서 그 적응증을 신중하게 선택하여야 한다. 특히, 뇌졸중과 같은 신경인성 연하장애의 경우 대부분 그 원인이 내재적 혹은 외재적 근육 기능 장애라기보다는 연하 반사의 부조화에 의한 것이므로 윤상 인두근 절개술의 적응이 되지 않는 경우가 많다.

2) 만성 흡인을 막기 위한 수술

가장 대표적인 것이 기관 절개(tracheostomy)이다. 그러나 기관 절개 자체가 후두의 거상을 방해하여 연하장애의 증상을 악화시키기도 한다. 그 밖에 연하 중 성문 폐쇄와 성문하 압력을 돕기 위한 내측화술(medialization), 후두를 설기저부 쪽으로 위치시켜 흡인으로부터 보호하는 후두 현수술(laryngeal suspension), 성문을 완전히 폐쇄시키는 성문 폐쇄술(laryngeal closure), 소화 기관과 호흡 기관을 완전히 분리시키는 후두 기관 분리-우회술(laryngotracheal separation-diversion) 등이 시행된다. 보통 흡인이 있는 급성기에는 기관 절개술이 가장 쉽고 효과적인 방법이나, 만성적인 흡인이 있고 안전한 구강 섭취와 발성을 회복할 가능성이 없는 경우에는 기관 절제술(laryngectomy)이 가장 효과적인 방법이다. 구강 섭취와 발성의 회복이 불확실하나 지속되는 흡인으로 생명이 위협받는 경우라면 일시적 후두 폐쇄나 우회를 고려할 수 있다.

7. 기타

1) 전기자극 치료

연하장애환자에게 시행되는 전기자극 치료는 연하에 관여하는 근육들에 표면전극을 이용하여 전기자극을 가하는 방법(그림 17-17)으로 상지나 하지에 적용하는 신경근육자극(neuromuscular stimulation) 혹은 기능적 전기자극(functional electrical stimulation)에 비유될 수 있다.[114] 효과에 대한 근거가 충분하다고 볼 수는 없지만, 출판된 연구들은 대부분 긍정적인 효과를 보고하고 있다.[114]

전기자극 치료가 연하기능 회복에 미치는 효과 기전에 대해서는 다양한 가설이 제시되고 있다. 전기자극을 설골하부 근육에 가할 때 설골이 오히려 하강하게 되고, 이로 인해서 연하기능 자체는 자극시에 오히려 저하되어 흡인의 위험이 높아진다는 점에서 효과에 부정적인 견해를 밝힌 보고도 있다.[115] 하지만 환자들은 전기자극 시 단순한 자극에 그치지 않고 삼킴 동작을 함께 시행하므로 저항을 극복하고자 더 많은 노력을 기울여 삼키게 되는데, 이것은 마치 사지의 근력강화 훈련 시 저항을 사용하는 것과 같아서 연하 관련 근육의 기능을 향상시킬 수 있다.[116] 이와 같은 직접 운동 효과 외에도 체성감각을 자극하거나 후두거

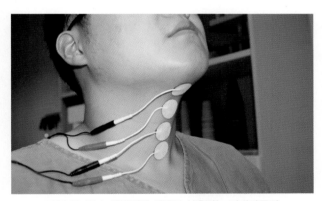

그림 17-17 │ 연하장애 치료로 사용하는 전기자극법

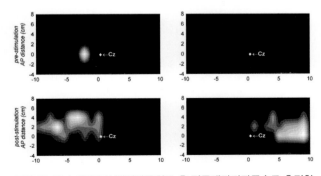

그림 17-18 │ 2주간의 전기자극치료 후 경두개자기자극술로 측정한 인후두근의 대뇌 지배영역이 증가하였다.

상근의 반복적인 움직임으로 인한 뇌의 가소성 변화 등이 거론되고 있다(그림 17-18).[117] 목의 근육 수축을 유발하는 대신에 전기자극을 통해서 인두내 감각자극만 가하는 경우에도 뇌졸중 환자에서 기능회복에 도움이 된다는 보고가 있어 전기 자극치료 효과의 상당 부분은 감각 자극에도 기인하는 것으로 보인다.[118] 지금까지 발표된 임상시험 결과들은 기존의 재활 치료와 비교할 때 우월하거나 적어도 열등하지 않은 효과를 보이고 있으며,[114] 향후 대규모의 임상시험을 통해서 특정 적응증에 대해 확고한 근거를 확보해야 할 것이다.

2) 비침습적 뇌자극 치료(non-invasive brain stimulation)
대표적인 비침습적 뇌자극 치료법으로 반복적 경두개 자기자극(repetitive transcranial magnetic stimulation, rTMS)과 경두개 직류 자극(transcranial direct current stimulation, tDCS)이 있다. 대뇌 피질의 흥분성을 촉진하는 방법으로는 5~20 Hz rTMS와 간헐적 세타 방출파 자극(intermittent theta burst stimulation), 25 msec 간격의 짝지은 연관 자극(paired associative stimulation, PAS25), 양극 경두개 직류 자극(anodal tDCS) 등이 있으며, 반대로 억제하는 방법으로는 1 Hz rTMS, 지속적 세타 방출파 자극(continuous theta burst stimulation), PAS10, 음극 경두개 직류자극(cathodal tDCS)을 사용할 수 있다.

정상인에서 구강 인두를 지배하는 운동 피질에 rTMS로 가상 병변(virtual lesion)을 만들 경우에는 마치 뇌졸중 환자에서와 유사하게 전반적인 연하 반사가 지연된다는 사실이 보고되었다.[119] 따라서 비침습적 뇌자극법을 통하여 뇌졸중 환자에서 구강인두의 운동 피질 활성도를 조절함으로써, 연하장애를 완화시키려는 시도가 있었고, 최근에는 뇌졸중 환자에서 rTMS[120]와 tDCS[121,122]가 연하 기능을 호전시켰다는 보고도 있었다. 비침습적 뇌자극 치료법은 광범위한 신경생리학적 근거를 가지고 있으므로, 향후에는 많은 임상시험이 진행될 것으로 예상되며 그 결과를 주시할 필요가 있다.

3) 약물치료
불행히도 아직 연하기능 자체를 호전시키는 약물은 없다. 다만, 다양한 약물의 부작용으로써 연하기능의 저하가 동반될 수 있다고 알려져 있으며,[123] 대표적으로 항콜린약제

및 항정신병약물이 있다.[124] 흥미롭게도 오래동안 항고혈압제로 임상에서 사용해 왔던 안지오텐신전환효소 억제제(angiotensin-converting enzyme inhibitor, ACEI)가 삼킴 기능을 호전시키고[125] 폐렴의 위험을 낮춘다는 것이 여러 연구자들을 통해 보고되었다.[126] 그러나 신경계 질환으로 인해 연하장애가 있는 환자에게 저농도의 ACEI를 투여한 전향적 임상시험에서는 오히려 사망률이 높아지는 것으로 나타났다.[127] 따라서, 고혈압 약제를 기존에 사용하고 있던 연하장애 환자에게는 치료적 목적으로 고혈압 약제를 ACEI로 교체하는 것을 고려할 수 있겠지만, 고혈압이 없는 환자에게 추가로 투여하는 것에 대한 근거는 아직 부족하다고 하겠다. 그 외에도 경구 투여한 후 연하운동이 빨라진다는 보고가 있는 성분으로는 캡사이신(capsaicin)[128] 및 피페린(piperine)[129]이 있다.

4) 윤상인두근 풍선 확장술

윤상인두근장애(cricopharyngeal dysfunction)가 있는 환자들은 상부 식도괄약근 확장에 제한이 있어 음식이 식도로 잘 내려가지 않아 삼킬 때 불편감이 있고 잔류물이 기도흡인되기도 한다. 괄약근을 지배하는 중추신경의 이상이 원인이기도 하고 근육이나 기타 연부조직의 손상 혹은 기능이상으로 나타나기도 한다. 전술한 멘델슨 기법이나 전기자극치료를 비롯한 보존적 치료방법을 우선 시도하지만 효과가 없을 때 과거에는 수술, 즉 괄약근 부분 절개술을 통해 치료하였다. 하지만 수술적 치료는 비가역적 방법이라는 제한점으로 인해 최근에는 괄약근에 보톡스 주사법이나 확장기(dilator)를 이용한 괄약근 확장술을 시도하고 있다. 특히 풍선을 이용한 괄약근 확장술(balloon dilatation)은 마취나 특별한 전 처치없이 시행할 수 있고 비용면에서도 부담이 적다는 장점이 있다.

V. 결론 및 향후 과제

연하장애는 영양공급의 제한이라는 측면뿐 아니라 인간의 가장 기본적인 욕구가 제한됨으로써 삶의 질을 떨어뜨리는 매우 중요한 증상으로, 환자와 의료진의 관심이 점차 높아지고 있다. 임상 의학의 다른 분야와 마찬가지로 자세한 평가 및 진단 과정을 거친 적절한 치료와 관리로 연하장애 환자들은 도움을 얻고 있다.[130] 그러나, 아직 정확한 병태생리가 알려지지 않은 부분이 많고, 불행히도 아직 특정 질환 환자에 대해서 특정 치료법의 효과를 확실하게 밝힐만한 대규모 무작위 대조군 임상시험은 매우 부족하다.[87,131] 연하장애는 다양한 질환에 의해서 초래될 수 있고 영향을 미칠 수 있는 요인도 많은 기능 장애이기 때문에 정확한 치료효과를 입증하기 위한 대규모 임상시험을 시행하기가 어려운 것이 사실이지만, 이를 극복하기 위한 노력이 더욱 활성화되어야 할 것이다. 최근에 활발히 연구 중인 비침습적 뇌자극이나 두경부 근육에 대한 전기자극 치료 또는 줄기세포 치료 등의 치료방법들은 전통적인 재활치료 방법과 함께 부가적인 효과가 있을지 그 귀추가 주목된다.

참고문헌

1. Cook IJ, Dodds WJ, Dantas RO, et al. Timing of videofluoroscopic, manometric events, and bolus transit during the oral and pharyngeal phases of swallowing.

2. Kidd D, Lawson J, Nesbitt R, MacMahon J. The natural history and clinical consequences of aspiration in acute stroke. QJM: An International Journal of Medicine 1995;88:409-13.

3. Smithard DG, O'Neill PA, Park C, et al. Complications and Outcome After Acute Stroke.

4. Casas MJ, Kenny DJ, Macmillan RE. Buccal and lingual activity during mastication and swallowing in typical adults.

5. Hiiemae KM, Palmer JB, Medicis SW, Hegener J, Scott Jackson B, Lieberman DE. Hyoid and tongue surface movements in speaking and eating.

6. Kahrilas PJ, Logemann JA, Lin S, Ergun GA. Pharyngeal clearance during swallowing: A combined manometric and videofluoroscopic study.

7. Leopold NA, Daniels SK. Supranuclear Control of Swallowing.

8. Cook IJ, Dodds WJ, Dantas RO, et al. Opening mechanisms of the human upper esophageal sphincter.

9. Caruana-Montaldo B, Gleeson K, Zwillich CW. The Control of Breathing in Clinical Practice.

10. Jean A. Brain Stem Control of Swallowing: Neuronal Network and Cellular Mechanisms.

11. Hind JA, Nicosia MA, Roecker EB, Carnes ML, Robbins J. Comparison of effortful and noneffortful swallows in healthy middle-aged and older adults.

12. Robbins JA, Levine R, Wood J, Roecker EB, Luschei E. Age Effects on Lingual Pressure Generation as a Risk Factor for Dysphagia.

13. Tracy JF, Logemann JA, Kahrilas PJ, Jacob P, Kobara M, Krugler C. Preliminary observations on the effects of age on oropharyngeal deglutition.

14. Daggett A, Logemann J, Rademaker A, Pauloski B. Laryngeal Penetration During Deglutition in Normal Subjects of Various Ages.

15. Daniels SK, Corey DM, Hadskey LD, et al. Mechanism of Sequential Swallowing During Straw Drinking in Healthy Young and Older Adults.

16. Morris SE, Klein MD, Satter E. Pre-feeding skills: a comprehensive resource for mealtime development: Tsb/Harcourt San Antonio; 2000.

17. Howden CW. Management of acid-related disorders in patients with dysphagia.

18. Cherney LR. Clinical management of dysphagia in adults and children: Aspen Publishers Maryland; 1994.

19. Volont MA, Porta M, Comi G. Clinical assessment of dysphagia in early phases of Parkinson's disease.

20. Alagiakrishnan K, Bhanji RA, Kurian M. Evaluation and management of oropharyngeal dysphagia in different types of dementia: A systematic review.

21. Martin RE, Neary MA, Diamant NE. Dysphagia following Anterior Cervical Spine Surgery.

22. Bazaz R, Lee MJ, Yoo JU. Incidence of Dysphagia After Anterior Cervical Spine Surgery.

23. Martino R, Foley N, Bhogal S, Diamant N, Speechley M, Teasell R. Dysphagia After Stroke.

24. Perry L, Love CP. Screening for Dysphagia and Aspiration in Acute Stroke: A Systematic Review.

25. Smith CH, Logemann JA, Colangelo LA, Rademaker AW, Pauloski BR. Incidence and Patient Characteristics Associated with Silent Aspiration

in the Acute Care Setting.

26. Jennifer CD, Mikoto B. Evaluation and treatment of swallowing impairments. Am Fam Physician 2000;61:2453-62.

27. Holas MA, DePippo KL, Reding MJ. Aspiration and Relative Risk of Medical Complications Following Stroke.

28. Langmore SE, Skarupski KA, Park PS, Fries BE. Predictors of Aspiration Pneumonia in Nursing Home Residents.

29. Leopold NA, Kagel MC. Prepharyngeal dysphagia in Parkinson's disease.

30. Di Vito JJ. Cervical Osteophytic Dysphagia: Single and Combined Mechanisms.

31. Shaker R, Li Q, Ren J, et al. Coordination of deglutition and phases of respiration: effect of aging, tachypnea, bolus volume, and chronic obstructive pulmonary disease.

32. Gross RD, Mahlmann J, Grayhack JP. Physiologic Effects of Open and Closed Tracheostomy Tubes on the Pharyngeal Swallow.

33. Clements JL, Abernathy J, Weens HS. Atypical esophageal diverticula associated with progressive systemic sclerosis.

34. Leder SB. Gag reflex and dysphagia.

35. Ramsey D, Smithard D, Donaldson N, Kalra L. Is the Gag Reflex Useful in the Management of Swallowing Problems in Acute Stroke?

36. 정세희, 이건재, 홍준범, 한태륜. 비디오 투시 연하 검사에 근거한 연하 곤란 임상 척도의 타당도 평가. 대한재활의학회지: 제 2005;29.

37. Chun SW, Lee SA, Jung I-Y, Beom J, Han TR, Oh B-M. Inter-rater Agreement for the Clinical Dysphagia Scale.

38. Antonios N, Carnaby-Mann G, Crary M, et al. Analysis of a physician tool for evaluating dysphagia on an inpatient stroke unit: the modified Mann Assessment of Swallowing Ability. J Stroke Cerebrovasc Dis 2010;19:49-57.

39. Chojin Y, Kato T, Rikihisa M, et al. Evaluation of the Mann Assessment of Swallowing Ability in Elderly Patients with Pneumonia. Aging Dis 2017;8:420-33.

40. Carnaby GD, Crary MA. Development and validation of a cancer-specific swallowing assessment tool: MASA-C. Support Care Cancer 2014;22:595-602.

41. Crary MA, Mann GD, Groher ME. Initial psychometric assessment of a functional oral intake scale for dysphagia in stroke patients. Arch Phys Med Rehabil 2005;86:1516-20.

42. O'Neil KH, Purdy M, Falk J, Gallo L. The Dysphagia Outcome and Severity Scale. Dysphagia 1999;14:139-45.

43. Belafsky PC, Mouadeb DA, Rees CJ, et al. Validity and reliability of the Eating Assessment Tool (EAT-10). Ann Otol Rhinol Laryngol 2008;117:919-24.

44. Kwon CH, Kim YH, Park JH, Oh BM, Han TR. Validity and reliability of the korean version of the MD anderson Dysphagia inventory for head and neck cancer patients. Annals of rehabilitation medicine 2013;37:479-87.

45. Timmerman AA, Speyer R, Heijnen BJ, Klijn-Zwijnenberg IR. Psychometric characteristics of health-related quality-of-life questionnaires in oropharyngeal dysphagia. Dysphagia 2014;29:183-98.

46. Chen PC, Chuang CH, Leong CP, Guo SE, Hsin YJ. Systematic review and meta-analysis of the diagnostic accuracy of the water swallow test for screening aspiration in stroke patients. J Adv Nurs 2016;72:2575-86.

47. O'Neil-Pirozzi TM, Lisiecki DJ, Jack Momose DK, Connors JJ, Milliner MP. Simultaneous Modified Barium Swallow and Blue Dye Tests: A Determination of the Accuracy of Blue Dye Test Aspiration Findings.

48. Sato M, Tohara H, Iida T, Wada S, Inoue M, Ueda K. Simplified Cough

Test for Screening Silent Aspiration.

49. Stroud AE, Lawrie BW, Wiles CM. Inter and intra-rater reliability of cervical auscultation to detect aspiration in patients with dysphagia.

50. Zaidi NH, Smith HA, King SC, Park C, O'Neill PA, Connolly MJ. Oxygen Desaturation on Swallowing as a Potential Marker of Aspiration in Acute Stroke.

51. Smith HA. The combination of bedside swallowing assessment and oxygen saturation monitoring of swallowing in acute stroke: a safe and humane screening tool.

52. Wang T-G, Chang Y-C, Chen S-Y, Hsiao T-Y. Pulse oximetry does not reliably detect aspiration on videofluoroscopic swallowing study.

53. Leder SB. Use of Arterial Oxygen Saturation, Heart Rate, and Blood Pressure as Indirect Objective Physiologic Markers to Predict Aspiration.

54. Ryu JS, Park SR, Choi KH. Prediction of laryngeal aspiration using voice analysis. Am J Phys Med Rehabil 2004;83:753-7.

55. Trapl M, Enderle P, Nowotny M, et al. Dysphagia Bedside Screening for Acute-Stroke Patients: The Gugging Swallowing Screen. Stroke 2007;38:2948-52.

56. Warnecke T, Im S, Kaiser C, Hamacher C, Oelenberg S, Dziewas R. Aspiration and dysphagia screening in acute stroke - the Gugging Swallowing Screen revisited. Eur J Neurol 2017;24:594-601.

57. Martino R, Silver F, Teasell R, et al. The Toronto Bedside Swallowing Screening Test (TOR-BSST): development and validation of a dysphagia screening tool for patients with stroke. Stroke 2009;40:555-61.

58. Bates B, Choi JY, Duncan PW, et al. Veterans Affairs/Department of Defense Clinical Practice Guideline for the Management of Adult Stroke Rehabilitation Care: Executive Summary.

59. Duncan PW, Zorowitz R, Bates B, et al. Management of adult stroke rehabilitation care: a clinical practice guideline. stroke 2005;36:e100-e43.

60. Wilson RD, Howe EC. A Cost-Effectiveness Analysis of Screening Methods for Dysphagia After Stroke.

61. Kim HM, Choi KH, Kim TW. Patients' Radiation Dose During Videofluoroscopic Swallowing Studies According to Underlying Characteristics.

62. Kim T, Goodhart K, Aviv JE, et al. FEESST: A New Bedside Endoscopic Test of the Motor and Sensory Components of Swallowing.

63. Aviv JE, Kaplan ST, Thomson JE, Spitzer J, Diamond B, Close LG. The Safety of Flexible Endoscopic Evaluation of Swallowing with Sensory Testing (FEESST): An Analysis of 500 Consecutive Evaluations.

64. Périé S, Laccourreye L, Flahault A, Hazebroucq V, Chaussade S, Guily JLS. Role of videoendoscopy in assessment of pharyngeal function in oropharyngeal dysphagia: Comparison with videofluoroscopy and manometry.

65. Aviv JE. Prospective, Randomized Outcome Study of Endoscopy Versus Modified Barium Swallow in Patients With Dysphagia.

66. Langmore SE. Evaluation of oropharyngeal dysphagia: which diagnostic tool is superior?

67. Hamlet S, Choi J, Zormeier M, et al. Normal adult swallowing of liquid and viscous material: Scintigraphic data on bolus transit and oropharyngeal residues.

68. Kahrilas PJ, Bredenoord AJ, Fox M, et al. The Chicago Classification of esophageal motility disorders, v3.0. Neurogastroenterol Motil 2015;27:160-74.

69. Shawker TH, Sonies B, Hall TE, Baum BF. Ultrasound Analysis of Tongue, Hyoid, and Larynx Activity During Swallowing.

70. Hsiao M-Y, Chang Y-C, Chen W-S, Chang H-Y, Wang T-G. Application of Ultrasonography in Assessing Oropharyngeal Dysphagia in Stroke Patients.

71. Fujii N, Inamoto Y, Saitoh E, et al. Evaluation of Swallowing Using 320-Detector-Row Multislice CT. Part I: Single- and Multiphase Volume Scanning for Three-dimensional Morphological and Kinematic Analysis.

72. Inamoto Y, Fujii N, Saitoh E, et al. Evaluation of Swallowing Using 320-detector-row Multislice CT. Part II: Kinematic Analysis of Laryngeal Closure during Normal Swallowing.

73. Hartl DM, Kolb F, Bretagne E, Marandas P, Sigal R. Cine magnetic resonance imaging with single-shot fast spin echo for evaluation of dysphagia and aspiration. Dysphagia 2006;21:156-62.

74. Sataloff RT, Mandel S, Mann EA, Ludlow CL. Practice parameter: laryngeal electromyography (an evidence-based review).

75. Blitzer A, Crumley RL, Dailey SH, et al. Recommendations of the Neurolaryngology Study Group on laryngeal electromyography.

76. Elmståhl S, Bülow M, Ekberg O, Petersson M, Tegner H. Treatment of Dysphagia Improves Nutritional Conditions in Stroke Patients.

77. Crary MA, Humphrey JL, Carnaby-Mann G, Sambandam R, Miller L, Silliman S. Dysphagia, Nutrition, and Hydration in Ischemic Stroke Patients at Admission and Discharge from Acute Care.

78. Reeds D, Bradenhan J. Nutrition support. The washington manual of medical therapeutics 32th ed Philadelphia, PA: lippincot willams & wilkins 2007:37-53.

79. Ford SJ. The importance and provision of oral hygiene in surgical patients.

80. Tada A, Miura H. Prevention of aspiration pneumonia (AP) with oral care.

81. Pace CC, McCullough GH. The Association Between Oral Microorganisms and Aspiration Pneumonia in the Institutionalized Elderly: Review and Recommendations.

82. Celnik P, Hummel F, Harris-Love M, Wolk R, Cohen LG. Somatosensory Stimulation Enhances the Effects of Training Functional Hand Tasks in Patients With Chronic Stroke.

83. Hamdy S, Aziz Q, Rothwell J, et al. Recovery of swallowing after dysphagic stroke relates to functional reorganization in the intact motor cortex.

84. Fraser C, Power M, Hamdy S, et al. Driving Plasticity in Human Adult Motor Cortex Is Associated with Improved Motor Function after Brain Injury.

85. Kaatzke-McDonald MN, Post E, Davis PJ. The effects of cold, touch, and chemical stimulation of the anterior faucial pillar on human swallowing.

86. Sciortino KF, Liss JM, Case JL, Gerritsen KGM, Katz RC. Effects of Mechanical, Cold, Gustatory, and Combined Stimulation to the Human Anterior Faucial Pillars.

87. Geeganage C, Beavan J, Ellender S, Bath PMW. Interventions for dysphagia and nutritional support in acute and subacute stroke.

88. Wilder R, Jenkins J, Seto C, Statuta S. Therapeutic exercise. Physical medicine and rehabilitation Philadelphia: Elsevier 2007:413-36.

89. Palmer JB. Rehabilitation of patients with swallowing disorders. Physical Medicine and Rehabilitation2007:597-616.

90. Cichero JA. Swallowing Rehabilitation. Dysphagia: foundation, theory and practice: John Wiley & Sons; 2006:342-88.

91. Shaker R, Easterling C, Kern M, et al. Rehabilitation of swallowing by exercise in tube-fed patients with pharyngeal dysphagia secondary to abnormal UES opening.

92. Pauloski BR. Rehabilitation of Dysphagia Following Head and Neck Cancer.

93. Troche MS, Okun MS, Rosenbek JC, et al. Aspiration and swallowing

in Parkinson disease and rehabilitation with EMST: A randomized trial.

94. McCallum SL. The national dysphagia diet: Implementation at a regional rehabilitation center and hospital system.

95. Paik N-J, Han TR, Park JW, Lee EK, Park MS, Hwang I-K. Categorization of dysphagia diets with the line spread test11No commercial party having a direct financial interest in the results of the research supporting this article has or will confer a benefit on the author(s) or on any organization with which the author(s) is/are associated.

96. Cichero JA, Steele C, Duivestein J, et al. The Need for International Terminology and Definitions for Texture-Modified Foods and Thickened Liquids Used in Dysphagia Management: Foundations of a Global Initiative. Curr Phys Med Rehabil Rep 2013;1:280-91.

97. Cichero JA, Lam P, Steele CM, et al. Development of International Terminology and Definitions for Texture-Modified Foods and Thickened Fluids Used in Dysphagia Management: The IDDSI Framework. Dysphagia 2017;32:293-314.

98. Welch MV, Logemann JA, Rademaker AW, Kahrilas PJ. Changes in pharyngeal dimensions effected by chin tuck. Archives of physical medicine and rehabilitation 1993;74:178-81.

99. Ohmae Y, Ogura M, Kitahara S, Karaho T, Inouye T. Effects of Head Rotation on Pharyngeal Function during Normal Swallow.

100. Nakayama E, Kagaya H, Saitoh E, et al. Changes in Pyriform Sinus Morphology in the Head Rotated Position as Assessed by 320-Row Area Detector CT.

101. Donzelli J, Brady S. The Effects of Breath-Holding on Vocal Fold Adduction.

102. Witte U, Huckabee M-L, Doeltgen SH, Gumbley F, Robb M. The Effect of Effortful Swallow on Pharyngeal Manometric Measurements During Saliva and Water Swallowing in Healthy Participants.

103. Ding R, Larson CR, Logemann JA, Rademaker AW. Surface Electromyographic and Electroglottographic Studies in Normal Subjects Under Two Swallow Conditions: Normal and During the Mendelsohn Manuever.

104. McCullough GH, Kamarunas E, Mann GC, Schmidley JW, Robbins JA, Crary MA. Effects of Mendelsohn Maneuver on Measures of Swallowing Duration Post Stroke.

105. McCullough GH, Kim Y. Effects of the Mendelsohn Maneuver on Extent of Hyoid Movement and UES Opening Post-Stroke.

106. Elia M, Nutrition Society (Great Britain). Clinical nutrition. 2nd ed. Chichester, West Sussex: Wiley-Blackwell; 2013.

107. Schrag SP, Sharma R, Jaik NP, et al. Complications related to percutaneous endoscopic gastrostomy (PEG) tubes. A comprehensive clinical review. Journal of Gastrointestinal and Liver Diseases 2007;16:407.

108. Nakajima M, Kimura K, Inatomi Y, et al. Intermittent oro-esophageal tube feeding in acute stroke patients - a pilot study.

109. Campbell-Taylor I, Nadon GW, Sclater AL, Fisher R, Harris-Kwan J, Rosen I. Oro-esophageal tube feeding: An alternative to nasogastric or gastrostomy tubes.

110. Kim J, Seo HG, Lee GJ, Han TR, Oh BM. The Feasibility and Outcome of Oro-esophageal Tube Feeding in Patients with Various Etiologies. Dysphagia 2015;30:680-5.

111. Raju H, Padmanabhan TV, Narayan A. Effect of a palatal lift prosthesis in individuals with velopharyngeal incompetence. International Journal of Prosthodontics 2009;22.

112. Okayama H, Tamura F, Kikutani T, Kayanaka H, Katagiri H, Nishiwaki K. Effects of a palatal augmentation prosthesis on lingual function in postoperative patients with oral cancer: coronal section analysis by ultrasonography.

113. Suiter DM, McCullough GH, Powell PW. Effects of Cuff Deflation and One-Way Tracheostomy Speaking Valve Placement on Swallow Physiology.

114. Ludlow CL. Electrical neuromuscular stimulation in dysphagia: current status.

115. Ludlow CL, Humbert I, Saxon K, Poletto C, Sonies B, Crujido L. Effects of Surface Electrical Stimulation Both at Rest and During Swallowing in Chronic Pharyngeal Dysphagia.

116. Park J-W, Oh J-C, Lee HJ, Park S-J, Yoon T-S, Kwon BS. Effortful Swallowing Training Coupled with Electrical Stimulation Leads to an Increase in Hyoid Elevation During Swallowing.

117. Oh B-M, Kim D-Y, Paik N-J. RECOVERY OF SWALLOWING FUNCTION IS ACCOMPANIED BY THE EXPANSION OF THE CORTICAL MAP.

118. Jayasekeran V, Singh S, Tyrrell P, et al. Adjunctive Functional Pharyngeal Electrical Stimulation Reverses Swallowing Disability After Brain Lesions.

119. Verin E, Michou E, Leroi A-M, Hamdy S, Marie J-P. "Virtual" Lesioning of the Human Oropharyngeal Motor Cortex: A Videofluoroscopic Study.

120. Park JW, Oh JC, Lee JW, Yeo JS, Ryu KH. The effect of 5Hz high-frequency rTMS over contralesional pharyngeal motor cortex in post-stroke oropharyngeal dysphagia: a randomized controlled study.

121. Yang EJ, Baek S-R, Shin J, et al. Effects of transcranial direct current stimulation (tDCS) on post-stroke dysphagia. Restorative neurology and neuroscience 2012;30:303-11.

122. Shigematsu T, Fujishima I, Ohno K. Transcranial Direct Current Stimulation Improves Swallowing Function in Stroke Patients.

123. Stoschus B, Allescher HD. Drug-induced dysphagia. Dysphagia 1993;8:154-9.

124. Chaumartin N, Monville M, Lachaux B. Dysphagia or dysphagias during neuroleptic medication? L'Encephale 2012;38:351-5.

125. Nakayama K, Sekizawa K, Sasaki H. ACE inhibitor and swallowing reflex. Chest 1998;113:1425.

126. Caldeira D, Alarcao J, Vaz-Carneiro A, Costa J. Risk of pneumonia associated with use of angiotensin converting enzyme inhibitors and angiotensin receptor blockers: systematic review and meta-analysis. BMJ 2012;345:e4260.

127. Lee JS, Chui PY, Ma HM, et al. Does Low Dose Angiotensin Converting Enzyme Inhibitor Prevent Pneumonia in Older People With Neurologic Dysphagia--A Randomized Placebo-Controlled Trial. J Am Med Dir Assoc 2015;16:702-7.

128. Nakato R, Manabe N, Shimizu S, et al. Effects of Capsaicin on Older Patients with Oropharyngeal Dysphagia: A Double-Blind, Placebo-Controlled, Crossover Study. Digestion 2017;95:210-20.

129. Rofes L, Arreola V, Martin A, Clave P. Effect of oral piperine on the swallow response of patients with oropharyngeal dysphagia. J Gastroenterol 2014;49:1517-23.

130. Smithard DG, O'Neill PA, England RE, et al. The Natural History of Dysphagia following a Stroke.

131. Carnaby G, Hankey GJ, Pizzi J. Behavioural intervention for dysphagia in acute stroke: a randomised controlled trial.

CHAPTER 18

언어장애
Neurogenic Communication Disorders

| 편성범

I. 서론

인간의 언어는 형태를 지니면서 내용과 사상을 담을 수 있고 도구처럼 사용할 수 있는 가장 창조적인 발명품의 하나이다. 언어의 기원에 대해 Hockett 등은 지금의 언어가 인류의 조상이 해왔던 몸짓과 외침에서 발전 진화했다는 연속성 관점(continuity view)을 주장했고, Chomsky나 Bickerton과 같은 학자들은 언어가 이전에 사용되던 능력의 변화가 아니라 인류가 개발하고 발달시킨 새로운 능력이라는 불연속성 관점(discontinuity view)을 주장하였다.[1] 그렇다면 언어는 과연 타고 난 능력일까, 아니면 출생 후 학습한 능력일까? 일반적으로 언어가 타고난 능력이라는 것을 인정하는 이유는 대부분 사람에서 좌뇌가 우성반구이고 좌측 측두엽(temporal lobe)이 우측에 비해 크고 일찍 발현되며, 언어체계가 다른 다양한 언어에서도 언어발달이 보편적인 규칙을 보인다는 점 등을 들고 있다.[2]

뇌졸중, 외상성 뇌손상, 치매 및 기타 신경인성 원인에 의해 언어장애와 의사소통장애가 발생하는 경우 개인은 가정과 사회에서 그 역할을 제대로 수행할 수가 없으며 심한 경우 사회에서 고립되고 가족 또한 심적, 경제적인 어려움을 겪게 된다.[3] 본 장(章)에서는 주로 실어증(aphasia), 말 실행증(apraxia of speech), 구음장애(dysarthria)와 기타 뇌손상 및 뇌질환에서 동반될 수 있는 신경인경 언어장애(neurogenic communication disorder)에 대해 살펴보고자 한다.

II. 신경인성 의사소통장애(neurogenic communication disorder)

1. 뇌의 언어관련 영역

뇌의 언어관련 영역은 Paul Broca (1824-1880)와 Carl Wernicke (1848-1904)(그림 19-1)가 브로카 실어증과 베르니케 실어증 환자를 보고하면서 언어중추인 전두엽의 브로카 영역과 측두엽의 베르니케 영역의 손상을 보고하면서 밝혀졌다. 언어영역은 주로 실비안열(sylvian fissure, lateral fissure) 주변에 분포하고 있으며 수용 언어영역(perceptive language area)과 표현 언어영역(expressive language area)으

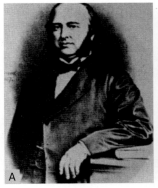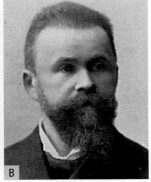

그림 19-1 | Paul Broca (A)와 Carl Wernicke (B)

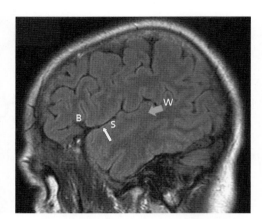

그림 19-2 │ 뇌자기공명영상의 시상절단(sagittal section)면에서 볼 수 있는 브로카 영역(B), 베르니케 영역(W), 실비안열(S)

로 나눌 수 있다(그림 19-2). 수용 언어영역 중 말소리를 지각하는 1차 청각영역은 측두엽에 위치한 헥슬이랑(Heschl's gyrus)이며, 상측두이랑(superior temporal gyrus)의 후방 1/3부위(브로드만영역 41, 42)에는 베르니케영역이 자리잡고 있다. 글씨를 지각하고 처리하는 데에는 시각피질의 앞에 위치한 하두정소엽(inferior parietal lobule, IPL)의 모이랑(angular gyrus)과 모서리 위이랑(supramarginal gyrus, SMG), 측두엽의 아래에 위치한 방추이랑(fusiform gyrus)이 관여한다. 표현 언어영역은 하전두이랑(inferior frontal gyrus)에 위치한 브로카 영역(브로드만 영역 44, 45)이며, 브로카와 베르니케 영역은 활꼴다발(arcuate fasciculus)이 연결하고 있다.

언어의 산출과정은 두 가지 견해가 있는데, 첫째는 Lichtheim이 주장한 이론으로 청각과 시각 언어정보가 수용 언어영역인 베르니케 영역으로 들어와 활꼴다발로 연결된 브로카 영역으로 전달되어 언어를 산출한다는 것이다. 이 이론은 Wernicke와 Broca의 연구를 바탕으로 Geschwind가 보편화 시켰다. 이에 비해 Marie, Head 등은 단일 중심 언어기전(single central language mechanism)을 제시하였는데 이 이론은 언어처리가 이해 및 표현영역으로 나누어지긴 하지만 좌반구의 실비안열 주변영역에서 통합적인 감각운동과정의 하나로 언어처리가 이루어진다는 것이다(그림 19-3). 최근 언어 관련 신경심리학적 연구와 뇌기능매핑 연구의 발전에 힘입어 언어중심영역을 포함한 실비안열 주변 영역들이 언어처리 과정에 통합적으로 관여한다는 것이 밝혀지고 있다. 현재 언어처리과정에는 그림 19-4에서 보는 바와 같이 뇌의 여러 영역이 관여하고 있다.[4]

2. 실어증

대표적인 신경인성 언어장애인 실어증은 일반적으로 ① 신경인성 원인(neurogenic origin), ② 후천적인 발생, ③ 언어의 문제, ④ 감각이나 운동기능, 또는 지적 능력(intellect)의 문제가 아닌 경우에 실어증이라 할 수 있다.[5] 실어증의 발생률에 대해서는 언어평가의 방법과 시기에 따라 차이가 있지만 약 21~33% 정도의 뇌졸중 환자에서 임상

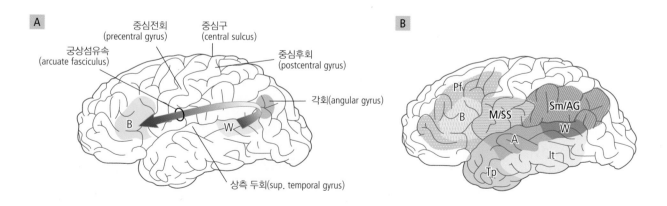

그림 19-3 │ 베르니케 영역(W)과 브로카 영역(B)을 연결하는 궁상섬유속(A)과 실비안열 주변의 언어영역(B)

B: 브로카(Broca), Pf: 전전두엽(prefrontal), M/SS: 운동/체성감각영역(motor/somatosensory), Sm/AG: 연상회/각회(supramarginal/angular gyrus), W: 베르니케(Wernicke), A: 청각피질(auditory cortex), Tp: 측두엽근(temporal pole), It: 하측두엽(Inferior temporal lobe)

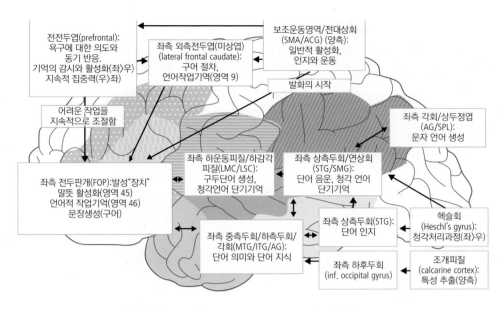

그림 19-4 | 뇌의 해부학적 영역과 언어처리과정에서 담당하는 기능과의 연관성

(ACG; anterior cingulate gyrus, AG; angular gyrus, FOP; frontal operculum, ITG; inferior temporal gyrus, LMC; lower motor cortex, LSC; lower sensory cortex, MTG; middle temporal gyrus, SMA; supplementary motor area, SMG; supramarginal gyrus, SPL; superior parietal lobule, STG; superior temporal gyrus.

적으로 심각한 수준의 실어증이 발생하는 것으로 보고되고 있다.[6]

1) 실어증의 분류와 특징

실어증을 분류할 때 언어능력의 손상에 따라 이해성 실어증(receptive aphasia)과 표현성 실어증(expressive aphasia), 유창성 여부에 따라 유창성 실어증(fluent aphasia)과 비유창성 실어증(non-fluent aphasia), 뇌병변의 위치에 따라 피질성 실어증(cortical aphasia)과 피질하 실어증(subcortical aphasia) 등으로 구분할 수 있다. 피질하 실어증의 경우 주로 침범되는 부위로는 좌측 기저핵(basal ganglia)과 시상(thalamus)을 들 수 있다.[7]

실어증의 세부유형을 나누기 위해서는 유창성(fluency), 이해력(comprehension), 따라말하기(repetition), 이름대기(naming)의 4가지 하위 언어영역을 검사해 손상 여부에 따라 8개의 실어증 유형으로 분류하는데, 각 유형은 신경해부학적인 손상의 위치와 관련성이 높다(표 19-1). 실어증에서 가장 흔하고 공통적인 증상은 단어인출(word retrieval)의 어려움, 즉 이름대기 장애(anomia)라고 할 수 있다. 이 외에도 읽기와 쓰기능력을 평가하여 난독증(alexia)과 난서증(agraphia)의 여부를 검사할 수 있는데, 실어증에서는 난독증과 난서증이 동반되며 실어증의 심한 정도와 비슷한 정도의 손상을 보이는 것이 일반적이다. 그렇지만 난서증을 동반하지 않는 난독증(진성난독증, pure alexia, alexia without agraphia)도 발생할 수 있는데 주로 후대뇌동맥의 뇌경색에서 발생하며 좌측 방추회(fusiform gyrus) 등의 손상에서 관찰된다. 또한 모이랑(angular gyrus)을 포함한 좌측 하부두정엽에 뇌병변이 발생하면 난서증을 동반한 난독증(alexia with agraphia)이 주로 발생하게 된다.

2) 실어증의 평가

실어증은 침상이나 외래에서 비전형적인 간단한 검사를 시행해 실어증의 유무를 알 수도 있지만 표준화된 언어평가를 시행하면 더 많은 정보를 얻을 수 있다. 일반적으로 언어평가에는 자발적 발화(spontaneous speech), 구어적 표현(oral expression), 청각이해력(auditory comprehension), 이름대기(naming), 따라말하기(repetition), 읽기와 쓰기가 포함되어야 한다. 실어증의 평가는 언어손상의 심한 정도와 현재 남아있는 언어능력을 파악함으로써 치료계획을 수립하고 예후를 아는데 도움을 줄 수 있다.

표 19-1 | 실어증의 분류와 신경해부학적 손상부위

실어증 유형	유창성	청각 이해력	따라 말하기	신경해부학적 위치	특징
비유창성 실어증 — 전실어증	−	−	−	좌 전두, 측두, 두정 (Lt. frontal, temporal, parietal)	드문 발성 또는 언어(rare vocalization or verbal streotypes) 전체 신어사용 또는 횡설수설함(total neologistic or jargon output)
브로카 실어증	−	+	−	좌 후하전두 (Lt. posterior inferior frontal)	전보성 발화, 오문법적 표현(telegraphic, dysgrammatic expression) 말착오 및 조음 오류(paraphasic and articulatory errors) 추상적 개념을 제외하고는 상대적으로 좋은 이해력 (relatively intact comprehension except on abstract concepts)
혼합성 초피질 실어증	−	−	+	좌 내측전두측두 완전 경계 영역(Lt. medial frontal parietal or complete border zone)	불충분한 모방 및 이해, 반향언어증 (poor imitation and comprehension, echolalia present)
초피질 운동성 실어증	−	+	+	좌 내측전두 또는 전 경계 영역 (Lt. medial frontal or anterior border zone)	제한된 언어 산출, 그러나 다소 유창한 발언 (limited language output, but some, fluent utterances) 모방 및 조직화의 감소(reduced imitation and organization) 상대적으로 좋은 이름대기(fair naming)
유창성 실어증 — 베르니케 실어증	+	−	−	좌 후상측두 (Lt. posterior superior temporal)	명사 및 동사 사용의 감소(decreased nouns and verbs) (Lt. posterior superior temporal) 말착오 또는 신어사용으로의 대치(paraphasic or neologistic substitutions) 문법착오증(paragrammatism) 낮은 청각 이해력(poor comprehension)
초피질 감각성 실어증	+	−	+	좌 내측 두정 또는 완전 경계 영역 (Lt. medial parietal or complete border zone)	유창한 신어사용을 통한 발화 산출(fluent neologistic output) 낮은 청각 이해력(poor auditory comprehension) 보존된 따라 말하기(preserved repetition)
전도성 실어증	+	+	−	좌 두정(Lt. parietal)	자성 착어증(literal paraphasias with targeting) 상대적으로 보존된 이해(relatively preserved comprehension) 어려운 구의 따라 말하기 능력 손상 (impaired repetition of low probability phrases)
명칭 실어증	+	+	+	좌 후하측두 또는 측두후두 부위 (Lt. posterior inferior temporal, or temporal occipital region)	감소된 명사 산출(decreased output of nouns) 단어 찾기 어려움(word-finding difficulties) 때때로 실독증 및 실서증이 존재함 (sometimes presence of alexia & agraphia)

+; 유지, - ; 손상

(1) 외래나 침상에서의 비전형적인 언어 평가

외래나 침상에서 실어증에 대해 비전형적인 평가방법을 이용하는 것이 더 쉽고 단순해 보이지만, 실제로 표준화된 검사를 이용하는 것보다 더 높은 수준의 임상적인 기술을 요한다. 비전형적인 평가는 독창적으로 유연하게 환자의 수행에 민감한 항목들을 검사함으로써 정보를 얻어야 한다. 일반적으로 시행하는 비전형적인 접근방법은 표 19-2와 같다.[4]

(2) 실어증의 표준화된 평가

실어증을 평가할 때 표준화된 검사도구를 이용하면 비전형적인 검사에 비해 좀 더 많은 정보를 얻을 수 있고 환자의 중증도와 치료 경과를 추적하는 데 도움이 된다. 전형적인 검사로는 실어증 선별검사(screening test)와 포괄적인 실어증검사도구(comprehensive aphasia test battery)로 나눌 수 있다. 실어증 선별검사는 일반적으로 10~15분 정도의 짧은 시간 동안 실어증의 유무를 빨리 검사할 수 있어 급성기 뇌졸중 환자의 평가나 침상과 외래 진료실에서 매우 유용하게 사용할 수 있지만 선별검사만으로는 실어

표 19-2 | 침상이나 외래에서의 언어평가 항목

스스로 말하기 (spontaneous speech)	대화하기 그림보고 설명하기 자동적이고 연속적인 말하기 (예: 요일이나 숫자 차례로 말하기 등)
이름대기 (naming)	사물 또는 사물의 일부분 이름 말하기, 색깔 말하기 생각해서 이름대기(예: 네발 달린 동물의 이름은?)
청각 이해력 (auditory compre-hension)	1, 2, 3 단계 명령 수행하기 질문에 예, 아니오로 답하기 (예; 이 방에 문이 열려있나요?) 문장의 길이를 늘려가며 이해력 검사하기
따라 말하기 (repetition)	단어, 문장 따라 말하기 흔히 사용하지 않는 말 따라하기
읽기 (reading)	문장을 소리 내어 읽기 문장을 읽고 문장에 쓰인 명령대로 수행하기
쓰기 (writing)	베껴 쓰기, 불러주고 받아쓰기 자발적으로 문장이나 구(phrase)를 쓰기

증의 유형을 나누기는 어렵다. 영어권에서는 실어증 선별 검사로 Frenchay aphasia screening test (FAST), Aphasia language performance scale (ALPS), Bedside evaluation screening test (BEST), Skalar aphasia scale (SAS), Sheffield screening test 등이 있다. 이중 영국의 Enderby 등이 개발한 FAST가 타당도와 신뢰도를 갖춘 선별검사로 뇌졸중에서 가장 광범위하게 사용되고 있다.[8] 국내에는 FAST의 2판이 한글화와 수정작업을 거쳐 45세 이상의 한국 성인남녀 240명을 대상으로 연령과 교육수준에 따라 표준화하여 한국판 프렌차이 실어증선별검사(K-FAST)가 출판되었다.[9,10] 그 외에 실어증-신경언어장애 선별검사(STAND)가 국내에 출판되어 실어증 선별검사로 사용되고 있다.

반면 포괄적 실어증 평가는 각기 다른 언어 영역별 수행능력을 자세히 평가할 수 있어 표준이 되는 검사라고 할 수 있다. 그렇지만 평가시간이 많이 소요되고, 잘 훈련된 언어관련 전문가가 필요하다. 또한 외래 진료실이나 급성기 환자 등 오랜 시간 평가를 수행하기 어려운 환자는 적용이 어렵다는 단점이 있다. 포괄적인 언어평가 도구로는 Western aphasia battery (WAB)(Kerstez 1984), Boston diagnostic aphasia examination (BDAE)(Goodglass & Kaplan 1983), Aphasia diagnostic profile, Minnesota test for differential diagnosis of aphasia, Porch index of communicative ability (PICA), Psycholinguistic assessment of

language processing in aphasia (PALPA), Aachen aphasia test (AAT) 등 다양한 검사가 사용되고 있다. 현재 우리나라에서는 1984년 Kerstez 등이 개발한 WAB을 표준화한 한국판 웨스턴실어증검사(K-WAB, PK-WAB-R)가 널리 사용되고 있다. 이 검사는 유창성, 청각이해력, 따라말하기, 이름대기의 네 영역을 평가하여 실어증 지수(aphasia quotient, AQ)를 계산해 실어증의 심한 정도와 유형을 나누고 확장검사인 읽기와 쓰기를 추가로 평가하여 언어지수(language quotient, LQ)를 산정할 수 있다. 이 외에도 그림 그리기, 블록 쌓기, 계산, 비언어적 인지능력 평가검사인 Raven coloured progressive matrices (RCPM)을 추가로 검사해 피질지수(cortical quotient, CQ)를 구할 수 있다.

그 외 언어의 특정 영역을 검사할 수 있는 도구로 이름대기를 평가하는 Boston naming test (BNT), 언어이해력을 검사하는 Token test 등이 있다. BNT는 우리나라에서도 60개의 그림을 난이도에 따라 배열하여 이름대기를 검사할 수 있도록 표준화한 한국판 보스톤 이름대기검사(K-BNT)를 임상에서 사용하고 있다.

그 외에도 실어증 환자의 기능적 의사소통 능력을 평가할 수 있는 검사로 영어권에서는 ASHA Functional Assessment of Communication Skills for Adults, Communication Activities of Daily Living (CADL), Communicative Effectiveness Index (CETI), Functional Communication Profile (FCP), Pragmatic Protocol 등이 있다. 우리나라에서는 Pulvermuller등이 개발한 Communicative Activity Log (CAL)를 한국에서 수용 개정한 한글판 의사소통활동지표(K-CAL)가 개발되어 있다.[11]

3) 실어증과 인지기능

인지기능은 주로 언어를 포함해 주의(attention), 기억(memory), 시공간지각(visuospatial perception), 집행 기능(executive function) 등으로 구분한다. 각성(arousal), 주의(attention), 기분(mood), 동기(motivation)와 같은 인지상태는 다른 인지기능에 영향을 줄 뿐만 아니라 언어평가에도 영향을 준다. 그러나 이들 인지기능의 평가가 주로 언어를 사용해 검사하고 실어증 환자에서 주로 우세 손의 근력약화가 동반되어 있어 언어장애와 인지기능의 손상이 실어증 환자에서 어느 정도 기여하고 있는지 구별하기 쉽지 않다.[12] 한 연구에서는 실어증이 없는 우반구 뇌졸중 환자에서 실어증 평가를 시행한 후 인지검사 결과와의 상관관계를 분석했는데 간이 정신상태 검사(MMSE) 점수와 K-WAB의 실어증지수(AQ)와의 상관관계가 r=0.804(p=0.00)로 매우 높은 상관관계를 보였다.[13] 이는 언어장애가 없더라도 실어증 평가가 인지상태에 의해 많은 영향을 받는 것을 의미한다. 뇌졸중으로 인한 실어증 환자는 주의력, 기억력, 집행기능 등 다양한 인지기능의 저하를 동반한다.[14-16] 이는 대체로 뇌병변이 발생할 때 언어영역의 손상과 함께 주변의 여러 인지관련 영역이 함께 손상되어 발생하는 것으로 알려져 있다.[17] 인지 기능 중 주의력은 평가 과제 전반에 영향을 주는데 특히 청각적 이해력에 많은 영향을 미치고, 기억력은 단어의 인출이나 학습, 집행기능의 경우 기능적 의사소통(functional communication)이나 보상적인 언어소통능력을 습득하는데 영향을 준다. 그러므로 실어증환자에서 손상된 인지기능을 호전시킴으로써 실어증의 회복에도 도움을 줄 수 있다. 실어증 환자에서 주의력 훈련을 시행하면 주의력 뿐만 아니라 언어영역의 호전도 기대할 수 있으며,[18] 인지기능의 손상 정도를 알면 실어증의 회복과 치료에 대한 예후를 아는데 도움이 된다.[19-21] 그러나 대부분의 인지평가가 언어를 기반으로 이루어지기 때문에 실어증 환자에서 인지기능을 평가하는 것이 쉽지는 않다. 그러므로 인지 평가에 위스콘신 카드분류검사(Wisconsin card sorting test)와 같이 복잡한 검사를 단독으로 사용하는 것보다는 여러 종류의 단순한 검사를 활용하거나, 실어증 환자에게 적용할 수 있도록 변형시켜 사용하는 것이 좋다.[22,23] 아직 국내에는 실어증 환자만을 대상으로 한 인지기능 평가도구는 없으며, 영어권에서는 Cognitive Linguistic Quick Test (CLQT) 등이 사용되고 있다.[14]

4) 실어증의 회복과 예후

뇌졸중 후 실어증이 발생하면 완전히 회복되는 경우도 많지만 상당수의 환자에서는 주관적으로든 객관적으로든 언어장애를 호소하게 된다.[24] 실어증에서 언어기능의 회복에 영향을 미치는 인자는 개인적 요인, 신경학적 요인, 언어치료와 관련된 요인으로 나누어 볼 수 있다(그림 19-5). 개인적 요인으로는 나이, 성별, 교육 정도, 손잡이 여부를 들 수 있는데 전통적으로 나이가 젊은 경우, 여자, 왼손잡이, 교육을 많이 받은 환자가 회복이 더 좋을 것이라고 생

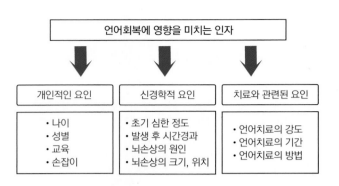

그림 19-5 | 실어증에서 언어기능의 회복에 영향을 미치는 인자

각하였으나 이들 요소가 실어증의 회복에 미치는 영향은 크지 않은 것으로 보고되고 있다.

신경학적인 요인 중 뇌졸중 초기에 실어증의 심한 정도(initial severity)가 단일 인자로는 가장 큰 영향을 미치는 것으로 알려져 있으며, 실어증 발생 후 시간의 경과(time post-onset)도 중요한 예후인자이다.[25] 일반적으로 실어증의 회복 곡선을 보면 뇌졸중의 발생 후 1~2개월까지 빠른 속도로 회복을 보이다가 3개월이 지나면서부터는 회복속도와 폭이 감소하면서 점차 안정상태에 도달하는 것으로 알려져 있다. 주로 초기에 실어증이 빠른 회복을 보이는 기전으로는 손상된 언어영역으로 혈류의 재관류(reperfusion)에 의한 것으로 보고되었고, 이후 기능적인 단절(functional disconnection, diaschisis)의 회복과 뇌 가소성 등에 의해 회복이 진행된다.[26] 실어증의 회복 정도는 환자마다 개인차가 심할 뿐만 아니라,[27] 언어의 하위영역에 따른 차이도 크며 의사소통능력은 더 오랜 기간에 걸쳐 회복이 진행되는 것으로 알려져 있다.[28-30] 그 외에도 뇌병변의 원인, 크기와 위치 등이 예후에 영향을 주는데 일반적으로 외상성 뇌손상으로 인한 실어증이 뇌졸중 후 실어증보다 예후가 좋고, 뇌병변이 클수록 회복에는 부정적인 영향을 미친다. 피질하 실어증은 일반적으로 예후가 좋은 편에 속하며, 허혈성 뇌경색과 뇌출혈 간의 차이는 명확하지 않다.

5) 실어증의 치료

(1) 일반적 접근

실어증 치료는 기능회복치료(restorative approach)와 의사

표 19-3 | 실어증 환자에 대한 언어치료의 일반적인 접근

1. 실어증이 발생하기 전 환자의 언어사용의 특징을 이해한다.
2. 실어증으로 초래된 의사소통기술의 변화에 환자가 적응하도록 한다.
3. 전체 언어능력 중 실어증으로 영향을 받은 부분을 검사한다.
4. 실어증으로 손상된 언어능력에 대해 치료한다.
5. 손상된 언어능력을 지지하고, 촉진하고 보상하기 위해 모든 의사소통방법의 사용을 증가시킨다.
6. 환자의 남아있는 언어능력을 최대한 증진시킨다.
7. 환자가 새로 습득한 언어와 의사소통능력에 대해 사용할 수 있는 기회를 제공한다.
8. 환자의 가족, 친구들이 실어증에 대해 이해하게 함으로써 환자와 의사소통하는 방법에 변화를 줄 수 있도록 유도한다.

표 19-4 | 다양한 언어치료 기법

• 억제유도언어치료(constraint-induced language therapy; CILT)
• 멜로디억양치료(melodic intonation therapy)
• 직접 자극-반응 치료(direct stimulus-response treatment)
• 실어증 환자의 보존 치료(treatment of aphasic preservation; TAP)
• 시각동작치료법(visual action therapy; VAT)
• 실어증을 위한 음독(oral reading for language in aphasia; ORLA)
• 대화형 지도(conversational coaching)
• 실어증 환자의 의사소통 효율성 촉진(promoting aphasic communicative effectiveness; PACE)
• 컴퓨터 시각 의사소통 프로그램(computer-Assisted Visual Communication Program, C-VIC using alternative communication systems)
• 접근법의 계획적인 조합(programmatic combinations of approaches)
• 보완 대체 의사소통(augmentative alternative communication, AAC devices)

소통의 능력을 최대한 증대시키는 치료(compensatory approach)로 나눌 수 있으며 기능적인 의사소통능력을 증진시키는 치료가 점차 강조되고 있는 추세이다. 실어증 환자에서는 우선 병전 언어사용의 특성을 파악하고 언어평가를 시행하여 언어치료 계획을 수립하여 언어기능의 회복에 초점을 두고 치료를 시행하게 된다. 이와 함께 의사소통능력을 향상시키기 위한 기술을 습득시키고 주변 가족과 친구들이 환자의 의사소통능력에 대해 이해할 수 있도록 교육하는 것이 중요하다(표 19-3).

(2) 실어증의 치료 방법

실어증의 치료는 크게 자극촉진요법(stimulation-facilitation therapy), 인지신경심리학적 또는 심리언어적 치료(cognitive neuropsychological and/or psycholinguistic treatment), 기능적 의사소통치료(functional communication treatment)의 세 가지로 나눌 수 있으며 다양한 치료기법이 개발되어 있다(표 19-4).

자극촉진요법은 Schuell (1964) 등이 제안한 방법으로 실어증을 청각적 이해력, 말 표현, 읽기와 쓰기 같은 여러 영역의 손상으로 간주하고 특히 청각적 이해력에 중점을 두어 치료를 시행한다. 멜로디 억양치료법(melodic intonation therapy, MIT)은 Albert, Sparks & Helm-Estabrooks(1973)에 의해 고안된 방법으로 청각적 이해력은 어느 정도 유지되는 심한 브로카 실어증 환자에서 효과적인 치료법이다. 우측 뇌가 운율(prosody)을 담당하는 것

을 이용해 멜로디와 억양을 넣어 점차 말을 늘려가도록 훈련한다. 멜로디 억양치료는 3단계로 구성되어 1, 2단계에서는 주로 단어나 짧은 구를 훈련하며, 3단계에서는 좀더 길고 복잡한 문장 수준으로 훈련하게 된다. 모든 실어증에서 가장 흔한 증상인 단어인출의 어려움은 크게 음운 치료(phonological therapy)와 의미 치료(semantic therapy)로 구분된다. 두 치료적 접근법은 모두 실어증 환자에 효과가 있다고 보고되었지만 두 방법간 효과의 차이는 없는 것으로 알려져 있다.[31]

둘째로 인지신경심리학적 언어치료는 실어증을 정상언어의 처리과정(그림 19-6)에서 하나의 구성요소(module)나 이와 관련된 처리과정에 문제가 있는 것으로 간주하고 언어처리과정에서 손상된 부분을 평가하여 치료하는 방법이다.

마지막으로 기능적 의사소통치료는 주로 실제적인 의사소통 기술에 중점을 두어 정상적인 의사소통을 달성하도록 치료하는 것이다. 예를 들면 말이 아닌 몸짓(gesture), 그리기, 쓰기 등 다양한 방법을 치료에 사용하는데 Helm-Estabrooks & Benson (1978)의 시각동작치료법(visual action therapy)은 전실어증(global aphasia)과 같이 심한 언어장애를 가진 환자의 경우 언어를 매개로 치료하는데 어려움이 있기 때문에 손짓, 몸짓 등 제스처를 이용해 기능적 의사소통이 가능하도록 치료한다. 그 외에도 PACE (Promoting an Aphasic's Communicative Effectiveness)나 의사소통을 보조할 수 있도록 그림판 또는 의사소통용 장치나

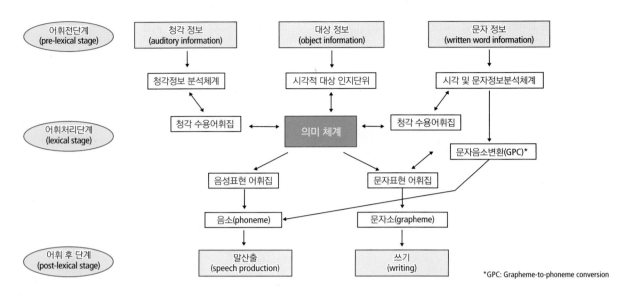

그림 19-6 | 언어처리 과정에 대한 Ellis와 Young이 제시한 신경심리학적 이론 모형

소프트웨어를 이용하는 AAC (augmentative and alternative communication)도 기능적 의사소통치료에 속한다.

최근 Pulvermuller 등[32]이 개발한 억제유도 언어치료(CILT)는 신경재활이론에 근거해서 개발된 대표적인 치료방법 중 하나이다. 이 치료법은 운동재활의 억제유도 운동치료(constraint-induced movement therapy, CIMT)[33]에서 착안하여 매일 3시간씩 2주간 30시간의 강도 높은 훈련을 치료자와 함께 2~3명의 환자가 게임 하듯이 그룹치료로 시행하도록 구성되어 있다. 치료의 중심 이론에는 높은 강도(massed practice), 언어와 동작의 연관성(language-action link) 이용, 남아 있는 언어능력을 최대한 사용할 수 있도록 다른 부수적인 의사소통방법을 제한하도록 한다. 치료는 간단한 단어에서부터 복잡한 문장까지 점차 단계를 올려가면서 훈련한다. 이 치료법은 초창기에는 만성 실어증 환자를 대상으로 사용되었는데, 초기 실어증 환자에서도 다양한 방법으로 활용을 늘려가고 있다.[34]

(3) 실어증 치료의 효과

최근 실어증 치료의 효과에 대한 Cochrane review에서는 57편의 무작위대조연구를 분석한 결과, 언어치료를 시행한 군(speech language therapy)이 언어치료를 받지 않은 군(no speech language therapy)에 비해 기능적 의사소통, 읽기와 쓰기에서 의미있는 호전을 보였다.[35] 또한 미국 BI-ISIG (Brain Injury-Interdisciplinary Specific Interest Group)에서 발표한 근거중심의 인지재활에 대한 체계적 고찰에서는 인지언어치료(cognitive linguistic therapy)를 'practice standard'로 권고하고 있다.[36-38] 언어치료의 효과에는 언어치료의 시작 시점, 치료강도와 지속기간, 환자의 특성 등 다양한 측면이 관여한다. 발병 후 언어치료의 시기에 따른 효과에 대해서는 한 메타분석 연구[39]에서 발병 3개월 이내에 치료를 시작하면 3개월 이후에 치료한 경우보다 치료효과의 크기가 약 2배 정도 큰 것으로 보고하였다. 발병 후 시간이 경과할수록 치료 효과의 크기는 줄어들지만 1년 이상 경과한 만성기에도 언어치료를 시행하는 경우 비치료군에 비해 실어증이 의미있게 호전되는 것으로 보고하였다. 언어치료의 강도가 높은 경우 낮은 강도에 비해서 치료효과가 크며, 주로 기능적 의사소통과 실어증 평가 점수의 향상이 보고되었다.[35] 그렇지만 높은 강도의 치료를 시행한 경우 실어증 환자들의 치료 순응도가 낮아져 임상에서 적용할 때는 환자에 맞춰 적절한 치료강도를 결정하는 것이 필요하다. Bhogal 등의 메타분석연구[40,41]에서는 언어치료를 시행한 그룹 중 치료 효과가 있다고 보고한 연구들의 평균 치료시간은 주당 8.8시간, 치료기간은 평균 11.2주였으며 치료효과가 없었던 군은 주당 평균 2시간이었고 치료기간은 평균 22.9주였다.[42] 언어치료를 어느 시점에 얼마만한 강도로 해야 하는 지에 대해서는 앞으로 더 많은 연구가 필요하지만, 발병 후 최소한 주당 2시간 이상으로 충분한 효과가 나타날 때까지 6개월 이상 지속적으로 치료하는 것이 도움이 될 것으로 생각된다.[43,44]

그 외에 언어치료의 종류에 따른 치료효과의 차이는 없으며, 치료효과가 치료를 시행한 항목에서 치료를 시행하지 않은 항목으로 전이되는 일반화(generalization)도 뚜렷하지 않은 것으로 보고되었다.[31,42,45] 그 외 자원자나 가족을 통한 치료나 그룹치료도 도움이 되는 것으로 알려져 있다.[42]

(4) 실어증에서 약물치료

실어증에서 약물치료는 중요한 부가적인 치료(add-on therapy)이다. 약물치료는 실어증의 회복속도와 학습능력을 증가시키고, 수행도의 변이를 줄이는데 도움을 주며, 주로 경도 또는 중등도의 실어증 환자에서 도움을 주는 것으로 알려져 있다.[46] 그러나 약물치료가 언어치료를 대신할 수는 없으며 적극적인 언어치료와 함께 사용할 때 보다 높은 효과를 기대할 수 있다.

실어증과 주로 관련된 신경전달물질은 아세틸콜린, 세로토닌, 노르에피네프린, 도파민 등이며 이들은 주로 주의력, 집중력, 기억력, 집행기능, 기분, 동기(motivation) 등에 관여한다.[47] 치료 효과와 관련해 가장 먼저 연구된 약물은 주로 브로모크립틴(bromocriptine), 암페타민(amphetamine), 레보도파(levodopa)와 같은 카테콜아민(catecholamine) 계열의 약물이다. 브로모크립틴의 경우 주로 급성기와 만성기의 비유창성 실어증 환자, 특히 경피질성 운동실어증(transcortical motor aphasia)에서 효과가 있는 것으로 보고되었으며, amphetamine도 일부 환자군에서 제한적이지만 효과가 있다고 보고되었다.[48] 이들 약물이 실제로 실어증을 호전시키는지 아니면 주의력 항진을 통한 학습능력의 증가로 효과가 나타나는 지는 명확하지 않다. 피라세탐(piracetam)은 기전이 명확하지 않지만 GABA, 글루

표 19-5 │ 실어증에서 연구된 약물

약제	신경전달물질(neurotransmitter)	효과
암페타민(amphetamine)	노르에피네프린(norepinephrine, NE), 도파민(dopamine)	분비증가(increased release)
셀레길린(seleginline)	도파민(dopamine)	파괴를 차단(blocks breakdown)
트라닐시프로민 (tranylcypromine)	노르에피네프린(NE), 에피네프린(epinephrine)	파괴를 차단(blocks breakdown)
브로모크립틴(bromocriptine)	도파민(dopamine)	작용제(agonist)
메틸페니데이트(methylphenidate)	노르에피네프린(NE), 도파민(dopamine)	분비증가(increased release)
레보도파(levodopa)	도파민(dopamine)	작용제(agonist)
아만타딘(amantadine)	도파민(dopamine), 노르에피네프린(NE)	작용제(agonist)
피라세탐(piracetam)	미상(아세틸콜린?)	분비증가(increased release)
도네페질(donepezil)	아세틸콜린(acetylcholine)	파괴를 차단(blocks breakdown)
갈란타민(galantamine)	아세틸콜린(acetylcholine)	파괴를 차단(blocks breakdown)
메만틴(memantine)	글루타메이트(glutamate)	NMDA 수용체 차단
할로페리돌(haloperidol)	도파민(dopamine)	길항제(antagonist)
페녹시벤자민(phenoxybenzamine)	노르에피네프린(NE)	길항제(antagonist)
프로프라놀롤(propranolol)	노르에피네프린(NE)	길항제(antagonist)
아포모르핀(apomorphine)	도파민(dopamine)	길항제(antagonist)
소디움 아미탈(sodium amytal)	감마아미노부티르산(gamma aminobutyric acid; GABA)	억제를 강화(potentiation of inhibition)
클로르다이아제폭사이드(chlordiazepoxide)	감마아미노부티르산(gamma aminobutyric acid; GABA)	억제를 강화(potentiation of inhibition)

타메이트(glutamate), 아세틸콜린과 관련이 있는 것으로 알려져 있다. 비교적 위약대조연구가 많이 진행된 약물로 뇌졸중 초기에 사용하면 실어증의 회복에 도움이 된다고 보고되었다.[49]

최근에는 치매환자에서 사용하는 대표적인 약물인 아세틸콜린 분해억제제(acetylcholine esterase inhibitor, ChEI)가 실어증 환자에서 효과가 보고되었다. 이 계열의 대표적인 약물인 도네페질(donepezil)은 26명의 만성실어증 환자를 대상으로 한 무작위대조연구에서 4주간 5 mg으로 투약 후 10 mg으로 증량하여 12주간 투약한 군에서 위약군에 비해 실어증지수(AQ), 기능적 의사소통점수(Communicative activity log)와 그림이름대기 점수에서 의미있는 향상을 보였다.[50] 또한 갈란타민(galantamine)도 45명의 만성 실어증 환자를 대상으로 한 무작위대조연구에서 4주간 8 mg을 투약한 후 12주간 16 mg으로 증량하여 투약한 결과 언어 표현과 이해, 이름대기에서 의미있는 호전을 보였고 특히 피질하 손상(subcortical lesion) 환자에서 더 효과적이었다.[51] 그 외에 관심을 끌고 있는 약물은 메만틴(memantine)인데 만성기 실어증 환자에서 억제유도 언어치료(CILT)와 함께 메만틴 20 mg을 투약했을 때 두 치료를 각각 시행한 경우보다 더 높은 치료효과를 보였다.[52] 수면제의 일종인 졸피뎀(zolpidem)도 특이하게도 만성 표현성 실어증 환자에서 10 mg을 투약했을 때 실어증의 호전과 좌측 뇌 병변 주변의 혈류증가가 보고되었지만 어떤 환자에서 효과가 있는지 아직 명확하지 않다.[53]

이 외에도 실어증 환자에서 우울증이 흔히 동반되는데, 이로 인해 주의력, 동기저하, 학습장애 등이 발생한다. 이때 우울증에 대한 약물치료로 기능적인 호전을 기대할 수 있으며, 세로토닌 재흡수억제제(SSRI)가 우선적으로 고려될 수 있다.[54] 이와 함께 진정제인 벤조다이아제핀(benzodiazepine), 항정신성 약물인 할로페리돌(haloperidol), 페니토인(phenytoin)과 같은 항전간제는 실어증의 회복에 부정적인 영향을 줄 수 있는 약물이므로 주의가 필요하다.[46](표 19-5).

(5) 뇌 가소성과 비침습적 뇌자극술(noninvasive brain stimulation)

'신경가소성'이란 신경계가 손상을 받은 후 환경이나 내적인 변화에 대해 그 구조나 기능을 변화해 적응하는 것을 일컫는다. 뇌가소성에 따른 실어증의 회복기전이 제시되었는데, 우선 diaschisis의 해소에 따른 회복이다. diaschisis란 뇌 병변이 발생하면 직접 손상을 받지 않았지만 기능적으로 연관된 부위의 기능도 함께 저하되는 것을 말하며, diaschisis에서 벗어나면서 언어기능도 함께 회복된다는 것이다. 둘째로 손상받지 않고 남아있는 언어관련 뇌 영역이 회복에 관여(redundancy)한다는 것이다. 언어영역 중 남아있는 부분이 회복을 주도하므로 일반적으로 양호한 회복을 보이게 된다. 마지막으로 이전에 언어기능에 참여하지 않았던 새로운 영역이 언어기능을 담당(vicariation)하면서 회복에 관여한다는 것이다. 이는 좌측 중간대뇌동맥의 광범위한 뇌경색으로 전실어증이 발생한 경우처럼 심한 언어영역의 손상이 발생하면 이전에 관여하지 않았던 뇌 영역에서 언어회복에 관여하는 것을 말하며 회복의 효율성은 앞선 두 기전에 비해 크게 떨어진다.[4] 이와 같은 뇌 가소성에 따른 회복기전은 뇌졸중의 위치, 심한 정도, 뇌졸중 후 시간의 경과, 언어치료의 여부 등에 따라 달라지며 특히 강도 높은 언어치료를 시행하는 경우 뇌 가소성을 촉진시킬 수 있다.[55] 일반적으로 병변이 작아 좌측 우성 반구를 중심으로 언어신경망이 재조직되면 예후가 좋은 반면, 뇌손상이 커서 좌반구내에서 재조직화가 이루어지지 못하는 경우 예후가 불량하다.[56]

실어증의 회복에 언어에 대해 비우성반구인 우뇌도 관여하는 것으로 보고되었다. 그렇지만 실어증의 회복이 좌반구에서 주도하는 경우보다는 효과적이지 못하며, 언어 표현보다는 청각적 이해력의 회복에 더 큰 기여를 하는 것으로 알려져 있다(그림 19-7).[57-59] 또한 우뇌의 부적절한 활성화(maladaptation)가 나타나는 경우 오히려 좌반구 언어영역의 기능회복 과정을 방해할 수 있다.[60]

실어증에서 뇌가소성을 이용하여 치료하는 반복 경두개 자기자극술(rTMS)과 경두개 직류자극(tDCS)과 같은 비침습적인 뇌자극술은 언어치료와 함께 사용할 수 있는 부가적인 치료법이다. 실어증에서 rTMS는 Naeser 등[61]이 고안한 치료 자극방법이 가장 일반적으로 많이 사용된다. 이 rTMS 프로토콜은 만성실어증 환자에서 브로카 영역의 대칭위치에 해당하는 우반구의 하전두이랑이 부적절하게 활성화되어 실어증의 회복을 방해한다는 가설에 기반 해 우측 pars triangularis를 억제 자극빈도인 1 Hz로 20분간 자극하고 언어치료를 시행하는 방법이다. 이 rTMS 기법으로 뇌를 자극하면 기능적 뇌자기공명영상(fMRI)에서 우뇌 하전두이랑의 활성화가 좌뇌로 이동하는 것이 보고되었고, 이름대기 능력도 호전되는 것으로 보고되었다.[62] 또한 rTMS의 효과에 대한 메타분석 연구에서도 이 방법은 의미있게 치료효과가 있는 것으로 보고되었다.[63,64] 그 외에도 1 Hz의 우뇌 억제자극 한 다음 좌뇌의 브로카 영역을 20 Hz로 촉진자극 한 후 언어치료를 시행한 군에서 의미 있는 실어증의 호전을 보였고 그 치료효과도 2개월 후까지 유지되어 앞으로도 다양한 rTMS 치료 프로토콜에 대한 연구가 필요하다.[65] 경두개 직류자극(tDCS)은 rTMS 보다는 좀더 쉽게 넓은 부위를 자극할 수 있으며, 우성 반구인 좌뇌를 양극 자극(anodal stimulation)하거나 우뇌를 음극 자극(cathodal stimulation)할 수 있다. tDCS의 장점은 자극 패드를 부착한 상태에서 언어치료를 시행할 수 있으며 rTMS보다는 쉽게 자극할 수 있다는 점이다. 2015년 Cochrane review에서는 12개의 실어증 환자에 대한 tDCS 연구를 메타분석한 결과 아직 tDCS가 대조군에 비해 의미있는 치료효과는 보이지 않았다고 보고해 임상적으로 활용하기 위해서는 더 많은 연구가 필요하다.[66]

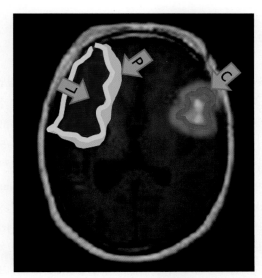

그림 19-7 │ 좌측 중간대뇌 동맥부 뇌경색으로 브로카 영역을 포함하는 전두엽의 병변(L)으로 실어증이 발생한 환자에서 나타날 수 있는 회복 기전
병변 주변에 언어를 담당하던 부분(P)이 남아있는 경우에는 이 영역에서 언어기능을 담당하도록 언어 신경망이 재조직되며, 광범위한 손상으로 언어영역이 모두 손상되면 좌뇌 병변과 거울위치의 우뇌 상동영역(C)에서 기능을 담당하는 기전을 통해 실어증의 회복에 관여한다.

3. 말 실행증(apraxia of speech, AOS)

말 운동장애(motor speech disorder)는 언어기능에는 큰 이상이 없이 말의 조음에 장애를 보이는 것을 일컬으며 구음장애와 말 실행증이 대표적이다. 두 가지 모두 실어증과 동반되어 나타날 수 있으며 말 실행증이 주로 허혈성 뇌경색으로 발생하는 데 비해 구음장애는 비교적 다양한 신경학적 이상으로 초래된다.

말 실행증은 말소리를 만드는데 필요한 연속적이고 조화로운 조음운동의 조절에 장애가 생기는 것을 일컫는다. 말 실행증과 관련해 사용한 용어는 매우 다양하며, 1908년 Liepmann이 '실행증(apraxia)'이라는 용어를 사용한 후 1969년 Darley가 Liepmann의 'apraxia of glosso-labio-pharyngeal structures'를 'apraxia of speech'라는 용어로 재정의하여 지금까지 사용하고 있다(표 19-6). 말 실행증과 관련이 높은 뇌 영역은 섬피질(insula cortex)과 좌측 후하전두이랑이랑(posterior inferior frontal gyrus)이며, 주로 브

표 19-6 │ 말 실행증과 관련지어 사용된 용어들

- 구심 운동성 실어증(afferent motor aphasia)
- 실행성 구음장애(apraxic dysarthria)
- 원심 운동성 실어증(efferent motor aphasia)
- 언어실행증(speech apraxia)
- 음성붕괴(phonetic disintegration)
- 이차성 언어 실행증(secondary verbal apraxia)
- 언어 소리 벙어리(speech sound muteness)
- 말굳음증(anarthria)
- 발성 협동운동장애(articulatory dyspraxia)
- 작은 브로카 실어증(little Broca's aphasia)
- 표현성 실어증(expressive aphasia)
- 말초 운동성 실어증(peripheral motor aphasia)
- 원발 언어 실행증(primary verbal apraxia)
- 감각운동 장애(sensorimotor impairment)
- 피질하 운동성 실어증(subcortical motor aphasia)
- 언어무감증(aphemia)
- 실조성 실어증(ataxic aphasia)
- 피질 구음장애(cortical dysarthria)
- 구어 언어 실행증(oral verbal apraxia)
- 음운 실어증(phonemic aphasia)
- 순수 운동성 실어증(pure motor aphasia)
- 단어 벙어리(word muteness)

로카 실어증과 같은 전두엽에 병변이 있는 실어증에서 흔히 동반증상으로 나타난다.[67,68]

1) 말 실행증의 임상적 특징과 평가

말 실행증의 임상적인 특징은 ① 힘들게 자신의 오류를 지속적으로 수정(error groping)하려는 노력, ② 비정상적인 리듬, 강세, 억양 등 운율의 이상, ③ 같은 말을 할 때도 일관되지 않은 조음오류, ④ 말을 시작할 때 어려움을 보인다는 점 등이다. 말 실행증의 가장 대표적인 검사는 Apraxia battery for adults-2 (ABA-2), Test of Oral and Limb Apraxia (TOLA) 등이 있다. 우리나라에서는 표준화된 독립검사는 없는 상태이며 K-WAB의 검사 중 일부로 포함되어 있다(표 19-7).

말 실행증과 감별진단이 필요한 증상은 브로카 실어증과 전도성 실어증, 구음장애 등이다. 브로카 실어증과 말 실행증은 동반되어 나타나는 경우가 많으며, 브로카 실어증에서는 실문법증(agrammatism)이 특징적이다. 전도성 실어증은 말 실행증과 마찬가지로 말의 대치(substitution), 첨가(addition), 생략(ommission), 전치(transposition) 등이 나타나지만 말하는데 필요한 음소(phoneme)를 선택하는데 문제가 있는 것에 비해 말 실행증은 올바른 음소를 선

택했지만 이를 정확히 발음하기 위한 운동실행 단계에 문제가 발생하는 것이 차이점이다. 그리고 구음장애는 근력, 근긴장도, 운동범위나 협조에 문제가 있어 대체로 오류 유형의 예측이 가능해 감별이 가능하다.

2) 말 실행증의 치료

말 실행증의 치료는 의사소통의 효율성에 목표를 두는 것이 가장 중요하다. 경도의 말 실행증을 가진 경우 일차적으로 말의 운율이 손상되므로 주로 억양과 강세를 향상시키는데 주력한다. 중등도 또는 심한 말 실행증을 가진 환자에서는 말소리를 만들어낼 때 입 구조물의 위치를 재교육 시키는데 중점을 두어 치료한다. 이때 말소리나 단어의 반복적인 모방 훈련, 손가락으로 두드리거나 메트로놈 같은 기구를 이용해 말의 속도(pace)를 조절하는 훈련, 노래를 하거나 근전도와 같은 장비로 되먹임(feedback)을 이용한 긴장의 완화요법을 이용해 치료한다. 이와 함께 보완대체의사소통(alternative augmentative communication, AAC)도 심한 말실행증의 경우 사용할 수 있다. 그렇지만 아직까지 말 실행증의 효과적인 치료방법에 대한 무작위 대조연구 등 질높은 연구가 적어 앞으로 많은 연구가 필요하다.[69]

4. 구음장애(dysarthria)

2005년 미국 Mayo clinic에 내원한 10,444명의 신경인성 의사소통장애에서 구음장애가 54%, 실어증 25%, 말 실행증 4%이었고, 그 외 인지언어장애 16%로 보고하였다.[4] 이처럼 뇌졸중 후 구음장애는 비교적 흔하며, 약 41~53%의 뇌졸중 환자에서 발생하는 것으로 보고하고 있다.[70] 구음장애는 1969년 Darley가 단순한 "불명료한 언어(slurred speech)"의 개념을 확장하여 "중추와 말초신경계의 손상에 의해 말의 기전 중 특히 근육조절에 방해가 생겨 발생하는 말 장애군"으로 정의하였다. 그러므로 구음장애는 인지장애 또는 언어장애에 속하지 않으며 후두절개, 구개순 또는 구개열(cleft lip and palate) 등과 같이 신경인성 원인이 아닌 국소적인 해부학적 구조상의 문제는 포함하지 않는다. 또한 정신분열, 우울증과 같은 정신적인 문제로 발생한 경우도 포함시키지 않는다.[4]

표 19-7 | 성인실행증 검사 도구-2(Apraxia Battery for Adults-2) (Dabul 2000)에서 말 실행증의 특징적인 소견

1. 음운 예기 오류를 나타낸다(gleen glass for green grass).
2. 음운 보속 오류를 나타낸다(pep for pet).
3. 음운 전위 오류를 나타낸다(Arifca for Africa).
4. 음운 음성 오류를 나타낸다(ben for pen).
5. 음운 모음 오류를 나타낸다(moan for man).
6. 시각/청각 탐색을 나타낸다.
7. 단어에서 빗나간 시도를 반복한다.
8. 오류가 매번 다른 양상을 보인다.
9. 오류가 음운연쇄가 증가에 따라 늘어난다.
10. 자발적 발화보다 자동발화로 오류가 적게 나타난다.
11. 언어를 시작하는데 현저한 어려움을 나타낸다.
12. 음절 및 자음 군집 사이에 강세가 없는 모음소리를 개입한다.
13. 비정상 운율 특성을 나타낸다.
14. 오류를 인지하나 교정할 수 없다.
15. 표현과 이해의 차이를 나타낸다.

1) 구음장애의 원인과 분류

구음장애는 다양한 말초 또는 중추신경계의 신경학적 이상에 의해 나타나며 가장 많이 발생하는 질환은 뇌간의 편측 또는 양측성 병변, 파킨슨씨병(Parkinson's disease), 다발성 경화증(multiple sclerosis), 근위축성 측삭경화증(amyotrphic lateral sclerosis, ALS) 등이다. 구음장애는 일반적으로 flaccid, spastic, ataxic, hypokinetic, hyperkinetic, unilateral upper motor neuron, mixed type의 7가지 유형으로 분류할 수 있으며 각 유형의 특징과 원인은 표 19-8 같다.[4]

2) 구음장애의 진단

구음장애의 진단은 지각(perceptual), 청각(auditory), 생리적(physiologic)인 방법 등 다양한 방법이 사용될 수 있지만 환자의 말소리를 귀로 듣는 것이 진단에 가장 중요하다. 구음장애의 평가는 말할 때 입주변 구조물의 움직임 외에도 입과 안면 근육의 근력(strength), 대칭성(symmetry), 운동범위(range), 긴장도(tone), 속도(speed), 협조(coordination), 정확성(accuracy)에 대한 정보를 얻어야 한다. 이를 위해서는 휴식할 때, 자세를 유지할 때, 움직일 때, 최대 수행력을 발휘할 때로 나누어 관찰해야 하며 이러한 평가 방법을 '구강운동검사(oral-motor examination)'라고 한다. 이와 함께 말할 때 호흡(respiration), 발성(phonation), 공명(resonance), 발음(articulation), 운율(prosody)에 대한 정보를 얻어야 하는데 대화를 하거나 그림 설명, 크게 읽기, 다양하게 말 반복하기 등을 통해 평가할 수 있다.

3) 구음장애의 치료

우선 구음장애를 일으키는 병의 경과를 알고 구음장애의 심한 정도와 환자의 특수한 상황에 맞게 치료해야 한다. 병이 계속 진행되는 근위축성 측삭경화증과 뇌졸중에서의 치료방법은 서로 다르다. 근위축성 측삭경화증의 경우 최대한 말 명료도(speech intelligibility)를 유지할 수 있도록 치료하다가 더 이상 발성이 안 되면 보완대체 의사소통 방

표 19-8 | 구음장애의 분류

유형	병소	특징	원인
이완성(flaccid)	하위운동신경원 (lower motor neuron)	기식 음질(breathy voice quality) 과다콧소리(hypernasality) 자음 불명료(consonant imprecision)	뇌졸중(stroke) 중증근무력증 (myasthenia gravis)
경직성(spastic)	양측 상위운동신경원 (bilateral upper motor neuron)	긴장한, 억압당한, 거친 음성 늦은 속도자음 불명료(strained, strangled, harsh voice, slow rate, consonant imprecision)	양측 뇌졸중(bilateral stroke) 원발측삭경화증 (primary lateral sclerosis)
편측 상부운동신경원성 (unilateral upper motor neuron)	편측 상위운동신경원 (unilateral upper motor neuron)	자음 불명료(consonant imprecision), 늦은 속도 거친 음질(slow rate, harsh voice quality)	뇌졸중(stroke) 종양(tumor)
실조성(ataxic)	소뇌(cerebellum)	불규칙 발성 파괴(irregular articulatory breakdowns) 과도 및 균등 부하(excessive and equal stress)	뇌졸중(stroke) 퇴행병 (degenerative disease)
운동감소성 (hypokinetic)	추체외로(extrapyramidal)	빠른 발음(rapid rate of articulation), 음량 감소(reduced loudness), 단조로운 음조 및 음량(monopitch and monoloudness)	파킨슨병 (Parkinson's disease) 뇌졸중(stroke)
운동과다성 (hyperkinetic)	추체외로(extrapyramidal)	지연된 음운(prolonged phenemes) 가변속도(variable rate) 부적절한 무음(inappropriate silences) 음성 정지(voice stoppages)	근긴장이상(dystonia) 헌팅톤병 (Huntington's disease)
경직-이완성 (Spastic-flaccid)	상위 및 하위 운동신경원 (upper and lower motor neuron)	과다콧소리(hypernasality); 긴장한, 억압당한, 늦은 속도, 거친 음질(strained, strangled, harsh voice quality), 자음 불명료(slowe rate, consonnant imprecision)	근위축성 측삭경화증 (amyotrophic lateral sclerosis) 다발 뇌졸중(multiple strokes)

법을 통해 대화하도록 훈련을 하지만, 뇌졸중에서는 말 명료도를 향상시키고 행동치료를 통해 말의 속도를 줄이고 말의 운율에 강세를 살리는 등 말을 자연스럽게 표현하는 데 목표를 둔다. 구음장애의 치료는 가장 문제가 되는 부분을 찾아 훈련을 시킴으로써 적은 노력으로 큰 효과를 볼 수 있는데, 예를 들면 말 명료도가 가장 문제인 경우 "나-집에-가고-싶-어요"와 같이 환자가 말하는 속도를 줄이고 말 중간에 잠시 쉬게 함(pause)으로써 말 명료도를 높일 수 있다.

환자가 치료 후에도 구음장애가 쉽게 호전이 되지 않고 의사소통에 어려움이 있는 경우 보완대체의사소통 방법을 이용해 의사소통능력을 키우는데 중점을 두고 치료해야 한다. 이 경우에도 의사소통을 할 수 있는 기본적인 언어 능력을 필요로 하며 심한 실어증이나 치매가 동반된 경우에는 사용하기 어렵다. 아직 구음장애의 언어치료의 방법과 효과에 대해서는 아직 근거수준이 높은 연구가 부족해 더 많은 연구가 필요하다.[71-73]

5. 우반구 손상으로 인한 의사소통장애

1) 우반구 손상으로 인한 의사소통장애의 특징

우반구 손상으로 인한 의사소통장애는 언어외적인 의사소통장애(extra-linguistic deficits)와 비언어적인 의사소통장애(non-linguistic deficit)로 나눌 수 있다(표 19-9). 언어외적인 의사소통장애는 ① 전체적인 구조 파악의 문제, ② 대체적인 의미 생성의 문제, ③ 의사소통 주제에 대한 둔화, ④ 운율의 상실 등이 특징이다. 이에 비해 비언어적인 문제는 편측 무시(hemispatial neglect), 병태실인(anosognosia), 주의력 손상 등으로 인해 나타나는 의사소통장애이다. 우반구 손상이 발생하면 주로 언어의 정서적인 면에도 영향을 미치기 때문에 말을 할 때 표정이 없다거나, 눈을 마주치지 못한다거나 몸짓을 전혀 사용하지 않거나 목소리에 아무런 기복이 없는 등의 증상이 생기게 된다. 이런 증상들은 말을 할 때 자칫 기본 예의가 없게 들리거나 타인의 감정에 대해 전혀 생각하지 않고 말하는 듯한 태도로 오해를 받을 수 있다. 또한 함께 대화를 했을 때 주제가 없이 말이 많거나 상대방에 대한 고려가 없이 말을 함으로써 주위 사람으로부터 '함께 지내기 힘든 사람'이라는 평가를 받게

되기도 한다.

2) 우반구 손상 후 의사소통장애의 평가와 치료

우반구 손상 환자의 의사소통장애를 명확히 이해하기 위해서는 언어외적인 측면과 비언어적인 측면에서 모두 평가가 이루어져야 한다. 검사는 우선 환자를 만나서 대화를 녹취하거나, 그림설명하기, 읽기 등 기본적인 검사를 시행하고 비언어적인 영역인 편측 무시와 주의력에 대한 평가를 먼저 시행하는 것이 좋다. 이때 편측 무시를 알아보기 위해서는 시계그리기, 선긋기, 별 지우기(star cancellation) 등의 검사를 많이 시행하며, 병태실인의 경우 환자에게 '병원에 지금 왜 있습니까?'하고 묻거나 '어디가 아프세요?'라고 물었을 때 환자의 반응을 통해 파악할 수 있다. 주의력 검사는 숫자폭(digit span) 또는 시각폭(visual span) 검사, 청각 또는 시각 지속수행검사(continuous performance test), PASAT, D2-test 등으로 평가할 수 있다. 이후 언어외적인 의사소통의 장애를 평가하여 이야기 및 장면의 설명, 담화, 대체적 의미의 해석, 운율에 따른 의미의 차이나 표현을 검사한다.

표 19-9 | 우반구 손상으로 인한 언어외적 및 비언어적인 문제

1. 언어 외적인 장애
- 전체적인 구조 파악의 장애
  핵심개념 파악의 문제
  정확한 추론의 문제
  비효율적인 언어의 남발
- 대체적인 의미생성의 장애
  비유적이고 은유적인 의미파악의 문제
  유머, 풍자 등의 해석의 문제
  원래 해석을 재편집할 수 있는 능력의 저하
- 의사소통 주제에 대한 둔화
  의사소통 목적 파악의 어려움
  공통지식에 대한 구분의 어려움
  정서가가 담긴 언어를 이해하지 못함
  눈을 맞추지 못하고 충동적인 반응을 보이거나 반응이 떨어짐
- 말의 운율의 손상
  말의 운율에 담긴 의미 해석의 저하
  말에 운율을 사용한 정서적인 표현의 문제

2. 비언어적인 장애
- 편측 무시
- 병태실인(anosognosia)
- 주의력 손상
  각성, 경계, 유지, 선택적 주의력 장애

우반구 손상에서 보이는 의사소통장애를 평가하는 상용화된 검사로는 선별검사인 Mini Inventory of Right Brain Injury, Right Hemisphere Language Battery가 있으며 Burns 등(1985)이 개발한 'Clinical Management of Right Hemisphere Dysfunction (RICE)' 검사가 영어권에서 사용되고 있지만 아직 우리나라에는 표준화된 검사는 없는 실정이다.

우반구 손상에서 의사소통장애의 치료는 우선 환자의 시지각 결손과 시운동협응 기술(visuomotor skill)의 손상을 보상하기 위해 청각이나 글자와 같이 더 많이 보존되어 있는 언어능력을 이용해 훈련 학습한다. 또한 치료자는 환자가 쓸데없는 표현을 줄이고, 주제를 계속 유지하면서 논리적으로 말할 수 있도록 훈련하며, 환자의 보호자들에게 환자의 상태를 설명해서 환자의 인성적인 면이 실제의 상태보다 저평가되지 않도록 하는 것이 중요하다.

6. 외상성 뇌손상 후 의사소통 장애

1) 외상성 뇌손상의 특징

뇌졸중과 외상성 뇌손상은 기본적으로 다른 병태생리를 가지므로 그 임상양상과 경과도 서로 많이 다르다. 뇌 외상 후 임상양상은 뇌의 특정영역에 국한되지 않고 복합적인 운동 및 인지 행동장애가 나타나며 운동능력의 회복은 빠른 반면 인지행동장애는 오래 지속된다. 특히 ① 각성, 반응 등 상태 기능(status function)의 저하, ② 청각, 시각, 시공간 지각, 언어, 기억력 등 정보의 수용, 분석 저장 능력의 손상, ③ 행동의 계획, 조절 장애 등의 임상양상을 보이며 각성과 주의력의 저하는 언어기능에 전반적인 영향을 미친다.

2) 의사소통장애의 특징

외상성 뇌손상에서 나타나는 의사소통장애는 언어영역에 뇌 손상이 발생하는 경우 실어증의 전형적인 특징을 보일 수 있고 인지장애로 인한 의사소통장애가 발생하는 경우 지남력 장애, 실어증, 기억력 장애가 함께 혼재되어 ① 청각 및 시각정보 인출의 문제, ② 이름대기장애, ③청각적 이해력의 저하 (특히 길고 복잡한 문장), ④ 독해능력의 저하, ⑤ 정보의 통합, 분석, 생성의 장애로 다변증(logor-rhea), 작화증(confabulation), 에두르기(circumlocution) 등이 주된 양상이다.

의사소통장애의 경과는 환자의 연령층이 젊기 때문에 회복은 좋은 편이며 언어와 관련된 인지기능의 회복은 주의력 → 판별력(discrimination) → 연속배열(seriation) → 기억력 → 범주화 → 연합력 → 분석과 생성(analysis & synthesis)의 순서로 호전되는 것이 일반적이다. 환자는 6개월 정도 경과하면 대부분 언어사용에 큰 무리가 없지만 계속 보속증을 보인다거나 말의 내용이 불완전하다거나 하는 문제가 남을 수 있다.

3) 의사소통 장애의 평가

의사소통장애에 대한 평가는 언어, 지각, 기억력, 주의력 등 가능한 모든 인지영역에 대한 평가가 선행되어야 한다. 대개 손상 후 6개월이 경과하면 언어회복이 많이 이루어져 일상적인 언어평가로는 문제를 찾기가 어렵다. 그러므로 대화를 통해 언어사용의 적절성, 청각적 분석 및 통합력, 표현력, 판별력, 언어관련 문제해결력 등을 평가해야 한다. 외상성 뇌손상 환자를 대상으로 개발된 평가도구로는 The Scales of Cognitive Ability for Traumatic Brain Injury (SCATBI)가 있으며 국내에서 사용되고 있는 표준화된 검사는 아직 없는 실정이다.

4) 의사소통장애의 치료

의사소통장애에 대해서 적절한 인지기능의 평가를 통해 치료계획을 수립하는 것이 바람직하며 가족에 대한 교육을 시행하고 조언하는 것이 도움이 된다. 실어증과 동일한 임상양상을 보이는 경우에는 실어증에 준해서 치료하지만 인지기능장애가 동반된 경우에는 포괄적인 인지재활치료가 함께 진행되어야 한다. 인지재활은 손상된 기능의 회복과 기능적 보상훈련이 함께 이루어져야 하며 인지기능의 회복을 위해서는 학습모형에 기반하여 1단계에서 2단계로, 아래에서 위로, 단순한 것에서 복잡한 과정으로 점차 진행하도록 구성하는 것이 좋다. 환자는 초기에 지남력과 기억력, 선택적 주의력과 판별력을 키우기 위한 훈련을 시행한 후 순차적으로 언어를 이용한 분석과 통합 능력을 키울 수 있도록 훈련하는 것이 좋다. 또한 컴퓨터기반 인지재활프로그램을 이용해 주의, 기억, 비언어적 문제해결 등에 활용하는 것도 도움이 된다.

그 외에 환자의 주의력, 기억력 등을 항진하고 이상행동이나 초조한 행동을 조절하기 위해 amantadine, propranolol을 투여하거나, 주의와 각성을 향상시키기 위한 bromocriptine, methylphenidate나 기억력과 인지기능을 증진시키기 위한 콜린계 약물을 사용할 수 있다.

7. 치매에서 나타나는 의사소통장애

1) 정상 노인과 치매에서 나타나는 언어의 특징

노화와 관련된 언어기능의 변화는 ① 정상적인 노화에 따른 변화, ② 알츠하이머병 등 기억력과 전반적인 인지기능의 저하에 따른 변화, ③ 비전형적 치매나 일차진행성 실어증 증후군(primary progressive aphasia syndrome)과 같이 언어관련 국소 증상이 특징적으로 나타나는 경우로 나눌 수 있다.

나이가 들면서 나타나는 언어사용의 특징은 구체어의 사용과 문어체적 표현이 느는 반면 함축적인 용어나 은유어의 사용은 줄고, 담화(discourse)도 간단한 표현을 주로 사용하는 것이다. 인지기능도 젊은 연령에 비해 기억폭(memory span)이 감소하여 즉시 회상검사(immediate recall)에서 저하를 보이고 이런 변화가 언어에 반영되기도 한다. 그렇지만 일반적으로 일상적인 의사소통에 지장을 줄 정도의 심한 문제는 일으키지 않는다(표 19-10).

반면 치매의 경우에는 보다 심각한 언어장애가 발생하는데 적절한 언어의 사용을 위해서는 지남력, 주의력, 기억력, 시지각 능력 등 기본 인지능력이 보존되어 있는지가 중요하며 치매의 심한 정도와 의사소통능력은 서로 밀접한 상관관계를 가진다. 그러므로 기억력이 저하되면서 동반되는 언어장애를 관찰하면 치매의 진단에 도움을 줄 수도 한다. 일반적으로 치매 초기에 가장 특징적인 언어장애는 이름대기 장애이다. '네 발 달린 동물의 이름대기'처럼 의미적으로 연관된 단어를 말하게 하거나 'ㄱ'과 같은 철자로 시작되는 단어를 말하게 하면 어려움을 보이면서 에두르기(circumlocution) 등이 함께 나타난다. 치매가 진행되면서 실어증은 치매의 특징적인 증상의 하나가 되며 오랜 기간 자동적으로 사용해온 음운적, 통사적 언어사용은 보존되지만 기억력에 의존하는 의미의 이해 등은 더 많은 손상을 보인다. 그러므로 유창하게 말을 하지만 이름대기 장애와 보속증을 보이면서 말의 내용은 없어 베르니케 실어증과 유사한 양상을 보인다. 치매의 최종 단계에 도달할 때까지도 통사와 음운적 요소는 잘 유지되지만 신조어(neologism)나 상대방의 말을 앵무새처럼 따라 말하는 반향언어증(echolalia)이 함께 나타난다. 치매의 마지막 단계에 도달하면 언어의 표현영역까지 손상되어 의사소통은 불가능해지고 전실어증과 비슷한 양상을 보이게 된다.

3) 치매에서 언어평가와 치료

치매환자는 앞서의 우반구 손상이나 외상성 뇌손상처럼 언어평가 외에 인지평가가 반드시 함께 이루어져야 한다. NINCDS (National Institute of Neurological and Communication Disorders and Stroke)-ADRDA (Alzheimer Disease and Related Disorders)에서 제안한 치매환자의 언어평가에는 의미별 또는 범주별 언어유창성 검사와 함께 보스톤 이

표 19-10 | 정상 노인에서 나타나는 언어의 특징

영역	언어의 변화
단어 사용	추상어의 사용이 줄고 구체어 사용의 증가
문체	비유나 은유적인 표현은 줄고 문어체적인 어휘 사용
담화	단순한 문장을 주로 구사
이름대기	이해영역은 유지되는 반면 표현영역의 저하
기억력	즉시 회상 능력의 저하에 따른 특징

표 19-11 | 치매 환자의 의사소통을 위해 보호자에게 교육해야 할 사항

1. 환자에게 다가갈 때는 천천히 다가가도록 한다.
2. 말할 때는 시선을 마주치도록 한다.
3. 기쁜 표정과 행동으로 대화하고 표현한다.
4. 명확하게 말하고 돌려서 말하지 않는다.
5. 대명사의 사용을 줄여서 말하고 직접 지시하도록 한다.
6. 질문은 '예/아니오'로 대답할 수 있는 것을 사용한다.
7. 짧은 문장으로 말한다.
8. 환자의 이해를 돕도록 부가적인 설명을 한다.
9. 친숙한 주제와 눈으로 볼 수 있는 주제를 이용해 대화한다.
10. 신체 접촉을 사용한다.

름대기검사(BNT)를 시행하고, 이와 함께 웨스턴 실어증검사(WAB)나 보스톤 실어증진단검사(BDAE) 등 전형적인 언어평가를 시행하도록 권장하고 있다. 별도로 치매환자의 의사소통장애를 진단하기 위해 개발된 검사로는 Arizona Battery for Communication Disorders of Dementia (ABCD)가 있다.

대개 치매는 비가역적인 진행성 경과를 보이기 때문에 치료를 해도 언어능력의 호전을 기대하기는 어렵다. 그러므로 환자의 지속적인 언어능력 상실에 대해 보상적인 접근방법을 통해 다른 사람과의 의사소통능력을 최대한 유지시키는데 치료목표를 두는 것이 바람직하다. 이를 위해서는 가족 등 주변 사람들의 교육이 중요하며 환자의 인지평가를 통해 현재 상태를 충분히 이해시키고 환자에게 기대이상의 요구를 하다가 서로 지쳐서 의사소통에 대한 노력을 포기하지 않도록 하는 것이 중요하다(표 19-11).

참고문헌

1. 이승복 한. 언어심리학. 1판 ed. 서울: 시그마프레스; 1999. p. 45-58.
2. Dehaene-Lambertz G, Dehaene S, Hertz-Pannier L. Functional neuro-imaging of speech perception in infants. Science 2002;298:2013-5.
3. Lee H, Lee Y, Choi H, Pyun S-B. Community integration and quality of life in aphasia after stroke. Yonsei medical journal 2015;56:1694-702.
4. Kirshner HS AM, Lorch MP, Wertz RT. Disorders of speech and language. Baltimore: Lippincott Williams & Wilkins; 1999.
5. Hallowell B, Chapey, R. Introduction to language intervention strategies in adult aphasia. In: Chapey R, editor. Language intervention strategies in aphasia and related neurogenic communication disorders. 5th ed. Baltimore, Maryland: Lippincott Williams & Wilkins; 2008. p. 3-19.
6. Wade DT, Hewer RL, David RM, Enderby PM. Aphasia after stroke: natural history and associated deficits. J Neurol Neurosurg Psychiatry 1986;49:11-6.
7. Hillis AE, Wityk RJ, Barker PB, Beauchamp NJ, Gailloud P, Murphy K, et al. Subcortical aphasia and neglect in acute stroke: the role of cortical hypoperfusion. 2002. p. 1094-104.
8. Salter K, Jutai J, Foley N, Hellings C, Teasell R. Identification of aphasia post stroke: a review of screening assessment tools. Brain Inj 2006;20:559-68.
9. Pyun SB, Hwang YM, Ha JW, Yi H, Park KW, Nam K. Standardization of Korean Version of Frenchay Aphasia screening test in normal adults. Journal of Korean Academy of Rehabilitation Medicine 2009;33:436-40.
10. Ha J-W, Pyun S-B, Lee HY, Hwang Y-m, Nam K. Reliability and validity analyses of the Korean version of frenchay aphasia screening test in brain-damaged patients. Communication Sciences & Disorders 2009;14:46-57.
11. Kim DY, Pyun S-B, Kim EJ, Ryu BJ, Choi TW, Pulvermüller F. Reliability and validity of the Korean version of the Communicative Activity Log (CAL). Aphasiology 2016;30:96-105.
12. 권정이 김, 박시운, 장순자, 김병식. 뇌졸중 환자들에서 실어증이 인지선별검사에 미치는 영향. 대한재활의학회지 2002;26:9-13.
13. Ha J-W, Kim G, Pyun S-B. Language performance and cognitive function in persons with nondominant-hemispheric stroke. Korean Social Science Journal 2015;42:39-49.
14. Helm-Estabrooks N. Cognition and aphasia: a discussion and a study. J Commun Disord 2002;35:171-86.
15. Baldo JV. Is cognition intact in patients with aphasia? . Academy of Aphasia Meeting 2002.
16. Pyun SB, Lee, H.Y., Hwang, Y.M., Ha, J., Yoo, S.D. Is visuospatial cognitive function preserved in aphasia? J Neurol Sci 2009;283:304.
17. 편성범. 실어증에서 인지기능과 언어의 상호작용. Proceedings of the 제 3회 서울의대 재활의학교실 연수강좌; 2010; 서울. 메드랑.
18. Helm-Estabrooks N, Connor, L.T., Albert, M.L. Treating attention to improve auditory comprehension in aphasia. Academu of Aphasia Meeting; 2000.
19. van de Sandt-Koenderman WM, van Harskamp F, Duivenvoorden HJ, Remerie SC, van der Voort-Klees YA, Wielaert SM, et al. MAAS (Multi-axial Aphasia System): realistic goal setting in aphasia rehabilitation. Int J Rehabil Res 2008;31:314-20.
20. Goldenberg G, Dettmers H, Grothe C, Spatt J. Influence of linguistic and non-linguistic capacities on spontaneous recovery of aphasia and on success of language therapy. Aphasiology 1994;8:443-56.
21. Menke R, Meinzer M, Kugel H, Deppe M, Baumgartner A, Schiffbauer H, et al. Imaging short- and long-term training success in chronic aphasia. BMC Neurosci 2009;10:118.
22. Miyake A, Emerson MJ, Friedman NP. Assessment of executive functions in clinical settings: problems and recommendations. Semin Speech Lang 2000;21:169-83.
23. Keil K, Kaszniak, A. Examining executive function in individuals with brain injury: A review. Aphasiology 2002;16:305.
24. Maas MB, Lev MH, Ay H, Singhal AB, Greer DM, Smith WS, et al. The Prognosis for Aphasia in Stroke. Journal of Stroke and Cerebrovascular Diseases 2012;21:350-7.
25. Pedersen PM, Jorgensen HS, Nakayama H, Raaschou HO, Olsen TS. Aphasia in acute stroke: incidence, determinants, and recovery. Ann Neurol 1995;38:659-66.
26. Hillis AE, Heidler J. Mechanisms of early aphasia recovery. Aphasiology 2002;16:885-95.
27. Lazar RM, Antoniello D. Variability in recovery from aphasia. Curr Neurol Neurosci Rep 2008;8:497-502.
28. El Hachioui H, Lingsma H, Sandt-Koenderman M, Dippel DJ, Koudstaal P, Visch-Brink E. Recovery of aphasia after stroke: a 1-year follow-up study. Journal of Neurology 2012; doi:10.1007/s00415-012-6607-2.1-6.
29. Aftonomos LB, Steele RD, Wertz RT. Promoting recovery in chronic aphasia with an interactive technology. Arch Phys Med Rehabil 1997;78:841-6.
30. Aftonomos LB, Appelbaum JS, Steele RD. Improving outcomes for persons with aphasia in advanced community-based treatment pro-

grams. Stroke 1999;30:1370-9.

31. Wisenburn B, Mahoney, K. A meta-analysis of word-finding treatments for aphasia. Aphasiology 2009;23:1338-52.

32. Pulvermuller F, Neininger B, Elbert T, Mohr B, Rockstroh B, Koebbel P, et al. Constraint-induced therapy of chronic aphasia after stroke. Stroke 2001;32:1621-6.

33. Taub E, Morris DM. Constraint-induced movement therapy to enhance recovery after stroke. Curr Atheroscler Rep 2001;3:279-86.

34. Meinzer M, Rodriguez AD, Gonzalez Rothi LJ. First decade of research on constrained-induced treatment approaches for aphasia rehabilitation. Arch Phys Med Rehabil 2012;93:S35-45.

35. Brady MC, Kelly H, Godwin J, Enderby P, Campbell P. Speech and language therapy for aphasia following stroke. The Cochrane Library 2016.

36. Cicerone KD, Dahlberg C, Malec JF, Langenbahn DM, Felicetti T, Kneipp S, et al. Evidence-based cognitive rehabilitation: updated review of the literature from 1998 through 2002. Arch Phys Med Rehabil 2005;86:1681-92.

37. Rohling ML, Faust ME, Beverly B, Demakis G. Effectiveness of cognitive rehabilitation following acquired brain injury: a meta-analytic re-examination of Cicerone et al.'s (2000, 2005) systematic reviews. Neuropsychology 2009;23:20-39.

38. Cicerone KD, Langenbahn DM, Braden C, Malec JF, Kalmar K, Fraas M, et al. Evidence-Based Cognitive Rehabilitation: Updated Review of the Literature From 2003 Through 2008. Archives of Physical Medicine and Rehabilitation 2011;92:519-30.

39. Robey RR. A meta-analysis of clinical outcomes in the treatment of aphasia. Journal of Speech, Language & Hearing Research 1998;41:172.

40. Bhogal SK, Teasell R, Speechley M. Intensity of aphasia therapy, impact on recovery. Stroke 2003;34:987-93.

41. Bhogal SK, Teasell RW, Foley NC, Speechley MR. Rehabilitation of aphasia: more is better. Top Stroke Rehabil 2003;10:66-76.

42. Brady MC, Kelly H, Godwin J, Enderby P. Speech and language therapy for aphasia following stroke. Cochrane Database Syst Rev 2012;5:CD000425.

43. Scottish intercollegiate guidelines network. Management of patients with stroke: rehabilitation, prevention and management of complication, and discharge planning. 2010.

44. Laska AC, Kahan T, Hellblom A, Murray V, von Arbin M. A Randomized Controlled Trial on Very Early Speech and Language Therapy in Acute Stroke Patients with Aphasia. Cerebrovascular Diseases Extra 2011;1:66-74.

45. Nickels L. Therapy for naming disorders: Revisiting, revising, and reviewing. Aphasiology 2002;16:935-79.

46. Small SL, Llano DA. Biological approaches to aphasia treatment. Curr Neurol Neurosci Rep 2009;9:443-50.

47. Berthier ML, Pulvermuller F. Neuroscience insights improve neurorehabilitation of poststroke aphasia. Nat Rev Neurol 2011;7:86-97.

48. Berthier ML. Poststroke aphasia : epidemiology, pathophysiology and treatment. Drugs Aging 2005;22:163-82.

49. Greener J, Enderby P, Whurr R. Pharmacological treatment for aphasia following stroke. Cochrane Database Syst Rev 2001:CD000424.

50. A randomized, placebo-controlled study of donepezil in poststroke aphasia. Neurology. 2006;67:1687-9.

51. Hong JM, Shin DH, Lim TS, Lee JS, Huh K. Galantamine administration in chronic post-stroke aphasia. J Neurol Neurosurg Psychiatry 2012;83:675-80.

52. Berthier ML, Green C, Lara JP, Higueras C, Barbancho MA, Davila G,

et al. Memantine and constraint-induced aphasia therapy in chronic poststroke aphasia. Ann Neurol 2009;65:577-85.

53. Cohen L, Chaaban B, Habert MO. Transient improvement of aphasia with zolpidem. N Engl J Med 2004;350:949-50.

54. Klein RB, Albert ML. Can drug therapies improve language functions of individuals with aphasia? A review of the evidence. Semin Speech Lang 2004;25:193-204.

55. Musso M, Weiller C, Kiebel S, Muller SP, Bulau P, Rijntjes M. Training-induced brain plasticity in aphasia. Brain 1999;122 (Pt 9):1781-90.

56. Heiss WD, Thiel A. A proposed regional hierarchy in recovery of post-stroke aphasia. Brain Lang 2006;98:118-23.

57. Thulborn KR, Carpenter PA, Just MA. Plasticity of language-related brain function during recovery from stroke. Stroke 1999;30:749-54.

58. Gainotti G. The riddle of the right hemisphere's contribution to the recovery of language. Eur J Disord Commun 1993;28:227-46.

59. 유승돈 편, 정재범, 손효정, 남기춘, 김희상, 안경회. 브로카실어증 환자와 명칭성 실어증 환자에서 유창성 회복정도에 따른 뇌활성화 비교: fMRI연구. 대한뇌졸중학회지 2005;7:197-207.

60. Martin PI, Naeser MA, Ho M, Treglia E, Kaplan E, Baker EH, et al. Research with transcranial magnetic stimulation in the treatment of aphasia. Curr Neurol Neurosci Rep 2009;9:451-8.

61. Naeser MA, Martin PI, Nicholas M, Baker EH, Seekins H, Kobayashi M, et al. Improved picture naming in chronic aphasia after TMS to part of right Broca's area: an open-protocol study. Brain Lang 2005;93:95-105.

62. Weiduschat N, Thiel A, Rubi-Fessen I, Hartmann A, Kessler J, Merl P, et al. Effects of repetitive transcranial magnetic stimulation in aphasic stroke. Stroke 2011;42:409-15.

63. Wong IS, Tsang HW. A review on the effectiveness of repetitive transcranial magnetic stimulation (rTMS) on post-stroke aphasia. Reviews in the Neurosciences 2013;24:105-14.

64. Ren C-L, Zhang G-F, Xia N, Jin C-H, Zhang X-H, Hao J-F, et al. Effect of low-frequency rTMS on aphasia in stroke patients: a meta-analysis of randomized controlled trials. PloS one 2014;9:e102557.

65. Khedr EM, Abo El-Fetoh N, Ali AM, El-Hammady DH, Khalifa H, Atta H, et al. Dual-hemisphere repetitive transcranial magnetic stimulation for rehabilitation of poststroke aphasia: a randomized, double-blind clinical trial. Neurorehabilitation and neural repair 2014;28:740-50.

66. Elsner B, Kugler J, Pohl M, Mehrholz J. Transcranial direct current stimulation (tDCS) for improving aphasia in patients with aphasia after stroke. The Cochrane Library 2015.

67. Dronkers NF. A new brain region for coordinating speech articulation. Nature 1996;384:159-61.

68. Hillis AE, Work M, Barker PB, Jacobs MA, Breese EL, Maurer K. Re-examining the brain regions crucial for orchestrating speech articulation. Brain 2004;127:1479-87.

69. West C, Hesketh A, Vail A, Bowen A. Interventions for apraxia of speech following stroke. Cochrane Database Syst Rev 2005:CD004298.

70. Lawrence ES, Coshall C, Dundas R, Stewart J, Rudd AG, Howard R, et al. Estimates of the prevalence of acute stroke impairments and disability in a multiethnic population. Stroke 2001;32:1279-84.

71. Cameron S, Thomas H, Peter L. Speech and language therapy for dysarthria due to non-progressive brain damage. Cochrane Database of Systematic Reviews: John Wiley & Sons, Ltd; 2005.

72. Angela TM, Adam PV. Intervention for dysarthria associated with acquired brain injury in children and adolescents. Cochrane Database of Systematic Reviews: John Wiley & Sons, Ltd; 2008.

73. Palmer R, Enderby P. Methods of speech therapy treatment for stable dysarthria: A review. International Journal of Speech-Language Pathology 2007;9:140-53.

CHAPTER 19

인지 장애의 치료
Treatment for Cognitive Impairment

| 고명환, 정세희

인지기능이란 다양한 학문 분야에서 공용되는 포괄적인 용어로 한마디로 정의하기 어려우나, 의학적으로는 주의집중력, 기억력, 시공간지각력, 언어능력, 문제해결능력, 집행기능, 계획능력 등과 같은 여러 영역의 지적 뇌기능이라고 정리할 수 있다. 인지기능장애는 외상성뇌손상, 뇌졸중, 치매 및 퇴행성뇌질환, 뇌성마비 등과 같은 대표적 뇌질환뿐만 아니라 각종 대사성 및 중독성 질환에서도 뇌기능에 지장을 미쳐 발생할 수 있다.

인지기능의 저하를 보이는 환자에 대한 치료는 "인지재활(cognitive rehabilitation)"이라 하여 재활의학에서 전문성을 가지고 매우 중요하게 다루어지고 있다. 인지재활은 "인지훈련(cognitive training)"을 포함한 보다 포괄적인 치료접근을 뜻하는 것으로 이해되어야 한다. 즉, 인지재활이란 인지훈련과 더불어 약물치료, 물리치료, 작업치료, 언어치료 등 재활영역에서 전문적으로 사용되어지는 여러 치료 방법들이 체계적으로 구성된 치료방법이라 할 수 있으며, 이러한 치료법들이 통합되어 올바로 시행될 때 인지기능 저하에 대한 치료가 제대로 이루어질 수 있다. 외상성뇌손상이나 뇌졸중 환자의 인지기능 저하에 대한 인지재활 치료의 효과는 이미 많은 연구들에서 증명이 되었으며, 최근 치매 환자에서도 단순한 인지자극훈련만으로는 인지기능의 호전을 증명하기는 어렵지만 환자 개개인의 상태에 맞게 올바른 치료 목표를 정해 놓고 운동치료를 포함한 포괄적인 인지재활 치료를 실시하면 인지기능을 비롯하여 전반적인 환자의 기능 상태를 호전시킬

수 있다는 공통된 연구결과들이 지속적으로 발표되고 있다.[1-4]

인지재활 치료를 시작하고자 할 때에는 일차적으로 여러 인지영역 중에서 어느 인지영역의 저하가 주 문제인가를 정확하게 파악하는 것이 중요하다. 즉, 모든 질환의 치료에서처럼 정확한 진단 후에 치료가 이루어져야 한다(인지기능의 평가에 대해서는 제5장에 자세히 기술되어 있다). 본 장에서는 인지 기능을 각 영역별로 나누어 여러 다양한 치료법 중에서도 효과적인 것으로 알려진 대표적인 치료접근법들에 대해 살펴보고 마지막 부분에서는 인지기능의 호전을 위한 약물치료 방법에 대해 알아보고자 한다.

I. 주의력(attention)

인지기능 저하에 대한 치료에는 크게 두 가지의 접근방법이 있다. 즉 첫 번째는 손상된 기능 자체를 회복시키기 위한 치료 방법이고 두 번째는 인지기능이 저하된 상태에서도 일상생활 기능을 호전시키고 사회 참여를 높여가는 치료방법이다. 주의력 증진 치료도 위의 두 가지 접근방법에 준하여 치료 계획을 세울 수 있다. 손상된 주의력 자체를 회복하기 위하여는 기능적 증진을 위한 치료 도구를 사용하기 보다는 치료실 내의 테이블 위에서 필기도구와 종

이를 가지고 훈련(pen-and-paper training)을 한다거나, 컴퓨터를 이용하여 주의력을 요하는 적절한 자극을 제시해 주고 이에 대해 올바르게 반응하도록 반복적으로 훈련을 하는 방식을 사용할 수 있다. 반면, 주의력이 저하된 상태에서 환자의 기능을 높이기 위한 전략으로는 환자의 정상적으로 남아있는 기능을 이용하여 보상하거나 대치하는 방법, 도움이 될 수 있는 외부 도구나 장치를 이용하는 방법, 그리고 환자의 주변 환경을 적절히 변경하는 방법 등이 있다.

1. 손상된 주의력의 회복을 위한 치료

손상된 주의력은 주의력 자극에 대해 올바로 반응하도록 하는 훈련을 반복적으로 함으로써 증진될 수 있다. 그러나, 치료자의 적절한 중재 없이 환자가 스스로 하거나 보호자의 도움을 받아 하는 훈련은 효과가 미흡하며 반드시 숙달된 치료자에 의해 치료가 이루어지는 경우에만 실질

적인 주의력 향상을 가져올 수 있다고 보고되고 있음으로 간단한 훈련프로그램이라도 치료자에 의해 전문성을 가지고 이루어져야 한다.[1]

1) 지속적 주의력(sustained attention) 증진을 위한 치료

지속적 주의력이란 지속적이고 반복적인 상황에서 일관된 반응을 유지할 수 있는 능력이다. 지속적 주의력을 증진시키기 위해서는 시각적·청각적으로 제시되는 여러 자극 중에서 표적이 되는 일정한 자극만을 찾아내어 반응하도록 하는 훈련, 순차적인 순서를 찾아가는 훈련, 수학적 암산 훈련, 제시된 복잡한 그림이나 모양을 보고 그대로 그리는 훈련, 긴 내용의 이야기를 주의 깊게 듣게 하고 그 내용을 이해하도록 하는 훈련 등을 사용할 수 있다. 이러한 치료는 필기도구와 종이, 비디오나 오디오시스템을 이용할 수 있으며 최근에는 컴퓨터 프로그램화하여 효과적으로 이루어질 수 있다. 그림 19-1은 지속적 주의력을 증진시키는 목적으로 사용할 수 있는 치료 도구의 예이다.

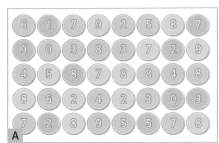 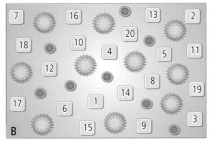 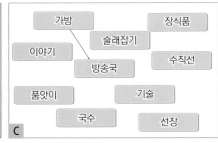

그림 19-1 | 지속적 주의력 증진을 위한 치료 도구
A: 눈으로 따라가 보면서 8이 몇 개인지 세어 보세요. B: 1부터 20까지 순서대로 눈으로 따라가면서 찾아 보세요. C: 끝말을 찾아 화살표로 연결해 보세요.

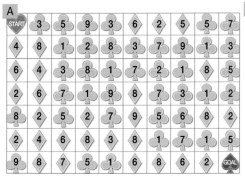 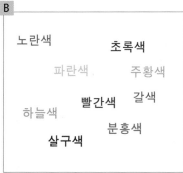

그림 19-2 | 선택적 주의력 증진을 위한 치료 도구
A: 같은 배경 무늬를 가지고 있는 홀수 혹은 짝수만을 따라가서 도착지점에 가세요. 배경모양의 색은 상관없고 대각선방향은 금지입니다.
B: 색깔과는 상관없이 글자를 읽어보세요(또는 글자의색깔을말해보세요.).

2) 선택적 주의력(selective attention) 증진을 위한 치료
선택적 주의력이란 방해되거나 경쟁적인 자극이 있는 상황에서도 일관되게 주의를 유지할 수 있는 능력을 말한다. 방해 요소가 있는 상황에서도 하나의 과제만을 수행하도록 훈련을 실시하게 된다. 그림 19-2는 선택적 주의력 훈련에 사용되는 도구들이다.

3) 변화적 주의력(alternating attention) 증진을 위한 치료
변화적 주의력이란 서로 다른 인지력을 요하는 각각의 과제들에 대해 유연성 있게 집중을 변화시켜가며 주의력을 유지할 수 있는 능력(mental flexibility)을 말한다. 그림 19-3에서 보여주고 있는 선 잇기 검사(trail making test)가 치료도구로 사용되는 하나의 예라 할 수 있다. 이밖에도 다른 훈련과 마찬가지로 시각 및 소리 자극을 이용하거나 컴퓨터를 이용하여 변화적 주의력을 요하는 훈련 프로그램을 만들어 치료에 이용할 수 있다.

4) 분리 주의력(divided attention) 증진을 위한 치료
분리 주의력이란 여러 과제 및 자극에 대해 동시에 반응하거나 수행할 수 있는 능력을 말한다. 예를 들면, 운전을 하면서 카오디오를 조작하거나 요리를 하면서 전화 통화를 할 수 있는 능력 등으로 실제 일상생활에서 중요하게 요구되는 능력 중에 하나이다. 분리 주의력 치료로는 줄거리가 있는 글을 읽고 내용을 이해하도록 요구하면서 동시에 주어진 표적 단어가 몇 개인지 세도록 한다거나, 컴퓨터를 이용하여 두 개 이상의 과제를 동시에 수행하도록 하는 프로그램을 만들어 훈련을 할 수 있다.

2. 보상기법

1) 환자 관점에서의 보상요법
과제를 수행하고 있는 중에 주기적으로 청각적인 신호를 주어 환자 스스로 현재 일에 잘 주의 집중하고 있는지 모니터링할 수 있도록 하는 방법을 기본적으로 사용할 수 있다. 주기적으로 신호가 울릴 때마다 환자 스스로에게 "나는 지금 무엇을 하고 있는지?", "지금까지는 무엇을 했고 이후로는 무엇을 하여야 하는지?" 등을 물어가면서 올바른 과제 수행이 이루어지도록 훈련을 시키게 된다. 이러한 방법을 이용하여 각 과제들(예를 들면, 운전이나 책읽기 등)의 특성에 따라 올바른 과제수행 방향을 잡아주는 적절한 신호를 만들어 제시할 수 있다. 주의력 결핍 환자들의 과제수행 시 발생되는 "피로"를 극복하기 위하여 보상기법도 중요한데, 휴식을 하는 시점을 명확히 정해 놓고 과제 수행의 속도를 조절해 가면서 과제가 성공적으로 수행되도록 유도하여야 한다. 주의력 결핍 환자에서는 환자 스스로 과제 수행 성공에 대한 성취감을 반복해서 느끼도록 하는 것이 회복에 있어서 중요한 부분이다.

2) 환경적 지지
치료자는 환자와 함께 상담을 하면서, 과제를 수행하는데 있어서 주의력 장애에 지장을 주는 환경적인 요소가 무엇인지를 구체적으로 파악하여 인식하고 이를 피할 수 있는 방법을 찾아주어야 한다. 주의력이 분산되지 않도록 방해 요소를 없애고 조용한 환경을 만들어 주는 것은 주의력 증진을 위한 기본적인 환경 조성이라 할 수 있다.

3) 외부 기기 이용
주의력 증진을 위하여 다양한 기기들이 사용될 수 있다. 일정 관리표, 체크리스트, 음성 녹음 장치, 각 과제별로 특

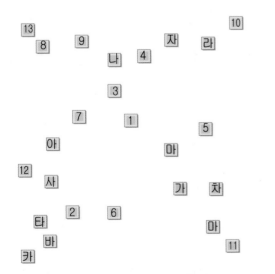

그림 19-3 | 선 잇기 검사(trail making test)를 이용한 변화적 주의력 훈련
"1부터 시작해서, 1→가→2→나→3→다 순으로 연결하세요."

화된 알람 장치 등을 환자 개인의 특성에 맞게 사용하게
된다.

II. 시공간 지각력(visuospatial perception)

시공간지각력 장애는 시력과 시야 등과 같은 일차 감각기
능은 정상이나 감각기관을 통하여 들어온 정보가 대뇌에
서 제대로 인지되지 못하여 발생하는 것으로 대표적인 증
상이 편측무시(unilateral neglect)이다. 편측무시는 다양한
형태의 뇌질환에 의하여 발생되는데, 특히 주로 비우성반
구(우측 대뇌반구)에 병변이 발생하는 경우 동반된다. 우측
대뇌반구 뇌졸중환자에서 편측무시의 발현율은 13~81%
로 연구자들에 따라 다양하게 보고되는데, 일반적으로 우
측 대뇌반구 뇌줄중 환자의 2/3 정도에서 편측무시가 동
반되는 것으로 알려져 있다.[5,6] 편측무시는 근력의 저하 정
도에 비해 기능 저하가 더 심화될 수 있는데, 앉거나 서는
자세에서 균형을 잡기 어렵고, 낙상 등의 위험이 증가하
며, 일상생활 수행 시 커다란 지장을 초래하게 되어 재활
치료의 효과를 떨어뜨려 최종적인 기능의 회복 정도를 크
게 저하시키는 요인이 된다.[7] 따라서 편측무시에 대한 적
절한 치료는 재활 치료프로그램에서 매우 중요한 부분이
라 할 수 있다.

1. 치료 전략 수립

편측무시는 복합적인 원인에 의하여 유발되므로 그 치료
방법 또한 하나의 정형화된 방법보다는 다양한 치료 전
략에 따라 여러 가지의 치료방법이 복합적으로 시도된
다. 편측무시의 치료 방법들은 그 치료 원리에 따라, 각
성(arousal) 증진을 통한 치료, 시각적 주의력 증진을 통
한 치료, 공간 표상(spatial representation) 증진을 통한 치
료로 나누어 볼 수 있다.[8] 다른 분류로는 치료의 메커니즘
을 "top-down"과 "bottom-up" 개념으로 나누는 것으로,
"top-down"은 스캐닝치료법(scanning treatment)이 대표적
인 방법으로, 환자로 하여금 강제적이고 능동적으로 무시
측을 계속 보도록 훈련 하는 방법으로 이때 외부적인 자극

이나 도움을 줄 수도 있고 주지 않을 수도 있다. "bottom-
up" 접근은 외부의 환경에 변화를 주어 재인식이 되도록
하는 방법으로 대표적인 예로 환자의 병상을 재배치하여
모든 간호를 환자의 무시측에서 해주는 방법이다.[9] 이밖에
도 "endogenous"와 "exogenous"로 치료를 분류하기도 하
는데, 치료자 이외에는 특별한 도구나 재료를 사용하지 않
고 이루어지는 치료를 "endogenous"로 분류하고 특별히
제작된 도구나 재료를 사용하는 치료법들은 "exogenous"
방법으로 분류하였다.[9] 본장에서는 각성 및 시각적 주의력
증진을 통한 치료 접근과 공간 표상 증진을 통한 치료 접
근으로 나누어 살펴보겠다.

2. 각성 및 주의력 증진을 통한 치료법

각성과 주의력을 증진시키는 방법으로는 무시측에 대하여
외부적으로 청각이나 시각적인 자극을 주는 방법 또는 고
식적 치료 도구나 컴퓨터를 이용하여 시각적 스캐닝을 증
진시키는 치료방법들이 효과적으로 시도되고 있다. 스캐
닝치료법은 시공간 주의력 향상을 위한 대표적이고 고식
적인 치료방법으로 현재까지도 널리 사용되고 있다. 그러
나 이러한 방법들은 치료 전후 단기적으로 편측무시 검사
상에는 호전을 보이지만 장기적인 효과나 실제 생활에서
의 호전에 대한 효과는 아직 불분명하다.[8-11]

3. 공간 표상 증진을 통한 치료법

공간 표상 증진을 위하여 다양한 치료방법들이 시도되고
있는데, 마비측의 상하지에 대한 자극을 통하여 우측 대
뇌반구의 활성화를 유도하는 방법, 마비측에 대한 다양
한 자극기법(caloric stimulation, optokinetic stimulation, neck
vibration, electrical stimulation of neck)을 통한 치료방법, 그
리고 눈가리 기법을 이용하여 무시측으로 시야를 유도하
는 방법, 프리즘을 이용하여 무시측의 표상이 좋아지도록
하는 방법들이 있다. 건측 억제운동치료(contraint-induced
movement therapy)도 편측무시를 호전시키는 것으로 알려
져 있다.

1) 경부 자극(neck vibration, neck electrical stimulation)

경부자극법의 효과는 무시측에 대한 단순한 외부자극으로 주의를 유도함으로써 효과가 나타나는 것이 아니고, 무시측 공간의 표상 증진을 유도함으로써 효과를 나타내는 치료방법이다. 즉, 목 뒤쪽의 좌측에만 진동 또는 전기자극을 가하면 좌측 후경부 근육의 길이가 변화되어 근방추체를 활성화시킴으로써 체내에서 머리와 몸의 균형 및 위치 감각에 변화가 유도되어 인체는 자기의 몸이 반대편(우측)으로 편향되어 있다고 느끼게 되고 스스로 중심선을 동측(좌측)으로 이동하는 것으로 알려져 있다.[12-15] 따라서 좌측 편측무시환자에서 좌측의 후경부에 진동이나 전기자극을 실시하면 좌측에 대한 시공간지각이 증가되는 치료 효과를 볼 수 있다.

2) 눈가리기법

안대나 안경을 이용하여 우측의 시야를 가리는 방법이 편측 무시의 치료방법의 하나로 많이 사용된다. 우측의 시야를 가리는 방법은 크게 두 가지로 오른쪽 한쪽 눈 전체를 가리는 방법(single-eye patching)과 양쪽 눈의 오른쪽 시야 절반을 각각 가리는 방법(hemifield patching)이 일반적으로 사용되고 있다. 우안만 전체 가리는 방법은 거리감이 상실되어 환자에게 불편감을 주며 그 효과도 미흡하기 때문에 양안의 오른쪽 시야 절반을 가리는 방법이 더 효과적인 것으로 알려져 있다.[16] 또한 눈의 편측주시는 상측소구(superior colliculi)의 자극에 의하여 일어나는데 이는 반대측성으로 우측 상측소구가 자극되면 좌측으로 편측주시가 일어나고 좌측 상측소구가 자극되면 우측으로 편측주시가

일어난다. 따라서 그림 19-4에서 보는 바와 같이 우안만 가리는 경우(B) 보다는 양안의 우측 시야를 모두 가리는 경우(C)에 우측 상측소구가 좀 더 선택적으로 자극되어 좌측 주시를 효과적으로 이끌어 낼 수 있는 것으로 설명하고 있다.[17]

3) 프리즘안경

편측무시의 치료에 관한 연구들에서 가장 많이 다루어지고 있는 치료방법 중의 하나가 프리즘안경치료라 할 수 있다.[8,10,11,18] 이 치료방법 역시 무시측의 감소된 표상을 증진시키는 방법이다. 즉, 그림 19-5에서 보는 바와 같이 좌측이 두꺼운 프리즘안경을 착용하면 시공간이 우측으로 편향되어 보이므로 인체는 이를 보상하기 위하여 중심선을 좌측으로 이동하게 되고, 이러한 효과는 프리즘안경을 벗고 난 이후에도 일정 기간 지속되게 된다. 편측무시 환자에게 5분간 프리즘안경을 착용시킨 후 그 효과가 2시간까지 지속되었다는 초창기 연구결과가 발표된 이래 많은 연구들이 이루어져 그 효과가 장기적으로 지속된다는 결과가 발표되고 있는데, 최근 연구에서는 프리즘 안경 치료를 하루 20분간 2회씩 총 2주간 실시한 결과 그 효과가 치료 종료 후 5주째까지 지속됨을 보고하였다.[19,20]

4. 최신 치료법

최근에는 가상현실치료가 시공간지각력 증진을 위한 목적으로 이용되고 있다.[21-23] 가상현실 치료 방법은 실제 생활

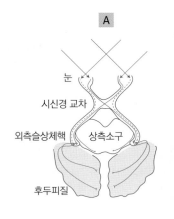
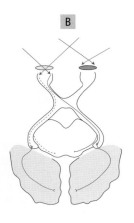
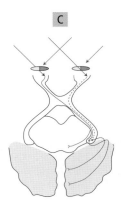

그림 19-4 |
A: 정상 시경로, B: 우안만 가리는 경우, 좌안의 좌,우측 시야를 통하여 들어온 시각 자극이 시신경 경로를 통하여 양측의 상측소구를 모두 활성화 시킨다. C: 양안의 우측 시야를 가리는 경우, 좌측 시야를 통하여 들어온 시각 자극만 전달되어 우측 상측소구만 선택적으로 활성화 된다.

을 재연하면서 치료효과를 얻고자 하는 것으로 편측무시의 복합적인 원인과 양상에 상관없이 환자의 실생활 기능 회복에 직접적인 도움이 되도록 하는 것을 목표로 개발되고 있다. 몇몇 연구들에서 긍정적인 치료 결과들이 발표되고 있으나, 좀 더 많은 연구가 필요한 형편이다. 또한 최근 대뇌피질의 활성도를 조절하여 기능의 호전을 이루고자 하는 새로운 치료방법인 비침습적 뇌 자극 방법이 편측무시 회복에도 시도되고 있다. 이중에서 반복 경두개 자기자극(repetitive transcranial magnetic stimulation, rTMS) 방법을 이용하여 편측무시 증상을 호전시킬 수 있다는 연구결과가 보고되고 있다. 고빈도(5 Hz 이상)의 반복 경두개 자기자극은 자극부위의 대뇌피질 활성도를 증가시키고, 저빈도(1 Hz 이하)의 자극은 활성도를 감소시키는 신경생리학적 특성을 이용하여, 고빈도의 자극을 손상측 대뇌반구의 두정엽에 가해주거나 저빈도의 자극을 비손상측에 가하여 대뇌 활성도의 균형을 회복함으로써 편측무시 증상을 호전시킬 수 있는 것으로 알려져 있으며 이러한 연구들의 결과가 지속적으로 발표되면서 최근 미국과 캐나다에서 발표된 뇌졸중재활 치료 진료지침에서는 뇌졸중 후 편측무시 개선을 위하여 경두개 자기자극치료법이 사용될 수 있다고 명시하고 있다.[24,25]

중요한 점은, 경두개자기자극치료가 올바른 효과를 내기 위해서는 환자 뇌의 병태생리에 대해 정확히 파악하여 어떠한 자극 조건으로 어느 부위를 자극해야 하는지에 대한 전문적인 판단이 선행되어야 한다.[26-30] 반복 경두개 자기자극과 유사한 효과를 가진 것으로 알려진 경두개 직류 전류자극도 최근 시도되고 있는데, 대뇌 활성도를 높이는 것으로 알려진 양극의 전류와 활성도를 낮추는 음극의 전류를 양측 대뇌반구에 적절히 적용하여 치료적 효과를 거둘 수 있다는 연구 결과들이 있다.[31]

5. 치료 시 고려 사항

편측무시의 치료과정 중에는 몇 가지 주의하고 고려해야 할 사항들이 있다. 편측무시 환자의 치료과정 중에는 편측무시를 유발하거나 악화시킬 수 있는 약물의 사용여부를 반드시 점검하여야 한다. 특히, 도파민차단제, 진정제, 항불안제, GABA (gamma-Aminobutyric acid)제제, 벤조다이아제핀, 항콜린제 등이 편측무시를 조장할 수 있는 중요 약물이므로 치료 중에 이러한 약물의 사용에 대하여 주의를 기울여야 한다.[9] 또한, 자극 박탈(stimulus deprivation)에 의하여도 편측무시가 악화될 수 있다. 예를 들어 무시측의 상하지에 부종 치료를 위하여 탄력 스타킹을 오래 착용하거나 보조기의 무분별한 착용도 편측무시를 조장하는 것으로 알려져 있다. 더 나아가, 현재 치료방법으로 사용되

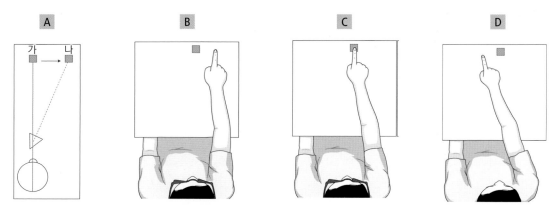

그림 19-5 |

A: 좌측이 두꺼운 프리즘안경을 착용하면 시공간이 우측으로 편향되어 보이므로, "가"지점에 물체 있는데도 불구하고 인체는 "나"지점에 물체가 있는 것으로 인식하게 된다. B: 따라서 처음으로 프리즘 안경을 착용하고 치료를 막 시작할 때에는 앞에 표시된 지점을 찍기 위하여 손을 뻗게 되면 표시된 위치보다 오른쪽을 찍게 된다. C: 프리즘 안경을 착용한 채로 지속적으로 훈련을 하게 되면, 인체는 자기의 중심축을 내재적으로 좌측으로 옮기게 되어 프리즘 안경을 착용하고도 정확히 표시 지점을 찍을 수 있게 된다. D: 충분한 기간동안 훈련을 하고 난후에 프리즘 안경을 벗게 되면, 훈련기간 동안에 습득된 좌측으로 편위된 중심축이 계속적으로 작용을 하게 되어 무시하였던 좌측 시공간에 대한 인식 능력이 향상된다.

고 있는 것 중에도 이러한 자극박탈로 인하여 오히려 무시현상을 조장할 수 있는데, 눈가리치료법을 시도한 후 오히려 무시현상이 더 악화되었다는 보고가 있다.[32,33] 이외에도 앞서 제시한 치료방법들을 잘못 적용하였을 경우도 부정적인 결과가 초래될 수 있으므로 치료 과정 중에는 항상 효과에 대한 평가-재평가가 이루어져야 한다.

III. 기억력(memory)

기억력 장애는 뇌손상 후 가장 흔한 문제 중의 하나로, 기억력 장애의 형태와 증증도는 뇌의 어디에 이상이 생겼느냐에 따라 차이가 있다. 예를 들면, 측두엽의 해마(hippocampus)에 병변이 발생하면 지식이나 사실 자체에 대한 기억에 문제가 발생하며, 전두엽에 병변이 있는 경우에는 주어진 정보를 적절히 조작하여 머릿속에 '담아두는(kept in mind)' 형태의 기억력에 장애가 발생한다. 또한 기억력은 그 단계에 따라 '주의력(attention)→부호화(encoding)→저장(storage)→검색(retrieval)'의 네 단계로 나눌 수 있다.[34] 첫 단계인 주의력은 필요한 주위 정보에 대한 선택적인 집중능력을 말하는 것으로 뇌영역 중에서 뇌간, 시상, 전두엽 등이 관여한다. 두 번째 부호화 단계는 감각기관을 통해 들어오는 정보를 처리하고 저장하기 위해 그 정보를 유의미하게 만들고 기존의 정보와 연결하고 결합하는 과정으로 뇌영역 중에서 언어영역, 시각영역, 등쪽 안쪽(dorsomedial) 시상, 전두엽 등이 관여한다. 세 번째 단계인 저장은 들어온 정보가 영구적으로 저장되는 단계로 측두엽의 해마가 주요한 장기기억 뇌영역이다. 마지막 검색 단계는 장기기억 속에 축적되어 있는 정보 중에서 필요한 정보를 찾아 내는 것으로써 전두엽이 주 역할을 한다. 이외에도 시간적 개념에 따른 분류나 기억의 콘텐츠가 무엇인지 등에 따라 기억을 여러 형태로 나누어 설명하고 있다. 따라서 기억력 저하를 보이는 환자들은 우선 손상된 뇌영역이 어디인지 면밀히 파악하고 어떤 형태의 기억 장애가 주인지를 적절히 평가하여 이에 맞게 치료가 이루어져야 할 것이다.

1. 새로운 정보의 기억을 위한 치료

1) 연습과 반복(exercise and drills)
가장 기본적이고 일반적으로 사용되고 있는 기억력 훈련방법 중의 하나로써 필요한 정보들을 기억될 때까지 반복적으로 학습하는 것이다. 실제 생활에 필요한 정보를 훈련할 때 의미가 있으며, 훈련한 영역에 대해서는 효과가 있지만 훈련된 영역 밖으로까지 그 효과가 일반화되기는 어려운 것으로 알려져 있다.

2) 착오없는 학습(errorless learning)
'착오없는 학습'이라 함은, 환자가 새로운 정보를 배워서 기억하는 훈련을 하는 동안 잘못된 착오가 발생하지 않도록 하면서 훈련을 하는 방법으로써, '시행착오(trial and error)' 훈련법과 상반되는 개념이다. 즉, 환자에게 새로운 전화번호를 알려주고 기억하도록 훈련을 할 때, 치료자가 7자리의 전화번호를 알려준 후 환자에게 반복하도록 하여 훈련을 하게 되는데, 이때 환자가 6자리까지는 맞게 반복을 하였는데 마지막 7자리를 기억하지 못하고 머뭇거리게 되면 환자가 잘못된 숫자를 말하려고 하기 전에 치료자가 바로 개입하여 올바른 숫자를 알려주고 환자로 하여금 올바른 숫자를 반복하도록 유도하여 잘못된 오류가 반복되지 않도록 미리 차단하면서 훈련을 하는 방법이다.

재활 치료에서는 많은 경우 가능한 환자 스스로 최대한 해보도록 하고 무엇이 잘못되었는지 알도록 해서 스스로 교정하도록 유도하는 '시행착오'에 기반한 훈련을 하게 된다. 그러나, 뇌손상에 의한 기억력 장애 환자에서는 새로운 정보를 기억하는 과정에서 환자 스스로가 착오를 반복하게 되면 이 잘못된 정보가 지속적으로 뇌에 영향을 미치게 되어 정확한 정보가 기억되는 데 방해가 되는 것으로 알려져 있다. 따라서, 뇌손상에 의한 기억력 저하 환자에서는 '시행착오' 훈련법 보다는 '착오없는 학습'이 더 효과적인 기억력 훈련방법이 된다.[35,36]

3) 기억 전략 훈련(mnemonic strategies)
일상에서도 뭔가를 기억할 때 기억해야 할 단어들의 첫 자만을 따서 외우거나, 기억해야할 단어들을 가지고 하나의 이야기를 만들거나, 관련된 사물이나 사건들을 연상하여 시각화하여 외우거나 하는 방법들을 사용하게 된다. 이러한 전략을 환자들에게도 적용할 수 있다. 환자들에게 기억술을 치료적으로 적용하기 위해서는 아래의 사항을 고려하여야 한다.[37]

- 환자들 스스로는 기억술 전략을 만들어내지 못한다.
- 2가지의 방법, 즉 언어적인 것과 시각적인을 동시에 사용하여 기억술 전략을 짜는 것이 하나만을 이용하여 하는 것보다 더 효과적이다.
- 한번 훈련할 때 하나의 정보만 가지고 훈련한다.
- 시각적 전략을 이용할 때는 머릿속으로 상상만 하도록 하지말고 실제 사진이나 그림을 보여주면서 기억하도록 유도한다.
- 훈련을 하는 새로운 정보는 실제 환자의 생활에서 사용되는 현실적인 것을 하도록 한다.
- 각 환자별로 개개인에 맞는 효과적인 전략을 만들어야 한다.
- 가정이나 사회로 돌아가서 일상생활에서 일반화하여 사용할 수 있도록 훈련하여야 한다.

기억 전략 훈련은 치료자가 환자에게 새로운 정보를 가르치는 훈련 자체를 위해서는 방법론적으로는 매우 유용성이 있으나, 환자가 배우는 측면에서는 본 치료법이 실제 학습이 더 잘 이루어지는가에 대해서는 더 많은 추가적인 연구가 필요하다.

4) 시간차 회생(spaced retrieval) 훈련

일회에 일정량의 제한된 정보를 학습시켜 기억하도록 하고 이를 다시 회상하도록 훈련하는데, 정해진 시간 간격 후에 회상에 성공하면 시간 간격을 점차 늘려가면서 회상을 반복시키고 실패하면 다시 학습시킨 후 다음 시간 간격으로 회상하도록 훈련하는 방법이다. 많은 량의 정보를 한꺼번에 제공한 후 집중적으로 학습시키는 방법 보다 더 효과적인 것으로 알려져 있으며, 이러한 시간차 회생훈련을 실시하였을 때 회생이 자동적으로 일어나는 경향을 보이고 있어 이 방법은 상대적으로 보존되어있는 암묵기억(implicit memory)을 활용하는 방법이라고 생각되고 있다.[38-40]

5) 단서의 점진적 소실(vanishing cues)

이 방법은 환자가 새로운 정보를 기억할 때 일부분의 단서(cue)를 제공하여 기억하도록 훈련하면서 점차적으로 단서를 줄여나가는 방법이다. 인간이 새로운 정보를 기억할 때는 기억이 이루어지는 동안 반복적으로 특정한 단서가 같이 제공되게 되면 좀 더 잘 기억이 된다는 이론에 입각한 방법이다. 처음으로 이 방법을 제안했던 연구자들은 환자에게 단어를 암기시키는 훈련을 하였는데, 컴퓨터를 이용하여 화면에 기억시키고자 하는 단어의 철자를 하나씩 줄여가면서 단서를 제공하여 올바른 반응이 나오도록 훈련하여 그 효과를 발표하였다.[41] 이 방법 역시 점화기억(priming memory)과 절차기억(procedural memory) 등과 같은 암묵기억을 활용하는 방법으로 알려져 있다.

2. 보상기법을 이용한 기억력 증진

상실된 기억을 보상하기 위하여 기억노트(memory note-book), 알람장치, 녹음기, 소형 컴퓨터 장치 등 보조도구의 사용 방법을 교육하여 실제 생활에서 활용하도록 하는

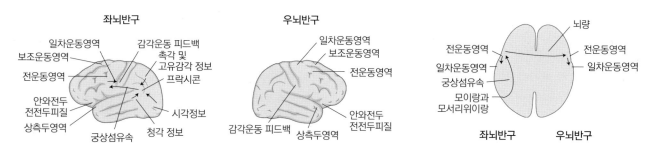

그림 19-6 ┃ 운동 수행과 관련된 다양한 뇌 부위[47]

방법이다. 보조도구는 크게 2가지 형태로 나누어 볼 수 있는데, 첫 번째는 알람장치 등과 같이 외부에서 이미 프로그램이 되어있어서 환자는 약간의 인지력만 있으면 반응할 수 있는 것들이고, 두 번째는 기억노트 등과 같이 환자 스스로가 능동적으로 동기를 가지고 다루어가는 형태의 보조도구이다. 기억노트는 유용하게 사용될 수 있는데, 환자 개개인의 능력에 맞게 활용 방법을 제대로 훈련하는 것이 중요하다. 특히, 단순히 일과만 기록하지 말고 해야 할 일이 무엇이며, 어떠한 전략으로 하면 좋은지, 선택한 전략으로 어떠한 효과를 거두었는지 등을 체크하면서 기억노트를 작성하는 훈련을 하는 경우 효과가 더 좋은 것으로 알려져 있다.[42] 또한, 환자의 기억력 장애를 보상할 수 있는 환경 조성이 중요한데, 환자의 환경은 되도록 단순하게 카테고리별로 잘 정리되어 있어야 하며 눈에 잘 띄는 곳에 필요한 단서를 적절히 부착해 놓는 것이 중요하다.

3. 최신 치료법

시공간지각력 치료 부분에서 기술된 바와 같이, 기억력 치료에도 가상현실치료와 비침습적 뇌자극기법등의 최신 기법이 시도되어 효과가 있음이 발표되고 있다. 가상현실 치료는 다양한 컴퓨터 프로그램을 활용하여 실생활에서 기억력 훈련을 하도록 고안하여 고식적인 방법에 비하여 그 효과가 높은 것으로 알려져 있다.[43,44] 경두개 자기자극 및 경두개 직류전류자극과 같은 비침습적 뇌자극 기법은 주로 전두엽을 자극 부위로 하여 작업기억력과제의 수행 정도를 평가하여 그 효과를 발표하고 있는데, 향후 중요

한 인지재활 치료의 하나로 사용될 수 있을 것으로 기대된다.[45,46]

IV. 실행증(apraxia)

1. 정의

실행증이란, 감각이나 운동기능의 문제(예: 위약, 근긴장 이상, 자세 이상, 이상 운동증 등)에 기인하지 않으며, 의식 수준, 인지기능, 협조에도 문제가 없음에도 불구하고, 예전에 이미 습득한 일상적인 동작이나 행위를 수행하지 못하는 것을 의미한다. 반사적인 동작이나 행위는 잘 수행할 수 있지만, 동작이나 행위를 의도적으로 수행하려 할 때 어려움을 겪는다. 뇌졸중, 외상성 뇌손상, 피질기저 퇴화(corticobasal degeneration), 치매, 파킨슨병, 헌팅턴병(Huntington disease) 환자에서 나타난다.[47] 특정 뇌부위와 연관되어 있지는 않으나 좌측 두정엽이나 좌측 전운동피질에 병변이 있으면 비교적 흔한 것으로 알려져 있으며(그림 19-6),[47] 증상은 병변측과는 상관없이 보통 양측에서 모두 나타난다.

2. 진단 및 분류

실행증의 진단은 매우 어렵다. 여러 진단 도구가 있으나 도구마다 실행증의 서로 다른 측면을 평가하는 용도로 사

표 19-1 │ 관념실행증과 관념운동실행증의 구분

관념실행증	• 환자가 무엇을 해야 하는지 아는가? • 환자가 어떤 도구를 사용해야 하는지 아는가? • 환자가 도구를 어떻게 사용해야 하는지 또는 어떻게 동작을 수행하는지 아는가? • 환자가 제 순서에 맞게 수행하며 행위에 필수적인 요소를 잘 갖추어 수행하는가?
관념운동실행증	• 환자의 동작이 어설프게 보이는가? • 환자가 도구를 사용할 때 도구에 맞는 형태로 쥐는가? • 환자가 연속된 동작을 순서에 맞게 수행하는가?

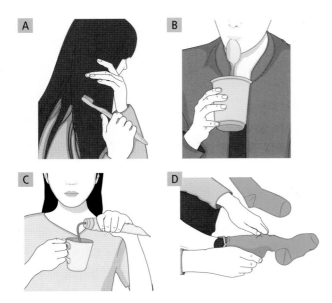

그림 19-7 | 관념실행증(ideational apraxia) 환자가 보이는 증상
A: 칫솔로 머리를 빗고 있음, B: 숟가락을 빨대로 사용하여 마시려고 하고 있음, C: 치약을 컵에 짜고 있음, D: 신발 위에 양말을 신으려 하고 있음.

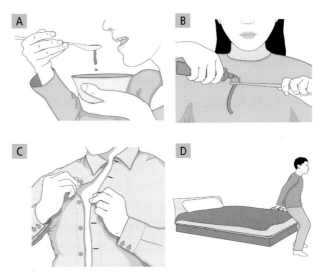

그림 19-8 | 관념운동실행증(ideomotor apraxia) 환자가 보이는 증상
A: 숟가락으로 국을 떠 먹기는 하나, 숟가락을 잡은 손가락, 손목, 팔꿈치의 자세와 각도가 비정상적임, B: 치약을 잘 짜지 못함, C: 셔츠를 순서에 맞게 입지 못함, D: 침대 위에 걸터 앉는 동작을 어떻게 해야 할지 몰라 함.

용된다.

운동 실행증(motor apraxia 또는 limb apraxia)은 크게 관념실행증(ideational apraxia)과 관념운동실행증(ideomotor apraxia)으로 나뉜다(표 19-1).

관념실행증은 동작에 대한 개념에 장애가 있으므로 동작을 계획하는 데에 문제가 있다. 순차적인 동작을 잘 수행하지 못하거나 수행하더라도 제 순서에 맞지 않게 수행하며 행위를 완료하는 데 필수적인 요소를 빼먹기도 한다. 또한 도구를 알아보지 못하고 도구와 그 용도를 연결시키지 못하며 도구를 부적절한 방식으로 사용하는 것이 특징이다. 도구를 제시하면 그것을 어떻게 사용해야 할지 몰라하는 모습을 보이기도 하고 특정 행위 수행에 필요한 도구를 잘못 고르기도 한다. 결과적으로 음식을 준비하는 것과 같은 목적지향적인 행위를 잘 수행하지 못한다(그림 19-7).

관념운동실행증은 단순한 동작을 인식하지 못하거나 모방하지 못하고 지시한 행위나 운동을 하지 못한다. 도구를 사용하는 동작을 잘 수행하지 못할 수도 있으나, 실제로 도구를 쥐여주면 수행이 가능하다. 동작에 대한 개념이 보존되어 있고 동작을 계획할 수도 있지만 실제로 그 계획을 동작으로 수행하는 데에 장애가 있다. 즉 무엇을 해야

하는지는 알지만 어떻게 해야 하는지는 모르는 양상이다. 컵의 물을 마시도록 할 때 주먹을 쥔다거나 양치질 흉내를 내게 하였을 때 손을 가슴 높이로 가져가는 등의 공간적인 오류나, 양치질을 시킬 때 본인의 손가락을 칫솔처럼 사용하는 것과 같은 신체물건화(body parts as object, BPO)를 보인다. 또한 연속된 동작의 순서에 맞지 않게 수행하거나 동작의 속도가 비정상적인 시간적인 오류도 관찰된다(그림 19-8).

3. 기능적 영향 및 예후

뇌졸중 후 발생한 실행증은 물리치료나 작업치료 시에 운동학습(motor learning)과 보상전략(compensatory strategy) 학습을 저해하므로 일상생활동작 수행이나 보행과 같은 중요한 운동 기능 회복을 더디게 한다. 따라서 실행증을 동반하지 않은 환자에 비해 일상생활 수행에 문제가 있으며[48-52] 실행증이 심할수록 그 의존도는 증가한다.[48,53]

관념실행증이 있는 환자는 부적절한 물체를 사용하거나 잘못된 순서로 시행하는 등 동작을 계획하는 데 문제가

있기 때문에 일상생활동작을 수행할 때 보호자의 도움을 필요한다. 관념운동실행증이 있는 환자는 관념실행증 환자에 비해 일상 생활동작 수행은 비교적 좋지만, 부정확하고 비효율적인 동작의 수행이 잦다.

실행증의 예후에 대한 연구는 많지 않으나, 뇌졸중 후 발생한 실행증의 경우 장기간 지속되고 자연적으로 잘 회복되지 않는 양상을 보인다.[51] 특히 도구를 사용하는 동작에서는 뇌졸중 후 수개월이 지난 후에도 지속적으로 공간적, 시간적 오류를 보인다. 회복의 기전은 잘 밝혀져 있지 않으나, 뇌졸중의 경우에는 병변 반대측 뇌의 상동 부위(homologous area)에서 병변의 기능을 보상하는 반구 교대(hemispheric shift)가 하나의 기전으로 제안되기도 하였다.[54]

4. 치료

실행증의 치료에 대한 연구는 드물며, 표준화된 실행증 치료도 아직 제시된 바 없다. 특히 현재까지 시행된 무작위 대조 연구는 수 건에 불과하여 치료에 대한 근거가 상당히 부족한 실정이다. 2009년에 시행된 Cochrane review에서도 뇌졸중 후 발생한 실행증의 치료 효과를 입증하기에는 아직 근거가 불충분하다고 하였다.[55]

실행증의 치료에는 저하된 기능을 최대한 회복하는 것을 목표로 하는 회복 치료(restorative therapy, restitutive treatment)와 과제나 환경을 수정하거나 효율적인 전략을 사용함으로써 기능 장애를 최소화하려는 보상 치료(compensatory therapy)가 있다.

Smania 등은 무작위 대조연구를 통해 과제 특이적 훈련(task-specific training)의 효과를 입증하였다.[56] 도구를 사용하는 동작(예: 숟가락을 사용하는 동작), 도구를 사용하지 않으나 목적 지향적인 동작(예: 식사 동작), 도구를 사용하지 않으며 의미없는 동작 등 총 3종류의 동작 훈련을 시행한 군과 언어 치료만을 시행한 대조군을 비교하였을 때, 관념실행증 및 관념운동실행증에 대한 평가에서 모두 실험군이 우수한 결과를 보였으며 이 결과는 치료 후 2개월까지 지속되었다.[56]

Goldenberg 등은 두 가지 방법을 사용하였다. 하나는 탐색훈련(exploration training)으로서 도구나 과제의 중요한 부분을 강조하여 환자로 하여금 이해하게 하고 이를 통해 과제 수행 시 발생한 문제를 해결하도록 하는 방법이다(예: 빵 써는 칼을 톱이나 일반칼과 비교함으로써 빵 써는 칼의 특징을 이해하도록 하여, 빵 써는 칼을 잘 사용할 수 있게 함). 다른 하나는 직접 훈련(direct training, errorless completion)으로서 시행착오 학습(trial-and-error learning)과 대비되는 개념이다. 처음에는 치료사가 환자의 손을 잡고 동작을 안내하다가, 환자 옆에 나란히 앉아 환자와 함께 동작을 수행하고, 점차로 안내는 줄이면서 치료사가 먼저 보인 동작을 환자가 스스로 따라서 시행하는 순서로 진행함으로써 특정 행위 시 오류를 최소화하도록 연습하는 것이다.[57]

회복 치료를 이용하여 실행증 환자를 치료할 때에는 분명하고 간결한 지시를 제공하는 것이 좋고 신체적 안내(physical guidance), 그림이나 사진과 같은 시각 자료, 모델링(치료사가 동작을 직접 보여주는 것), 단계적인 언어 지시와 같은 방법으로 피드백을 제공하도록 한다. 또한 기능적 동작을 연습할 때에는 정확한 훈련(errorless training)이 요구되며, 환자의 평소 환경과 유사한 상황에서 연습하는 것이 좋다.

실행증 환자에게 보상 치료도 적용할 수 있다. 뇌졸중 후 실행증이 발생한 환자를 전략 훈련군과 통상적인 작업 치료군으로 나누어 8주간 치료를 시행하였을 때, 8주간의 치료 직후에는 전략 훈련군이 일상생활동작 수행에서 더 우수한 호전을 보였으나 5개월 후에는 두 군간 차이는 관찰되지 않았다.[58] 이 연구에서 전략 훈련군이 받은 치료는, 일상생활동작을 수행할 때 내재적 지시(예: 스스로 말을 하면서 수행하기)나 외부적 지시(예: 올바른 동작 순서를 적어주기, 올바른 동작 순서를 설명해주기, 동작이 그려진 그림을 제시하기 등) 하에 수행하는 것이었으며, 이를 통해 점차 더욱 효율적인 전략을 사용하는 것을 목표로 하였다.[58] 이러한 보상 치료는 실행증이 심한 환자에게서 더욱 유용하게 사용될 수 있으며, 실행증 이외에 다른 인지 장애가 있더라도 효과적인 방법으로 알려져 있다.[59]

Geusgens 등은 8주간의 보상 치료 후에 훈련받은 과제뿐 아니라 훈련 받지 않은 과제를 수행할 때에도 기능적 독립도가 향상됨을 보임으로써, 실행증의 보상 치료에 전이(transfer of training) 효과가 있음을 밝혔다.[60,61]

실행증 환자의 치료에 있어, 환자가 환경과 상호작용하는 방식을 수정하도록 하는 것도 필요하다. 즉, 일반적으로 실행증 환자는 자신의 실행증을 잘 인식하지 못하고, 잘 수행하지 못하는 이유가 마비나 사용하지 않아서라고 생각하는 경향이 있다. 도구의 용도를 잘 인식하지 못하여 도구 사용 시에 안전 사고가 발생할 수 있으므로, 경우에 따라서는 특정 도구의 사용을 제한해야 할 수도 있다.

V. 집행 기능(executive function)

1. 정의

집행 기능은 다양한 하위 인지 기능을 제어하고 조절하여, 일련의 목적 지향적인 행위를 계획하고 모니터하며 실행하는 고위 인지 기능을 일컫는 포괄적 용어(umbrella term)다. 집행 기능의 요소에는 집중력(attention), 인지적 지속성(cognitive persistence), 인지적 유연성(cognitive flexibility), 과제 전환(task switching), 반응 억제(response inhibition), 반응 유지(response maintenance), 계획, 조직화(organization), 결정(decision making), 문제 해결(problem solving), 추리(reasoning), 추상적 사고(abstract thinking), 작업 기억(working memory) 등이 있다.[62] 따라서 집행 기능은 집중력, 기억과 같은 다른 인지 기능과 밀접히 연관되어 있으며 서로 겹치기도 한다(그림 19-9).

전두엽은 다양한 기능을 담당하는 수많은 뇌 피질로부터 직접 신호를 받아 이들 신호를 통합한다. 전두엽은 배외측전전두피질(dorsolateral prefrontal cortex), 복내측피질(ventromedial cortex), 안와전두피질(orbitofrontal cortex)로 각각 나뉘는데, 이 중 배외측전전두피질이 집행기능을 담당하는 영역으로 간주되고 있다(그림 19-10, 표 19-2). 최근 연구에 따르면, 기저핵과 같은 피질하(subcortical) 부위나 피질선조 회로(corticostriatal circuit)도 집행 기능에 관여한다고 생각된다.[62-65]

외상성 뇌손상 후에 집행 기능의 장애는 매우 흔하며, 급성기 뇌졸중 환자의 50% 이상이 집행 기능의 장애를 보인다.[66] 이외에도 다발성 경화증, 파킨슨병, 다계통위축(multiple system atrophy), 전두측두엽 치매(frontotemporal dementia) 등 다양한 뇌질환 및 조현병(schizophrenia)에서도 집행 기능의 장애가 나타난다. 집행 기능은 복잡한 환경에 효과적으로 적응하고, 집중력을 적절하게 배분하여 주어진 과제를 성공적으로 완수하게 하는 데 필요하므로,

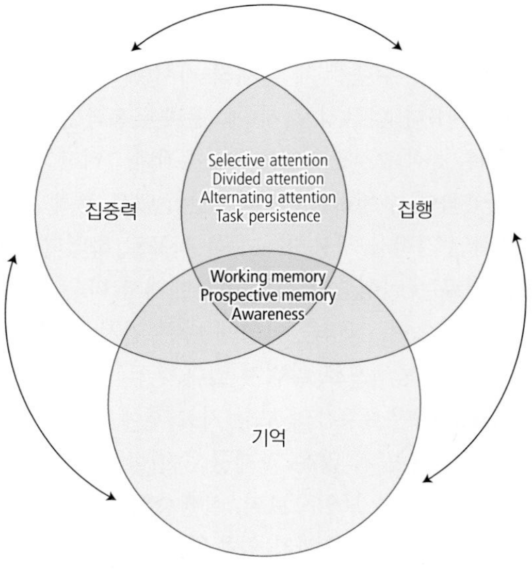

그림 19-9 | 집중력, 기억, 집행 기능간의 상호 연관성

표 19-2 | 전두엽의 구성 및 동반되는 문제

부위	동반되는 문제
배외측전전두피질 (dorsolateral prefrontal cortex)	작업 기억 저하 집중력 저하 계획 수립 및 결정 능력 저하 학습 능력 저하 과제 전환의 어려움 자가 모니터링 장애 자기 인식 장애
안와전두피질 (orbitofrontal cortex)	탈억제 충동성 사회적으로 부적절한 행동 감정 조절 이상 조증 집중력 저하 및 주의 산만 불안정
복내측피질 (ventromedial cortex)	무관심, 무감동 감정 둔마 반응 속도 둔화 집중력 저하 동기 상실

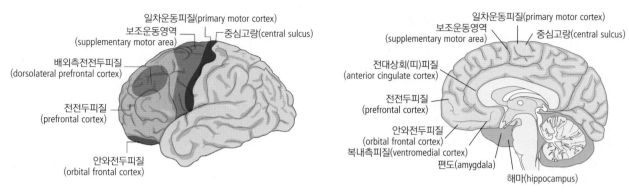

그림 19-10 | 전두엽의 구조. A: 외측면, B: 내측면

집행 기능이 저하된 노인에서 보행 장애 및 균형 기능 저하를 자주 볼 수 있다.[67-69]

2. 진단 및 분류

집행 기능의 평가를 위해 다양한 도구가 있다. 대표적인 것으로는 위스콘신 카드 분류 검사(Wisconsin Card Sorting Test, WCST), 언어 유창성(verbal fluency), 디자인 유창성(design fluency), 스트룹 색채-단어 검사(Stroop Color-Word Test), Tower of London 검사, 숫자 주의력 검사(digit span test), 선 잇기 검사(trail making test), continuous performance task 등이 있다. 집행 기능과 관련된 환자의 수행 수준을 평가하는 도구로는 이상실행 질문지(Dysexecutive questionnaire, DEX), 실행기능 행동평가 도구(Behavior Rating Inventory of Executive Funcion, BRIEF), 실행기능 수행 검사(Executive Function Performance Test, EFPT), 실행이상 행동 평가(Behavioural Assessment of the Dysexecutive Syndrome, BADS) 등이 있다.

3. 기능적 영향

집행 기능의 장애는 일상생활동작 및 도구적 일상생활동작(instrumental activities of daily living)의 수행에 영향을 미치므로 복직, 업무 처리, 학업 수행, 사회 적응에 어려움을 겪는다.[67]

4. 치료

집행 기능에 대한 회복 치료(restorative therapy, restitutive treatment)로는 다음과 같은 방법을 사용할 수 있다.

먼저 'Problem solving therapy' 또는 'Problem solving training'은 문제를 분석하고 단계적인 방법을 사용하게 하여, 충동적인 행동을 보다 체계적인 행동으로 바꾸는 치료이다. 치료는 다음의 총 5단계로 구성되는데, 1단계 스스로에게 말을 하면서 문제 찾고 분석하기, 2단계 지시를 반복하여 읽고 문제 파악에 필요한 관련 정보와 기타 정보를 분리하기, 3단계 연관된 아이템들끼리 연결하기, 4단계 가능한 해결책을 정리하고 그 중 가장 바람직한 해결책을 도출하기, 5단계 도출한 해결책을 평가하고 그 효율성을 점검하기이다.[62,70] 'Problem solving therapy'로 치료받은 환자들은 기억 훈련을 받은 환자들에 비해 과제 계획, 문제 해결 능력, 일상생활에서의 행동 양상에서 유의한 개선을 보였다.[70]

'Goal management training'은 지속적 집중력(sustained attention)의 중요성에 대한 인식으로부터 출발한다. 집중력, 문제 정의, 문제 해결 능력, 전략 수립과 실행, 모니터링을 훈련한다. 치료 의지가 있고 어느 정도 통찰력이 있는 환자에게서 특히 유용하다. 치료는 1단계 현재 하고 있는 행동을 멈추고 과제에 집중하기, 2단계 목표 수립하기,

3단계 주요 목표와 세부 목표를 정의하기, 4단계 문제를 해결하는 데 필요한 각 세부 단계를 연습하기, 5단계 결과를 모니터하기로 구성된다. 1시간에 걸쳐 5가지 단계를 연습하며, 환자는 가급적 오류를 최소화하여(errorless) 수행하도록 한다.[71] 다양한 연구에서 'goal management training' 후 일상생활 과제 수행 양상이 유의하게 호전되었음을 보고하였는데, 이는 외상성 뇌손상 환자뿐 아니라 건강한 노인, 소뇌 병변을 가진 환자, 뇌염 환자 등에서도 공통적으로 관찰되었다.[71-73] 실제로 'goal management training' 적용 전후 기능적 뇌 자기 공명 영상을 비교하면 관련된 정보와 그렇지 않은 정보를 처리할 때 모두 선조외 피질(extrastriate cortex)의 뇌 활성도가 정상화되었는데, 이는 집행 기능에 대한 회복 치료가 뇌가소성에 기반함을 입증하는 것이다.[74]

'Multifaceted treatment of executive dysfunction'는 'problem solving therapy'와 'goal management training'에 기반한 치료로서, 포괄적인 인지 전략을 교육하고 목표를 세운 후 배운 전략에 따라 목표에 맞는 조치를 취하게끔 훈련한다. 무작위 대조 연구에서 'multifaceted treatment of executive dysfunction' 치료를 받은 환자는 컴퓨터인지 훈련을 받은 환자에 비해 현실적인 목표를 수립하고 일상생활 과제를 계획하고 수행하는 데 있어 유의한 호전을 보였으며 이 효과는 치료 후 6개월까지 지속되었다.[75]

'Attention and problem solving treatment' 역시 'problem solving therapy'와 'goal management training'에 기반한 치료로써 문제 인식, 점검 및 평가와 계획 수립, 계획 이행 등의 단계로 구성된다.[76]

집행 기능에 대한 보상 치료(compensatory therapy)에는 다음과 같은 방법이 있다.

약 복용, 식사 준비 등과 같이 규칙적으로 시행해야 하는 일상생활 과제를 반복적으로 빼먹는 경우, 기계나 체크리스트를 사용하여 외부 자극을 제공하는(external cueing device) 방법이 있다. 정보 처리가 느린 환자에게는 과제 수행에 필요한 시간을 충분히 두게 하여 과제를 성공적으로 수행하게 하는 방법(time pressure management)이 있으며, 무작위 대조연구 결과 효과적인 방법임이 입증되었다. 또한 환자 본인이 본인의 문제를 인식하고 그에 대하여 적절한 전략을 세워 여러 실제 상황에서 적용하도록 하는 초인지 전략 훈련(metacognitive and strategy training)과 환자

의 주의 집중을 방해하는 환경 자극의 수준 및 환자에게 필요한 환경 구조를 파악하여 자극이 적은 단순한 환경에서부터 점차 자극도 많고 복잡한 환경에서 훈련 하는 환경 수정(manipulating environmental variables) 등이 있다.

치료는 집행 기능 저하 정도, 환자의 요구, 목표, 환자의 특성에 맞게 구성해야 하며, 회복 치료와 보상 치료를 적절히 혼합한 형태로 치료할 수도 있다.[77]

VI. 약물 치료

뇌의 대표적인 신경전달물질에는 아세틸콜린, 노르에피네프린, 도파민, 세로토닌, 감마아미노부티르산(gamma-Aminobutyric acid, GABA), 글라이신(glycine), 글루타메이트(glutamate) 등이 있다. 인지 장애 치료에 쓰이는 약물은 이러한 신경전달물질을 조절하거나 신경경로에 작용하여 효과를 나타낸다.

1. 아세틸콜린

아세틸콜린계 신경은 전뇌기저부(basal forebrain, 그림 19-11)와 뇌간/간뇌(brainstem/diencephalon, 그림 19-12)에서 기시하는 두 경로를 통하여, 학습, 기억, 각성, 정동(affect) 상태, 경련 역치(seizure threshold), 심폐기능, 운동기능(파킨슨병) 등에 관여한다. 아세틸콜린은 시냅스 틈새(synaptic cleft)에서 분비된 후 아세틸콜린 분해효소(acetylcholinesterase)에 의해 분해되어 비활성화되는데, 이는 다른 신경전달물질이 신경에 의해 재흡수되어 비활성화되는 것과는 다른 특징이다. 알츠하이머 치매, 외상성 뇌손상, 뇌졸중, 혈관성 치매 등에서 콜린계 신경기능의 저하에 의한 인지 장애가 발생하므로, 이들 질환에서 아세틸콜린 분해효소 억제제(acetylcholinesterase inhibitor)가 유용하다. 도네페질(donepezil), 리바스티그민(rivastigmine), 갈란타민(galantamine) 등이 널리 사용되는 약제이다. 외상성 뇌손상 환자에게 도네페질을 투여한 경우 주의력과 기억력의 향상이 관찰되었고, 리바스티그민을 투여한 경우 주의력, 기억력, 작업 기억, 집행 기능, 정보처리 속도의 호전이 관

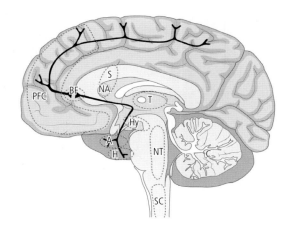

그림 19-11 │ 전뇌기저부에서 기시하는 콜린계 신경 경로

전뇌기저부에서 기시하는 콜린계 신경세포는 전전두피질, 해마, 편도에 다다르며, 기억에 관여한다.
PFC: prefrontal cortex(전전두피질), BF: basal forebrain(전뇌기저부), S: striatum(선조체), NA: nucleus accumbens(측중격핵), T: thalamus(시상), HY: hypothalamus(시상하부), A: amygdala(편도), H: hippocampus(해마), NT: brainstem neurotransmitter centers(뇌간 신경전달물질 센터), SC: spincal cord(척수), C: cerebellum(소뇌)

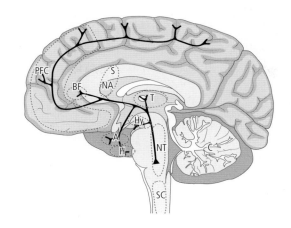

그림 19-12 │ 뇌간에서 기시하는 콜린계 신경 경로

뇌간에서 기시하는 콜린계 신경경로는 전전두피질, 전뇌기저부, 시상, 시상하부, 해마, 편도에 다다르며, 각성(arousal) 및 인지(cognition) 등에 관여한다.
PFC: prefrontal cortex(전전두피질), BF: basal forebrain(전뇌기저부), S: striatum(선조체), NA: nucleus accumbens(측중격핵), T: thalamus(시상), HY: hypothalamus(시상하부), A: amygdala(편도), H: hippocampus(해마), NT: brainstem neurotransmitter centers(뇌간 신경전달물질 센터), SC: spincal cord(척수), C: cerebellum(소뇌)

찰되었다.[78] 혈관성 치매 환자를 대상으로한 다양한 메타 분석 및 체계적 분석 연구에서 아세틸콜린 분해효소 억제제의 사용은 소폭의 인지 기능 호전을 보였으나 일상생활 동작 수행의 향상과 전반적 인지 기능 향상 및 행동 양상의 호전은 유의하지 않았다.[79-83] 미국과 캐나다의 뇌졸중 임상진료지침에서는 혈관성 치매 환자에게 아세틸콜린 분해효소 억제제 사용을 권고하고 있다.[84]

2. 노르에피네프린

노르에피네프린은 노르아드레날린이라고도 한다. 뇌에서는 청반(locus ceruleus)과 외측 피개(lateral tegmentum)에 존재하여, 불안, 정동 상태, 각성, 주의집중, 결정(decision making), 렘(rapid eye movement, REM) 수면, 공격성, 통각, 쾌락 등에 관여한다(그림 19-13). 암페타민(amphetamine), 메타암페타민(methamphetamine), 메칠페니데이트(methylphenidate) 등은 신경말단에서 노르에프네프린의 분비를

증가시킴으로써, 노르 트리프틸린(nortriptyline) 등은 노르에프네프린의 재흡수를 억제함으로써 시냅스 틈새(synaptic cleft)에서의 노르에프네프린 농도를 올린다. 외상성 뇌손상에서 메칠페니데이트를 사용할 경우 정보 처리 속도와 정확도의 향상이 관찰되고 공격성이나 분노와 같은 행동 양상의 호전도 보고된 바 있다.[85,86] 뇌졸중 환자에게 사용한 메칠페니데이트는 인지기능을 담당하는 신경망의 가소성에 영향을 미치며, 일상생활동작 수행에서 독립도를 향상시킨다.[87-90] 그러나 혈관성 치매에 대한 위 약물들의 효과는 아직 보고되지 않았다.

3. 도파민

도파민은 노르에피네프린의 전구체로서 그 자체로는 혈관뇌장벽을 통과하지 못한다. 도파민계 신경은 중뇌의 흑질과 복측 피개(ventral tegmentum) 및 시상 하부에 존재하며(그림 19-14), 이 경로의 작용을 강화하면 각성 상태를 호전

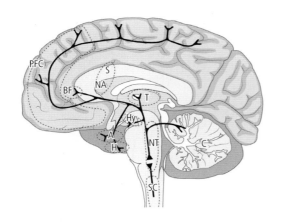

그림 19-13 | 노르에프네프린계 신경 경로

노르에프네프린계는 상행(ascending) 및 하행(descending) 경로를 모두 가지고 있다. 상행 노르에프네프린계 경로는 주로 뇌간의 청반(locus coeruleus)에서 기시하여, 뇌의 다양한 영역에 다다르며, 기분(mood), 각성(arousal), 인지(cognition) 기능 등을 조절한다. 하행 노르에프네프린계 경로는 척수까지 이르러 통증경로를 조절하게 된다.

PFC: prefrontal cortex(전전두피질), BF: basal forebrain(전뇌기저부), S: striatum(선조체), NA: nucleus accumbens(측중격핵), T: thalamus(시상), HY: hypothalamus(시상하부), A: amygdala(편도), H: hippocampus(해마), NT: brainstem neurotransmitter centers(뇌간 신경전달물질 센터), SC: spincal cord(척수), C: cerebellum(소뇌)

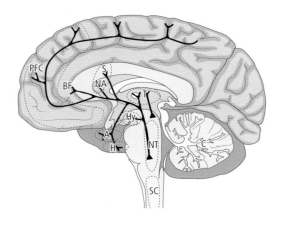

그림 19-14 | 도파민계 신경 경로

도파민계는 주로 뇌간(특히 복측피개영역(ventral tegmental area)과 흑질(substantia nigra))에서 기시하는 광범위한 상행 경로를 가지고 있다. 이 경로는 시상하부를 거쳐 전전두피질, 전뇌기저부, 선조체, 측중격핵 및 다른 영역들에 다다른다. 도파민계 신경 경로는 운동(movement), 쾌락(pleasure), 보상(reward), 인지(cognition), 정신병(psychosis) 등에 관여한다. 또한 다른 영역으로부터 시상으로 직접 투사하는 경로인 시상 도파민계(thalamic dopamine system)는 각성(arousal) 및 수면(sleep)에 관여한다.

PFC: prefrontal cortex(전전두피질), BF: basal forebrain(전뇌기저부), S: striatum(선조체), NA: nucleus accumbens(측중격핵), T: thalamus(시상), HY: hypothalamus(시상하부), A: amygdala(편도), H: hippocampus(해마), NT: brainstem neurotransmitter centers(뇌간 신경전달물질 센터), SC: spincal cord(척수), C: cerebellum(소뇌)

시키고 주의력을 증가시켜 전반적인 인지 기능을 향상시킬 수 있다. 도파민 항진제에는 에르고트(ergort) 유도체인 브로모크립틴(bromo-criptine), 항바이러스제이면서 도파민 항진제인 아만타딘(amantadine), 모다피닐(modafinil) 등이 있다. 도파민계 신경 경로가 정상적이지 않은 경우에도, 도파민 항진제는 효과를 보인다. 외상성 뇌손상에서 아만타딘을 사용하였을 때 각성, 집행 기능, 주의력 등 인지 기능이 호전되었다.[78,91] 외상성 뇌손상에서 브로모크립틴을 사용한 연구에서도 집행 기능, 동기 부여 등에서 호전을 보였으나, 주의력이나 작업 기억의 호전은 유의하지 않았다.[78,92] 도파민 길항제는 정신병적 증상을 조절하는 데에 효과가 있으나, 도파민성 신경이 동기와 보상에 관여하므로 도파민 길항제 사용은 환자의 동기를 저하시킬 우려가 있다.

4. 세로토닌

세로토닌계 신경은 뇌간의 봉선핵(raphe nuclei), 미측 청반(caudal locus ceruleus), interpeducular nucleus에 존재하며, 대뇌 피질부터 척수까지 중추신경계 전반에 걸쳐 분포한다. 우울, 불안, 수면, 통증, 식욕 등의 다양한 정신과적 증상과 연관 된다. 세로토닌 항진제에는 부스피론(buspirone)이 있으며 불안 치료에 사용한다. 선택적 세로토닌 재흡수억제제(selective serotonin reuptake inhibitor, SSRI)는 우울, 강박의 치료에 사용하며, 플록세틴(fluoxetine), 서트랄린(sertraline), 파록세틴(paroxetine), 씨탈로프람(citalopram), 에씨탈로프람(escitalopram), 플루복사민(fluvoxamine), 클로미프라민(clomipramine) 등이 있다. 뇌졸중 후 플록세틴이나 노르트리 프틸린을 사용했을 때, 집행 기능의 향상과 기능 장해 정도가 개선되는 등, 뇌손상 후 사용한 세로토닌 항진제 또는 선택적 세로토닌 재흡수 억제제는 우울증

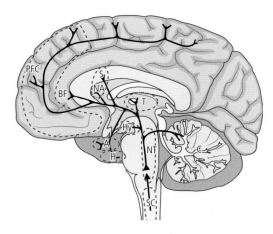

그림 19-15 | 세로토닌계 신경 경로
세로토닌계는 노르에프네린계와 마찬가지로 상행 및 하행경로를 모두 가지고 있다. 뇌간에서 기시하는 상행경로는 노르아드레날린계 경로에 더해 선조체 및 측중격핵에도 다다르게 되며, 기분, 불안, 수면 등의 기능을 조절한다. 하행경로는 뇌간을 거쳐 척수까지 이르게 되며, 통증을 조절하는 것으로 생각된다.
PFC: prefrontal cortex(전전두피질), BF: basal forebrain(전뇌기저부), S: striatum (선조체), NA: nucleus accumbens(측중격핵), T: thalamus(시상), HY: hypothalamus(시상하부), A: amygdala(편도), H: hippocampus(해마), NT: brainstem neurotransmitter centers(뇌간 신경전달물질 센터), SC: spincal cord (척수), C: cerebellum(소뇌)

을 유의하게 호전시킬 뿐 아니라 인지 기능 호전에도 도움이 되는 것으로 알려져 있다.[93,94]

5. 감마아미노부티르산(GABA)

감마아미노부티르산(gamma-aminobutyric acid, GABA)은 글라이신과 함께 억제성 신경전달물질이다. GABA계 신경은 뇌 및 척수 전반에 걸쳐 분포하며 소뇌의 조롱박세포(Purkinje cells)도 GABA계 신경이다. 중간 뉴런의 형태로 각성, 경련, 불안, 마취 등에 관여한다. 벤조디아제핀(benzodiazepine), 바비 투레이트(barbiturate), 바클로펜(baclofen)은 모두 GABA 항진제(GABA receptor agonist)이다. 이러한 약물은 외상성 뇌손상이나 뇌졸중 환자의 인지 기능을 악화시키고 회복을 저해하므로, 경련 예방이나 경직 치료와 같이 필요한 경우에만 사용하도록 한다.

6. 글루타메이트

글루타메이트는 흥분성 신경전달물질이다. 글루타메이트계 신경은 뇌 전반에 걸쳐 분포하여 학습, 기억과 같은 정상적인 인지 처리 과정에 관여하며, N-methyl-D-aspartic acid (NMDA) 수용체나 α-amino-3-hydroxy-5-methylisoxazole-4-propionic acid (AMPA) 수용체를 통해 작용한다. 메만틴(memantine)은 NMDA 길항제로서 글루타메이트계 신경 경로의 과도한 자극을 억제하여 학습과 기억에 영향을 준다. 메만틴을 혈관성 치매에 사용한 경우 소폭의 인지 기능 호전이 관찰되었으나 전반적인 기능 호전은 유의하지 않았다.[95]

참고문헌

1. Cicerone KD, Langenbahn DM, Braden C, Malec JF, Kalmar K, Fraas M, Felicetti T, Laatsch L, Harley JP, Bergquist T, et al. Evidence-Based Cognitive Rehabilitation: Updated Review of the Literature From 2003 Through 2008. Arch Phys Med Rehabil 2011; 92: 519-530.

2. Dams-O'Connor K, Gordon WA. Role and impact of cognitive rehabilitation. Psychiatr Clin North Am 2010; 33: 893-904.

3. Viola LF, Nunes PV, Yassuda MS, Aprahamian I, Santos FS, Santos GD, Brum PS, Borges SM, Oliveira AM, Chaves GF, et al. Effects of a multidisciplinary cognitive rehabilitation program for patients with mild Alzheimer's disease. Clinics 2011; 66: 1395-1400.

4. Woods B, Aguirre E, Spector AE, Orrell M. Cognitive stimulation to improve cognitive functioning in people with dementia. Cochrane Database Syst Rev. 2012 Feb 15; 2: CD005562.

5. Bisiach E, Perani D, Vallar G, Berti A. Unilateral neglect: personal and extra-personal. Neuropsychologia 1986; 24: 759-767.

6. Stone SP, Wilson B, Wroot A, Halligan PW, Lange LS, Marshall JC, Greenwood RJ. The assessment of visuo-spatial neglect after stroke. J Neurol Neurosurg Psychiatry 1991; 54: 345-350.

7. Denes G, Semenza C, Stoppa e, Lis A. Unilateral Spatial Neglect and recovery from hemiplegia: a follow-up study. Brain 1982; 105: 543-552.

8. Pierce SR, Buxbaum LJ. Treatments of unilateral neglect: a review. Arch Phys Med Rehabil. 2002;83:256-268.

9. Barrett AM, Buxbaum LJ, Coslett HB, et al. Cognitive rehabilitation interventions for neglect and related disorders: moving from bench to bedside in stroke patients. J Cogn Neurosci. 2006;18:1223-1236.

10. Parton A, Malhotra P, Husain M. Hemispatial neglect. J Neurol Neurosurg Psychiatry. 2004;75:13-21.

11. Riggs Rv, Andrews K, Roberts P, Gilewski. Visual deficit interventions in adult stroke and brain injury: a systemic review. Am J Phys Med Rehabil. 2007;86:853-860.

12. Goodwin GM, McCloskey DI, Matthews PB. The contribution of muscle afferents to kinaesthesia shown by vibration induced illusions of movement and by the effects of paralysing joint afferents. Brain. 1972;95:705-748.

13. Lackner JR. Some proprioceptive influences on the perceptual representation of body shape and orientation. Brain. 1988;111:282-297.

14. Biguer B, Donaldson ML, Hein A, Jeannerod M. Neck muscle vibration modifies the representation of visual motion and direction in man. Brain. 1988;11:1405-1424.

15. Taylor JL, McCloskey DI. Illusions of head and visual target displacement induced by vibration of neck muscles. Brain. 1991;114:755-759.

16. Quintana LA. Optimizing vision, visual perception, and praxis abilities. In: Trombly CA, Radomski MV, eds. Occupational Therapy for Physical Dysfunction. 5th. Baltimore: Lippincott Williams & Wilkins; 2002:600.

17. Swan L. Unilateral spatial neglect. Phys Ther. 2001;81:1572-1580.

18. Redding GM, Wallace B. Prism adaptation and unilateral neglect: Review and analysis. Neuropsychologia. 2006;44:1-20.

19. Rossetti Y, Rode G, Pisella L, Farne A, Li L, Boisson D, Perenin MT. Prism adaptation to a rightward optical deviation rehabilitates left hemispatial neglect. Nature. 1998;395:166-169.

20. Frassinetti F, Angeli V, Meneghello F, Avanzi S, Ladavas E. Long-lasting amelioration of visuospatial neglect by prism adaptation. Brain. 2002;125:608-623.

21. Kim J, Kim K, Kim DY, Chang WH, Park CI, Ohn SH, Han K, Ku J, Nam SW, Kim IY, Kim SI. Virtual environment training system for rehabilitation of stroke patients with unilateral neglect. Cyberpsychol

22. Behav. 2007;10:7-15.

22. Castiello U, Lusher D, Burton C, Glover S, Disler P. Improving left emispatial neglect using virtual reality. Neurology. 2008;20:1958-1962.

23. Kim YM, Chun MH, Yun GJ, Song YJ, Young HE. The effect of virtual reality training on unilateral spatial neglect in stroke patients. Ann Rehabil Med 2011; 35: 309-315.

24. Canadian stroke best practice recommendations: Stroke rehabilitation practice guidelines, update 2015. Hebert D, Lindsay MP, McIntyre A, Kirton A, Rumney PG, Bagg S, Bayley M, Dowlatshahi D, Dukelow S, Garnhum M, Glasser E, Halabi ML, Kang E, MacKay-Lyons M, Martino R, Rochette A, Rowe S, Salbach N, Semenko B, Stack B, Swinton L, Weber V, Mayer M, Verrilli S, DeVeber G, Andersen J, Barlow K, Cassidy C, Dilenge ME, Fehlings D, Hung R, Iruthayarajah J, Lenz L, Majnemer A, Purtzki J, Rafay M, Sonnenberg LK, Townley A, Janzen S, Foley N, Teasell R. Int J Stroke. 2016 Jun;11(4):459-84.

25. Guidelines for Adult Stroke Rehabilitation and Recovery: A Guideline for Healthcare Professionals From the American Heart Association/American Stroke Association. Winstein CJ, Stein J, Arena R, Bates B, Cherney LR, Cramer SC, Deruyter F, Eng JJ, Fisher B, Harvey RL, Lang CE, MacKay-Lyons M, Ottenbacher KJ, Pugh S, Reeves MJ, Richards LG, Stiers W, Zorowitz RD; American Heart Association Stroke Council, Council on Cardiovascular and Stroke Nursing, Council on Clinical Cardiology, and Council on Quality of Care and Outcomes Research. Stroke. 2016 Jun;47(6):e98-e169.

26. Oliveri M, Bisiach E, Brighina F, Piazza A, Bua VL, Buffa D, Fierro B. rTMS of the unaffected hemisphere transiently reduces contralesional visuospatial hemineglect. Neurology 2001;57:1338-1340.

27. Brighinaa F, Bisiachb E, Oliveric M, Piazzaa A, Buaa VL, Danielea O, Fierroa B. 1 Hz repetitive transcranial magnetic stimulation of the unaffected hemisphere ameliorates contralesional visuospatial neglect in humans. Neurosci Lett. 2003;336:131-133.

28. Kim YH, Min SJ, Ko MH, Park JW, Jang SH, Lee KW. Facilitating visuospatial attention for the contralateral hemifield by repetitive TMS on the posterior parietal cortex. Neurosci Lett. 2005;382:280-285.

29. Fierroa B, Brighinaa F, Bisiach E. Improving neglect by TMS. Behav Neurol. 2006;17:169-176.

30. Koch G, Bonni S, Giacobbe V, Bucchi G, Basile B, Lupo F, Versace V, Bozzali M, Caltagirone C. Theta-burst stimulation of the left hemisphere accelerates recovery of hemispatial neglect. Neurology. 2012;78:24-30.

31. Ko MH, Han SH, Park SH, Seo JH, Kim YH. Improvement of visual scanning after DC brain polarization of parietal cortex in stroke patients with spatial neglect. Neurosci Lett. 2008;448:171-174.

32. Barrett AM, Crucian GP, Beversdorf DQ, Heilman KM. Monocular patching may worsen sensory-attentional neglect: a case report. Arch Phys Med Rehabil. 2001;82:516-518.

33. Barrett AM, Crucian GP, Heilman KM. Adverse effect of eye patching on spatial attention in a patient with thalamic hemorrhage. Arch Phys Med Rehabil. 2004;85:1017-1020.

34. Baddeley AD. The psychology of memory. In: Baddeley AD, Kopelman MD, Wilson BA, editors. The Essential Handbook of Memory Disorders for Clinicians, Hoboken: John Wiley, 2004, 1-14.

35. Donaghey CL, McMillan TM, O'Neill B. Errorless learning is superior to trial and error when learning a practical skill in rehabilitation: a randomized controlled trial. Clin Rehabil 2010; 24: 195-201.

36. Middleton EL, Schwartz MF. Errorless learning in cognitive rehabilitation: a critical review. Neuropsychol Rehabil 2012; 22: 138-168.

37. Wilson BA, Kapur N. Memory rehabilitation for people with brain

injury. In: Stuss DT, Winocur G, Robertson IH, editors. Cognitive neurorehabilitation, 2nd ed, New York: Cambridge University Press, 2011, 522-540.

38. Hawley KS, Cherry KE, Boudreaux EO, Jackson EM. A comparison of adjusted spaced retrieval versus a uniform expanded retrieval schedule for learning a name-face association in older adults with probable Alzheimer's disease. J Clin Exp Neuropsychol 2008; 30: 639-649.

39. Cherry KE, Walvoord AA, Hawley KS. Spaced retrieval enhances memory for a name-face-occupation association in older adults with probable Alzheimer's disease. J Genet Psychol 2010; 171: 168-181.

40. Small JA. A new frontier in spaced retrieval memory training for persons with Alzheimer's disease. Neuropsychol Rehabil 2012; 22: 329-361.

41. Glisky EL, Schacter DL, Tulving E. Learning and retention of computer-related vocabulary in memory-imaired patients: Method of vanishing cues. J Clin Exp Neuropsychol 1986; 8: 292-312.

42. Ownsworth TL, MvFarland K. Memory remediation in long- term acquired brain injury: two approaches in diary training. Brain Inj 1999; 13: 605-626.

43. Optale G, Urgesi C, Busato V, Marin S, Piron L, Priftis K, Gamberini L, Capodieci S, Bordin A. Controlling memory impairment in elderly adults using virtual reality memory training: a randomized controlled pilot study. Neurorehabil Neural Repair 2010; 24: 348-357.

44. Man DW, Chung JC, Lee GY. Evaluation of a virtual reality- based memory training programme for Hong Kong Chinese older adults with questionable dementia: a pilot study. Int J Geriatr Psychiatry 2012; 27: 513-520.

45. Boggio PS, Valasek CA, Campanha C, Giglio AC, Baptista NI, Lapenta OM, Fregni F. Non-invasive brain stimulation to assess and modulate neuroplasticity in Alzheimer's disease. Neuropsychol Rehabil 2011; 21: 703-716.

46. Stuss DT. The future of cognitive neurorehabilitation. Neuropsychol Rehabil 2011; 21: 755-768.

47. Vanbellingen T, Bohlhalter S. Apraxia in neurorehabilitation: Classification, assessment and treatment. NeuroRehabilitation 2011;28:91-8.

48. Hanna-Pladdy B, Heilman K, Foundas A. Ecological implications of ideomotor apraxia Evidence from physical activities of daily living. Neurology 2003;60:487-90.

49. Walker C, Sunderland A, Sharma J, Walker M. The impact of cognitive impairment on upper body dressing difficulties after stroke: a video analysis of patterns of recovery. Journal of Neurology, Neurosurgery & Psychiatry 2004;75:43-8.

50. Nadeau SE. Gait apraxia: further clues to localization. European neurology 2007;58:142-5.

51. Donkervoort M, Dekker J, Deelman B. The course of apraxia and ADL functioning in left hemisphere stroke patients treated in rehabilitation centres and nursing homes. Clinical rehabilitation 2006;20:1085-93.

52. Sundet K, Finset A, Reinvang I. Neuropsychological predictors in stroke rehabilitation. Journal of Clinical and Experimental Neuropsychology 1988;10:363-79.

53. Hagmann GGS. Therapy of activities of daily living in patients with apraxia. Neuropsychological Rehabilitation 1998;8:123-41.

54. Zacks JM, Michelon P, Vettel JM, Ojemann JG. Functional reorganization of spatial transformations after a parietal lesion. Neurology 2004;63:287-92.

55. West C, Bowen A, Hesketh A, Vail A. Interventions for motor apraxia following stroke. Cochrane Database Syst Rev 2008;1.

56. Smania N, Girardi F, Domenicali C, Lora E, Aglioti S. The rehabilitation of limb apraxia: a study in left-brain-damaged patients. Archives of

physical medicine and rehabilitation 2000;81:379-88.

57. Goldenberg G, Daumüller M, Hagmann S. Assessment and therapy of complex activities of daily living in apraxia. Neuropsychological Rehabilitation 2001;11:147-69.

58. Donkervoort M, Dekker J, Stehmann-Saris FC, Deelman BG. Efficacy of strategy training in left hemisphere stroke patients with apraxia: A randomised clinical trial. Neuropsychological rehabilitation 2001;11:549-66.

59. van Heugten CM, Dekker J, Deelman B, Van Dijk A, Stehmann-Saris J. Outcome of strategy training in stroke patients with apraxia: a phase II study. Clinical rehabilitation 1998;12:294-303.

60. Geusgens C, Van Heugten C, Cooijmans J, Jolles J, van den Heuvel W. Transfer effects of a cognitive strategy training for stroke patients with apraxia. Journal of clinical and experimental neuropsychology 2007;29:831-41.

61. Geusgens C, van Heugten C, Donkervoort M, van den Ende E, Jolles J, van den Heuvel W. Transfer of training effects in stroke patients with apraxia: an exploratory study. Neuropsychological rehabilitation 2006;16:213-29.

62. Alvarez JA, Emory E. Executive function and the frontal lobes: a meta-analytic review. Neuropsychology review 2006;16:17-42.

63. Elliott R. Executive functions and their disorders Imaging in clinical neuroscience. British Medical Bulletin 2003;65:49-59.

64. Salmon E, Collette F. Functional imaging of executive functions. Acta neurologica belgica 2005;105:187.

65. Bombois S, Debette S, Delbeuck X, et al. Prevalence of subcortical vascular lesions and association with executive function in mild cognitive impairment subtypes. Stroke 2007;38:2595-7.

66. Zinn S, Bosworth HB, Hoenig HM, Swartzwelder HS. Executive function deficits in acute stroke. Archives of physical medicine and rehabilitation 2007;88:173-80.

67. Coppin AK, Shumway-Cook A, Saczynski JS, et al. Association of executive function and performance of dual- task physical tests among older adults: analyses from the InChianti study. Age and ageing 2006;35:619-24.

68. Springer S, Giladi N, Peretz C, Yogev G, Simon ES, Hausdorff JM. Dual-tasking effects on gait variability: The role of aging, falls, and executive function. Movement Disorders 2006;21:950-7.

69. Rapport L, Webster J, Flemming K, et al. Predictors of falls among right-hemisphere stroke patients in the rehabilitation setting. Archives of physical medicine and rehabilitation 1993;74:621.

70. von Cramon DY, Matthes-von Cramon G, Mai N. Problem- solving deficits in brain-injured patients: A therapeutic approach. Neuropsychological Rehabilitation 1991;1:45-64.

71. Levine B, Robertson IH, Clare L, et al. Rehabilitation of executive functioning: An experimental-clinical validation of goal management training. Journal of the International Neuropsychological Society 2000;6:299-312.

72. Levine B, Schweizer TA, O'Connor C, et al. Rehabilitation of executive functioning in patients with frontal lobe brain damage with goal management training. Frontiers in Human Neuroscience 2011;5.

73. Levine B, Stuss DT, Winocur G, et al. Cognitive rehabilitation in the elderly: effects on strategic behavior in relation to goal management. Journal of the International Neuropsychological Society 2007;13:143-52.

74. Chen AJ-W, Novakovic-Agopian T, Nycum TJ, et al. Training of goal-directed attention regulation enhances control over neural processing for individuals with brain injury. Brain 2011;134:1541-54.

75. Spikman JM, Boelen DH, Lamberts KF, Brouwer WH, FasottiL. Effects

of a multifaceted treatment program for executive dysfunction after acquired brain injury on indications of executive functioning in daily life. Journal of the International Neuropsychological Society 2010;16:118.

76. Miotto EC, Evans JJ, de Lucia MCS, Scaff M. Rehabilitation of executive dysfunction: A controlled trial of an attention and problem solving treatment group. Neuropsychological rehabilitation 2009;19:517-40.

77. Novakovic-Agopian T, Chen AJ-W, Rome S, et al. Rehabilitation of executive functioning with training in attention regulation applied to individually defined goals: a pilot study bridging theory, assessment, and treatment. The Journal of head trauma rehabilitation 2011;26:325-38.

78. Wortzel HS, Arciniegas DB. Treatment of Post-Traumatic Cognitive Impairments. Current treatment options in neurology 2012;14:493-508.

79. Kavirajan H, Schneider LS. Efficacy and adverse effects of cholinesterase inhibitors and memantine in vascular dementia: a meta-analysis of randomised controlled trials. Lancet neurology 2007;6:782-92.

80. Moretti A, Gorini A, Villa RF. Pharmacotherapy and prevention of vascular dementia. CNS & neurological disorders drug targets;10:370-90.

81. Kirshner HS. Vascular dementia: a review of recent evidence for prevention and treatment. Current neurology and neuroscience reports 2009;9:437-42.

82. Rojas Fernandez CH, Moorhouse P. Current concepts in vascular cognitive impairment and pharmacotherapeutic implications. Ann Pharmacother 2009;43:1310-23.

83. Román GC, Salloway S, Black SE, et al. Randomized, placebo-controlled, clinical trial of donepezil in vascular dementia: differential effects by hippocampal size. Stroke;41:1213-21.

84. Canadian stroke network. Canadian best practice recommendations for stroke care. 2010.

85. Sivan M, Neumann V, Kent R, Stroud A, Bhakta BB. Pharmacotherapy for treatment of attention deficits after non- progressive acquired brain injury. A systematic review. Clinical Rehabilitation 2010;24:110-21.

86. Wheaton P, Mathias JL, Vink R. Impact of pharmacological treatments on cognitive and behavioral outcome in the postacute stages of adult traumatic brain injury: a meta- analysis. Journal of clinical psychopharmacology;31:745-57.

87. Willmott C, Ponsford J. Efficacy of methylphenidate in the rehabilitation of attention following traumatic brain injury: a randomised, crossover, double blind, placebo controlled inpatient trial. Journal of Neurology, Neurosurgery & Psychiatry 2009;80:552-7.

88. Grade C, Redford B, Chrostowski J, Toussaint L, Blackwell B. Methylphenidate in early poststroke recovery: a double-blind, placebo-controlled study. Archives of physical medicine and rehabilitation 1998;79:1047.

89. Tardy J, Pariente J, Leger A, et al. Methylphenidate modulates cerebral post-stroke reorganization. Neuroimage 2006;33:913-22.

90. Ramasubbu R, Goodyear BG. Methylphenidate modulates activity within cognitive neural networks of patients with post-stroke major depression: A placebo-controlled fMRI study. Neuropsychiatric disease and treatment 2008;4:1251.

91. Wheaton P, Mathias JL, Vink R. Impact of pharmacological treatments on cognitive and behavioral outcome in the postacute stages of adult traumatic brain injury: a meta- analysis. Journal of clinical psychopharmacology 2011;31:745-57.

92. Whyte J, Vaccaro M, Grieb-Neff P, Hart T, Polansky M, Coslett HB. The effects of bromocriptine on attention deficits after traumatic brain injury: a placebo-controlled pilot study. American Journal of Physical Medicine & Rehabilitation 2008;87:85-99.

93. Narushima K, Paradiso S, Moser DJ, Jorge R, Robinson RG. Effect of antidepressant therapy on executive function after stroke. The British Journal of Psychiatry 2007;190:260-5.

94. Mikami K, Jorge RE, Adams Jr HP, et al. Effect of antidepressants on the course of disability following stroke. The American journal of geriatric psychiatry: official journal of the American Association for Geriatric Psychiatry 2011;19:1007.

95. Levine DA, Langa KM. Vascular cognitive impairment: disease mechanisms and therapeutic implications. Neurotherapeutics 2011;8:361-73.

CHAPTER 20

경직
Spasticity

| 성덕현

I. 머리말

경직은 위약과 더불어 중추 신경계의 질환이나 손상에 의하여 나타나는 대표적 임상 현상의 하나로 아직도 실체가 명확히 규명되지 않은 현상이다. 정적인 상태에서 통증이나 자세 이상을 초래하여 환자의 삶의 질을 저하시키는 경우가 있으며 보행 등의 동적인 경우에 정상 운동을 저해하여 환자의 이동 능력의 소실을 초래하는 원인이 되기도 한다. 반면 항중력근의 경직으로 인하여 직립위를 취할 때 체중을 지지하는데 도움이 되며 근육 위축을 방지하는 데에 도움이 되기도 한다. 최근에 경직이라는 현상에 대한 심도 높은 연구가 진행됨에 따라 경직의 정의 및 치료 원칙에 변화가 나타나고 있다. 이번 장에서는 "경직이란 무엇인가"를 살펴보고 환자의 운동 기능 및 삶의 질에 미치는 영향과 치료의 원칙 및 방법에 대하여 기술한다.

II. 경직이란 어떠한 현상, 어떠한 질환을 의미하나?

"경직"은 일반적으로 항진된 근육 긴장(tone), 과긴장(hypertonicity)을 말하며, 파킨슨병 등의 근육긴장이상(dystonia)에서 나타나는 비정상적 근육 긴장과 감별하기 위하여, "근육의 신장 속도에 비례하여 증가하는 항진된 근육 긴장"으로 표현되어 왔다.[1] 이러한 정의상의 특성은 임상적으로 신체검사상 비교적 쉽게 확인할 수 있으나 경직의 명확한 특성을 구체적으로 규정하기는 어려우며 경직 정도의 정량 측정 및 경직이 운동 기능에 미치는 영향을 측정하는 것은 더욱 어려운 과정이라 할 수 있다. 이는, 첫째 경직이라는 용어가 좁게는 신장반사(stretch reflex)의 과흥분(hyperexcitability)에 의해 항진된 근육 긴장을 의미하는 용어로 사용되나, 넓게는 중추신경계 질환이나 손상 시 나타나는 다양한 임상 증상, 예로 굴곡근 및 신전근 연축(flexor spasm, extensor spasm), 간대성 근경련증(myoclonus), 근육긴장이상 자세(abnormal dystonic posture), 바빈스키 반사(Babinski reflex) 등의 상부운동신경원 증후군(upper motor neuron syndrome)의 양증상(positive manifestation) 모두를 포함하여 총칭하는 용어, 즉 경직 증후군(spastic syndrome)으로 사용되기도 하기 때문이며, 둘째 수동적 상태에서 측정되는 항진된 근육 긴장뿐만 아니라 동적인 상태에서 나타나는 사지의 이상 운동 양상(예로 보행 시의 첨족 보행과 이로 인한 입각기에서의 슬관절 과신전 현상)들도 경직의 임상 양상 중 하나, 즉 경직성 이상운동증(spastic movement disorder)이라 표현하기도 하기 때문이다.[2] 즉, 연구자에 따라 경직을 상부운동신경원 증후군에서 나타나는 하나의 임상 징후에 국한하여 정의하는 경우도 있으며, 다양한 임상 징후(항진된 건 반사, 항진된 근육 긴장, 간대성 근경련증, 경직성 보행 이상을 포함하는 상하지 움직임에서의 이상 운동 양상)들을 나타내는 이상 운동 증후군의 하나로 정의하는 경우도 있다. 즉, "경직"에 대한 정의는 아직도 불분명하다고 할 수 있으며 이는 곧 "경직"의 실체를 아직도 명확히 규명하고 있지 못함을 반증한다. 따라서 임상 진료에 있어 "경직"을 인지하기는 쉬우나 "경직"을 명확히 정의하고 평가하기는 매우 어려운 것이 현실로, "경직이란 어떠한 현상을 의미하는가"에 대한 심층적 고찰이 임상 진료에 있어서는 가장 중요한 부분이라 할 수 있다.

III. 경직의 일반적 정의

대부분의 의학 교과서에서는 Lance가 기술한 "신장 반사의 과흥분으로 인한, 신장 속도에 비례하여 증가된 근육 긴장"으로 경직을 정의하고 있으며 이러한 정의에 따르면 경직은 근육의 수동적 신장에 의하여 나타나는 현상을 의미하며 정의 내에 병태 생리 기전을 포함하고 있다.[1] 즉, 항진된 심부건반사, 간대성 근경련증, 불수의적 굴곡근 또는 신전근 연축 등의 상부 운동신경원 증후군의 여타 임상 징후는 제외하며 임상 진료에서 흔히 언급하는 보행과 같은 능동적 운동 시의 이상 운동 양상도 제외한 정의이다. 일반적 정의는 100여 년 전 발견한 제뇌 동물의 제뇌 경축(decerebrate rigidity)의 현상을 설명하기 위한 기전(척추 신경근의 후분지를 절제하면 제뇌 경축이 소실됨)을 고려하여 작성된 것으로, 제뇌 경축은 제뇌 후 즉각 발현되며 인간의 경직은 중추 신경의 손상 후 상당 기간이 경과한 후에나 나타난다는 점, 임상 진료 시 흔히 "경직"이라 표현하는 상부운동신경원 증후군의 여타 징후를 배제한다는 점, 경직성 가위 보행 등 능동적 운동 시의 이상 운동 양상이 나타나는 경우에 신장 반사가 항진되지 않은 경우도 있으며 반대로 신장 반사가 항진되어 있어도 운동 기능상 이상 소견이 나타나지 않는 경우도 있다는 점 등에서 정의로써의 제한점이 있다. 따라서 환자의 운동 기능에 중점을 두는 임상 진료 영역에서는 그다지 유용한 정의는 아니나 특정 현상의 병태 생리를 연구하는 경우에는 유용한 정의이다. 또한 다음 "경직의 병태 생리" 절에 기술되는 것과 같이 항진된 신장 반사만이 일반적 정의로 규정되는 경직의 병태 생리라고는 할 수 없으므로 정의에 병태 생리 기전이

포함되는 것은 바람직하지 않다고 할 수 있다.

IV. 경직의 병태 생리

1. 일반적 정의로 규정되는 경직 현상을 설명하는 기전

항진된 신장 반사를 설명하고자 하는 신경생리학적 기전으로 여러 가지 가설들이 제시되고 있다. 경직은 근본 원인이 중추 신경계의 이상이므로 척수 상부(supraspinal) 신호 전달의 이상이 근본 원인임은 자명하다. 그러나 중추 신경계의 질환 발생 또는 손상 직후에는 경직이 나타나지 않으며, 수일에서 수주 내지는 수개월 이상이 경과한 시점에서 나타나는 것으로 미루어 척수상부 신호의 이상뿐만 아니라 질환부 이하 척수에서의 세포 수준의 이차적 변화가 경직 발현의 원인 기전으로 생각된다.[3] 표 20-1에 여러 가지 신경생리학적 기전이 제시되고 있으나 어느 한 가지도 경직의 모든 임상적 측면을 설명할 수는 없어 가설에 그치고 있는 실정이다. 각 기전에 대한 설명은 경직의 전기생리학적 평가에서 간략히 기술한다.

2. 골격근의 구조 및 기계적 성질의 변화

Lance의 정의에 부합되지 않는, 골격근의 구조 및 기계적 성질의 변화가 근육 과긴장의 기전의 하나라는 주장으로 1980년 대초 경직 환자의 보행에서 유각기에 족관절이 족저굴곡되어 있는 상태에서 하퇴 삼두근의 전기적 활동도는 정상인에 비하여 증가되지 않으며 전경골근의 전기적 활동도는 정상인에 비하여 증가되었다는 보고[4] 이래 여러 연구 보고에서 근육의 기계적 성질의 변화가 근육 과긴장의 원인 기전의 하나로 제시되고 있다.[5-7] 예로 신경 반사성 뻣뻣함(reflex stiffness)은 정상인과 경직 환자에서 차이가 없으나 근육 뻣뻣함(muscular stiffness)은 차이가 있다는 보고 등이 있다.[8] 이러한 근육 뻣뻣함이 발생하는 세부 기전으로는 근섬유의 단축, 근섬유유형의 변화 등의 운동 단위

표 20-1 │ Lance의 정의에 의한 경직의 병태생리

- Increased alpha motor neuron excitability
  Alteration in the properties of spinal motor neuron
  – denervation supersensitivity
  – collateral sprouting of excitatory afferents
  Change in membrane potential
  – plateau potential

- Changes in inhibition of motor neuron
  Recurrent Renshaw cell inhibition
  Nonreciprocal Ib inhibition
  Disynaptic reciprocal Ia inhibition

- Increased transmitter release from muscle spindle afferent
  Presynaptic inhibition on Ia afferents

- Increased gamma motor neuron excitability

표 20-2 │ Ashworth 척도

0	근 긴장도의 항진이 없음
I	상지 또는 하지의 굴곡 신전 때 경미한 근 긴장도의 증가로 걸림 (catch)이 있음
II	보다 항진된 근 긴장도가 있으나 상지 또는 하지가 쉽게 굴곡됨
III	상당한 정도의 근 긴장도의 증가로 수동 운동이 힘듬
IV	상지 또는 하지가 굴곡 또는 신전 위치에서 뻣뻣함

(motor unit) 특성의 변화, 근육 세포 외의 결합 조직의 증가, 근섬유간 교차교(cross-bridge)의 과다형성, 티틴(titin)과 같은 근육 섬유 내 단백질 변형 등이 제시되고 있으며 부동(immobilization)에서 발생하는 근육의 단축이나 구축과 유사한 기전이 경직의 과긴장도의 기전이라는 가설이다. 다수의 연구에 의하여 이 기전이 경직성 과긴장 발현에 기여하는 것이 확인되고 있으나, 화학적 신경 용해술 등과 같이 신경에의 처치가 국소적인 경직을 감소시키고 운동 기능의 향상을 이룬다는 사실을 설명할 수는 없다는 단점이 있다.

V. 평가

임상 수기로 평가하는 방법과 전기생리학적 평가 방법 및 생역학적 평가 방법이 있다.[9]

1. 임상적 평가

대부분의 임상 척도는 수기로 측정되며, 비록 수치로 표현된다하더라도, 그 특성이 명칭 또는 순위 척도로 가, 감, 승, 제의 수학적 조작이 가능한 정량 척도가 아니므로 경직을 정량적으로 평가할 수 없다는 한계를 지닌다. 여러 가지의 척도가 여러 연구에서 사용되었으나 어느 하나도 타당도

및 신뢰도 면에서 다른 척도에 비하여 우수하다고 할 수 없으며 연구에 따라 신뢰도의 차이가 있어 어떠한 척도가 평가 방법이 비교적 간편하다는 점에서 널리 쓰인다.

1) Ashworth 척도

안정 시에 관절을 관절 가동 영역 전 구간에 걸쳐 수동 굴곡 또는 신전시키고 검사자가 느끼는 저항의 정도를 5단계의 순위로 나타내는 척도로 후에 Bohannon과 Smith 등이 동 척도의 민감도를 높이기 위하고 경직 정의상의 과흥분된 신장 반사의 특성을 반영하고자 Ashworth 등급의 I 등급과 II 등급 사이에 I$^+$ 등급을 새로이 추가한 수정된 Ashworth 척도(Modified Ashworth Scale, MAS)를 제시하였다(표 20-2). 이들 두 방법은 공히 ① 저항은 경직에 의하여서만 발생하고, ② 반복 측정 시에도 동일한 속도-각도 관계가 유지되며, ③ 수동 운동의 범위는 항상 일정하다는 가정 하에 경직을 평가하는 방법이다. 그러나 ① 수동 신전에 의한 저항이 신장 반사와는 관계없이 근육의 기계적 성질의 변화에 기인한다는 가설(병태 생리절 참고)도 있으며 ② 수기로 관절을 움직이므로 반복 시행 시에 동일한 속도-각도 관계가 매번 동일하게 유지되기는 불가하며, ③ 검사자에 따라 측정 시 관절의 수동 운동 범위가 동일하지 않을 수도 있으므로 타당도와 신뢰도에서 많은 문제점을 가지고 있다.[10,11] 따라서 Ashworth 척도 적용 시 타당도와 신뢰도의 문제점을 고려할 때 다음의 사항이 고려되어야만 한다.

- 척도의 종류가 순위 척도임을 인식하고 1.5 등급 등으로 측정, 표기하는 오류를 범하여서는 안된다.
- 같은 이유로 여러 근육 또는 관절에서의 등급을 합하여 표기하지 않는다.
- 검사 시 전(全) 관절가동범위에서 수동적 운동을 발생시키며 검사 시 환자의 자세, 운동의 시작 지점 역시 검사 시마다 일치하도록 하여야하며 가능한 한 동일인이 반복 검사한다.
- 반복 신장 시의 저항도 감소를 고려하여 가능한 한 최소 회수의 신장을 시행한다.
- 수정된 Ashworth 척도의 신뢰도는 Ashworth 척도보다 낮은 것으로 보고된다.

2) Tardieu 척도[12]

Ashworth 척도와 같은 순위 척도이나, 신장 속도에 대한 기준이 미미하나마 마련되어 있으며 검사 방법의 기술이 보다 상세하고 측정 지표가 저항감뿐만 아니라 간대성 근경련증의 정도를 포함하고 있다. 또한 각도기를 사용하여 근육의 반응이 나타나는 각도도 측정한다는 점이 특이점이다. 관절 구축과 경직의 감별에서 Ashworth 척도보다 우수하며 전기생리학적 척도와 보다 높은 상관관계를 보인다는 보고가 있으나 타당도와 신뢰도에 대한 검증은 미미한 상태이다.

2. 전기생리학적 평가

신장 반사궁(reflex arc)의 전기생리학적 평가 방법은 매우 다양하며 측정과 분석 및 정량화가 비교적 쉽다는 장점이 있으나 전기 생리학적 평가 척도와 임상적 근 긴장도 평가 척도의 상관관계가 낮다는 점에서 경직의 정량 평가 방법으로서의 임상적 유용성은 낮으며 주로 경직의 병태 생리를 규명하기 위한 평가 방법으로 사용되고 있다. 평가법은 다음 세 가지 방법으로 대별되는데,

- 기계적으로 근육을 신장하고 이 때 발생하는 근육의 전기적 활동을 측정하는 방법으로 건반사를 유발하고 반사 수축에 의한 근육의 복합 근육 활동 전위를 기록하는 방법이나 근육 신장에 따른 신장 반사에 의한 근 수

축에서 나타나는 근전도 활동도를 기록하는 방법.[5]
- 전기적으로 신경을 자극하여 발생하는 Hoffman 반사(Hreflex)나 F파(F wave)를 기록하는 방법.[13-15]
- 보행 시 또는 사지 분절(segment)을 수동적으로 신장 시 발생하는 동적 근전도 활동도를 기록하는 방법 등이 있다.[16]

이중 세 번째 방법은 경직이 운동 기능(motor function)에 미치는 영향을 평가하기에는 가장 적합한 방법이나, 경직의 정도, 즉 근 긴장도 정도를 직접 반영하지는 못한다는 단점이 있어 경직의 정량 평가보다는 경직이 운동 기능에 미치는 영향을 평가하는 경우에 주로 사용된다.

1) Hoffman 반사(H반사)

H반사는 말초 구심성 신경섬유의 Ia 섬유의 자극에 따라 척수의 단시냅스(monosynaptic) 반사궁의 경로를 통하여 발생하는 반사로 반사의 진폭이 척수 운동 신경 군의 흥분성을 반영한다고 생각되는 전기생리학적 척도로 경직의 전기 생리학적 평가 척도들 중 가장 초기에 개발된 척도이며 현재까지도 사용되고 있다. H반사 진폭의 절대값은 여러 가지 자극 방법과 기록 방법에 따라 매우 큰 변이를 나타내며(하지 가자미근에서 측정하는 경우), 자극 방법과 기록 방법이 일정하더라도 경골 신경 자극 시 가자미근이나 길항근의 수의적(voluntary) 수축 여부 및 수축 정도, 족관절의 관절각도, 심지어는 머리나 목의 자세에 따라서도 변이의 폭이 크다.[17-19] 또한 개인 간의 변이도 상당하다. 따라서 근 경직의 정량 평가 척도로는 경골 신경을 초최대(supramaximal) 자극 시 발생하는 가자미근의 M 반응의 최대 진폭값(Mmax)와 H반사의 최대 진폭값의 비, Hmax/Mmax가 주로 사용되며 이는 척수 반사궁에의 운동 신경 군(motorneuronal pool) 중 Ia 구심성 섬유의 자극에 의하여 반사적으로 동원(recruit)되는 운동 신경의 분율을 나타낸다 할 수 있으며 척수 운동 신경 군의 흥분도를 반영하는 척도로 사용된다.[19,20]

여러 연구에서 Hmax/Mmax가 경직 환자에서 정상인에 비하여 크다는 것이 보고되어 최근에도 근 경직 처치법의 효과를 판정하는 척도로 Hmax/Mmax이 사용되고 있으나 경직의 정량 평가 척도라 판정하기 어려운 단점들도 있다. 즉, 환자 군과 장상인 군의 개개인에서 Hmax/

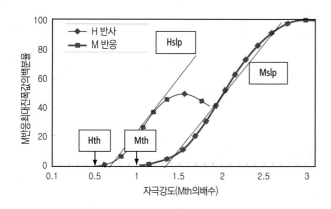

그림 20-1 | H반사를 이용한 경직 측정
Hslp: H반사 곡선의 기울기, Mslp: M 반응 곡선의 기울기, Hth: H반사 발생 역치 자극값, Mth: M 반응 발생 역치 자극값

Mmax 값은 양군을 구별할 수 있을 정도의 절대 감별 수치가 존재하지는 않으며 비록 평균값의 차이는 양군 사이에서 있더라도 상당수의 환자에서 Hmax/Mmax 값이 정상인의 값 범주에 해당하기도 하며 반대로 소수이나 정상인에서의 Hmax/Mmax 값이 환자군의 값 범주에 해당하기도 한다.[21-23] 또한 Hmax/Mmax 값은 임상적 척도(예로 Ashworth scale)나 생역학적으로 측정한, 근육 신장 반사에 의하여 발생하는 원심 수축에 의한 수동적 저항값 등의 여타 근 경직의 정량 평가 척도와 상관관계가 낮은 것으로 보고된다.[24] 그 외로 H반사를 이용한 Hth/Mth (H반사 발생 역치 자극값/M 반응 발생 역치 자극값)이나 H반사 동원 곡선(H reflex recruit- ment curve)상 Hslp/Mslp (H반사 곡선의 기울기/M 반응 곡선의 기울기) 등의 전기 생리학적 척도를 경직의 평가에 사용하기도 한다(그림 20-1).

2) H반사 전처치(Conditioning)에 의한 신경사이세포(Interneuron)의 역할 측정

H반사 측정 전, 측정 근육이나 신경 또는 주변 근육이나 신경에 여러 가지 전처치를 시행하여 신경사이세포의 기능을 간접적으로 측정할 수 있다. 이러한 특정 조건 하에서 측정된 H반사는 경직 현상 자체의 정량 평가법으로 시행된다기보다는 경직의 원인 병태 생리를 규명하고자 하는 연구에서 주로 사용된다. 즉, H반사 진폭 외에 별도의 구체적인 평가 척도를 제시하기보다는 H반사가 전처치에

의하여 어떠한 영향을 받는가를 평가하는 방법으로 전처치에 따른 H반사의 변화 정도와 임상적 경직의 평가 척도와의 상관관계는 낮은 것으로 밝혀져 있다.

(1) Ia 억제성 신경사이세포(Inhibitory interneuron), 상호억제 (Reciprocal inhibition, disynaptic inhibition)

전경골근(tibialis anterior)의 수의적 수축이나 비골신경의 자극(운동 신경 섬유의 활동 전위가 발생하지 않을 정도의 자극 강도로)으로 Ia 구심성 섬유만을 활성화시켜 정강신경 지배 근육의 길항근인 가자미근의 운동 신경을 억제(reciprocal inhibition) 시킨 후 가자미근에서의 H반사를 기록하는 방법으로, 상호억제에 의하여 가자미근의 H반사 진폭이 감소하게 된다.[25] H반사의 진폭 감소로 나타나는 이러한 상호억제 현상이 경직 환자의 굴곡근(전경근)에서 신전근(하퇴삼두근)으로의 상호억제에서는 나타나지 않는다는 보고가 있다.[26,27] 이러한 상호억제의 이상을 경직의 병태 생리의 한 가지 기전으로 제시하기도 한다.[28]

(2) 회귀 억제(Recurrent inhibition)

척수 운동 신경의 축삭(axon)의 분지(collateral)는 척수 내에서 렌쇼(renshaw) 세포라는 신경 간 신경세포에 도달하고 이 렌쇼 세포는 다시 척수 운동 신경의 흥분을 억제한다. 이러한 기전을 회귀 억제라 하며 Pierrot-Deseilligny 등이 렌쇼 세포에 의한 회귀 억제를 측정하는 쌍 자극 기법을 고안한 후, 경직 환자에서 이 측정 기법을 적용하여 회귀 억제의 여부를 측정한 여러 보고가 있다.[28] 측정 방법을 간략히 기술하면, 경골신경을 10 ㎳의 시간 간격을 두고 초기 자극(S1)은 H반사(H1)를 유발하는 정도의 강도로, 두 번째 자극(S2)은 최대 M 반응을 유발시키는 초최대 강도(supramaximal)로 자극하면, S2 자극에 의한 M 반응 이후에 H반사 H2가 나타난다. S2 자극은 높은 강도의 자극이므로 H2는 경골 신경의 역행 자극 파에 의하여 상쇄되어, 나타나지 않아야 하나 선행 S1 자극을 시행하면 M 반응 이후에 H2가 나타난다. 이는 S1 자극에 의한 H반사 H1가 S2 자극의 역행 자극 파를 상쇄한 후에 S2 자극에 의한 H반사 H2가 S2 자극의 역행파의 영향을 받지 않아 기록되는 것으로, H2의 진폭은 H1의 진폭과 이론적으로는 동일하여야 한다. 그러나 실제 측정값에서 H1 진폭의 최대값에 비하여 H2의 진폭은 매우 작으며 따라서 H1max와 H2 진

폭의 차이가 회귀 억제에 의한 운동 신경의 과분극(hyper-polarization)을 반영한다고 추론할 수 있다. 경직 환자에서 회귀 억제의 감소 여부는 보고에 따라 상이하여, 이 측정 방법으로는 경직을 평가할 수는 없다고 판단되며, 또한 회귀 억제는 경직의 주 병태 생리의 기전은 아니라고 생각된다.[29,30]

(3) 시냅스전 억제(Presynaptic inhibition)

정상인에서 가자미근에 진동 자극을 하면 근방추를 자극하여 가자미근의 반사적 근 수축을 유발하고 동시에 가자미근의 단시냅스 반사를 억제한다는 사실은 잘 알려져 있으며 동물 실험을 통하여 진동 자극이 가자미근의 단시냅스 Ia 경로에 시냅스전 억제를 유발하여 나타나는 현상으로 생각하고 있다.[31] 이러한 진동 자극(100 Hz, 1 mm 진폭)에 의한 단시냅스 반사의 억제 정도를 H반사 진폭의 감소 정도로 측정하여 경직을 평가한 보고가 다수이며 거의 대부분의 연구에서 경직 환자에서의 경우 H(max)(vib)/H(max)이 정상인에 비하여 크고 따라서 시냅스 전 억제가 정상인 군에 비하여 감소됨을 보고하고 있다.[31-33]

3) F파

F파는 운동 신경의 초최대 자극시 구심성 역행파에 의하여 운동 신경 세포가 활성화되어 반발사(backfire)함으로 나타나는 후기 반응의 하나로 알파 운동 신경원의 흥분도를 반영하는 지표라 생각되고 있다. H반사와 비교하여 사지나 목의 움직임이나 위치에 따른 영향이 적고 단시냅스

반응을 측정할 수 없는 경우에도 사용할 수 있다는 장점이 있으나 운동 신경 군의 매우 작은 부분만을 평가한다는 단점이 있다. 또한 초최대자극을 사용하여 상당한 통증을 유발시키므로 다수의 자극을 가하기 어려워 신뢰성 있는 결과를 얻지 못할 수 있다는 단점도 있다.[34,35]

3. 생역학적 평가(Biomechanical phenomenon)

일반적 경직의 정의로 규정되는 경직은 기본적으로 생역학적 현상을 의미하므로 근육의 수동 신장 시의 저항도를 직접 측정하는 것이 정의에 가장 부합한 방법이다. 즉, 관절을 수동적으로 굴곡 또는 신전시킬 때 발생하는 수동적 우력값(a couple of forces)을 측정하기 위해 역량계(dyna-mometer)를 사용하게 되며 단순 압박력을 측정하는 역량계를 사용하기도 하지만 최근에는 보다 정밀한 등속성 역량계를 주로 사용한다. 등속성 역량계를 사용하는 경우 저항 발생의 역치 각도, 역치 각속도, 이득(gain) 등의 경직의 다양한 평가 변수를 측정할 수 있으며, 수동 신장 속도를 다양하게 변화시키며 근육을 신장하고 이때 발생하는 저항을 측정할 수 있으므로 일반적 정의로 규정되는 경직을 다른 평가 방법에 비하여 정확하게 측정, 계량화할 수 있다는 장점이 있다(그림 20-2). 우력계를 사용하지 않고 하지의 하부 분절(lower leg)을 중력에 의하여 자유 낙하시키고 낙하 시의 관절 각도의 변화로 경직을 정량화하는 진자법(pendulum test)(그림 20-3)도 많이 사용되고 있다.[36] 진자

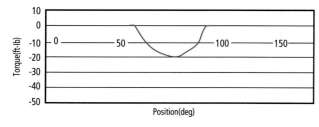

그림 20-2 | 경직성 과긴장(spastic hypertonia)의 생역학적 측정
슬관절을 등속성 역량계로 완전 신전상태에서 90° 굴곡상태로 굽힌다(180deg/sec) 환자에게 무릎의 수동적 운동에 저항하지 않도록 지시한다. 경직성 과긴장의 측정에 원심 회전력(eccentric torque), 회전각 범위(torque-angle area)가 지표로 사용된다. 건강한 경직이 없는 사람에서는 원심 회전력이 유발되어서는 안된다.

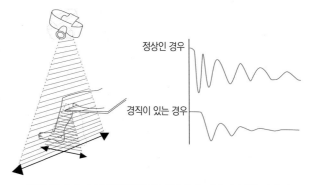

그림 20-3 | 슬관절 신전근의 경직을 측정하기 위한 진자법

법은 비교적 쉽게 사용할 수 있으나, 이는 슬관절 굴곡근과 신전근이 같은 기계적 성질을 갖고 있으며 근 수축의 정도나 근육의 길이에 따라 근육 자체의 뻣뻣함의 정도나 점성이 변화하지 않는다는 가정 하에 근육을 단순 스프링으로 생각하고 적용한 모델이므로 생체에 그대로 적용하기에는 한계가 있다.

VI. 경직과 운동 기능

일반적 정의로 규정되는 경직과 운동 기능과의 상관관계는 명확히 밝혀지지 않았다. 즉 항진된 신장 반사와 기능적 운동 기능 장애 간의 인과 관계는 규명되지 않은 실정이다. 일반적으로 경직의 감소효과를 보고하는 많은 수의 경직 처치에 대한 문헌에서 경직은 감소하더라도 운동 기능의 향상이 반드시 나타나는 것은 아니다.

1. 경직과 운동 기능의 상관관계

경직의 근육 과긴장 정도와 실제 운동 기능(예로 상지의 경우 관절의 수의적 움직임 또는 수부의 미세 운동 기능 등, 하지의 경우 보행 시 관절가동범위, 보행 속도 등) 또는 FIM (Functional Indepedence Measure)이나 SF-36 등 일상생활기능 종합 검사 수치로 나타낼 수 있는 능동적 운동 기능 자체와의 상관관계를 판정한 연구는 많지 않으며 명확한 상관관계 역시 밝혀지지 않은 실정이다. 그 이유로는 첫째, 상부 운동신경원 증후군(upper motor neuron syndrome)에서 나타나는 근 경직 이외의 현상, 예로 근 위약, 작용근과 길항근의 동반-수축(co-contraction), 수부의 미세운동(dexterity)의 소실, 굴곡근 연축(flexor spasm), 감각 소실 등의 현상이 운동 기능에 미치는 영향을 완전히 배제하고 근 경직만이 운동 기능에 미치는 영향을 판정하기는 불가능하며, 둘째, 수동 신전 시에 나타나는 신장 반사에 의한 근 수축 현상이 능동적으로 움직일 때 발생하는 근육의 신장 시에도 반드시 동일한 양상으로 나타나지는 않는다는 것으로 수동 신전 시 측정된 경직의 정도와 실제 운동 기능간의 상관관계를 명확히 규명하기는 매우 어렵다고 할 수 있다. 그 외

에도 뇌성마비, 척수질환, 뇌질환 등의 경직의 원인 병소가 다름에도 경직이라는 임상상이 같다는 가정하에 경직을 처치하고 이의 효과를 판정하는 경우 대상자의 동질성이 없다는 점 역시 불명확한 상관관계의 원인이라고 할 수 있다.

이러한 연구 방법상의 문제점에도 불구하고 소수의 보고에서는 경직성 근 긴장도와 운동 기능과의 상관관계를 보고하고 있는데, Katz 등[37]은 편마비 상지 기능과 경직성 근 긴장도와 밀접한 상관관계가 있다고 보고한 반면 Bohannon 등[38]은 편마비 환자의 슬관절 신전근의 경직 정도와 보행 기능과는 의미있는 상관관계가 없다고 보고하고 있어 보고마다 경직과 능동적 운동 기능과의 상이한 상관관계를 보여주고 있다. 뇌성마비의 경우 수정된 Ashworth 등급과 전반적 운동 기능 평가(gross motor function measure) 분류 간에 양의 상관관계가 있다는 보고가 있는 반면, 보행 시의 족관절 첨족(equinus) 현상은 임상적으로 측정된 경직과는 무관하게 발생한다는 보고도 있다.[39,40] 같은 연구자가 편마비 환자를 대상으로 시행한 서로 다른 두 가지의 연구에서도 족관절 배측 굴곡 시의 수동적 저항이 보행 시 입각기의 추진(push-off)에 기여한다는 보고가 있는가 하면 다른 연구에서는 비복근(gastrocnemius)의 경직과 보행 속도와는 음의 상관관계를 갖는다고 보고하며 서로 다른 결과를 제시하기도 한다.[41,42] 척수 손상의 경우 보고의 수가 적으며 중심 척수 증후군에서 경직과 보행 및 배뇨 기능이 서로 관계는 없다는 보고가 있는가 하면 반대로 음의 상관관계가 있다는 보고도 있다.[43] 최근의 한 보고에서는, 경직은 ASIA 운동 점수(ASIA motor score)가 가장 극적으로 많이 회복된 환자들에서 나타나나 FIM (functional independence measure)이나 SF-36, PCS 수치와는 음의 상관관계를 보인다하여 한 연구 내에서도 서로 상치하는 결과를 보이기도 한다.[44]

2. 경직의 처치가 운동 기능을 향상시키는가?

경직과 운동 기능과의 상관관계를 알아보는 다른 방법은 경직의 처치 후 경직의 감소와 더불어 실제 운동 기능이 향상되는가를 판정하는 방법이다. 무수한 보고가 있으며 많은 수의 연구에서 특정 처치로 경직의 감소와 운동 기능

의 향상을 보고하나 이러한 보고는, ① 연구 대상인 특정 처치 이외의 처치, 예로 근육 신장 운동, 보행 훈련 및 침상 이동 훈련 등의 운동 훈련 등의 타 처치법을 제어하지 못한 상태에서 시행된 연구가 대부분이며, ② 대부분이 비대조군 연구라는 한계가 있다.[45] 따라서 아직도 경직 처치 시 운동 기능의 향상이 규명되어 있다고는 할 수 없으며 뇌성마비 질환에서의 선택적 척추 신경 후궁절제술이 대표적 예로, 무작위 대조군 연구에서 단순 신장 운동과 운동 훈련만으로도 후궁 절제술과 동일한 정도의 침상이 동 능력의 향상이 있었다는 보고가 있다.[46]

반면 근 경직이 상부운동신경원 증후군에서 나타나는 다양한 임상 양상 중 양(positive)의 임상 증상이며 근 위약, 수부의 미세 운동기능(dexterity)의 소실, 감각 소실 등의 음(negative)의 임상 증상과는 달리 여러 처치법으로 증상 자체를 감소시킬 수 있는 유일한 상부운동신경원 증후군의 증상이라는 가정에서 시행된 여러 근 경직 처치법은 심각한 근 위약(과도한 신경 차단술 또는 건 이완술 등), 전신 무력감 및 인지 기능 저하(항 경직 약물) 등의 부작용을 초래할 수 있으며 이에 대한 보고 또한 다수이다. 오히려, ① 하퇴삼두근의 경직은 과도하지 않은 경우 운동 기능에 도움이 될 수도 있다는 보고 및 ② 경직의 과도한 처치에 의한 운동 기능의 저하에 대한 보고, ③ 경직이 발현하지 않고 이완마비(flaccidity)가 지속되는 경우 예후가 더 나쁘다는 기존의 보고 등과 ④ 경직이 중추 신경계 손상 직후 바로 나타나지 않으며 근력의 회복과 더불어 서서히 발현한다는 임상상을 고려한다면, 경직은 중추 신경계 손상에 의한 수의적 근력 소실을 보상하기위한 대처 과정(adaptive process)에서 나타나는 현상으로, 특히 보행에 있어서는 매우 유용한 현상이라 할 수도 있다.[47-50]

VII. 상부운동신경원 증후군에서의 임상 운동 특성(Locomotor characteristics)

경직의 정의와 제시되는 병태 생리학적 기전 및 평가 방법, 경직과 운동 기능과의 관계를 살펴보았으나 임상 진료 상에서 마주치는 "경직" 현상을 일반적 정의에서는 포함하고 있지 않아 "경직"의 치료에 있어서는 일반적 정의

와 이를 설명하고자하는 병태 생리 기전이 치료에 특별한 지침을 마련해 주지는 못함을 알 수 있다. 따라서 정의 및 기전에 연연하지 않고 환자의 임상 증상, 징후를 기반으로 치료의 원칙을 마련할 필요가 있다. 이를 위해서 "경직"이라는 현상을 환자의 운동 기능에 초점을 맞추어 표현, 인지할 필요가 있다.

1. 광의의 경직

상부운동신경원 증후군에서의 임상 운동 증상 중 "경직"이라는 표현을 적용하는 증상, 징후는 위약과 같은 음의 증상이 아닌 양의 증상이다. 이를 세분화하면 세 가지로 나눌 수 있다.

1) 임상 징후(수동적 조건)
근육 과긴장(일반적 정의의 경직), 항진된 심부건반사, 근간 대경련(myoclonus), 불수의적 굴곡근 또는 신전근 연축(flexor or extensor spasm) 등 근육의 수동적 상태에서 나타나는 징후

2) 이상 자세
주먹을 쥘 때 엄지손가락을 네 손가락으로 감싸쥠(thumb in palm), 안정 직립위에서 나타나는 주관절(elbow joint)의 지속되는 굴곡 및 발목의 내번첨족 등의 근육긴장이상 자세(dystonic posture)(그림 20-4)

3) 기능적 운동 시에 나타나는 경직성 이상 운동
경직성 첨족 보행(equinus gait), 경직성 뻐쩡다리 보행(stiff-legged gait), 수의적으로 수부를 펼 때 반대로 주먹이 쥐어지는 양상(그림 20-5)

이들 중 근육을 수동적으로 신장시킬 때 나타나는 근육 과긴장 외에 다른 증상, 징후에서는 신장 반사가 반드시 항진되어 있다고는 할 수 없으며 신장 반사의 항진과는 관계가 없는 현상이라는 보고가 상당수이다. 즉 수동 신장 시의 근육 과긴장 외에는 신장 반사의 항진이 경직의 원인 기전이라고 할 수 없다는 것이 최근의 통합된 견해이다. 따라서 수동 신장시의 저항의 정도인 Ashworth 등급으로

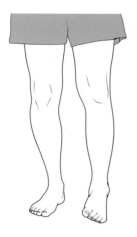

그림 20-4 | 서있는 자세에서 경직성 편마비 자세(spastic hemipa-retic posture at standing)
뇌졸중에 의한 좌측 편마비 환자. 좌측 발의 내번이 관찰되며, 좌측 전경 골근건(tendon of the left tibialis anterior)이 두드러진다.

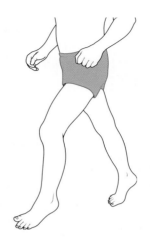

그림 20-5 | 미만성 축삭 손상(diffuse axonal injury)으로 인한 10세 소년의 경직성 마비보행
좌측 하지에서 정상 뒤꿈치 접촉(heel touch)이 사라지며, 엄지가 바닥에 처음으로 닿을 때, 족관절 족저 굴곡이 과도하게 일어난다. 보행 주기 중 초기 접촉단계(initial contact phase)에서 무릎이 충분히 펴지지 않는다. 전유각기의 우측 하지에서는 슬관절 굴곡이 두드러지게 제한된다.

측정되는 경직과 이상 자세, 이상 운동과는 상관관계가 없으며 환자의 운동 기능과도 상관관계가 없다는 보고가 다수이다.

2. 경직의 운동 기능상의 유용한 측면

일반적 경직의 정의로 규정되는 경직과 경직성 이상 운동, 경직성 이상 자세는 동일한 현상은 아니며 경직성 이상 운동, 경직성 이상 자세는 중추 신경계 손상 후에 나타나는 신체의 적응 결과로 해석할 수 있다. 이는 경직성 이상 운동, 경직성 이상 자세가 직립위를 취할 때 체중을 지지하며 보행 시 체중 지지 및 관성 에너지의 보존에 기여한다는 사실로 확인 할 수 있으며 VI-2 절에서 기술한 내용과 같이 위약을 보상하고자 하는 신체의 자발적 대처 과정이라고 생각할 수 있다. 따라서 일반적 경직의 정의에 해당하는 수동 신장 시의 항진된 신장 반사와 이로 인한 과긴장도를 경감시키려고 개발된 경직의 치료를 시행하는 경우 오히려 환자의 운동 기능에는 악영향을 미칠 수도 있으며 실제로 이러한 결과에 대한 보고도 상당 수 있다.

3. 경직의 치료에서 고려하여야 할 점

어떠한 증상 및 징후를 치료함에 있어서 다음의 두 가지 인자에 근거한 치료가 시행되어야 한다. 첫째, 증상 발현에 대한 명확한 병태생리 기전을 이해하고, 둘째, 증상 및 징후의 중요성에 대한 정확한 임상적 평가가 선행되어야 한다. 예로, 세균 감염에 의하여 발열이 있는 경우, 열보다는 항생제로 세균을 박멸하여야 하며, 40℃ 이상의 고열이 있다면 세균 박멸과 함께 해열제로 증상 자체도 치료한다. 경직의 경우 상기 원리가 적용되지 못하며 따라서 두 가지 인자에 근거한 치료는 불가하다. 상부운동신경원 증후군의 임상-생리분석(clinicophysiologic)에 관한 한 아직도 John Hughkings Jackson의 음의 증상과 양의 증상으로의 분류와 이의 기전에 대한 가설(음의 증상은 관련 조직의 파괴에 의해 정상 행동이 소실된 것이며 양의 증상은 하위 레벨의 생존 신경 세포가 정상적인 제어를 받지 못하여 나타나는 현상이라는) 보다 나은 가설과 설명이 아직도 없으며, 음의 증상이 운동 기능 장애의 주원인이며, 음의 증상이 손상 직후 최대로 갑자기 발생함에 비하여 양의 증상은 서서히 발현되고 음의 증상은 양의 증상 발현에 따라 점차로 호전되는 양상이 임상 관찰 상 나타나는 점으로 미루어 경직을 "치

료"하여야 하는가에 대한 의문이 강력히 제기된다.[51]

또한 타당도가 입증된 평가 도구가 없으며, 대조군의 설정이 어려운 경우가 많아 경직과 운동 기능의 상관관계를 명확히 파악하기는 어려우며 기존의 연구 보고에서의 결과도 정적 상태의 경직 현상이 동적 운동 상태에서도 동일하게 나타난다고 할 수 없고 소수의 보고에서는 오히려 경직성 이상 운동이 운동 기능에 도움이 된다는 보고를 고려하면 경직이 운동 기능에 반드시 악영향을 주는 현상이라고는 할 수 없다. 수많은 경직 처치법이 개발되고 있음에도 경직과 운동 기능 호전과의 관계가 명확하지 않다는 사실은, 임상 진료에 있어 경직 처치에서 보다 신중하여야 함을 알려주며 보다 양질의 연구 방법과 도구를 사용하여 양자 간의 상관관계의 규명이 시급하다고 할 수 있다.[52,53]

VIII. 새롭게 제시되는 경직의 정의

일반적인 정의의 제한점을 극복하기 위하여 보다 새롭거나 세분화된 정의가 제시되고 있다, 즉 수동 신장에 의한 근육 긴장이 신장 반사에 의한 근육 활동뿐만 아니라 피부 자극 등의 감각 자극에 의하여도 영향을 받을 수 있으며 속도 의존성 역시 오로지 신장 반사에 의하여 나타나는 현상이 아니라는 여러 연구 결과를 고려하여 병태 생리 기전이 포함되지 않은 새로운 정의가 제시되고 있다.

1. 세분화 정의

상부운동신경원 증후군의 임상 양상을 세분화시키고 각각의 현상에 경직이라는 용어를 동원하는 것으로, 항진된 신장 반사로 인한 증가된 근육 긴장은 "내재성 긴장 경직(intrinsic tonic spasticity)", 근간대경련이나 항진된 심부 건반사는 "내재성 위상 경직(intrinsic phasic spasticity)", 불수의적 굴곡근 또는 신전근 연축은 "외재성 경직(extrinsic spasticity)" 등으로 세분화하여 정의한다. 이는 일반적인 정의에서의 모순점을 제거하고 경직의 병태 생리를 설명하기 위한 정의일 뿐 임상 진료상의 유용성은 특이한 것이 없다.[54]

2. 새로운 정의

1) 아동기의 과긴장을 유발하는 질환의 분류 및 정의
(Classification and definition of disorders causing hypertonia in childhood)[55]

세계보건기구(World Health Organization, WHO)가 후원한 소아 운동 질환의 특별 모임에서 근육 과긴장을 다음과 같이 경직성 과긴장, 근육긴장이상성 과긴장, 경성 과긴장의 세 가지로 분류, 정의하였다. 소아의 경우를 전 성인에게 적용하는 것에 무리가 있을 수 있으나 경직의 현상을 세분화하여 규정하고 있는 점은 주목하여야 할 점이다.

(1) 경직성 과긴장(Spastic hypertonia)
정의: 아래의 징후가 한 가지 또는 두 가지가 나타나는 과긴장

- 외부에서 가해지는 움직임에 대한 저항성이 신장 속도를 증가시키고, 관절 운동 방향에 따라 다양하다.
- 외부에서 가해지는 움직임에 대한 저항성이 역치 이상의 속도 또는 관절각도에서 증가한다.

이에 따르면 저항의 증가는 신장 속도에 비례할 필요는 없으며 단지 높은 속도와 낮은 속도에서 저항이 차이가 있으면 정의를 만족시킨다. 또, 신장 반사란 어휘가 삭제되어 근육과 연부 조직(soft connective tissue)의 기계적 성질 변화에 의하여 증가되는 저항과 근육뿐만 아니라, 피부 관절 등으로부터의 고유수용체 정보에 의한 되먹이기 현상도 포함하고 있다. 두 번째 항목은 "걸림(catch)" 현상을 반영하는 항목이다. 측정 시에는 수의적 근 수축 기간에 측정하여서는 안되며 안정 시에 측정하여야 한다. 수의적 운동에서의 이상 운동 현상은 근육긴장이상성 과긴장(dystonic hypertonia)항으로 분류한다.

(2) 근육긴장이상성 과긴장(Dystonic hypertonia)

근육긴장이상(dystonia)이 반드시 과긴장을 동반하지는 않으나 안정 시에 존재하거나 불수의적 이상 자세를 초래하는 경우 과긴장이 동반된다. 즉 수동 신장되기 전에 근육 활동이 발생하거나 안정 시 또는 사지가 중력에 반하여 지지될 때 근육 긴장이상성 과긴장이 발생한다. 다시 말하면 자세나 행위(action)에 의하여 발생하는, 근 이완이 되지 않는 상태를 말한다. 편마비 환자에서 보이는 직립 위에서의 주관절 굴곡, 족관절 첨족 등이 이에 해당하며 다음의 항목들이 이에 해당한다.

- 외부에서 가해지는 관절 움직임에 대한 저항성이 매우 낮은 속도의 움직임에서 나타나며, 가해지는 속도와 무관하며, 속도나 각도 역치가 나타나지 않는다.
- 작용근과 길항근의 동시 수축이 일어날 수 있다. 이것은 한 관절에서 갑작스런 방향의 변화에 대한 즉각적인 저항을 반영한다.
- 사지는 고정된 불수의적 자세에 대해 되돌아가려는 경향이 있다. 증상이 심하면, 사지는 최대 관절각으로 움직이려는 경향이 생긴다.
- 과긴장은 이환되거나 이환되지 않은 다른 신체 부위의 움직임 또는 자세의 수의적 움직임에 의해 유발되거나 악화 된다.
- 불수의적 근육의 움직임의 정도뿐 아니라 각성, 감정, 행동의 상태, 접촉, 행동수행에 따라 양상이 다양하다.
- 안정 시에 근육긴장을 일으키는 다른 척수 또는 말초 신경근육 이상이 없어야 한다.

(3) 경성 과긴장(Rigid hypertonia)

정의: 아래의 징후가 모두 나타나는 과긴장

- 외부에서 가해지는 관절 움직임에 대한 저항성이 매우 낮은 속도의 움직임에서 나타나며, 가해지는 속도와 무관하며, 속도나 각도 역치가 나타나지 않는다.
- 작용근과 길항근의 동시 수축이 일어날 수 있다. 이것은 한 관절에서 갑작스런 방향의 변화에 대한 즉각적인 저항을 반영한다.
- 사지가 특정한 고정자세 또는 최대관절각으로 돌아가려는 경향이 없다.

- 경직이 더 악화되더라도, 먼 근육군의 수의적 활동이 고정된 관절의 불수의적 움직임을 일으키지 못한다.

자세나 특정 행위 및 신장 속도에 관계없는 저항으로 정의되며 근육긴장이상성 과긴장과는 이상 자세나 극도로 꺾인 관절이 없다는 점에서 구분된다.

2) SPASM (Support Programme for Assembly of database for Spasticity Measurement) network[56]

유럽의 경직 데이터베이스 연구단에서는 문헌 고찰을 통하여 다음 4가지 항목에 대한 검증을 하여,

- 신장 반사궁의 과 활동도가 나타나지 않는다는 보고도 많으며 비정상적 근육 활동은 근방추로부터의 원심성 경로뿐만 아니라 피부로부터의 원심성 경로, 척수 상부 조절 경로로부터도 영향을 받는다.
- 수동적으로 움직이는 상, 하지의 관성력, 관절이나 연부 조직의 점-탄성 성질 등도 수동 신장 시의 저항에 영향을 미친다.
- 신장 반사뿐만 아니라 근육의 연부 조직(근육, 건, 인대 등)도 속도 의존성 특성을 갖는다.
- 따라서 경직은 오로지 신장 반사의 항진에 의하여 발생하는 순수한 운동 질환이 아니며 단지, 상부운동신경 증후군에서의 양의 증상과 연관된 비장상적 운동 조절에 의한 현상이다.

라고 분석하여 다음과 같은 정의를 제시하였다. "상부 운동신경원 병변으로부터 기인한, 감각-운동 조절의 장애, 간헐적인 또는 지속적인 불수의적 근육 활동으로 표현" 이들의 정의는 상부운동신경 증후군에서의 음의 증상 및 징 후는 제외하며 연부 조직이나 관절의 순수한 생역학적 변화 역시 제외한 것이 특징이다.

3. 경직의 재정의

1980년의 Lance의 정의 이후 경직에 대한 연구가 진행됨에 따라 이 정의의 타당성 결여에 대한 의문이 제기되고 근자에는 새로운 정의가 만들어지고 있다. 새로운 정의 역

시 타당도 검증이 되지 않은 실정이나 "신장 반사"라는 용어가 없어짐에 따라 경직의 실체에 대한 혼동은 감소될 것이라 생각되며 새로운 정의를 바탕으로 하는 평가 방법이 개발되고 이를 이용하여 실제 운동 기능에 미치는 경직의 영향이 밝혀질 것이다.

IX. 치료

이미 기술한 바와 같이 경직이라는 현상이 명확히 정의되지도 않으며 병태 생리 기전 역시 규명되지 않았음에도 다양한 치료 방법이 임상 진료에서 시행되고 있다. 경직 치료의 가장 큰 목적은 오랜 기간의 경직으로 인하여 발생하는 근육의 단축, 관절의 구축 등을 예방하고 남아 있는 운동 기능을 보존하여 환자의 운동 기능을 향상시키는 것을 목적으로 하고 있다.

1. 적응증

경직의 운동 기능 유지에서 있어서의 유용한 측면을 고려하여 과도한 처치는 금물이며 수동 신장에서의 저항의 감소만을 목적으로 치료를 시행하여서는 안된다. 임상 진료에서는 주로 다음의 경우 경직을 치료한다.

- 기능적 운동이 불가한, 이동 능력이 거의 없는 환자 중 근육 과긴장으로 인하여 관절 구축, 욕창의 발생 가능성이 있거나 대, 소변 관리 등의 위생 처치에 문제가 있는 경우
- 경직성 이상 자세로 인하여 앉은 자세를 유지하기 어렵거나 직립 위를 유지기 어려운 경우(예로 발목의 첨족 내번 으로 체중 지지가 불가한 경우)
- 불수의적 굴곡근 또는 신전근 연축으로 숙면을 취하기 어렵거나 침상 이동이나 의자차로의 이동에 제한이 있는 경우
- 통증이 경직과 같이 수반되는 경우
- 경직성 이상 운동으로 인하여 이차적인 골격계 변형이나 불안정이 발생하는 경우(예로 입각기의 과도하게 지속

되는 족관절의 첨족 현상으로 슬관절의 과신전과 슬관절 통증이 발생하는 경우)
- 보행 시의 경직성 이상 운동으로 인하여 보행 기능이 저하된 경우(예로 보행 시 좌, 우 안정성을 저해하고 입각기의 하지와 유각기의 하지가 충돌하여 낙상이 자주 발생하 는 경직성 가위 보행을 하는 경우). 단, 이 경우 전술한 바 와 같이 경직의 경감이 그나마 유지되는 신체의 전방 전위 라는 기본적 보행 기능을 저하시킬 수 있으므로 경직 경감 효과를 최적화(optimization)하여야 한다.

적응증에서 알 수 있듯이 치료의 접근은 주로 국소 경직 치료(신장 운동, 화학적 신경 용해술, 보툴리눔 독소 주입술 등)가 주 치료법이며 약물 치료 등의 전신적 치료는 수의적 이동 능력이 거의 없는 환자나 통증 또는 불수의적 연축이 나타나는 환자에 국한시키는 것이 바람직하다.

2. 단계적 치료의 원칙

경직의 처치의 목표는 항진된 반사 기능의 해로운 영향을 축소시키는 것이며, 이를 위하여 가장 부작용이 적은 보존적 요법으로 시작하여 부작용이 비교적 많은 강한 처치를 시행하게 되는 이른바 단계적 접근을 하게 된다. 먼저 직접적인 경직 처치에 앞서 시행하여야 하는 경직의 가장

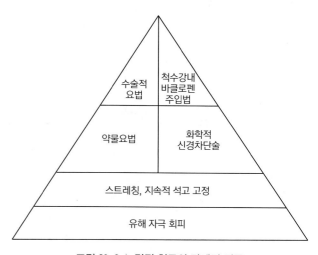

그림 20-6 | 경직 치료의 단계적 접근

기본적인 처치는 첫째, 환자 및 환자 가족에게 경직의 득과 실에 대하여 충분히 인지하도록 경직의 임상상에 대하여 교육을 하여 수의적 운동을 시행할 때 가능한 한 천천히 시행하여 부조화 운동이 발생하는 것을 억제하고 근간대경련 등을 억제하기 위해 무지를 수동적으로 배측 굴곡시키는 등의 환자 스스로 경직을 처치할 수 있도록 하여야 하고 둘째, 경직의 항진된 반사 기능을 더욱 악화시키는 여러 가지 해로운 자극(예: 요로감염, 욕창, 불안, 과도한 노력, 내행성 발톱(ingrowing toe nail) 등)을 찾아내어 해결하여 경직을 줄여주도록 하여야 한다(그림 20-6).

3. 치료 방법[54]

경직의 치료 및 처치에서 경직을 객관적으로 평가하는 방법과 환자의 기능적 수행 능력을 객관적으로, 또 정량적으로 확실하게 인정받는 평가 방법이 없으므로 경직에 명확한 효과가 있다고 결론을 내릴 수 없는 것이 문제점으로 대두되고 있으나, 현재까지 비교적 객관적으로 경직의 경감에 효과가 있다고 인정되는 방법들을 소개한다.

1) 운동치료
관절 운동을 수동적 능동적으로 시행하는 방법으로 경직으로 인한 근 단축 및 관절 구축을 막아주고 항진된 신장반사를 감소시키기 위하여 하루에 최소 2번 이상의 관절 운동과 신장을 실시한다. 하지 관절 굴곡근의 신장을 위하여 경사대(tilting table)에서 직립 자세를 취하게 한다거나 (족관절 족저굴근의 신장) 고관절 내전근의 신장을 위하여

큰 공이나 안장 같은 곳에 앉게 하는 방법 등을 쓰기도 한다. 그러나 신장의 속도, 신장력의 세기 등의 운동의 세부 표준에 대한 연구는 많지 않아 운동 방법의 표준화가 되어 있지 않은 실정이다.

지속적인 근 신장을 위하여 석고 붕대를 사용한 지속적 석고 고정(serial casting)이나 여러 가지 부목 등을 사용할 수가 있다. 예로 주관절 굴곡 경직이 심할 경우는 관절가동범위의 증가를 위하여 석고 붕대를 일주일마다 주관절 신전 정도를 증가하여 착용시켜 최대 주관절 신전을 얻을 수 있고 동적 부목(dynamic splint) 등을 사용하여 수근관절, 수지굴곡근의 증가된 근 긴장도를 감소시킬 수 있다.

2) 약물 요법
척수 부위에서 운동체계에 관여하는 대부분의 신경 전달 물질에 대하여 알려진 바가 거의 없고 그나마 어느 정도 알려진 신경 전달 물질에 작용하는 약물도 아직까지 완전히 안전하고 효과적인 것이 없어 경직의 처치에 있어 약물 요법 자체는 한계가 있으나 서너 종의 약물이 경직을 감소시키기 위하여 사용되고 있다(표 20-3).

(1) 단트롤렌(Dantrolene)
단트롤렌은 70년대 초부터 임상에 이용되기 시작된 말초성 항경직제로 직접 근세포에 작용하여 근 세포 수축에 필요한 근 소포체(sarco-plasmic reticulum)로부터의 칼슘(calcium)의 유리를 억제하여 근 수축 자체를 억제한다. 그러나 이 억제로부터 기능적 도움을 얻는 환자는 거의 없고 단지 보행이 불가능하며 거의 침상에 국한되어 완전 의존 생활을 하는 환자들에 있어서 고관절 근육의 경직으로 회

표 20-3 │ 경구용 항경직 약물

약물명	최초용량	최대허용용량	부작용	주의사항
바클로펜	5 mg/day	80 mg/day	무력감, 졸림, 어지러움, 간기능 이상(고용량)	급작스럽게 투여 중지하는 경우 발작의 위험성이 있음
디아제팜	2 mg/day, 하루 2회	40~60 mg/day	졸림, 인지기능 저하	약물 의존성이 높음
티자니딘	2~4 mg/day	36 mg/day	어지러움, 구갈	항고혈압약물과 복용 시 주의
가바펜틴	200 mg/day	3600 mg/day	어지러움, 복통	
단트롤렌	25 mg/day	400 mg/day	간독성, 설사	간독성으로 주기적 간 기능 검사 요망

음부 처치가 곤란한 경우에 전신 이완의 목적으로 사용되거나 해로운 자극에 의한 간대성 근경련증이나 근육 연축을 감소시키는 데 사용된다. 부작용으로는 치명적 간기능 장애를 일으킬 수 있고(이는 이 약제를 60일 이상 사용한 환자의 0.5% 내지 2%에서 발생하고 그 밖의 간기능 장애는 1%까지도 보인다는 보고들이 있다) 그 외 어지러움, 설사 등이 있으며 높은 용량에서는 근력의 약화와 호흡기 마비가 올 수도 있다. 용량은 초기 25 ㎎으로 시작하여 매 4~7일마다 25 ㎎씩 증량 시키는데 최대 일일 용량은 400 ㎎ 이상 넘지 않도록 한다(소아의 경우는 0.5 ㎎/kg bid로 시작하여 3 ㎎/kg qid까지 증량한다).

(2) 벤조다이아제핀(Benzodiazepine)

디아제팜(diazepam)은 주로 GABA 수용체(receptor)에 대한 GABA의 결합 친화력을 높여 대뇌 및 뇌간부간의 GABA 매개 억제(GABA-mediated inhibition)를 증강시키고, 척수 부위에서는 시냅스전 억제(presynaptic inhibition)를 증가시켜 경직의 감소를 가져온다고 생각되고 있다. 그러나 중추 신경계 부작용인 진정, 최면 작용, 기억력 감퇴 등이 있어 인지 기능 장애가 있는 환자나, 두부 손상 환자나 정신적 증상을 동반한 심한 다발성 경화증 환자에는 쓰지 못하는 한계점이 있다. 또한 몇몇 환자에서 중독성을 보이며 높은 용량에서는 호흡 억제를 일으킬 수 있고 혈압 강하제와 같이 쓰는 경우 저혈압을 일으킬 수 있다. 용량은 일당 2 ㎎ bid로 시작하여 보통 일당 15~60 ㎎ 용량에서 효과를 보이며 일당 40 ㎎ 이상에서는 진정 효과가 강하여 운동 요법 같은 재활 처치에 방해가 되어 더이상 쓰기 어려운 경우가 많다. 클로나제팜(clonazepam)은 디아제팜(diazepam) 보다 진정 작용이 덜하고 약물 의존성의 위험이 낮다는 장점이 있으며 굴곡근 연축 현상을 제어하기에 매우 효과적이다. 대부분 간에서 대사되므로 간기능 이상 환자에서 투약상 주의가 필요하다.

(3) 바클로펜(Baclofen)

바클로펜은 GABA 작용물질로 주로 척수 부위서 작용하여 GABA수용체에 작용하여 시냅스전 축삭으로의 칼슘 유입을 저해하여 중추 신경계에서 흥분성 신경 전달 물질(예: glutamate, substance P)의 분비를 억제시킴으로써 경직을 경감시켜 주는 것으로 추측되고 있다. 주로 경구 투여

로 사용되며 거의 대부분이 대사되지 않고 신장으로 배설된다. 따라서 신장 기능 이상 환자에서는 투약상 신중하여야 한다. 척수 손상이나 다발성 경화증에는 효과를 보이나 뇌성 마비나 뇌졸중, 파킨슨씨병 등에서 나타나는 경직에는 별 효과가 없으며 수의적 운동 및 보행은 거의 호전되지 않는 것으로 알려져 있다. 부작용으로는 졸림, 오심, 위약(weakness), 변비, 발작의 역치 감소 등이 있으며 과량 투여 때는 혼수, 호흡 부전 등의 보고도 있다. 또 갑자기 투여를 중단할 경우 금단 증상으로 경직이 증가하거나 발작을 일으킬 수 있으므로 천천히 용량을 감소시키면서 약물 투여를 중단하여야 한다. 용량은 처음 5 ㎎을 하루 2 내지 3회 복용으로 시작하여 3 내지 4일 간격으로 10~15 ㎎씩 증가시켜 대개 일당 30~80 ㎎ 정도에서 경직에 대한 효과를 보이게 된다. 때로는 일당 100~150 ㎎까지 용량을 증가시키기도 한다. 소아의 경우에서는 아직 확실히 경직에 대한 효과나 안정성에 대한 연구가 되어 있지 않다.

최근에는 피하에 설치한 펌프를 사용해서 척수강 내로 지속적으로 바클로펜을 주입시키는 방법도 사용되고 있는데 이 때는 경구 용량의 1/100인 일당 12~400 ㎍으로도 좋은 효과를 보인다는 보고들이 나오고 있다. 또, 경구용 바클로펜이 경직 경감에 효과를 보이지 않더라도 척수강 내 주입 방법으로 상당한 경직의 감소를 얻었다는 보고들이 있다.

(4) 티자니딘(Tizanidine)

척수 부위에 작용하여 척수의 노르아드레날린성(noradrenergic) 알파 2 수용체에 작용하여 흥분성 아미노산의 분비를 억제시키거나 글리신(glycine) 같은 억제성 신경 전달 물질의 활동을 촉진시켜 경직의 항진된 반사 기능을 억제하는 것으로 알려져 있다. 티자니딘은 자발적 연축과 피부 자극에 의한 통증을 동반하는 연축에 바클로펜보다 더 효과가 있다고 동물 실험에서 밝혀져 있는데 전반적으로 바클로펜과 티자니딘의 우열은 아직 확실히 규명되어 있지 않다. 부작용으로는 구갈, 위장 장애, 어지러움 등이 있으며 특히 혈압이 떨어지므로 클로니딘(clonidine) 유도체의 혈압 강하제와 함께 투여할 경우 주위 해야 한다. 일일 최대 36 ㎎까지 사용한다. 대부분 간에서 대사되므로 간 기능 이상 환자에서 투약상 주의가 필요하다.

(5) 클로니딘(Clonidine)

알파 2 교감 신경 길항제로 척수 환자에서 유용하게 사용되어 왔다. 길항근의 구심성 수축의 저하로 이동 기능의 호전을 보였다는 보고들이 있으며, 저혈압, 오심, 구토의 부작용이 있다. 평균 하루 0.39 ㎎의 용량을 사용하며 피부에 붙이는 제제로 1주일간 효과가 지속되는 제품이 사용된다.

그 외에 항경직 효과를 보이는 약물들로는 세로토닌 길항제인 사이프로헵타딘(cyproheptadine), GABA와 유사한 분자 구조식을 갖는 가바펜틴(gabapentin) 등이 있으며 최근에는 마리화나의 주성분인 사수소화 카나비놀(tetrahy-drocannabinol)의 항경직 효과가 보고되고 있다.

3) 화학적 신경 차단 및 운동점 차단

2%에서 10%의 페놀(phenol)이나 100%의 에틸 알코올(ethyl alcohol) 등을 사용하여 국소적으로 신경 다발(nerve bundle)이나 근육 내 신경 분지(intramuscular nerve branch)의 기능을 차단시켜 국소적인 경직의 경감을 얻기 위한 방법으로 주로 신경 다발을 차단하는 경우는 폐쇄 신경(ob-turator nerve), 후경골 신경(posterior tibial nerve), 근피 신경(musculocutaneous nerve) 등에서 시행하며 근육내 신경 용해술(intramuscular neurolysis)은 하퇴삼두근, 대퇴직근(그림 20-7), 수근관절 굴곡근 및 수지 굴곡근 등에서 시행한다.

신경 다발 차단을 시행할 경우는 신경이 감각 신경을 포함하는 혼합 신경의 경우 10~30%에서 통증을 동반하는 작열통(causalgia) 등이 생길 수 있으므로 주로 근육 내 신경 용해술 방법이 더 많이 쓰이고 있다.[57]

수의적 운동 기능이 보존된 경우 또는 경직성 이상 운동 양상의 경직성 보행이 가능한 경우 과도한 신경 용해에 의한 신경전도 차단은 운동 기능의 저하를 초래할 수 있으므로 전도 차단의 정도를 최적화하여야 하며 이는 주입액의 부피를 조절하거나 반복 시행하는 회수를 조절하여 최적화한다. 과도한 근위약이라는 부작용을 피하고 신경 차단이 환자의 운동 기능상의 호전을 유도하는지를 확인하기 위하여 화학적 신경 차단술 시행 전 단계로 반드시 국소 마취제를 사용한 진단 목적의 신경 차단술을 반드시 시행하여야 한다.[58,59]

방법은 사단(bevel)을 제외하고는 침 전체가 전기적으로 절연된 침상 전극을 근육 내에 삽입하고 전기 자극을 가하여 가장 적은 전류로 목표 신경의 자극으로 인하여 목표 신경의 지배를 받는 근육의 수축을 일으키는 지점을 찾아 이곳에 0.1 ㎖ 내지 0.3 ㎖의 페놀 수용액 또는 알코올 용액을 주입한다. 일반적으로 1 ㎃의 전류로도 근 수축이 일어나는 지점을 주입점으로 간주한다. 주 시행 대상 신경은 폐쇄신경(경직성 가위보행이나 대퇴의 외전이 불가하여 서혜부 처치에 어려움이 있는 경우), 하퇴 삼두근 운동 분지(경직

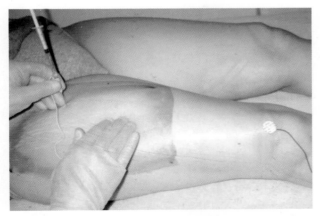

그림 20-7 | 페놀 신경 차단술 – 대퇴직근의 근육 신경 가지

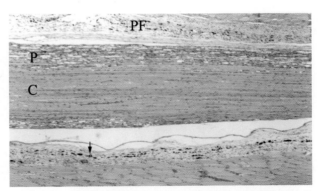

그림 20-8 | 5% 페놀과 인디안 잉크 혼합용액으로 신경용해술 후 조직학적 소견
신경다발의 중심 부분(C)은 침범당하지 않았다. 반면 신경다발의 말초부분(P)은 변성되었다. 신경다발막바깥 신경주위 섬유화(Periperineurial fibrosis, PF)가 관찰된다. 검은색 인디안 잉크 입자(화살표)가 신경주위 섬유조직에 침착되어 있다.

성 첨족 보행이나 첨족 자세), 후경골근 및 족저 굴곡근 운동 분지(족부의 내번, 족지 굴곡의 이상긴장수축), 대퇴직근 운동 분지(경직성 뻣쩡다리 보행), 근피신경(주관절 굴곡 이상 긴장성 자세) 등이다.

주입된 페놀 수용액이나 알코올 용액은 신경의 단백질을 변성시켜 신경 전도를 차단하며 신경주위막(perineurium)으로부터 내부로 침투하여 들어가면서 신경을 파괴하므로 신경 다발막으로부터 깊숙한 곳은 영향을 받지 않고 신경막 변연부의 신경은 변성된다(그림 20-8). 따라서 효과의 적정화를 위해서 저용량, 작은 부피로 시술을 반복하여 시행하는 것이 과도한 근위약의 부작용을 피하기에 바람직하다.

4) 보툴리눔 독소 주입법[60-68]

보툴리눔 독소(botulinum toxin)는 클로스티리디움 보툴리눔(Clostridium botulinum)균이 생성하는 외독소이며 A-G의 7가지 아형이 있다. 이중 임상적으로 사용되는 것은 A, B형이다. 보툴리눔 독소는 150 kDa의 폴리펩타이드(polypeptide) 사슬로 이루어져 있으며 100 kDa의 중쇄(heavy chain)와 50 kDa의 경쇄(light chain)로 구성된다. 보툴리눔 독소 주사 후 중쇄와 경쇄가 분리되어 활성화되고, 중쇄가 신경근 접합부의 아세틸콜린 수용체에 작용하게 된다. 그에 따라 시냅스 전 뉴런의 아세틸콜린 시냅스 소포(synaptic vesicle)가 시냅스 간극(synaptic cleft)으로 분비되지 못하여 신경근 전도 차단이 일어난다. 이 과정에서 SNARE (Solualbe N-ethyl-maleimide sensitive factor Attachment Receptor) protein의 작용을 방해하게 된다(그림 20-9). 중쇄가 수용체에 부착하는 부분이지만 독소와 관련된 부분은 경쇄이다.

보툴리눔 독소의 효과는 주사 10~14일 후에 나타나며, 2~6개월간 지속된다. 국내에서 사용 가능한 상용 보툴리눔 독소 A형은 BOTOX® (Allergan Inc., Irvine, USA), Dysport® (Ipsen Ltd.,Slough Berkshires, UK), Meditoxin® (Medytox, Ochang, South Korea) 등이 있다.

각 제품별로 단위가 다 다르므로 사용 시 주의가 필요하다. 용량은 BOTOX 기준으로는 4~16 unit/kg을 사용하며 근육당 1~4 unit/kg이 권장된다. 한 근육당 용량은 100 unit을 넘지 않고 총 용량은 400 unit을 초과하지 않는 것이 권장된다. 보툴리눔 독소는 단기간에 반복적으로 주사할 경우 항체가 형성되어 효과를 낮출 수 있다고 알려져 있어 최소 2개월 이상의 간격을 두고 주사하기가 권장되며, 특히 추가 주사(booster injection)는 추천되지 않는다. 투여 후 근육 내 독소의 확산은 일반적으로 30 ㎜라 하나 투여 용액의 부피에 따라 달라지므로 근육의 길이가 긴 경우 부피를 높이는 것이 보다 효과적이며 주입 지점의 수 및 위치도 근육의 길이, 근육 내막(intramuscular fascia)에

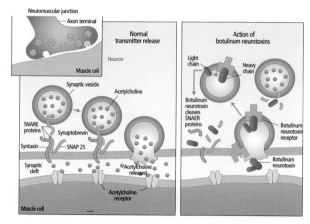

그림 20-9 | 보툴리눔 독소의 작용기전 모식도

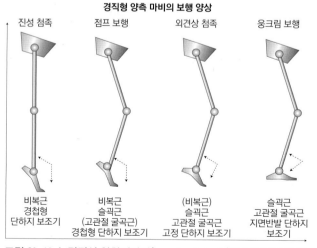

그림 20-10 | 경직성 양하지마비(spastic diplegia)의 보행패턴에 따라 권장되는 보조기

따라 증감하여 선택한다.

보툴리눔 독소는 근육에서 신경근 접합부로 확산을 통해 이동하므로, 일반적으로 전기 자극을 사용한 국소화(localization)는 필요하지 않다. 그러나 상지의 작은 근육이나 심부 근육, 변형된 근육에 주사할 때는 주사할 근육을 정확히 찾기 위하여 전기자극이나 초음파를 사용하는 것이 도움이 된다. 또한 연구자에 따라 운동점(motor point) 가까이에 주사한 경우 효과가 더 좋다는 보고도 있다. 주사 효과가 나타나는 주사 후 2주 경에 연속적 석고 붕대(serial casting)를 병행하면 효과가 더 낫다는 보고가 있어 사용되고 있다.

보툴리눔 독소는 페놀이나 알코올에 비하여 통증이나 감각 저하 등의 부작용이 적고 주사하기 쉬운 반면, 가격이 비싸고 주사 후 효과가 나타나기까지 10~14일이 필요하며, 효과 지속 기간이 짧다는 단점이 있다. 부작용으로는 보툴리눔 독소가 주사부위 외로 확산되어 원하지 않는 근육의 위약이 발생할 수 있고, 열감, 통증, 전신 무력감 등의 감기 유사 증상(flu-like symptom)이 있을 수 있다. 용량이 많은 경우 연하장애 및 호흡곤란 등의 부작용도 있을 수 있다.

아미노글라이코사이드(aminoglycoside) 계열 항생제를 사용하는 환자에게서는 근위약이 과도하게 나타날 수 있어 주의가 필요하고, 신경근 접합부 질환을 가진 환자에게

는 사용이 금기이다. 신경 차단술에 사용하는 약물인 알코올, 페놀과 보툴리눔 독소는 환자의 상태와 치료 목표에 따라서 장단점을 고려해서 선택해야 한다(표 20-4).

뇌성마비 환자의 보행양상 교정을 위해 보툴리눔 독소를 사용하기도 한다. 비복근(gastrocnemius) 경직이나 구축으로 인하여 보행주기 전반에 첨족이 관찰될 경우 비복근에 보툴리눔 독소를 투여하여 경직을 완화시킬 수 있다. 경직형 양측 마비(spastic diplegia)와 경직형 사지마비(spastic quadriplegia)의 보행양상은 4가지로 분류할 수 있다(그림 20-10).

첫째는 진성 첨족(true equinus)으로 입각기에 첨족이 있으나 무릎과 고관절은 신전된 상태로 유지되는 유형이다. 후반슬이 동반되어 있으면 첨족이 없어 보이기도 한다. 이런 경우 비복근에 보툴리눔 독소를 주사하면 입각기의 안정성을 높일 수 있으며 경첩형 단하지 보조기를 사용하여 지지기반을 안정화 할 수 있다.

둘째는 고관절 굴곡근, 슬괵근(hamstring) 경직과 비복근 경직이 동반되어 보행 시 첨족이 있고 무릎과 고관절은 굴곡되며, 골반의 전방 경사, 요추 전만이 발생하는 점프 보행(Jump gait) 유형이다. 뻣뻣한 슬관절 보행(stiff-knee gait)도 흔히 함께 나타난다. 어린 연령이거나 경직이 경미한 경우에는 보툴리눔 독소 주사를 비복근, 슬괵근에 할 수 있고, 다단계 주사법이 유용할 수 있다. 단하지 보조기

표 20-4 | 신경차단술에 사용하는 약물들의 특성

	에틸 알코올(Ethyl Alcohol)	페놀(Phenol)	보툴리눔 독소(Botulinum Toxin)
작용기전	조직 파괴, 순환장애	조직 파괴, 순환장애	시냅스 전 뉴런의 아세틸콜린 분비 차단
차단 구조물	감각 신경, 운동신경, 근육, 근신경 접합부	감각 신경, 운동신경, 근육, 근신경 접합부	근신경 접합부
주입 부위	신경주위 또는 근육내	신경주위 또는 근육내	근육내
발현 시간	<1 hour	<1 hour	10~14 days
지속시간	2~24 months	2~24 months	3~6 months
최대 용량 또는 농도	10~50%	<10 ㎖ of 5% phenol	<600 units within 3 months
부작용	주사부위 통증, 만성 통증과 이상감각, 혈관 부작용, 영구적인 말초신경 손상	주사부위 통증, 만성 통증과 이상감각, 혈관 부작용, 영구적인 말초신경 손상	감기 유사 증상, 원하지않는 근육 위약, 과다 용량 사용 시 연하장애, 호흡곤란
Indications	근위부, 큰 근육, 감각 보존이 꼭 필요하지 않은 경우	근위부, 큰 근육, 감각 보존이 꼭 필요하지 않은 경우	원위부, 작은 근육, 감각 보존이 필요한 경우

는 지면반발 단하지 보조기(ground reaction ankle foot orthosis), 발목관절 고정형, 경첩형 중에서 족관절 족저굴곡근과 슬관절 신전근의 균형에 따라 선택한다.

셋째는 외견상 첨족(apparent equines)으로 족관절의 족배굴곡 범위는 정상이나 입각기에 무릎과 고관절이 과도한 굴곡을 일으켜 겉보기에 첨족처럼 보이는 자세 유형이다. 치료로는 슬괵근이나 고관절 굴곡근인 장요근(iliopsoas)에 보툴리눔 독소 주사를 할 수 있다. 또한 지면 반발력을 무릎 앞으로 돌려놓기 위하여 발목관절 고정 단하지 보조기 또는 지면반발 단하지 보조기를 사용한다.

넷째는 족관절에서 과도한 족배굴곡이 나타나 종골보행(calcaneal gait)을 하며 무릎과 고관절은 굴곡된 상태를 보이는 웅크림 보행(crouch gait)이다. 보툴리눔 독소를 고관절 굴곡근과 슬괵근에 주사하고 지면반발 단하지 보조기를 장기간 사용하게 되는 경우가 많다.

경직형 편마비 환자의 보행양상도 크게 4가지로 분류할 수 있다.

첫째는 발목 배측 굴곡근 조절 저하로 인하여 유각기(swing phase)에만 족하수(foot drop)가 관찰되는 경우이나 실제에서는 드물다. 보툴리눔 독소 주사는 사용되지 않고 주로 후엽 스프링 단하지 보조기 또는 경첩형 단하지 보조기를 사용한다.

둘째는 임상에서 가장 흔한 유형으로 유각기에 족하수가 있으며 동시에 입각기(stance phase)에 족관절의 족배굴곡이 제한된다. 보행분석 상 보행주기 전체에서 첨족이 나타나고 족관절 족저굴곡 슬관절 반응에 의해 슬관절은 신전된다. 비복근에 보툴리눔 독소 주사로 경직을 완화시킬 수 있고, 후엽 스프링 단하지 보조기 또는 경첩형 단하지 보조기를 사용한다.

셋째는 비복근 경직 또는 구축이 있고, 유각기에 발목 배측 굴곡이 저하되었으며 대퇴사두근(quadriceps femoris)과 슬괵근이 동시에 수축하여 뻣뻣한 슬관절 보행(stiff knee gait)을 하는 양상이다. 이러한 경우 초기에는 보툴리눔 독소를 비복근에 주사하고 이후 건 연장술 등의 수술을 시도할 수 있다. 또한 무릎 관절 신전근과 발목관절 족저굴곡근의 균형에 따라 발목관절 고정형 단하지 보조기 또는 경첩형 단하지 보조기를 선택한다.

마지막 유형은 근위부에도 문제가 있어 고관절 굴곡 및 골반의 전반경사(anterior tilt)가 첨족, 슬관절 보행과 함께

나타나는 것이다. 그러므로 경직 조절 대상이 되는 근육은 비복근, 슬괵근을 포함하여 고관절 내전근(hip adductor), 고관절 굴곡근(hip flexor)이다. 이들 근육에 다단계 보툴리눔 독소 주사법을 사용할 수 있고 셋째 유형과 같이 무릎관절 신전근과 발목관절 족저굴곡근의 균형에 따라 발목관절 고정형 단하지 보조기 또는 경첩형 단하지 보조기를 선택한다.

흔한 주사 부위는 첨족보행이 있을 때 비복근 등의 족저굴곡근에, 내전 변형이 있으면 후경골근(tibialis posterior)에, 가위보행(scissoring gait)이 있을 때는 고관절 내전근(hip adductor)에, 웅크림 보행 시에는 슬괵근(hamstring) 등이다.

5) 근골격계에 대한 수술적 요법

건 절제술(tenotomy), 건 연장술(tendon lengthening), 신경 절제술(neurectomy), 건 이행술(tendon transfer) 등 여러 종류의 수술적 방법이 있으며 주로 뇌성마비 환아에서 시행된다. 성인의 경우는 자발적 신경학적 회복이 끝나는, 뇌졸중의 경우는 발생 후 최소 6개월, 뇌손상의 경우는 발생 후 최소 1년 반 이상 지난 경우에 시행한다. 수술 시행 전, 작용근과 길항근을 포함한 다수의 근육에서 근전도를 시행하여 수술 후 근 균형을 예측하여 보고 국소 마취제를 이용한 진단적 신경 차단 등의 방법으로 수술 후의 기능적 상태에 대한 예측을 시행한 후 수술적 방법을 시행한다. 그러나 수술적 방법 역시 효과를 정량화 할 수 없기 때문에 경직 감소 효과가 미미하거나 과도한 근 위약으로 인하여 오히려 기능의 저하를 가져오는 경우가 많다. 따라서 상기한 보존적 처치가 유용하지 않은 경우 시행하게 되며 근 이완술이나 근 절제술 효과를 적정화하여야 한다. 수술 후 대개 6주간의 석고 붕대로 원하는 관절위치를 유지하고 있어야 하므로 운동 기능이 저하된 경직환자의 경우 다른 관절의 관절 구축뿐만이 아니라 호흡계 감염, 욕창 등 기타 합병증이 생길 가능성이 높으므로 적응증 선택 시 수술 후 처치를 반드시 염두에 두어야 한다.

6) 신경계에 대한 수술적 요법, 선택적 척추 후신경근 절제술(selective dorsal rhizotomy, SDR)

척추 신경의 후궁의 일정 부분을 절제하는 방법으로 운동 신경으로 입력되는 구심성 자극의 강도를 낮추어 경직의

저하를 유도하는 방법이다. 그러나 적응증, 장기간의 효과 등은 아직 확실히 밝혀져 있지 않은 실정이다. 다음의 조건을 가능한 많이 만족한 환자일수록 수술 효과가 좋다. 즉, 순수한 경직성 상부운동신경원 증후군(실조성이나 이상 운동형의 요소가 없을 때, 기능의 장애가 기본적으로 경직에 의한 경우, 원시 반사나 이상 운동 형태에 의하여 심하게 영향 받지 않는 경우, 경직에 의한 근 긴장도로 인하여 드러나지 않는 근 위약이 없는 경우, 선택적 운동 조절이 비교적 가능한 경우, 보행 시 어느 정도 전방으로 이동이 가능한 경우, 체간 균형이 유지되어 있는 경우, 연령이 3세에서 8세 사이인 경우, 그 외 근-골격계의 구축이나 변형이 없는 경우 등이 기준이 된다.) 절제할 신경근지의 선택 방법은 후궁 절제술을 시행하여 요천추 부위의 후신경근은 노출시키고 신경주막으로 쌓인 여러 신경 분지를 자극하여 이상 반응을 보이는 경우 절제하게 된다. 자극은 $0.1{\sim}0.5$ ms 지속기간, $0.2{\sim}10$ ms의 강도로 각 신경 분지에 $1{\sim}50$ Hz로 시행하며 이때 반응은 양 하지나 사지 근육에서 표면 전극이나 침 전극을 사용하여 얻게 된다. 절제하는 후신경근은 대개 요수 1번에서 천수 1번 신경근까지이며, 요수 5번 및 천수 1번 후신경 근이 비정상적으로 나타나는 경우가 가장 많은 것으로 알려져 있다. 단, 천수 3, 4번 신경근은 배변, 배뇨 기능에 관여하므로 신경분지 절제술을 시행하지 않는다. 합병증은 근 긴장도의 심각한 저하가 상당수의 환자에서 나타나며 이는 대개 일과성으로 지나가는 것으로 알려졌으나 수년간 지속되기도 한다. 또한 여러 근육에서 근력 저하가 있었다는 보고가 많으며 소수에서 감각 소실의 합병증이 있음이 보고되고 있다. 가장 심각한 합병증으로 대, 소변 실금 내지는 배뇨, 배변 기능 장애를 들 수 있는데 요즈음은 천수 2번 신경근 절제를 피하고 있고 천수 1번 신경근 절제시에도 음부 신경(pudendal nerve) 자극으로 배뇨, 배변 기능과 관계되는 신경분지는 절제하지 않는 등의 방법으로 합병증의 발생을 낮추려고 하고 있다.

7) 척수강 내 바클로펜 주입법(Intrathecal Baclofen)

경구 바클로펜 투여로 효과적인 강직의 감소를 보이지 않을 때 경구 투여량에 비해 소량의 바클로펜을 척수강 내로 직접 주입하여 매우 효과적인 강직의 감소를 보이는 경우가 보고되면서 점차로 임상 적용례가 증가되고 있는 방법이다.

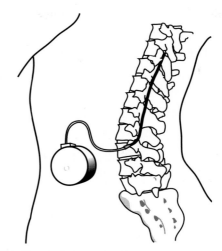

그림 20-11 │ 척수강 내 바클로펜 주입법

척수강의 지주막하에 도관(catheter)을 거치하고 복부 피하에 삽입되는 전자식 펌프로 바클로펜 저장소의 약물을 지주막하로 주입하는 방법으로 근육 과긴장을 효과적으로 경감시킬 수 있다.[69] 그러나 시스템의 기계적 이상에 의하여 도관이 막히거나 꼬여서 생기는 바클로펜의 금단 증상이 발생할 수 있으며 심한 경우 발작, 경직의 급작스런 증가 및 사망까지 초래할 수 있다(그림 20-11).[70]

고가의 시스템을 장착하기 전에 먼저 척수나 지주막하 도관을 삽입하여 그 효과를 미리 판정한 후 시술하게 된다. 효과의 판정은 전술한 평가 방법을 사용하며 보행 분석 등의 객관적 방법을 사용하기도 한다.

먼저 시험적 기술로 요추 3~4번 사이에서 척추 천자침을 방사선 투시 하에 지주막하로 삽입하고 초기 25 μg에서 50 μg의 바클로펜 용액을 주입하고 4시간 간격으로 강직의 정도를 평가한다. 매일 바클로펜 양을 증가하여 최대 200 μg까지 최대의 효과가 있는 양까지 증량하여 주입하여 보고 도관 삽입술 치료의 적응 여부 및 최초 투여 용량을 결정한다. 대개 시술 후 처음 6개월까지는 적정 효과를 얻기 위해 투여해야 하는 용량을 찾기 위해 바클로펜을 점차 증량하지만 그 이후에는 대개 일정하다고 알려져 있다. 장기간의 추적 관찰한 최근 연구에 의하면 4~5년 정도 지난 후에는 바클로펜에 대한 내성 증가로 필요 용량이 점차 증가된다고 보고되고 있다.

X. 맺음말

대부분의 교과서에서 인용하는 Lance의 정의 이외에도 경직의 다양한 다른 정의가 제시된다는 것은 경직의 원인, 병태 생리는 차치하더라도 경직이라는 임상 현상 자체를 명확히 규정하여 파악하고 있지 못하다는 뜻으로, 실체가 파악 되지 않은 현상을 평가하고 운동 기능과의 상관관계를 규명한다는 것은 불교 속담의 "장님 코끼리 만지기"와 같은 것이며 과학적 사고로는 받아들이기 어려운 것이 사실

이다. 따라서 평가 방법의 절대적 표준이 존재할 수 없다. 그러나 이러한 근본적 제한점에도 불구하고 상부운동신경원 증후들이 나타나는 환자들에서 근 긴장도와 운동 기능의 관계, 특히 국소 경직 처치법에 의한 운동 기능의 향상에 대한 결과를 보고하는 연구들을 바탕으로, 최근 제시되는 경직의 세분화된 분류와 정의를 적용하여 부단한 연구가 진행된다면 경직의 실체를 확인하고 이의 평가법 및 치료법이 개발될 수 있을 것이며 운동 기능과의 인과 관계 유무 역시 규명될 수 있을 것으로 생각된다.

참고문헌

1. Lance JW. Symposium synopsis. In: Spasticity: Disordered motor control, edited by Feldman RG, Young RR, and Koella WP. Yearbook: Chicago, 1980, pp485-494.
2. Burke D. Spasticity as an adaptation to pyramidal tract injury. Advances in neurology Vol 47. Functional recovery in neurological disease, edited by Waxman SG, Raven press, New York: 1988, pp401-423.
3. Nielsen JB, Crone C, Hultborn H. The spinal patho-lphysiology of spasticity - from a basic science point of view. Acta Physiol 2007;189:171-180
4. Dietz V, Quintern J, Berger W. Electrophysiologic studies of gait in spasticity and rigidity. Evidence that altered mechanical properties of muscle contributes to hypertonia. Brain 1981;104:431-449.
5. Dietz V, Trippel M, Berger W. Reflex activity and muscle tone during elbow movements in patients with spastic paresis. Ann Neurol 1991;30:767-779.
6. Foran JR, Chambers HG, Lieber BL. Structural and mechanical alterations in spastic skeletal muscle. Dev Med Child Neurol 2005;47:713-717.
7. Gracies JM. Pathophysiology of spastic paresis. I. Paresis and soft tissue changes. Muscle Nerve 2005;31:536-551.
8. Sinkjar T, Magnussen I. passive, intrinsic, and reflex-mediated stiffness in the ankle extensors of hemiplegic patients. brain 1994;117:355-363.
9. Biering-Sorensen F, Nielsen JB, Klinge K. Spasticity- assessment: a review. Spinal cord 2006;44:708-722.
10. Platz T, Eickhof C, Nuyens G, Vuadens P. Clinical scales for the assessment of spasticity, associated phenomena, and function: a systematic review of the literature. Disabil Rehabil 2005;27:7-18.
11. Pandyne AD,Johnson GR, Price CIM. A review of the properties and limitations of the Ashworth and modified Ashworth scales as measure of spasticity. Clin Rehabil 1999;13:373-383.
12. Haugh AB, Panadyan AD, Johnson GR. A systemic review of the tardieu scale for the measurement of spasticity. Disabil Rehabil 2006;28:899-907.
13. Delwaide PJ. Human reflex studies for understanding the motor system. Phys Med Rehabil Clin N Am 1993;4:669-686.
14. Angel RW, Hoffman WW. The H reflex in normal spastic and rigid subjects. Arch Neurol 1963;8:591-596.
15. Matthews WB. Ratio of maximum H reflex to maximum M response as a measure of spasticity. J Neurol Neurosurg Psychiatr 1966;29:201-204.

16. Rabita G, Duopont L, Thevenon A, Differences in kinematic parameters and plantar reflex responses between manual (Ashworth) and isokinetic mobilization in spasticity assessment. Clin Neurophysiol 2005;116:93-100.
17. Mayer RF, Mawdskey C. Studies in man and cat of the significance of the H-wave. J Neurol Neurosurg Psychiatr 1965;28:201-211.
18. Gottlieb GL, Agarwal GC. Effects on initial condition on the Hoffman reflex. J Neurol Neurosurg Psychiatr 1971;34:226-230.
19. Hugon M. Methodology of the Hpoffman reflex in man. In: New developments in electromyography and clinical neurophysiology, Vol 3. Basel, Karger: 1973, pp277-279.
20. Garcia-Mullin R, Mayer RF. H-reflex in acute and chronic hemiplegia. Brain 1972;95:559-572.
21. Little JW. Halar EM. H-reflex changes following spinal cord injury. Arch Phys Med Rehabil 1985;66:19-22. Fast M, Mazevet V, Dietz V, Pierrot-Deseilligny E. A quantitative assessment of presynaptic inhibition of Ia afferent in spastics. Difference in hemiplegia and paraplegics. Brain 1996;117:1449-1455.
22. Ashby P Verrier M, Lightfoot E. Segmental reflex pathway in spinal shock and spinal spasticity in man. J Neurol Neurosurg Psychiatr 1974;37:1352-1360.
23. Boorman G, Hullinger M, Lee RG, Tako T, Tanaka R. Reciprocal Iainhibition in patients with spinal spasticity. Neurosci Lett 1991;127:57-56.
24. Karz R, Rymer WZ. Spastic hypertonia: Mechanism and measurement. Arch Phys Med Rehabil 1989;70:144-155.
25. Takakusaki K, Ohta Y, Mori S. Single medullary reticulospinal neurons exert postsynaptic effects via inhibitory interneurons upon alpha motorneurons innervating cat hind-limb muscles. Exp Brain Res 1989;74:11-23.
26. Ashby P, Wiens M. Reciprocal inhibition following lesions of the spinal cord in man. J Physiol 1989;414:145-157.
27. Yanagisawa N, Tanaka R, Ito Z. Reciprocal Ia inhibition in spastic hemiplegia of man. Brain 1976;99:555-557.
28. Pierrot-Deseilligny E, Bussel B. Evidence for recurrent inhibition by motorneurons in human subjects. Brain Res 1975;88:105-108.
29. Pierrot-Deseilligny E, Electrophysiologic assessment of the spinal mechanism underlying spasticity. Electroenceph clin neurphysio 1990;41:264-273.
30. Shahani BT, Young RR. Human reflexes. J Neurol Neurosurg Psychiatr 1971;34:616-627.

31. Ashby P, Verrier M. neurophysiologic changes in hemiplegia: possible explanation for the initial disparity between muscle tone and tendon reflex. Neurology(Minneap) 1976;26:1145-1151.

32. Somerville J, Ashby P. Hemiplegic spasticity: neuro- physiologic studies. Arch Phys Med Rehabil 1978;59:592-596.

33. Iles KF, Roberts RC. Presynaptic inhibition of monosynaptic reflexes in the lower limbs of subjects with upper motorneuron disease. J Neurol Neurosurg Psychiatr 1986;49:937-944.

34. Eisen A, Odusote K. Amplitude of the F wave: A potential means of documenting spasticity. Neurology 1979;29:1306-1309.

35. Fisher MA. F/M ration in polyneuropathy and spastic hypereflexia. Muscle Nerve 1988;11:217-222.

36. Wood DE, Burridge JH, Van Wijck EM. Biomechanical approaches applied to the lower and upper limb for the measurement of spasticity: A systemic review of the literature. Disabil Rehabil 2005;27:19-32.

37. Katz RT, et al. Objective quantification of spastic hypertonia: correlation with clinical findings. Arch Phys Med Rehabil 1992;73:339-347.

38. Bohannon RW, et al. Correlation of knee extensor muscle torque and spasticity with gait speed in patients with stroke. Arch Phys Med Rehabil 1990;71:330-333.

39. Ostensje S, Carlberg E, Vellestad N, Motor impairement in young cidren with cerebral palsy: relationship to gross motor function and everyday activities. Dev Med Child Neurol 2004;46:580-589.

40. Lin J, Brown J. Peripheral and central mechanisms of hindfoot equines in childhood hemiplegia. Dev Med Child Neurol 1992;34:949-965.

41. Lamontagne A, Contribution of passive stiffness to ankle plantarflexor moment during gait after stroke. Arch Phys Med Rehabil 2000;81:351-358.

42. Lamontagne A. Locomotor-specific measure of spasticity of plantarflexor muscles after stroke. Arch Phys Med Rehabil 2001;82:1696-1704.

43. Newey ML. The long-term outcome after central cord syndrome: a study of natural history. J Bone Joint Surg Br 2000;82:851-855.

44. Dvorak MF. Factors predicting motor recovery and functional outcome after traumatic central cord syndrome, A long-term follow-up. Spine 2003;30:2303-2311.

45. Sheean GL. Botulinum treatment of spasticity: why is it so difficult to show a functional benefit? Curr Opin Neurol 2001;14:771-776.

46. McLaughlin JF. Selective dorsal rhizotomy: efficacy and safety in an investigator-masked randomized clinical trial. Dev Med Child Neurol 1998;40:220-232.

47. Dietz V. Spinal cord lesion: effects and perspectives for treatment. Neural Plasticity 2001;8:83-90.

48. Singer BJ. Velocity dependent passive plantarflexor resisitive torque in patients with acquired brain injury. Clin Biomech 2003;18:157-65.

49. Hiersemenzel L, Curt A, Dietz V. From spinal shock to spasticity. neuronal adaptations to a sinla cord injury. Neurol 2000;54:1574-1582.

50. Dietz V, Sinkjaer T. Spastic movement dosorders: impaired reflex function and altered muscle mechanics. Lancer Neurol 2007;6:725-733.

51. Landau WM. Spasticity: The fable of a neurological demon and the emperor's new therapy. Arch Neurol 1974;31:217-219.

52. Ada Ll. Does spasricity sontribute to walking dysfunction after stroke? J Neurol Neurosurg Psychiat 1998;628-635.

53. Graham HK. Pendulum test in cerebral palsy. Lancet 2000; 355:9222.

54. Adams MM, Hicks AL. Spasticity after spinal cord injury. Spinal cord 2005;43:577-586.

55. Sanger TD, Delgado MR, Gaebler-Spira D. Classification and definition of disorders causing hypertonia in childhood. Pediatrics 2003;111:e89-e97.

56. Pandyan AD, Gregoric M, Barnes MP. Clinical perspectives, neurological realities and meaningful measurement. Disabil Rehabil 2005;27:2-6.

57. Sung DH, Gang HJ. Motor branch block of the rectus femoris: its effectiveness in stiff-legged gait in spastic paresis. Arch Phys Med Rehabil. 2000;81:910-915.

58. Sung DH, Han TR, Park WH, Je Bang H, Kim JM, Chung SH, Woo EJ. Phenol block of peripheral nerve conduction: Titrating for optimum effect. Arch Phys Med Rehabil. 2001;82:671-676.

59. Sung DH. Locating the target nerve and injectate spread in rabbit sciatic nerve block. Reg Anesth Pain Med 2004;84:194-200.

60. Spasticity;etiology, evaluation, management& the role of Botulinum toxin type A. Muscle Nerve 1997;suppl 6

61. Bakheit.Botulinum toxin treatment of muscle spasticity. Dublin: Blackhall publishing, 2001.

62. Tilton A. Management of Spasticity in Children with Cerebral palsy, Semin Pediatr Neurol. 2009;16:82-29

63. Kim K, Shin HI, Kwon BS, Kin SJ, Jung IY, Bang MS. Neuronox versus BOTOX for spastic equines gait in children with cerebral palsy : a randomized, double blinded, controlled multicentre clinical trial. Dev Med Child Neurol. 2011 Mar;53(3):239-244

64. Rodda J, Graham HK. Classification of gait patterns in spastic hemiplegia and spastic diplegia : a basis for a management algorithm. European Journal of Neurology 2001;8(5):98-108

65. Hutchinson R, Graham HK. Management of spasticity in children. England : Cambridge University Press;2008:227

66. Charlie Fairhurst. Cerebral palsy: the whys and hows. Arch Dis Child Educ Pract Ed 2012;97(6):221.

67. Rowland LP.Stroke,spasticity, and botulinum toxin. N Engl J Med.2002;347(6):382-383

68. Graham HK, Aoki KR, Autti-Ramo I, et al.Recommendations for the use of botulinum toxin type A in the management of cerebral palsy. Gait posture 2000;11:67-79

69. Richard I, Menei P. Intrathecal baclofen in the treatment of spasticity, dystonia and vegetative disorders. Acta Neurochir Suppl. 2007;97:s213-s218.

70. Hensen CR, Gooch JL, Sucj-Neibar T. Prolonged, severe intrathecal baclofen withdrawal syndrome: a case report. Arch Phys Med Rehabil. 2007;88:1468-1471.

CHAPTER 21

배뇨 장애
Lower Urinary Tract Dysfunction

| 오승준, 신희석, 오민균

I. 하부요로기능이상의 분류 체계

하부요로기능이상에 대한 좋은 분류 체계는 여러 가지 이유로 매우 필요하다. 우선 진료현장에서 의료진들 간에 서로 다른 분류법을 사용함에 따른 혼돈을 방지할 수 있고, 환자 상태에 대한 의료진들 간 이해 증진으로 환자 관리에 효율을 기할 수 있다. 학술적인 측면으로는 학자들 간 의사소통이 원활해지고 연구 결과물의 출판이 촉진될 수 있다.

지금까지 신경인성 하부요로기능이상에 대한 많은 분류 체계들이 제시되었다. 좋은 분류 체계가 되기 위해서는 분류 체계가 갖춰야 할 몇 가지 조건들이 있다. 우선 분류가 객관적이고 구체적으로 엄밀하게 정의가 가능해야 한다. 그리고 환자의 상태가 분류되었을 때 모든 사람들이 환자의 상태를 충분히 미루어 짐작할 수 있어야 하며 또

한 신경학적 병소의 개략적 추정이 가능해야 한다. 아울러 요역동학검사로부터 도출된 결론을 내포하고 있어야 하고 무엇보다도 모든 형태의 배뇨이상을 표현할 수 있어야 한다. 여기서는 지금까지 나온 몇 가지 중요한 분류 체계를 살펴보고자 한다.

1. 신경비뇨기과적 분류법

Bors-Comarr 분류법[1]은 외상성 척수손상환자에서 관찰된 임상소견에 근거를 두고 병변의 위치, 병변의 완전/불완전성, 하부요로의 협조 등 세 가지 요소를 조합하여 만들어진 것이다(표 21-1). 이후 1982년 Hald와 Bradley는 위의 분류에 기반을 두고 범주의 숫자를 과감하게 줄여 새로운 분류 체계를 만들었다(표 21-2).[2]

표 21-1 | Bors-Comarr 분류법

감각 신경 병변 (sensory neuron lesion)	불완전, 조화형(incomplete, balanced) 완전, 조화형(complete, balanced)
운동 신경 병변 (motor neuron lesion)	조화형(balanced) 비조화형(imbalanced)
감각-운동 신경 병변 (sensory-motor neuron lesion)	상부운동신경 병변(upper motor neuron lesion) 하부운동신경 병변(lower motor neuron lesion) 혼합 병변(mixed lesion)

표 21-2 | Hald-Bradley 분류법

천수상부 병변(suprasacral lesion)
천수상부 척수 병변(suprasacral spinal lesion)
천수하부 병변(infrasacral lesion)
말초자율신경병증(peripheral autonomic neuropathy)
근육 병변(muscular lesion)

2. 신경학적 분류법

Bradley는 중추신경계의 하부요로기능 조절이 4개의 고리 (loop)로 나눈 기전에 의해 이루어진다고 생각하고 각각 고리의 손상에 따라 기능부전을 분류하였다.[2] 고리 1은 대뇌피질과 뇌간 배뇨중추를 잇는 연결이다. 고리 2는 배뇨근에서 뇌간 배뇨중추에 이르는 구심성 척수내 경로와 뇌간에서 천수 배뇨중추에 도달하는 운동신경자극을 포함한다. 고리 3은 배뇨근과 횡문괄약근에서 천수내의 음부신경핵으로 가는 두개의 구심성 축삭과 그 경로로 구성된다. 고리 4는 대뇌전엽-음부신경 핵, 음부신경핵-음부신경 연결 등 두 가지 구성요소로 이루어진다. 이 분류법은 신경생리를 이해하기에는 유용하나 여러 유형의 신경인성 하부요로기능이상을 분류하는데 사용하기 어렵고 비신경인성 하부요로기능이상을 분류하기에 적합하지 않다. 또한 요역동학검사로 각각의 고리의 이상을 확인하기가 쉽지 않고 다발성 및 부분적인 병변을 기술하기가 어렵다는 점들 때문에 널리 이용되기에는 많은 한계를 지니고 있다.

3. 요역동학적 분류법

여기에는 Lapides 분류법[3]과 Krane과 Siroky 분류법[4]이 포함된다. Lapides 분류는 쉽게 이해되어 기억된다는 장점이 있지만 어느 쪽으로도 분류할 수 없는 경우가 많다는 단점이 있다(표 21-3). Krane과 Siroky 등이 제시한 분류법은 방광의 상태를 가장 중심에 두어 배뇨근과다반사 (detrusor hyperreflexia)와 배뇨근무반사(detrusor areflexia)로 먼저 분류하고 그 아래에 괄약근의 상태를 부가하여 기술하도록 되어 있다(표 21-4). 이 분류는 요역동학적 소견에 충실히 기반한 분류이고 분류가 매우 쉽다는 장점이 있다. 그러나 배뇨근 수축을 유발할 수 없는 경우 배뇨근-괄약근 협동장애(detrusor-sphincter dyssynergia)에 대한 언급이 곤란하고 급성요폐 등을 포함한 모든 하부요로기능이상 상황을 표현하기 힘들며 또한 방광유순도를 표현하지 못한다는 단점이 있다. 이들 요역동학적 분류체계들은 위의 단점들을 보완한 국제요실금학회 분류체계의 모태가 되었다.

표 21-3 │ Lapides 분류법

감각 신경인성 방광(sensory neurogenic bladder)
운동 마비성 신경인성 방광(motor neurogenic bladder)
비억제성 신경인성 방광(uninhibited neurogenic bladder)
반응성 신경인성 방광(reflex neurogenic bladder)
자율적 신경인성 방광(autonomous neurogenic bladder)

표 21-4 │ Krane과 Siroky 요역동학적 분류법

배뇨근 과활동성 또는 정상 반응성(detrusor hyperreflexia or normoreflexia)
• 조화된 괄약근(coordinated sphincters)
• 횡문 괄약근 협동장애(striated sphincter dyssynergia)
• 평활 괄약근 협동장애(smooth sphincter dyssynergia)
• 불이완성 평활 괄약근(nonrelaxing smooth sphincter)
배뇨근 무활동성(detrusor areflexia)
• 조화된 괄약근(coordinated sphincters)
• 불이완성 횡문 괄약근(nonrelaxing striated sphincter)
• 탈신경성 횡문 괄약근(denervated striated sphincter)
• 불이완성 평활 괄약근(nonrelaxing smooth sphincter)

표 21-5 │ 기능적 분류법

저장 장애(failure to store)
• 방광 원인(because of the bladder)
• 출구 원인(because of the outlet)
배출 장애(failure to empty)
• 방광 원인(because of the bladder)
• 출구 원인(because of the outlet)

4. 기능적 분류법

Wein 등이 주장한 이 분류법은 하부요로기능이상을 저장 실패(failure to store)와 배출실패(failure to empty)로 분류한 아주 간단한 체계이다.[5] 각각의 하부 범주에 방광원인(because of the bladder) 및 방광출구원인(because of the outlet)이 분류되어 있다(표 21-5). 이 체계는 간단하고 이해가 쉬우며 치료방침의 설계가 용이하다는 장점이 있다. 또한 저장실패와 배출실패가 혼재된 중복 병변의 경우에도 개념적으로 치료 접근 설계를 쉽게 할 수 있다는 것이 장점이다. 그리고 요역동학적 기전이나 원인이 불분명한 병변인 경우에도 분류상의 논란을 피할 수 있다는 장점이 있다. 그러나 요역동학적 기전에 기반을 둔 분류가 아니어서 방광이나 요도의 기능에 대한 표현이 부족하다는 것이 단점이다.

5. 국제요실금학회의 분류법

국제요실금학회(International Continence Society, ICS)의 분류법은 요역동학적 분류의 확장으로서 크게 저장기(storage phase)와 배뇨기(voiding phase)로 나눈 것이 특징이다 (표 21-6).[6] 가장 최근인 2018년에도 일부 내용의 개정이 있었으나[7] 2002년에 발표된 분류 체계[8]를 근간으로 하고 있다. 현재 이 분류는 거의 모든 상황에 대한 기술이 가능하나 분류가 다소 복잡하다는 것이 단점이다. 이 분류법은 현재 신경인성 하부요로기능이상을 다루는 거의 모든 문헌에 널리 쓰이고 있다. 이 분류법이 마련되면서 각종 하부요로기능이상에 대한 일반적인 용어들의 표준화도 2002년에 같이 마련되었고 최근 일부 내용이 개정되었다.[9] 이 분류법에 의하면 방광기능은 저장기에 방광 감각(bladder sensation), 배뇨근 기능(detrusor function), 방광 유순도(bladder compliance), 방광 용량(bladder capacity), 요도 기능(urethral function) 등 다섯 가지 세부사항이 기술되도록 하였다. 배뇨기에는 배뇨근 수축력을 중심으로 하여 배뇨근 저활동성, 배뇨근 무활동으로 구분한다. 요도 기능은 저장기와 배뇨기로 기능이 별도 기술된다.

예를 들어, 척수쇼크 시기를 지난 제10흉수 하지마비 환자의 요역동학검사에서 아래와 같은 소견을 보이는 경우에는 국제요실금학회 분류법에 의하면 "저장기(storage phase)-과활동성 배뇨근 기능(overactive detrusor function), 무감각(absent sensation), 저용량(low capacity), 정상 유순도 (normal compliance), 정상 요도 닫힘 기능(normal urethral closure function); 배뇨기(voiding phase)-과활동성 배뇨근 기능(overactive detrusor function), 배뇨근-괄약근 협동장애 요도 기능(detrusor sphincter dyssynergia)"로 기술된다.

이상으로 각종 분류법을 살펴보았다. 국제요실금학회 분류법과 기능적 분류법이 배뇨이상을 기술하는 데에 가장 포괄적이다. 현재로서는 모든 것을 충족시키는 완전한

표 21-6 | 국제요실금학회 분류법(2018년 개정판)

Storage Phase	**Bladder function**
	  Bladder sensation
	    Normal / Increased / Bladder
	    oversensitivity / Reduced / Absent / Bladder pain
	    Nonspecific bladder awareness / Abnormal
	  Detrusor function
	    Normal
	    Detrusor overactivity
	  Bladder compliance: Normal / High / Low
	  Bladder capacity: Normal / High / Low
	
	Urethral function
	  Normal urethral closure mechanism
	  Incompetent urethral closure mechanism
	  Urethral relaxation incontinence
	  Urodynamic stress incontinence

Voiding Phase	**Bladder function**
	  Detrusor function
	    Detrusor underactivity
	    Acontractile detrusor
	
	Urethral function
	  Normal
	  Abnormal
	    Mechanical bladder outflow obstruction
	    Dysfunctional voiding
	    Detrusor sphincter dyssynergia
	    Non-relaxing urethral sphincter obstruction
	    Delayed relaxation of the urethral sphincter

분류체계는 없다. 그러나 현시점에서는 국제요실금학회 분류법이 일반화되어 가는 추세이다. 학술결과물을 출간할 때도 국제요실금학회 분류법과 정의를 따르는 것이 현재로서는 무난할 것으로 생각된다.

II. 신경인성 하부요로이상의 개요와 합병증

1. 신경인성 하부요로이상의 개요

1) 뇌혈관질환(Cerebrovascular disease)
뇌졸중의 급성기에는 뇌쇼크(cerebral shock)에 따라 요폐가 발생한다. 신경병변으로부터 점차 회복되면서 고정 결손(fixed deficit)이 나타나기 시작한다. 일반적으로 뇌졸중

환자들 중 20~50% 정도의 환자들에서 배뇨이상을 보인다고 알려져 있는데 가장 흔한 표현은 배뇨근 과활동성(detrusor overactivity)이다. 방광충만감각은 일반적으로 잘 보존된다고 알려져 있다. 따라서 환자들은 배뇨근 과활동성에 따른 절박뇨(urgency)과 빈뇨(increased daytime frequency) 및 절박성 요실금(urgency urinary incontinence) 등의 증상을 호소한다. 환자는 불수의적으로 나타나는 배뇨근 수축을 억제하여 요실금을 모면하고자 수의적으로 횡문괄약근을 수축하게 되어 가성 배뇨근-괄약근 협동장애를 보이게 된다(그림 21-1).

2) 치매(Dementia)

치매는 대뇌를 침범하는 위축성 질환으로서 배뇨문제가 발생되면 대부분 요실금을 나타낸다. 요실금은 배뇨근 과활동성으로 인한 것인지 아니면 자발적 요자제 인지기능의 장애로 인한 것인지 개개 환자에서 확인하는 것은 매우 어렵다. 환자 자신이 회복에 대한 의욕을 적극적으로

갖고 있지 않으면 요실금을 치료하기가 매우 어렵다(그림 21-2).

3) 파킨슨병(Parkinson's disease)과 다계통위축증(multiple system atrophy)

환자들의 약 50% 정도에서 배뇨이상이 발생한다. 발병연령을 고려하면 남성에서는 전립선비대증 등의 기존의 방광출구폐색이 배뇨근 기능이상과 같이 존재할 수도 있다. 즉, 남성에서는 기본적으로 전립선비대증으로 인한 방광출구폐색이 있는 경우 이 증상들이 부가적으로 나타난다. 증상은 매우 다양하나 절박뇨, 빈뇨, 야간빈뇨, 절박성 요실금 등이 나타난다.[10]

기저핵은 정상적으로 배뇨반사에 억제성으로 작용하기 때문에 이 부분의 병변으로 유발되는 가장 흔한 요역동학적 이상소견은 배뇨근 과활동성 형태로 나타난다. 운동완만이 횡문괄약근에도 나타나게 되므로 자발적인 배뇨의 시작이 지연된다. 약 20%에서 절박뇨 증상을 호소하나 요

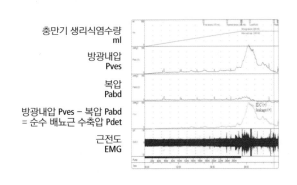

그림 21-1 │ 가성 배뇨근-괄약근 협동장애 예시
과거 뇌졸중과 파킨슨병의 병력이 있으며 1년 전부터 시작된 절박요실금을 호소하는 66세 남자 환자의 충만기 요역동학 검사 소견으로 불수의적 배뇨근 수축시 근전도에서 괄약근 수축이 관찰된다.

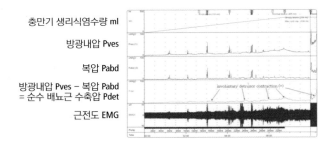

그림 21-2 │ 치매 환자에서 관찰되는 방광의 불수의적 수축
절박요실금 증상을 호소하는 77세 여자 치매환자로서 방광 충만기에 다수의 방광의 불수의적 수축이 관찰되고 있다.

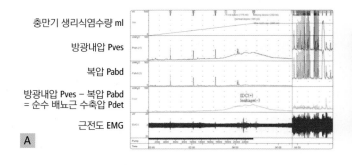

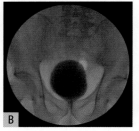

그림 21-3 │ 파킨슨병 환자에서 관찰되는 방광의 불수의적 수축과 요실금
A: 2년 전부터 빈뇨와 절박요실금을 호소하는 64세 남자 파킨슨병 환자로서 충만기 최대방광충만용적이 239㎖로 감소되어 있고 충만 도중 배뇨근 불수의적 수축이 관찰된다.
B: 방사선 투시에서 요실금이 관찰된다.

역동학검사에서 65% 정도에서 충만기에 배뇨근 과활동을 나타내고 65%에서 배뇨기에 배뇨근 수축저하 소견을 보인다. 충만기 배뇨근 과활동과 배뇨기 배뇨근 수축저하를 동시에 보이는 경우는 40%가 넘는다. 다계통위축증에서는 파킨슨병에 비하여 배뇨근 수축력 저하 등에서 심한 형태의 배출장애를 보인다(그림 21-3).

4) 다발성 경화증(Multiple sclerosis)

탈수초화 병변은 흔히 경수부에 일어나므로 배뇨이상과 괄약근 기능이상이 동시에 초래된다. 그러나 요추부와 천추부 병변도 각각 약 40%, 약 20%의 환자들에서 발견되므로 이 환자들 역시 배뇨이상이 동반된다. 환자들 중 약 50~90%에서는 빈뇨, 절박뇨, 요실금 등의 증상을 호소하게 된다. 요역동학검사상 배뇨근 과활동성이 가장 흔한 이상으로 나타나는데 이런 소견을 보이는 환자들 중 약 50%에서는 배뇨근-괄약근 협동장애를 보이고 약 60%에서 배뇨근 수축력 저하가 동반된다(그림 21-4).

5) 척수손상(Spinal cord injury)

일반적으로 손상부위가 천수 수준 이상이고 뇌교 이하인 완전손상인 경우 배뇨근 과활동성, 방광충만감각 저하, 그리고 배뇨근-괄약근 협동장애가 나타난다.

(1) 척수쇼크(Spinal shock)

심한 척수손상 직후 손상부위 이하에 척수쇼크가 발생되므로 방광도 무수축 상태가 된다. 흉요추 손상으로 인한 교감신경 손상이 아닌 한 방광경부의 평활괄약근은 일반적으로 닫혀 있게 되고 횡문괄약근 활성은 유지되므로 이 시기에는 거의 항상 요폐가 발생하게 된다. 척수쇼크 기간에는 무수축성 배뇨근 소견을 보이게 되는데, 이를 쉽게 추측할 수 있으므로 이 시기에는 대부분 요역동학검사가 불필요하다.

(2) 천수상부 척수손상(Suprasacral spinal cord injury)

천수상부에 완전 손상이 발생한 경우 배뇨근 과활동성이 나타난다. 교감신경출구 이하의 병변인 경우 배뇨근-평활괄약근 협동장애와 배뇨근-횡문괄약근 협동장애 등의 특징적인 임상 소견이 나타나게 된다. 배뇨근 수축력이 있더라도 때로는 완전하지 않아 잔뇨가 많이 남는 불완전한 요배출이 발생할 수도 있다. 배뇨근-횡문괄약근 협동장애가 있는 경우 기능적으로 방광 출구폐색이 형성되기 때문에 요배출이 제대로 이루어지지 않는 고압방광이 된다. 배뇨근-횡문괄약근 협동장애에 의한 상부 요로 손상은 척수손상의 정도에 따라 많은 변이가 있다.

일반적으로 불완전 손상보다 완전 손상인 경우 그리고 여성에서보다 남성에서 조금 더 심한 수신증이 초래된다. 정상 배뇨는 약 40%에서, 배뇨근 횡문괄약근 협동장애는 약 35%에서, 배뇨근 무수축은 약 25%에서 나타난다. 특정한 피부분절의 자극에 의해 배뇨반사가 촉발되기도 한다. 이 부위의 척수 손상은 일반적으로 요저장과 요배출 모두

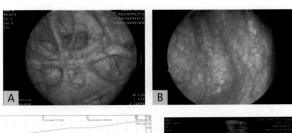
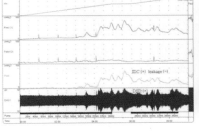
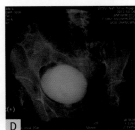

충만기 생리식염수량 ㎖

방광내압 Pves

복압 Pabd

방광내압 Pves − 복압 Pabd = 순수 배뇨근 수축압 Pdet

근전도 EMG

그림 21-4 | 다발성 경화증 환자에서 관찰되는 방광육주화와 배뇨근-괄약근 협동장애

A: 4년 전부터 절박요실금을 호소하는 46세 다발성경화증 여자환자로서 방광경검사에서 심한 방광육주화가 관찰된다.

B: 정상 방광경 소견이다.

C: 충만기 요역동학 검사에서 방광근 불수의적 수축과 함께 괄약근 근전도에서 배뇨근-괄약근 협동장애가 관찰된다.

D: 동시에 시행한 방사선 투시검사에서 배뇨근 수축 시 방광경부는 열리나 외요도 괄약근에서 닫힌 소견을 보인다.

에 기능이상이 발생한다(그림 21-5).

(3) 천수 척수손상(Sacral spinal cord injury)

척수쇼크에서 회복된 후 일반적으로 유순도가 높은 배뇨근 무수축이 발생한다. 방광경부의 기능과 형태에 대해서는 일치된 견해가 없다. 그러나 일반적으로 평활괄약근은 닫혀 있으나 이완 하지 못하는 형태가 되며 횡문괄약근은 고정된 긴장도를 유지하나 수의적인 조절이 불가능하게 된다. 그러나 만성기에는 방광경부가 열린 형태가 되기도 한다. 복압을 증가시키거나 Crede법으로 배뇨를 시도할 때 방광경부나 횡문괄약근 부위의 폐쇄로 인하여 방광내압이 상승하는 경우가 많다. 신장에 대한 위험인자와 합병증은 천수상부 척수손상에서와 비슷하다. 척수 손상이 있는 경우에는 요저장 압력에 좀 더 관심을 가져야 한다. 겉으로는 환자가 자의로 배출할 수 있는 것처럼 보이므로 의료진이 경과관찰을 간과한 사이에 조용히 상부요로의 파괴가 진행될 수 있다(그림 21-6).

6) 척수 유합부전(Neurospinal dysraphism)

척수수막류가 이 질환의 약 90%를 차지하며 대부분의 결손은 요천추, 요추, 천추, 흉추 순으로 나타난다. 가장 흔한 배뇨기능이상은 배뇨근 무수축과 방광경부의 개방이다. 잔존한 횡문괄약근의 고정된 긴장도까지 방광이 충만되다가 이 긴장도를 넘어서면 요누출이 일어나게 된다. 복압이 증가하면 복압성요실금도 발생할 수 있다. 소수의 환자들에서 배뇨근-괄약근 협동장애도 나타날 수 있다. 사춘기 이후 대부분 환아들은 요자제가 호전되기도 하나 그 이후 더 이상 호전을 기대하기 힘들다. 어른이 되면서 신경병변에 따라 악화된 상부요로의 기능 이상이 추가되며 신경외과, 비뇨기과 이전 수술에 따른 제반 상황 등이 겹쳐 상당히 복잡한 형태를 띠게 된다(그림 21-7).

7) 추간판탈출증 및 척추관협착증(Herniated disc and spinal stenosis)

대부분 추간판탈출은 제4~5 요추 또는 제5 요추~제1 천추 추체 사이에서 척수 신경근을 압박하게 되므로 배뇨관련 신경들이 영향을 받을 수 있다. 추간판탈출은 대부분 후외측 방향으로 일어나므로 마미(cauda equina)는 흔하게 포함되지는 않으나, 중심부 추간판탈출증인 경우 방광과 요도를 지배하는 부교감신경과 체성신경들이 포함되므로

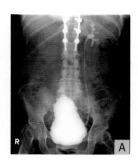

충만기 생리식염수량 mℓ
방광내압 Pves
복압 Pabd
방광내압 Pves - 복압 Pabd = 순수 배뇨근 수축압 Pdet
근전도 EMG

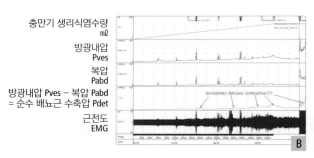

그림 21-5 | 천수상부 척수손상 환자에서 관찰되는 이상 소견

A: T11-12 골절 후 하반신 마비 47세 여자환자에서 요실금으로 검사한 배뇨방광요도술 검사에서 좌측 역류와 방광육주화 소견이 발견된다.
B: 충만기 방광내압검사에서 방광유순도의 저하가 발견된다. 방광유순도는 용적변화/압력변화=601 mℓ/ 35 cmH2O= 약 17 mℓ/cm H2O로 계산된다.

충만기 생리식염수량 mℓ
방광내압 Pves
복압 Pabd
방광내압 Pves - 복압 Pabd = 순수 배뇨근 수축압 Pdet
근전도 EMG

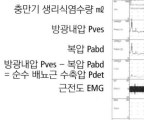
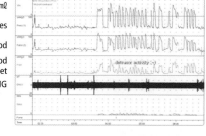

그림 21-6 | 천수 척수손상 환자에서 관찰되는 이상 소견
천수 척색종으로 요실금을 호소하는 68세 남자환자의 배뇨기 방광내압측정술 결과에서 방광수축력이 관찰되지 않고 있다.

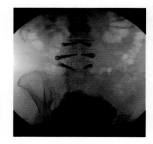

그림 21-7 | 방광요관역류

과거 척추협착증으로 2회, 추간판탈출증으로 1회 수술받은 병력이 있고 3년 전부터 요실금을 호소한 78세 여자환자이다. 평소 복압만으로 소량 자주 배뇨하여 왔다. 잔뇨량은 400 mℓ 남았고 충만기방광내압측정술에서 방광충만감각의 저하소견을 보였다. 방사선투시에서 방광경부는 온전하게 보였으나 심한 방광육주화소견을 보였으며 우측 방광요관역류가 관찰되었다. 요역동학적 안전성의 규명없이 장기간 방치한 복압배뇨의 위험성을 잘 보여주고 있다.

배뇨기능에 이상이 발생할 수 있다. 요추 추간판탈출증의 경우 약 30% 환자에서 배뇨근 무수축이 발생하므로 배뇨할 때 복압을 주는 증상이 발생하고 심한 경우 요폐가 나타나기도 한다. 방광요관역류가 동반된 심한 상부요로 손상이 동반된 경우도 종종 발견된다.

2. 신경인성 배뇨장애의 합병증

신경인성 하부요로기능이상의 일반적인 합병증으로는 재발성 요로감염, 역류나 폐색으로 인한 수신증, 요석형성 등이 있다. 이러한 합병증의 일차적 원인으로는 지속적으로 높은 방광내압, 잔뇨량 증가 등이다.

1) 세균뇨

(1) 무증상 세균뇨(Asymptomatic bacteriuria)
일반적으로 중간뇨(midstream) 검체에서 $m\ell$당 10^5개 이상의 세균이 배양되면 의미있는 세균뇨로 정의하나, 여러 가지 다른 기준이 적용되기도 한다. 의미있는 세균뇨라고 하더라도 반드시 요로감염을 뜻하는 것은 아니다. 소변은 무균 상태인 것이 정상이긴 하지만, 신경인성 방광 환자에서는 세균뇨가 관찰된다고 해도 반드시 치료할 필요는 없다.[11] 특히 지속적으로 도뇨관을 가지고 있는 환자에서 관찰되는 무증상 세균뇨는 치료하지 않는다. 미리 항생제를 투여하여 요로 감염을 예방할 수 있는지 여부는 분명치 않으며 저항 균주를 만들어 낼 수 있다. 다만 방광요관역류를 보이는 환자나, 비뇨기계 시술이 예정된 환자, 수신증이 동반된 환자는 증상이 없더라도 치료한다.

(2) 증상을 동반한 세균뇨(Symptomatic bacteriuria)
배뇨곤란(dysuria), 빈뇨, 실금, 혈뇨 등 요로 감염 증상을 보이는 환자의 경우는 치료가 필요하다. 방광의 감각이 소실된 환자에서 탁뇨, 악취, 경직의 악화, 실금, 저류, 자율신경 부전 등의 증상을 보이면 요로 감염을 의심한다. 감염이 상부요로계에 미치면 발열과 오한의 증상을 보이고 적혈구 침강 속도가 상승된다. 감각 소실이 없는 환자에서는 늑골과 척추 사이에서 압통의 징후를 보인다. 고령층의 환자에서는 증상과 징후가 분명치 않고 단순히 착란과 탈

진 등의 증상만 보이는 수도 있다. 뇌손상 환자에서 인지기능이 악화된 경우에도 요로감염을 의심해야 한다. 기본적인 치료는 항생제 투여이다. 증상이 미약한 경우에는 경구 투여로 족하며 대부분 7일간 항생제를 사용하면 치료된다. 고열이나, 탈수, 자율신경 반사부전 등의 증상이 있는 환자에서는 좀 더 적극적인 치료가 필요하다. 이런 환자들에 대해서는 입원 후 수분을 공급하고 주의 깊게 관찰하면서 배양검사 결과가 나올 때까지 광범위 항생제를 사용한다. 수분을 공급하는 동안은 지속적 도뇨관을 삽입하고 항콜린성 제제를 투여하여 방광을 감압시켜 주는 것이 좋다. 열이 가라앉은 후에도 약 2주간 더 항생제를 투여한다. 항생제 치료 중이나 후에는 요로결석증이나 수신증, 방광요관역류 등 감염의 원인을 찾기 위한 검사를 시행하는 것이 좋다.

2) 상부요로 폐색(Hydronephrosis)
신경인성 병변으로 인해 배뇨근이 대상성으로 비대하게 되면 방광삼각부에도 비후가 나타난다. 배뇨근 긴장도가 증가하면 요관방광이행부가 당겨져 요관을 통한 요의 방광유입에 저항이 증가하게 된다. 이어서 마침내 기능적 요관폐색이 발생하여 점차 요관이 늘어나면서 수신증에 의한 신손상이 발생한다.

3) 방광요관역류(Vesicoureteral reflux)
척수손상 환자의 약 20% 가량에서 방광요관역류가 발생한다고 보고되고 있다. 이의 발생요인으로는 충전기 방광압력의 상승과 요로감염이다. 요관방광이 행부의 대상부전에 의하여 방광요관역류가 동반되면 신우신염이 초래되고 신실질 손상이 가중된다. 역류가 지속되면 만성 신손상을 유발하게 된다. 역류 치료의 가장 기본적인 사항은 하부요로의 요역동학적 현상을 저압으로 정상화시키는 것이다(그림 21-7).

4) 요석
방광과 신장의 요석형성에 기여하는 요소는 매우 다양하다. 신경병변으로 침상에 누워만 있게 되면 골격 탈회(demineralization)와 과칼슘뇨증(hypercalciuria)이 발생할 수 있고 수분섭취가 부족하게 되면 요 정체가 유발될 수 있다. 신경인성 하부요로기능이상 환자에서는 도뇨관을 통

하여 세균이 방광으로 유입될 수 있다. 요소분해균(urea-splitting organism)에 의한 요로감염이 일어나게 되면 요는 알칼리화되어 칼슘과 인산염의 용해도가 감소하게 되고 결국 감염석 결정이 형성된다(그림 21-8).

5) 자율신경 반사부전(Autonomic dysreflexia)

척수손상 환자들에서 주로 일어나는 병적 현상으로서 흔히 제6~8 흉수(교감신경출구) 상부의 병변에서 관찰된다. 척수 교감신경 수출신경자극전도(sympathetic outflow) 상부에 척수손상이 있는 경우 이러한 현상이 나타나게 되는데 경수손상 환자들 중 약 60% 정도에서, 흉수손상 환자들 중 약 20% 정도에서 이러한 현상이 관찰된다. 외상 후 이러한 현상이 출현하는 시기는 다양하나 일반적으로 척수쇼크가 지난 후 나타난다. 증상으로는 극적인 혈압 상승, 발한, 두통 및 털세움(piloerection) 등이다. 증상의 발현기전은 구심성 신경이 자극 신호를 상부척수로 전달하면서 혈관, 털운동, 골반장기경련, 발한에 관련된 운동반사를 유발하는 것이다. 정상인에서 이러한 반사는 연수에서 나오는 억제신호에 의하여 차단되는데 척수손상 환자들에서는 척수병변으로 인하여 이 억제신호가 전달이 되지 않아 증상으로 나타나는 것이다. 일반적으로는 방광이나 직장 충만 등이 촉발 자극 요인이 된다. 이 증상이 발생하면 즉각적인 도뇨나 변비의 해소가 필요하며 촉발 요인이 제거되는 즉시 혈압이 정상화된다. 급격한 혈압 상승은 잠재적으로 매우 치명적인 응급 상황을 초래할 수도 있다.

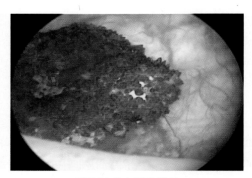

그림 21-8 | 방광 결석
다발성경화증에 의한 신경인성방광으로 오랫동안 관리받아 온 76세 남자환자이다. 방광경검사에서 방광결석이 관찰되고 있다. 추후에 결석을 제거하였고 struvite와 칼슘수산석의 혼합석으로 분석되었다.

척수손상 환자들에서 방광, 요도 및 직장 등에 시술이 계획되면 시술 전 반드시 과거에 이러한 병력이 있었는지 주의 깊게 물어봐야 한다. 환자들이 하지마비가 있어 이미 감각이 없으나 자율신경 반사부전이 있다면 요로생식기 관련 시술 전에 척수마취나 전신마취를 시행하는 것이 필요하다. 응급 상황에서는 비경구 신경절차단제 또는 교감신경차단제 투여가 필요할 수도 있다. 잠재적으로 이 현상이 예견되는 환자들에서는 방광 요도내시경 또는 요역동학검사 30분 전에 설하 니페디핀(nifedipine) 투여로 증상을 해소할 수 있다.

6) 신부전

과거에는 신부전이 척수 손상 환자의 가장 흔한 사망 원인이었으나, 간헐적 도뇨법과 괄약근 절개술의 도입 이후 신장 질환으로 인한 사망률은 획기적으로 감소하였다. 척수손상 환자에서 신장 기능을 악화시키는 요인은 방광요관역류, 신장 결석, 재발성 신우신염 등이다. 그 외에 사지마비, 30세 이상의 여성, 급성 요로감염의 병력 등도 신장 기능을 악화시키는 요인이다. 손상으로부터의 경과 시간, 욕창의 중증도, 방광 결석, 세균뇨, 척추 완전 손상의 여부 등은 신장 기능 악화와 유의한 관계가 없는 것으로 알려져 있다.

7) 방광암

양하지 마비 환자는 정상인에 비해 방광암에 걸릴 확률이 약 20배 높은 것으로 보고되고 있다. 흔한 병리는 방광 편평상피세포암, 요상피세포암 순이다.[12] 손상 후 10년 이상 경과 후 발생하며, 요로감염, 요저류, 결석 등에 의한 만성 자극이 원인으로 추정되고 있다. 조기 발견을 위해 1년에 한 번 방광경검사를 하는 것이 좋다.

III. 신경인성 하부요로기능이상의 진단

하부요로기능이상의 진단에는 병력청취, 신체검사, 신경학적 검사, 요검사, 신기능검사, 영상검사(비조영 CT촬영술, 신장초음파촬영술, 경정맥 요로조영술, 배뇨방광요도조영술), 내시경검사, 요역동학검사 등이 동원된다. 그러나 신장영상을 제외한 일부 영상검사와 내시경검사는 모든 환자에서 필요하다고 볼 수는 없으며 시간과 경제적인 측면을 고려하여 접근하는 것이 바람직하다.

요로의 기능적인 이상은 수신증, 역류, 방광육주화 등 요로계의 형태학적 이상보다 일반적으로 선행하여 발현된다. 요역동학검사는 신경학적 이상이 형태학적인 병변으로 발현되기 이전에 이상을 검출하는 유일한 검사이기 때문에 다른 검사법으로 대체하기 곤란하다. 또한 이러한 특성 때문에 예후 추정, 치료방침의 결정과 추적 경과관찰에 있어서 요역동학검사가 가장 중요한 소견을 제공해 준다. 요역동학검사 이외의 검사들은 요역동학검사의 보조적인 진단도구일 뿐이다. 진단 과정에 있어서 가장 중요한 목적은 고압요로계를 속히 검출하고 이를 유발하는 요인을 파악하여 신손상 방지에 기여하는 데 있다.

1. 병력 및 신체검사

하부요로증상은 개인의 관점에 따라 표현이 달라지며, 보호자들에 의해 인지되어 의료진에게 전달될 수도 있다. 증상은 개인의 관점에 따라 표현이 다르다. 과거에 책마다 하부요로증상 관련 용어의 기술이 달라 많은 혼돈을 야기하였다. 2002년 국제요실금학회 용어위원회(Terminology Committee)에서 통일된 용어 지침이 나왔고[13], 최근 2017년에 보완되어[9] 현재 이 용어와 정의가 국제적으로 가장 널리 이용되고 있다. 앞으로는 모든 분야에서 이 정의에 따라 기술하는 것이 바람직하다. 따라서 환자들의 병력을 기술할 때 제정된 용어를 사용하는 것이 바람직하다. 환자가 표현하는 증상을 정확히 기술하고 의료진 간에 의미가 정확히 전달되도록 하기 위해서는 이러한 표준화 된 용어를 써서 환자의 상태를 나타내는 데 익숙해져야 하겠다. 증상을 크게 저장 증상, 배뇨 증상, 그리고 배뇨 후 증상으로 나누어 볼 수가 있다(표 21-7).

저장 증상은 방광의 저장기에 경험되며 주간빈뇨(increased daytime urinary frequency), 야간뇨, 절박뇨, 요실금(urinary incontinence)등이 포함된다. 방광충만감각은 정상(normal), 증가(increased), 감소(reduced), 소실(absent), 불특정(non- specific) 등 다섯 가지로 구분된다. 요실금을 기술할 때는 특수한 상황에서의 형태, 빈도, 중증도, 유발인자,

사회생활 지장 정도, 위생적 영향, 삶의 질 등의 관련된 요소들을 특성화하여 기술해야 하며 요실금 치료에 도움이 필요한지 여부도 기술하여야 한다. 요실금은 발한이나 질 분비와 구별되어야 한다. 요실금의 종류를 구분하는 것은 대단히 중요하다. 기침, 재채기 등 복압이 들어가는 활동 시에 새는 경우 복압성요실금(stress urinary incontinence), 소변 마려운 느낌을 참지 못하고 싸게 되는 절박성요실금(urgency urinary incontinence), 그리고 계속 새는 지속성요실금(continuous urinary incontinence) 등으로 나눌 수 있다. 환자 본인이 어느 종류의 요실금인지 잘 관찰하는 것이 중요하다. 유뇨증(enuresis)은 모든 불수의적인 소변의 유실을 가리키며 요실금과 같은 의미이다. 수면 중의 요실금을 가리키고자 할 때는 반드시 앞에 '야간(nocturnal)'을 붙여 야뇨증(nocturnal enuresis)이라고 구분하여 사용하여야 한다. 배뇨 증상은 방광의 배뇨기에 경험되는 증상을 말하며 약뇨(slow stream), 분리 또는 분사(splitting or spraying), 간헐뇨(intermittent stream, intermittency), 요주저(hesitancy), 복압배뇨(straining to void), 배뇨말 요점적(terminal dribble) 등의 용어가 쓰인다. 배뇨 후 증상은 배뇨 직후에 경험되는 증상을 말하며 잔뇨감(feeling of incomplete emptying) 및 배뇨 후 요누출(post micturition leakage)이 포함된다. 과거의 신경학적 질환, 상해, 수술 기왕력과 아울러 약물복용, 배변과 성기능 변화의 여부를 물어봐야 한다. 분변실금, 변비 또는 성기능장애, 사정액의 양 등이 신경지배이상을 의미할 수 있으므로 이에 대하여 세밀히 병력을 청취해야 한다.

신체검사로 복부, 회음부, 생식기 시진을 시행한다. 자세한 신경학적 검사를 위해 척추부위 시진 및 촉진, 정신상태, 감각장애, 운동장애, 신경반사 등을 시행한다. 여자의 경우 질검사를 통하여 골반장기탈출 여부와 골반근 기능을 관찰한다. 직장수지검사를 실시하여 부가정보를 얻을 수 있다. 장갑을 끼고 환자의 항문으로 손가락을 넣어 항문괄약근의 긴장도를 검사하고 이 상태에서 환자에게 괄약근 수축을 지시해 본다. 남자에서는 음경을, 여자에서는 음핵을 힘있게 쥐어 항문 괄약근이 반사적으로 수축하는지를 알아본다(망울면체반사, bulbocavernosus reflex, BCR). 이 반사반응이 없으면 외음부 신경의 반사회로에 이상을 의심해 볼 수 있다. 남성의 경우 직장 수지검사로 전립선의 크기 및 경도를 알아본다. 소아에서는 척수 유합

표 21-7 | 하부요로증상의 종류 및 정의

구분	증상	증상의 정의 내용
저장 증상 (storage symptoms)	주간빈뇨(increased daytime frequency)	주간에 환자가 지나치게 자주 배뇨한다고 호소하는 것 (이 용어는 많은 나라에서 빈뇨(pollakisuria)와 같은 의미임)
	야간뇨(nocturia)	야간에 환자가 배뇨를 위해 1회 이상 일어나야 한다고 호소하는 것
	요절박(urgency)	갑작스럽게 요배출 욕구가 일어나 늦출 수 없다고 호소하는 것
	요실금(urinary incontinence)	모든 불수의적인 요누출을 호소하는 것(enuresis와 같은 의미이나 이러한 의미로는 enuresis 단독으로 쓰지 않기로 함)
	복압성요실금(stress urinary incontinence)	힘을 주거나 운동 중에 또는 재채기와 기침 시의 불수의적인 요누출을 호소하는 것
	절박성요실금(urgency urinary incontinence)	요절박과 동반하여 또는 요절박이 선행된 직후에 불수의적인 요누출을 호소하는 것
	복합성요실금(mixed urinary incontinence)	요절박과 동반되면서 힘을 주거나 운동 중에 또는 재채기와 기침 시에 불수의적인 요누출을 호소하는 것
	야뇨증(nocturnal enuresis)	수면 중의 소변 유실을 호소하는 것(수면 중의 요실금을 가리키고자 할 때는 앞에 '야간(nocturnal)'을 붙여 사용하여야 함)
	지속성요실금(continuous urinary incontinence)	계속되는 요실금을 호소하는 것
	기타 형태의 요실금 (other types of incontinence)	예를 들어, 성교 시의 요실금이나 웃을 때의 요실금처럼 상황에 따라 발생하는 것
배뇨 증상 (voiding symptoms)	약뇨(slow stream)	과거의 상황이나 다른 사람과의 비교를 통해 요선이 감소되었다고 느낌
	분리 또는 분사(splitting or spraying)	요선이 갈라지거나 흩뿌려지는 것
	간헐뇨(intermittent stream, intermittency)	배뇨 중 요선이 한 번 이상 멈추었다 개시된다고 표현하는 것
	요주저(hesitancy)	배뇨를 시작하는 데 어려움이 있어 배뇨 준비를 한 후 배뇨를 시작할 때까지 지연이 초래된다고 호소하는 것
	복압배뇨(straining)	배뇨를 시작, 유지 또는 요선을 증가시키기 위해 복근의 힘을 사용하는 것
	배뇨말요점적(terminal dribble)	배뇨의 말기 부분이 지연되면서 요속이 저하되고 점적 현상이 있다고 호소하는 것
배뇨 후 증상 (post micturition symptoms)	잔뇨감(feeling of incomplete emptying)	배뇨 후 불완전하게 배뇨했다고 호소하는 것
	배뇨후요점적(postmicturition dribble)	배뇨를 마친 직후에, 즉, 남자는 변기에서 떠난 후, 여자는 변기에서 일어난 후에 불 수의적으로 요의 누출이 있는 것

부전의 단서를 찾기 위해 반드시 천추 부위를 검진하고 피부에 조그만 구멍 또는 파인 부분도 세밀히 관찰하고 만져본다. 필요하면 배뇨 후 잔뇨량을 측정한다.

일반적으로 척수손상 부위나 피부분절 같은 체성신경 신체검사 결과로 요역동학적 소견을 유추할 수 있긴 하지만 절대적인 것이 아니고 또한 구체적이지도 않다. 하지가 이완(flaccid)되어 있다고 해서 방광이 무수축성을 보이는 것은 아니며 마찬가지로 상부운동신경병변이라 하여도 반드시 과활동성 방광을 의미하는 것은 아니다. 즉, 강직이 심하다고 해서 과활동 방광을 의미하는 것은 아니다. 따라서 체성신경검사로 방광의 역학을 모두 설명할 수 없으므로 모든 환자에서 개별적으로 요역동학검사를 실시하여 방광과 요도의 상태를 정확하게 파악하는 노력이 필요하다. 신경학적 검사는 요역동학검사의 대체물이 될 수 없다.

2. 배뇨기록

배뇨기록은 배뇨 이상을 계량화하는데 의미가 있으며 진단적 과정 중에 반드시 참고해야 하는 중요한 기록이다. 기록에 신빙성을 부여하기 위해서는 보통 3일간 기록하게 된다. 배뇨일지는 빈뇨, 배뇨량의 과다 및 과소, 야간배뇨,

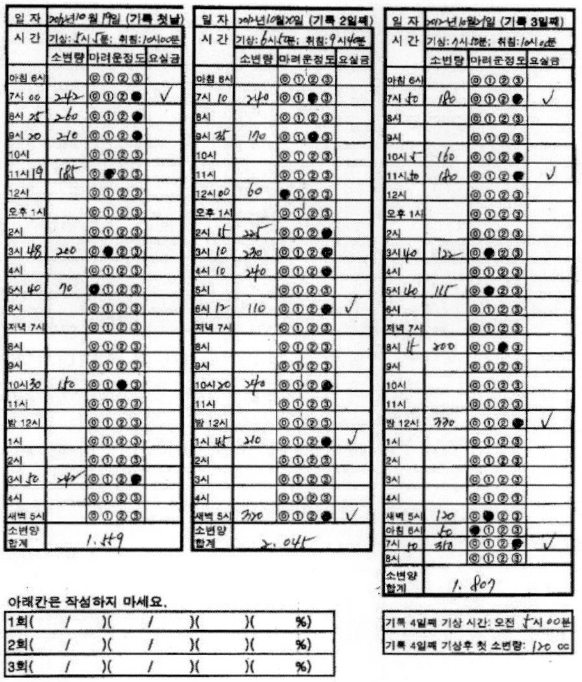

그림 21-9 | 배뇨 일지 예시

횡단성척수염으로 하지 감각이상을 호소하는 48세 남자 환자에서의 빈도-요량 일지이다. 부가적으로 배뇨량과 절박뇨 정도, 요실금 여부가 표시되어 있다.

요실금 등의 병적인 소견을 짐작하고 요역동학검사를 시행하기 전 최대 방광용량을 추정하는데 유용하다. 기록하는 방법에 따라 세 가지 배뇨일지 형태가 있다. 즉, 배뇨한 시간만을 기록하는 배뇨 시각 일지(micturition time chart), 시간과 양을 기록하는 빈도-요량 일지(frequency volume chart), 시간과 양 그리고 요실금 정도, 요실금이 있을 때 적신 패드의 수, 절박뇨 정도, 수분섭취량 등의 정보를 기록한 배뇨일지(bladder diary)가 있다(그림 21-9). 도뇨를 시행하는 환자들에 있어서는 배뇨일지 기록을 주기적으로 점검하여 도뇨를 올바른 방법으로 시행하고 있는지 확인하는데 매우 유용하다.

3. 검사실 검사

요검사로 농뇨나 세균뇨가 있는지를 확인하고 요배양검사로 요로감염균을 동정한다. 혈액화학검사로 신장기능을 추정할 수 있다. 척수손상 환자들에서는 요검사로 확인되는 세균뇨의 의미는 정상인에서와는 다르다. 장기 도뇨관 유치 환자나 간헐적 도뇨를 시행하고 있는 환자들에서 고열 등의 증후가 수반되지 않는 한 세균뇨는 치료하지 않는다. 즉, 자가 도뇨를 하는 경우에는 소변에 세균이 거의 항상 검출된다. 따라서 일반적으로 고열을 동반하는 감염이 아닌 경우에는 소변 세균배양에서 균이 검출되었다고 해도 임상적으로 큰 의미는 없다. 따라서 항생제 투여를 통한 요로감염의 근절 노력은 불필요하며 오히려 세균의 항생제 내성만 기를 수 있다. 혈액검사는 혈중 크레아티닌 항목을 측정하여 콩팥 기능에 대해 확인할 수 있다.

4. 영상검사

신경인성 하부요로기능이상 환자에서는 첫 내원시 상부요로의 형태학적 이상을 반드시 조사하여야 한다. 전통적으로는 신기능을 어느 정도 추정하고 배뇨 후 잔뇨량 정도와 요석 및 수신증의 여부 및 방광 모양 등을 파악하기 위해 경정맥 요로조영술이 시행되어 왔다. 그러나 장준비(bowel preparation)에 따르는 번거로움과 방사선의 노출 등의 문제가 있어 최근에는 경정맥 요로조영술 대신 간편하게 수신증 여부 및 방광상태를 확인하는 용도로 비조영 CT가 널리 활용되고 있다. 장준비가 불필요하고 방사선량을 저감한 촬영법으로 비교적 단시간 내에 상부요로와 하부요로의 형태를 동시에 파악할 수 있다. 신장요관방광단순촬영(KUB) 및 신초음파검사를 동시에 실시하여 상부요로의 상태를 파악할 수도 있다. 장기 추적 감시 용도로도 신초음파검사가 유용하다(그림 21-10). 한편 배뇨방광요도 조영술로 방광요관역류를 확인하고 방광경부 상태를 짐작할 수 있다(그림 21-11). 배뇨방광요도조영술은 신경인성방광 환자에서 중요한 검사 중 하나인데, 도뇨관으로 요도를 통해 조영제 약물을 방광 내로 채우고 도뇨관을 제거한 후 소변을 보게 하는 검사이다. 방광의 모양과 크기, 방광에서 콩팥으로 역류가 있는지 여부를 확인할 수 있다. 투시 장비를 활용한 비디오 요역동학검사를 시행한다면 충만기와 배뇨기 방광과 요도상태의 투시 파악이 가능하므로 별도로 배뇨방광요도조영술이 필요하지 않다. 역행요도조영은 장기도뇨관 유치 후 발생 가능한 요도 협착 등을 진단

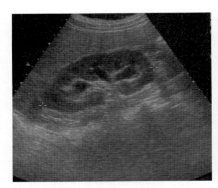

그림 21-10 │ 신초음파에서 관찰되는 수신증 소견

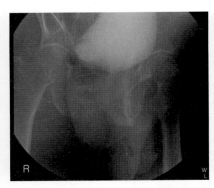

그림 21-11 │ 배뇨방광요도조영술에서 관찰되는 배뇨기의 방광과 요도의 영상

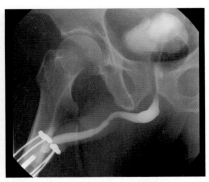

그림 21-12 │ 이전에 요도를 통한 내시경 수술과 요도확장술을 시행 받은 병력이 있는 76세 남자환자의 역행요도조영 소견으로 음경요도부와 구부요도 사이에 미만성 협착소견이 관찰된다.

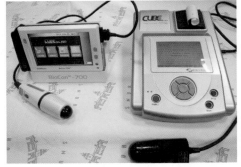

그림 21-13 │ 휴대용 초음파 방광 잔뇨측정기
(측정 probe장치와 화면에 나타나는 초음파 영상 장치)

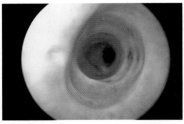

그림 21-14 │ 요도를 통한 내시경 수술과 요도확장술을 시행 받은 병력이 있는 76세 남자 환자에서 요도 내시경검사 결과 환상의 요도 협착 반흔 변화가 관찰되고 있다.

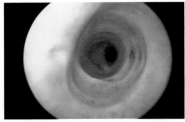
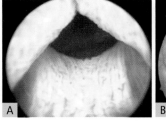
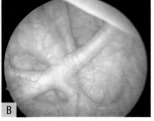

그림 21-15 │ 외상 후 척수공동증(syringomyelia)로 배뇨장애를 호소하는 41세 남자환자에서 방광요도 내시경검사 결과 방광경부의 기능부전(incompetent)과(A) 방광육주화 소견이 관찰된다(B).

하는데 도움이 된다(그림 21-12). 일반적으로 병력 및 신체검사와 마찬가지로 CT 또는 MRI 등 척수 방사선검사 결과로 요역동학적 소견을 유추할 수는 있지만 절대적인 것이 아니고 또한 구체적이지도 않다.

5. 잔뇨량 측정

배뇨후 잔뇨량은 모든 환자들에서 검사되어야 한다. 잔뇨량은 도뇨관을 이용하여 측정할 수도 있고 비침습적인 복부 초음파를 이용하여 측정하기도 한다. 잔뇨량은 환자들에 있어서 방광의 배출 능력을 평가하는데 중요하며 과다유출실금(overflow incontinence)을 진단해내는 데도 유용하다. 초음파측정법은 특정한 치료법을 적용한 환자에서 잔뇨량을 추적할 때도 유용하다. 도뇨관으로 배액한 잔뇨량이 가장 정확하지만 초음파로 측정한 검사결과도 다소 변이는 있으나 치료방침을 결정하는데 충분한 신빙성이 있다고 알려져 있다(그림 21-13). 의미 있는 잔뇨량의 기준에 대해서는 50~200 ㎖ 사이에서 논란이 있다.

6. 방광요도 내시경검사

신경인성 하부요로기능이상 환자에 있어서 방광이나 요

도에 수술을 계획하는 경우에는 구조에 대한 상세한 정보가 필요하다. 특히 남성인 경우 요도협착 유무와 요도괄약근의 상태(그림 21-14), 그리고 하부요로의 폐색에 미칠 수 있는 전립선비대증 유무 등을 파악하는 데에도 중요하다. 부가적으로 방광육주화(trabeculation) 여부, 방광 결석 및 요관구 형태 확인 등 방광에 대한 부가적인 정보를 얻을 수 있다(그림 21-15).

IV. 요역동학적검사 및 요역동학검사 표준화 지침

1. 요역동학검사의 개요

요역동학검사는 통상적 요역동학검사(conventional urodynamic study)와 이동용 요역동학검사(ambulatory urodynamic study)로 크게 나눌 수가 있다. 통상적 요역동학검사는 요류검사(uroflowmetry), 방광내압측정법(cystometry), 요도기능검사, 괄약근 근전도 등으로 이루어진다. 검사결과의 정확성과 표준화를 이루기 위해서 2002년에 국제적인 시행지침이 마련되었고[8] 최근 2017년에 일부 개정되었다.[7] 요류검사는 외래에서 간단히 시행할 수 있는 검사로

서 평균요속(average flow rate), 최고요속(maximal flow rate), 배뇨시간, 곡선모양, 배뇨량 등에 대한 정보를 얻을 수 있다. 요류검사는 반드시 침습적인 요역동학검사 전에 선행되어야 하며 검사결과의 신빙성을 높이기 위해서는 적어도 2~3회 반복 실시해야 한다(그림 21-16).

요도기능검사는 통상 요도단면내압측정검사(urethral pressure profile, UPP)와 복압누출압검사(abdominal leak point pressure, ALPP), 배뇨근누출압검사(detrusor leak point pressure, DLPP) 측정법이 임상에 가장 널리 활용되고 있다. 요도단면내압측정검사는 도관을 방광내에 삽입한 후 인출기 위에 고정시키고 생리식염수를 주입하는 상태에서 요도를 통해 도관을 일정한 속도로 빠져 나오게 하면서 각종 지표들을 측정하는 검사이다(그림 21-17). 복압누출압검사는 기침을 유도하여 요실금이 일어나는 방광내압을 측정하는 검사이며 동적인 요도폐쇄기능을 평가하는데 활용된다. 배뇨근누출압검사는 배뇨근반사가 일어나지 않는 상태에서 방광을 충만시키면서 요실금이 일어나는 시점의 방광압력을 측정하는 검사이다(그림 21-18). 배뇨근누출압은 방광압력에 대한 수동적인 요도저항을 의미한다. 배뇨근누출압은 신경인성 하부요로기능이상에서 상부요로계의 위험이나 이차적 방광손상여부를 예측하는데 매우 유용하다. 배뇨근누출압이 40 cmH_2O 이상인 경우 상부요로의 이상이 발생할 위험이 크다는 사실은 잘 알려져 있다. 평소 일상생활 중 방광이 충만될 때 고압이 얼마나 오

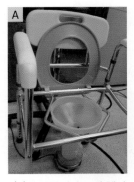
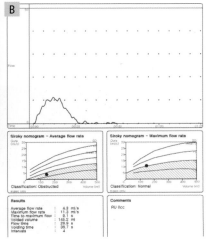
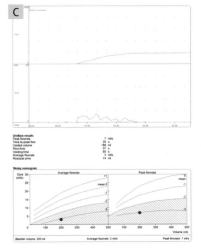

그림 21-16 | 요류검사기(A)와 요류검사 소견 예시
정상요류검사 소견으로 종 모양을 보이고 있고 배뇨 후 초음파 잔뇨량 검사기로 측정한 잔뇨량은 0 ㎖이다(B). 불량한 요류 소견을 보인 검사에서는 요류 곡선이 매끄럽지 않은 모양을 보인다(C).

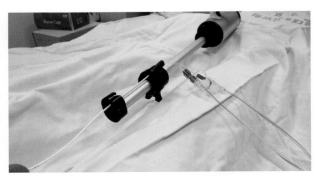

그림 21-17 │ 요도단면내압측정검사

인출기에 달린 도관이 요도를 빠져나오면서 단압을 측정하도록 되어 있다.

시에 배뇨근-괄약근 협동장애가 있는지를 파악할 수 있으나 확진하기 힘든 경우가 많다. 방사선 투시를 통해 동시에 배뇨반사가 일어날 때 괄약근 부위의 해부학적인 폐쇄를 확인하는 것이 정확한 진단에 유용하다(그림 21-19).

방광내압측정술은 방광 충만에 따른 방광의 성질을 파악하기 위한 검사로서 도관을 통해 생리식염수를 방광에 주입하면서 방광내압을 측정하는 것이다. 이때 직장내압도 동시에 측정 하여 복압상승에 의한 압력 증가분을 제감하여 방광수축만의 압력을 얻어야 한다(그림 21-20).

비디오 요역동학검사(video urodynamic study)는 방광내압측정술 시행시 생리식염수에다 조영제를 혼합하여 주입하면서 방사선을 투시하여 행태를 파악함으로써 방광의 충전기와 배뇨기에 방광의 기능과 아울러 형태학적 정보도 같이 얻는 데 도움을 준다. 즉, 요역동학검사와 방광촬영술 그리고 배뇨요도조영술과 동시에 하는 검사라고 간주하면 된다. 따라서 방광의 기능과 형태를 같이 파악하는 검사로서 배뇨이상에 대한 진단의 정확도는 매우 높아지게 된다. 방광 충전기와 배뇨기에 방광 모양을 파악하고

래 방광에 존재하는지는 단시간 내에 실시하는 배뇨근누출압만으로는 알 수 없으므로 배뇨근요누출압은 상부요로 손상 가능성에 대한 선별검사로서의 의미만이 있다고 할 수 있다. 배뇨근요누출압이 높다면 방사선 투시로 역류 등이 같이 있는지 파악하여야 한다. 근전도는 통상 방광내압측정술과 같이 시행한다. 근전도로 배뇨근이 수축할 때 동

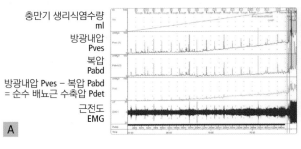

충만기 생리식염수량 ml
방광내압 Pves
복압 Pabd
방광내압 Pves − 복압 Pabd = 순수 배뇨근 수축압 Pdet
근전도 EMG

A

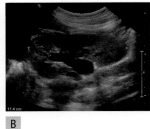

B

그림 21-18 │ 배뇨근요누출압

출생 직후 척수수막류 수술을 받은 병력이 있는 13세 남자 환아로서 복압만으로 배뇨하여 왔다. 잔뇨량은 315 ㎖이었다. 충만기 방광내압검사에서 방광충만 감각은 매우 저하되어 있었으며 방광유순도도 저하되어 있었다. 450 ㎖(이때 Pves은 54 cmH₂O)까지 방광을 충만하였으나 요누출이 없었다. 따라서 배뇨근누출압은 54 cmH₂O 이상으로 판정한다(A). 기립 위로 복압증가 시 Pves이 280 cmH₂O까지 요유출은 관찰되지 않았고 배뇨기에는 배뇨근수축은 관찰되지 않았다. 청결간헐도뇨를 시행하였으나 결국 수년 뒤 양측 수신증이 발생하였다(B).

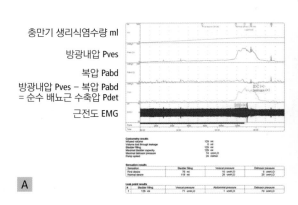

충만기 생리식염수량 ml
방광내압 Pves
복압 Pabd
방광내압 Pves − 복압 Pabd = 순수 배뇨근 수축압 Pdet
근전도 EMG

A

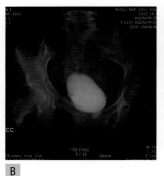

B

그림 21-19 │ 근전도와 방사선 투시로 동시에 확인한 배뇨근-괄약근 협동장애

22세 횡단성척수염 여자환자로 충만기 요역동학검사에서 충만기 불수의적 수축이 나타나며(A), 요역동학검사와 동시에 시행한 방사선투시에서 방광경부가 열리나 외요도괄약근의 협조장애로 배뇨근-괄약근 협동장애를 보이고 있다(B).

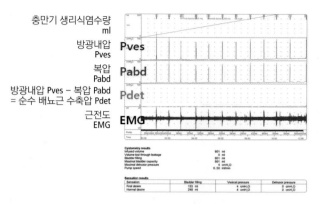

충만기 생리식염수량
ml

방광내압
Pves

복압
Pabd

방광내압 Pves − 복압 Pabd
= 순수 배뇨근 수축압 Pdet

근전도
EMG

그림 21-20 │ 방광내압측정술 검사 결과지

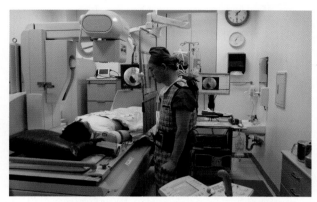

그림 21-21 │ 비디오 요역동학검사 장비 및 검사실
방사선투시장비(좌측)와 요역동학장비가 보이고 있다(우측 중앙).

방광게실, 방광요관역류, 방광경부의 수축상태, 후부요도의 확장, 요도 횡문괄약근의 수축 상태, 배뇨 후 잔뇨량 정도 등을 관찰할 수 있다. 비디오 요역동학검사는 특히 신경인성 하부요로기능이상의 확인에 긴요하다(그림 21-21).

방광 충전시 매질은 반드시 생리적 충만 속도를 따라야 하고 체온을 고려하여 매질의 온도를 따뜻하게 유지해야 한다. 그렇지 않으면 고속충전과 마찬가지로 배뇨근 수축의 유발자극으로 작용하기 때문이다. 충전기 방광내압검사는 방광의 저장기를 평가하는데 중요한 검사이기는 하나 단독검사로 얻을 수 있는 정보는 제한적이다. 따라서 배뇨기 방광내압검사와 연속적으로 같이 시행하는 것이 필요하다. 배뇨기 방광내압검사는 배뇨기에 배뇨근과 요도괄약근, 또는 골반근과 협조를 이루는지 판단하는데 중요한 정보를 제공한다.

요역동학검사로 파악해야 할 가장 중요한 사항은 신장에 직접적인 영향을 줄 수 있는 요인이 존재하는지 여부이다. 신장에 영향을 줄 수 있는 가장 중요한 요소는 방광 충전기와 배출기에 방광내압이 고압으로 형성되느냐 여부이다. 이를 결정하는 요역동학적 소견으로는 높은 배뇨근 요누출압, 방광유순도 저하, 불수의적 배뇨근수축, 배뇨시 배뇨근-괄약근 협동장애 등으로 요약할 수 있다. 신경인성 방광 환자에서 하부요로증상은 요역동학검사 소견과 일치하지 않는 경우가 대부분이다. 척수환자들은 요실금이나 배뇨곤란을 가장 큰 애로 증상으로 표현하지만, 신장손상이 의학적으로는 훨씬 더 크고 중요한 문제이다. 요역동학검사는 주로 환자가 느끼지 못하는 신장과 관련된 의학적

인 측면을 더 주안점으로 파악할 수 있는 검사라고 할 수 있다(그림 21-4).

2. 요역동학검사 표준화 용어 지침

요역동학검사 표준화 용어 지침은 역시 국제요실금학회 내의 용어위원회에 의해 제정되었다.[13] 현재 이 용어와 정의가 국제적으로 가장 널리 이용되고 있으므로, 이 정의에 따라 결과를 표현하는 것이 바람직할 것으로 판단된다. 관련 용어와 요역동학적 지표들에 대한 정의 및 판독기준은 다음과 같다.

요류검사의 결과는, 예를 들면 14/260/130과 같이 '최고요속/배뇨량/잔뇨량'의 형태로 기록한다. 결과의 판정은 기존에 출판된 문헌의 계산도표(nomogram)를 참고하되 국제요실금학회에서 별도로 제시한 정상기준치는 없다. 요도단면내압측정 검사의 결과지표는 최고요도압(maximal urethral pressure, MUP), 최고요도폐쇄압(maximal urethral closing pressure, MUCP), 기능적 길이(functional profile length, FPL) 등이 있는데 MUCP는 요도압과 방광내압 사이의 최대 차이이고 기능적 길이는 여성에서 방광내압을 초과하는 요도압력이 존재하는 요도길이를 말한다. 이에는 역시 국제요실금학회에서 제시된 기준치는 없다. 배뇨근요누출압은 '배뇨근 수축이나 복압 증가가 없는 상태에서 요누출이 일어나는 가장 낮은 배뇨근압'으로 정의하는데, 국제요실금학회에서 고위험군은 40 cmH_2O 이

상으로 규정하고 있다. 복압요누출압은 배뇨근수축이 없는 상태에서 복압의 증가에 의해 요누출이 일어나는 방광내압을 말한다.

방광내압검사는 충전기 방광내압검사와 배뇨기 방광내압검사로 나눌 수 있다. 충전기 방광내압검사로 파악할 수 있는 사항은 방광감각, 배뇨근기능, 방광유순도, 방광용량, 요도기능 등 다섯 가지이다. 방광충만속도는 충전기 방광내압검사 결과에 크게 영향을 미친다. 충만속도가 10 ㎖/min 이하인 경우 '느린 충만속도'라고 하며 10~100 ㎖/min인 경우는 '중간 충만속도', 100 ㎖/min 이상인 경우 '빠른 충만속도'라고 하는데 중간 충만속도가 가장 흔히 사용된다. 방광충만감각은 방광충전최초감각(first sensation of bladder filling), 최초배뇨요의(first desire to void), 강한요의(strong desire to void) 등으로 구분하나 국제요실금학회에서는 구체적인 적정 방광용량을 규정하고 있지는 않다. 임상의사가 판단하여 방광감각 이상을 방광감각 증가(increased bladder sensation), 방광감각 저하(decreased bladder sensation), 방광감각 없음(absent bladder sensation), 비특이성 방광감각(nonspecific bladder sensation), 방광통증(bladder pain), 절박뇨(urgency) 등으로 구분할 수 있다. 불수의적 배뇨근수축(involuntary detrusor contraction)에 대해서는 '방광 충만 시 어떠한 수축'이든지 이상소견이 있는 것으로 해석한다. 국제요실금학회에서는 이에 대한 수축 진폭 기준치를 계량화하지는 않았으나 통상 5 또는 15 ㎝ H_2O가 인정된다. 불수의적 수축의 형태는 위상성 배뇨근

수축(phasic detrusor contraction)이 가장 흔하나 충전기 종말 배뇨근수축(terminal detrusor overactivity)도 불수의적 수축으로 인정한다(그림 21-23). 신경인성 하부요로기능이상 환자에서는 흔히 배뇨근-괄약근 협동장애와 같이 불수의적 배뇨근수축이 나타나고 흔히 지속적 고압수축 형태로 나타난다. 배뇨근 과활동성(detrusor overactivity)은 하부요로기능이상을 나타낼 정도의 기존 신경인성 원인 존재 여부에 따라 신경인성 배뇨근 과활동성(neurogenic detrusor overactivity) 또는 특발성 배뇨근 과활동성(idiopathic detrusor overactivity)으로 분류한다. 방광유순도는 충전기 방광내압곡선에서 충전 시작 시 용량이 0 ㎖인 배뇨근압과 충전기 끝점을 이어 변화된 △V/△P로 계산하는데 역시 국제요실금학회에서 규정한 정상치는 없다(그림 21-5). 방광압용량(cystometric capacity)은 통상 강한 요의(strong desire to void)가 일어나는 시점인 최대방광압용량(maximum cystometric capacity, MCC)과 깊은 전신마취나 척수마취 하에서 충전하는 최대마취방광 용량(maximum anesthetic bladder capacity, MABC)으로 나눈다. 충전기 방광기능에 대한 각종 지표들에 대해서 국제요실금학회에서 표준 정상 수치는 없다. 배뇨기 방광내압검사는 주로 압력요류검사(pressure-flow study, PFS) 형태로 관찰하게 되는데, 배뇨하면서 요류와 동시에 방광내압을 측정하여 배뇨기동안 배뇨근기능과 요도기능을 평가한다(그림 21-24). 배뇨기 방광기능 판정에 있어서 방광출구저항에 따라서 배뇨근수축압이 달라지게 되므로 역시 국제요실금학회에서 배뇨근수축

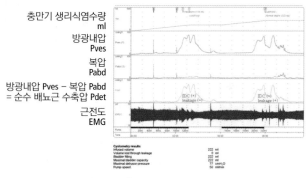

충만기 생리식염수량 ml
방광내압 Pves
복압 Pabd
방광내압 Pves − 복압 Pabd = 순수 배뇨근 수축압 Pdet
근전도 EMG

Cystometry results
infused volume
Volume lost through leakage
Bladder filling
Maximal cystometric capacity
Maximal detrusor pressure
Pump speed

222 ml
222 ml
222 ml
77 cmH₂O
50 ml/min

그림 21-23 | 불수의적 배뇨근 수축

횡단성척수염으로 하지 감각이상을 호소하는 48세 남자 환자에서의 충만기 요역동학검사 소견이다. 두 번의 큰 불수의적 배뇨근 수축이 관찰되고 그 때 검사 중 요실금이 관찰되었다.

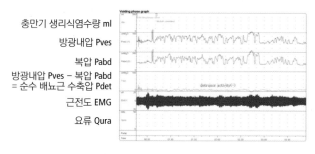

충만기 생리식염수량 ml
방광내압 Pves
복압 Pabd
방광내압 Pves − 복압 Pabd = 순수 배뇨근 수축압 Pdet
근전도 EMG
요류 Qura

그림 21-24 | 배뇨기 방광내압검사 검사 결과지

요실금 증상으로 내원한 46세 파킨슨병 남자 환자에서 다량의 잔뇨량 증가가 관찰되었고 요역동학검사에서 배뇨근 무수축이 관찰된다. 요실금은 overflow 형태로 발생된 것으로 추정된다.

표 21-8 | 과거 통상적 배뇨관련 용어와 국제요실금학회에서 새로이 표준화되어 사용이 선호되는 용어 간 비교

Bladder symptom, voiding symptom	Lower urinary tract symptom (LUTS)
Residual urine sense	Feeling of incomplete emptying
Frequency	Increased daytime frequency
Weak stream	Slow stream
Enuresis	Nocturnal enuresis
Urge incontinence	Urgency urinary incontinence
Overflow incontinence	Continuous urinary incontinence
Residual urine	Post-void residual (PVR)
Voiding diary	Frequency-volume chart (FVC) / Micturition time chart / Bladder diary
Unstable urethra, urethral instability	Urethral relaxation incontinence
Intrinsic sphincter deficiency (ISD)	Urodynamic stress incontinence
Genuine stress incontinence	Urodynamic stress incontinence
Reflex incontinence	Detrusor overactivity incontinence
Uninhibited bladder contraction	Involuntary detrusor contraction (IDC)
Unstable bladder, detrusor instability	Detrusor overactivity (idiopathic/neurogenic)
Maximal bladder capacity	Maximum cystometric capacity (MCC) / Maximum anesthetic bladder capacity
Detrusor external sphincter dyssnergia	Detrusor sphincter dyssnergia (DSD)
Isolated distal sphincter obstruction	Non-relaxing sphincter obstruction
Hyperreflexic bladder	Neurogenic detrusor overactivity
Areflexic bladder	Acontractile detrusor
Non-neurogenic neurogenic bladder	Dysfunctional voiding

압을 계량화하지는 않았다. 배뇨근 과반사(detrusor hyper-reflexia) 또는 배뇨근 무반사(detrusor areflexia) 등의 용어는 더 이상 사용하지 않는다. 기타 통상 과거에 혼돈되어 쓰이던 용어들과 새로운 용어를 모아 소개하면 다음 표와 같다(표 21-8).

V. 신경인성 하부요로기능이상의 치료

1. 신경인성 하부요로기능이상의 치료 개요

치료의 가장 중요한 목표는 ① 저압방광의 유지 및 요로감염의 통제를 통한 신장기능의 보호와 ② 부착 요배출장치 없이도 적절한 요자제가 확보되고 요실금이 해결되어 사회 적응을 가능하게 하는 것이다. 어떠한 치료방법이든지 가장 우선되는 첫번째 목표는 상부요로의 보호이다. 신장기능의 유지를 위해서는 요역동학검사로 파악한 요로계의 상태가 고압인 경우 저압으로 전환시키는 노력이 가장 핵심적인 내용이라고 하겠다. 예상되는 심각한 합병증을 막기 위해 모든 환자들에서 처음부터 주의 깊은 요역동학검사와 주기적인 추적검사를 통해 위험 인자를 조기에 파악하려는 노력이 필요하다. 신경인성 하부요로기능이상 환자에서 방광관리 방법 또한 요역동학적 평가에 기반하여 이루어져야만 한다. 환자가 가진 신경학적 장애의 종류, 위치, 정도 및 사용 가능한 의료자원, 선택 가능한 치료방법의 종류 등의 요소는 하부요로 기능이상에 대한 환자 관리 방법 선택에 있어 반드시 고려되어야만 한다. 덜 침습적이고 간단하면서 가역적인 방법으로 치료를 시작하는

것이 합리적인 접근방법이다. 만일 이것이 실패하면 더 침습적이고 비가역적이며 복잡한 방법을 적용한다.

따라서, 다양한 접근방법이 대부분에서 필요하다. 즉, 하나 혹은 둘 또는 세 가지의 치료법을 적용하여 고압방광의 출현을 막고 요실금을 방지하는 치료전략을 구사할 필요도 있다. 해당 환자에서 치료 목표가 무엇인지를 가장 먼저 설정해야만 한다. 그리고 아주 유연한 접근법을 사용하여 환자와 그 가족들의 바람을 충족시켜 줄 수 있는 치료법을 선택해야 한다. 어떤 치료 방법도 요역동학검사 결과에 기반하여 설정되어야 한다. 어떠한 치료를 하더라도 손상 이전처럼 완전히 자가배뇨가 가능하지 않다는 사실과 지속적인 추적 경과관리가 필요하다는 사실을 환자와 그 가족들에게 주지시켜야 한다. 신경인성 하부요로 기능이상은 장기간의 만성적인 질환인 경우가 대부분이므로 적절하지 못한 관리 방법을 선택할 경우에는 환자의 삶의 질에 악영향을 미칠 뿐만 아니라 경제적 부담도 크다. 가장 대표적이며 흔히 사용되는 치료법들을 아래에 기술하였다.

2. 신경인성 하부요로기능이상의 비침습적 치료법

1) 보조적 방광배출법(Assisted bladder emptying)

(1) 방광압박법(Bladder expression)
환자들이 흔히 '자연 배뇨'라고 하는 배뇨방법으로서 척수 손상 이전의 상태와 같이 배를 누르거나 힘을 주지 않고 자연스럽게 배뇨가 이루어지는 것을 말한다. 간혹 방광이 과팽창된 상태에서 힘을 주거나 혹은 저절로 소변이 흘러 나오는 것을 자연배뇨로 생각하는 경우가 있으나 이는 쉽게 말해서 컵에 물이 가득 차서 흘러 넘치는 것이지 자연적인 배뇨가 아님을 환자들에게 이해시켜야 한다. 유감스럽게도 이 같은 비생리적인 요배출방법이 환자들에 의하여 광범위하게 행해지고 있다. 소위 Crede법은 치골상부 부위를 손으로 압박하여 요를 배출하기 위한 시도이고 이와 비슷한 방법으로 복부에 힘을 주는 방법도 있다(Valsalva maneuver). 이와 같은 배뇨법을 적용할 경우 대부분 환자들에서 잔뇨량이 많이 남고 방광의 압력이 높아 합병증 발생의 위험이 크다. 이러한 배뇨법을 적용할 경우에

는 방광에 가해지는 동일한 압력이 요도에도 가해지게 된다. 따라서 방광 내의 압력이 상승하면서 요도 저항도 동시에 상승하게 된다. 즉, 이러한 시도에 의하여 방광경부가 실제로 깔때기 모양으로 변하지는 않기 때문에 생각보다 효과적이지도 못하다. 결과적으로는 배뇨를 시도할 때 방광 내압이 증가하게 되나 생각만큼 요배출이 원활하게 이루어지지 못하게 된다. 방광내압이 매우 상승된 환자들, 그리고 이미 배뇨근-괄약근 협동장애 등으로 요도저항이 상승된 환자들이나 방광요관역류가 있는 환자들에서는 이런 방법으로 배뇨를 시도하면 안된다. 이미 유순도가 저하되어 방광내압이 높아져 있는 환자들이 이러한 방법을 사용하게 되면 자신도 모르는 채 수신증 등 신장 손상이 진행될 수 있어 위험하다. 방광압박법을 일상적인 배뇨방법으로 적용하기 전에 배뇨 시 가해지는 압력이 안전한 영역에 있는가를 요역동학검사를 통하여 그 결과를 해석하는 의료진의 판단에 따라야 한다. 또한 이러한 방법으로 배뇨를 반복적으로 오랫동안 시도할 경우는 상부요로의 합병증을 추적하기 위하여 주기적으로 요역동학검사를 실시하여야만 한다.

(2) 방광반사유도법(Bladder reflex triggering)
이 배뇨법은 병적인 불수의적 방광수축을 배뇨에 이용하려는 시도이다. 대부분의 천수상부 척수손상 환자에서 배뇨근 과활동성이 관찰된다. 손으로 천수나 요수 피부분절을 자극하게 되면 방광 수축이 유발된다. 즉, 음모, 대퇴부나 음낭을 당길 때도 발생하고 음핵을 압박하거나 직장을 손가락으로 자극할 때도 방광수축이 발생된다. 환자들은 경험을 통해 자기자신에게 있어 최적의 특별한 촉발부위(trigger point)가 있다는 것을 습득하게 된다. 이러한 방법을 실제 생활의 배뇨에 상시 적용하기 전에 반드시 요역동학검사를 통하여 방광내 압력이 요역동학적으로 안전한 상태인지를 증명해야 하겠다. 왜냐하면 불수의적 배뇨근 수축은 상부요로 손상의 중요한 위험인자의 하나로 알려져 있기 때문에 주의가 필요하다. 방광반사 유도법으로 배뇨를 원활히 유도할 정도의 충분한 배뇨근 수축압이 확보되어야 하지만 배뇨 시 방광내압을 안전영역에 두어야 하는 두 가지 조건을 동시에 모두 만족시키기가 매우 어렵기 때문에 실제 이 방법이 보편적으로 많은 환자들에서 올바른 안전한 균형있는 요배출(balanced bladder emptying) 방

법이 되기는 어렵다.

2) 약물치료

현재까지 배뇨근과활동성에는 옥시부티닌(oxybutynin), 트로스피움(trospium), 프로피베린(propiverine), 톨터로딘(tolterodine), 솔리페나신(solifenacin), 페소테로딘(fesoterodine) 등 항콜린성 약제들과 이미프라민(imipramine) 등 삼환계항우울제 등 항콜린성 효과를 가진 약제들이 약물요법의 근간을 이루고 있다. 그러나 환자들이 평생 이러한 약제를 복용해야 하는 점을 고려하면 이에 따르는 약제의 부작용과 환자의 순응도(compliance)에 대한 고려도 무시할 수 없다. 일반적으로 신경인성 하부요로기능이상 환자들에서는 특발성 과민성방광 환자들에서보다 높은 용량의 약제가 필요하게 되는 경우가 많기 때문에 이에 따른 약제의 부작용으로 조기에 복용을 중지하는 악순환으로 귀결되는 경우가 많다. 배뇨근 저활동 또는 무활동에서 배뇨근 수축력을 개선시키려는 목적으로 콜린성 약물이 사용되고 있으나 아직까지 무작위 맹검임상시험으로 그 유효성에 대해 객관적으로 증명되지 않아 논란이 많다. 방광출구저항을 감소시키는데 쓰이는 약제는 요도 평활괄약근에 작용하는 테라조신(terazosin), 독사조신(doxazosin), 탐술로신(tamsulosin), 알푸조신(alfuzosin), 실로도신(silodosin), 납토피딜(naftopidil) 등의 알파교감신경 차단제들이 있다. 이와 반대로 신경인성 하부요로기능이상에서 요도저항을 증가시키는 데 효과적이라고 확인된 약제에 대한 문헌 보고는 아직 없다. 평활근에 작용하는 교감신경 자극제인 에페드린(ephedrine)이나 이미프라민(imipramine) 등이 쓰이고는 있으나 효과는 매우 제한적이다.

배뇨근 과활동성을 억제하기 위하여 특정 약물의 방광 내 주입법(intravesical instillation)도 시도되고 있다. 배뇨근 수축은 방광 충전 자극에 의해 유발되고 방광벽의 요로상피세포 아래층에 있는 구심신경에 의해 신호가 전달된다. 구심신경에 영향을 주는 약물을 방광 내에 주입함으로써 방광 내 구심신경섬유를 통한 신경전달을 일시적으로 차단하여 배뇨근 과활동성을 치료할 수 있다. 캡사이신(capsaicin)과 레시니페라톡신(resiniferatoxin)과 같은 바닐로이드(vanilloid)계 약물은 C 신경섬유를 탈분극시켜 신경의 비활성화를 유도한다. 그러나 이 약제들은 아직까지 실험실을 벗어나 미국 식약청(Food and Drug Administration,

FDA) 허가를 받지는 못한 상태이다. 방광내 옥시부티닌 주입은 국소 마취효과와 함께 콜린성 신경차단 작용을 나타내며 전신적 부작용을 감소시킬 수 있다는 장점이 있다. 신경인성 하부요로기능이상 환자에서 약물치료로 완치를 기대하기는 힘들다. 대부분의 약제는 환자가 가진 문제의 일부를 해결하는 것을 돕는데 사용되거나 치료에 보조적인 방법으로 동원된다.

3) 외부 보조기구 착용(External appliance)

위의 여러가지 방법으로 요실금이 해결되지 않는 경우 차선책의 치료가 필요하다. 방광경부절개술이나 요도횡문괄약근 절개술을 시행받은 환자 등에서 또는 더 이상의 비침습적인 치료가 적절하지 않은 요실금 환자에서는 소변을 모으는 부착물 이나 기구를 사용해 사회적으로 요실금이 문제되지 않게 해야 할 것이다. 이 경우 요실금패드가 실제적으로 좋은 해결책이 될 수도 있다.

외부에서 소변을 모으는 콘돔도관(condom catheter) 또는 외부도관(external catheter)은 음경음낭연접부의 음경피부에 접착밴드나 띠로 고정하고 이에 요수집장치를 부착하는 방법 이다. 이 방법은 환자끼리 전파되거나 의료진에 의해서 권유되어 실제 임상에서 널리 이용되고 있으나 이에 대한 관련문헌은 의외로 매우 적다. 이 방법은 하부요로폐색이 있을 경우 적절한 요배출을 보장받을 수 없다. 따라서 이 치료법의 적용을 결정하기 전에 적어도 반드시 배뇨근요누출압이 안전영역 내에 있음을 요역동학검사로 확인하여야 한다. 이전에 음경괴사로 음경 절단이 필요하였던 경우와 역류로 요도확장 또는 요도 게실이 형성되었던 증례들이 합병증으로 보고된 바 있다. 콘돔도관의 적용은 비침습적이며 유치도뇨관보다 불편감을 덜 유발 하고 유치도뇨관과 관련한 합병증을 피할 수 있다는 등의 이점이 있다. 그러나 요수집낭이 세균의 저장고 역할을 하여 회음부나 직장, 요도 및 음경에 집락하는 세균이 방광으로 유입될 위험이 크고 또한 장치를 부착하는 음경피부에 합병증이 발생할 가능성이 있다. 이러한 합병증은 척수손상 환자인 경우 감각 저하가 있으므로 더 쉽게 발생할 소지가 있다. 따라서 콘돔도관을 이용할 경우 잠재적인 심각한 위험을 피하기 위해서는 반드시 면밀한 추후 관리가 필요하다. 콘돔도관은 매일 교체해야 한다. 여성에 있어서는 근본적으로 적용이 힘들다. 음경겸자(penile clamp)는 고압방광 형성과 음경괴사 위험성 때문에 금기시된다.

4) 하부요로 행동치료

보존적 치료법은 비교적 비침습적이거나 최소 침습적인 치료법이므로 절박뇨나 요실금을 호소하는 모든 환자들에서 우선적 치료법으로 고려될 필요가 있다. 여기에는 요실금을 호전시키기 위하여 시행되는 (1) 방광훈련법(bladder training, bladder drill) (2) 시간제배뇨법(timed voiding) (3) 습관훈련(habit training) (4) 신속배뇨법(prompted voiding) 등 행동수정(behavioral modification)이 포함된다.

가장 흔하게 권장하는 방광훈련법은 점차 배뇨간격을 늘려 나가는 것이다. 일정한 배뇨간격으로 배뇨하게 하는 시간제배뇨법은 경도의 요실금이 있거나 자주 배뇨를 하지 않는 여성들에 있어서 유용한 방법이다. 습관훈련은 환자의 배뇨패턴에 맞추어 화장실에 가게 하는 훈련이다. 예를 들면 환자의 배뇨일지를 이용하여 환자의 정상적인 배뇨패턴보다 짧은 시간 간격에 맞추거나, 환자가 요실금이 예상될 때 기간을 앞당기거나 하는 방법이다. 신속배뇨법은 전형적으로 매 특정간격 시간마다 일정에 짜인 배뇨요법과 결합한 간병인교육 프로그램으로서 타인의 도움과 격려에 의하여 환자 자신이 배뇨를 시작하도록 하는 것이다.

3. 최소 침습 치료(Minimally invasive treatment)

1) 청결간헐도뇨법(Clean intermittent catheterization, CIC)

Lapides가 1970년 초 주장한 요배출 방법이다.[3] 청결간헐적 도뇨법은 도뇨관과 요도주위 피부에 엄격한 무균 소독법 적용하지 않고 소변을 배출시키는 개념이다. 이 방법은 요를 배출 하기에 충분한 방광수축력이 없는 경우이거나 방광출구저항을 저하시키려는 치료가 성공적이지 못하여 요배출에 실패한 경우에 효과적으로 적용이 가능하다. 괄약근 기능부전으로 요실금 초래되었거나 배뇨근 과활동성으로 방광충전기능이 부실하게 된 환자에서 수술이나 약물로 배출장애로 전환시킨 후에 청결간헐도뇨법을 적용할 수 있다. 환자 자신이 시행하려면(clean intermittent self-catheterization, CISC) 자신의 손동작을 통제할 수 있어야 하고 적당히 요도를 노출시킬 수 있어야 한다. 성인 남성

에서는 14~16 Fr 고무 도뇨관이 일반적으로 널리 사용된다(그림 21-25). 일일 4~6회 도뇨를 실시하고 1회에 400 mℓ 정도 이하의 용량으로 도뇨하도록 교육시킨다.

장기적 추적 결과 합병증은 드문 것으로 알려져 있다. 그러나 요도의 가성통로(false passage) 또는 요도협착 등의 합병증이 발생될 수 있으므로 처음부터 무외상 기법(atraumatic technique)을 시행하도록 교육시킴과 동시에 초기에는 철저한 추적관찰이 필요하다. 세균뇨는 흔하나 적절한 시간간격으로 실시하여 방광내압이 상승되지 않으면 증상성 요로감염으로 발전되는 경우는 거의 없다. 단순한 방광염으로는 고열이 발생되는 경우는 드물다. 자가 도뇨를 하는 경우 소변에 균이 항상 검출된다. 따라서 소변 세균배양에서 균이 검출되었다고 해도 큰 의미는 없고 항생제 치료는 하지 않는 것이 원칙이다. 따라서 요로감염을 예방할 목적의 항생제 투여는 필요하지 않다. 그러나 신우신염, 고환염, 전립선염 등과 같이 고열을 동반한 경우에는 단기간의 항생제 사용이 필요하다. 단순한 소변이 탁하거나 비특이적인 가벼운 통증 등에는 항생제의 사용을 권하지 않는다. 항생제를 사용할 경우 필연적으로 세균내성이 발생되어 추후에 다른 감염 때 항생제 사용에 큰 걸림돌이 되기 때문이다. 치모가 방광으로 묻어 들어갈 경우 결석형성의 핵으로 작용할 수 있으니 조심하여야 한다.

청결간헐도뇨는 장기간 도뇨관유치법에 비해 요로감염, 결석형성, 요도합병증 등의 위험을 감소시킬 수 있으며 성생활을 영위할 수 있도록 가능성을 열어주었고 정신적인 측면에서도 환자의 자존심을 유지할 수 있게 하였다. 척수손상 환자에서 척수쇼크 시기에는 거의 항상 요폐가

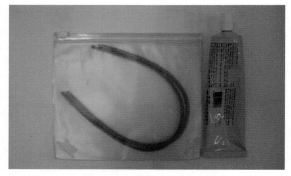

그림 21-25 | 간헐적 자가도뇨세트
무균적 조작을 필요로 하지는 않는다.

일어나게 되므로 가능한 한 속히 저압 방광을 유지하기 위한 조치가 필요하다. 이 경우 요배출 방법으로 청결간헐도뇨법이 최선의 방법이라고 인정되고 있으나 이 시기에만 국한하여 작은 구경의 요도도뇨관유치법이나 치골상부방광루를 이용하더라도 무방하다고 알려져 있다.

2) 도관유치법(Indwelling catheterization)
경요도(transurethral) 및 치골상부(suprapubic)법을 말한다. 경요도 도뇨관유치법은 입원환자에서 아주 흔히 사용되고 있다. 요도도뇨관 유치가 꼭 필요한 경우에는 일반적으로 가는 구경을 이용해야 하며 단기간 요배출을 위한 목적에 국한시켜야 한다. 그렇지 않으면 결국 장기적인 배뇨관리 프로그램에 부정적인 영향을 미칠 수 있다. 도뇨관 유치로 발생되는 흔한 단기합병증으로는 요로감염, 혈뇨 및 방광자극증상 등이 있고 장기합병증으로는 방광결석 및 수축방광 등이 있다. 요도 관련 합병증은 주로 남자에서 발생하는데 요도 누공, 농양, 게실, 협착 등이 있다(그림 21-26). 장기간 유치시에는 드물게 방광암 발생도 보고되어 있다. 여성에서 요도도뇨관 유치가 가장 마지막 치료수단으로 활용되는 경우가 많다. 그러나 궁극적으로는 방광의 섬유화가 초래되어 결국 방광이 심하게 오그라든다. 또한 방광경련으로 인하여 도뇨관 주위로 소변이 새는 경우가 자주 발생한다. 이 경우 요실금을 막기 위하여 더 큰 구경의 도뇨관을 유치하게 되면 도뇨관에 의해 요도점막이 손상을 받아 결국 방광경부의 미란이 초래되어 소변 누출이 더욱 심하게 된다. 장기간 유치도뇨관을 가진 환자들에서 요배출이 유지되는 상태에서도 방광수축압이 높게 나타나는 경우가 많기 때문에 도뇨관을 유치한다고 해서 저압을 보장받지는 못한다.

치골상부 방광루 설치술은 방광을 충만한 상태에서 치골결 합부에서 환자의 머리쪽 약 2횡지 정도 상부복부 정중앙 위치에 트로카를 이용하여 천공하고 복벽피부를 통해 방광으로 직접 도관을 유치하는 방법이다(그림 21-27). 이 배출법은 요도를 온전하게 유지할 수 있고 요도감염 합병증을 감소시킬 수 있으며 요도횡문괄약근의 경련을 감소시킬 수 있는 등의 장점이 있다. 특히 장기간 요배출이 필요한 남성에서는 요도를 우회하므로 요도 미란, 요도협착 등의 합병증을 피할 수 있다. 또한 청결간헐도뇨 실시가 현실적으로 힘든 환자에서도 적용할 수 있어 요배출 관리에 소요되는 비용이나 시간을 줄일 수 있다는 것도 큰 장점이다. 그러나 치골상부 방광루로 관리한다고 해도 방광수축에 의한 요도로의 요누출을 완전히 막을 수는 없다. 또한 장기간 치골상부 방광루로 소변을 배출한 환자에서 신장기능 악화가 더 빠르게 진행되었다고 하는 보고도 있다. 감염과 다른 비뇨기과적인 합병증 우려로 인해 청결간헐적도뇨의 등장 이후 장기간 도뇨관유치법은 불가피한 상황이 아닌 한 권장되지 않는다.

3) 배뇨근이나 요도괄약근에 대한 보툴리눔 독소 주사법
보툴리눔 독소 주사법은 신경인성 배뇨근 과활동성의 치료에 있어 보존적 약물치료 또는 수술의 좋은 대안이 될 수 있다. 보툴리눔 독소는 보툴리누스 균(Clostridium botulinum)이라는 식중독 유발 세균이 만들어 내는 자연계에 존재하는 매우 강력한 독소이다. 이 독소는 근육에 연접한

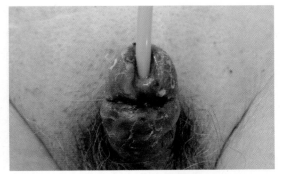

그림 21-26 │ 장기간 도뇨관 유치로 인하여 요도에 미란이 발생한 경우

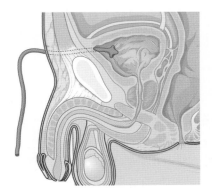

그림 21-27 │ 치골상부 방광루

신경세포 말단부위에서 아세틸콜린이 든 신경전달물질 낭과 세포막의 융합을 막음으로써 근육 수축 작용을 차단하여 근육을 마비시키는 효과를 나타낸다. 이론적으로는 독소로 인한 전신 부작용 발생 가능성이 있으나 실제 전신적 위약감 발생은 매우 드물다. 이 방법은 가역적이고 안전하며 최소 침습적이라는 장점이 있으나 일시적 효과를 나타내므로 반복 주입이 필요하다는 단점도 있다. 유럽과 북미에서 시행된 대규모 3상 임상시험결과를 바탕으로 2012년부터 신경인성 하부요로기능이상에 대하여 국내 사용이 허가되었다.

방광과활동에 의한 요실금에는 일차적으로는 약물치료를 우선으로 하지만 약물치료의 효과가 만족스럽지 못한 경우, 또한 구갈, 변비, 안압증가, 시야혼탁 등 약물의 부작용이 심하여 약물치료를 하기 어려운 경우 방광근육에 보툴리눔 독소 주사를 하게 된다. 보툴리눔 독소 주사는 국소마취하에 진행 가능하여 입원이 필요하지 않는 경우가 많다. 그러나 심한 강직이 있을 때는 시술 자세가 잡히지 않는 경우가 많고, 자율성과반사 현상이 있을 경우 갑작스런 심한 혈압상승 위험이 따르므로 반사를 일시적으로 차단하기 위해 척수마취나 전신마취가 필요하다. 요도를 통해 방광내시경을 방광으로 진입시키고 방광을 관찰하면서 방광근육 10~20군데에 Onabotulinum 독소 A형의 경우 200단위를 주사하게 된다. 보툴리눔 독소 주사 후 효과는 7~14일 정도 지난 후 나타나게 되며 효과의 지속기간은 개인차이가 있지만 대략 9~12개월간 지속된다. 35% 이상의 환자들에서 요실금은 소실되었고 방광용적은 50% 이상 증대된다.[14] 보툴리눔 독소 주사의 부작용으로는 방광근육 무수축으로 인하여 10% 정도에서 요폐가 발생할 수 있으나 기존에 도뇨를 시행하는 환자의 경우에는 별다른 문제가 없다. 배뇨근-괄약근 협동장애가 있는 환자들에서 보툴리눔 독소의 괄약근 주입법은 아직 국내 적응증이 없다.

4. 수술적 치료

대부분의 신경인성 하부요로기능이상 환자들은 청결간헐도뇨법, 약물치료 또는 병합요법으로 잘 관리될 수 있다. 그러나 여러가지 이유로 청결간헐도뇨법을 적용하기 힘들거나 고식적인 치료에 실패한 경우 수술적 치료가 불가피하다. 수술의 목적은 방광 압력을 낮추고 요실금을 통제하기 위해서 적용된다.

1) 저장기능을 향상시키는 수술

(1) 방광용량을 증가시키는 수술

① 방광확대성형술(Augmentation cystoplasty, enterocystoplasty)

방광확대성형술의 목적은 신장을 보존하기 위해 방광 내 압력을 감소시키는 데 있다. 이로써 방광 용량을 증가시켜 요자제력을 되찾고 방광요관역류를 완화시킬 수 있다. 이 수술은 방광의 크기만을 확대하는 것에 목적을 두고 있는 것이 아니라 방광의 물리적 특성을 근본적으로 교정하는 수술이다. 신경인성 방광의 두꺼운 방광벽으로 인한 뻣뻣한 물리적 특성을 가진 방광은 조금만 충만되어도 방광압력이 상승하여 수신증이나 요실금이 쉽게 발생된다. 방광확대성형술은 이러한 환자들에서 방광을 쉽게 잘 늘어나고 고압이 형성되지 않는 방광으로 특성을 바꾸어주는 일종의 성형수술이다. 수술의 주요 적응증으로는 모든 내과적인 치료법을 동원하여도 만족스런 결과를 얻지 못한 환자에서 배뇨근 과활동 또는 낮은 방광유순도로 인해 높은 방광내압이 형성된 경우나 요실금이 지속되는 경우 등을 들 수 있다.

방광확대를 위한 재료는 방광 인근의 창자를 이용한다. 창자는 물리적으로 부드러운 조직 특성을 갖고 있어서 쉽게 잘 늘어나기 때문에 방광이 충만되면 낮은 압력으로 소변을 잘 저장할 수 있게 하는데 최적의 재료이다. 방광의 정부(dome)를 분리(detubularization) 후에 관상으로 된 창자를 판상(patch)으로 재조합(reconfiguration)하여 방광에 문합한다(그림 21-28). 수술의 기본 원칙은 전체적인 방광을 좀더 구형에 가깝게 만들어 용량을 더욱 늘리고 기존의 장 연동운동으로 발생될 방광내압을 줄인다. 이용하는 장 분절에 따라 많은 술식들이 개발되어 있다. 가장 흔히 이용되는 장 부위는 회장 또는 말단회장과 상행결장의 연속 부위이다. 회장은 방광이 위치하고 있는 골반 부위에 비교적 가깝고 대장에 비해 더 낮은 압력 저장소를 제공한다는 이점을 가지고 있다. 대장은 직경이 넓고 방광과 공간적으로 가까운 장점이 있다. 심한 방광요관역류가 동반된 환자의 경우에는 수술시 동시에 교정한다. 수술 후 수주 내지 수개월 시간이 흐르면서 방광용적은 급격히 늘어나 최종적으로는 500 ㎖ 정도까지 확대된다. 방광의 물리적 특성이 달라지게 되므로 기존의 역류는 사라진다.

심한 신경인성방광으로 방광이 작게 쪼그라든 경우, 수신증 등 신장손상이 발생할 위험이 높은 경우, 방광의 유순도가 감소되어 심한 요실금이 발생되는 경우 등의 문제 해결에 가장 확실한 방법이다. 보툴리눔 주사의 방광내 주사는 효과가 일시적이며 늘어나는 용적에도 제한이 있는 반면, 방광확대성형술은 효과가 영구적이며 용적도 크게 확대된다. 무엇보다도 방광의 물리적 특성을 근본적으로 교정함으로써 방광요관역류나 요실금의 근본적인 교정에 가장 큰 효과를 나타낸다. 방광요관역류가 교정되므로 적절하게 도뇨를 하는 경우 신우신염도 예방된다. 다만, 수술이 큰 편이며 창자를 이용하므로 창자 합병증 등이 발생될 수 있고 확대방광의 창자 점액의 분비에 의한 점액형성 등이 발생될 수 있다. 수술 후에 도뇨는 계속 유지되어야 하며, 장기 추적으로 요로결석 및 수신증에 대한 영상검사, 신기능과 대사이상 여부를 알기 위한 기본혈액화학검사가 권장된다(그림 21-29).

② 배뇨근절제술(Myectomy)

배뇨근절제술은 일명 자가방광확대성형술(autoaugmentation)이라고도 한다. 개복 후 방광 점막은 보존하고 방광의 앞, 옆, 윗면에서 배뇨근을 절제 또는 절개해서 방광의 둥근 천장부에 요로상피로 이루어진 크고, 탄력있는 게실 형태의 저장소를 만들어서 충전시 배뇨근의 긴장이나 신전 없이 방광이 확대될 수 있게 하는 수술법이다(그림 21-30). 배뇨근 절제술의 장점은 이환률이 적다는 것이다. 즉, 수술은 복막 밖에서 행해지므로 추후 방광확대성형술을 하게 될 경우 지장을 주지 않으며 수술 당시 또는 그 후에 방광요관역류에 대하여 개복 또는 내시경적 치료를 시행할 수도 있다. 단점으로는 돌출한 요로상피 세포에 대한 기계적 지지가 약하며 수축 가능성이 있다. 방광용량의 증가가 만족스럽지 못하고 대부분의 경우 술후 시간이 경과함에 따라 용량이 점점 감소한다. 따라서 수술 후 장기 성공률이 높지 않다.

③ 기타

과활동성 신경인성 하부요로기능이상의 치료법으로 지금까지 다양한 방법들이 발표되었다. 과거에 수압방광확장술(bladder overdistention)과 신경차단술(interruption of innervation) 등의 방법이 소개되었으나 임상에 활발히 이용되고 있지 못하다. 천수신경근을 차단하여 과활동성방광이나 낮은 유순도의 방광을 무반사성 방광으로 전환시켜 요실금을 호전시키거나 상부요로 손상 가능성을 줄이는 천수전근 또는 천수후근 신경근절제술(sacral rhizotomy) 등이 소개되어 있다. 또한 방광탈신경술(peripheral bladder denervation) 등의 방법이 소개되어 있으나 널리 임상에 적용되고 있지는 않다. 신경차단술의 가장 큰 문제점은 신경 가소성(neuroplasticity)에 의한 신경기능의 회복이며 이 경우에는 신경차단술 이전보다 신경인성 하부요로기능이상이 악화된다고 알려져 있다.

(2) 방광출구저항을 증대시키는 수술

① 요도주위 충전제 주입술(Periurethral injection)

괄약근기능부전에 대한 치료는 아직도 매우 어렵다. 알파교감신경유사작용제에 반응하는 환자들이 있지만 충분한 요자제력을 얻기 위해서는 대부분 방광경부 수술이 필요하다. 요도주위 충전제 주입술은 주사 부위의 점막유합(mucosal coaptation)을 회복시켜 요도저항을 증가시키고자 하는 것이다(그림 21-31). 대부분의 주사제 치료성적은 여성의 복압성요실금과 근치적전립선절제술 후에 발생하는 남성 복압성요실금에서 나온 임상결과이다. 주입경로로써 피부경유, 방광경유 그리고 방광경을 통한 요도경유 접근 방법이 있다. 흔히 사용되는 충전물질의 종류로는 폴리테트라플로로에틸렌(polytetrafluoroethylene) 입자, 정제된 소 콜라겐, 하이알유로난/덱스트라노머 혼성중합체(hyaluronan/dextranomer copolymer), 탄소 피막 지르코늄 산화물 구슬(carbon-coated zirconium oxide beads), 실리콘 중합체(silicone polymer), 주사 가능한 초소형풍선(injectable microballoon), 지방세포 등이 있다. 이 시술의 장점은 모든 수술 중에 가장 비침습적이며 국소마취나 수면마취 하에 시행할 수 있다는 점이다. 그러나 반복적인 시

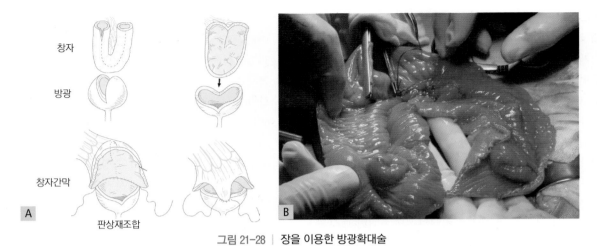

그림 21-28 | 장을 이용한 방광확대술
A: 방광을 절개하여 열고 장을 이용해 방광을 확대한다. B: 방광확대술을 위해 창자를 열어 판상으로 재조합하고 있다.

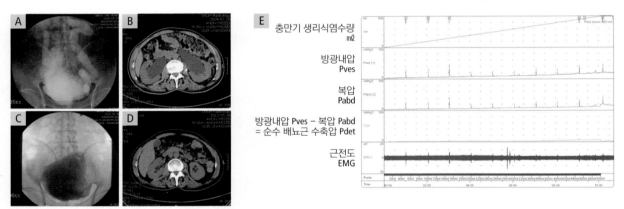

그림 21-29 | 방광확대술을 시행한 환자 예시

그림 22-18과 동일 환자로 6년 전 척추골절의 병력 있고 복압에 의한 배뇨로 심한 요실금과 함께 양측 방광 요관역류가 발견되었다(A). 역류에 따른 양측 심한 수신증이 CT에서 관찰된다(B). 장을 이용한 방광확대술 후 10개월째 일일 400 mℓ씩 4회 자가도뇨를 시행하고 있으며 요실금과 양측 역류는 극적으로 소실되었고(C), CT에서도 양측 수신증은 소실되었다(D). 술후 충만기 방광내압검사에서 정상적 방광유순도 소견을 보이고 있다(위에서 4번째 trace) (E). 환자는 요실금 기저귀 착용 없이 사회생활에 복귀하였다.

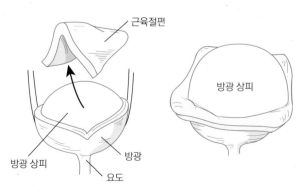

그림 21-30 | 배뇨근절제술
유순도가 불량한 배뇨근을 절제해 낸다.

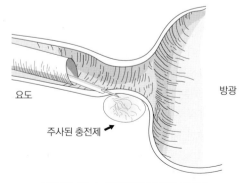

그림 21-31 | 요도주위 충전제 주입술
내시경을 이용해 요도점막하에 주입물질을 주사한다.

술을 필요로 하기 때문에 상당한 비용이 들고 완치율이 비교적 낮다. 따라서 요도주위 주사 요법은 수술 위험이 큰 환자이거나 이전 수술에 실패한 경우에 한해서 추천되고 있다.

② 슬링수술(Sling procedure)

슬링수술은 요도를 위로 들어 올려 요도를 압박함으로써 방광출구 저항을 높이고자 하는 수술이다. 대부분의 슬링수술은 신경학적으로 정상인 여자 복압성요실금 환자에서 시행되어 왔으며(치골질슬링; pubovaginal sling) 남자에서는 전립선 절제술 후에 복압성요실금이 발생한 환자들에게 최근 적용되고 있다(치골전립선 슬링; puboprostatic sling 또는 회음부슬링; perineal sling)(그림 21-32). 기술적 변형방법으로 신경인성 하부요로기능이상 환자에서 적용되기도 한다. 슬링 물질은 주로 복직근막이나 대퇴근막을 사용하여 왔는데 그 외 카데바 근막, 경막, 합성 물질(mesh) 등을 사용할 수도 있다. 슬링수술은 인공 요도괄약근 삽입에서 자주 보이는 기계적 실패는 드물다는 점과 배뇨근요누출압을 유지함으로써 상부요로가 손상될 위험은 낮다는 장점이 있다. 현재 슬링수술은 낮은 방광출구저항을 보이는 요실금 환자에 매우 효과적이며 수술 합병증 발생률도 비교적 낮다고 보고되고 있다.

③ 인공요도괄약근(Artificial urinary sphincter) 이식술

인공요도괄약근 이식술은 기계장치를 써서 요도저항을 인위적으로 늘리는 방법이다. 현재 가장 많이 쓰이는 장치 모델은 저장낭(balloon), 펌프, 그리고 요도를 감는 띠(cuff) 등 세부분으로 구성되어 있다(그림 21-33). 가장 흔한 적응증은 괄약근 기능부전을 동반한 신경인성 하부요로기능이상이다.

인공요도괄약근의 필수 선행조건으로는 어느 정도의 손정확도(manual dexterity)가 확보되어야 한다는 점이다. 또한 배뇨근이 정상이어야 하고, 해부학적이나 기능적인 방광출구폐색이 없어야 하며 요로감염이 없어야 한다. 배뇨근-괄약근 협동장애가 있는 경우 괄약근절개술 후에 이 인공 요도괄약근을 적용할 수 있다. 방광확대성형술과 동시에 인공요도괄약근을 삽입하거나 또는 단계별로 수술을 시행할 수도 있다. 인공요도

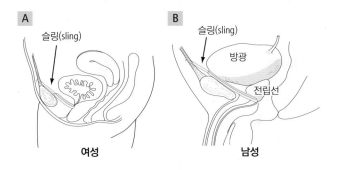

그림 21-32 | **여성에서의 치골질 슬링수술(A). 남성에서의 슬링수술 (B). 슬링 수술을 위해 복벽의 복직근 근막에서 자가 근막절편을 얻고 있다(C).**

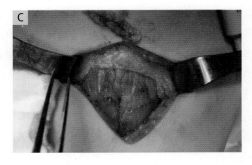

그림 21-33 | **인공요도괄약근 삽입술**
그림에서는 AMS-800 모델로서 저장낭(balloon), 펌프, 그리고 요도를 감싸는 띠(cuff)로 구성되어 있다(A). 인공 요도괄약근 중에서 요도를 감는 띠를 이식하는 수술 장면이다(B).

괄약근의 장점은 수의적 배뇨가 유지된다는 점인데 이는 다른 치료 방법에서 얻을 수 없는 장점이다. 또한 요자제력 획득 성공률이 매우 높아 무엇보다도 시술후 환자의 만족도가 높다. 수술 합병증으로는 펌프 위치 이동, 기계적 결함으로 인한 요실금 재발, 요도 미란, 수술 중 요도 손상 그리고 감염 등이 있다.

④ 방광경부재건술(Bladder neck reconstruction)

수술적으로 방광경부의 요도저항을 높이기 위한 수술법으로서 Young-Dees-Leadbetter 방광경부재건술, Kropp 술식 그리고 Pippi-Salle 술식 등 세가지 수술방법이 대표적이다(그림 21-34). Young-Dees-Leadbetter 술식은 양측 요관을 원위치보다 상부에 재이식한 후 방광 경부와 삼각부의 피판을 관 형태로 말아 근위부요도 길이를 늘리는 방법으로 대부분의 경우 방광확대성형술을 같이 시행한다. Kropp 술식은 요도의 길이를 늘림으로써 방광삼각부에 밸브 구조를 형성하여 요실금 막는 방법이다. 방광경부 및 요도에 기저부를 둔 방광전벽의 피판을 형성하여 관 형태로 만든 후에 방광 삼각부에 점막하부 터널을 형성하고 새로 형성된 요도를 심어준 후 방광을 봉합한다. Pippi-Salle 술식은 Kropp 술식의 변형법으로서 방광삼각부 방광점막에 종으로 평행 절개를 가한 후 방광전벽 피판과 얹기(onlay)법으로 봉합하여 요도를 형성하고 양측의 방광삼각부 점막으로 위를 덮어준다. 수술에 따른 성공률은 높으나 술식이 복잡함에 비례하여 합병증의 가능성이 높다고 할 수 있다.

⑤ 박근을 이용한 요도근성형술 인공괄약근(Gracilis urethromyoplasty neo-sphincter)

괄약근형 요실금을 치료하기 위해 박근을 요도 주위로 이식 하여 환자 자신의 수의적인 다리 내전을 통해 괄약근형 배뇨 자제력을 가질 수 있도록 하는 수술법이다. 현재까지 이 수술은 소수의 임상적 사례만이 보고되었다.

2) 배뇨기능을 향상시키는 수술

(1) 방광수축력을 증가시키는 수술
과거 방광축소술(reduction cystoplasty), 방광재형성(bladder remodeling), 배뇨근성형술(bladder myoplasty) 등이 시도되었으나 그 효용성에 대해서는 회의적이다.

(2) 방광출구저항을 감소시키는 수술
① 경요도방광경부절제술(Transurethral resection of bladder neck)

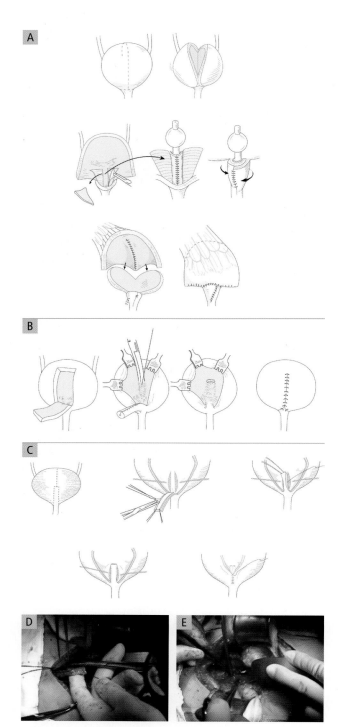

그림 21-34 | 방광경부재건술
Young-Dees-Leadbetter 방광경부재건술(A), Kropp 술식(B), Pippi-Salle 술식(C). Pippi-Salle 술식은 Kropp 술식의 변형법으로서 방광삼각부 방광점막에 종으로 평행 절개를 가한 후 방광전벽 피판과 onlay 법으로 봉합하여 요도를 형성하고 양측의 방광삼각부 점막으로 위를 덮어준다. 방광전벽부 방광절편을 획득하고(D), 이를 방광후벽에 고정하여 요도관 위에 onlay 형식으로 방광경부연장 술식을 시행하고 있다(E).

방광경부에서 정구(verumontanum) 사이의 조직을 모두 절제하는 방법이다. 단순히 배뇨근 수축력이 감소한 경우에는 좋은 결과를 기대하기 어렵다. 경요도방광경부절개술(trans- urethral incision of bladder neck)은 경요도방광경부절제술과 적응증이 같다. 절개는 방광의 기저부에서 정구까지 가하며 요도내 5, 7시 방향으로 전립선 피막 깊이까지 절개한다.

② 수술적 괄약근절개술(Surgical sphincterotomy)

수술적 괄약근절개술은 내시경적 절개로 횡문괄약근 그리고 때때로 근위부 평활괄약근의 닫힘 기전을 파괴하는 수술이다. 이 수술의 목적은 요역동학적으로 의미 있는 배뇨근횡문괄약근 협동장애로 인한 기능적 폐쇄를 치료하여 방광출구 저항을 최소한으로 줄임으로써 복압배뇨법이나 발살바 배뇨법이 가능하도록 하는 것이다. 즉, 고압누출 고압방광을 저압누출 저압방광으로 변환시키고자 하는 것이다. 다른 치료법이 성공적이지 않거나 적용이 힘든 남성 배뇨근횡문 괄약근 협동장애 환자가 가장 중요한 적응 대상이다. 괄약근절개술 후에는 콘돔도관을 착용해야만 한다는 것이 단점이다. 과거 많은 시술이 행해졌으나 전반적으로 이 시술로써 근본적인 시술목적을 달성하는 데 성공하지는 못하였다. 오늘날에는 요도괄약근에 대한 보툴리눔 독소 주입과 과활동성 배뇨근에 대한 약물치료나 수술 등의 효과적인 방법들이 선호되어 괄약근절개술은 청결간헐도뇨를 시행할 수 없는 사지마비 환자들에게만 대안으로 제시되고 있다.

③ 요도괄약근 스텐트 설치술(Urethral stent)

요도방광경검사를 통하여 요도 횡문괄약근 부위에 스텐트를 위치시킨다(그림 21-35). 시술의 목적과 적응증은 수술적 괄약근절개술과 동일하다. 금속 재질에서는 가피형성, 감염, 결석형성 등이 문제가 되는 경우가 많고 이로 인해 스텐트 제거가 필요한 경우 제거가 매우 어려울 수 있다. 5년 이상 장기 추적한 효과와 합병증에 대한 정보가 없다. 보편적으로 시행되는 시술은 아니다.

3) 기타

(1) 요로전환술

① 도관(Conduit) 요로전환술

도관 요로전환술을 위해 회장, 공장, 대장 등이 재료로 이용될 수 있다. 가장 흔히 시행하는 술식은 회장도관(ileal conduit)이다(그림 21-36). 회장도관은 회맹장판막(ileocecal valve) 상방 15~20 ㎝ 이상부위에서 18~20 ㎝ 가량 회장을 절단하여 구성한다. 절단한 회장부위는 연동운동을 하는 방향으로 두며 구멍(stoma)은 우하복부에 위치시키는 것이 가장 좋다. 회장도관의 근위부는 봉합하고 요관은 회장도관의 소장간막 반대편 연변부분에 심는다. 피부 구멍 주위에 소변을 저장할 수 있는 주머니를 장치하여야 한다. 이 외에 회장 방광루설치술(ileovesicostomy)이 있는데 이는 요관과 방광은 그대로 둔 채 회장도관을 이용하여 방광에서 직접 피부로 연결하는 방법이다.

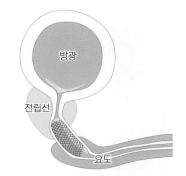

그림 21-35 │ 요도괄약근 스텐트 설치술

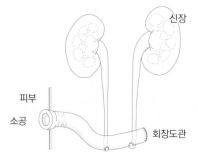

그림 21-36 │ 도관(conduit) 요로전환술
회장을 이용해 요로를 전환한다.

② 비실금형 요로전환술(Continent urinary reservoir with catheterizable channel)

비실금형 요로전환술은 체내에 주머니를 장치하고 일정한 시간간격 동안 소변을 모은 후 도관을 이용하여 배액시키는 방법이다. 여러 술식들 중에서 신경인성 하부요로기능 이상 환자에서는 도뇨 가능한(catheterizable) 도관(channel)을 형성하는 방법이 가장 많이 적용된다(그림 21-37). 방광은 도뇨 가능한 도관에 문합시키고 도관과 연결된 피부 구멍은 미용을 고려하여 배꼽에 위치시키는 경우가 많다. 미용적으로 외부에 크게 표시가 나지 않고 외부 주머니를 달 필요가 없으므로 수영이나 샤워 등을 자유롭게 할 수 있다. 도뇨 가능한 비실금형도관은 요자제력을 갖게 하는 구조물이다. 따라서 충전기 때 방광내압이 낮게 유지되어야 하므로 비실금형 요로전환술을 시행하기 위해서는 동시에 방광확대성형술이 필요한 경우가 많다. 또한 신경인성 하부요로기능이상은 만성 변비이나 변실금 등의 장기능의 이상을 동반하는 경우가 많기 때문에 선행성 대장관장 수술법(Malone antegrade colonic enema, MACE)을 동시에 하는 경우가 많다. 비실금형 요로전환술을 시행 받은 환자들은 요자제력을 얻을 수 있으며 환자 만족도는 매우

높다. 또한 요수집장치를 휴대하고 다닐 필요가 없다는 장점이 있다. 단점으로는 도뇨 가능한 도관형성 등에 따른 다소 복잡한 술식이 필요하다는 점과 구멍의 협착 가능성이 높다는 점이다.

(2) 신경조정

① 전기자극을 이용한 치료

신경인성 하부요로기능이상에서 전기적 신경자극은 상반된 두 가지의 목적으로 시도되었다. 하나는 방광수축을 자극하기 위한 것이고 또 다른 목적은 방광수축의 억제를 유도하기 위한 것이다. 방광내 전기자극, 직접적 방광자극, 그리고 전기적 골반신경 자극은 모두 방광수축을 얻기 위해 시행되었다. 음부신경 전기자극, 경질 자극, 음경과 음핵 자극 그리고 선택적 음부신경 자극은 모두 불수의적 방광 수축을 억제하기 위해 시행된다. 구심성 음부신경을 전기로 자극할 경우 배뇨근수축과 배뇨반사의 억제를 유발한다고 알려져 있다. 임상적 결과에 대한 장기간 자료는 아직도 부족하다.

② 천수신경근조정술(Sacral root neuromodulation)

작용기전은 잘 알려져 있지 않고 있으나 하부요로 반

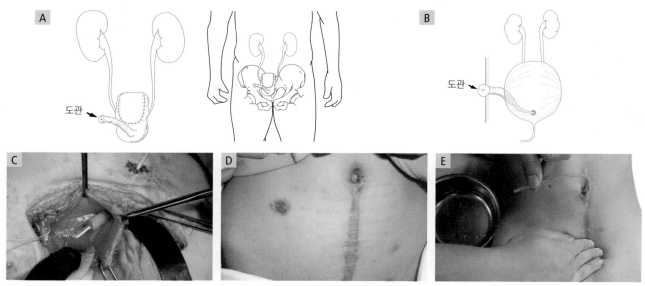

그림 21-37 | 요로전환술

복부에 도뇨관으로 소변을 배출할 수 있도록 장을 이용해 통로를 만들고 방광은 장을 이용해 확대한 요로전환술(A), 충수를 이용하여 비실금형 요로전환술(B). 충수를 이용하여 도뇨 가능한 도관을 우상복부에 형성하고 있다(C). 이 통로를 통하여 필요시 청결간헐 자가도뇨를 하게 된다(D). 배꼽을 통로입구로 형성한 다른 사례로서 도뇨 가능한 도관 입구에 도뇨관을 넣어 간헐적 도뇨법으로 소변을 배출하고 있다(E).

사기능을 조절하는 천수구심성신경을 자극하여 불수의적 배뇨근 수축을 억제하는 것이 주작용으로 추정된다. 신경조정은 특발성과 신경인성 하부요로기능이상 모두에서 유용한 것으로 보고되나 신경인성 원인보다 특발성에서 치료결과가 더 우수하다고 알려져 있다. 시술의 주 적응증은 난치성 절박성요실금, 절박뇨 및 빈뇨 증후군 등이다(그림 21-38).

③ 천수전근전기자극술(Sacral anterior root stimulation, SARS)

전기자극으로 배뇨근을 자극하여 요배출을 유도하는 방법으로서 독일 등 유럽에서 많은 임상경험을 갖고 있다. 신경학적으로 안정적인 천수상부 척수손상 환자이면서 방광으로의 말초신경 지배가 온전한 경우에 이 시술이 적용될 수 있다(그림 21-39). 자율신경반사부전을 제거하기 위해 천수 후근절제술을 동시에 시행한다. 필요할 때 전기자극으로 요배출을 거의 완전히 할 수 있다. 그러나 비용이 많이 들고 이물 관련 감염, 삽입장치의 기계적 고장 그리고 천수후근절제술으로 인한 신경계의 추가적인 파괴가 단점이다.

(3) 방광요관역류의 치료

신경인성 하부요로기능이상에서의 방광요관역류는 높은 방광내압으로 인해 이차적으로 발생하므로 약물치료로 방광용량이 개선되고 방광내압이 낮아진다면 방광요관역류는 자연히 소실되는 경우가 많다. 따라서 방광요관역류

의 치료 목표는 우선 방광내압을 낮추는데 두어야 한다. 하지만 낮은 방광 내압에도 불구하고 지속되는 방광요관역류가 있는 경우는 치료의 적응증에 해당된다. 대부분의 항역류수술들은 방광확대 성형술이나 비실금형 요로전환술과 같은 수술적 재건술과 동시에 시행된다. 항역류수술은 개복 또는 방광내시경적 경로로 가능하다(그림 21-40). 개복 수술은 방광점막하 요관 부분을 방광과 분리한 후 이를 방광에 재이식하여 방광점막하 터널을 늘림으로써 역류를 막는 방법이다. 내시경적 수술은 요관구 인근 요관하에 충전제를 주입하여 요관구를 닫히게 하는 시술이다. 내시경적 주사 치료의 장점은 간단하나 개복 수술에 비해 성공률이 낮아 반복적 시술이 필요할 수 있다는 단점이 있다.

VI. 신경인성 하부요로기능이상의 장기 추적

우리가 가장 잘못 알고 있는 중요한 사실 중 하나는 바로 하부운동신경원질환의 경우에는 신장기능에 문제가 없을 것이라는 오해이다. 하부운동신경원질환이 있는 경우 요로계가 반드시 안전한 것은 아니다. 하부운동성신경질환에서 무수축성 방광이 유의한 출구저항과 함께 존재할 수 있다. 이 경우 궁극적으로 수신증 또는 방광요관역류로 진행될 수 있으므로 추적과 경과관찰에 있어 상부운동신경

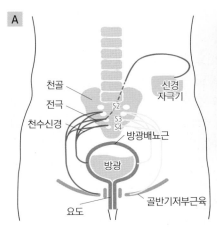
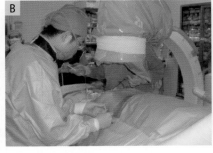
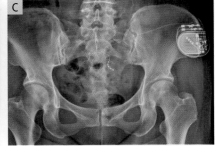

그림 21-38 | 천수신경근조정술
제3 천수신경근 옆에 전기자극기와 연결된 전극을 위치시킨다(A). 방사선투시를 이용하여 1단계인 경피적 신경자극술을 시행하고 있는 시술 장면이다(B). 1단계가 성공적이면 2단계로 신경자극기를 이식하게 된다. 최종 자극기를 이식한 상태로 골반부 전극 끝이 제3 천수신경근에 접하여 신경근을 자극하고 있다(C).

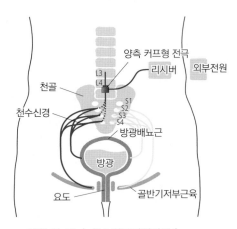

그림 21-39 | 천수전근전기자극술

제3 천수 천수신경을 감싸는 전극을 리시버에 연결하고 외부에서 전기자극을 할 수 있도록 만든 장치

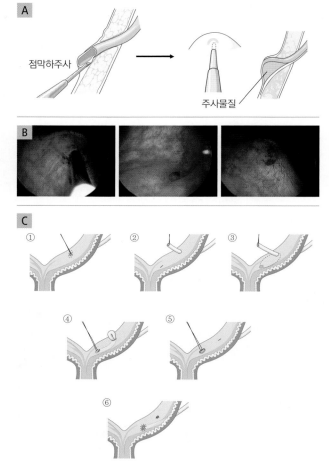

그림 21-40 | 방광요관역류의 치료

내시경적 주사 치료(A), 요관구에 주입물질을 주사한 모습(B), 요관 재이식수술(C)

원질환 환자에 못지않게 매우 주의를 기울여야 한다.

신경학적 병변에 따른 신경인성 하부요로기능이상은 오래 지속되므로 장기간의 관점에서 상부요로 관련 위험인자를 조속히 파악하고 관리하는 것이 필요하다. 추적 관찰간 간격, 선별검사의 시작 시기 그리고 선별검사 도구에 대해 정해진 기준이 현재까지 아직 없다. 그러나 척수손상에 따른 신경인성 하부요로기능이상인 경우 일반적으로 수상 후 첫 5~10년 동안은 매년 요역동학검사를 포함한 추적 검사를 시행하는 것이 권장된다. 저압요로계인 경우는 환자의 상태에 특별한 이상이 없으면 이후는 2년에 1번 추적한다. 그러나 고압요로계의 증거가 있는 고위험군에 대해서는 6개월~1년마다 요역동학검사가 필요하다. 이전에 없던 요실금이 발생하거나 열성 요로감염이 자주 발생되는 등 환자의 증상이나 증후가 변하게 되는 경우 즉시 전체 요로계의 기능과 형태를 살피는 조치를 취해야 한다. 신장 상태의 정기 추적에는 단순 신장요관방광단순촬영과 신초음파검사가 경정맥 요로조영술을 대체하고 있다. 또한 장기간 도뇨관유치를 유지하고 있는 환자들에서는 정기적으로 방광경검사를 시행하여야 한다. 지역 사회내의 일차 의료 관리와 함께 비뇨기과 팀과의 정기적인 평생 추적관찰은 꼭 필요하다. 만성 신경인성 방광 환자의 상태가 시간에 따라 변할 수 있기 때문이다.

VII. 질환별 치료 방법

1. 뇌졸중

초기에는 무반사 배뇨근 상태에서 시간이 지나면 배뇨반사가 항진되고 절박뇨 및 이에 따른 요실금이 동반되지만 다행히 잔뇨는 거의 없으며 배뇨근-괄약근 협동장애도 없다.[15] 뇌졸중 환자에서는 결국 요실금이 가장 문제가 된다.[16] 75세 이상 고령, 연하곤란이 있는 경우, 운동마비, 시야장애가 있는 경우에 요실금이 발생할 가능성이 높다. 뇌졸중에서의 배뇨근 반사항진은 배뇨중추를 억제하는 상부 신경계의 기능 이상으로 발생한다고 생각된다. 반사항진이 시작되어 절박뇨가 있는 경우에는 항콜린제 투여만으로도 증상 개선이 되는 경우가 많다. 뇌의 양측에 모두 발병한 경우에는 시간이 지나도 배뇨근 무반사가 지속되고 그에 따라 잔뇨량 증가가 지속되기도 한다. 간혹 고령의 남자 환자에서는 전립선비대증에 의한 요도폐쇄로 인하여 배뇨가 완전히 안되고 잔뇨가 남는 경우가 있는데 이런 경우에는 요역동검사를 시행하여 두 가지 원인을 감별하여 치료하여야 한다.

2. 파킨슨병

전체 파킨슨 환자의 약 70%에서 배뇨장애가 동반되며 대부분 빈뇨, 절박뇨, 요실금, 배뇨곤란 등을 호소한다. 대개 배뇨근 수축은 항진되어 있지만 수축 지속 시간이 짧아서 완전히 배뇨가 이루어지지 못하여 잔뇨가 남기도 한다. 그 외에도 파킨슨병에서 발생하는 운동완만(bradykinesia) 또는 골반저 근육 이완장애나 항콜린제 등과 같은 다른 파킨슨병 치료 약제 투여 등으로 인하여 잔뇨가 남기도 한다.[17] 이렇게 요실금뿐만 아니라 잔뇨가 자주 동반되기 때문에 치료가 어려운 경우가 많다. 항콜린제를 투여하면 요실금은 억제할 수는 있으나 배뇨근 수축 억제로 인하여 잔뇨가 증가할 수 있고, 알파 차단제를 투여하면 외요도괄약근 저항을 감소시키기는 하지만 잔뇨가 남지 않을 정도의 효과를 나타내기는 어렵다. 따라서 요실금과 잔뇨를 모두 치료하기 위해서는 배뇨근 이완제를 투여하면서 청결간헐도뇨를 시행하는 것이 가장 좋은 방법일 수도 있다. 그러나 파킨슨병 환자의 상당수에서 상지기능 저하가 동반되어 스스로 도뇨할 수 없는 경우가 많다.

3. 치매

치매 환자의 경우 배뇨근 수축이 증가되는 경우가 많다. 인지기능 저하가 심한 경우에는 항콜린제를 투여하여도 요실금이 지속되기 때문에 대개 기저귀나 키스모 등과 같은 외부채뇨 기구(external collecting device)를 사용해야 하는 경우가 많다.

4. 다발성 경화증

발병 초기에는 배뇨관련 증상은 드물지만 발병 후 시간이 경과하면서 거의 90% 환자에서 배뇨와 관련된 증상이 나타난다. 치료는 병변이 있는 위치나 정도에 따라 달라지는데 예를 들어 척수에는 병변이 없고 주로 뇌병변만 있는 경우에는 배뇨근 억제제가 증상 개선에 도움이 되지만 척수의 불완전 병변이 있어서 배뇨근의 반사항진과 함께 배뇨근 수축력 저하가 동반되어 배뇨 곤란이 있는 경우에는 배뇨근 억제제를 사용하면 증상이 악화된다. 척수의 원추부(conus)에 주로 병변이 있는 경우에는 배뇨근반사가 소실된다. 발병 후 시간이 지나면서 결국 대부분의 환자가 간헐적도뇨를 시행하게 되는데 간혹 상지 기능 저하로 인하여 시행하기 어려운 경우도 있다. 방광압이 증가하고 배뇨근-괄약근 협동장애를 보이는 환자도 많다.[18] 약 10~20%의 환자에서 신우신염, 요로결석증, 역류, 수신증 등의 상부요로계 합병증이 발생한다.[19]

5. 척수 병변

천추상부(suprasacral) 신경인성 방광의 대부분은 척수의 외상, 종양, 혈관계 병변에 의해서 발생한다. 척수 쇼크 이후 일정 기간이 지나면 배뇨근 반사가 돌아온다. 완전손상인 경우에는 천추부에 배뇨반사 중추가 생성된다. 뇌간 이상의 더 상부중추에서부터의 억제조절이 차단되고 배뇨반사의 긴경로(long-route) 배뇨반사가 소실됨으로써 배뇨근 수축이 충분히 지속되지 못한다. 또한 골반저 근육들과의 조화도 소실됨으로써 수의적인 근육 수축과 이완 작용도 할 수 없게 된다. 완전손상에서는 배뇨근-괄약근 협동장애로 인하여 배뇨가 지속되는 동안에 조화(coordination)되지 않는 배뇨근 수축 활동이 나타난다. 상부 경추손상의 경우에는 과도한 교감신경 작용으로 인하여 배뇨근과 내부괄약근 사이의 협동장애가 나타나는 경우도 있다. 완전손상의 경우에는 반사에 의한 요실금과 배뇨근-괄약근 협동장애에 의한 잔뇨가 발생하는 반면에 불완전손상에서는 척수 상부 병변에서처럼 절박뇨는 있지만 잔뇨는 남지 않는 양상을 보이기도 한다. 간혹 배뇨근 수축 저하와 배뇨근 반사 소실을 보이는 환자도 있으나 적절한 배뇨근 수축력과 배뇨근-괄약근 조화를 보이는 균형된 방광 상태를 보이는 환자는 거의 없다.

배뇨곤란의 발병 시점이나 정도는 척수 기능 장애의 원인에 따라 다르지만 이 장에서는 주로 척수손상에 의한 배뇨장애에 대한 치료에 대하여 언급하고자 한다. 지속적 도뇨관 삽입은 처음 손상 후 환자의 신경학적 상태 및 전신 상태가 안정화 될 때까지 그리고 하루 배뇨량이 약 1500~2000 ㎖를 유지할 정도로 수분 섭취를 조절할 수 있을 때까지 시행한다. 그 후 가능한 빠른 시기에 간헐적 도뇨법을 시행해야 하며 처음에는 가능한 숙련된 전문가에 의해서 시행하고 여건이 되면 환자 스스로 할 수 있도록 교육을 한다. 병원에서는 2차 감염 등의 위험이 있으므로 반드시 멸균법을 사용하여야 하고 퇴원 후 집에서는 무균 방법을 사용하여도 된다. 한 번에 최대 600 ㎖ 이상의 배뇨가 되면 안 된다. 하지의 마비가 심한 경우에는 낮 동안의 활동으로 하지로 조직간액(interstitial fluid)이 축적되었다가 밤에 누워 있는 동안에 배뇨량이 늘어나서 문제가 되는 경우가 있다. 이런 경우에는 압박 스타킹을 착용하거나 가능한 저녁 이른 시간에 누워 있는 자세를 취하거나 아니면 밤중에 한 번 더 도뇨를 해야 한다. 척수손상의 경우에는 늦어도 6개월 이내에는 배뇨근반사가 돌아온다. 배뇨근반사가 돌아오는 것은 대개 요실금이 발생하는 것으로 알 수 있으며 보다 정확하게는 요역동학검사로 확인이 가능하다. 배뇨근반사 항진이 심해지면 제7 경수 이

하 손상이면서 스스로 도뇨를 할 수 있는 경우에는 항콜린제를 투여하면서 간헐적 도뇨를 계속 유지할 수 있다. 만일 약물치료로 배뇨근 수축이 억제가 되지 않는다면 방광확대성형술을 고려하거나 아니면 방광내 항콜린제 주입법 혹은 보툴리눔 독소주사법 등을 시도해 볼 수 있다. 여자 환자 중에서도 배뇨근 수축이 조절이 안 되는 경우에는 지속적도뇨를 해야 하는 경우도 있다. 다른 방법으로는 보호자에 의한 간헐적 도뇨를 할 수 있는데 이런 경우에는 반복되는 요로감염 가능성이 높아진다[20]. 척수손상 환자들에서는 특히 여명이 충분히 길게 남은 경우에는 주기적이고 장기적으로 요로계 합병증 관리를 해야 한다(표 21-9).

6. 마미총 및 말초신경 병변

외상, 척추관협착증, 추간판탈출증, 종양, 지주막염 등의 질환에서 배뇨장애가 발생할 수 있다. 대부분 배뇨근 수축력은 소실되고 배뇨반사는 저하되며 감각 기능도 소실된다. 원추 병변에서는 골반저 근육이 침범되어 특히 여자 환자에서는 요실금이 많이 발생한다. 마미총 병변에서는 배뇨근 지배신경이 더 많이 손상되고 반면에 골반저 근육 지배 신경은 덜 침범된다. 당뇨병이나 다른 질환에 의한 이차적인 자율신경병증에서는 배뇨근의 수축력뿐만 아니라 감각기능도 소실되어 방광의 과신전 손상(overdistention

표 21-9 | 척수손상 환자에서 요로계 추적 검사 방법

처음 재활 치료 시	• 소변분석 검사 • 소변 배양 검사 및 항생제 감수성 검사, 주 1회 시행 • 신장 및 방광 초음파, 도뇨삽입을 한 경우에는 KUB • 초음파에 이상이 있으면 CT-IVP • 스스로 배뇨를 하는 경우에는 잔뇨 측정 • 임상적으로 적응증이 있는 경우 방광내압측정 혹은 요로역동검사 • 24시간 소변 CCr
정기적인 검사 (처음 5년간 매년 시행, 그 이후 특이 소견 없으면 격년으로 시행)	• 신장 및 방광 초음파, KUB • CT-IVP : 임상적으로 의심되거나 초음파에서 이상 소견이 있는 경우 • 요로역동검사 : 환자 상태에 따라 검사 기간이 다를 수 있다. • 24시간 소변 CCr • 스스로 배뇨를 하는 경우에는 잔뇨 측정 • 필요에 따라 신장기능 검사
방광경 검사	• 지속적도뇨를 10년 이상 시행한 환자이거나 흡연하는 경우, 40세 이상, 합병증을 동반한 요로감염 병력이 있는 경우에는 5년 경과하여 시행한다.

KUB : 신, 요관, 방광 단순 방사선 검사 / CCr : Creatine clearance

injury)이 일어나게 된다. 당뇨로 인한 배뇨장애 초기에는 일정한 시간 간격으로 배뇨를 하여 이러한 문제를 해결할 수 있다. 배뇨가 완전히 이루어지지 않는 경우에는 초기에 간헐적도뇨를 시행한다. 인공괄약근설치술이나 근막슬링 (fascial sling)과 같은 수술 요법이 도움이 되기도 한다. 자궁암이나 직장암 등 악성종양에 대해 근치적 골반 수술 이후 주로 발생하는 방광의 순응도의 감소는 약물 치료에 잘 반응하지 않는 특징을 가진다. 특히 배뇨 시에 외부 저항도가 높거나 상부 요로가 확장되기 시작하는 경우에는 그 확률이 더 높다.

7. 척수이형성증(myelodysplasia)

아주 다양한 배뇨근 및 괄약근 긴장도 상태를 나타내므로 증상에 따라 치료도 다양하다. 배뇨근-괄약근 협동장애가 동반된 배뇨근 반사항진이나 유순도(compliance)가 저하되는 경우가 많다. 영아기나 소아기에는 약물치료와 함께 간헐적 도뇨를 시행하는 경우가 많다. 많은 경우에서 보존적 치료가 실패하여 조기 재건적인 수술적 치료를 필요로 한다.

참고문헌

1. Bors E, Comarr AE. Classification. In: Neurological Urology. In: Bors E, Comarr AE (eds), Baltimore: University Park Press, 1971;129-135.
2. Hald T, Bradley WE. Neuropathology. In: The Urinary Bladder: Neurology and Dynamics, Baltimore: Williams & Wilkins, 1982;48-57.
3. Lapides J. Neuromuscular, vesical and ureteral dysfunction.In: Campbell MF, Harrison JGH (eds): Urology, Philadelphia:WB Saunders, 1970;1343-1379.
4. Krane RJ, Siroky MB. Classification of voiding dysfunction:Value of classification systems. In:Barrett DM, Wein AJ (eds):Controversies in Neuro-Urology, New York: Churchill Livingstone, 1984;223-238.
5. Wein AJ. Classification of neurogenic voiding dysfunction. J Urol 1981;125:605-609.
6. Abrams P, Blaivas JG, Stanton SL, Andersen JT. The standardisation of terminology of lower urinary tract function. The International Continence Society Committee on Standardisation of Terminology. Scand J Urol Nephrol Suppl 1988;114:5-19.
7. Gajewski JB, Schurch B, Hamid R, Averbeck M, Sakakibara R, Agrò EF, Dickinson T, Payne CK, Drake MJ, Haylen BT. An International Continence Society (ICS) report on the terminology for adult neurogenic lower urinary tract dysfunction (ANLUTD). Neurourol Urodyn. 2018;37(3):1152-1161.
8. Schäfer W, Abrams P, Liao L, Mattiasson A, Pesce F, Spangberg A, Sterling AM, Zinner NR, van Kerrebroeck P; International Continence Society. Good urodynamic practices: uroflowmetry, filling cystometry, and pressure-flow studies. Neurourol Urodyn. 2002;21(3):261-74.
9. Gajewski JB1, Schurch B, Hamid R, Averbeck M, Sakakibara R, Agrò EF, Dickinson T, Payne CK, Drake MJ, Haylen BT. An International Continence Society (ICS) report on the terminology for adult neurogenic lower urinary tract dysfunction (ANLUTD). Neurourol Urodyn. 2018(in press)
10. Kim M, Jung JH, Park J, Son H, Jeong SJ, Oh SJ, Cho SY; Seoul National University Experts Of Urodynamics Leading Study Group. Impaired detrusor contractility is the pathognomonic urodynamic finding of multiple system atrophy compared to idiopathic Parkinson's disease. Parkinsonism Relat Disord. 2015 Mar;21(3):205-10.
11. National Institute On Disability And Rehabilitation Research. Prevention and Management of Urinary Tract Infections among People with SCI: Consensus Statement. NeuroRehabilitation. 1994;4(4):222-36.
12. Subramonian K, Cartwright RA, Harnden P, Harrison SC. Bladder cancer in patients with spinal cord injuries. BJU Int. 2004 Apr;93(6):739-43.
13. Abrams P, Cardozo L, Fall M, Griffiths D, Rosier P, Ulmsten U, van Kerrebroeck P, Victor A, Wein A. Standardisation Sub-committee of the International Continence Society. The standardisation of terminology of lower urinary tract function: report from the Standardisation Sub-committee of the International Continence Society. Neurourol Urodyn 2002;21:167-178.
14. Kaviani A, Khavari R. Disease-Specific Outcomes of Botulinum Toxin Injections for Neurogenic Detrusor Overactivity. Urol Clin North Am. 2017 Aug;44(3):463-474.
15. Blaivas JG. The neurophysiology of micturition: a clinical study of 550 patients. J Urol 1982;127:958-963.
16. Linsenmeyer TA. Characterizaion of voiding dysfunction following recent cardiovascular accident. Arch Phys Med Rehabil 1990;71:778.
17. Anderson JT. Dterusor hyperreflexia in benign infravesical obstruction: a cystometric study. J Urol 1976;115:532.
18. Mayo ME, Chetner MP. Lower urinary tract dysfunction in multiple sclerosis. Urology 1992;39(1):67-70.
19. Blaivas JG, Barbalias GA. Detruso-external sphincter dyssynergia in men with multiple sclerosis: an omninous urologic condition. J Urol 1984;131:91-93.
20. Cardenas DD, Mayo ME. Bacteriuria with fever after spinal cord injury. Arch Phys Med Rehabil 1987;68:291-293.

CHAPTER 22

배변 장애
Bowel Dysfunction

| 신형익

신경인성 장(neurogenic bowel)에 의한 배변 장애는 척수 손상과 같은 신경 손상으로 대변실금과 변 배출 장애가 있는 경우를 말한다. 대변실금에 대한 불안감과 변 배출의 어려움은 삶의 질을 떨어뜨리고 사회 활동 참여를 어렵게 하므로 배변 장애의 치료는 중요한 재활치료 분야의 하나이다. 신경인성 장에 대한 치료는 보존적인 치료를 기본적으로 시행하여야 하며 보존적인 치료가 성공하지 못하면 그림 22-1과 같이 경항문 세척법(transanal irrigation), 앞방향 대변실금 방지 관장(antegrade enema), 천수신경자극(sacral nerve stimulation), 장루술(stoma) 등 보다 침습적인 방법을 검토해 보아야 한다. 침습적인 정도에 따라 그림 22-1과 같은 고전적인 개념도를 그려볼 수는 있다. 그러나 ① 장루(stoma) 관리 기법, 최소침습적 천수신경자극법(sacral nerve modulation) 등의 기술 개발 ② 환자 개인의

특성(연령, 선호도, 경제적인 상태, 도움을 줄 수 있는 인력 등) ③ 주 증상이 대변실금인지 변비인지 여부 등 다양한 요소를 고려하여 적절한 방법을 선택하여야 한다. 아직 선택의 뚜렷한 가이드라인은 아직 제시되지 않고 있다.

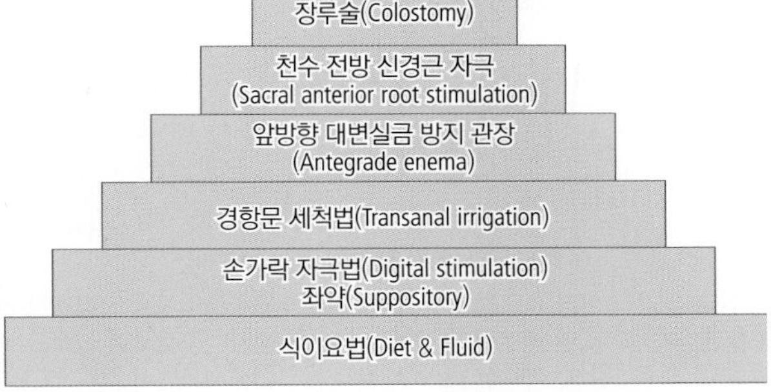

I. 해부 및 정상 생리

1. 구조

장은 위와 십이지장으로부터 이어지는 소장, 결장, 직장, 항문 등으로 구성되어 있으며, 결장은 상행결장, 횡결장, 하행결장, S자결장으로 나눌 수 있다. 결장에서는 변을 혼합하고 흡수를 통해 대변을 형성하며, 직장과 항문에서는 변을 배출하는 기능을 한다.

2. 신경지배

결장은 중추신경계와 장신경총(enteric nervous system, ENS)의 지배를 받는다. 중추신경계는 체신경(somatic nerve), 교감 신경 및 부교감 신경을 통해 결장의 기능을 조절하며, 장신경총은 결장의 점막층과 근육층 사이에 존

장루술(Colostomy)

천수 전방 신경근 자극
(Sacral anterior root stimulation)

앞방향 대변실금 방지 관장
(Antegrade enema)

경항문 세척법(Transanal irrigation)

손가락 자극법(Digital stimulation)
좌약(Suppository)

식이요법(Diet & Fluid)

그림 22-1 | 신경인성 장에 대한 다양한 치료 기법

재하여 직접 결장의 기능을 조절한다(그림 22-2). 중추신경계를 통한 조절은 체신경을 통한 수의적 조절과 교감 신경 및 부교감 신경 등의 자율신경계를 통한 불수의적 조절이 있다. 체신경의 조절은 천수의 운동세포로부터 음부 신경을 통해 외항문괄약근(external anal sphincter)과 치골직장근(puboretalis muscle)을 수의적으로 지배하게 된다. 자율신경계중 교감 신경은 장간막 동맥을 따라 주행하면서 소장 및 결장에 분포하여 결장의 수축을 억제하고 항문괄약근의 긴장도를 높여서 변의 저장에 관여한다. 부교감 신경은 미주 신경을 통해 상장간맥동맥(superior mesenteric artery)을 따라 주행하여 소장과 근위부 결장에 분포하는 부분과 천수 운동세포(S2-4)로부터 골반신경(pelvic nerve)를 통해 원위부 결장에 분포하는 부분으로 구성되어 있으며 결장의 운동성을 증가시켜 변의 배출에 관여한다.

장신경총은 수십만 개의 신경세포들이 모여 있으며, 점막하층에 분포하는 점막하신경총(Meissner's plexus)과 근육층에 분포하는 근육층신경총(Auerbach's plexus)이 있다. 장신경총은 크게 구심성 신경세포(afferent neuron), 신경사이세포(interneuron), 원심성 신경세포(efferent neuron)로 구성되어 장 내부에서 변의 굵기 등을 감지하여 장의 분비기능과 분절간의 연동작용을 조절한다(그림 22-3). 점막하신경

총은 분비와 흡수에 영향을 미치며, 근육층신경총은 평활근 기능을 조절한다. 교감 신경과 부교감 신경은 장의 평활근을 직접 조절하기 보다는 장신경총을 조절하여 장의 기능에 영향을 미치는 것으로 생각된다. 신경인성 장은 감각 또는 운동신경의 이상이 발생한 경우를 의미하므로 자율신경병증(autonomic neuropathy) 등이 없을 경우 장신경총은 기능을 유지한다. 장신경총이 정상적으로 작용할 때 결장의 분비 및 운동 기능을 통합하고 조절하는 능력이 유지되므로 척수 손상과 같은 신경인성 장 환자들의 배변 습관(bowel habit)은 훈련에 의해 조절이 가능하다.

3. 정상 생리

1) 장반사

대변이 결장, 직장, 항문을 통과하면서 장 반사가 발생하고, 정상적인 장 반사는 배변 조절에 중요한 역할을 한다.

(1) 위-결장 반사(Gastro-colic reflex)

음식물 섭취 후 2시간 동안 결장에서 수축이 발생하는 반사작용이다. 음식물 섭취 후 위의 팽창에 반응하여 미주

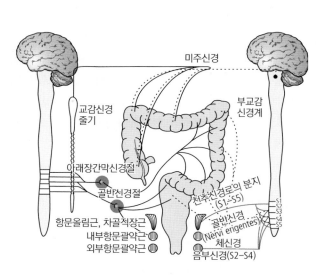

그림 22-2 | 결장, 직장, 항문의 신경 지배
점선: 부교감 신경계, 검은색 실선: 교감신경계, 파란색 실선: 체신경계

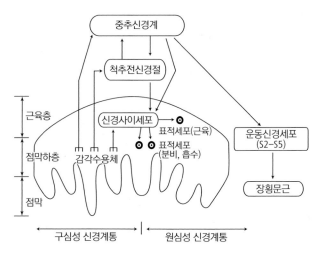

그림 22-3 | 장신경총 개념도
장 점막의 감각 신경은 교감 신경 또는 미주신경을 통해 중추신경계로 신호를 전달하며, 또한 척추전 신경절과 장내의 중간신경세포로 신호를 전달한다. 중추신경계, 척추전 신경절, 장내 중간신경세포에서 각각 원심성 신경을 통해 장운동을 조절한다. 외항문괄약근을 구성하는 횡문근을 지배하는 알파 운동 신경세포는 유일하게 중추신경계의 지배만 받는다.

신경을 통해 10분 동안 1차 수축이 발생하며, 곧이어 가스트린과 세로토닌 등의 결장 평활근을 수축시키는 호르몬에 의해 2차 수축이 발생한다.

(2) 결장-결장 반사(Colo-colonic reflex)

결장 주름에 의해 형성된 결장 분절에 변이 오게 되면 근위부 결장은 수축하고 원위부 결장은 이완하여 변이 직장 쪽으로 이동하게 되는 현상이다. 근육층에 분포하는 신경총에 의해 조절된다.

(3) 직장-항문 억제 반사(Recto-anal inhibitory reflex)

대변이 감각 수용체가 풍부한 직장의 점막에 접촉하면 직장 내 압력이 증가하여 반사적으로 내항문괄약근이 일시적으로 이완되어 변이 항문으로 이동하도록 하는 현상이다.

(4) 방지 반사(Guarding reflex)

직장-항문 억제 반사가 발생할 때 동시에 외항문괄약근이 수축하여 배변을 억제하게 되는 현상이다.

(5) 직장-결장 반사(Recto-colic reflex)

직장 또는 항문에서 팽창과 같은 기계적 자극 또는 화학적 자극이 발생할 때 결장의 운동이 증가하는 현상이다. 골반 신경을 통해 조절된다. 손가락 자극에 의한 배변 유도에 이용된다.

2) 결장 평활근의 수축 및 연동 운동

결장 평활근에서 3~6 Hz의 전기적 활동파가 집단적으로 발생하여 돌발파(burst)를 형성하는데, 돌발파는 10~12초 간격으로 불규칙적으로 발생한다. 이러한 전기적 활동파에 의해 결장 평활근의 원형 수축(ring contraction)이 발생하여 연동 작용(peristalsis)을 하게 된다. 원형 수축은 수 ㎝ 간격으로 발생하며 횡결장에서 시작하여 맹장 및 직장의 양방향으로 1~2 ㎜/s의 속도록 진행한다. 결장에서 거대이동수축(giant migrating contraction; GMC)이 발생하는데 변이 결장 길이의 1/3 정도까지 이동하는데 관여하며 하루에 2~5회 주로 아침 기상 시와 식사 후에 발생한다. 거대이동수축의 발생기전은 정확히 알려져 있지 않으나, 식사 후 발생하는 위-결장 반사에 의하거나 신체 활동량 증가 이후에 나타나며 수의적인 조절은 안 되는 것으로 알려져 있다.

3) 결장에서의 변 형성 및 저장

결장의 주요 기능은 변의 형성, 저장, 배출이다. 변의 형성은 주로 상행결장과 횡결장에서 일어나며, 이곳에서 회맹판(ileocecal valve) 쪽으로 거꾸로 결장 수축이 진행되어 장내 물질들을 혼합하고 결장으로 수분 흡수를 도와 변 덩어리를 형성하게 된다. 결장은 하루 약 30리터의 수분을 흡수하고 결장 내 발효로 발생하는 가스의 90%를 흡수하여 변을 덩어리로 형성하게 도와주며 소화를 돕는 정상 장내 세균들의 좋은 배양 환경을 제공한다.

4) 직장과 항문에서의 변 저장 및 실금 방지

항문관(anorectal canal)의 압력이 결장 내부보다 높게 유지되는 동안 변이 저장되면 변 배출이 억제된다. 안정 시 항문관의 압력은 항문과 직장의 경계부위 압력과 직장-항문각(recto-anal angle)에 따라 결정되며 대변 실금 방지는 항문괄약근 기전(anal sphincter mechanism)에 의해 유지된다. 항문괄약근 기전은 내항문괄약근(internal anal sphincter, IAS), 외항문괄약근(external anal sphincter, EAS), 치골직장근(puboretalis muscle)을 통해 이루어지며, 이들 세 가지 근육의 동시 작용으로 안정 시 배변 방지 역할을 한다. 변이 직장 내로 이동 시 직장-항문 억제 반사와 방지 반사에 의해 변 배출을 억제하고, 외항문괄약근과 치골직장근을 수의적으로 수축하여 변 배출을 억제한다. 외항문괄약근 수축이 학습을 통해 잘 조절되면 변으로부터 가스만 배출시킬 수 있게 된다.

내항문괄약근은 원형의 평활근으로서 안정 시 최대 수

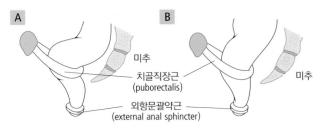

그림 22-4 | 항문괄약근 기전(anal sphincter mechanism)의 작용
A: 안정 시에는 치골직장근의 수축에 의한 항문-직장 각이 유지되어 변 배출이 방지되고, B: 변 배출 시에는 치골직장근의 이완으로 항문-직장 각이 감소하여 항문관이 펴지며 외부 항문조임근의 이완이 발생한다.

축을 유지하여 항문관의 압력을 높게 유지한다. 외항문괄약근은 횡문근으로서 음부신경을 통해 천수 신경(S2-4)의 지배를 받으며 수의적 조절이 가능하고 주로 제 1형 근육섬유로 구성되어 긴장성 수축(tonic contraction)을 유지하며 잠을 잘 때에도 긴장을 유지하여 대변실금을 방지하게 된다. 또한 기침을 할 때, 급작스럽게 직장이 수축할 때, 기립자세를 취할 때처럼 갑자기 변의가 느껴지는 상황에서 대변실금 방지 역할을 한다. 치골직장근은 치골 결합(symphysis pubis) 뒷면에서 시작하여 직장을 향해 이어져 직장 주위를 둘러싸며 항문관의 근위부에 붙고 천수 신경(S1-S5)의 지배를 받는다. 치골직장근이 수축하면 직장을 앞으로 끌어당겨 직장과 항문사이에 각을 형성하게 되는데, 이러한 직장-항문 각이 배변 방지 역할을 한다(그림 22-4).

5) 변 배출 과정

변의 배출은 결장의 압력이 항문괄약근의 압력보다 높게 될 때 발생한다. 정상 배변은 약 200 ㎖ 정도의 변이 S자 결장과 직장을 팽창 시킬 때 반사 작용으로 시작된다. 결장-결장 반사와 직장-직장 반사(recto-rectal reflex)에 의해 변이 원위부로 더 진행하게 된다. 변이 직장으로 이동하게 되면 직장-항문 억제 반사에 의해 내항문괄약근이 반사적으로 이완된다. 다음 단계로 수의적으로 항문거근(levator ani)을 수축하여 근위 항문관을 개방하고 외항문괄약근과 치골직장근을 이완시켜서 변이 배출될 통로를 만들어 준다. 쪼그려 앉는 자세와 발살바법(Valsalva maneuver)에 의해 복압이 증가되어 변의 배출을 돕게 된다.

II. 신경인성 장의 증상 및 평가

1. 증상

대표적인 신경인성 장의 증상은 배변 장애(difficult bowel evacuation)와 대변실금(fecal incontinence) 및 분변 매복(fecal impaction) 등이다. 만성 척수 손상 환자들을 대상으로 한국내 연구에서 약 60%의 환자가 소화기계 문제를 가지고 있다고 보고하였고 대부분 배변 장애와 관련된 증상이

었다.[1,2] 신경인성 장은 일상생활에 장애를 초래하는데 배변 시 동반되는 복부 팽만감과 배변 처리의 불편함 때문에 식사를 제한하기도 하고 설사와 변비가 반복적으로 발생할 수 있으며 배변 관리의 어려움 때문에 외부 활동이 제한될 수 있으므로 적절한 배변 관리가 중요하다.

2. 평가

신경인성 장에 대한 평가는 여러 측면에서의 각 분야별 평가가 포괄적으로 이루어져야 한다.

1) 병력 청취

흔하게 발생하는 증상인 복부 팽만감, 복통, 배변 임박의 느낌 여부를 확인해야 하며, 기침이나 큰 웃음과 같은 복압을 증가시키는 활동(Valsalva maneuver)과 이동 동작 중 대변실금 여부를 확인해야 한다. 이와 함께 소화기계 증상이 있을 때 자율신경부전, 복근 경직 등이 동반 되는지 여부를 확인해야 하며, 합병증을 확인하기 위해 고열 여부를 확인하고 정기적으로 체중을 측정하여 체중 변화를 확인해야 한다.

사용하고 있는 약물을 조사하여 배변 기능에 영향을 미치는 약물을 조절해야 한다. 신경 손상 이전의 배변 기능 및 습관을 파악하여 배변 습관 프로그램에 참조할 수 있다. 배변 기능에 제한을 주는 기능적 활동의 제한 정도를 파악하여 배변 습관 프로그램에 반영해야 한다. 기존의 섭취 식이의 섬유질 함유 여부와 수분 섭취 정도를 파악하고 배변에 소요되는 시간, 횟수, 기간 등을 파악하여 배변 습관 프로그램을 평가한다. 국제척수손상학회(International Spinal Cord Society, ISCoS)에서는 12항목으로 구성된 국제 배변기능 기본 데이터 세트(international bowel function basic data set) 사용을 제안하였다.[3,4] 이 데이터세트는 ① 평가일 ② 척수 손상과 관련이 없는 위장관 또는 괄약근의 기능 이상 ③ 위장관에 시행한 수술 병력 ④ 최근 4주간의 변의 (직접적, 간접적) ⑤ 최근 4주간 배변 방법 (주된 방법과 보조적 방법) ⑥ 최근 4주간 배변에 소요된 시간 ⑦ 최근 4주간 배변 빈도 ⑧ 최근 3개월간 대변실금의 빈도 ⑨ 최근 3개월간 패드나 플러그의 사용 ⑩ 최근 4주간 배변에 영향을 주는 약물 사용 ⑪ 최근 4주간 사용한 경구 laxatives ⑫ 항문 주변의 문제 등의 항목으로 구성되어 있으며 빈도 등이 등간격으로 되어있지 않다.

2) 신체검사

(1) 복부에 대한 신체검사
복벽의 근력 검사 및 경직 여부를 확인하고 우측 복부-상행 결장 부위에 대한 촉진을 통해 분변 매복 여부 확인하고 타진 및 청진을 통해 가스 팽만음(tympanic sound)을 확인한다.

(2) 직장, 항문검사
외항문괄약근의 위축 여부를 확인한다. 상부운동신경 손상에 의한 신경인성 장의 경우 외항문괄약근은 정상 모양이지만, 하부운동신경 손상의 경우 외항문괄약근의 위축으로 편평한 모양이 된다. 항문 주위 감각을 침통 검사(pinprick test)를 통해 평가하고, 수의적 항문괄약근 수축과 항문괄약근의 긴장도를 측정한다. 항문괄약근의 긴장도는 손가락을 항문에 삽입한 후 압력이 느껴지지 않을 때까지의 길이로 측정한다. 압력이 느껴지는 정상 깊이는 2.5~4.5 ㎝ 정도이며 압력이 감소하는 위치는 항문-직장 경계 부위가 된다. 손가락 삽입 후 초반에 긴장도가 느껴지지 않으면 적어도 15초 동안 기다려 본 후 항문괄약근 긴장도 유무를 판단해야 한다. 다음으로 치골직장근의 긴장도를 측정한다. 손가락을 항문에 삽입하면 항문 피부선(anal verge) 1.5~2.5 ㎝ 깊이에서 직장 뒷벽에 치골직장근의 주름이 촉진된다. 배변을 참는 동작을 하는 동안 치골직장근의 긴장도를 측정할 수 있고, 직장 말단부에 변이 남아 있는지 여부를 확인한다. 배변 후 변의 굳기를 확인하고 항문 부위의 치질 또는 염증 여부를 확인한다.

항문피부 반사(anocutaneous reflex)와 구해면체근 반사(bulbocavernosus reflex, BCR) 등의 신경학적 검사를 시행한다. 항문피부 반사는 항문 주위를 부러진 면봉의 끝으로 날카로운 자극을 가하거나 항문 주위 모발을 당길 때 항문 괄약의 반사 작용이 나타나는 것이며, 구해면체근 반사는 손가락을 항문 내에 삽입한 상태에서 귀두나 음핵을 살짝 잡아당기거나 두드릴 때 항문 괄약 반사가 나타나는 것으로 상부운동신경 장과 하부운동신경 장의 감별에 이용한다.

3) 검사

(1) 대변 잠혈 검사
50세 이상에서 대장암의 선별검사로 대변 잠혈 검사가 필요하다.

(2) 복부 방사선 촬영
분변 매복, 거대결장, 장 폐쇄, 장 천공 등의 감별을 위해 사용할 수 있다.

(3) 결장 통과 시간(Colon transit time, CTT)
검사 방법이 단순하고 안전하며 수행하기가 쉬워 임상에서는 Metcalf의 방법을 많이 사용한다. 고리 모양의 방사선 비투과 표식자(marker)가 20개씩 들어 있는 캡슐을 3일 동안 연속으로 복용하고, 복용 후 5일째 누운 자세에서 단순 복부 방사선 촬영을 시행한다. 단순 복부 방사선 사진을 우측 결장, 좌측 결장, S자결장과 직장의 세 구역으로 나누어 사진 상에 남아 있는 고리 모양의 표식자 수를 측정한다. 결장 통과 시간은 남아 있는 표식자 수에 1.2를 곱한 값으로 한다. 복부 구획 방법은 척추의 극돌기 연결선의 우측과 제 5요추에서 골반 출구 상부를 연결한 선의 위쪽을 우측 결장으로 하고, 척추의 극돌기 연결선의 좌측과 제 5요추에서 전상장골능선을 연결한 선의 위쪽을 좌측 결장으로 정한 후 나머지 부위는 직장과 S자 결장 부위로 한다. 정상인의 경우 12~24시간 정도로 측정되며 척수 손상 환자의 경우 전체 결장 통과 시간이 정상인에 비해 지연되고, 특히 좌측 결장에서 많이 지연되며, 변비 증상이 있는 경우 대장 통과 시간 지연과 유의한 관련이 있다.

(4) 직장역동검사(Rectodynamic study)
요류역동검사(urodynamic study, UDS)와 비슷한 개념으로 직장 내 압력과 항문관 압력 및 항문괄약근의 전기적 활동을 측정하여 변 배출 기능을 평가하는 검사다. 세 개의 관(lumen)으로 구성된 카테터를 항문으로 삽입 후, 하나는 물을 주입하여 풍선을 팽창시켜 직장 내 압력을 가하게 되며 다른 관들은 각각 직장 내 압력과 항문관 압력을 측정한다. 침전극을 이용하여 외항문괄약근의 전기적 활동을 측정한다. 자극이 없는 안정 시와 발살바법 혹은 풍선에 의한 직장 팽창 시 압력의 변화와 전기적 활동을 측정한다. 직장 역치(threshold)는 항문 내 압력이 0으로 감소할 때의 직장 내 압력으로 20~30 cmH₂O 정도이다. 직장 여유 용적은 변 배출 직전까지의 최대 허용 용적으로서 정상인의 경우 식염수를 150~300 ㎖ 정도 주입하면 직장 내 압력이 급작스럽게 상승하고 외항문괄약근의 긴장도가 감소하여 변 배출이 유도된다. 식염수를 계속 주입하여 직장 내 압력이 증가하면 일시적으로 직장-항문 억제 반사에 의해 항문관 압력의 감소가 관찰된다.

Ⅲ. 병변 위치에 따른 병태생리

1. 상부운동신경원 장(Upper motor neuron bowel)

병변이 척수원뿔(conus medullaris)이 위치한 제1 요수 이상인 경우로 천수 신경과 항문괄약근 기전 사이의 반사 신경 경로가 유지되어 있다. 전체 결장의 운동성이 감소되어 결장 통과 시간은 보통 72시간 이상으로 연장되어 있다. 그러나 S자결장, 직장, 항문괄약근 기전은 그 기능이 유지되어 있으므로 항문괄약근 긴장도가 유지되고, 항문피부 반사와 구해면체근 반사가 정상적으로 나타나며, 항문 모양이 정상으로 관찰된다. 배뇨 시 복압 증가가 나타날 때 외항문괄약근의 긴장도가 증가하는 방광-직장 반사(vesico-rectal reflex)가 유지되어 있다. 결장의 순응도(compliance)는 초기에는 정상 범위로 유지된다. 그러나 직장괄약근 협동장애(rectal sphincter dyssynergia)가 지속되는 경우 나중에는 보상이 안 되어 결장의 순응도가 감소 할 수 있다. 결장의 순응도가 감소하면 압력 증가에 따른 수축 등의 반사 작용이 저하되어 결장의 운동성이 감소하므로 변비 또는 배변 장애의 원인이 된다.

병변이 흉수일 경우 자율 신경계를 통한 구심성 신호 전달이 유지되어 있다. 자율 신경계를 통한 신호의 구심성 전달은 척수 손상 부위를 거치지 않고 직접 척추주위 교감신경줄기(sympathetic trunk)나 미주신경을 통해 이뤄지기 때문이다. 이러한 경우 미주신경을 통한 위-결장 반사는 유지되어 있으므로 식사 후 장의 연동 운동이 증가한다. 또한 환자들이 절박한 변의를 잘 느끼지 못하지만 직장과

결장 내 압력이 증가하면 막연한 복부 팽만감을 느끼게 되어 이때 배변을 유도할 수 있다. 병변이 경수일 경우 위 운동성이 감소되어 위 배출 시간(gastric emptying time)이 연장되고, 위-결장 반사가 유지되어 있는지는 불확실하다.

2. 하부운동신경원 장(Lower motor neuron bowel)

병변이 제1 요수 아래인 경우 천수운동신경세포가 손상되거나 천수 신경과 항문괄약근 기전 사이의 반사 신경 경로가 손상되어 있다. 따라서 S자결장, 직장의 운동성과 항문괄약근 기전의 기능이 감소하게 된다. 결장 통과 시간은 6일 이상으로 상부운동신경 장보다 더 연장되어 나타난다. 외항문괄약근의 위축으로 항문 윤곽이 편평해지게 된다. 병변의 정도에 따라 항문피부 반사와 구해면체 반사의 감소 또는 소실이 나타날 수도 있다.

결장 운동성이 상부운동신경원 장보다 감소되어 있으므로 변 배출이 더 어렵게 되어 변비가 발생하기 쉽고, 항문괄약근 기전의 기능 감소에 따른 대변실금이 발생하기 쉽다. 특히 복압이 증가할 때 방광-직장 반사의 감소로 대변실금이 쉽게 발생하므로 일상생활에서의 큰 제한점이 될 수 있다. Smith 등(2016)은 4세부터 13세까지의 척추이분증 환자의 절반 이상에서 실변이 문제가 되고 실금보다 더 삶의 질을 제한한다고 보고한 바 있다.[5] 그렇다고해서 실변을 줄이기 위하여 변을 딱딱하게 하면 부피가 커지게 되어 분변 매복이 초래될 수 있다. 이런 경우 항문괄약근 기전이 과팽창(overstretching)되고, 반복될 경우 방어 반사의 소실로 대변실금이 발생할 수 있으며, 치질, 직장 탈출, 게실 등의 합병증이 초래된다.

Ⅳ. 배변 습관화 프로그램(Bowel habituation program)

1. 목적

병전 배변 습관, 가정 및 외부 환경, 개인적 선호도 등을 종합적으로 고려하여 개인에 고유한 프로그램(individualized patient centered program)을 만들어야 한다. 배변관리의 목적은 ① 대변실금을 방지 ② 합병증(예; 변비, 치질 등) 방지 ③ 효율적인 배변(예; 배변에 필요한 시간, 배변에 필요한 도움과 노력 등) 등이라고 볼 수 있다.

2. 배변 습관화 프로그램의 개요

급성기부터 배변 습관화 프로그램을 시작하여야 하며 배변 기능이 완전히 회복되지 않는다면 평생 동안 프로그램을 지속하여야 한다. 배변 습관화 프로그램은 간단하고 장기적으로 부작용이 없는 단계부터 시작하는데, 습관화가 되지 않으면 단계적으로 복잡하고 장기적으로는 부작용이 발생할 수도 있는 강력한 방법을 사용한다.[6]

프로그램을 처음 시작할 때에는 매일 일정 시간에 (주로 식후에) 배변 훈련을 하다가 배변량에 따라 상부운동신경원 손상에서 주로 보이는 반사성 신경인성 장(reflexic bowel)에서는 2일에 1회로 간격을 늘릴 수 있다. 그러나 하부운동신경원 손상(cauda equina syndrome)에서 주로 보이는 무반사성 신경인성 장(areflexic bowel)에서는 대변실금의 위험이 높기 때문에 보통 매일 배변 훈련을 시행하고 필요에 따라 1일 2회 시행하기도 한다.

예정된 시간에 배변이 3~5회 동안 원활하게 이루어지면 좌약을 쓰지 않는다거나 약물을 교체하는 등 배변 습관화 방법을 간단하게 할 수 있도록 조정한다.

배변 시간은 통상적으로 1시간 이내를 목표로 한다. 배변 습관화는 수개월에 걸쳐서 완성되므로 인내심을 가지고 추진하여야 한다.

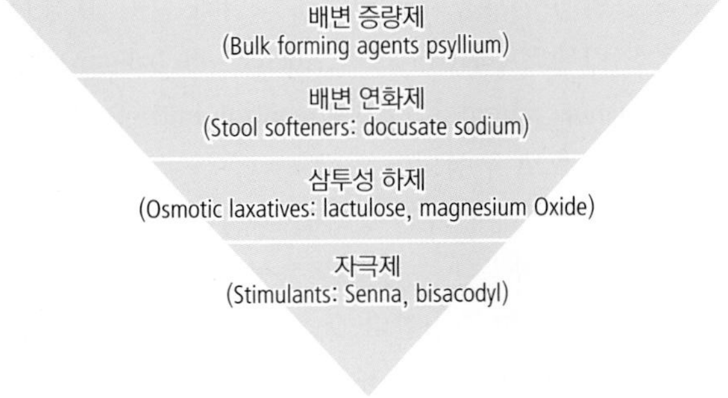

그림 22-5 | **배변 훈련에 사용하는 약물의 종류 및 예시**

3. 배변 습관화 프로그램의 시작

1) 수분 섭취와 활동의 증대

수분 섭취량을 늘리면 변의 경도(consistency)가 무르게 되어 대장 통과 시간의 단축 효과를 볼 수 있다. 그러나 방광관리 프로그램과 상충될 수 있으므로 임상가의 세심한 조율을 필요로 한다.

2) 손가락 자극

손가락 자극(digital stimulation)은 대장의 연동 운동(peristalsis)을 항진시키고 외항문괄약근(external anal sphincter)을 이완시킬 목적으로 시행한다. 손가락에 글러브를 끼고 젤리를 바른 후(손가락을 대략 두 마디 정도까지 넣고) 서서히 돌린다. 대략 15~20초간 돌리는데, 돌리는 도중에 괄약근이 이완되고 가스나 변이 나오도록 한다. 돌리는 시간은 1분을 넘기지 않도록 하며 5분에서 10분간 휴식을 가진 후 다시 돌리도록 한다. 통상적으로 3회 시행한다.

휴식 시간에 또는 배변 훈련을 시작하기 직전에 push-up, abdominal massage, Valsalva maneuver, deep breathing, ingestion of warm fluid, forward leaning 등을 보조적으로 사용할 수 있다. Abdominal massage의 방향은 대장 운동의 방향과 맞추어 시계 방향으로 진행하도록 한다.

하부운동신경원 손상에서 주로 보이는 무반사성 신경인성 장 에서는 손가락 자극 대신 manual evacuation을 주로 사용한다. 손가락을 직장에 넣고 변을 파쇄하여 꺼내거나 갈고리 모양으로 손가락을 만들어 변을 잡아 뺀다.

Manual evacuation은 좌약을 사용하기 전에 직장을 비우기 위하여 사용하기도 한다.

4. 약물치료

변의 굳기를 조정하기 위하여 배변 습관화 프로그램의 시작 단계부터 경구 약물을 사용하는 경우가 많다. 반사성 신경인성 장에서는 부드러운 대변(soft formed stool)이 목표이고, 무반사성 신경인성 장에서는 대변실금을 예방하기 위하여 비교적 단단한 대변 (firm formed stool)이 목표이다. 예를 들어, 손가락으로 눌렀을 때 손가락 자국이 나는지 손가락으로 눌렀을 때 부서지는지 등의 여부로 판단할 수 있다.

사용할 수 있는 약물은 그림 22-5과 같이 여러 종류가 있는데, 초기부터 lactulose와 같은 강력한 osmotic agent 나 senna와 같은 stimulant는 사용하지 않는다. 특히 국내 에서는 단일 제제보다는 복합 제제가 대부분이므로 약의 성분을 확인해 보아야 하며 docusate와 같은 stool softner 는 단일 성분으로는 생산되지 않는다. 따라서 초기에는 psyllium과 같은 bulk forming agent를 적극적으로 사용 할 수 있으나 이 범주의 약물을 사용할 때에는 수분 섭취 량을 같이 늘려 장폐색의 가능성을 방지하여야 한다. 또한 물에 타서 조금 지나면 침전이 되고 입에 달라붙기 때문 에, 투약이 실제로 잘 이루어지는지 반드시 확인해 보아야 한다.

5. 배변 습관화 프로그램의 강화

1) 좌약의 사용

위의 방법으로도 예정된 시간에 규칙적으로 배변이 되 지 않으면 좌약을 사용한다. Glycerin 좌약은 mild local stimulant and lubricating agent로서 배변 습관화 프로그 램의 초기부터 사용할 수 있으나 국내에서는 생산되지 않 는다. 다만 그림 22-6과 같은 형태의 20~30 cc glycerin 관 장액이 광범위하게 사용되고 있는데, 이에 대한 국내의 조 사 자료는 아직 없다. 국내에서 생산되는 좌약은 bisacodyl 밖에 없는데, bisacodyl은 대장 점막을 직접 자극하여 연 동 운동을 유발하는 기능을 한다.

좌약은 대부분의 한국인 손가락 길이로는 가능한 깊이 넣어야 하며 손가락에 닿는 변을 제거하고 벽에 붙인다는 느낌으로 넣어야 한다.

2) 경구 자극제의 사용

장기적인 bisacodyl이나 senna의 사용은 대장 내시경에서 대장 점막이 검게 착색되어 보이는 melanosis coli나, 약물 에 반응이 무디어지거나(cathartic colon) 반응이 거의 없는 (atonic colon) 상태 등을 유발하므로 배변 습관화 프로그램 중 강화 과정에만 사용하고 배변이 습관화 된 후에는 약물 사용을 중단하여야 한다.

과거에는 cisapride와 같은 하부 위장관 운동 항진제

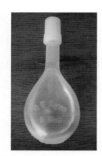

그림 22-6 | 국내에서 생산되는 20~30 cc glycerin 관장액

(prokinetic agent)가 많이 사용되었으나 심장 리듬 이상 (cardiac arrhythmia)과 관련된 사망이 보고되면서 더 이상 생산되지 않고 있다. 아직 이를 대치할 약물은 생산되지 않고 있으며 아직 metoclopramide, domperidone 등의 약 물이 하부 위장관에 영향을 준다는 어떠한 근거도 없는 상 태이다.

V. 경항문 세척법(Trananal irrigation)

1. 구성 및 사용 방법

경항문 세척법(transanal irrigation)은 물을 이용한 역방향 관장(retrograde enema)으로 볼 수 있으며 현대 의학이 도 입되기 이전부터 '장을 물로 세척하여 독성을 제거한다' 는 개념으로 다양한 질병에 사용되어 왔다. Coloplast사에 서 Peristeen® Anal Irrigation System (Coloplast A/S, Hum-lebæk, Denmark)(그림 22-7)이라는 제품명으로 상품화하면 서 주로 유럽에서 사용되고 있는데 그림과 같이 ① 풍선이 달린 직장 카테터(coated rectal catheter with balloon) ② 수 동 펌프(manual pump) ③ 조정판(control unit) ④ 물주머니 (water bag) 등으로 구성되어 있다.

카테터를 직장에 삽입하고 풍선을 부풀려 직장에서 빠지 지 않도록 하고 따뜻한 수돗물을 수동 펌프(manual pump) 를 사용하여 천천히 주입한다. 초기 주입량은 750 ㎖ 정도 이며 필요 시 1500 ㎖까지 용적을 늘릴 수 있다. 물을 주 입한 후 풍선에서 바람을 빼고 카테터를 제거한 후 물과

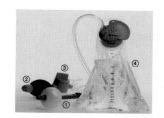

그림 22-7 | Peristeen Anal Irrigation System

동영상 22-1

변이 빠져나오도록 한다(동영상 22-1).

2. 적응증

적응증에 대한 일치된 견해는 없는 상태이나 척수 손상인에게 경항문 세척법을 적용한 연구들에서는 대부분 ① 배변 시간이 30분 이상인 경우 ② 한 달에 1회 이상의 대변 실금이 있는 경우 ③ 배변 전이나 배변 중에 자율 신경반사이상의 증상을 경험한 적이 있는 경우 ④ 배변 전이나 배변 중에 복부 불편감이 있는 경우 등 중 1개의 항목이라도 해당이 되면 적응증에 포함시켰다.[7]

금기증은 ① 복부나 회음부에 수술의 병력이 있는 경우 ② 임신 또는 수유 중인 경우 ③ 정신적 불안정성(mental instability) 등이 있는 경우이다.

3. 효과

Christensen 등(2006)이 척수 손상인을 대상으로 하여 시행한 연구에서는 경항문 세척법을 10주 동안 시행하였을 때 클리브랜드 클리닉 변비 점수 체계(Cleveland Clinic constipation scoring system), 세인트 마크 대변실금 점수 체계(St. Mark's fecal incontinence grading system), 신경인성 장

기능이상 척도(Neurogenic bowel dysfunction score) 등에서 통상적인 배변 훈련만을 시행한 그룹과 비교하였을 때 호전됨을 보고하였다.[8]

4. 합병증 및 부작용

직장 천공 증례 보고가 있으나 응급실 방문이 필요할 정도의 주요 합병증은 매우 드물다. 그렇지만 사용시 불편을 초래하는 작은 부작용(minor side effect)는 비교적 흔하다.

Faaborg 등(2009)은 3년간의 추적 연구에서도 경항문 세척술을 정기적으로 사용하고 있는 84명의 성공적인 사용자에서도 전혀 부작용을 경험한 적이 없는 사람은 50% 남짓에 불과하였다. 이 연구의 많은 사용자들이 복통, 복부 불편감, 피로, 발한, 오한, 두통, 안면 홍조 등의 경험을 한 것으로 보고하였다.[9] 그렇지만 척수 손상인에게 이 방법을 적용한 국내 연구에서는 경항문 세척법의 부작용의 비율은 높았지만 부작용 자체가 이 방법을 중단하는 사유가 되지 않았다고 보고한 바 있다.[10]

VI. 수술적 치료

척수 손상에 의한 신경인성 장의 초기에는 식이 조절, 수분 섭취, 약물, 다양한 수기를 이용한 배변 자극을 주는 보존적 치료가 원칙이다. 그러나 대부분 1년 이상 보존적 치료를 하여도 효과를 못 거두게 되면 수술적 치료를 고려해야 한다.

1. 앞방향 대변실금 방지 관장(Malone antegrade continence enema, MACE)

1990년에 Malone에 의하여 첫 보고된 방법으로 충수-맹장 조루술(appendicocecostomy)을 통해 주기적으로 물을 주입하는 방법이다.[11] 반복적 분변 매복과 이로 인한 자율 신경반사이상이 반복되고 장 자극제 등 약물에 잘 반응하지 않을 때 고려해 볼 수 있다. 수술적 처치를 통해 충수와

맹장에 복벽을 통해 노출하여 관이 들어갈 수 있도록 구멍(stoma)을 만든다(그림 22-8). 구멍을 통해 물 200~600 ㎖를 주입하여 결장의 강한 연동 운동을 유발하여 10~20분 내에 배변을 유발한다. 손가락 자극을 동시에 시행하면 도움이 된다. 상부운동신경원 장에 있어서 여러 가지 수술적 치료 방법 중 치료 효과와 환자 선호도가 가장 좋고 합병증이 적다고 알려져 있다.

2. 천수 전방 신경근 자극(Sacral anterior root stimulator, SARS)

1970년대부터 연구되기 시작하여 신경인성 방광 및 신경인성 장 증상 완화를 목적으로 천수 전방 신경근 자극법(sacral anterior root stimulation)이 사용되어 왔다(그림 22-9). VOCARETM 등과 같은 제품으로 상품화되기도 하였다. 이 제품은 천추 1-3번 후궁절제술(S1-3 laminetomy) 후 양측 천수 2-4번 신경근(S2-4 root)에 전극을 거치하여 초단위의 짧은 시간동안 자극하였다가 자극을 중지하면 평활근인 배뇨근근육(detrusor muscle)은 서서히 이완되면서 압력을 유지하나 골격근인 요도 외괄약근과 골반기저 근육(pelvic floor muscle)은 빨리 이완되기 때문에 두 근육의 생리적인 이완 속도의 차이에 의하여 발생하는 방광 내 압력을 이용하여 배뇨를 유도하는 시스템이다. 또한 S2-5 posterior rhizotomy를 시행하여 반사궁(reflex arc)을 끊는데, 이는 자극하지 않는 시간 동안에 continence 유지, 방광 용적 증가, detrusor sphincter dyssynergia의 감소, 자율 신경반사이상의 발생 빈도 감소 등이 목적이다.

천수 전방 신경근 자극법으로 대장 및 직장의 활동도 증진시킬 수 있으며 Creasey 등(2001)과 Valles 등(2007)은 방광 기능적 전기 자극 시스템(bladder functional electrical stimulation system)을 사용하는 척수손상 환자에서 배변 시간의 단축, 좌약의 사용량 감소, 배변 간격(frequency)의 단축 등을 보고하였다.[12,13]

3. 장루술(Colostomy)

기존의 보고에서 가장 중요한 적응증은 배변 시간의 연장이다. Safadi 등[14]의 보고(2003)에서는 주당 배변시간이 평균 14.5시간, Rosito 등[15]의 보고(2002) 등에서는 13.7시간 등이었다. 이외에도 욕창 치료를 위하여 일시적으로 장루를 설치하거나 항문질환(anal fistula, rectal abscess, rectal-ulcer 등)으로 장루를 설치하여야 하는 경우도 있다.

후향적 관찰연구가 대부분인 기존의 보고에서는 매우 효과가 있는 것으로 나타난다. Branagan 등[16](2003)은

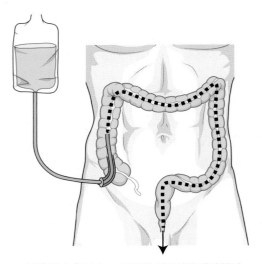

그림 22-8 | Malone 앞방향 대변실금 방지 관장

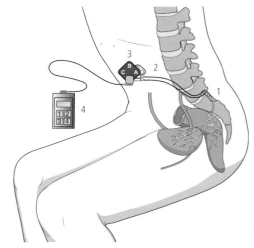

그림 22-9 | 천수 전방 신경근 자극법(Sacral anterior root stimulation)

31명 중 30명에서 배변 관리시 독립성과 배변 관련 삶의 질 등이 향상되었다고 보고하였다. Luther 등[17](2005)은 대장루를 시행한 76명의 척수 손상인과 그렇지 않은 296명의 척수 손상인과의 비교에서 배변 관련 삶의 질(bowel related quality of life)과 만족도에 있어 차이가 없음을 보고하였다.

이렇게 긍정적인 보고에도 불구하여 장루가 미칠 수 있는 심리적 영향은 여전히 어려운 문제이다. Krouse 등[18](2007)은 대장암, 염증성 장질환 등으로 장루 수술을 시행한 599명의 환자 중 절반 정도에서 장루 수술을 한 이후 단 한 번도 성적인 관계를 맺어본 적이 없으며 성적인 친밀감에 영향이 있다고 생각하는 것으로 보고하였다.

절개한 대장의 원위부에서 항문으로 장액이 배출되는데, 시간이 지남에 따라 배출량이 감소한다. 가장 흔한 부작용은 장루 주변의 피부 손상인데, 대부분 보존적으로 치료 가능하다. 수술이 필요할 수 있는 합병증으로는 탈장이 있다. Branagan 등[16](2003)은 31명의 척수손상 환자 중 3명에서 탈장이 발생하였으며 그 중 1명에서는 수술적 치료가 필요하였음을 보고한 바 있다. 장루를 만들 때 복직근을 통과하여 만들기 때문에 복부 비만, 복압 상승 등이 탈장의 발생에 영향을 줄 수 있다.

이외의 합병증으로 장루의 구멍이 좁아지는 장루 협착, 장루의 높이가 피부보다 낮아지는 함몰 등이 발생하여 수술적인 치료가 필요할 수 있다.

참고문헌

1. Han TR, Kim JH, Kwon BS. Chronic gastrointestinal problems and bowel dysfunction in patients with spinal cord injury. Spinal Cord. 1998 Jul;36(7):485-90.

2. Kim JY, Koh ES, Leigh J, Shin HI. Management of bowel dysfunction in the community after spinal cord injury: a postal survey in the Republic of Korea. Spinal Cord. 2012 Apr;50(4):303-8.

3. Krogh K, Perkash I, Stiens SA, Biering-Sørensen F. International bowel function basic spinal cord injury data set. Spinal Cord. 2009 Mar;47(3):230-4.

4. Krogh K, Perkash I, Stiens SA, Biering-Sørensen F. International bowel function extended spinal cord injury data set. Spinal Cord. 2009 Mar;47(3):235-41.

5. Smith K, Neville-Jan A, Freeman KA. The effectiveness of bowel and bladder interventions in children with spina bifida. Dev Med Child Neurol. 2016 Sep;58(9):979-88.

6. Consortium for Spinal Cord Medicine. Clinical practice guidelines: Neurogenic bowel management in adults with spinal cord injury. J Spinal Cord Med. 1998 Jul;21(3):248-93.

7. Christensen P, Krogh K, Buntzen S, Payandeh F, Laurberg S. Long-term outcome and safety of transanal irrigation for constipation and fecal incontinence. Dis Colon Rectum. 2009 Feb;52(2):286-92

8. Christensen P, Bazzocchi G, Coggrave M, Abel R, Hultling C, Krogh K, Media S, Laurberg S. A Randomized, Controlled Trial of Transanal Irrigation Versus Conservative Bowel Management in Spinal Cord-Injured Patients. Gastroenterology 2006;131:738-747

9. Faaborg PM, Christensen P, Kvitsau B, Buntzen S, Laurberg S, Krogh K. Long-term outcome and safety of transanal colonic irrigation for neurogenic bowel dysfunction. Spinal Cord. 2009 Jul;47(7):545-9.

10. Kim HR, Lee BS, Lee JE, Shin HI. Application of transanal irrigation for patients with spinal cord injury in South Korea: a 6-month follow-up study. Spinal cord. 2013 May;51(5):389-94.

11. Malone PS, Ransley PG, Kiely EM. Preliminary report: the antegrade continence enema. Lancet. 1990 Nov 17;336(8725):1217-8.

12. Creasey GH, Grill JH, Korsten M, U HS, Betz R, Anderson R, Walter J. An implantable neuroprosthesis for restoring bladder and bowel control to patients with spinal cord injuries: a multicenter trial. Arch Phys Med Rehabil 2001 (82) 1512-9.

13. Valles M, Rodriguez A, Borau A, Mearin F. Effect of sacral anterior root stimulator on bowel dysfunction in patients with spinal cord injury. Dis Colon Rectum 2009 52 (5) 986-92.

14. Safadi BY, Rosito O, Nino-Murcia M, Wolfe VA, Perkash I. Which stoma works better for colonic dysmotility in the spinal cord injured patient? Am J Surg. 2003 Nov;186(5):437-42.

15. Rosito O, Nino-Murcia M, Wolfe VA, Kiratli BJ, Perkash I. The effects of colostomy on the quality of life in patients with spinal cord injury: a retrospective analysis. J Spinal Cord Med. 2002 Fall;25(3):174-83.

16. Branagan G, Tromans A, Finnis D. Effect of stoma formation on bowel care and quality of life in patients with spinal cord injury. Spinal Cord. 2003 Dec;41(12):680-3.

17. Luther SL, Nelson AL, Harrow jj, Chen F, Goetz LL. A Comparison of Patient Outcomes and Quality of Life in Persons With Neurogenic Bowel Care Program Vs Colostomy. J Spinal Cord Med 2005;28:387-393.

18. Krouse R, Grant M, Ferrell B, Dean G, Nelson R, Chu D. Quality of life outcomes in 599 cancer and non-cancer patients with colostomies. J Surg Res. 2007 Mar;138(1):79-87.

23

부동과 침상안정의 합병증
Complications of Immobilization and Bed rest

| 박희원

I. 머리말

침상안정과 부동(不動, immobilization)은 외상과 및 각종 질환의 환자들에서 빈번히 발생한다. 그러나, 침상안정과 부동은 손상받은 신체 일부의 급성기 치료에는 효과적이지만, 오래 지속될 때는 악영향을 끼칠 수 있다. 학자들이 비활동(inactivity)의 위험성, 그리고 활동(activity)의 장점에 대해 인지하기 시작한 것은 약 40년 정도밖에 되지 않았다.[1] 부동으로 인한 문제들은 초기 질병이나 외상을 더 악화시킬 수도 있으며, 초기의 문제보다 더 심각해 질 수도 있다.

부동으로 인한 합병증들은 이미 발생한 후 치료하는 것보다는 예방을 하는 것이 바람직하다. 다음과 같은 여러 상황에서의 부동은 합병증을 일으킬 수 있다.

- 장기간의 침상안정(질환의 급성기 또는 회복기)
- 마비
- 보조기나 석고붕대(cast)로 인한 신체 일부의 부동
- 관절 강직이나 통증으로 인한 움직임의 제한
- 신경정신과적 질환: 긴장증(catatonia) 또는 히스테리성 마비
- 감각의 소실: 환자의 체위변경에 악영향

만성 질환자, 장애인, 노인들이 특히 고위험군에 해당한다.[2] 이 환자들은 이미 생리적 기능이 상당히 저하되어 있으므로 부동으로 인한 추가적인 기능의 저하가 더 두드러지게 나타날 수 있다. 표 23-1은 침상안정과 부동으로 인한 여러 근골격계 및 심혈관계의 합병증을 나열하고 있다.

어떠한 원인이든 간에 환자가 신체 부위를 장기간 사용하지 않는 경우 기능의 저하는 필연적이다. 국소적인 관절의 구축과 근육의 위축에서부터 심혈관계통 및 내장 기관의 약화에 이르기까지, 부동과 폐용으로 인한 2차적인 건강 상태의 악화는 매우 다양하며 광범위하다. 불과 50여 년 사이에 얻어진 부동의 각종 생리학적 악영향에 대한 지식의 발전은, 근대 의료현장으로부터 지속된 침상안정과 휴식을 기본으로 하는 치료 방향을 근본적으로 재검토하게 만들었다. 따라서 과거와는 달리 현재의 의사들은 허리 통증 환자나 심근경색 환자, 각종 수술 후 환자 등에게 무조건적인 절대 안정을 처방하는 경우는 드물다.

그러나 골절 부위의 유합을 위해서나 낙상의 우려 등 불가피한 요인으로 신체움직임을 제한하는 경우는 여전히 의료현장에서 빈번하게 일어날 수밖에 없다. 특히 고령자 및 시설 생활자의 증가와 같은 인구학적, 사회적인 변화로 의해, 실제 진료 현장에서 임상 의사가 접하게 되는 부동의 폐해들은 오히려 더 늘어나는 추세에 있다.

생체의 움직임이 없거나 감소한 상태가 지속되어 신경계, 근골격계, 심혈관계, 호흡기계, 위장관계, 비뇨기계 등을 포함한 전신의 기능저하가 초래되어 발생하는 병적인 상태[3], 소위 부동증후군(immobilization syndrome) 혹은 폐용증후군(disuse syndrome)을 별도의 질병으로 간주할 것

607

인지에 대해서는 다소 의견이 엇갈려 왔다. 그러나 WHO 가 2016년 개정한 ICD10에서 M62.8 Immobility syndrome을 별도 분류하기 시작하는 등 부동으로 인한 의료 비용과 입원일수의 증가 등 사회경제적 영향에 대한 인식 이 높아지면서 의학적 관심도 커지고 있다. 특히 급격한 고령화가 진행되고 있는 한국의 의료 현실상 이미 노인 환 자의 탈원화를 어렵게 하는 큰 요인으로 대두되고 있고 부 동증후군이 향후에는 1, 2차 의료기관의 내원 환자 및 재 활의학과 병동 입원 환자들 중 적지 않은 비중을 차지하게 될 것으로 전망한다. 일본의 경우에는 폐용증후군, 혹은 생활불활발병으로 분류되는 상태가 노인 인구에서의 입원 재활치료 수요의 상당부분을 차지하고 있다.

이 장에서는 부동이 어떠한 생리학적 변화를 가져오는 지 알아보고 부동 증후군을 예방하거나 치료할 수 있는 재 활 의학적 접근법에 대해서도 정리하고자 한다.

표 23-1 | 부동에 대한 신체의 반응[4]

계통	영향
근골격계	근력약화, 피로, 근 위축 근 관절 구축, 근 긴장 및 통증 골다공증 고칼슘혈증
심폐기계	체액의 재배치 탈수 기립성 조절장애 심폐능력의 감소 최대산소섭취량의 감소 기관지 분비물의 제거 능력 약화 울혈성 폐렴
비뇨기계 및 소화기계	요 정체, 요석, 요로감염 식욕부진, 변비
대사 및 내분비계	내당능 장애 전해질 이상 부갑상샘 호르몬 생성의 증가 여러 호르몬 수치의 이상변화
면역계	상처 회복능력의 장애 세포 면역능의 감소 감염에 대한 저항력의 감소 항염증 억제력의 감소
인지 및 행동	감각 결핍 혼돈 및 지남력 상실 불안 및 우울, 기억력 감소 균형 및 조화능력의 장애
세포/유전	유전자 발현의 감소 미토콘드리아 기능이상

II. 근골격계 합병증

근골격계에 대한 부동의 영향은 크게 근감소증과 골밀도 의 감소, 관절 및 주위 연부조직의 구축으로 나타난다. 근 골격계에서는 외연적으로 부동으로 인한 영향을 가장 확 연하게 관찰할 수 있다. 근골격계의 기능 저하는 낙상으로 인한 부상과 2차적인 이동 능력의 감소, 일상생활 의존 등 을 일으켜 다시 이로 인해 부동을 증가시키고 후유증이 악 화되는 악순환을 가져오는 주범이다.

1. 근육 약화와 위축

지속된 부동의 가장 확실한 결과는 근력 및 지구력 저하이 다. 완전한 휴식상태의 근육은 매주 10%에서 15%의 근력 저하가 일어난다. 정상근력의 거의 절반 정도가 3~5주의 부동 이후 사라지게 된다. 침상안정을 한 환자들이나 무중 력상태의 우주비행사들[5-7]의 경우 가장 먼저 약해지는 근육 은 하지와 체간의 중력 저항근이다. 중력 저항근의 경우 다 른 골격근보다 부동 시 더 빨리 근력을 잃게 되는데, 이는 근육토크의 점진적인 저하 때문으로 알려졌다.[8] 자세 및 이 동성(locomotive) 근육은 장력 유발 능력을 잃게 된다.

근육은 일정한 신체적 부하 수준에 대응하여 항정 상태 를 유지하고 있다. 운동강도의 증가가 근육의 비대를 유발 하는 것과 반대 개념으로, 근육에 대한 부하의 감소는 근육 량의 감소와 근력의 저하를 가져온다. 특히 부동에 의한 근 력 약화와 위축의 원인은 다양한데, 근섬유의 감소 및 위축 과 함께 심폐기능의 저하와 운동신경원의 손실이 영향을 미 친다. 부동에 대한 근육의 반응은 근섬유의 종류와 위치, 크 기에 따라 상이하며 성별과 연령에 따라서도 차이가 존재한 다. 부동으로 인해 약화된 근육에 적절한 부하가 다시 주어 질 경우 천천히 회복될 것이나, 활동의 감소가 계속 유지되 는 경우 전형적인 이차성 근감소증으로 진행할 수 있다.

전신적 근력 약화는 일상 생활 및 직업활동은 물론 계 단 오르기, 심지어 걷기조차 어렵게 한다. 국소적 근력 약 화는 뼈가 골절되거나 부상 당했을 때 석고붕대를 감을 시 발생할 수 있다. Le Blanc 등[9]은 아홉 명의 남성 지원자들 에서 절대적 침상안정 후 근육 위축 및 강도 변화를 확인 했다. 근육 면적을 계산하기 위하여 자기 공명 영상을 촬영하였고, 근력을 측정하기 위해 Cybex 동력계(dynamom-eter)를 사용하였다. 족저굴근(gastrocnemius and soleus)의 면적은 12% 감소하였고 강도는 26% 감소하였다. 족배굴근의 근면적 및 근력은 유의하게 감소하지 않았다. 이들 결과는 심한 정형외과적 장애 및 신경근육계 장애가 있는 환자들, 그리고 자발적으로 활동하지 않는 사람들(많은 노인들)에 대해 많은 시사점을 남긴다.

불행히도 저사용으로 인한 근력 약화는 회복이 느리다. 저사용으로 인한 근력 약화는 최대하운동(submaximal exercise, 최대치의 65%~75%) 시행 시 주당 6%의 비율로 회복되기 시작한다.[10] 근력은 매일 최대 근력의 20% 이상만 수축시켜주는 운동을 수 초간 시행한다면 유지되거나 심지어 증가될 수 있다.[1] 기능적 전기 자극 및 바이오 피드백 훈련은 중력 이하의 근력을 가진 근육의 근력을 증가 또는 유지시킬 수 있다.

완전한 휴식은 또한 근력 저하, 신진 대사 감소로 인해 지구력 감소[11], 혈액순환 감소를 일으킬 수 있다. 저하된 지구력은 환자의 피로도를 높여 동기 부여를 줄이고 더욱 더 활동저하를 유발해 악순환의 고리를 만들게 되며, 더욱 극심한 피로를 유발한다.

근육 위축은 근육 질량의 저하로 정의된다. 이는 근력 저하 및 지구력 저하의 원인일 수 있다. 휴식 상태의 정상 근육은 2개월 이내에 근 부피의 절반 이상이 감소된다.[10] 저긴장성 마비가 일어난 경우(예: 말초 신경 손상), 완전히 탈신경된 근육은 대략 95%의 근육량이 감소될 수 있다. 탈신경이 비가역적인 경우 근섬유는 영구적인 퇴행이 일어나 지방세포와 결합 조직으로 대체된다. 경직성 마비(예: 뇌졸중) 또는 부목 등으로 인해 사지가 부동인 환자의 경우는 근위축의 정도가 덜하며, 이는 대략 30%에서 40% 정도이다. 근위축, 근력저하, 지구력 저하는 환자의 일상생활을 방해하는 조절능력의 저하(poor coordination)을 야기시키게 된다.

부동에 의한 근감소증 진행 양상은 특히 백서를 이용한 동물 실험 모델에서 자세하게 기술된 바 있다. 백서에서 일반적으로 사용되는 실험 기법인 체중 지지 장치를 이용한 뒷발의 항중력근 부하 박탈 실험의 경우, 첫 1~2주 동안에 급격하게 근육량의 저하가 발생한 후 항정 상태로 진입하여 근육량이 더 줄지않고 유지되는 경과를 보인다. 이후 다시 부하가 적절하게 제공될 경우 해당 근육은 재성장하게 된다. 근육량의 저하는 주로 가자미근이나 장딴

지근과 같은 족저굴근에 나타나며, 앞정강근육이나 발가락 신전근과 같은 족배굴근 그룹에서는 상대적으로 천천히 나타났다. 조직학적 소견상 근섬유 단면적의 위축은 느리게 수축하는 제 1 형 근섬유에서 상대적으로 조기에 나타나고 이후 제 2 형 근섬유로 확산되는 양상을 보이는 것이 알려져 있다. 즉 근위축의 진행은 1 형 근섬유, 2A 형 근섬유, 2B 형(인간에서는 2X 형) 근섬유의 순서로 진행된다. 결국 부동상태에서는 제 1 형 근섬유의 비중이 높은 (50~80%) 대퇴사두근이나 장딴지근과 같은 항중력근의 위축이 다른 부위의 근육에서 보다 상대적으로 더 빨리, 그리고 더 심하게 나타나는 것이다. 또한 단순히 체중 부하만을 박탈한 경우보다는 관절의 움직임을 고정한 경우에 근위축이 더욱 심하게 발생하였고, 관절 고정 시 근육을 중립위나 신전 위치에 두지 않고 단축된 상태로 고정하는 경우에 더욱 심한 위축을 보였다.[12]

부동으로 인한 근육의 감소에 대하여 실제 인간을 대상으로 한 연구를 보면 엄격한 침상안정을 시행하였을 때 1주에 10~15% 수준의 근력의 저하가 예상되며, 마찬가지로 2주 정도 경과 시에 저하 속도는 완만해지고, 5주만에 35~50%의 약화가 관찰되었다.[13] 60세 이상의 고령자를 대상으로 한 보다 단기간의 침상안정 연구에서는 약 7~10일간의 침상안정으로도 평균 3~7% 정도의 제지방체중(lean body mass) 감소를 관찰할 수 있었다.

족부의 골절환자를 대상으로 족관절 고정 6주간 MRI를 촬영한 최근의 연구에서는 내측 장딴지근과 가자미근에서 가장 빨리 근육량의 감소가 나타났으며 그 정도도 제일 심한 것으로 보고되었다.[14] 해당 연구에서 다음 순위로 많이 위축된 근육은 앞정강근과 외측 장딴지근이었는데 이는 실제 보행 과정에서의 개별 근육의 활동 정도 순위와 상당히 일치한다. 또 다른 최근의 연구에서도 60일간의 침상안정 시에 내측 장딴지근과 가자미근을 포함한 종아리 뒤쪽 근육이 대퇴사두근이나 족배굴곡근에 비해 빨리 위축되는 것으로 나타났다.[15] 발가락 굴곡근은 다른 하지 근육에 비해 위축의 진행 속도가 느렸지만, 대신 실험이 종료된 후 회복에 걸리는 시간도 더 상대적으로 길었다.

건강한 성인에서 아주 장기간 지속된 부하 감소가 근육량에 미치는 영향에 대한 연구는 상당히 제한적이기 때문에 주로 미국과 러시아 등의 우주비행사들을 대상으로 한 사례 보고를 참고하여야 한다. 우주비행사가 장기간의

우주 비행으로 중력의 영향이 배제된 환경에 장시간 노출되는 경우, 백서에서와 마찬가지로 주로 대퇴사두근, 장딴지근 등 항중력근의 위축이 발생하는 것이 확인되고 있다. 8일간의 우주 비행 시 하지 신전근과 척추 기립근에서 6~8%의 체적 감소가 관찰된 반면, 우주정거장에서 6개월 이상 장기 체류한 경우에는 최대 20%까지 종아리 근육 체적이 감소하였고 수축력은 최대 40%까지 줄어든 것으로 보고되었다.[16-19]

한편 건강한 사람을 대상으로 물의 부력을 이용하여 항중력근의 부하를 완전 제거한 연구에서 만 3일 만에 의미 있는 대퇴사두근 근육 단면적의 감소와 근력의 저하, 운동단위 근섬유 구성 비율의 변화(type I에서 type II로)가 보고된 바 있다.[20] 이런 경우 개개 근섬유세포의 단면적 감소 이외에도 근섬유세포 숫자의 감소 및 근섬유 사이 지방세포 침윤 등이 나타나는 것으로 알려져 있다. 하지만 인간 대상 연구의 특성상 근육 표본이나 조직 검사 부위의 제한으로 인해 특히 대퇴사두근 이외의 근육에 대한 정보는 다소 부족하여, 사람에서 부동에 따른 구체적인 근섬유 변화 양상에 대해서는 아직 불확실한 것이 많다.[12,21]

부동에 의한 근육의 소실과 근력의 감소 현상을 보다 미시적으로 접근하면, 세포 생화학적 차원에서 근육 세포의 단백질 합성 저하와 단백질 분해 증강으로 인한 회전률(turn-over rate)의 변화, 그리고 근육세포의 자멸사(apoptosis) 두 가지 측면에서 분석할 수 있다. 최근의 연구 결과에 의하면 근섬유 세포의 세포주기와 단백질 합성에 관여하는 세포 신호전달 경로(cell signaling pathway) 중, 특히 IGF1-AKt-mTOR 경로에 의해 조절되는 단백질 생합성에 대한 영향과 유비퀴틴-프로테오솜에 의해 조절되는 단백질 분해 과정에 대한 효과가 다같이 주목받고 있다.[22-26]

부동에 의해 근육에 대한 부하가 제거된 경우 근육에서 이루어지는 단백질 생합성은 부동 1~2주 만에 평소의 30~50%까지도 감소하는 것으로 알려져 있다.[24] 따라서 전통적으로 부동에 의한 근육의 위축은 단백질 분해 및 근세포 사멸의 증가보다는 주로 새로운 단백질의 생합성 저해에 의해 대부분 충분히 설명되는 것으로 여겨졌다.[22,27]

반면에 단백질 분해의 세포 신호 전달 경로는 아직까지도 생합성 조절 과정에 비해 알려진 것이 적으며, 특히 정상적인 근원섬유가 어떻게 세포 내에서 프로테오솜에 의해 분해될 수 있는지는 알지 못한다. 그러나 부동에 노출된 근육에서 단백질 분해가 더 활발히 일어난다는 증거가 최근 들어 보고되고 있기 때문에, 근육의 위축과정에서 단백질 분해의 촉진이 단백질 생합성의 저해만큼이나 중요한 원인으로 작용하고 있을 가능성을 배제할 수 없게 되었다.

근육세포의 자멸사는 새롭게 관심을 받고 있는 부분이다. 현재 자멸사를 촉진하는 요인으로는 단백질 분해의 과다, 미토콘드리아의 효율성 저하, 유해 활성산소의 과다, DNA의 분절화 등이 복합적으로 작용하는 것으로 추측되고 있으며, 최근에는 caspase-dependent pathway 등 미토콘드리아 매개 물질에 의해 자멸사가 유발되는 기전이 주목 받고 있다.

따라서 현재까지 알려진 사실을 종합해볼 때 근육의 위축은 주로 근세포 내부의 단백질 균형의 붕괴와 세포 자멸사 촉진에 따른 현상으로 설명할 수 있다.

그러나 2~3일 이내의 단기간 부동을 유지한 환자, 즉 근육세포의 뚜렷한 생화학적 변화가 나타나기 전 단계에 있는 환자에서도 이미 최대 근력의 감소와 같은 근육 기능 저하가 관찰되는데, 이는 근섬유 자체의 변화보다는 주로 운동신경원 이상의 수준에서의 신경 적응(neural adaptation)과 그에 따른 근섬유 동원 능력의 변화에 의한 것으로 설명할 수 있다. 이는 특히 고령집단의 근력 감소에서 뚜렷하게 볼 수 있는 것 같다. 한 연구에 따르면 4일간 무릎 관절을 고정하고 근력의 감소를 연령에 따라 비교했을 때, 고령자에서는 중추신경계 흥분 자극의 감소가 근력의 약화에 기여하는 부분이 더욱 뚜렷했다. 이렇게 부동 시에 발생하는 중추신경계의 신경 적응뿐만 아니라, 최근에는 운동신경원 말단의 탈신경화도 생각보다 빨리 일어나며 초기 근력 감소에 영향을 준다는 일련의 실험 결과도 있다.[28,29] 이런 것을 볼 때 부동으로 인한 근육의 위축현상은 한 가지 측면으로만 설명할 수는 없으며 복합적인 기전에 의해 근육세포 내외에서 다층적으로 진행되는 일련의 퇴행 및 적응 과정으로 보아야 할 것이다.[30]

2. 구축 및 연조직의 변화

관절의 가동범위는 지속적인 운동을 통해 유지되어야 하며 장기간의 부동 및 고정은 가동범위의 감소와 관절의 구축을 초래하게 된다. 부동의 기간이나 정도 외에도 부동

시 유지되는 신체 위치와 자세 역시 관절 구축의 진행에 큰 영향을 미친다. 장기간 침상안정 상태에 있던 환자에게서 적절한 체위 변경과 최소한의 신전운동을 하지 않은 경우 고관절 및 슬관절의 굴곡 구축과 족관절의 족저굴곡 구축이 한꺼번에 발생하는 모습을 매우 흔하게 경험할 수 있다. 관절의 구축은 원인에 따라 크게 근육인성 구축, 관절성 구축, 연부조직성 구축으로 분류할 수 있다. 이 중 부동으로 인해 가장 흔하게 발생하는 것은 근육인성 구축과 연부조직성 구축이다.

1) 근육인성 구축

근육의 단축으로 인한 관절 가동범위의 감소를 근육인성 구축이라 한다. 근육인성 구축은 내인성 요인과 외인성 요인으로 나누어 분석할 수 있는데 염증이나 퇴행성 변화, 허혈성 손상, 외상에 의한 직접적인 근육의 손상으로 해당 부위에 구축이 발생하는 경우를 내인성 요인으로 꼽는다. 외인성 요인은 경직이나 마비에 의해 근육이 단축된 상태로 유지되거나 자세의 고정에 의해서 발생하는 자세성 구축의 경우가 해당된다.

2) 관절인성 구축

관절의 염증이나 감염, 퇴행성 변화가 동반되어 관절의 부동이 계속되는 경우, 관절낭 및 관절 인대의 구축이 발생

표 23-2 | 구축의 예방과 치료의 기본원칙4

예방
주로 앉아서 생활하는 건강한 노인 유연성 운동, 이중 관절 근육의 신전, 요가, 필라테스
구축 발생의 위험요인이 있는 사람 관절가동범위 운동(수동적 또는 능동적)과 말단 스트레치 침상, 휠체어, 부목 고정, 석고붕대 적용 시 적절한 자세 유지 조기 관절 가동 및 보행(체중 부하) CPM(지속적 수동운동장치) 대립근의 저항 운동
치료
수동적 관절가동범위 운동과 말단 스트레치 저강도의 수동적 장력과 열을 이용한 신전운동 점진적인 부목 고정 경직 치료; 약물, 페놀 차단술, 보툴리눔 독소 주사 통증 치료 수술적 치료

하여 관절성 구축을 유발할 수 있다. 이런 경우 보통 통증을 동반하게 된다. 어깨에 발생하는 유착성 관절낭염 혹은 동결견이 관절인성 구축의 가장 대표적인 사례라고 할 수 있다.

3) 연부조직인성 구축

부동에 의해 관절 주변의 피부, 피하조직 및 느슨한 결합조직에 구축이 유발되는 경우다. 화상이나 외상의 경우에 흔하게 관찰할 수 있다. 연부조직은 지속적으로 변화하는 조직이다.[31] 이는 즉 회복의 과정에서 재구성이 활발하게 일어난다는 의미로 자주 움직임이 있는 부위에서는 느슨한 벌집성 연부조직이 발생하게 된다. 이에 반해 움직임이 상대적으로 적은 부위에는 점차 콜라겐이 발달하여 궁극적으로 움직임이 거의 없어지게 된다.

4) 구축의 예방 및 치료

구축에 대한 처치는 예방에 초점을 둔다(표 23-2). 움직이지 않는 관절의 위치를 주기적으로 변화시키거나, 관절운동을 매일 두 번 이상 시행하고, 적절한 자세 유지가 안 되는 관절에 고정 부목(resting splints)을 적용하면 관절구축을 예방하는 데 도움이 된다. 초기 안정화 시기가 지난 이후에 조기 활동(early active mobilization)이 도움이 된다는 증거는 매우 많다. 예를 들어, 아킬레스 건 파열과 발목 염좌 환자에서, 석고붕대 사용보다 조기 기능 활동(early functional activities)을 허용하는 것이 더 큰 힘을 회복하고 더 빨리 직장에 복귀할 수 있다. 기능성 보조기(functional brace)와 경첩형 캐스트(hinged cast)는 캐스트 질병(cast disease)을 예방하는 데 도움이 되는 것으로 보고되었다. Sarmiento 등의 연구에 따르면, 초기안정화 시기 및 가골(callus) 형성기가 지난 이후에는 회전이 제한되도록 적절하게 보조기를 착용하면 골절부 관절을 움직여도 된다.

지속적 수동운동(continuous passive motion)은 혈관절증(hemarthrosis)의 재흡수를 도와 수술 후 부동으로 인한 영향을 감소시키기 위해 사용되며, 유착, 통증, 혈전 정맥염 및 근육 위축을 감소시키고, 연골의 영양상태, 운동 범위 및 콜라겐 방향 및 힘을 개선시키기 위해 사용된다. 그러나 지속적인 수동 운동만으로는 무릎 인대 재건술 후 적극적인 치료법(active therapy)에 비해 큰 이점이 없다.

만약 이미 구축이 온 상태라면, 수동 관절운동과 함께

20~30초의 말단 스트레치(terminal stretch)를 치료에 적용한다. 이 때 신전 운동을 시행하면서 지켜야 할 원칙은 다음과 같다.

(1) 안전한 상태에서 신전운동을 시행하기 위해서 신전운동을 시행하는 관절과 연결되어 있는 몸통 부분은 고정되어 있어야 한다.
(2) 신전운동 시 구축이 있는 조직에 장력이 전달될 수 있도록 정확한 방향으로 힘을 가해야 한다.
(3) 순간적으로 강한 힘을 가하여 신전시키는 것보다 적당한 정도의 힘을 지속적으로 가하여 신전시키는 것이 효과적이다.
(4) 열 치료를 시행하여 신전 운동을 하는 동안 조직의 온도가 40~45℃로 유지된다면 치료의 효과는 더욱 크다.
(5) 신전운동은 반드시 환자가 통증을 견딜 수 있는 범위 내에서 해야 한다.

이외에 주의해야 할 점은 마비나 장기간 미사용으로 인해서 발생한 구축의 경우, 구축이 발생한 부위에 골다공증이 병발하여 강한 신전 운동을 하다가 골절이 발생할 수 있다는 것이다.[32] 경우에 따라 신전운동 이외에 점진적인 동적 부목고정(progressive dynamic splinting)도 사용할 수 있다.

부동 관절이나 구축된 관절에 적극적인 치료를 하는 것의 금기사항으로는 골다공증, 이종성 골화, 급성 관절염, 인대 불안정성, 새로운 골절, 무감각 부위 및 통증을 전달할 수 없는 경우가 있다. 관절 구축이 심한 기능 장애를 유발하고, 보존적 치료에 반응하지 않을 경우, 수술을 시행할 수 있다.

3. 골격

골격은 활발한 형성과 흡수에 의해 균형이 유지되는 기관이다. 중력에 의한 부하 및 보행 시 전달되는 지면 반발력이 지속적인 부동으로 인해 사라질 경우, 골격은 골흡수 쪽으로 균형이 기울어져, 골밀도가 감소하고 뼈에서 혈액으로 칼슘이 이동하며 고칼슘뇨증과 고칼슘혈증이 유발된다. 이러한 반응은 상지보다는 하지의 골격에서 뚜렷하며, 골격의 표면에 있는 피질골보다 내부의 해면골에서 더 심한 골밀도의 감소가 나타난다. 이는 심한 경우 불용성 골감소증의 상태가 된다.

건강한 사람을 대상으로 한 연구 결과 2주간의 침상안정 시에 대퇴골 원위부에서는 1%, 슬개골은 3%, 경골 원위부에서는 2%의 골밀도 감소가 관찰되었다.[33] 3개월간의 침상안정 시에는 경골 원위부의 골밀도가 6%까지 떨어졌다. 반면에 같은 기간 상지의 요골에서는 골밀도 변화가 전혀 관찰되지 않았다.[34]

뼈의 손실은 일반적으로 하부신경원 병변에서 상부신경원 병변보다 더 많이 일어난다. 연구에 따르면 부갑상선 호르몬이 억제되지 않아도 골흡수가 증가하여 뼈 질량이 감소하는 것으로 나타났다. 피질골과 해면골의 소실이 모두 일어나지만, 해면골의 소실이 더 크게 나타난다. 해면골은 척추, 대퇴골 및 손목에 존재하고, 따라서 이러한 부위가 외상 후 골절에 취약하다. 장기적인 부동으로 인해 나타나는 뼈의 손실 과정은 처음에는 빠르게 일어나고, 12주부터 느리지만 장기적인 손실이 발생하며, 원래 질량의 40~70%가 되면 안정화된다.

골다공증은 척추, 대퇴골 및 요골 원위부의 골절로 이어질 수 있다. 반복적인 척추의 전방 골절은 척추후만증과 만성적인 허리 통증을 초래한다. 하지만 골감소증은 발견이 어려워 일반 방사선 사진에서는 골밀도의 40%가 손실될 때까지 발견할 수 없다.

척수손상 환자들에서 골밀도의 추적 관찰을 통해 얻어진 자료를 보면 하지마비와 사지마비가 발생한지 3개월 뒤 대퇴 원위부에서 20%의 골소실이 관찰된다. 이 연구에서 저자들은 특히 골반 이하에서 골손실이 급속도로 진행됨을 보고하였다.[35] 더 많은 척수손상 환자를 대상으로 한 단면적 연구에서는 대퇴골 경부에 27%, 중간부에 25%, 원위부에 43%의 골밀도 감소가 관찰되었다.[36] 우주비행사를 대상으로 한 연구에서는 6개월간의 우주비행 시 평균적으로 약 5.4%의 해면골 골밀도 저하가 나타났다.[37]

정상적인 상태에서 골격의 성장과 회복은 골격의 재구조화를 통해 이루어지는데 이는 조골세포(osteoblast)에 의한 골형성과 파골세포(osteoclast)에 의한 골흡수의 섬세한 균형이 핵심적인 역할을 한다. 파골세포가 골피질에서 2~4주에 걸쳐 해당부위의 골피질을 흡수하고 사라지면 조골전구세포(osteoblast precursor)가 그 자리로 이동해와서 조골세포로 분화한다. 분화된 조골세포는 2~4개월에

걸쳐 뼈의 기질을 형성하고 여기에 무기질이 침착된다.[33]

아직까지 정확한 기전은 확인되지 않고 있으나 부동으로 인해 골격에 부하가 가해지지 않게 되면 인슐린 유사 성장 인자(insulin-like growth factor-1, IGF-1)가 개입하는 골 형성 조절 경로가 문제가 생기는 것으로 보인다. IGF-1 이 외에도 골형성 단백질(bone morphogenetic protein, BMP)이나 부갑상선호르몬 등이 부동과 골감소를 연결하는 중간 과정에서 관련되어 있는 것으로 의심되고 있다.[38,39]

III. 심혈관계 합병증

부동에 의한 심혈관계의 변화는 근골격계 못지 않게 운동 능력의 감소에 영향을 끼친다. 운동의 부족으로 인한 말초 혈관의 저항성 변화와 지속된 침상안정으로 인한 혈액 관류량의 변화는 체액 분포의 변화와 기립성 저혈압, 심박능력의 약화, 혈전색전증을 야기한다.

1. 심박수 증가 및 심장 예비력 감소

증가된 교감신경계 활동으로 인해 부동 후 심박수가 증가한다(일반적으로 분당 80회 이상). 침상안정 시, 휴식기 분당 심박수는 2일마다 1회씩 증가한다. 증가된 심박수로 인하여 이완 시간이 짧아지기 때문에 심장은 체내 대사요구를 충족시키지 못할 수 있다. 이완기가 짧을수록 관상동맥 혈류가 감소하고 심장근육에 가용한 산소가 감소하며, 심박출량(cardiac output)과 1회 심박출량(stroke volume)의 저하 및 좌심실 기능 저하가 전반적으로 나타난다. 이런 환자에서 격렬한 신체 운동은 빈맥 및 협심증을 유발할 수 있으며 최대 작업량이 감소된다. Saltin 등의 연구에서 24명의 남자 대학생들이 20일 동안 침상안정을 취한 결과, 최대 산소 섭취량은 27% 감소, 1회 심박출량은 25% 감소하였고 심박출량은 15~26% 증가, 심박수는 20% 증가했다.

침상안정으로 인하여 이러한 변화가 발생했을 때, 이를 회복하고 지구력을 키우기 위해서는 환자의 최대산소소비량의 50~70%, 최대심박수의 65~75%로 운동해야 한다. 환자가 심장병이 없으면 분당 최대심박수는 210-(나이×0.65)로 계산할 수 있다. 목표 심박수는 트레드밀 또는 자전거 에르고미터(bicycle ergometer), 하지에 장애가 있는 경우 상지 에르고미터(arm ergometer)를 사용하여 달성할 수 있다.

2. 기립성 저혈압(Orthostatic hypotenstion)

기립성 저혈압은 심혈관계가 기립 자세에 정상적으로 적응하지 못할 때 발생한다. 일반적으로 3주간의 침상안정 시 발생하는데, 하지에 혈액이 과도하게 정체되고 순환 혈액량이 감소하는 것이 원인이다. 심박수가 증가되기 때문에 이완기 심실 충전이 감소하고 뇌 관류가 감소한다. 이 때 순환계는 안정된 맥박과 혈압을 회복할 수 없다. 기립성 저혈압이 있으면 다리에 정맥이 정체될 때 심박수가 분당 20회 이상 증가하고 맥압이 70% 이상 감소한다. 기립성 저혈압의 치료는 다리 운동, 조기 거동(early mobilization) 및 조기 보행, 탄력 스타킹 등이 있다. 침상안정이 장기화된 경우 기립경사대(tilt table)가 필요할 수 있으며, 노인 환자의 경우 심혈관계를 재조정하는 데 시간이 더 오래 걸릴 수 있다.

3. 정맥 혈전 색전증(Venous thromboembolism)

정맥의 정체(stasis)와 혈액응고성의 증가로 인하여 정맥 혈전 색전증이 유발된다. 장딴지근과 가자미근의 수축이 감소하여 정맥에 정체가 오게 되며, 연구자들은 혈전의 80%가 무릎 수준에 도달하기 전에 용해한다고 믿고 있다. 무릎 위쪽에서 정맥 혈전증이 발견되는 경우, 폐색전증이 발생할 확률이 50%로 보고되어 있으며, 폐색전증으로 인한 사망률은 20~35%이다. 침상 휴식 기간은 심부 정맥 혈전증의 빈도와 직접적으로 관련이 있다.

심부 정맥 혈전증이 발생한 환자의 대부분은 임상 증상이 없다. 정맥 측부순환은 일반적으로 매우 잘 발달되므로 혈관을 막거나 혈관벽 염증을 일으키기 위해서는 혈전이 상당히 커야 한다. 또한 심부 정맥 혈전증의 임상 증상은 비특이적으로, 통증과 압통, 붓기, 정맥 팽창, 창백, 청색증, 홍반 등이 가능하다. 심부 정맥 혈전증의 임상 징후가 있는 환자의 50% 이상이 정맥 조영술 시행 시에 음성으로 나타난다. 임상 진단은 민감성과 특이성이 떨어져 도플러 초음파, 임피던스 측정법, 대조 정맥조영법(contrast venography) 등이 필요하며 대조 정맥조영법이 표준검사(gold standard)이다.

폐혈전색전증의 임상 양상은 비특이적이고 민감하지 않다. 폐색전증의 증상으로는 호흡곤란, 빈호흡, 빈맥, 흉막성 흉통, 기침, 객혈, 흉막마찰음 또는 삼출액이 있다. 덜 특이적인 증상으로는 발열, 천명음, 부정맥 등이 있으며, 심한 경우는 폐렴이나 무기폐, 우심실 파열, 심혈관허탈(cardiovascular collapse)로 이어질 수 있다. 중요한 진단 검사는 환기(ventilation) 및 관류(perfusion)에 대한 폐 스캔이다. 일반적으로, 환기는 적절하나 관류가 부적절한 환기관류비 불일치(V/Q mismatch)가 폐에 부분적으로 관찰된다. 동맥혈 가스분석검사에서 동맥혈 산소 농도는 감소하고 이산화탄소 농도는 변화하지 않을 수 있다. 심전도 검사는 심근 경색을 배제하기 위해 시행할 수 있다.

정맥 혈전 색전증은, 다리 운동, 다리 올리기, 탄력스타킹, 조기 보행 및 기계적 압박과 같은 물리 요법으로 정맥 정체를 방지함으로써 예방할 수 있다. 혈액응고성을 감소시키는 약제로는 덱스트란, 아세틸 살리실산과 같은 항혈소판제, 와파린 및 헤파린과 같은 항응고제가 있다. 저용량 헤파린 등의 치료는 환자가 걸을 수 있을 때까지 지속할 필요가 있다.

IV. 호흡기계 합병증

부동으로 인한 폐기능의 저하는 주로 폐활량과 호기 예비량(expiratory reserve volume), 기능적 잔기용량(functional residual capacity)의 저하에 기인한다. 침상안정 시에는 복부 내장기관의 압력에 의해 횡격막의 운동 범위가 저하되고 흉곽 팽창 용량의 저하를 가져온다. 이는 보상적인 얕고 빠른 호흡으로 나타나고 심혈관계의 변화에 따른 부분적인 환기관류비 불일치에 의해 더욱 악화된다.

이런 상태가 장기적으로 지속되면 횡격막과 호흡 보조근의 위약이 초래되어 기침 등 필수적인 호흡기 보호기능에도 영향을 미치며 흡인 사고 및 호흡기 감염, 무기폐 등의 이환 위험성이 증가하게 된다.

V. 신경정신계 합병증

입원 및 침상안정으로 인한 지속적인 심리사회적 고립은 정동의 불안정성과 의욕의 상실, 우울감, 적개심과 공격성을 불러일으킬 수 있다. 여기에 신체억제와 부동이 지속되면 판단력과 기억력, 수행능력 등의 인지기능에도 악영향을 미칠 수 있다. 이로 인한 집중력의 저하와 의욕의 상실은 환자의 회복을 위한 재활과정에 큰 장애물로 작용하게 된다.

VI. 소화기계 합병증

부동으로 소화기계의 연동 운동은 저하되고 위와 소장에서의 음식 저류가 발생한다. 침상안정 자세는 위식도역류를 발생시켜 역류성 식도염에 취약하게 만들 수 있다. 심리적 영향과 화장실로의 이동의 어려움은 또한 만성적 변비를 조장하게 된다. 결과적으로 환자는 식욕의 저하와 복합적인 소화기계 문제로 영양 섭취에 어려움을 받게 되고, 영양 공급에 대한 의료진의 세심한 주의가 없다면 영양 실조로 인해 근육의 위축 등 부동으로 인한 피해가 더욱 심해질 것이다.

VII. 신장 및 비뇨기계 합병증

부동에 의한 심혈관계 반응으로 강화된 레닌-안지오텐신-알도스테론 시스템은 신장 혈관의 확장과 이에 따른 이뇨작용을 일으키나, 침상안정에 따라 방광 배출은 어렵게 되면서 자연히 배뇨 후 잔뇨량의 증가를 가져온다. 또한 불용성 골다공증으로 인해 발생한 칼슘과 구연산 배출의 증가는 요석 발생 위험을 높인다. 잔뇨와 요석의 증가는 자연히 비뇨기계 감염의 발생 가능성을 높이며 항생제 치료 반응성도 떨어뜨리게 하는 주범이다.

신장기능의 문제로 장시간 투석을 받는 환자는 침상안정시간이 늘어나는 경우 부동으로 인해 신성 골이영양증(renal osteodystrophy)에 더 취약해지고 연부조직 석회화와 병적 골절이 발생할 수 있다.

VIII. 당, 전해질 대사 및 내분비계 합병증

부동으로 인한 대사 균형의 변화는 내분비계의 교란을 불러 일으킨다. 골격근에서 인슐린 감수성이 저하되면 이로 인해 포도당불내성(glucose intolerance)이 초래되며 다양한 파급효과를 일으킨다. 이외에도 혈청 부갑상선호르몬 및 갑상선호르몬(T3) 증가, 부신피질 스테로이드의 증가가 관찰된다.

와상 상태에서 감소된 골격근은 대개 지방질로 대치되며 영양 공급이 유지될 경우 체중의 증감은 크지 않다. 불용성 골다공증 및 골감소증으로 발생한 고칼슘혈증 이외에도 저나트륨혈증 및 저칼륨혈증 등의 전해질 이상이 수반되는 경우가 있다.

IX. 통증

최근의 많은 연구에서는 근육의 질과 양이 각종 근골격계 통증과 직간접적으로 연관되어 있음이 밝혀지고 있다.[40-42] 근육은 관절의 손상을 막는 보호 기능을 하는 것뿐만 아니라, 지속적인 근육의 활동과 유산소 운동은 만성 통증의 역치를 증가시킨다. 또한 이는 통증이 삶의 질에 미치는 부정적인 효과를 감소시킨다고 잘 알려져 있다.[43-45]

한편으로 근육에는 기계적 침해수용기(nociceptor)가 분포하여, 과도한 사용으로 유발된 근섬유의 손상이나 외부로부터의 스트레스 및 기계적 압박이 있을 때 통증을 유발된다. 따라서 근육이 비정상적으로 위축되면 운동 시 근섬유의 손상에 매우 취약해지고 기계적 압박에 대한 완충효과가 감소하기 때문에 결과적으로 근육 자체가 지속적인 통증 발생원이 될 가능성이 높다. 이렇게 근육에서 과다하게 발생하기 시작한 통증은 거꾸로 피질척수로를 억제하여 근긴장도와 동원능력을 감소시켜 결과적으로 운동 능력을 떨어뜨린다.[46,47]

결국 부동 증후군으로 인해 한번 근육량이 감소하기 시작하면 약한 자극이나 운동에도 통증이 발생하거나, 기존에 갖고 있던 통증이 심한 만성 통증으로 악화되고, 다시 그로 인한 운동 능력 감소 및 부동의 악화로 이어지는 악순환이 생길 가능성이 높다. 부동으로 발생한 통증 증후군이 심각해진 단계에서는 결국 재활 치료나 운동을 거부하는 상태에까지 이르게 된다. 특히 고령의 환자가 장기간 와상 상태로 방치된 경우 약간의 관절 운동이나 체위 변경에도 전신의 심한 통증을 호소하는 모습을 쉽게 볼 수 있다.

X. 맺음말

부동에 의한 폐해를 임상 상황에서 피하기 힘든 상황은 있을 수 있다. 하지만, 조기 거동의 효과가 뇌졸중, 심근경색 등의 개별질환 환자 및 여러 정상인 연구 결과에서 밝혀졌다는 점에 근거해서, 적절한 조기 거동을 통해 부동의 폐해를 줄여 나가야 하겠다. 또한 거동 외에도 관절가동범위 운동, 전기자극, 호흡재활, 방광관리 등 여러 재활 의학적 치료법을 임상 상황에 맞게 응용해야 하며 이에 대한 지속적인 연구가 필요할 것이다.

참고문헌

1. Halar E. Rehabilitation's relationship to inactivity. Krusen's handbook of physical medicine and rehabilitation 1990.
2. Bonner CD. Rehabilitation instead of bed rest? Geriatrics (Basel, Switzerland) 1969;24:109-18.
3. Denes Z. [The immobilization syndrome]. Orvosi hetilap 1996;137:1739-43.
4. DeLisa JA, Gans BM, Walsh NE. Physical medicine and rehabilitation: principles and practice: Lippincott Williams & Wilkins; 2005.
5. Herbison G, Talbot JM. Muscle atrophy during space flight: research needs and opportunities. Physiologist 1985;28:520-7.
6. Riley D, Ellis S. Research on the adaptation of skeletal muscle to hypogravity: past and future directions. Advances in Space Research 1983;3:191-7.
7. Thornton WE, Rummel J. Muscular deconditioning and its prevention in space flight. 1974.
8. Gogia P, Schneider V, LeBlanc A, Krebs J, Kasson C, Pientok C. Bed rest effect on extremity muscle torque in healthy men. Archives of physical medicine and rehabilitation 1988;69:1030-2.
9. LeBlanc A, Gogia P, Schneider V, Krebs J, Schonfeld E, Evans H. Calf muscle area and strength changes after five weeks of horizontal bed

rest. The American Journal of Sports Medicine 1988;16:624-9.

10. Muller EA. Influence of training and of inactivity on muscle strength. Arch Phys Med Rehabil 1970;51:449-62.

11. MacDougall J, Ward G, Sale D, Sutton J. Biochemical adaptation of human skeletal muscle to heavy resistance training and immobilization. Journal of Applied Physiology 1977;43:700-3.

12. Bodine SC. Disuse-induced muscle wasting. The international journal of biochemistry & cell biology 2013;45:2200-8.

13. Saltin B, Blomqvist G, Mitchell JH, Johnson RL, Jr., Wildenthal K, Chapman CB. Response to exercise after bed rest and after training. Circulation 1968;38:VII1-78.

14. Psatha M, Wu Z, Gammie FM, et al. A longitudinal MRI study of muscle atrophy during lower leg immobilization following ankle fracture. J Magn Reson Imaging 2012;35:686-95.

15. Miokovic T, Armbrecht G, Felsenberg D, Belavy DL. Heterogeneous atrophy occurs within individual lower limb muscles during 60 days of bed rest. Journal of Applied Physiology 2012;113:1545-59.

16. Fitts RH, Riley DR, Widrick JJ. Physiology of a microgravity environment invited review: microgravity and skeletal muscle. J Appl Physiol (1985) 2000;89:823-39.

17. Shenkman BS, Nemirovskaia TL, Belozerova IN, Cheglova IA, Kozlovskaia IB. [Human skeletal muscle fibers after long-term space flight]. Dokl Akad Nauk 1999;367:279-81.

18. Fitts RH, Trappe SW, Costill DL, et al. Prolonged space flight-induced alterations in the structure and function of human skeletal muscle fibres. J Physiol 2010;588:3567-92.

19. Narici MV, de Boer MD. Disuse of the musculo-skeletal system in space and on earth. European journal of applied physiology 2011;111:403-20.

20. Demangel R, Treffel L, Py G, et al. Early structural and functional signature of 3-day human skeletal muscle disuse using the dry immersion model. J Physiol 2017;595:4301-15.

21. Pagano AF, Brioche T, Arc-Chagnaud C, Demangel R, Chopard A, Py G. Short-term disuse promotes fatty acid infiltration into skeletal muscle. Journal of cachexia, sarcopenia and muscle 2018;9:335-47.

22. Phillips SM, Glover EI, Rennie MJ. Alterations of protein turnover underlying disuse atrophy in human skeletal muscle. J Appl Physiol (1985) 2009;107:645-54.

23. Mallinson JE, Murton AJ. Mechanisms responsible for disuse muscle atrophy: potential role of protein provision and exercise as countermeasures. Nutrition 2013;29:22-8.

24. Phillips SM, McGlory C. CrossTalk proposal: The dominant mechanism causing disuse muscle atrophy is decreased protein synthesis. J Physiol 2014;592:5341-3.

25. Reid MB, Judge AR, Bodine SC. CrossTalk opposing view: The dominant mechanism causing disuse muscle atrophy is proteolysis. J Physiol 2014;592:5345-7.

26. Rudrappa SS, Wilkinson DJ, Greenhaff PL, Smith K, Idris I, Atherton PJ. Human Skeletal Muscle Disuse Atrophy: Effects on Muscle Protein Synthesis, Breakdown, and Insulin Resistance-A Qualitative Review. Frontiers in physiology 2016;7:361.

27. Rennie MJ, Selby A, Atherton P, et al. Facts, noise and wishful thinking: muscle protein turnover in aging and human disuse atrophy. Scandinavian journal of medicine & science in sports 2010;20:5-9.

28. Narici MV. Neuromuscular deconditioning with disuse: should we live more on our nerves? J Physiol 2017;595:4127.

29. Hvid LG, Aagaard P, Ortenblad N, Kjaer M, Suetta C. Plasticity in central neural drive with short-term disuse and recovery - effects on muscle strength and influence of aging. Experimental gerontology 2018;106:145-53.

30. Brooks NE, Myburgh KH. Skeletal muscle wasting with disuse atrophy is multi-dimensional: the response and interaction of myonuclei, satellite cells and signaling pathways. Frontiers in physiology 2014;5:99.

31. van der Meulen J. Present state of knowledge on processes of healing in collagen structures. International journal of sports medicine 1982;3:4-8.

32. Kottke FJ, Lehmann JF. Krusen's handbook of physical medicine and rehabilitation. 4" ed. Philadelphia: WB Saunders Company 1990.

33. Lau RY, Guo X. A review on current osteoporosis research: with special focus on disuse bone loss. J Osteoporos 2011;2011:293808.

34. Rittweger J, Beller G, Armbrecht G, et al. Prevention of bone loss during 56 days of strict bed rest by side-alternating resistive vibration exercise. Bone 2010;46:137-47.

35. Garland DE, Stewart CA, Adkins RH, et al. Osteoporosis after spinal cord injury. J Orthop Res 1992;10:371-8.

36. Kiratli BJ, Smith AE, Nauenberg T, Kallfelz CF, Perkash I. Bone mineral and geometric changes through the femur with immobilization due to spinal cord injury. J Rehabil Res Dev 2000;37:225-33.

37. Vico L, Collet P, Guignandon A, et al. Effects of long-term microgravity exposure on cancellous and cortical weight-bearing bones of cosmonauts. Lancet 2000;355:1607-11.

38. Rosen CJ. Insulin-like growth factor I and bone mineral density: experience from animal models and human observational studies. Best Pract Res Clin Endocrinol Metab 2004;18:423-35.

39. Sakata T, Wang Y, Halloran BP, Elalieh HZ, Cao J, Bikle DD. Skeletal unloading induces resistance to insulin-like growth factor-I (IGF-I) by inhibiting activation of the IGF-I signaling pathways. J Bone Miner Res 2004;19:436-46.

40. Iizuka Y, Iizuka H, Mieda T, et al. Association between neck and shoulder pain, back pain, low back pain and body composition parameters among the Japanese general population. Bmc Musculoskel Dis 2015;16.

41. Muraki S, Akune T, Teraguchi M, et al. Quadriceps muscle strength, radiographic knee osteoarthritis and knee pain: the ROAD study. Bmc Musculoskel Dis 2015;16.

42. Ranger TA, Cicuttini FM, Jensen TS, et al. Are the size and composition of the paraspinal muscles associated with low back pain? A systematic review. Spine J 2017;17:1729-48.

43. Koltyn KF. Exercise-induced hypoalgesia and intensity of exercise. Sports Med 2002;32:477-87.

44. Nijs J, Daenen L, Cras P, Struyf F, Roussel N, Oostendorp RA. Nociception affects motor output: a review on sensory-motor interaction with focus on clinical implications. Clin J Pain 2012;28:175-81.

45. Baiamonte BA, Kraemer RR, Chabreck CN, et al. Exercise-induced hypoalgesia: Pain tolerance, preference and tolerance for exercise intensity, and physiological correlates following dynamic circuit resistance exercise. J Sports Sci 2017;35:1-7.

46. Bank PJ, Peper CE, Marinus J, Beek PJ, van Hilten JJ. Motor consequences of experimentally induced limb pain: a systematic review. Eur J Pain 2013;17:145-57.

47. Liew BXW, Del Vecchio A, Falla D. The influence of musculoskeletal pain disorders on muscle synergies-A systematic review. PLoS One 2018;13:e0206885.

CHAPTER 24

욕창
Pressure Ulcer

| 박경희, 신형익

I. 머리말

욕창은 다양한 질환을 가진 환자에게 발생할 수 있는 심각한 합병증으로, 지난 수 세기 동안 그 원인 및 병태생리에 대한 많은 의학 지식의 축적과 다양한 기술의 발전에도 불구하고 아직도 심각한 문제의 하나로 인식되고 있다.

미국의 National Pressure Ulcer Advisory Panel (2016)에 따르면, 욕창은 '뼈 돌출부위나 의료기기(medical device)와 관련하여 지속적인 압력(pressure)이나 전단력(shearing force)이 가해져 발생한 피부 또는 하부 조직의 국소적인 손상'으로 규정하고 있다.[1] 욕창은 온전한 피부나 궤양으로 나타날 수 있으며 통증이 있고,[1] 호발부위는 보고마다 조금씩 차이가 있지만, 둔부 좌골 부위(28%), 천골 부위(17~27%), 대퇴부 대전자 부위(12~19%), 발뒤꿈치(9~18%) 등의 순으로 알려져 있다.[2] 그 외에도 장기간 침상 생활을 하는 노인 및 소아 환자들에서는 후두부와 척추의 가시돌기 부위 등에서도 욕창이 발생하는 것으로 알려져 있다.

미국의 욕창 환자 수는 약 300만 명에 이르며, 치유 기간이 장기화되면서 폐 기능 저하와 패혈증의 원인이 되어, 심한 경우 사망에 이르게 되어 건강상태와 삶의 질에 큰 영향을 주고 있다. 또한 욕창 치료에 소요되는 연간 비용은 $37,800에서 $70,000이며 최대 $110억으로[3] 경제적인 손실을 초래한다. 특히 의료기관에서 욕창 예방에 드는 1일 비용이 약 $54이지만, 욕창 1, 2단계 치료에 드는 비용은 약 $2,770이며 욕창 3, 4단계에 소요되는 비용은 약 $5,622로,[4] 욕창 예방에 비해 치료에 상당히 많은 비용이 사용되며 욕창치유 시간도 크게 차이가 난다. 그러므로 현재 미국에서는 예외 사항을 제외하고 병원에서 발생한 욕창(hospital acquired pressure injury) 3, 4단계에 대해서는 보험급여를 지급하지 않고 있다.[5] 특히 감각저하, 장기간 침상생활 및 고령 환자들에게서 유병 및 사망의 주요 원인인 욕창은 미국 Agency for Healthcare Research and Quality (AHRQ)에서 예방이 가능한 주요 7개 질환의 하나로 인정할 만큼 예방의 중요성이 강조되고 있다.

욕창은 흔히 부동이나 감각장애, 만성질환자나 불결한 위생관리, 영양이 결핍된 환자에게 발생할 수 있다. 대부분 거동이 불편한 재활환자가 욕창이 발생하면 기저질환 등으로 인해 욕창의 치유가 쉽지 않기 때문에 재활의학과 영역에서는 욕창 예방과 치료에 깊은 관심을 가져야 한다. 그러므로 근거에 기반을 둔 표준화된 접근을 통해 욕창발생을 예방하고 조기 진단, 치료하는 통합적인 노력을 기울여야 한다.

II. 역학

세계 국가의 욕창 관련 역학에 관한 자료는 표 24-1에 있다. 이 자료는 2000년도에서 2012년 사이에 발표한 논문

표 24-1 | 문헌들(2000년 1월부터 2012년 12월)에 보고된 욕창 유병률과 발생률 범위

집단/환경 유형	욕창 유병률	욕창 발생률 또는 기관 내 욕창 발생률
급성기 집단	0~46%	0~12%
중환자 집단	13.1~45.5%	3.3~53.4%
노인 집단	4.1~32.2%	1.9~59%
소아 집단	0.47~72.5%	0.25~27%
수술실 환경	-	5~53.4%

(출처: NPUAP, EPUAP & PPPIA. Prevention and treatment of pressure ulcers: Clinical practice guideline, 2014)

표 24-2 | 욕창의 분류

1단계 욕창	표피는 온전하나 압박하였을 때 하얗게(창백하게) 되지 않는 홍반
2단계 욕창	표피가 소실되고 진피의 일부가 손상
3단계 욕창	표피, 진피와 피하조직까지 침범
4단계 욕창	근막, 근육, 뼈와 인대까지 침범
단계측정불가/ 미분류 욕창	전층 피부손상이나 상처기저부가 딱지(slough) 또는 건조가피로 덮여 있어 손상된 조직의 깊이가 불명확함
심부조직 욕창	보라색 또는 갈색으로 변색된 국소 부위 또는 혈액이 찬 수포가 존재

(출처: NPUAP. NPUAP position statement on staging-2017 clarifications, 2017)

들로부터 각국의 임상현장과 모든 환자 집단을 대상으로 보고된 욕창 발생률과 유병률을 요약한 것으로 의료기관이나 연구마다 매우 다양하게 보고하고 있다.[1] 또 미국의 American College of Physicians에서 보고한 욕창 유병률은 급성의료기관에서 0.4~38%, 장기요양 간호시설에서 2~24%, 가정에서는 0~17%로 보고하고 있다.[3] 국내는 욕창 발생률에 대한 국가 차원의 통계는 없으나 전국적인 규모의 자료(건강보험심사평가원의 요양급여 전체 청구자료)를 활용하여 796,857명을 조사한 연구에 의하면 욕창 발생률이 종합병원은 2.7%, 일반병원은 1.7%, 장기요양병원은 8.2%로 평균 3.2%에 이른다.[6] 특히 척수손상 환자의 경우 욕창 발생률은 25%에서 66%에 이르며,[7] 만성기 집단에서도 약 10.8%의 발생률과 33%의 유병률을 가지고 있는 것으로 조사되고 있다. 또한, 완전 사지마비 환자들은 욕창 발생률이 높으며, 특히 급성기 재활 치료 기간 중에 주로 발생 되고, 욕창을 가진 환자는 욕창이 없는 환자에 비해 사망률이 4.5배 정도 높은 것으로 알려져 있다.[2]

III. 욕창의 분류체계

욕창 분류체계는 욕창의 피부와 조직 손상 정도를 기술하는데 유용하며, 의료진 간의 의사소통을 원활히 해주고 의료기관 간의 정보 비교나 욕창 연구 방법의 향상에 기여한

다. 많은 분류체계가 욕창의 원인, 피부와 조직의 해부학적 지식과 진단적 사정기법의 발달을 통해 개발되어 왔다.

욕창의 단계를 나누는 방법은 발표자에 따라 여러 가지가 있지만 조직의 손상된 깊이에 따른 분류가 국제적으로 통용되고 있다. 대표적으로 사용되는 분류는 1987년 비영리적 목적으로 욕창에 대한 근거에 기반한 임상지침을 제기하기 위해 창설되어 현재까지 활발한 활동을 벌이고 있는 미국의 NPUAP에서 제시한 것으로, 기존의 4단계 욕창 분류에서 2007년 '단계측정 불가/미분류 욕창'과 '심부조직손상 의심 욕창'이라는 두 개의 분류를 추가하여 여섯 개로 분류하였다. 이후 2014년에는 NPUAP가 유럽과 범태평양 국가들과 연합하여 National Pressure Ulcer Advisory Panel, European Pressure Ulcer Advisory Panel and Pan Pacific Pressure Injury Alliance (NPUAP, EPUAP & PPPIA)를 조직하고 '욕창의 예방과 치료'라는 임상실무지침서를 발간하고,[1] 2016년에는 욕창 관련하여 다음과 같은 내용을 변경하였다.[8] 우선 욕창에 대한 개념을 확장하면서 명칭을 '압박궤양(pressure ulcer)'에서 '압박손상(pressure injury)'으로 변경하였는데, 이는 1단계 욕창의 경우 표피가 온전한데 반하여 표피의 손실을 의미하는 ulcer라는 기존의 용어가 부적절하고, 또한 욕창예방의 차원에서 이미 손상을 의미하는 궤양이란 용어가 적절하지 않다고 판단하였기 때문이다. 욕창의 단계를 기술하는데 숫자와 로마자를 혼용하여 표기하던 것을 모두 아라비아 숫자로 표기하였다. 또한 심부조직손상 의심 욕창에서 '의심(suspected)'를 생략하고

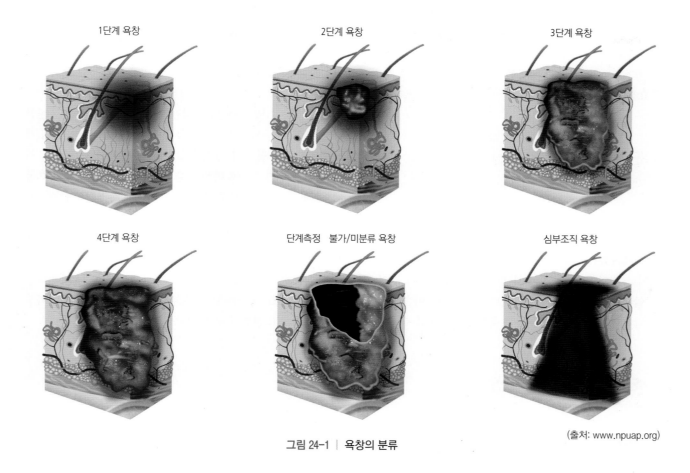

1단계 욕창

2단계 욕창

3단계 욕창

4단계 욕창

단계측정 불가/미분류 욕창

심부조직 욕창

그림 24-1 | 욕창의 분류

(출처: www.npuap.org)

'심부조직 욕창'으로 명칭을 변경하였다(표 24-2, 그림 24-1). 다만 심부조직 욕창이 명확하지 않을 경우에는 기존대로 '의심(suspected)'을 표기하는 것도 가능하다.[8,9]

욕창에서 조직의 손상은 대부분 피부표면에서 심부조직으로 손상되어(top to down) 욕창 1단계가 악화되어 2, 3, 4단계로 진행되지만, 심부조직 욕창과 같이 먼저 심부조직인 피하조직이나 근육이 뼈 돌출부 등에 의해 직접 압력을 받아 조직손상이 일어난 후 피부표면으로(down to top) 나타나는 경우가 있다.[9]

1. 1단계 욕창: 비창백성 홍반

(Stage 1 PI: nonblanchable erythema)

주로 뼈 돌출부위에 형성된 국소적인 비창백성 홍반이 있

는 온전한 피부이다. 피부색이 검은 경우 창백(blanching)하지 않을 수 있으므로 이 때 주변 피부색과 다른 색을 띠는 것으로 구분하거나 피부 온도, 부종, 주위조직 경도의 변화 등으로 평가한다.

2. 2단계 욕창: 부분층 피부손상

(Stage 2 PI: partial thickness skin loss)

진피 일부분이 손상되어 장액이 차 있는 수포를 형성하거나 수포가 터져 붉은 핑크색의 상처기저부를 가진 얕은 개방성 상처로 보이며 딱지(slough, 노란색, 황갈색, 회색, 녹색 또는 갈색으로 보이며 상처에 느슨하거나 단단히 들러붙어 있는 부드럽고 축축한 죽은 조직)는 없다. 반들반들하거나 건조한 상태의 얕은 궤양으로 멍(bruise)은 없다. 이 단계를 피부

찢김, 테이프 손상, 회음부 피부염(perineal dermatitis), 피부 짓무름(maceration), 줄까짐(excoriation) 등으로 평가해서는 안된다. 멍은 심부조직 손상을 나타낼 수 있으므로 감별이 중요하다.

3. 3단계 욕창: 전층 피부손상

(Stage 3 PI: full thickness skin loss)

피하조직이 노출되며, 뼈, 인대 또는 근육은 노출되어 있지 않다. 딱지가 보일 수 있으며 잠식(undermining)과 동로(tunneling)가 있을 수 있다. 피하조직의 분포가 해부학적 위치나 개인마다 다르므로 욕창의 깊이가 얕거나 깊다. 예를 들어 콧등, 귀, 후두부, 복사뼈는 피하조직이 적어 깊이가 얕으나 좌골부위 등은 깊은 욕창 3단계를 볼 수 있다.[9]

4. 4단계 욕창: 전층 피부손상

(Stage 4 PI: full thickness skin loss)

뼈, 인대 또는 근육이 노출되며, 딱지 또는 건조가피(eschar, 황갈색, 갈색 또는 검은색의 건조한 죽은 조직)가 상처기저부 일부에 나타날 수 있다. 종종 잠식과 동로가 있다. 역시 해부학적 위치나 개인마다 욕창의 깊이에 따라 다양하다. 4단계 욕창은 근육이나 지지구조(근막, 인대 또는 관절낭)까지 손상되어 골수염이 발생할 수도 있다.

5. 단계측정 불가/미분류 욕창: 손상 깊이를 알 수 없는 전층 피부손상(Unstageable PI: full thickness skin loss)

손상된 깊이를 알 수 없어 단계를 측정할 수 없는 경우로, 궤양의 기저부가 딱지 또는 건조가피로 덮여 있는 전층 피부손상이다. 딱지나 건조가피가 충분히 제거되어 상처기저부가 노출되기 전까지 손상된 조직의 실제 깊이, 즉 단계를 결정할 수 없다. 발꿈치의 가피는 인체의 자연적인 생물학적 덮개로 간주하므로 감염징후가 없는 경우는 제거해서는 안 된다.

6. 심부조직 욕창: 손상 깊이를 알 수 없는 전층 피부손상

(Deep tissue PI: full thickness skin loss)

압력 또는 전단력에 의해 생긴 연부조직 손상으로, 온전한 피부에 자주색 또는 적갈색의 국소적인 색의 변화(1단계 욕창과 구별 필요)가 있거나 혈액이 찬 수포가 관찰된다. 이 부위는 주변조직에 비해 통증이 있고, 단단하고, 흐물흐물하고, 축축하고, 따뜻하거나 차가울 수도 있다. 어두운 피부색을 가진 사람은 구별하기 힘들 수 있다. 손상의 진행은 짙게 변한 상처기저부 전반에 걸쳐 얇은 수포(2단계 욕창과 구별 필요)가 나타나거나 표피가 벗겨진 피부(2단계 욕창과 구별 필요) 또는 얇은 건조가피로 덮일 수 있다. 적절한 치료에도 불구하고 피부손상이 빠르게 진행되어, 피부 심부층으로 진행될 수 있다.[1,9]

Ⅳ. 병태생리

1. 발생기전

욕창의 정확한 발생기전은 잘 알려지지 않았으며, 욕창의 일차 원인은 연조직, 특히 뼈 돌출부위에 부과되는 물리적인 부하로, 표면에 직각으로 작용하는 압력 그 자체는 연

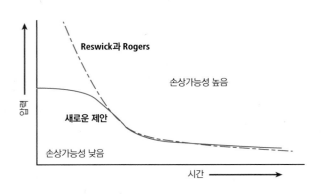

그림 24-2 | 부하가 가해지는 시간과 압력 곡선

(출처: Linder-Ganz et al., 2006; Stekelenburg et al., 2007; Gefen et al., 2008 in NPUAP, EPUAP & PPPIA, 2014)

조직에 치명적이지 않은 미약한 손상을 가져온다. 그러나 압력에 경사(pressure gradients)가 가해진 전단력이 작용하면 피부와 조직에 지속적인 변형을 가져오게 되어 조직 손상이 발생하게 된다. 조직에 손상을 초래하는 물리적 부하의 크기는 부하가 가해지는 시간에 따라 달라진다. 단기간에 높은 부하가 있거나, 긴 시간 동안 낮은 부하가 있는 경우 모두 조직 손상을 가져올 수 있다. 높은 부하는 거의 순간적으로 조직 손상을 초래하지만 조직 손상을 초래할 수 있는 부하의 역치가 있어, 이 역치를 초과할 때만 조직 손상이 발생한다. 따라서, 기존의 부하가 가해지는 시간과 압력의 관계를 나타낸 Reswick과 Rogers 곡선은 다소 수정이 필요하다(그림 24-2). 아직 시간의 함수에 따른 부하의 역치가 얼마인지는 확실하지 않으며, 그림 24-2의 각 축에 정확한 숫자를 기재하지 않았다. 신체와 지지면 사이 접촉면에 가해지는 압력은 조직 손상을 측정하는 신뢰할 만한 지표가 되지는 않으며, 이들 접촉면의 압력만으로 부하의 역치를 계산할 수는 없다. 신체와 지지면 사이 접촉면의 높은 전단력은 정상적인 자극에서 오는 조직 손상을 가중할 수 있다. 뼈 돌출부위 주변의 내부적 자극과 긴장은 주변에 비해 매우 높으며, 심부조직의 손상을 초래할 수 있다. 마찰력(friction)은 피부 각질층의 방어기능에 영향을 주어 욕창에 동반되는 감염의 위험성을 높여준다.[1]

물리적 부하로 인한 연조직의 지속된 변형의 결과로 나타나는 허혈은 저산소증을 초래하고, 이것이 조직의 산소와 영양공급, 노폐물 제거를 저해한다. 영양결핍과 노폐물로 인한 산도 변화는 결국 조직 손상을 초래할 수 있다. 압력으로 인한 근육 변형은 2시간 미만의 단기간에 조직 손상을 초래할 수 있으며, 이러한 초기 손상은 근섬유 내 세포골격(cytoskeleton)의 파열에 의한 것이다. 조직이 허혈에 견딜 수 있는 기간은 근육, 지방, 피부에 따라 차이가 있다. 동일한 시간에 노출되는 경우 근육은 피부에 비해 손상이 일어나기 쉽다. 한편, 일정기간 허혈이 지속된 후 관류가 일어나면 유해한 활성 산소의 방출로 인해 조직 손상 정도가 증가될 수 있다. 영양분과 노폐물의 이동이 일어나는 간질 공간에서 적절한 균형을 유지하는 것이 건강한 조직항상성을 유지하는데 매우 중요하다. 특히, 영양분, 노폐물, 근육 대사를 조절하는 호르몬의 확산은 물리적 부하에 의해 저해될 수 있다. 세포사멸과 조직 괴사는 손상된 조직의 특성을 변화시켜 조직의 변형과 압력의 분배 기능을 감소시키며 손상을 악화시키게 된다.

한편, 물리적 부하가 동일하더라도 개인에 따라 욕창 발생은 차이를 보일 수 있는데, 욕창발생의 민감성에 영향을 주는 요인은 그림 24-3과 같다.

2. 일차적 혹은 외인적 원인

1) 압력(pressure)

욕창의 발생원인으로 가장 중요하며, 압력의 강도, 지속시간 그리고 조직의 저항력이 영향을 준다. 약 70 ㎜Hg 정도의 압력이 2시간 이상 지속적으로 주어지면, 모세혈관이 폐쇄되고 작은 혈관이 혈전으로 막혀 국소조직에 저산

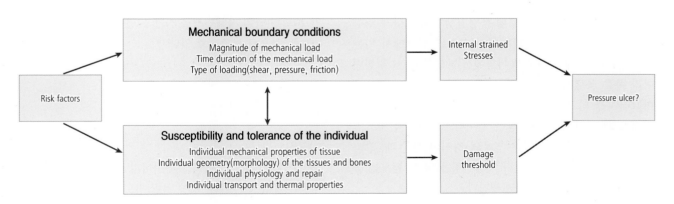

그림 24-3 | 대상자의 욕창발생 민감성(susceptibility)에 영향을 주는 요인

(출처: NPUAP, EPUAP & PPPIA. Prevention and treatment of pressure ulcers: Clinical practice guideline, 2014)

소중이 일어나서 병적인 변화가 초래되지만, 매우 높은 압력이 주어지더라도 3~5분 간격으로 압력 제거를 해준다면 욕창 발생을 막을 수 있다. 일반적으로는 낮은 압력으로 오래 유지하는 것이 높은 압력으로 단시간 압박하는 것에 비해 욕창이 쉽게 발생한다. 조직에 따라서도 차이가 있어서 피부에 비해서 근육이 압력에 대해서 좀 더 영향을 받는다. 압력이 약 32 mmHg를 넘으면 모세 혈관으로 보내는 혈류가 차단되어 조직이 괴사되는 위험이 있지만,[10] 정상 감각을 가지고 있는 경우는 모세혈관 폐쇄와 조직 저산소증과 관련하여 나타나는 불편감에 반응하여 체중을 이동하기 때문에 조직이 허혈상태에 이르지는 않는다. 그러나 척수손상 또는 감각장애를 가진 환자는 조직 저산소증이 허혈과 괴사로 발전할 수 있으며,[11] 이러한 상태는 연령, 전신상태, 신체 부위에 따라 차이가 있다. 즉, 미골 부위는 압력이 20 mmHg가 넘지 않아야 하지만, 대퇴 부위는 약 100 mmHg의 비교적 높은 압력에서도 안전하다. 동일 신체 부위라도 자세에 따라 압력 차이가 생기게 되는데 좌골 결절 부위의 경우, 발을 받치지 않고 앉으면 60 mmHg, 발을 받치고 앉으면 100 mmHg의 압력을 받게 된다. 결국 최근까지 가장 각광받고 있는 가설은 모세혈관 폐쇄압력을 초과하는 압력으로 인해 특히 근육에서 허혈 및 재관류 손상이 초래되어 조직괴사가 일어나 궤양이 발생하며, 조직파괴의 기전은 허혈 및 재관류로 인해 중성구 매개의 염증반응에 의한 자유 라디칼이 생성되어 조직 파괴가 일어나게 된다는 것이다.[2]

2) 전단력(shearing force)

전단력은 압력(중력)과 마찰력(수평면) 사이에 작용하는 힘으로 삼각형 모양 또는 터널형 욕창발생에 주요하게 영향을 준다. 접촉하고 있는 피부면이 고정된 상태에서 미는 힘이 주어졌을 때 피하조직 이상에서 발생하며, 실제 침대 머리 쪽을 올렸을 때 중력에 의해 대상자가 침대 아래로 미끄러지게 되고 반대로 침대 표면에서는 환자를 미끄러지지 않게 지지하는 힘이 좋은 예이다.[1,9] 앉은 자세나 침대에서의 자세가 좋지 않은 경우와 경직이 심할 때, 그리고 침대나 휠체어로 운반이나 자세변경을 할 때 환자를 들지 못하고 끌거나 밀 때 주로 생긴다.[2]

3) 마찰력(friction)

마찰력은 두 개의 표면(수평면)이 서로 반대편으로 움직일 때 생기는 힘으로, 욕창의 발생과 관련하여 동적마찰력(dynamic friction)과 정적마찰력(static friction)으로 구분하기도 한다.[12] 침대 시트 등 거친 면으로 피부를 끌어당길 때(물체가 움직일 때)에 발생하는 동적마찰력에 의한 피부손상은 비교적 얕고 넓은 모양으로, 일반적으로 마찰력이라고 하면 동적마찰력을 생각하고 이것에 의해 발생한 피부손상은 욕창이라고 판단하지 않는다.[9,12]

그러나 정적마찰력(물체가 스스로 움직이지 않아도 이차적으로 발생하게 되는 마찰력)은 피부에 수직으로 압력을 가할 때 심부조직이 수평으로 경사를 이루면서 발생하는 마찰력으로 욕창발생에 관여를 한다. 그러므로 마찰력은 단독으로 욕창발생의 원인이 될 수 없고, 정적마찰력(수평면)이 압력(중력)과 결합한 힘을 의미하는 전단력은 욕창발생의 원인이 된다고 본다.[1,9]

요실금이나 땀 등으로 인해 피부가 짓무르거나 상처가 있는 경우 피부가 맞닿고 있는 접촉면은 압력, 전단력에 의한 욕창의 발생 위험이 높아진다.[2,13]

4) 부동(immobility)

마비, 신경학적 손상 혹은 장기간의 마취 등의 침상안정을 할 경우에서 수용성 감각신경들이 감각-운동 되먹이 체계를 제대로 작동하지 못하게 되어, 불편감 같은 장기간 허혈의 초기 징후에 대해 정상적으로 간헐적 감압을 하는 자발적인 자세변경이 제대로 되지 않아 더 심한 허혈 과정을 초래하게 된다. 보통 건강한 정상인의 경우, 수면 시 15분마다 조금이라도 자세변경을 하게 되며, 밤새 수면시간 동안 20회 미만의 자세변경을 하게 되면 욕창의 발생률이 증가하는 것으로 보고되고 있다.[14]

3. 이차적 혹은 내인적 영향인자

1) 영양

영양 결핍은 욕창의 발생뿐만 아니라 진행, 회복에 영향을 미치는 중요 인자이다. 영양 결핍 정도는 전체 체중보다는 근육량으로 판단하여야 한다. 혈청 알부민 수치는 욕창 발생과 깊은 관련이 있으므로 고열량, 고단백질, 고탄수화물 식사가 욕창 발생을 예방하는데 도움이 된다.

2) 나이

고령이 되면 국소적으로 가해지는 압력을 균등하게 분산하는 능력이 떨어지며 기동성의 저하로 자세변경을 자유롭게 하지 못하고 콜라겐 합성에도 변화가 있어 조직의 강도와 유연성이 감소하게 만든다. 또 연부 조직의 엘라스틴 함량이 감소하므로 작은 압력에서도 피부에 가해지는 물리적 부하가 증가하게 된다.

3) 습도

습한 환경은 피부를 짓무르게 하고 긴장도를 감소시키므로 약간의 압력과 마찰에 의해서도 쉽게 손상을 받게 된다. 다습 상태는 발한, 상처에서의 배액, 대소변 실금 때문에 생길 수 있으며 특히 대변 실금은 욕창 발생에 중요한 역할을 하고 이차 감염의 원인이 되기도 한다.[15] 이러한 습도 조절의 중요성 때문에 매트리스, 방석 등과 같은 지지면(support surface)과 신체가 닿는 부위의 미세한 습도와 온도의 조절이 중요하게 대두되고 있다.[1,16]

4) 체온

체온이 1도 상승할 경우 10%의 조직 대사를 증가시키고 산소 요구량을 증가시킨다. 만약 연부 조직이 압력에 의해 허혈 위험 상태에 놓인 경우 체온의 상승은 피부 괴사를 더 쉽게 유발할 수 있다.

5) 척수손상

척수손상 환자 중 완전 손상인 경우가 불완전 손상보다 욕창 발생률이 더 높고, 상부 손상일수록 더 높은 발생률을 보인다. 척수손상 환자들의 손상부 아래의 피부 내에 함유된 proline, lysine, hydroxylysine의 함량이 적어 피부 강도가 떨어지고 압력에 대한 저항도 감소하게 된다.

6) 기타

빈혈, 감염, 허혈, 저산소증, 저혈압 등도 내적 인자이며, 교육 정도, 삶의 만족도, 자존심 및 적응도 등의 정신·사회적 측면, 인지 상태, 흡연 등도 욕창의 초기 발생과 재발에 중요한 역할을 한다.

V. 욕창의 위험도 평가 및 예방

국제 욕창실무지침서는 유럽과 범태평양 국가들과 연합하여 National Pressure Ulcer Advisory Panel, European Pressure Ulcer Advisory Panel and Pan Pacific Pressure Injury Alliance (NPUAP, EPUAP & PPPIA)를 조직하여 2014년에 발간한 '욕창의 예방과 치료(Prevention and Treatment of Pressure Ulcers)'로[1] 여러 나라 언어로 번역되어 가장 널리 사용되고 있다. 이외에도 Agency for Healthcare Research & Quality (AHRQ)의 Pressure ulcers treatment strategies : Comparative effectiveness (2013), Wound, Ostomy, and Continence Nurses Society (WOCN)의 Guideline for prevention and management of Pressure Ulcer (2016)와 Registered Nurses' Association of Ontario (RNAO)의 Assessment and management of pressure injuries for the interprofessional team (2016)와 같은 근거기반 욕창실무지침서들이 있다. 국내에도 이들 지침서들을 토대로 대상자의 특성, 국내의 문화적·제도적 차이를 고려하여 지침서를 개발하는 수용개작(adaptation) 과정을 거쳐 '근거기반 욕창간호 실무지침'[17]을 개발하여 현재 널리 사용되고 있고 웹사이트에서 무상으로 다운로드도 가능하다.

1. 욕창 발생위험도 평가

철저한 병력 청취를 실시한 후 Braden scale(표 24-3)이나 Norton scale 등의 평가도구를 이용하여 욕창발생위험 정도를 평가한다. 그리고 피부 검진을 하고, 이전에 발생한 욕창 부위들을 점검한다.

1) 성인용 욕창발생위험평가도구

다양한 유형의 욕창발생위험평가도구가 개발되었으며, 이 중 널리 사용되는 것으로는 Braden 도구, Norton 도구 등이 있다. 두 가지 도구 모두 활동(activity), 이동(mobility), 영양상태(nutritional status), 실금(incontinence), 인지(cognition) 등을 포함하고 있으나, 각 항목에 대한 가중치는 다르게 부여하고 있다. Braden 도구는 기존의 여러 연구에서 가장 널리 이용되고 있으나, 다른 욕창발생위험평가도

표 24-3 | Braden scale

	1	2	3	4
감각인지	완전 제한	매우 제한	약간 제한	정상
습기	항상 습함	습함	종종 습함	거의 습하지 않음
활동	침상생활	의자생활	종종 보행	자주 보행
이동	완전 불능	매우 제한	약간 제한	제한 없음
영양상태	매우 나쁨	부적절함	적절함	양호
마찰력/전단력	존재	잠재적 가능성	명백한 문제는 없는 상태	

표 24-4 | 주요 욕창위험평가 도구의 특성

평가도구	구성요소	점수	정확도		
			절단점	민감도	특이도
Braden	감각인지, 습기, 활동, 이동, 영양상태, 마찰/전단력	6~23점/ 낮을수록 욕창위험증가	18	0.74*	0.68*
Norton	신체상태, 정신 상태, 활동, 이동, 실금	5~20점/ 낮을수록 욕창위험 증가	14	0.75**	0.68**

* 16개 연구의 중앙값임. **5개 연구의 중앙값임.
(출처: Chou R, Dana T, Bougatsos C, Blazina I, Starmer AJ, Reitel K, et al. Pressure ulcer risk assessment and prevention: A systematic comparative effectiveness review, 2013)

구에 비해 정확도가 더 높다는 근거는 없다.[18] 그러나, 문항수가 작고, 국내에 보편적으로 활용되고 있다는 장점이 있다.

(1) Braden scale

Braden 도구는 6가지 요소(감각인지, 습기, 활동, 이동, 영양상태, 마찰력/전단력)로 구성되어 있으며, 점수의 범위는 6~23점이다. 전체 점수가 측정된 후에 다른 주요한 위험요소(나이, 발열, 불량한 단백질 섭취, 60 ㎜Hg 미만의 이완기 혈압/또는 혈액학적 불안정성)가 있다면 욕창발생위험 정도는 다음 단계로 올라간다.[17] 또한 예방적 중재와 제한적인 움직임이 있는 대상자의 욕창발생위험 정도를 사정하는데 있어 중요한 요소인 마찰력/전단력의 하위 영역과 관련이 있다. Braden 도구는 급성의료기관 또는 장기요양기관에서 사용할 때 비슷한 수준의 민감도와 특이도를 보였으며, 절단점은 급성의료기관이 장기요양기관에 비해 낮았다(표 24-4).[19]

(2) Norton scale

Norton 도구는 5가지 요소(신체 상태, 정신상태, 활동, 이동, 실금)로 구성되어 있으며, 각 요소는 1~4점으로 점수의 범위는 5~20점이다.[16] 이 도구는 영양과 피부표면 마찰력을 고려하고 있지 않다는 제한점이 있다.[17]

<판단기준>
저위험: 18점 이상, 중위험: 14~18점, 고위험: 10~14점, 초고위험: 10점 이하

2) 소아용 욕창발생위험평가도구

Braden Q 도구는 성인용 Braden 도구로부터 개작된 것으로, Braden 도구의 6가지 요소에 조직 관류와 산소포화도를 추가하여 7가지 요소로 구성하였으며, 점수의 범위는

<판단기준>
저위험: 15~18점 이상, 중위험: 13~14점, 고위험: 10~12점, 초고위험: 9점 이하

7~28점이다.[20]

<판단기준>
저위험: 22~25점, 중위험: 17~21점, 고위험: 16점 이하

2. 일차적으로 욕창 발생위험도가 높은 환자군들

① 고령
② 암, 뇌졸중, 당뇨 등의 만성질환
③ 골절, 관절염, 통증 등으로 인해 거동이 불편한 경우
④ 근력 약화나 기능장애가 동반된 경우
⑤ 의식 상태에 문제가 있는 경우
⑥ 감각저하와 마비

3. 이차적 영향인자들

병태생리에서 기술된 이차적 혹은 내인적 영향인자들이 동반되었는지를 평가한다.

4. 영양평가 및 영양보충

욕창이 발생한 경우 저단백 혹은 저알부민혈증 등의 영양 결핍에 대한 평가를 시행하고 이에 대한 교정을 하여야 한다. 욕창이 발생한 경우 권장되는 영양은 대략 30~35 kcal/kg/day의 열량섭취와 1.25~1.50 g/kg/day의 단백질 섭취, 1 mL/kg/day의 수분 공급, 그리고 비타민과 무기질 섭취 등이 권장되고 있다. 3~4단계 혹은 여러 개 욕창이 있는 성인의 영양 요구량이 기존의 고칼로리와 단백질 보충제로 충족이 되지 않는다면 미세영양소와 아르기닌, 고단백질을 보충한다.[1,17]

5. 예방의 원칙

욕창의 예방을 위해서는 위험 인자를 피하고 청결을 유지하며 피부 관리를 적절하게 하여야 하는데 그중 지속적인 압박을 피하는 것이 가장 중요하다. 거동할 수 없는 환자들에 대해서는 수시로 자세변경을 시켜주는 것이 압박을 피하는 가장 쉽고 중요한 방법이다. 침상안정 중인 환자는 2시간에 한 번씩 자세변경을 시켜주는 것이 일반적인 관리 방침이나 절대적인 것은 아니며 여러 가지 위험 요소들을 종합적으로 판단하여야 한다. 또한 피부의 상태를 정기적으로 정확하게 관찰하는 것도 중요하다. 비만, 경직, 관절 구축, 보조기 착용, 견인 및 통증 등은 환자로 하여금 자세변경을 어렵게 하므로 가능한 피하거나 치료하여 조정해 주어야 한다.

자세변경은 앙와위, 양쪽 측와위를 취하는 경우는 환자가 불편함을 호소하는 경우가 많아 스펀지나 라텍스, 최근에는 고밀도 점탄성폼 등 다양한 재료로 제작된 욕창매트(mattress overlay)나 보조 기구를 사용할 수도 있다. 임상에서는 침상머리를 올릴 경우가 많은데, 금기가 아니라면 전단력을 줄이기 위해 머리와 다리 부위를 30° 이하로 올리고(그림 24-4), 측위 시에는 대전자를 침상에 직접 닿지 않도록 하면서 30° 이하로 유지한다. 특히 발꿈치는 뾰족하여 압력 재분배가 쉽지 않기 때문에 욕창 발생이 빈번하므로 발꿈치를 침대 표면으로부터 떨어뜨리기 위해 베개나 쿠션을 적용하는 경우, 종아리 아래 넓게 적용하여 아킬레스건이 있는 발목에 압력이 집중되지 않도록 한다. 또한 무릎은 약간 구부려(5~10°) 오금정맥의 혈행이 방해되지 않도록 한다.[1,9,17]

휠체어를 타는 경우에는 발 받침대의 높이를 잘 맞추어 좌골에 국소적인 압박이 가지 않고 대퇴부 전체로 체중이 실리도록 해야 한다. 또 측면 받침대를 사용하여 신체가 어느 한쪽으로 쏠리지 않도록 자세를 잡아 주는 것도 중요하다. 휠체어에 장시간 앉아 있을 경우 15~30분마다 체중 이동을 위한 자세변경을 시행하여야 하며 한 자세를 30~90초간 유지한다.[21] 체중이동이 불가능한 경우 도움

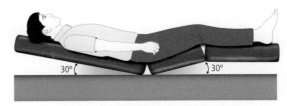

그림 24-4 │ 침상머리를 올릴 경우의 자세

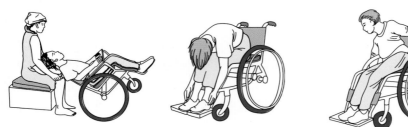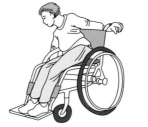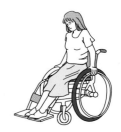

그림 24-5 | 휠체어에서의 자세 변경

을 받아 시행한다. 체중 이동의 방법은 전방, 후방, 측방으로 신체를 기울이거나 상체 들기 등을 통해 다양한 방법으로 이루어져야 한다(그림 24-5). 또한 하루에 2번 정도는 뼈 돌출부 등 욕창 호발 부위를 중심으로 전체적으로 피부 상태를 점검하는 것이 필요하다.

VI. 압력 재분배를 위한 지지면

지지면(support surface)은 신체 부위, 특히 욕창이 발생하기 쉬운 뼈 돌출 부위에 집중되는 압력을 넓은 부위로 재분배(redistribution)하며 전단력을 줄이고 미세피부환경(microclimate, 신체와 지지면의 경계면에서 발생하는 국소부위의 온도와 습기 정도) 조절 등을 목적으로 사용하기 위한 모든 침대, 매트리스, 욕창매트(mattress overlay), 쿠션(방석) 등을 의미한다.[1,9,17]

욕창의 예방을 위해서는 신체에 지속적으로 가해지는 압력을 줄이는 것이 무엇보다 중요하다. 압력은 무게(체중)를 체표면적으로 나눈 값으로, 체중이 일정한 경우에 신체와 지지면이 접촉하는 면을 최대화시켜 넓은 부위로 체중을 재분배하고 신체와 지지면이 닿는 경계압력(interface)을 효과적으로 감소하는 지지면을 선택해야 한다.[1,9,16] 또한 실금, 배액 또는 발한으로 인한 높은 습기는 세포 간 응집력을 감소시키고,[15] 피부 마찰계수를 증가시켜 낮은 압력이나 전단력에 의해 이차적으로 피부손상이 쉽게 발생하기 때문에[13] 국소부위 온도 상승과 습기는 욕창 발생을 촉진하는 요인이 된다.[9,16] 특히 노인은 과도하게 발생한 열을 혈관계를 통해 배출하는 능력이 부족하

고,[22] 척수손상 환자는 체온 조절능력이 떨어지므로 적합한 미세피부환경을 유지하는 것이 욕창예방과 회복에 중요하다. 따라서 최근에는 대상자와 지지표면이 접하게 되는 국소부위의 미세피부환경 조절 기능이 추가되어 있는 지지면에 대한 관심이 높아지고 있다.[16]

욕창발생 고위험군은 높은 사양의 지지면 사용을 고려하고, 욕창발생 고위험군이 잦은 자세변경이 불가능하다면 동적 지지면을 사용한다.[9] 국제지침도 욕창관리에 있어서 효과가 있는 지지면의 사용을 높은 수준으로 권고하고 있으나[1,3] 지지면의 기능이 제품마다 다양하기 때문에 어떤 지지면이 욕창예방과 관리에 더 도움이 되는지에 대한 명확한 근거는 제시하지 못하고 있어 여전히 지지면의 효과에 대한 연구가 진행되고 있다.[1] 지지면을 선택할 때는 지지면의 유형과 선택 기준, 지지면 사용 시 고려사항을 참조한다.

1. 침대용 지지면

침대용 지지면은 정적(static) 지지면과 동적(dynamic) 지지면이 있다(그림 24-6).

1) 정적 지지면

정적 지지면은 반동성(reactive) 지지면으로, 매트리스 하나로 구성된 것(매트리스 대체품)과 욕창매트(mattress overlay)가 있다. 매트리스 대체품은 기존의 침대 매트리스 대신 사용하며, 유지가 수월하고 청결하게 관리할 수 있는 장점이 있으나, 초기 비용이 비싸며 습도 관리가 힘든 단점이 있다. 욕창매트는 폼(foam), 공기, 물, 젤 등 다양한 재질을

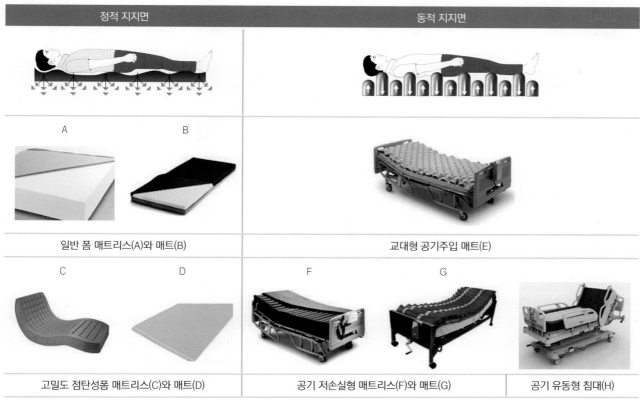

정적 지지면	동적 지지면	
A B	교대형 공기주입 매트(E)	
일반 폼 매트리스(A)와 매트(B)		
C D	F G	
고밀도 점탄성폼 매트리스(C)와 매트(D)	공기 저손실형 매트리스(F)와 매트(G)	공기 유동형 침대(H)

그림 24-6 | 지지면의 종류
(출처: 박경희. 그림으로보는 상처관리 2판, 2019)

이용한 것들을 사용할 수 있다.

(1) 폼형 욕창 매트리스/매트(foam mattress/overlay)
가장 오래, 널리 사용된 지지면으로 개개인의 체형에 맞춰 제작할 수 있고, 가볍고, 유지비용이 들지 않는 장점이 있지만, 열이나 습기의 배출이 어렵고, 세척이 곤란한 단점이 있다.

(2) 공기 주입형 욕창 매트리스/매트(air-filled mattress/overlay)
유지보수나 청소가 쉬워 다수의 환자에게 재사용이 가능하지만 적절한 공기압을 유지하기 위하여 자주 확인하고 재주입해야 하며 가격이 비싸고 날카로운 물체에 의해 찢어질 위험이 있다.

(3) 젤형 욕창 매트리스/매트(gel mattress/overlay)
물 주입형들의 단점들이 없고 유지보수와 청소가 쉬워 다수의 환자에게 재사용이 가능하다. 반면 무겁고 비용이 비싸며 공기순환에 어려움이 있다. 또한 일부 제품은 추운 환경에서 딱딱해져서 문제가 되기도 한다.

(4) 물 주입형 욕창 매트리스/매트(water mattress/overlay)
물이 주입된 제품은 환자에 따라 주입 양을 적절히 조절하는 것이 중요하다. 비만 환자에게는 적절하지 않고 찢어질 위험이 있으며 자세 변화를 하기가 힘들다.

2) 동적 지지면
동적 지지면은 능동적(active) 지지면으로, 전기로 작동하며 최대한의 감압을 위해 일정한 시간이 경과할 때마다 지지하는 부분이 바뀐다. 욕창이 여러 부위에 발생했거나 욕창부위에 압력을 가하지 않고는 자세를 취할 수가 없는 등 정적 지지면으로는 욕창을 치료하기 어려울 때 사용한다.

(1) 교대형 공기주입 욕창 매트리스/매트(alternating air-filled mattress/overlay)

여러 개의 셀로 구성되어 각각의 셀에 일정시간 간격으로 공기 주입과 배출을 반복하여 한 곳이 오랜 시간 동안 압력이 받지 않도록 압력이 가해지는 부위를 끊임없이 변경한다.

가장 많이 사용하고 있는 욕창매트의 형태로 압력 감소와 혈류 순환을 자극할 수 있는 장점이 있다.

(2) 공기 저손실형 욕창 매트리스/매트(low-air-loss mattress/overlay)

전기펌프를 이용하여 일정한 공기압을 유지한다. 피부 주위로 공기의 움직임이 가능하여 습도가 유지되고 마찰력, 전단력 등으로부터 보호할 수 있다는 장점이 있지만 찢어질 위험이 있고 소음이 있어서 문제가 된다.

(3) 공기 유동형 침대(air-fluidized bed)

공기 유동형 입자로 채워져 있으며, 표면이 수분 투과가 가능하므로 피부 이식 수술이나 상처에서의 배액이 많은 환자들에서 특히 유용하다. 압력을 낮추고 습도를 조절하지만, 환자가 지나치게 탈수가 될 수 있고 상처가 건조해질 수 있으며, 침대가 높고 무거워지는 문제가 있고 침대로 들어가고 나가거나 자세를 변경하기가 어려운 단점이 있다.

2. 휠체어 쿠션

욕창을 예방하기 위해서는 환자가 적절한 쿠션에 앉는 것이 중요하다. 적절하지 않게 조정, 유지 또는 처방된 쿠션은 장기간의 침상휴식이 필요한 욕창을 발생시킬 수 있다. 대부분의 쿠션은 공기형(air filled or air filled villous, 그림 24-7), 폼형(foam or contoured foam) 또는 젤형이다. 한 환자에게 적절한 압력 완화효과를 제공하는 쿠션이 다른 환자에게는 그렇지 못한 경우도 많다. 이는 쿠션의 압력 완화효과가 휠체어와 휠체어 조정 상태, 환자의 이동능력, 피부상태, 영양과 체중 등 많은 요인에 영향을 받기 때문이다.

새로운 쿠션을 시도할 때마다 쿠션의 압력 완화효과를

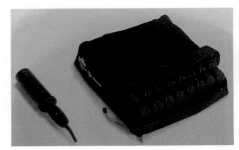

그림 24-7 | 공기형 욕창 예방방석(air filled villous cushion)

평가해야 한다. 피부 접촉면의 압력을 측정할 수 있는 장비를 사용해서 평가할 수 있다. 어느 정도의 압력 이하이면 피부손상으로부터 안전하고, 어느 정도의 압력 이상이면 그렇지 못하다는 결정적인 압력이 있는 것은 아니다. 적절한 압력은 환자의 욕창에 대한 취약성과 압력을 완화하는 능력에 의해 결정이 된다. 쿠션의 압력 완화 효과는 환자가 휠체어로 활동한 후 침상으로 돌아온 직후에 피부를 검사하는 방법으로 평가되어야 한다. 새로운 쿠션을 시도해 볼 때는 30분에서 1시간 정도만 앉아보게 하고, 그 후에 앉는 시간을 늘리고 꼭 피부를 확인해야 한다.[2] 또한 압력재분배를 위해 보조적으로 사용하는 인조 양가죽 패드, 링이나 도넛 모양의 지지면은 닿는 부위의 혈액순환을 방해하므로 사용하지 않는다. 좌식 지지면을 선택할 때는 체격과 체형, 변형된 자세, 움직임과 생활 스타일 등 개별적인 특성을 고려하고 주기적으로 평가한다.[1]

1) 유지의 용이성

적절한 쿠션의 선택은 압력 완화효과뿐만 아니라 유지의 용이성과 내구성도 고려해야 한다. 공기형 쿠션은 정기적으로 공기량이 적절한지 확인해야 하며 구멍이 나기 쉽다. 그러므로 정기적으로 점검받기 힘든 환자, 손의 기능 또는 보호자의 지지가 부족한 환자, 구멍이 나기 쉬운 환경에서 지내는 환자에게는 추천되지 않는다. 이와는 달리 젤형 쿠션과 폼형 쿠션은 유지, 관리에 특별히 신경을 쓰지 않아도 되지만 젤형은 사용 전에 젤이 고르게 분포되어 있는지 확인해야 하고, 기온이 영하로 떨어지는 겨울철에는 집안에서 보관을 하며, 모든 쿠션은 교체가 필요하다는 것을 기억해야 한다.

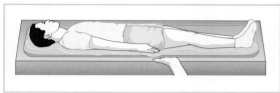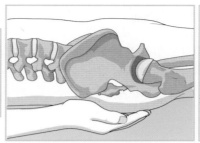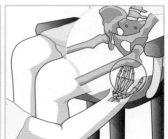

그림 24-8 | 욕창 매트 또는 방석의 공기압 확인 요령

2) 좌석의 안정성, 이동성과 자세에 미치는 영향

적절한 쿠션을 선택하기 위해서는 안정성, 이동성 그리고 자세에 미치는 영향도 고려해야 한다. 쿠션은 앉은 자세에도 영향을 준다. 예로 다리가 외전되어 있거나, 앉은 자세가 비대칭적이거나 욕창, 변형이 있는 경우에는 더욱 어렵다.

3) 무게, 비용

휠체어 밀기를 많이 하거나 차에 싣고 내리기를 자주 하는 환자의 경우에는 무게도 고려해야 한다. 또 쿠션의 가격은 재질, 높이, 제조회사에 따라 다르기 때문에 의료진은 차이점을 잘 알고 있어야 한다.

3. 지지면의 공기압 적정성 평가

이상적인 지지면은 체중을 재분배하며 안정감이 있고 편안해야 한다. 그러기 위해서는 지지면이 둔부를 감싸면서 적당히 가라앉는 것이어야 한다. 지지면의 두께가 너무 얇으면 신체가 바닥에 닿게 되고 너무 두꺼워도 신체에 가해지는 압력이 높아진다. 따라서 지지면을 적용하기 전에 지지면의 공기압이 적정한지를 평가해야 한다.[1,9,17] 만약 신체가 과도하게 가라앉아 신체와 닿아 있는 지지면의 표면이 바닥에 닿으면(bottoming out) 압력의 재분배가 충분하지 않은 상황이 되어, 지지면이 감압 기능과 지지 기능을 제대로 발휘하지 못하는 상태가 초래된다. 이러한 원인은 장비의 노후화, 요실금이나 땀으로 인한 습기, 매트리스나 욕창매트, 욕창방석 등의 문제로 발생할 수 있다. 공기 충전식 휠체어 쿠션의 경우, 구멍이 뚫려 공기가 빠져

나갈 수 있어, 시간이 지나면서 찌그러지거나 납작해진다. 폼 타입의 지지면은 다양한 두께와 밀도로 출시된다는 점을 유의해야 한다. 공기압 적정성을 평가하는 방법은 욕창이 발생하기 쉬운 부위나 이미 욕창이 발생한 부위를 떠받치는 지지면 바로 아래에 손바닥을 위쪽으로 향하게 밀어 넣어보는 것이다. 손가락의 느낌으로 지지면의 두께가 1인치 이상 되지 않으면 공기가 불충분하거나 신체가 바닥에 닿아있는 상태(bottoming out)로 판단할 수 있다(그림 24-8). 매트리스와 욕창매트는 최소한 한 달마다 검사하고, 공기 충전식 고정 매트리스와 휠체어 쿠션은 최소한 일주일에 한 번씩 검사해야 한다.

VII. 욕창의 치유와 치료

1. 욕창의 치유 과정

욕창의 치유 과정은 상처의 치유 과정과 동일하고 일차유합과 이차유합 과정을 통해 치유된다.

1) 일차 유합(primary union)

깨끗하거나 수술로 조절된 상처는 일차 유합에 의해 치유되며, 오직 재상피화의 과정만이 필요하다.

2) 이차 유합(secondary union)

감염, 상처의 오염 등과 같은 유합을 방해하는 인자들에

의해 상처의 틈 사이에 육아조직이 형성되면서 유합되는 경우로 욕창, 농양 및 큰 표면적을 가지는 상처들의 유합 과정에서 흔히 발생 한다. 이 과정은 일차 유합에 비해 염증반응이 더 강하며, 상처가 클수록 육아조직의 양도 증가하여 흉터를 만들며, 상처의 크기는 조직이 수축하면서 줄어든다.[2]

2. 욕창 치료

욕창의 치료는 크게 비수술적인 방법과 수술적 치료로 나눌 수 있으며, 1단계 및 2단계의 욕창에서는 통상적으로 비수술적 방법을 시행하며, 3단계 및 4단계에서는 수술적 치료를 필요로 할 수 있다.

욕창 상처의 치유를 위한 전제 조건들로는 압력, 전단력 및 마찰력을 없애야 하며, 적절한 영양 및 혈액 순환을 유지해야 한다. 국소적인 욕창 상처 관리로는 상처기저부를 청결하고 적합한 습윤상태로 유지하며, 삼출물 조절과 주위 피부를 건조하게 유지하고 괴사된 부위를 제거하여야 한다.

1) 상처 세척(wound cleansing)

생리식염수로 상처를 세척하여 조직의 재생을 돕는 것이 가장 좋으며, Povidone-iodine, Sodium hypochlorite 용액 등의 사용은 감염된 상처가 아니면 가능한 피하는 것이 좋다.

2) 괴사조직 제거 방법

괴사된 조직을 제거해야만 재생이 빨라져 상처치유에 도움이 되므로 괴사된 부위에는 좀 더 적극적인 치료가 필요하다. 괴사조직을 제거할 때 주의할 점은 건조하고 단단한 죽은 조직(건조가피, 부종이나 발적, 삼출물 등이 없는 상처)은 혈류공급에 문제가 없는 경우는 제거하면 상처치유에 도움이 되지만, 상처부위에 혈류공급이 원활하지 않은 경우(예: 허혈성 상처 등) 건조한 죽은 딱지는 외부 환경의 오염 등으로부터 보호 기능을 하고 있기 때문에 이를 제거하지 않는 것이 안전하다.[1,9]

(1) 절제술(sharp debridement)

수술용 칼이나 가위 등을 이용해 괴사조직을 절제하는 방법으로 괴사 부위가 명확히 구분될 경우 유용한 방법이다. 최근 레이저를 이용하기도 하는데 이 방법은 외래에서 간단히 시행할 수 있고 지혈이 쉬우며 감염 가능성이 거의 없어 매우 유용하다.

(2) 물리적 비선택적 방법(mechanical nonselective debridement)

Wet-to-dry 방법, 수치료, 압력 세척(irrigation) 등을 사용하여 비선택적으로 괴사조직을 제거하는 방법으로 일반적으로 Wet-to-dry 소독 방법을 많이 쓰는데 단점은 비활성(죽은 조직)뿐만 아니라 활성조직을 모두 제거하여 재생되고 있는 육아조직에 손상을 줄 수 있다는 점이다. Wet-to-dry 소독 방법은 젖은 거즈를 상처에 적용 한 후 거즈가 건조되면서 제거할 때 죽은 조직을 포함한 물질들이 거즈에 묻어서 제거된다. 이 때 사용되는 용액은 생리식염수를 단독으로 주로 많이 사용하지만 0.25% 아세트산을 섞어서 사용하기도 한다. 감염된 상처에는 소독제(예: Povidone-iodine용액 등)을 사용할 수 있지만, 섬유모세포에 독성을 주어 육아조직 형성에 장해를 주므로 지속적으로 사용하는 것을 피하는 것이 좋다.

(3) 효소법(enzymatic debridement)

Collagenase를 비롯한 여러 가지 국소 연고를 이용하여 괴사된 조직을 제거할 수 있다. 효소제제는 피브린·세균·백혈구·장액성삼출물·DNA 같은 딱지를 직접 소화해 버리거나 상처기저부에 있는 혈관이 없는 조직을 지탱하고 있는 콜라겐을 직접 녹임으로써 괴사조직을 제거한다. 이 방법은 선택적 괴사조직 제거 방법 중 하나이며 크릴새우·게·파파야·소·세균 등과 같은 다양한 원료에서 추출된 효소를 이용한다.

(4) 자가분해 방법(autolytic debridement)

상처의 정상적인 염증반응 때 나타나는 백혈구와 각종 효소들(단백질분해효소, 섬유질분해효소, 콜라겐분해효소 등)이 방출되어 죽은 조직을 섭취·소화하는 자연적인 생리적 과정으로 괴사조직을 스스로 녹여내는 방법이다. 이 방법은 여러 가지 습윤드레싱제를 활용하기 때문에 쉽게 적용할 수 있고 다른 괴사조직방법에 비해 비침습적이어

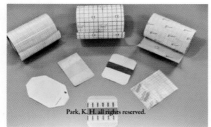
필름 드레싱제

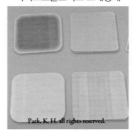
하이드로콜로이드 드레싱제

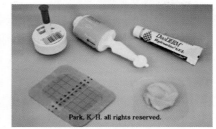
하이드로젤 드레싱제

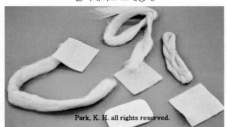
알지네이트 드레싱제

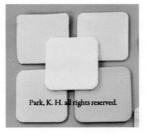
폴리우레탄폼 드레싱

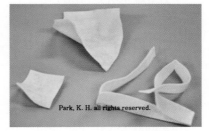
하이드로화이버 드레싱제

그림 24-9 │ 다양한 습윤 드레싱제
(출처: 박경희. 그림으로보는 상처관리 2판, 2019)

서 안전하지만, 괴사조직을 제거하는 속도는 느리다(그림 24-9).

3) 상처 드레싱(wound dressing)

욕창의 가장 좋은 치료법은 상처를 보호하고, 인체에 부작용이 없으며 적절한 수분 공급으로 조직의 재생을 도와주는 것이다.

(1) 드레싱제의 선택

상처를 치료하기 위해서는 전통적인 거즈드레싱제 외에 치유를 돕는 세포의 활성을 증진시키는 많은 드레싱제들이 개발되어 사용되고 있다. 이 중에서 이상적인 드레싱제의 가장 중요한 개념인 상처의 습윤환경을 유지하기 위한 습윤드레싱제(moist dressing)들이 널리 사용되고 있다. 일반적으로 이 드레싱제의 범주는 삼출물을 흡수하거나(예: 폼, 하이드로화이버, 알지네이트) 또는 습윤을 유지하거나 수분을 제공하여(예. 하이드로콜로이드, 필름, 하이드로젤) 이상적인 습윤 환경을 유지한다.[9,17]

　이러한 습윤한 상처환경은, 드레싱제의 삼출물의 흡수 정도와 습윤유지 또는 제공의 정도에 따라 다른데, 드레싱제의 습윤유지 정도를 투습도(Moisture Vapor Transmission Rate, MVTR)로 측정한다. 투습도는 $g/m^2/24hr$로 표시하고, 드레싱제를 통해 상처기저부로부터 외부환경까지 습기를 배출시키는 능력을 말한다. 투습도는 드레싱제마다 다양한데, 일반적으로 낮은 투습도를 가진 드레싱제는 건조하거나 삼출물이 적은 창상인 경우 습윤한 상처기저부를 유지한다. 그러나 반대로 삼출물이 많은 상처인 경우 투습도가 높은 드레싱제를 적용해야 한다. 이 경우 흡수된 다량의 삼출물이 외부환경으로 증발되지 않으면 삼출물은 누수되어 오염되며, 조절되지 않은 삼출물이 있는 경우에는 세균의 증식을 조장하고 상처주위 피부를 짓무르게 하며 악취를 풍겨 감염으로 진행될 수 있다.

　습윤한 상처환경이 상처치유에 있어서 중요하더라도 허혈 증상이 있는 상처에는 지나친 습기가 감염을 유발하여 치유를 저해할 수 있으므로 상처를 자주 관찰한다는 확신이 없는 한 상처를 너무 습하게 하는 드레싱제의 사용은 주의를 해야 한다.[9,17]

(2) 드레싱제의 종류

흔히 사용되는 습윤 드레싱제와 특징은 다음과 같다(그림 24-9).

① 필름 드레싱제(film dressing)

필름 드레싱제는 습윤한 상처치유 환경을 위해 가장 처음 소개된 드레싱제이다. 폴리우레탄 성분의 반투과성 막으로 상처기저부와 외부 환경 간의 산소와 수증기의 교환은 가능하지만 방수성이어서 외부로부터의 세균 침입을 방어할 수 있다. 탄력성이 있으며, 상품에 따라 정도의 차이는 있으나 매우 얇고 투명하여 상처 관찰을 용이하게 한다. 상처의 외적 손상을 막아 주고 상처에 딱지가 앉거나 건조 가피가 생기는 것을 예방하여 습윤치유환경을 조성해 줄 수 있다. 필름 드레싱제는 흡수력이 전혀 없으므로 삼출물이 많은 상처에 적용하지 않는다.

필름 드레싱제의 예는 다음과 같다(괄호 안은 회사명).

- IV3000, OpSite Flexigrid, OpSie Flexifix, Opisite post op Visible (Smith & Nephew)
- Tegaderm (3M)

② 하이드로콜로이드 드레싱제(hydrocolloid dressing)

하이드로콜로이드 드레싱제는 수분과 만나 반응하는 입자를 포함하고 있으며, 판(wafer) 형태와 연고, 파우더 형태가 있다.

대부분의 하이드로콜로이드 드레싱제는 완전 폐쇄 환경을 제공하며 산소가 상처기저부로 들어가지 못하게 한다. 이는 상처를 저산소 상태로 만들어 신생혈관 형성을 자극할 수 있다. 그러므로 하이드로콜로이드 드레싱제의 완전한 폐쇄 환경이 상처치유를 방해하지 않으며 실질적으로 상처 복구를 돕게 된다는 것이다. 그러나 폐쇄 환경을 만들게 되면 세균의 성장이 촉진되게 되어 감염 위험성이 증가하게 되므로 최근에는 반폐쇄 제품이 주를 이룬다. 이와 같은 이유로 제품에 따라 감염에 취약한 허혈성 상처의 경우는 적용하는 것을 권장하지 않거나 사용 시 상당한 주의를 기울여야 한다.

하이드로콜로이드 드레싱제는 삼출물이나 수분과 접촉한 후 반고형성 젤로 변화하며 드레싱 교환 시 새로 형성된 육아 조직에 손상을 주지 않고 제거할 수 있다. 그러나 이러한 젤이 누런 고름과 같이 보일 수도 있고 또 냄새가 좋지 않은 단점이 있다.

하이드로콜로이드 드레싱제는 제품의 두께에 따라 중간 정도의 삼출물을 흡수하거나 건조한 창상에 습기를 주기도 한다. 얇은 하이드로콜로이드 드레싱제는 마찰 부위 예방을 위해서도 이용할 수 있다.

하이드로콜로이드 드레싱제의 예는 다음과 같다(괄호 안은 회사명).

- Comfeel Ulcer / Transparent (Coloplast)
- DuoDERM CGF / DuoDERM Extra Thin (ConvaTec)
- Easyderm Plus Thin (CGBIO)
- Medifoam H (Mundipharma)
- Meditouch H (Ildong)
- Replicare (Smith & Nephew)
- Tegasorb (3M)

③ 하이드로젤 드레싱제(hydrogel dressing)

하이드로젤 드레싱제는 물과 글리세린이 주성분인데 상품에 따라 물이 94%를 차지하는 것부터 글리세린이 96%를 차지하는 것까지 매우 다양하다. 젤 드레싱제는 무정형이므로 튜브에 들어있는 것이 많으나 젤 시트 형태로 개발된 것도 있다. 무정형의 젤 드레싱제는 상처를 가습하는데, 특히 괴사 조직에 습기를 제공하여 자가 분해를 도모한다. 무정형의 젤 드레싱제는 이차 드레싱제가 필요하게 되는데 상처에 직접 적용하면 흘러내리는 경우도 있어 거즈에 젤을 묻혀 적용하는 것이 효과적일 수도 있다. 그러나 감염된 상처에는 드레싱제 성분과 상처성분이 혼합될 경우 초기에 감염을 진단하기에 어려울 수 있으므로 사용 시 주의한다.

하이드로젤 드레싱제의 예는 다음과 같다(괄호 안은 회사명).

- DuoDERM Hydroactive Gel (ConvaTec)
- IntraSite (Smith & Nephew)
- Purilon gel (Coloplast)

④ 알지네이트 드레싱제(alginate dressing)

알지네이트 드레싱제는 갈색 해조류에서 나오는 알긴산(alginic acid)과 칼슘염(calcium salts)으로 구성되어

있다. 알지네이트 드레싱제는 상처의 삼출물과 이온교
환을 함으로써 젤을 형성하여 세포의 재생을 촉진하는
습윤 상처치유 환경을 형성하며 드레싱제를 제거 시
상피세포와 육아조직의 손상을 막아주고 환자들의 불
편감을 최소화시키고, 분자량의 15~20배 용량의 삼출
물을 흡수할 수 있다. 칼슘이 포함되어 있어 알지네이
트 드레싱제가 상처의 혈액과 만나면 alginate-blood
gel을 형성하여 지혈효과가 있다.

알지네이트 드레싱제는 핀셋으로 쉽게 뜯어서 가볍
게 패킹할 수 있으므로 공동이나 주변 조직의 잠식이
있는 경우 패킹 드레싱제로 이용하기 편리하다. 그러
나 드레싱제 교환 시 잔여물이 상처기저부에 남을 수
있으므로 반드시 세척하여 잔여물을 제거해야 하며 고
정을 위해 이차 드레싱제가 필요하다.

알지네이트 드레싱제의 예는 다음과 같다(괄호 안은
회사명).

- Algisite M (Smith & Nephew)
- Biatain Alginate (Coloplast)
- Kaltostat (ConvaTec)

⑤ 폴리우레탄폼 드레싱제(polyurethane foam dressing)
폼 드레싱제는 상처접촉층이 접착성 또는 비접착성 표
면을 가지고 있으며 삼출물은 통과하나 신생조직은 안
으로 자라 들어갈 수 없는 기공 크기로 되어 있다. 중
간층은 흡수층으로 삼출물을 머금고 있도록 되어 있고
바깥층은 세균이 침입할 수 없고 삼출물도 빠져나가지
않으며 산소 등 가스교환은 가능하다.

중간 정도의 삼출물이 있는 상처, 육아 조직이 자라
는 상처에 적용하는 것이 좋다. 드레싱 교환 시 상처에
달라붙지 않아 외상을 주지 않고 통증도 줄일 수 있다.

상처접촉층이 부드러운 실리콘젤(soft silicone gel)로
처리한 폼 드레싱은 실리콘젤 자체의 부착력으로 불규
칙한 상처면에 잘 달라붙어 편리할 뿐 아니라 비알레
르기성 및 비자극 접착성의 특징으로 인해 드레싱제
제거 시 피부손상과 통증이 거의 없고, 상피화를 촉진
한다.

폼 드레싱제의 예는 다음과 같다(괄호 안은 회사명).

- Allevyn Standard, Allevyn Gentle, Allevyn Adhesive, Allevyn Compression, Allevyn Thin (Smith & Nephew)
- Biatain, Biatain adhesive, Biatain Soft Hold, Biatain Silicone (Coloplast)
- Easyfoam Non-adhesive, Easyfoam Silicone Border (CGBIO)
- Medifoam (Mundipharma)
- Meditouch, Meditouch border (Ildong)
- Mepilex, Mepilex Lite, Mepilex Border (Mölnlycke Health Care)
- PolyMem (Ferris Mfg)

⑥ 하이드로화이버 드레싱제(hydrofiber dressings)
하이드로화이버 드레싱제는 상처 표면에 잘 밀착되어
피브린층 형성을 도우며 상피화과정을 촉진한다. 또
한 하이드로화이버 드레싱제가 지나친 삼출물을 보유
하므로 흡수 능력이 뛰어나고 상처주위 조직의 침연
을 최소화할 수 있으므로 발가락처럼 서로 밀착되어
있어 드레싱하기가 어려운 부위나 작은 부위에 유용
하다. 삼출물이 많은 상처나 허혈성 당뇨발, 작은 공동
(cavity)이 있는 부위에 패킹하기도 쉬우며 고정을 위해
이차 드레싱제가 필요하다. 하이드로화이버 드레싱제
는 Aquacel (ConvaTec)과 Durafiber (Smith & Nephew)가
있다.

⑦ 항균 드레싱제(antimicrobial dressing)
은(silver)이 가장 오래된 항균, 항박테리아 물질이라
는 점을 이용한 항균 드레싱제가 사용되고 있다. 이러
한 제품은 상처로 직접 유출된 은이 metalloproteinase
의 활동을 감소시키고 염증을 줄여 상처치유에 긍정적
인 효과를 가진다. 또한 균의 수를 감소시키며 MRSA,
VRE, Pseudomonas에 대한 효과도 보고되고 있다.

항균 드레싱제의 예는 다음과 같다(괄호 안은 회사명).

- Acticoat, Allevyn Ag Gentle (Smith & Nephew)
- Aquacel Ag (ConvTec)
- BETA foam (Mundipharma)
- Biatain Alginate Ag (Coloplast)

- Iodosorb (Smith & Nephew)
- Medifoam Ag (Mundipharma)
- Mepilex Ag (Mölnlycke Health Care)
- PolyMem Ag (Ferris Mgf)
- RepiGel (Mundipharma)

⑧ 콜라겐 드레싱제

혈소판을 응집시켜 지혈을 도우며, 육아조직 형성과 신생혈관 생성을 촉진하며, 과립백혈구, 대식세포, 섬유모세포와 같이 창상에 관여하는 세포의 이동을 활발히 하여 표피세포의 분화, 성장을 지지하여 재상피화를 가속화한다. 또한 콜라겐분해효소의 활성과 섬유소의 배열을 조절하여 반흔의 크기를 줄여준다. 드레싱제로는 Healoderm (Mundipharma), Collaheal (Bioland)가 있다.

⑨ 기타

이외에도 삼출물 흡수 분말이나 과립, 윤활 분무액 같은 물질들을 사용할 수 있다. 그리고 최근에는 제품화된 다양한 드레싱제의 장점은 유지하면서 단점을 보완하기 위해 다른 드레싱제의 성분을 결합한 복합드레싱제를 개발하여 보다 기능적으로 우수하고 사용에 편리한 제품을 활발히 출시하고 있다. 복합드레싱제에 대한 합의된 정의는 아직 없지만, 기본 드레싱제로 필름, 하이드로콜로이드, 하이드로화이버, 알지네이트, 하이드로겔, 폼, 거즈 등 기타 여러 성분 중 두 개 이상의 드레싱제 성분을 물리적으로 결합하여 여러 층으로 만들어 각 성분의 고유한 기능을 유지하도록 구성되어 있다.[9]

4) 기타 비수술적 요법

(1) 국소 음압 치료법(negative pressure wound therapy, NPWT)

음압을 유지할 수 있는 기구를 이용하여 상처부위에 골고루 일정하게 세팅된 음압을 유지함으로써 깊은 욕창의 상처의 크기를 감소시키는데 효과적이다(그림 24-10). 또한 간질액과 혈액 등을 흡입하며 부종을 없애고 세균감염을 줄이며 혈액공급과 산소공급을 원활하게 하고 적합한 습윤상태를 유지하여 상처의 치유를 돕는 방법이다.[9,23] 그러나 골수염이 존재하거나, 혈관이나 신경이 노출되어 있으면 금기이며, 상처전문가에 의해 환자에게 적용하는 것이 안전하다.

(2) 전기치료

상처 재생의 만성기에서 내재성 전기적 회로를 자극하고, 국소적인 산소 분압의 향상, 칼슘이용 증진, ATP와 단백질 합성 증진 및 살균 효과가 있다. 불쾌한 저림증의 부작용이 일부 환자에서 나타날 수 있다.[2]

5) 수술적 치료

비수술적 치료를 적절하게 시행함에도 불구하고 치유되지 않는 3, 4단계의 욕창에서 수술적 치료를 통해 환자의 전체적인 건강과 삶의 질이 명백히 호전될 것이 예상되는 경우에만 시행하여야 한다. 일반적인 원칙은 욕창 부위에 빈곳이 생기지 않도록 해야 하고 삼출액이나 농이 고이지 않도록 배액에 신경을 해야 하며, 뼈의 돌출 부위에는 건강한 조직으로 두껍게 덮어주어야 한다. 또 감염되지 않도록 조심하고 상처가 벌어지지 않도록 봉합을 단단히 해야 한다. 수술 후에도 최소 2주 동안은 수술 부위에 압력을 최

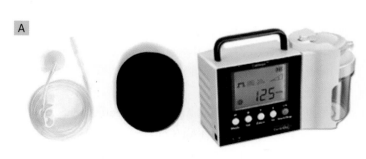
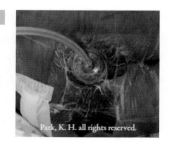

그림 24-10 | 국소음압기구(A)와 적용한 모습(B)
(출처: 박경희. 그림으로보는 상처관리 2판, 2019)

소화하며, 이후에는 점진적인 압력 부하를 줌으로써 수술 부위의 내성을 증가시켜야 한다.

(1) 일차 봉합(primary closure with suture)
피부를 당겨서 긴장도를 높이게 되므로 거의 사용되지 않는다.

(2) 피부 판(skin flap)
이식 후 하부에 빈 곳이 생기지 않을 경우에만 가능하고, 3단계 이상의 욕창에 시행한다.

(3) 근육 판 및 근육 피부 판(muscle or musculocutaneous flap)
가장 흔히 사용되는 방법으로, 뼈 돌출 부위나 깊은 상처 부위에도 덮을 수 있고 내구성이 있으며 감염에 대해서도 저항력이 높다. 또 빈 곳이 생기지 않도록 채울 수 있고 혈액 순환 면에서도 장점이 있다.

(4) 기타
그 밖에도 신경 혈관 피부 판(neurovascular skin flap), 유리 피판(free flap), 조직 신장술(tissue expansion) 등을 사용할 수 있다.[2]

VIII. 욕창의 감염

대표적인 만성상처인 욕창은 개방된 상처로 외부로부터 세균에 노출된 상태이며, 욕창 호발부위 중에서도 천골이나 미골, 대전자의 욕창은 대소변에 쉽게 오염되어 감염 위험성이 높다. 욕창감염의 유병률을 살펴보면 척추손상 101명 중에 일생에 적어도 한번 이상 욕창감염을 경험한 사람이 85% 이상이고, 욕창감염 환자의 70%는 2개 이상의 욕창을 가지고 있다.[24] 욕창은 감염 시 대부분 전형적인 징후를 보이지 않고 1/3에서만 감염징후와 증상이 나타나기 때문에 감염을 진단하기가 어렵다.[25] 최근 만성상처와 상처감염에 대해 새로운 접근법이 제시되어 살펴 볼 필요가 있다.

1. Biofilm의 개념

미생물학의 발전과 전자현미경의 발달로 2000년도 이후 상처 내 세균의 형태를 직접 관찰할 수 있게 되어 욕창을 포함한 거의 모든 만성창상에서 biofilm이라는 구조가 관찰된다는 것을 알게 되었다. Biofilm은 상처표면에 붙어 있는 미생물의 집합으로 만성염증을 일으켜 감염으로 악화시키며, 광학, 표면형광, 전자현미경이나 조직생검 등으로 확인할 수 있다. 또한 기존 항생제나 정상적인 숙주면역방어기전에 의해 제거되지 않기 때문에 상처감염의 진단 및 치료가 새로운 국면을 맞고 있다.[26] 흔히 만성상처란 정상적인 상처치유가 되지 않고 3~4주 이상 지속되는 상처를 말하는데, 특히 4주 이상 경과된 상처, 3주 동안 치유 징후가 없거나 염증 증상이 지속되며, 항생제 치료에 반응하지 않는 욕창은 biofilm이 존재한다고 보고 있다. Biofilm의 치료는 biofilm이 있는 만성 염증단계를 치유 복구단계로 전환하기 위해 괴사조직제거술을 시행하고 있으나 근거를 위해 더 많은 연구가 필요하다. 괴사조직제거술 후 biofilm은 24~96시간 내에 항생제에 내성이 발현되거나 괴사조직제거술 후 72시간 이후에 biofilm이 성숙되므로 괴사조직제거술 후 24~48시간 내에 국소 항생제를 적용하면 효과를 기대할 수 있다.[27]

2. 상처감염의 증상과 징후

상처감염을 평가하기 위해 감염의 연속체(wound infection continuum)를 오염(contamination), 집락화(colonization), 중증집락화(critical colonization), 감염(infection)의 4단계로 분류하였으나, 2016년에 International wound infection institute에서는 오염, 집락화, 국소감염(local infection), 감염전파(spreading infection), 그리고 전신감염(systemic infection)의 5단계로 제시하였다. 앞서 제시되었던 4단계 중 집락화와 국소감염의 중간단계의 개념으로 임상증상이나 국소항균제의 사용여부 등의 치료계획에 있어서 모호한 부분이 있었던 중증집락화를 제외하였다.[28]

실제 상처감염 시 나타날 수 있는 징후와 증상들을 각각 국소감염, 감염전파, 전신감염의 경우로 나누어서 살펴봐야 한다.

1) 국소감염(local infection)

미생물이 상처 깊이 침투하거나 증식하여 숙주반응을 일으키는 이때부터 감염에 대한 중재가 요구된다. 특히 만성 상처에서는 뚜렷한 감염증상뿐 아니라 모호한 증상이나 징후가 관찰될 수 있다. 전형적인 감염증상인 홍반, 국소 열감, 부종, 화농분비물, 상처치유의 지연이나 크기의 증가, 새로운 통증 또는 악취 및 상처 악화 등이 나타날 수 있다. 비전형적인 모호한 감염 증상으로는 육아조직이 과도하게 증식하거나(hypergranulation) 연약하고 쉽게 출혈되고, 상처 내부에서 육아조직이 골고루 차오르지 못하고 사강(dead space) 같은 빈 공간을 남겨두고 그 주변으로 육아조직이 형성되거나(pocketing) 일부 부위에서만 육아조직이 가교를 형성한다(bridging). 상처치유 과정의 비정상적 지연 또는 상처의 표면과 육아조직의 변색 소견 등도 나타날 수 있다.

2) 감염전파(spreading infection)

국소감염의 징후와 증상이 주변부로 퍼지면서 감염이 심부조직 및 근막과 근육, 장기나 체강(body cavity)을 침범함으로써 상처의 경계를 넘어서는 홍반과 경화, 통증의 증가, 위성병소(satellite lesion), 림프관염, 림프선염이 나타날 수 있으며, 감염 부위를 누르면 마찰음(crepitus)을 느낄 수 있다. 식욕저하, 권태감과 무기력, 비특이적 전신상태 저하 등의 증상이 동반될 수 있다.

3) 전신감염(systemic infection)

전신감염으로까지 이행된 감염감염은 감염원인 미생물들이 혈관이나 림프관을 통해 온몸으로 퍼지면서 전신에 영향을 미친다. 발열, 빈맥, 빈호흡과 같은 전신염증반응증후군(SIRS), 패혈증, 패혈성 쇼크, 장기부전과 치명적인 경우 사망에 이르기도 한다.[27,28]

3. 감염된 상처의 치료

욕창이 감염되어 세균이 번식하면 조직의 재생은 어렵게 된다. 일반적으로 2주 이상 통상적인 적절한 치료를 시행함에도 삼출물이 조절되지 않고 국소감염 증상이나 징후가 나타나는 경우는 국소 항생제의 사용을 고려할 수 있으며, 항균제 드레싱이나 항균제 연고를 사용할 수 있다. 만약, 균혈증, 패혈증, 진행되는 연조직염, 골수염 등과 같이 감염이 전파하거나 전신감염을 시사하는 증상이나 징후가 있으면 국소항균제와 더불어 전신적 항생제 사용을 고려해야 한다.[2,28]

감염된 상처를 소독 시 광범위 제균 효과가 있는 소독제를 세척 전에 사용해도 무방하다는 견해에 무게가 실리고 있다. Povidone iodine의 in vivo 연구의 메타분석에서, 사용 초기에는 상처치유를 지연시킬 수 있지만, 모든 경과를 살펴보면 치유를 방해하지 않는다고 하였다. 또한 최근에는 Wound Healing Society와 Japanese Pressure Ulcer Advisory Panel에서도 감염이 의심되는 상처에는 Povidone iodine의 사용을 허용하는 경향이 있어 증상에 따라 고려하여 사용하도록 권장하고 있다.[29] 그러므로 감염된 욕창에 사용할 때는 고농도 소독제가 체류하지 않도록 소독제를 사용한 후 세척하고, 치유 시 중단하도록 한다.

IX. 욕창에 의한 합병증

욕창에 의한 합병증으로는 골수염, 패혈증, 연조직염, 심내막염, 수막염, 패혈성 관절염, 농루 또는 농양 형성 등 감염성 질환이 가장 흔하다. 합병증이 생기지 않는지 매우 주의를 기울여야 하고 필요할 경우 골주사, 혈액 검사 등의 진단적 검사를 시행하여야 한다. 전산화 단층촬영이나 자기공명 영상은 심부에 형성된 농양의 위치를 파악하는 데 도움이 되고, 누 조영술(sinography)은 욕창과 관련된 농루의 범위를 평가하는데 도움이 된다. 그 외에도 이소성골화증, 누관 형성, 위동맥류 등도 욕창의 합병증으로 생길 수 있으며 특히 피부암이 유발될 수 있는 것으로 보고되고 있다.

참고문헌

1. National Pressure Ulcer Advisory Panel, European Pressure Ulcer Advisory Panel and Pan Pacific Pressure Injury Alliance (NPUAP, EPUAP & PPPIA). Prevention and treatment of pressure ulcers: Clinical practice guidline, Osborne Park, Western Australia: Cambridge Media, 2014.

2. 한태륜 외. 재활의학, 5판, 파주: 군자출판사, 2014, pp615-625.

3. Qaseem A, Mir T, Starkey M, Denberg T. Risk assessment and prevention of pressure ulcers: A clinical practice guideline from the American College of Physicians. Ann Intern Med 2015;162(5):359-369.

4. Padula WV, Mishra MK, Makic MB, Sullivan PW. Improving the quality of pressure ulcer care with prevention: A cost-effectiveness analysis. Med Care 2011;49(4):385-392.

5. Dealey C, Posnett J, Walker A. The cost of pressure ulcers in the United Kingdom. J Wound Care 2012;21(6):261-266.

6. 문미경. 요양병원 입원 환자의 욕창 발생 현황과 관련 요인: 2009년 건강보험 환자표본 자료 이용. 한국산학기술학회지 2013;14(7):3390-3399.

7. Fuhrer MJ, Garber SL, Rintala DH, et al. Pressure ulcers in community-resident persons with spinal cord injury: Prevalence and risk factors. Arch Phys Med Rehabil 1993;74(11):1172.

8. National Pressure Ulcer Advisory Panel. NPUAP Position Statement on Staging-2017 Clarifications: NPUAP position statement. 2017; http://www.npuap.org/resources/position-statements/NPUAP-Position-Statement -on-Staging-Jan-2017.pdf

9. 박경희. 그림으로 보는 상처관리, 2판, 파주: 군자출판사, 2019, pp47-235.

10. Salcido R, Fisher SB, Donofrio JC, Bieschke M, Knapp C, Liang R, et al. An animal model and computer-controlled surface pressure delivery system for the production of pressure ulcers. J Rehabil Res Dev 1995;32(2):149-161.

11. Ruth A. Bryant, Denise P. Nix. Acute and Chronic Wounds: Current management concepts, 3rd ed, St Louis: Mosby, 2012, pp127.

12. A National Pressure Ulcer Advisory Panel. Friction induced skin injuries-are they pressure ulcers?: NPUAP white paper. 2012; http://www.npuap.org/wp-content/uploads/2012/01/NPUAP-Friction-White-Paper.pdf

13. Park KH. The effect of a silicone border foam dressing for prevention of pressure ulcers and incontinence-associated dermatitis in intensive care unit patients. J Wound Ostomy Continence Nurs 2014b;41(5):424-429.

14. Barbenel JC, Ferguson-Pell MW, Beale AQ. Monitoring the mobility of patients in bed. Med Biol Eng Comput 1985;23(5):466-468.

15. Park KH, Choi H. Prospective study on Incontinence-Associated Dermatitis and its Severity instrument for verifying its ability to predict the development of pressure ulcers in patients with fecal incontinence. Int Wound J 2016;13(1):S20-25.

16. Park KH, Park J. The efficacy of a viscoelastic foam overlay on prevention of pressure injury in acutely ill patients-a prospective randomized controlled trial. J Wound Ostomy Continence Nurs 2017;44(5):440-444.

17. 박경희, 김정윤, 박옥경, 박주희, 이윤진, 황지현. 욕창간호 실무지침서 개정, 서울: 병원간호사회, 2018, pp5-199.

18. Chou R, Dana T, Bougatsos C, Blazina I, Starmer A, Reitel K, et al. Pressure ulcer risk assessment and prevention: A systematic comparative effectiveness review. Ann Intern Med. 2013;159:28 -38.

19. Agency for Healthcare Research and Quality (AHRQ). Pressure ulcer risk assessment and prevention: Comparative effectiveness. 2013; www.effectivehealthcare.ahrq.gov/reports/final.cfm.pdf

20. Curley MA, Razmus IS, Roberts KE, Wypij D. Predicting pressure ulcer risk in pediatric patients: the Braden Q Scale. Nurs Res 2003;52(1):22-33.

21. Dicianno BE, Morgan A, Lieberman J, Rosen L. Rehabilitation Engineering & Assistive Technology Society (RESNA) position on the application of wheelchair standing devices: 2013 current state of the literature. Assist Technol 2016;28(1):57-62.

22. Nagashima Y, Yada Y, Suzuki T, Sakai A. Evaluation of the use of an integration-type laser-doppler flowmeter with a temperature-loading instrument for measuring skin blood flow in elderly subjects during cooling load: Comparison with younger subjects. Int J Biometeorol 2003;47(3):139-147.

23. Zhang J, Hu ZC, Chen D, Guo D, Zhu JY, Tang B. Effectiveness and safety of negative -pressure wound therapy for diabetic foot ulcers: A meta-analysis. Plast Reconstr Surg 2014;134(1):141-151.

24. Heym B, Rimareix F, Lortat-Jacob A, Nicolas-Chanoine MH. Bacteriological investigation of infected pressure ulcers in spinal cord-injured patients and impact on antibiotic therapy. Spinal Cord 2004;42(4):230-234.

25. Munter KC, Beele H, Russell L, Crespi A, Grochenig E, Basse P, et al. Effect of a sustained silver releasing dressing on ulcers with delayed healing: The CONTOP study. J Wound Care 2006;15(5):199-206.

26. Barker JC, Khansa I, Gordillo GM, A formidable foe is sabotaging your results: What you should know about biofilms and wound healing. Plast Reconstr Surg 2017;139(5):1184e-1194e.

27. Gompelman M, van Asten SA, Peters EJ. Update on the role of infection and Biofilms in wound healing: Pathophysiology and treatment. Plast Reconstr Surg 2016;138(3 Suppl):61s-70s.

28. International Wound Infection Institute (IWII). Wound infection in clinical practice: Principles of best practice. Wounds International 2016;4-11.

29. Miyachi Y, Mizokami Y. Pressure ulcer total care guides. Tokyo: Shorinsha, 2012, pp263.

CHAPTER 25

이소성 골화증
Heterotopic Ossification

| 이경우

I. 머리말

이소성 골화증은 골 이외의 조직에 성숙된 골이 형성되는 것을 말한다. 피부, 피하조직, 골격근, 관절 주변의 섬유조직 등에 발생한다. 단순히 연부조직에 칼슘이 형성되는 이소성 석회증과는 구별된다. 외상 후 근육 내에 골이 형성되는 외상성 골화성 근염(myositis ossificans)도 조직학적으로 성숙된 골이 형성되는 이소성 골화증의 분류에 해당한다.

1883년 Reidel이 처음 기술하였고 Dejerine과 Ceillier가 1차 대전 중 하지마비 환자에서 '주위 골관절증(para-osteoarthropathy)'이라는 명칭으로 보고하였다. 이소성 골화증은 이외에도 골화 근육염(myositis ossificans), 관절주위 신생골 형성(periarticular new bone formation), 신경인성 골종(neurogenic osteoma), 신경인성 석회성 섬유근육증(neurogenic ossifying fibromyopathy) 등 다양한 명칭으로 불리어졌으나 현재에는 이소성 골화증이 가장 일반적으로 사용되는 명칭이다.

표 25-1 | 이소성 골화증의 위험인자[9]

외상력 혹은 수술력
이소성 골화증 기왕력
욕창
Paget's 병
이소성 골관절염(heterotrophic osteoarthrosis)
류마티스 관절염
골괴사(osteonecrosis)
엉덩뼈형성이상(hip dysplasia)
신장결석증(nephtolithiasis)
혈우병(hemophilia)
파상풍(tetanus)
신경학적 손상
유전적 소인
화상
강직척추염(ankylosing spondylitis)
미만성 특발성 척추골화증(diffuse idiopathic skeletal hyperostosis)
외상후 관절염(post-traumatic arthritis)
요로 감염(urinary tract infections)
심부정맥혈전증
겸상적혈구빈혈(sickle cell anemia)
절단(amputation)

II. 이소성 골화증의 임상적 분류

1. 외상성

외상성 이소성 골화증은 전형적으로 골절, 탈구, 수술, 심한 화상 혹은 근육의 직접 손상이 있을 때 발생한다. 가장 흔히 볼 수 있는 경우는 고관절 골절에 대한 내고정 수술이나 관절 치환술 후에 고관절 주위에 발생하는 경우이다. 고관절 주위의 어느 부분이라도 생길 수 있지만 내전근 부위에 많이 발생한다. 열 혹은 전기 화상에 의한 이소성 골화증은 주관절 주위에서 가장 흔히 발생한다. 그 외에 외상성 이소성 골화증이 호발하는 부위는 슬관절, 견관절, 족관절, 악관절 등으로 보고되고 있다. 또 대퇴사두근이나 복부 근육 등 관절 부위가 아닌 곳에서도 외상이 있을 경우에 발생할 수 있다.

2. 신경성

외상성 뇌손상이나 척수손상 등의 중추신경계 손상 후에 발생한다. 호발하는 부위는 고관절, 견관절, 주관절 순이다. 뇌수막염, 뇌종양, 경막외 농양, 지주막하 출혈 등에서도 발생한다. 뇌성마비 소아나 허혈성 뇌질환에서는 드문 것으로 알려져 있다.

3. 선천성

진행성 골화성 섬유성 골이양증(fibrodysplasia ossificans progressiva), 진행성 골성 이종형성증(progressive osseous heteroplasia), 알브라이트 유전성 골이영양증(Albright hereditary osteodystrophy) 등의 유전적 질환에서 발생한다. 진행성 골화성 섬유성 골이양증에서는 소아기에 자발적으로 혹은 외상이 있은 후에 이소성 골화증이 발생하여 조기에 관절의 강직과 운동제한을 유발한다. 진행성 골성 이종형성증은 유아기에 진피에 진행성으로 골화가 진행하여 심부 조직으로 진행한다. 알브라이트 유전성 골이영양증은 발달장애, 부갑상선 호르몬에 대한 저항 등의 특징과 함께 진피 혹은 피하의 골화가 나타난다. 후자의 두 질환은 GNAS1 유전자의 변형으로 인해 아데닐사이클라제(adenylcyclase)의 G 단백 중 알파단백의 발현 감소 혹은 이상기능 때문인 것으로 알려져 있다.

III. 위험인자

이소성 골화증의 병인에 대해서는 아직 명확히 알려진 바 없지만 신경성 이소성 골화증의 경우에는 몇가지의 위험인자들에 대해서는 밝혀지고 있다. 남자,[4,5] 젊은 나이

(20~30세)[6]가 위험인자로 제시되고 있지만 아직 논란이 있는 상태이며 외상성 뇌손상이나 척수손상과 같은 환경적 요인이 이소성 골화증을 잘 유발하는 것으로 알려져 있다. HLA-B27, HLA-B18 항체를 가진 경우 해당 항체가 없는 경우에 비해 이소성 골화증이 더 유발되었으며,[7] BMP-4와 같은 유전적 소인에 대한 보고도 있다.[8]

IV. 병태생리

이소성 골화증이 발생하기 위해서는 다기능 중간엽 세포, 중간엽 세포를 부적절하게 골모세포로 분화시키기 위한 유발인자, 적절한 생체 환경의 세가지 조건이 필요하다.

골 형성 전구세포인 다기능 중간엽 세포를 부적절하게 골모세포로 분화시키는 유발 요인에 대해서는 명확히 알려져 있지 않지만 국소 인자와 전신 인자가 존재하는 것으로 생각되고 있다. 국소 인자로는 골 형태발생 단백질(bone morphogenetic protein, BMP)이 주요 유발 인자로 제시되고 있는데, 손상된 골조직에서 주위 조직으로 이동하여 중간엽 세포의 분화를 촉진시키는 것으로 알려져 있다. BMP는 전환성장인자 베타(transforming growth factor-β)에 속하며 골형성의 주요 단계인 화학주성(chemotaxis), 유사분열(mitosis), 분화를 조절하는 등 연골 내 골화와 골절 치유에 관여하는 것으로 알려져 있다. 진행성 골화성 섬유성 골이양증과 BMP-4의 과다발현 사이의 관련성을 보고한 연구도 있다.

전신 인자는 뇌손상 환자나 척수 손상 환자에게서 관절 주위의 외상이 없이도 이소성 골화증이 잘 발생하고 외상성 뇌손상 환자의 골절 치유속도가 높다는 사실 등을 설명하기 위해서 제시되고 있지만 구체적인 인자는 아직 명확히 밝혀져 있지 않다. 현재까지 알려져 있는 전신 인자로는 프로스타글란딘-E2가 있는데, 인도메타신과 같은 프로스타글란딘 억제제에 의해서 이소성 골화증의 발생빈도가 감소한다는 보고도 있다. 척수손상 후에는 국소적인 대사, 순환, 생화학적인 변화, 중간엽 세포가 골모세포로 분화되는 과정을 조절하는 신경 기전의 변화가 있을 것으로 추정하고 있다.

동물 실험에서는 장기간 관절고정 후 관절 성형술과 적

극적인 관절운동을 하면 이소성 골화증이 발생하지만 사람에서는 적극적인 관절운동만으로 이소성 골화증이 발생한다는 근거는 없다.

V. 질환별 임상 양상

대부분 증상이 없이 단순 방사선 촬영에서 우연히 발견된다. 가장 흔한 증상은 관절가동범위의 감소이며 심한 경우 관절의 강직이 올 수도 있다. 국소 통증이 있을 수 있고, 피부 표면에 가까운 곳에 생길 경우 열감, 부종, 홍반이 동반된다.

1. 척수손상

척수손상 환자에서는 13%에서 57%까지 발생률을 보인다. 소아에서는 좀 더 드물어 3~10% 정도의 발생률을 보인다. 대개 발병 후 6개월 이내에 발견되지만 1년이 지나서 발생하는 경우도 있다. 욕창, 심부정맥 혈전증, 골절 등과 연관되어 나타나기도 한다.

대부분 임상적으로 혹은 기능적으로 의미가 없는 경우가 많은데 이소성 골화증 환자의 20% 정도가 임상적으로 관절가동영역의 감소를 보이며 8%에서는 관절의 완전 강직이 일어난다.

신경손상 이하의 관절에서만 발생하며 고관절, 슬관절, 주관절 순으로 호발한다. 중심축 관절이나 족부나 수부 등의 작은 관절에서는 매우 드물게 발생한다. 고관절에 발생할 경우 주로 전내측에 주로 발생하며, 대개 전상장골극과 소전자 사이에서 발견된다. 슬관절에서는 주로 내측면에 발생한다.

관절가동범위 감소 외에도 열감이나 부종이 있을 수 있는데 이 경우에는 심부정맥 혈전증이나 골절, 감염과 감별하여야 한다. 환자는 통증, 권태감, 경미한 열, 경직의 증가 등의 증상을 보이기도 한다. 심한 경우 신경혈관 구조물을 압박하여 하지의 부종이나 신경 포착 증상을 보이기도 한다.

노령, 완전 척수손상, 경직, 심부정맥 혈전증, 욕창이 있으면 발생률이 증가하는 것으로 알려져 있다. 척수손상 후 1주일 이상 관절가동운동을 하지 않은 경우에도 발생률이 높은 것으로 알려져 있다. 관절 구축이 있을 때 심한 관절 가동운동으로 미세 손상을 줄 경우 이소성 골화증이 발생할 수 있다는 주장도 있으나 논란이 있다.

2. 외상성 뇌손상

외상성 뇌손상 환자에서는 11~76%의 발병률이 보고되고 있지만, 기능 장애로 치료가 필요한 경우는 약 10~20% 정도이다. 대개 손상 후 1~3개월에 발생한다.

주로 신경학적으로 침범된 사지의 견관절, 고관절, 슬관절 부위에 발생한다. 고관절에 생기는 경우에는 주로 고관절 내전근의 경직이 동반되며 관절의 내측 하방에 잘 발생한다.

심한 경직, 장기간의 의식소실, 장골 골절, 관절운동 제한 등이 있는 경우 발생가능성이 높아진다.

3. 대퇴 성형 및 골절

대퇴 성형 후에는 43% 정도, 비구 골절 후 수술 후에는 52% 정도까지 발생하지만 임상적으로 증상을 보이는 경우는 9~19% 정도이다.

위험요인은 환자와 관련된 요인, 골절의 종류와 관련된 요인, 수술과 관련된 요인으로 나누어 볼 수 있다. 환자와 관련된 요인으로는 이소성 골화증의 병력, 남자, 비후성 골관절염, 강직성 척추염, 미만성 특발성 골과다증(diffuse idiopathic skeletal hyperostosis), 이전에 고관절 수술을 받은 병력 등이 있다. 골절과 관련된 위험요인으로는 T형 골절, 탈구가 동반된 골절, 다발성 손상 등이 있다. 수술과 관련된 위험요인으로는 외측 혹은 전외측 접근법을 사용하거나 대퇴전자나 대퇴의 절골술을 하거나 내고정 수술시 광범위 장대퇴골 접근(extended iliofemoral approach) 방법을 사용하는 경우 등이다.

4. 화상

화상 환자에서는 1~2% 정도의 발생률이 보고되고 있다. 화상 후 3주에서 3개월 사이에 발생하며 주관절 후면에서 가장 흔히 발생하고, 소아에서는 고관절 부위에서 흔히 발생한다. 주관절을 포함한 상지의 화상이 흔히 동반되는 체표면 20% 이상의 화상에서 잘 발생하고 2도 화상에 비해서 3도 화상에서 더 잘 발생한다는 보고도 있다. 주관절의 피부 이식술 등으로 부동 상태가 길어지는 경우에도 발생 가능성이 높아진다.

5. 외상성 골화성 근염

외상성 골화성 근염은 근육내에 발생하는 이소성 골화증으로 외상의 병력이 없이 자발적으로 발생하기도 하지만 전체 환자의 60~75% 정도는 외상에 의해 유발되는 것으로 알려져 있다. 한 번의 심한 외상에 의해서 발생할 수도 있고 경미한 외상이 반복되어 발생할 수도 있다.

10대와 20대에서 호발하지만 80세 이상의 고령 환자나 영아에서도 증례가 보고되어 있다. 호발 부위는 대퇴, 엉덩이, 상완이다.

외상 후 1~2일 후 통증성 덩어리가 나타나며 1~2개월에 걸쳐서 4~10 ㎝ 정도로 커진다. 이후 성장을 멈추고 딱딱해지며, 1년 정도의 기간에 걸쳐서 크기가 줄어들거나 없어진다.

VI. 진단 및 감별 진단

통증, 관절가동범위의 감소, 관절 주위의 열감, 발적, 부종 등의 증상이 있을 경우 의심하게 된다. 단순방사선촬영에서 발견이 되면 확진이 되지만 초기 3~4주 사이에는 발견되지 않는 경우가 많으며, 대개 4~6주 후에 발견된다. 임상증상이 늦게 나타난 경우에는 증상 발현 1주일 후에도 단순방사선촬영에서 보일 수 있고 증상이 조기에 나타난 경우에는 10주가 지나서 발견되는 경우도 있다.

삼상골주사검사가 조기 진단에 도움이 되는데 2주 이

내에 진단이 가능하다. 염증기 때 초기 두 상에서 혈류의 증가 소견을 보인다(그림 25-1). 동위원소촬영은 이소성 골의 성숙을 평가하는데도 유용한 검사이다.

전산화단층촬영은 초기 진단에서는 반드시 필요하지는 않고, 수술 전에 관절낭의 골화 등 골화의 범위와 위치를 평가하는데 도움이 된다.

알칼리성 포스파타제는 진단적으로 가치가 적고 치료에 대한 반응이나 골의 성숙을 추적하는데 유용하다. 최근에는 초음파가 진단에 이용되기도 한다.

방사선학적으로 세 단계로 구분하는데 초기 단계는 골주사 검사에서는 이상 소견을 보이지만 단순방사선에서는 정상이다. 중간 단계에서는 경계가 명확하지 않은 모호한 골화 음영이 나타나며 성숙 단계에서는 단순방사선에 뚜렷한 골조직이 보인다(그림 25-2).

방사선학적 분류로 흔히 사용되는 Brooker 분류(Brooker classification)는 고관절 성형술 후에 고관절 주위에 발생하는 이소성 골화증에 대해서 주로 사용된다. Brooker 분류의 1단계는 고관절 주위의 연부조직 내에 골조직이 있는 경우, 2단계는 골반이나 근위부 대퇴골에서 시작되는 골주(bony spur)가 있고 이들 사이가 1 ㎝ 이상 떨어져 있는 경우, 3단계는 골주 사이가 1 ㎝ 이내인 경우, 4단계는 완전 강직이 있는 경우로 분류한다(그림 25-3). 1단계와 2단계는 임상적으로 큰 의미를 가지지 않으며, 3단계와 4단계는 대부분이 전형적인 증상을 나타내는 임상적으로 의미

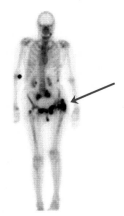
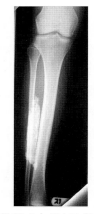

그림 25-1 | 고관절 주위에 발생한 이소성골화증의 골주사검사 소견

그림 25-2 | 성숙된 이소성 골화증의 단순방사선 소견

있는 단계이다.

감별 진단할 질환으로는 봉소염, 감염성 관절염, 골종양, 골절, 혈전성 정맥염 등이 있다.

VII. 치료 및 예방

1. 치료

1) 관절운동

관절가동범위를 유지하기 위한 관절운동를 진단 후 조기에 실시하여야 한다. 저자에 따라서는 급성기 1~2주가 지난 다음에 운동을 시작하여야 한다고 하지만 관절운동이 이소성 골화증의 골형성을 증가시킨다는 증거는 아직 인체에서는 없다. 관절운동을 중단하면 관절가동 영역의 감소 및 강직을 유발한다. 강한 힘을 이용한 관절운동에 대해서는 통증으로 관절운동이 어려울 때 국소마취 하에 적극적 관절운동을 해야 한다는 주장도 있고 강한 힘의 도수치료에 의해서 증상이 악화된다고 주장하는 연구자들도 있어 주의를 요한다. 따라서 초기에는 관절가동 영역을 유지하기 위한 운동을 하고 시간이 지남에 따라 부드러운 신장운동으로 넘어가는 것이 바람직하다.

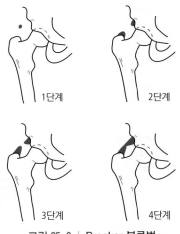

그림 25-3 | Brooker 분류법

2) 약물치료

비스포스포네이트(bisphosphonate)는 골기질의 미네랄화에 대해서만 효과가 있고 이소성 골기질(bone matrix)이 형성되는 것을 막지는 못한다. 또, 투약을 중단하면 미네랄화가 다시 진행되는 것으로 알려져 있다. 발병 초기에 투여하면 이소성 골화증의 확장을 제한하는 효과를 기대할 수 있지만 초기 이후나 아주 심한 이소성 골화증에서는 효과가 떨어진다. 용법및 치료 기간에 대해서는 명확한 기준이 없다. 처음 2주간 하루 20 ㎎/㎏으로 치료하고 그 이후 10주간 하루 10 ㎎/㎏으로 치료하는 경우도 있고, 에티드로네이트 300 ㎎을 3일간 정맥 주사한 후 20 ㎎/㎏로 6개월간 치료하는 것이 효과적이라는 보고도 있다. 대개 6개월 정도의 치료가 권장된다.

인도메타신이나 나프록센 등의 비스테로이드성 소염제를 사용하기도 하는데 이소성 골화증과 동반된 염증 반응을 감소시키고 전신 인자로 알려진 프로스타글란딘 E2의 작용을 방해하는 효과를 기대할 수 있다. 고관절 성형술이나[10] 소아 뇌손상 환자에서 예방 효과가 있다는 보고가 있으나 이소성 골화증의 크기를 줄이거나 발생 빈도를 낮추는지 여부는 명확하지 않다. 와파린을 예방이나 치료 목적으로 사용하기도 하지만 아직 논란의 여지가 있다.

3) 수술적 치료

수술 후 이소성 골화증의 재발을 줄이기 위해 12개월에서 길게는 24개월까지 골조직이 성숙되기를 기다려야 한다는 것이 기존의 지침이었으나[11] 조기 수술이 좋은 결과를 가져온다는 연구가 늘고 있다.[11-14] 1년 이내[11], 빠르게는 6개월 이내에[13] 수술을 해도 재발이나 합병증이 증가하지 않는다고 보고되고 있다. 따라서 골조직이 성숙되기 전에도 말초신경 포획, 욕창, 심부정맥혈전의 위험성 증가, 관절 강직과 그에 따른 기능 장해 등의 합병증이 있는 경우 수술을 고려해야 한다. 장기간 관절 구축이 있는 경우에 연부조직구축, 관절 내 유착, 연골 마모 등의 문제들이 동반될 수 있으므로 심각한 합병증이 없더라도 기능 호전을 위해 조기에 수술을 고려할 수 있으며, 다른 치료보다 우수한 결과를 보인다.[15]

수술 후에는 비스테로이성 소염제를 최소 6주, 바이포스포네이트를 6~12주간 사용하거나 방사선 치료를 하기도 한다.

수술의 합병증으로는 출혈, 감염, 대퇴 골두 및 경부 골절, 이소성 골화증의 재발 등이 있다.

2. 예방

이소성 골화증의 예방을 위한 방법은 주로 관절 성형술 후에 고위험군을 중심으로 방사선 치료와 비스테로이드성 소염제가 사용된다. 과거에 사용되던 비스포스포네이트는 예방적 목적으로 더 이상 널리 사용되지 않는다.

방사선 치료는 발암 가능성과 효과를 고려한 적정 용량에 대해서 아직 논란이 있지만 효과에 대해서는 긍정적인 결과들이 많이 보고되고 있다.[16]

비스테로이드성 소염제는 인도메타신 25 ㎎을 수술 직후부터 하루 3회 정도 7~10일간 사용한다. 관절 고정 후 적극적 관절운동으로 발생하는 이소성 골화증 예방에 대한 효과를 알아보기 위한 동물 실험에서는 방사선 치료가 가장 효과가 좋고 인도메타신과 스테로이드가 다음으로

효과가 있었으며 비스포스포네이트는 효과가 없었다는 보고가 있다.

화상 환자에서는 예방을 위해 가능한 조기에 변연 절제술과 이식을 시행하고 부동 기간을 줄이도록 한다. 외상성 뇌손상 등의 신경성 이소성 골화증을 예방하기 위해서 방사선 치료나 비스테로이드성 소염제를 사용하는 것이 비용-효과적인 면 등 임상적인 측면에서 유용한지에 대해서는 아직 명확히 정립되어 있지 않다.

VII. 합병증

가장 흔한 문제는 관절운동 제한과 관절 강직에 따른 기능 장해이다. 기타 병변 주위 동통, 경직의 증가, 말초신경이나 혈관 포획, 욕창 및 심부정맥혈전 위험성 증가, 임파부종 발생 등의 합병증이 있다.

참고문헌

1. Cifu DX. Braddom's Physical Medicine and Rehabilitation, 5th ed, Philadelphia: Elsevier Inc, 2016, pp976-977, pp1134-1135.
2. McCarthy EF, Sundaram M. Heterotopic ossification: a review. Skeletal Radiol 2005;34:609-619.
3. Ranganathan K, Loder S, Agarwal S, Wong VW, Forsberg J, Davis TA, Wang S, James AW, Levi B. Heterotopic ossification: Basic science principles and clinical correlates. J Bone Joint Surg Am 2015;97(17):1101-11.
4. Ritter MA, Vaughan RB. Ectopic ossification after total hip arthroplasty. Predisposing factors, frequency, and effect on results. J Bone Joint Surg Am 1977;59:345-351.
5. Ahrengart L. Periarticular heterotopic ossification after total hip arthroplasty. Risk factors and consequences. Clin Orthop 1991;263:49-58.
6. Wittenberg RH, Peschke U, Bötel U. Heterotopic ossification after spinal cord injury: Epidemiology and risk factors. J Bone Joint Surg Br 1992;74:215-8.
7. Larson JM, Michalski JP, Collacott MJ, Eltorai EA, McCombs CC, Madorsky JB. Increased prevalence of HLA-B27 in 19. patients with ectopic ossification following traumatic spinal cord injury. Rheumatol Rehabil 1981;20:193-7.
8. Jaimo AHN, De La Pena LS, Shore EM, Kaplan FS. Paresis of a bone morphogenetic protein-antagonist response in a genetic disorder of heterotopic ossification. J Bone Joint Surg 2003;85:667-74.
9. Sakellariou VI, Grigoriou E , Mavrogenis AF, Soucacos PN, Papagelopoulos PJ. Heterotopic ossification following traumatic brain injury and spinal cord injury: insight into the etiology and pathophysiology. J Musculoskelet Neuronal Interact 2012; 12(4):230-240.
10. Beckmann JT, Wylie JD, Kapron AL, Hanson JA, Maak TG, Aoki SK. The effect of NSAID prophylaxis and operative variables on heterotopic ossification after hip arthroscopy. Am J Sports Med 2014;42(6):1359-64.
11. He SK, Yi M, Zhong G, Cen SQ, Chen JL, Huang FG. Appropriate excision time of heterotopic ossification in elbow caused by trauma. Acta Orthop Traumatol Turc. 2018 Jan;52(1):27-31.
12. Baldwin K, Hosalkar HS, Donegan DJ, Rendon N, Ramsey M, Keenan MAE. Surgical resection of heterotopic bone about the elbow: an institutional experience with traumatic and neurologic etilogies, J Hand Surg 2011;36(5): 798-803.
13. Genet F, Ruet A, Almangour L, Gatin L, Denormandie P, Schnitzler A. Belief relating to recurrence of heterotopic ossification following excision in patients with spinal cord injury: a review. Spinal Cord 2015; 53: 340-344.
14. Denormandie P, l'Escalopier N, Gatin L, Grelier A, Genet F. Resection of neurogenic heterotopic ossification of the hip. Orthop Traumatol Surg Res. 2018 Feb;104(1S):S121-S127.
15. Aubut JA, Mehta S, Cullen N: A comparison of heterotopic ossification treatment within the traumatic brain and spinal cord injured population: an evidence based systematic review, Neurorehabilitation 28:151-160, 2011.
16. Balboni TA, Gobezie R, Mamon HJ. Heterotopic ossification: Pathophysiology, clinical features, and the role of radiotherapy for prophylaxis. Int J Radiat Oncol Biol Phys 2006;65:1289-1299.

CHAPTER **26**

성기능 장애
Sexual Dysfunction

| 이범석

성(sexuality)이란 인간의 삶에 있어서 중요한 요소이며, 자기 자신을 표현하는 중요한 수단이다. 장애인도 인간이므로 인간으로서 누려야 할 권리, 즉 인권이 있듯이 장애인에게도 인간이라면 누구나 갖고 있는 '성을 누릴 수 있는 권리'가 보장되어야 한다.[1] 따라서 장애인의 성은 인권 차원에서 접근해야 한다.

재활의학이란 장애인을 전 인간적으로 접근하는 학문이고 삶의 질을 중요시하는 학문이다. 따라서 장애인들의 삶의 질과 밀접한 연관이 있는 성의 문제는 재활 치료의 초기부터 적극적으로 다루어주는 것이 필요하다. 하지만 재활 현장에서 장애인들에게 성에 대한 상담과 진료가 제대로 이루어지지 못하고 있는 것이 현실이다.

이를 해결하기 위해서는 성재활을 재활의 여러 영역 중의 하나로 받아들이려는 재활팀의 공동적인 노력과 더불어 의료인들이 성재활에 대한 올바른 지식을 습득하는 것이 필요하다.

장애인 성재활은 장애인에게 올바른 성 인식을 심어주고, 성재활 상담·교육·치료를 통하여 성생활이 가능하도록 도와주어, 장애인의 삶의 질을 높이고 행복한 가정을 만들어 주는 재활치료의 한 분야이다.[1]

I. 성과 관련된 해부와 생리

1. 성과 관련된 해부와 생리

성기능을 조절하는 중추 신경은 대뇌의 시상하부와 변연계(limbic system)에 위치하며 이곳에서 성적 자극을 관장한다. 대뇌로부터 내려오는 성적 신호는 주로 척수를 거쳐 자율신경계를 통해 음경으로 전달되어 음경발기를 일으킨다. 음경의 발기는 두 개의 음경해면체(corpus cavernosum)에 혈액이 충만 되어 일어난다. 이때 비교적 딱딱한 백막과 팽창된 소공 사이에서 정맥이 눌리면 음경에서 혈액이 빠져나가는 것을 막아주어 발기가 유지된다.

성 기능에 관여하는 자율신경은 교감신경과 부교감신경으로 나눌 수 있다. 교감신경은 제10 흉수부터 제2 요수에서 기원하며, 부교감신경은 제2, 3, 4 천수에서 기원한다. 이러한 자율신경은 골반신경총을 이루어 해면체 신경(carvernous nerve)을 거쳐 음경과 거의 모든 부성선(sex accessory gland)과 방광, 결장, 직장에 분포한다. 음경의 체신경 지배는 음부신경(pudendal nerve)으로부터 기원하며 배부 신경(dorsal nerve)을 통한 감각 신경과 운동 신경을 갖고 있다(그림 26-1).

일반적으로 발기는 부교감신경에 의해서 일어난다. 사정(ejaculation)은 부교감신경과 체성신경의 자극에 의해서 일어나며, 교감 신경은 사정 시 방광벽을 닫아주어 역행성

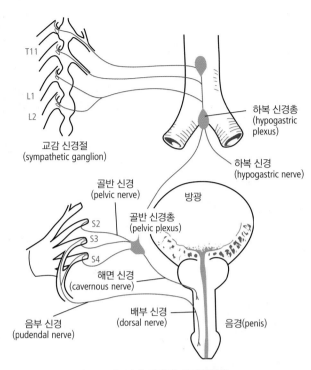

그림 26-1 │ 성과 관련된 신경해부학

자율신경 중 교감신경은 흉수 10번에서 요수 2번 신경에서 나와 정루 (emission)에 관여하고, 부교감신경은 천수 2~4번 신경에서 나와 발기 (erection)와 사정(ejaculation)에 관여한다. 체신경은 음부신경(puden-dal nerve)에서 기원한다.

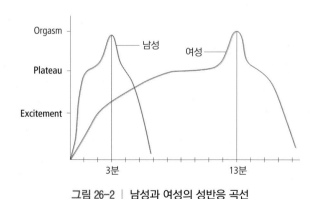

그림 26-2 │ 남성과 여성의 성반응 곡선

사정을 막아준다.

여성의 성기관 역시 교감신경와 부교감신경의 지배를 받으며 천골신경총과 음부신경에 의해 조정된다. 또한 부교감신경에 의해 질벽의 윤활액이 분비되고 대음순의 울혈이 이루어진다. 음핵의 자극에 의해 성적 자극이 유도며 성감대의 범위는 남성보다 넓게 분포하고 있다.

성의 반응은 Masters와 Johnson이 600명의 성반응을 관찰한 결과로 제시한 흥분기(excitement), 고조기(plateau), 절정기(orgasm), 해소기(resolution)의 4단계 반응이 가장 많이 받아들여지고 있다. 남성은 4단계의 반응이 빨리 나타나서 짧은 고조기 이후에 바로 절정기에 도달하지만, 여성의 경우 긴 고조기를 갖게 되고 한 번 또는 여러 번의 절정기를 가질 수도 있다(그림 26-2).[2]

2. 노년기 성의 생리학적 변화

많은 의료인들은 진료현장에서 노년기에 있어서 성이 삶의 질에 아주 중요한 요소 중의 하나라는 것을 쉽게 간과하고 있다. 80세 이상의 노인들을 대상으로 한 연구에서 남성의 63%, 여성의 30%가 삽입성교를 하고 있으며, 72%의 남성과 40%의 여성이 자위행위를 하는 것으로 보고되고 있다.[5]

우리나라에서 노인의 성생활 실태에 대한 통계는 매우 부족하다. 60세 이상의 노인 500명(남성 377명, 여성 123명)을 대상으로 시행한 연구에 따르면 60세 이상의 연구대상자의 62.4%가 성생활을 하고 있는 것으로 나타났으며, 성생활을 하는 비율은 남성에서 69.8%로 여성에서 39.8% 보다 높았다(표 26-1).[3]

노년기 부부에 있어서 성생활에 가장 흔한 문제는 남성의 발기부전(erectile dysfunction)이다. 남성의 경우에는 발기에 걸리는 시간이 23배 증가하게 되고, 충분히 딱딱한 발기가 이루어지지 않고, 사정 시 극치감(orgasm)을 느끼

표 26-1 │ 우리나라 연령별 성생활 비율

연령	60~64세	65~69세	70~74세	75~79세	80~84세	85세~
성생활 하는 비율	84.6%	69.4%	61.9%	**58.4%**	36.8%	0.0%

는 정도가 감소하며, 사정 후 무반응기(refractory period)가 증가하게 된다.

이러한 신체적인 변화와 더불어 심리적인 변화도 많이 나타나는데, 체중이 늘어나고 모발이 희어지거나 소실되는 변화들이 자존감을 감소시킨다. 남성들은 신체적인 원인으로 인해 발기 능력의 저하가 오면 이로 인한 감정적인 장애가 생겨서 심인성의 발기부전이 나타날 수 있다. 그리고 노년기에는 질병과 죽음에 대한 두려움, 우울증, 배우자의 사별의 요인들로 인해 성적인 관심이 적어진다. 노년기에 나타나는 당뇨병, 심장 질환, 폐 질환 등의 각종 질환들은 성 기능 감소에 영향을 주며, 노년기에 복용하게 되는 여러 약물들도 또한 성 기능 장애를 일으키는 중요한 요인이다.

대한성학회에서는 2015년 추계학술대회에서 학회이사들의 의견을 수렴하여 '행복한 중년 이후의 성을 위해 꼭 알아야 할 8가지'를 발표하였는 데, 중년 이후의 시기에 행복한 성생활을 위한 지침이 잘 정리되어 있다(표 26-2).

Ⅱ. 장애와 성기능

장애발생 이후에 발생하는 성기능장애에는 매우 다양한 원인이 연관되어 있다. 이런 원인을 크게 5가지로 분류할 수 있다.[2]

첫째 원인으로는 성기능에 직접 영향을 미치는 일차적

표 26-2 | 노년기의 행복한 성을 위한 비결 (대한성학회)

중년 이후의 행복한 성(性)을 위해 꼭 알아야 할 8가지

1. 부부 사이의 성생활의 질은 부부 사이의 친밀감이 좌우한다.
   성생활에 문제가 있을 때는 섹스 문제만 해결하려고 하지 말고, 대화 방법을 개선하는 등 친밀감을 회복하는 노력이 필요하다.

2. 규칙적인 성생활은 중년의 건강에 도움이 된다.
   규칙적인 섹스가 면역력의 증가, 노화 방지, 통증 감소, 심장질환의 예방, 자궁질환과 전립선 질환의 예방, 정신건강에 도움이 되고 수명을 증가시킨다는 것은 의학적으로 밝혀져 있다.

3. 운동을 열심히 하는 것이 중년 이후 성기능 장애의 예방을 위해서는 중요하다.
   운동은 남녀 모두에서 성기능 장애를 예방하는 데 도움이 된다. 남성에서 걷기, 달리기 등의 유산소운동은 발기부전 예방에 도움이 되며, 여성에서 케겔(Kegel) 운동은 실금을 줄이고 성감을 높이는데 도움이 된다.

4. 발기부전과 같은 남성 성기능 문제는 반드시 전문의와 상담하도록 하자.
   중년 이후 발기부전은 당뇨, 심장질환, 고지혈증 등의 첫 증상으로 나타날 수도 있어 성인병의 신호탄이다. 발기부전이 있으면 혼자 고민하거나 친구와 상의하지 말고 전문의와 상담하자. 먹는 약이나 주사제로 발기부전을 쉽게 해결할 수 있고 성인병의 동반 여부도 체크할 수 있다.

5. 중년여성에서 나타나는 성교 시 통증은 해결될 수 있다.
   중년이 되면 질 윤활액 분비가 감소하여 성교통이 발생할 수 있는데, 이때 윤활제를 사용하면 쉽게 해결된다. 윤활제를 사용하고 나서도 성교통이 계속되는 경우에는 전문의의 상담과 치료를 받아야 한다.

6. 상대방을 배려하는 마음으로 충분한 애무를 할 때 성생활의 만족도는 높아진다.
   여성은 삽입성교만으로 오르가슴에 도달하기 힘들다. 성행위 시 충분한 시간을 들여서 여유 있게 애무를 해주는 것이 여성의 성적 만족을 높이는데 중요하다. 여성에서 가장 예민한 성감대는 질 속이 아니라 음핵(클리토리스)이다.

7. 중년에는 성적 호기심이 유발되도록 성생활에 창조적인 변화를 시도하자.
   전에 시도하지 않았던 새로운 체위, 새로운 장소와 분위기는 성생활에 활력을 주기도 한다. 부부가 영화 속 주인공이 되어 멋진 장소에서 섹스하는 장면을 상상하는 등의 판타지를 이용하는 방법이 도움이 된다.

8. 용불용설(用不用說), 규칙적인 성생활 여부에 따라 성기능이 유지되거나 퇴화된다.
   중년 이후에도 꾸준한 성생활을 통해 성기능이 향상될 수 있고 성적 만족이 높아질 수 있다. 중년 이후 많은 부부들이 젊었을 때보다 더 만족스러운 성생활을 즐기고 있다.

(2015 대한성학회 추계학술대회, 이범석 정리)

인 신체적인 변화(primary physical change)이다. 이런 일차적인 신체적 변화들로는 성기부위의 감각 변화, 질 윤활액 분비 감소, 발기부전 등이 있다.

둘째, 이차적인 신체적 제약(secondary physical limitation)도 성적인 어려움을 유발하는데, 질병으로 인해 성기관의 기능이 변화되는 것은 아니지만 성활동을 힘들게 하는 원인들이다. 예를 들어 신체적인 제약으로 인한 피곤함, 통증, 근력약화, 경직, 관절구축, 소변과 대변 조절장애, 인지기능장애 등이 해당된다.

셋째, 심리사회적 영향(psychosocial contribution)도 성기능 장애의 원인이 되는데, 심리적 요인, 감정적 요인, 관계의 문제, 사회적 요인, 문화적 요인 등이다. 갑자기 장애인이 된 경우 자신의 새로운 변화에 적응하는데 어려움을 느끼는 경우가 많다. 자존감이 낮아지고, 신체상(body image)이 손상을 받을 수 있다. 두려움, 분노, 수치심, 죄책감, 불안, 우울, 주변 사람들과 긴장된 관계 등의 감정이 성기능

표 26-3 | 재활의학과에서 흔히 처방되는 약물과 성기능 장애

구분	약물	성기능에 미치는 영향
심장	Diuretics (thiazides, spironolactone, loop diuretics, chlorthalidone)	발기부전, 성욕감소, 사정장애, 역행사정(retrograde ejaculation)
	Centrally acting sympatholytics (clonidine, alpha-methyldopa)	발기부전, 성욕감소
	beta-blocker	발기부전, 성욕감소
	alpha-blockers (prazosin, terazosin)	발기부전, 발기지속증(드물게), 역행사정
	vasodilators (hydralazine)	발기지속증(드물게)
	Antiarrhythmics (digoxin, dispyramide)	발기부전, 성욕감소
	Anticholesterolemics (statin, fibrate, niacin)	발기부전, 성욕감소
정신	Selective serotonin reuptake inhibitors (SSRIs)	사정장애, 무극치감증(anorgasmia), 성욕감소, 발기부전
	Serotonin-norepinephrine reuptake inhibitor (SNRIs)	발기부전, 성욕감소
	Tricyclic antidepressant (TCAs)	성욕감소, 발기부전
	Trazodone	발기지속증
	Antipsychotics	성욕감소, 사정/극치감 장애, 발기부전, 발기지속증
	Bezodiazepines	극치감 장애, 사정장애, 성욕감소
	Neurostimulants (methylphenidate, amantadine)	성욕과다증
소화	H2-blockers (특히 cimetidine)	발기부전, 성욕감소, 발기 시 통증, 여성형유방증(gynecomastia)
	Proton pump inhibitors	발기부전, 여성형유방증(gynecomastia)
	Metoclopramide	성욕감소, 발기부전
기타	Baclofen	사정장애, 발기부전, 극치감 장애
	Gabapentin, pregabaline, anticonvulsant(phenitoin)	사정장애, 무극치감증(anorgasmia), tjddyrrkath
	Opioids	성욕감소, 무극치감증(anorgasmia), 발기부전, 생식샘저하증(hypogonadism)
	Tramadol	사정지연
	NSAIDs	발기부전
	Corticosteroids	성욕감소
	Methotrexate	발기부전, 성욕감소, 여성형유방증(gynecomastia)

에 영향을 미치게 된다.

넷째, 동반된 질환(comorbid conditions)이 원인이 될 수 있는데, 당뇨, 심혈관질환, 우울증 등이다. 다섯째, 장애인에게 처방되는 많은 약물들이 성기능장애를 유발하게 된다. 재활의학과에서 환자들에게 흔히 처방되는 약물로 인한 성기능 장애는 표 26-3과 같다.

의사들은 이러한 5가지 영역의 원인들을 잘 고려하여 장애인의 성기능장애에 대한 진단 및 치료계획을 세우는 것이 필요하다.

1. 뇌졸중(Cerebrovascular accident)

뇌졸중은 노년기에 주로 발생하는 노인성 질환이므로 다른 장애인보다 평균 연령이 높다. 뇌졸중 장애인의 성문제는 사회적으로 쉽게 무시되고 있는데, 그 이유는 이들이 신체적인 장애를 지니고 있다는 것과 노령이라는 두 가지 요인을 같이 지니고 있기 때문이다.[2] 하지만 이들은 대부분 발병 전 활동적인 생활을 했던 사람들이며, 병원 입원 기간 내에 의료인들이 뇌졸중 장애인의 성 재활의 문제를 다루어주기를 희망하고 있다.

뇌졸중 후 가장 흔한 성적인 문제는 남성의 경우 발기 부전 및 사정장애(약 40~50%), 그리고 성적 욕구의 감소다. 여성의 경우는 성적욕구의 감소, 질윤활액 분비 감소(50%), 극치감의 감소(20~30%)를 나타낸다. 성적 욕구의 감소는 남성과 여성 모두에서 25~60% 감소되는 것으로 보고되고 있다.[2]

192명의 뇌졸중 환자와 94명의 배우자를 대상으로 한 연구에서 뇌졸중 발병 후 성적 욕구의 감소, 성교횟수의 감소, 발기능력 및 절정감의 감소, 질 분비액의 감소, 전반적인 성적인 만족도의 감소를 보였다.[6] 성교 횟수의 감소에 신체적인 마비의 정도는 영향을 미치지 않지만, 감각의 소실과 배우자의 과잉보호하려는 태도가 성교 횟수 감소에 중요한 영향을 미친다.

97명의 뇌졸중 환자와 배우자를 대상으로 한 국내의 연구에서 발병전후에 월 1회 이상 성교를 하는 경우가 86%에서 12%로 감소하였고, 성교를 전혀 하지 않는 경우는 8%에서 69%로 증가하였다. 성생활에 대해 만족한다는 응답도 91%에서 24%로 감소하였다. 이 연구에서 뇌졸중 후 성생활이 저하된 가장 많은 원인은 '배우자의 거부', '발기부전' 그리고 '성적 욕구의 감소'였다. 뇌졸중 후 31%에서만 성생활을 지속한다는 이 연구의 결과는 외국의 연구에서 뇌졸중 후 성생활을 지속하는 비율인 70~80%에 비해 매우 낮았다.[7]

뇌졸중 후 배우자가 성생활을 거부하는 이유로는 '아픈 사람을 괴롭히는 것 같아서', '재발에 대한 두려움', '성적 매력의 감소' 그리고 '불구인 몸을 맞대는 것에 대한 거북스러움' 등이 보고되고 있다.[8]

특히 재발에 대한 두려움에 대해서 적절한 상담이 필요하다. 성생활 직후 혈압의 상승, 심박동의 증가로 인해 뇌출혈이 발생했다는 몇몇 증례보고는 있으나, 뇌경색이나 허혈성 심장질환의 발생과는 유의한 관련성은 없었다. 따라서 뇌졸중 후 성생활을 무조건 제한할 필요는 없다. 다만 고혈압이 있는 경우 혈압을 엄격하게 조절해야 한다. 뇌졸중 환자에서의 체위는 마비된 쪽이 아래로 가는 체위를 주로 사용하게 된다(그림 26-3, 4).

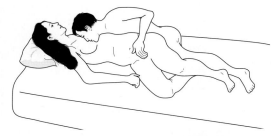

그림 26-3 │ 여성이 뇌졸중 장애인인 경우의 체위
마비된 쪽이 아래로 가도록 누워서 건측의 상지를 자유롭게 사용할 수 있도록 한다.

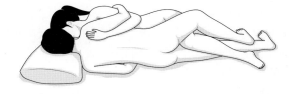

그림 26-4 │ 남성이 뇌졸중 장애인인 경우의 체위
옆으로 얼굴을 마주보고 눕는 체위는 접촉면이 넓고 대화가 용이해 친밀감을 높일 수 있어서 좋다.

2. 외상성 뇌손상(Traumatic brain injury)

외상성 뇌손상 후 성적 장애는 뇌졸중 장애인과 유사하여, 성적 욕구의 감소, 성관계 횟수의 감소, 발기 및 사정 장애, 질 윤활액 분비 감소 등이다.[2]

외상성 뇌손상은 주로 젊은 남성에서 발생하고 있으므로 성재활의 중요성이 높은 장애이다. 외상성 뇌손상 후 발기부전을 호소하는 비율은 연구에 따라 4~71%로 다양하게 나타나고 있다.[3,4] 외상성 뇌손상 후에 성탈억제(sexual disinhibition)라는 잘 알려진 성기능 장애가 발생할 수 있다. 이는 주로 변연계(limbic system)과 전전두엽(prefrontal)부위의 뇌손상 후 나타난다. 증상으로는 과도하고 부적절한 성적 행동이 특징으로 나타난다. 이렇게 과도한 성적행동은 타인과의 관계에서의 성적행동 뿐 아니라 스스로 과도한 자위행위를 하는 것으로 나타날 수 있다.[2]

외상성 뇌손상 환자에서는 신체상(body image)의 손상과 신체적 장애로 인한 어려움이 성기능에 영향을 미치는 것으로 나타났으며, 뇌손상과 동반된 우울증이 성기능 장애를 예측하는 인자로 보고되고 있다.[9]

뇌손상 후에는 인지능력과 성격이 변화한다는 사실을 염두에 두는 것이 중요하다. 외상성 뇌손상 장애인에서 동반되는 성격의 변화와 대인 관계의 어려움은 성생활에 부정적인 영향을 미친다. 따라서 외상성 뇌손상 장애인에서 이러한 변화가 올 수 있다는 것을 배우자에게 미리 교육하는 것이 중요하다.

3. 당뇨병성 신경병증(Diabetic neuropathy)

당뇨병은 여러 신체기관에 영향을 미치는 질환이며, 당뇨병으로 인한 신경 손상은 말초의 체성신경과 자율신경 모두에 영향을 미치게 된다. 또한 당뇨병은 만성적인 질환이므로 당뇨병 환자에게 심리적인 영향을 미쳐서 생리학적인 원인뿐만 아니라 심리적인 이유에서도 성기능 장애를 유발한다.

당뇨병이 있는 남성의 약 35~75%에서 발기 부전이 나타난다.[2] 당뇨병으로 인해 발기 부전이 일어나는 기전은 다양한 요인들이 복합적으로 작용하는데, 당뇨병으로 인한 혈관의 손상과 말초 신경의 손상이 둘 다 영향을 미친

다. 당뇨병은 발기부전을 많이 초래하지만 상대적으로 사정이나 극치감에는 영향이 적다. 경구용 발기유발제는 당뇨병성 발기 부전에 매우 효과적이어서 현재 당뇨병성 발기부전의 일차 선택제로 사용되고 있다.

당뇨병 있는 여성에서 질 윤활액 분비 감소, 감각의 저하, 질 감염으로 인한 성교통, 성욕의 변화 등을 나타내며, 성반응 주기 중 특히 흥분기에 영향을 받는다. 하지만 당뇨병이 있는 여성의 81%에서 성적 욕구와 성행동이 유지된다고 한다.[11]

4. 심장 장애(Heart disease)

심장질환에서 42~75%에서 발기부전의 유병율을 보인다. 발기부전은 심혈관계 질환을 의심하게 하는 중요한 초기 지표(indicator)이다. 따라서 발기부전을 일으킬만한 명확한 다른 원인이 없는 경우에는 심혈관계 질환을 의심하여 검사를 하는 것이 필요하다.[2]

심근경색 후 남성의 성생활의 빈도는 약 47% 감소하며, 여성의 경우에는 44%에서 성 생활 빈도가 감소하고, 27%에서는 성 생활을 중단하는 것으로 보고되었다. 남녀 환자 모두에서 심근경색 이후에 다시 성생활을 시작하는 것에 대한 교육을 받은 경우는 매우 드물다.[12] 또한 심근경색 이후 성활동의 저하는 재발에 대한 두려움, 협심증통, 피로감, 성적 욕구의 감소가 주된 원인이다.[13]

성생활을 하게 되면 심근경색이 재발할 것이라는 걱정이 많지만, 성교 도중 발생하는 심근경색의 위험은 전에 심근 경색이 있던 사람이나 없던 사람에서 차이가 없었다. 5,559명의 심근경색으로 인한 돌연사를 분석한 연구에서 0.6%만이 성행위 도중 일어났다고 하며, 다른 연구에서도 심장동맥질환 후 발생하는 사망의 0.5%만이 성행위 도중에 발생하였다.[14]

따라서 심장 장애가 있는 사람들을 대상으로 성상담을 할 때에는 성행위 중 나타나는 심근경색 발생의 위험은 심장질환이 없는 사람들과 비슷하게 드물다는 점이 강조되어야 한다. 그리고 규칙적인 운동이 성행위와 관련된 심근경색의 위험을 줄일 수 있다는 점도 교육되어야 한다.[15] 성행위에 소모되는 에너지는 5-6 대사적 등가(Metabolic equivalents, METs)이며, 이는 두 층의 계단을 오르거나,

20개의 계단을 10초에 오르는 에너지에 해당하므로, 이 정도의 활동이 가능한 사람들에게는 성행위를 제한할 필요가 없다.

심장 장애인을 대상으로 한 성재활 교육에 포함될 내용에는 피곤이 덜한 아침에 성행위를 하도록 하고, 전희를 충분히 하여 서서히 심박동이 증가하도록 하며, 식사 후나 음주 후에는 성 행위를 삼가고, 감정적인 스트레스를 받을 때에는 성 행위를 하지 말고, 편안하고 익숙한 체위를 사용하여 성 행위를 하도록 하는 내용이 포함되어야 한다.

5. 만성통증 및 관절염(Chronic pain and arthritis)

만성통증 환자들은 우울증, 자기 이미지의 손상, 여러가지 동반 질환 등으로 인하여 성기능에 장애를 나타내게 된다. 또한 만성통증 환자들이 많이 복용하고 있는 신경정신계 약물, 근이완제(muscle relaxant) 등의 약물들이 성기능 장애에 영향을 미친다. 237명의 만성통증 환자를 대상으로 한 연구에서 연구 대상자의 73%에서 성기능의 장애를 나타냈고, 이들이 겪는 성문제는 성적 흥분의 장애, 체위의 문제, 낮은 자신감, 성행위 실행에 대한 걱정, 통증이 심해지는 것에 대한 두려움 등이었다.[16]

만성통증 환자들에 대해서 성에 대한 정보 제공이 잘 이루어지지 않고 있으며, 성에 대한 정보를 원했던 환자들의 10%에서만 성에 대한 정보를 받을 수 있었다.[12] 따라서 만성통증을 치료하는 의사들은 환자들을 진료할 때 성문제에 대해서도 상담하고 적절한 조언을 해주는 것이 필요하다.

관절염 환자의 성적 문제는 통증으로 인한 성적욕구의 감소, 관절의 구축(joint contracture) 그리고 피로감이다. 이런 문제들은 환자들이 복용하는 스테로이드(steroid)나 다른 약제 때문에 나타날 수도 있다. 관절염 환자에게 성에 대해 교육을 할 때에는 적합한 성교 체위, 통증에 대한 이해와 관리, 운동, 심리적 지지가 필요하다.[17] 관절염으로 인한 통증이 있는 경우의 성교 체위를 환자의 상태에 맞게 변화시키는 것이 필요하다(그림 26-5, 6).

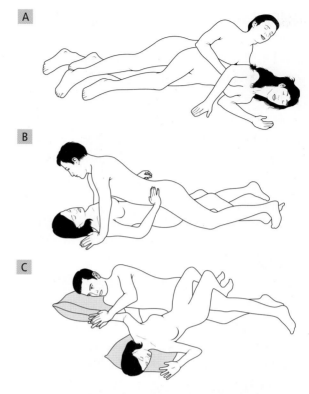

그림 26-5 │ 여성 관절염 환자에서의 체위

A: 여성이 고관절에 문제가 있을 때. 두사람 모두 옆으로 눕고 남성이 여성 뒤에서 접근한다. B: 여성이 고관절이나 슬관절에 문제가 있거나 다리를 벌리지 못할 때. 여성이 두다리를 모아 눕고 고관절과 허벅지 밑에 베개를 받친다. 남성이 두팔과 무릎으로 체중을 지탱한다. C: 여성의 슬관절 구축으로 펴지지 않을 때. 여성이 무릎을 구부린 채로 눕는다.

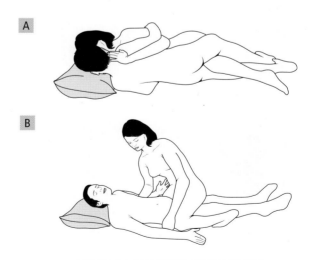

그림 27-6 │ 남성 관절염 환자에서의 체위

A: 남성이 요추에 문제가 있을 때. 얼굴을 마주보고 눕는 체위를 사용한다. B: 남성이 고관절이나 슬관절에 문제가 있을 때. 여성 상위체위를 사용한다.

6. 뇌성마비(Cerebral palsy)

뇌성마비 장애인의 경우 어려서부터 성장 과정에서 부모나 가족으로부터 마치 성에 대해서는 관심을 가져서는 안 되는 존재라는 부정적인 이미지를 받으며 성장한다. 부모들은 뇌성마비 아동이 성장하더라도 현실적으로 결혼할 수 있는 기회가 매우 적으므로 차라리 성을 모르고 지내는 것이 낫다고 생각한다. 뇌성마비 자녀들이 성에 대해 모르고 지내기를 바라는 마음에서 더욱 의식적으로 성문제를 덮어두려고 하는 경우가 많다. 이로 인해 많은 뇌성마비 장애인은 자기 자신을 마치 성이 없는 무성(asexual, 無性) 인간이라고 여기고, 성에 대해 흥미를 보이면 안 되는 것처럼 생각하고 있다.[18]

뇌성마비 장애인은 무슨 일이든지 부모나 타인에게 의존하지 않으면 안 된다. 그런데 성문제에 대해서는 부모나 가족들도 이야기하기를 꺼리므로, 자연히 뇌성마비 장애인은 성에 대한 정보를 얻을 기회가 적어진다. 그러므로 뇌성마비 장애인은 대체로 성에 대한 지식이 부족하고 호기심이 결여되고 있는 것이 특징이다.[19] 또한 국내의 연구에서 미혼 뇌성마비 장애인의 성경험이 미혼 척수장애인보다 더 적은 것으로 나타나고 있다.[20]

뇌성마비 장애인들은 자기 자신의 신체상에 대해서 왜곡된 이미지를 갖고 있는 경우 많다. 즉, 자신의 일그러진 얼굴, 거친 목소리에 대해서 혐오감을 스스로 표현하기도 한다. 이러한 자기신체상에 대한 혐오감은 그 주위에서 배운 환경에 대한 반응으로, 어려서부터 주위에서 자기의 신

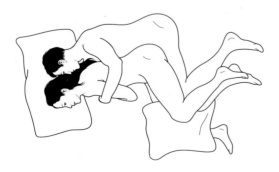

그림 26-7 │ 심한 근육경직으로 다리를 벌릴 수 없는 여성 뇌성마비 장애인에서의 체위
남성이 뒤에서 접근하는 후배위를 사용한다.

체에 대해서 부정적인 메시지를 받고 배웠기 때문이다. 따라서 뇌성마비 장애인의 성상담과정에서 이러한 자기 혐오감을 극복하고 성인으로서의 자신감을 기르는 것이 포함되어야 한다.[18]

뇌성마비는 감각이나 촉각에 어떠한 변화를 가져오지 않는다. 뇌성마비 장애인들은 완벽한 감각 능력을 가지고 있으므로 비장애인들과 똑같이 느낀다. 이것은 성적인 자극과 신체적인 욕구에 대해서도 마찬가지이다. 뇌성마비 장애인 가운데 어떤 사람들은 경직(spasticity)으로 인해 성 행위에 어려움이 있을 수 있다. 예를 들면 심한 근육 경직을 가진 뇌성마비 여성은, 남성이 다가갈 수 있도록 다리를 벌리는 것이 불가능하다. 이때에는 여성의 다리가 오그라진 상태에서도 성교를 가능하게 하는 후배위를 이용할 수 있다(그림 26-7).

또한 뇌성마비 장애인의 경우 개인에 따라서 지능저하와 청각장애, 언어장애 등을 동반하고 있는 경우가 있으며, 마비의 부위 및 정도에 따라 성 장애가 현저하게 달라지므로 성문제의 해결은 개인의 필요와 능력에 따라 다양하게 접근하는 것이 필요하다.[20]

7. 지적장애(Mental retardation)

대부분의 지적장애인(정신지체)은 성에 대한 흥미가 있으며 신체적인 성 기능에 아무런 장애가 없는 것이 보통이다. 그러므로 지적장애인의 성문제는 많은 경우 지적장애를 잘못 인식하는 데서 비롯된다. 일반적으로 지적장애 자체의 문제보다는 오히려 사회적, 환경적인 성 억압이 문제되고 있다.[18]

지적장애인을 자녀로 둔 부모나 특수 학급의 선생님들의 걱정거리 중 가장 중요한 것은 남성 지적장애인의 부적절한 자위행위와 여성 지적장애인의 성 폭력 피해이다. 자위행위에 대한 걱정에 대해서는 자위행위는 적절한 횟수 및 방법 내에서는 의학적으로 크게 지장이 없다는 것을 부모들에게 교육할 필요가 있다. 지적장애인들이 시간과 장소를 가리지 않고 자위행위를 하는 문제에 대한 실제적인 조언들은 다음과 같다. 첫째, 화장실이나 자신의 방과 같이 사적인 장소에서 문을 잠그고 하도록 교육한다. 둘째, 자위행위에 있어서 성기에 상처를 입히지 않도록 손톱을

잘라주고 청결을 유지하도록 교육한다. 즉 자위행위 전에는 항상 손을 씻고, 사용한 화장지는 휴지통에 잘 싸서 버리는 훈련이 필요하다. 셋째, 운동복과 같이 바지에 손을 쉽게 넣을 수 있는 옷은 피하도록 한다. 넷째, 운동을 생활화하고 다양한 취미나 여가 활동을 경험하게 한다.

지적장애 여성은 쉽게 성 폭력의 피해자가 될 수 있다. 따라서 이들을 대상으로 하는 성 교육을 통하여 성폭행이나 성추행으로부터 피해를 받지 않도록 보호해야 한다. 성폭행이 어떤 것이며, 다른 사람이 자신에게 성폭행을 하려할 때 어떻게 방어해야 하는지를 성교육 프로그램을 통해 교육해야 한다. 이때에는 지적장애의 정도에 따라서 교육 내용을 달리하여 교육하는 것이 필요하다.

최근 국내에서도 지적장애인들에게 올바르게 대인관계를 하는 법, 이성과 만나는 법 등을 교육하고, 지적장애인들끼리 결혼하여 가정을 이루도록 돕는 프로그램 등의 긍정적인 노력들이 시도되고 있다.

8. 척수손상(Spinal cord injury)

척수손상은 다른 장애보다 성기능 장애 정도가 심하여 성기능에 극심한 변화를 보인다. 또한 장애인의 성기능 장애에 대한 연구 중에서 척수손상 장애인 분야의 연구가 가장 활발히 이루어지고 있으며, 문헌으로 보고된 내용도 가장 많은 부분을 차지하고 있다.

1) 남성 척수장애인의 발기 및 사정
남성 척수손상 장애인의 발기능력은 대략적으로 살펴보면, 약 1/4에서는 전혀 발기가 일어나지 않고, 약 2/4에서는 불완전한 발기가 일어나며, 약 1/4에서는 삽입 성교가 가능할 정도의 충분한 발기가 일어나는 것으로 보고되어 있다.[21] 발기 능력의 회복은 25%가 1개월 내에, 60%가 6개월 내에 일어나며, 80%가 1년 이내에 일어난다.[20]

척수 장애인의 발기는 정신성(psychogenic) 발기와 반사성(reflexogenic) 발기로 나누어진다. 정신성 발기는 흉수 및 요수부(제 10 흉수에서 제 2 요수)에 위치한 교감신경에 의해 일어나며, 성적인 공상이나 자극적인 영화를 볼 때 발기가 일어난다. 반사성 발기는 천수부(제2 천수에서 제4 천수)에 위치한 부교감신경에 의해서 일어나며 성기를 건

드리거나 음모를 당기는 경우, 방광이 가득 찬 경우 등에 발기가 일어난다. 반사성 발기는 병실에서 방광을 비우기 위해서 도뇨를 실시할 때 종종 관찰 될 수 있으므로, 사전에 반사성 발기에 대해 교육함으로써 여성 간병인이나 간호사, 그리고 환자 자신이 당황하지 않도록 하는 것이 필요하다.

발기는 완전 손상(complete injury)보다는 불완전 손상(incomplete injury)에서, 하부운동신경원 손상(lower motor neuron injury)보다는 상부운동신경원 손상(upper motor neuron injury)에서 더 잘 일어난다. 여러 자료를 종합하여 남성 척수장애인의 발기능력과 사정능력을 손상부위별로 정리하면 표 26-4과 같다.

극치감의 경험은 대뇌의 작용이 중요하다. 따라서 성기에 적절한 자극이 없이도 극치감을 느낄 수 있다. 완전마비(complete paralysis)인 남성 척수손상 환자의 38%에서 극치감을 느낄 수 있는 것으로 보고되고 있다.[23] 척수 손상 후 느끼는 극치감은 손상 전과는 다르게 느껴지는 경우가 많다. 예를 들어, 몸이 따뜻해지는 느낌, 경직이 증가했다가 풀리는 느낌, 성적인 흥분 등이다.

2) 여성 척수장애인의 성기능 장애
연구에 의하면 여성 척수 장애인의 경우 약 58%에서 손상 후 일시적인 무월경(amenorrhear)이 나타나며, 손상 6개월 후에는 50%에서 월경이 돌아오고, 1년 후에는 90%에서 정상적인 월경주기로 돌아온다. 월경이 다시 정상적인 주기로 돌아오는데 걸리는 기간은 평균 4.3개월이었다.[24,25]

여성에서의 질 윤활액 분비는 남성의 발기기능과 같이 반사성 분비와 정신성 분비로 나누어진다. 제11 흉수에서 제2 요수 신경절에 감각이 보존된 경우는 정신적 윤활액 분비가 가능하다.[26] 척수손상 여성 환자의 경우에도 극치

표 26-4 | 남성 척수 장애인의 발기 및 사정 능력

	상부 운동 신경원 손상		하부 운동 신경원 손상	
	완전	불완전	완전	불완전
정신성 발기	10% 이하	50%	25%	80~85%
반사성 발기	90% 이상	90% 이상	12%	90%
사정	5%	32%	18%	70%

감을 느낄 수 있는데, 완전 하부운동신경원 손상이 동반된 경우에는 17%에서만 극치감을 느낄 수 있지만, 그밖에 다른 유형의 척수손상에서는 59%에서 극치감을 느낄 수 있다. 제11 흉수에서 제2 요수 신경절에 감각이 남아 있는 경우 훈련을 통하여 극치감에 도달하는 훈련이 가능하다. 하지만 비장애인에 비해서 극치감에 도달하는 시간이 많이 걸린다.

질 윤활액의 분비가 감소된 경우에는 무리한 삽입성교로 인해 출혈을 일으키는 경우도 있으므로 침을 바르거나 도뇨 시 사용하는 윤활젤리를 이용하는 것이 윤활작용에 도움이 된다.[21]

3) 성교

척수손상 환자에서도 삽입 성교가 가능하며 체위는 남성이 경수손상(cervical spinal cord injury)인 경우에는 여성상위의 체위를 이용하게 되고, 몸통의 근력이 보존된 흉수손상(thoracic spinal cord injury) 남성들은 남성상위 체위를 이용할 수도 있다.[21] 휠체어를 이용하는 체위도 권장되고

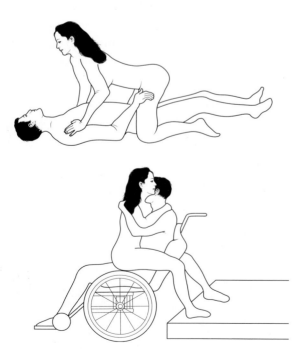

그림 26-8 | 남성이 척수손상인 경우의 체위
여성상위 체위를 사용하거나 휠체어를 사용하는 체위가 주로 사용된다.

있다(그림 26-8). 국내의 연구에 의하면 '발기부전', '극치감에 도달하지 못함', '체위의 어려움' 등이 척수 손상 후 처음 성교를 경험한 부부들이 겪는 어려움이었다.[27]

하지의 경직으로 인해 성교에 어려움이 있을 때에는 항경직약을 미리 복용한다. 성행위 도중 발생할 수 있는 실금(incontinence)에 대한 걱정은 척수 장애인의 가장 큰 고민 중의 하나이다. 이를 예방하기 위해서는 성교 2시간 전부터 수분섭취를 제한하고, 성교 전 방광과 항문을 비우는 것이 도움이 되며, 침대에 타올이나 시트를 깔아 놓아 만일 실금이 발생하더라도 배우자가 자연스럽게 치워주는 것이 필요하다.

흉수 6번 손상 이상의 경우에는 성 행위 중 자율신경반사이상(autonomic dysreflexia)이 나타날 수 있다. 성교 시 자율신경반사이상이 나타났을 때에는 성행위를 멈추고, 앉는 자세를 취하여 머리를 높여 주어야 한다. 만약 두통이 계속되는 경우에는 의사를 찾도록 하고, 필요한 경우 자율신경반사이상을 예방하는 약을 복용하도록 교육한다.[21]

4) 남성의 수정 능력

대부분의 남성척수 장애인은 아이를 임신시킬 수 있는 능력은 감소되어 있다. 이는 주로 사정능력의 감소와 정액의 질이 저하가 원인이다. 2,527명의 남성 척수손상 장애인의 연구 자료들을 종합분석하면, 연구 대상자의 15%에서 성적 자극이나 자위행위로 사정이 가능하였다.[28] 따라서 남성 척수 장애인이 자연스러운 성생활을 통하여 자녀를 가질 수 있는 경우는 10% 미만으로 낮은 편이다.

따라서 의학적인 도움으로 사정을 시키는 방법들이 많이 사용되는데 이러한 방법으로는 진동자극을 이용하는 방법과 직장 내 전기자극법이 있다. 진동자극법은 귀두 부위에 진동자극을 주는 방법(그림 26-9)인데, 주파수 100 Hz와 진동폭 2.5 mm으로 자극했을 때 가장 효과적이다. 이 방법은 사용이 간편하고 안전하여 집에서도 사용할 수 있는 방법이며 상부운동신경원 손상의 경우에 사용할 수 있다. 전기 자극법은 직장 내에 전기자극봉을 삽입하여 사정을 유도하는 방법(그림 26-10)으로 상부운동신경원 손상뿐 아니라 하부운동신경원 손상인 경우에도 사용할 수 있고 성공률이 높다는 장점이 있다. 하지만 전기 자극으로 인하여 직장 내의 조직이 손상될 우려가 있어 주의하여야 하고,

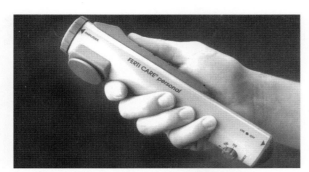

그림 26-9 | 진동자극기(Ferti Care personal vibrator)
귀두(glans) 부위에 진동판을 위치하며, 상부운동신경원 손상에서 반응이 잘 나타난다.

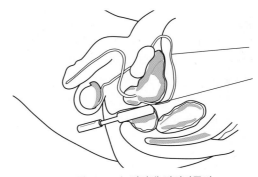

그림 26-10 | 직장내 전기자극기
상부 및 하부운동신경원 손상에서 모두 반응이 잘 나타난다. 제6 흉수 이상의 손상에서는 자율신경반사부전에 대한 예방조치가 필요하다.

흉수 6번 이상에서는 자율신경반사이상이 나타날 수 있으므로 니페디핀(nifedifine)을 사전에 복용하는 것이 필요하다.[21]

국내의 연구에서 진동 자극법을 사용한 경우 92%, 전기 자극법을 사용한 경우 100%에서 사정유도 성공률을 보였으며,[29] 이러한 자극법을 통하여 임신과 출산에 성공한 사례들이 국내에 많이 보고되고 있다.[30]

남성 척수 장애인에서 정액의 질이 저하되는데, 그 원인으로는 반복적인 요로 감염, 고환의 온도 상승, 장기간 사정하지 않아서 생기는 정자의 정체 등이다. 슈도에페드린(pseudoephedrine)을 복용하면서 반복적인 직장 내 전기자극을 시행하면 정액의 질이 향상되는 것으로 보고되고 있다.[31]

진동자극법이나 전기자극법을 이용하여 얻은 정자는 자궁 내 주입법이나 시험관수정 방법을 통해서 임신이 가능하다. 척수손상환자의 1회 시술 시 성공률은 25%로 다른 불임환자들의 1회 시술 시 성공률과 비슷하다.[28]

위의 방법으로 정자를 얻을 수 없는 경우에는 수술적인 방법으로 정자를 얻을 수 있다. 이러한 방법으로는 부고환이나 고환에서 정자흡입술을 사용하거나, 부고환(epididymis)이나 고환(testis)의 조직을 직접 채취하여 얻을 수 있다. 국내에서는 시험관내 부고환 정자채취술을 이용하여 척수손상환자들에서 높은 임신율을 보고하고 있다.[32]

5) 여성의 임신 및 출산

남성 척수장애인들과는 달리 여성의 임신 가능성은 척수손상에 의해 영향 받지 않는다. 147명의 여성 척수장애인을 대상으로 한 연구에서 88%에 해당하는 135명이 임신 및 출산이 가능해서, 정상인 부부의 임신 및 출산율과 비슷했다.[21]

척수장애로 인하여 복용하고 있는 약물들은 임신초기에는 산과전문의와 상의하여 태아에게 안전한 약으로 바꾸어 주거나 끊어주는 것이 필요하다. 임신이 된 경우 임신 중 장의 운동성이 저하되고, 요로 감염 및 욕창의 발생률이 높아지므로 특별히 주의하여야 한다. 요로감염을 예방하기 위해서는 수분 섭취를 늘리고 간헐적 도뇨(intermittent catheterization)의 횟수를 늘리는 방법을 사용한다. 임신 말기가 되어 커진 자궁의 압박에 의해 방광 용적이 줄어드는 경우에는 유치도뇨법(indwelling catheterization)을 사용할 수도 있으며, 요로감염이 발생한 경우 태아에 영향이 적은 항생제를 선택하도록 한다.

분만 시 흉수 10번 이상의 손상에서는 정상적인 진통(labor pain)을 느끼지 못하기 때문에 임신 32주 이후에는 조기 입원해야 한다. 특히 제6 흉수 이상의 척수장애인에서는 분만 시 자율신경반사이상이 나타날 수 있는데, 이때 자율신경반사이상으로 나타나는 두통과 고혈압을 분만통증으로 오해하지 말아야 하며, 분만 방법으로는 경막외 마취(epidural block) 후 제왕 절개를 실시한다. 제6 흉수 아래 손상의 경우에는 반드시 제왕 절개를 할 필요 없이 정상 분만이 가능하며, 이때 복부의 근육 힘이 약하여 분만 시간이 길어질 수 있으므로 진공 흡인술 등을 이용하여 분만을 도울 수 있다. 임신 28주부터는 매주 산전 진찰을 받

고 산모가 자신의 배를 만져서 자궁 수축을 느낄 수 있도록 교육을 받아야 한다.[21]

척수손상 후에는 출산 시 시행하는 회음절개술(episiotomy) 후에 상처가 잘 아물지 않아서 피부의 손상이 오래 지속되는 경우가 많이 있으므로, 회음절개 부위를 비흡수성 봉합사를 이용하여 봉합하고 수 주간 유지하는 것이 필요하다.[33]

출산 후 모유를 먹이는 일은 정상적으로 가능하며, 자녀들을 양육하는 데 있어서 척수손상 여성들이 척수손상으로 인해서 비장애인 여성들보다 특별히 더 어려움을 느끼지는 않는다고 보고되고 있다.[34]

피임방법 중 루프(loop)나 다이아프램(diaphragm) 등을 사용하는 방법은 여성 척수장애인의 경우 복부의 감각이 떨어져 있으므로 자궁 내벽의 손상이나 염증을 일으킬 가능성이 있어 권장하지 않으며, 경구 피임약(oral contraceptives) 역시 혈전증의 위험이 있으므로 사용하지 않는 것이 좋다. 권장하는 피임법으로는 콘돔(condom)을 사용하는 방법이 있으며, 영구적 피임법인 난관결찰술(tubal ligation)이나 정관수술 등을 시행하는 방법도 있다.

장애별로 성생활의 어려움에 대해 진료현장에서 접하게 되는 질문에 대한 답변을 모아놓은 장애인 가이드북 중에서 가장 흔한 질문들은 이 장의 마지막에 부록으로 정리되어 있다.

Ⅲ. 발기부전의 평가 및 치료

1. 발기 기능의 평가

장애를 가진 남성 환자들이 호소하는 대표적인 성기능 장애는 발기부전이다. 따라서 발기부전을 호소하는 장애인들에게 적절한 의학적인 상담 및 치료를 시행하는 것이 성재활에서 매우 중요한 부분을 차지하게 된다.

발기부전의 평가는 병력의 청취, 설문지 조사, 신체 및 혈액검사, 정밀 검사로 나누어진다. 병력의 청취는 발기부전의 양상, 장애 전후의 발기상태의 변화, 동반된 만성질환(고혈압, 당뇨병, 심장병, 고콜레스테롤혈증, 우울증)의 파악

표 26-5 | 국제발기능검사(International Index of Erectile Function, IIEF-5) 설문지

하나의 답에만 표시하십시오.

1. 지난 4주 동안, 성적 자극으로 발기되었을 때 성교가 가능할 정도로 충분한 발기가 몇 번이나 있었습니까?
   - (0) 성행위가 없었다
   - (5) 항상 또는 거의 항상
   - (4) 대부분(총 횟수의 50% 이상이 훨씬 넘는다)
   - (3) 때때로(총 횟수의 50% 정도)
   - (2) 가끔씩(총 횟수의 50%에 훨씬 못미친다)
   - (1) 거의 한 번도 또는 한 번도 없었다

2. 지난 4주 동안, 성교하는 중에 발기 상태가 끝까지 유지된 적이 몇 번이나 있었습니까?
   - (0) 성교를 시도하지 않았다
   - (5) 항상 또는 거의 항상
   - (4) 대부분(총 횟수의 50% 이상이 훨씬 넘는다)
   - (3) 때때로(총 횟수의 50% 정도)
   - (2) 가끔씩(총 횟수의 50%에 훨씬 못미친다)
   - (1) 거의 한 번도 또는 한 번도 없었다

3. 지난 4주 동안, 성교시에 성교를 끝마칠 때까지 발기 상태를 유지하는 것은 얼마나 어려웠습니까?
   - (0) 성교를 시도하지 않았다
   - (1) 지극히 어려웠다
   - (2) 매우 어려웠다
   - (3) 어려웠다
   - (4) 약간 어려웠다
   - (5) 전혀 어렵지 않았다

4. 지난 4주 동안, 성교를 시도했을 때 몇 번이나 만족감을 느꼈습니까?
   - (0) 성교를 시도하지 않았다
   - (5) 항상 또는 거의 항상
   - (4) 대부분(총 횟수의 50% 이상이 훨씬 넘는다)
   - (3) 때때로(총 횟수의 50% 정도)
   - (2) 가끔씩(총 횟수의 50%에 훨씬 못미친다)
   - (1) 거의 한 번도 또는 한 번도 없었다

5. 지난 4주 동안, 발기할 수 있고 발기 상태를 유지할 수 있다는 것에 대한 귀하의 자신감은 어느 정도라고 생각하십니까?
   - (5) 매우 높다
   - (4) 높다
   - (3) 그저 그렇다
   - (2) 낮다
   - (1) 매우 낮다

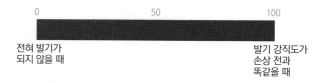

| 0 | 50 | 100 |

전혀 발기가 되지 않을 때 / 발기 강직도가 손상 전과 똑같을 때

그림 26-11 | 발기의 강직도를 측정하기 위한 '100 발기척도'
발기 정도를 쉽게 평가할 수 있고, 치료 전후의 발기 정도를 쉽게 비교할 수 있다.

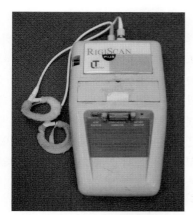

그림 26-12 | 리지스캔(Rigiscan®) 검사기
발기의 강직도를 객관적으로 평가할 수 있는 리지스캔 검사. 음경에 강직도를 측정하는 고리를 걸어서 평가한다.

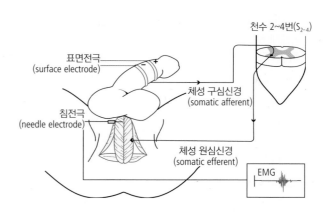

그림 26-13 | 구해면체 반사 잠시의 측정
신경계 손상에 의한 발기부전의 평가에 사용된다.

등으로 이루어진다.

설문지 조사는 국제발기능검사(International Index of Erectile Function, IIEF)가 가장 널리 쓰이고 있으며, 이 중 발기와 가장 관련이 높은 5문항을 추출하여 검사하는 IIEF5 검사가 임상현장에서 많이 활용된다(표 26-5). 최근에는 발기의 강직도를 4단계로 간단히 측정할 수 있는 발기강직도지수(Erection Hardness Score)가 개발되어 연구에 활용되고 있는데, 1단계는 음경이 커지기는 하나 강직하지 않은 단계며, 2단계는 음경이 강직해지지만 삽입할 만큼 충분하지 않은 단계를 말하며, 3단계는 음경이 삽입할 수 있을 정도로 강직해지지만 완전히 강직하지는 않은 단계이고, 마지막 4단계는 음경이 완전히 강직하고 견고한 단계를 뜻한다.

하지만 이러한 대부분의 발기기능평가 설문지가 최근에 성교를 하지 않은 경우에서는 측정이 불가능하므로, 장애를 입은 환자들이 장애 후에 성교의 경험이 전혀 없을 때 평가하기 어렵다. 따라서 성교의 여부와 상관없이 장애를 입기 전의 발기정도와 쉽게 비교할 수 있는 '100 발기척도(100 erection scale)'가 국립재활원 성재활팀에서 개발되어 많이 사용되고 있다(그림 26-11). 이 척도는 경구용 발기유발제 복용 전후의 발기기능력을 비교하고, 또한 약제의 효과를 예측하는데 유용하다.

신체검사는 혈관계 이상을 알아보기 위하여 혈압과 맥박을 측정하고 신경계 이상을 알아보기 위하여 항문에 손가락을 넣어 항문괄약근(anal sphincter) 긴장도(tone)를 측정한다. 당뇨병과 고지혈증이 발기부전의 가장 흔한 원인이므로 혈액검사를 통하여 혈당, 콜레스테롤, 테스토스테론 수치를 검사한다.

정밀검사는 수면중 발기검사, 시청각 성자극 발기검사, 초음파를 이용한 혈관검사, 신경학적 검사 등이 사용되며, 재활의학과 영역에서는 객관적인 발기상태를 평가할 수 있는 리지스캔(Rigiscan®)검사(그림 26-12)와 신경계 이상에 의한 발기부전을 평가할 수 있는 구해면체반사 잠시(bulbocarvernous reflex latency)와(그림 26-13) 음부신경 체성감각유발전위(Pudendal somatosensory evoked potential) 검사가 주로 사용되고 있다.[35-37]

2. 발기 능력 회복을 위한 방법들

1) 경구용 발기유발제

Sildenafil(비아그라®)이 1998년 미국 FDA에서 통과된 후로 남성 발기부전 치료의 새로운 지평을 열었다고 평가되고 있으며, 이외에도 현재 국내에 시판 중인 포스포디에스테라제-5 억제제(Phosphodiesterase-5 inhibitor)는 Tadalafil(시알리스®), Vadenafil(레비트라®, 야일라®), Udenafil(자이데나®)이 있다. 최근에는 Sildnafil과 Tadalafil의의 특허기간이 만료되어 다양한 복제약들이 시중에 유통증이다. cGMP (cyclic Guanosine Mono-Phosphate)는 음경해면체의 평활근을 이완시켜 혈관을 확장하여 발기를 유발하는데, 포스포디에스테라제-5 억제제는 cGMP를 GMP (Guanosine Mono-Phosphate)로 전환시키는 포스포디에스테라제-5 효소를 선택적으로 차단하여 발기를 유발하고 유지시키게 된다(그림 26-14). 실데나필(Sildenafil)을 복용한 환자의 10~20%에서 두통, 안면 홍조, 소화 장애 등의 부작용을 호소하고 있으나 대부분 심하지 않으며, 부작용으로 인해서 복용을 중단하는 비율은 2.8%로 적었다. 복용 후 발기지속증(priapism)이나 자율신경반사이상을 호소한 경우는 없었다.[28]

심장질환으로 질산염 제재의 약물을 복용하는 환자는 포스포디에스테라제-5 억제제를 복용하면 혈관평활근을 확장하는 작용이 상승작용을 일으켜 심각한 혈압 강하를 일으키는 치명적인 합병증이 나타날 수 있어서 절대 금기이다. 투여 금기 대상은 최근 6개월 내의 뇌졸중 또는 심근 경색이 있었던 환자, 휴식기 혈압이 90/50 ㎜Hg 미만이거나 170/100 ㎜Hg를 초과하는 환자, 중증 간 부전 환자, 색소성 망막염 환자이다. 연구결과들을 종합적으로 분석한 결과 실데나필(Sildenafil) 복용 시 척수 손상 장애인의 79%에서 성공적인 발기 능력의 향상을 나타내었다.[38,39] 약 발매 초기에 걱정했던 심각한 합병증은 드물어 안전하면서도 효과적인 발기부전 치료방법으로 각광받고 있다.

발기부전 치료는 우선 경구용 발기유발제로 치료를 시작하고, 반응이 없는 경우에 주사제를 시도할 수 있다.

국립재활원 성재활팀에서 발기부전을 치료하는 가이드라인은 표 26-6와 같다.

2) 발기 유발제 주사

음경 해면체 내에 발기 유발제를 주사하여 발기를 유발시키는 방법이다. 국내에서 시판되는 약물로는 prostagladin E1(카바젝트®) 단독제재와 파파베린(papaverine), 펜톨라민(phentolamine), 프로스타글란딘 E1 (prostaglandin E1) 세 가지 약제의 혼합액(스텐드로®)이 있다(그림 26-15). 이들은 주사 용기 내에 주사에 필요한 모든 것들이 준비되어 있어 손쉽게 사용할 수 있는 장점이 있다. 파파베린(papaverine) 단독제재[40]는 전부터 사용되어 왔으나 국내에서 정식 시판되고 있지 않고 있으며, 가격이 저렴하나 발기지속증(priapism)과 음경 해면체의 섬유화(fibrosis) 등의 합병증

빈도가 높아 사용이 권장되지 않는다.

33명의 척수손상 환자를 대상으로 한 국내의 연구에 의하면 프로스타글란딘 E1 (proataglandin E1) 주사 요법으로 대상자의 91%에서 충분한 발기가 유발되었다.[41] 척수손상 환자에서 발기유발제 주사에 대한 연구결과들을 종합적으로 분석하면 연구대상자의 90%에서 성공적인 발기능력의 향상을 보였다.[38] 척수손상의 경우에 주사 방법을 배워서 환자 스스로 주사하도록 교육하여야 하며, 만일 손기능의 장애로 스스로 주사를 하지 못하는 경우에는 배우자에게 교육하여 주사하도록 할 수 있다.

발기유발제 주사의 효과는 혈관계 이상에 의한 발기부전보다는 신경계 이상에 의한 발기부전에서 효과가 더 좋

표 26-6 | 국립재활원의 발기부전치료 가이드라인

**남성장애인을 위한 발기부전 치료 가이드라인
(국립재활원 성재활팀)**

1. 경구용 발기유발제 처방
   → 저용량으로 시작(Sildenafil 50 ㎎ 또는 Tadalafil 10 ㎎)
   ┕ 효과가 충분하지 않으면 최고용량 처방(Sildenafil 100 ㎎ 또는 Tadalafil 20 ㎎)
   ┕ 최고 용량으로 최소한 4회 시도 후 효과가 없으면 발기유발제 주사제 처방 고려

   유의사항
   • 처방 전: 경구용 발기유발제 금기사항(질산염 제재 복용 등) 확인
   • 처방 후: 두통, 안면홍조 등 부작용이 심하면 다른 약으로 바꾸어 처방

2. 발기 유발제 주사 처방
   → 진료실에서 주사용량 결정(1일 1회씩만 주사용량 평가):
   카버젝트 5 mcg에서 시작하여 20 mcg까지 증량,
   ┕ 카버젝트 20 mcg으로 반응이 충분하지 않으면 스텐드로 1 ㎖까지 증량
   ┕ 주사제로 충분한 효과가 나타나지 않으면 음경보형물 삽입술 고려

   유의사항
   • 적정 주사용량이 결정되면 자가주사방법 교육 후 집에서 사용하도록 처방
   • 발기지속증 응급조치 방법 교육: 진료실에서 발기지속증 발생시 음경에 주사기를 꽂아서 5 cc 정도 혈액을 제거, 집에서 발생 시 응급실에 가도록 교육

으며,[28] 척수손상 환자의 경우에는 상부운동신경원손상에서 하부운동신경원손상의 경우보다 효과가 더 좋다.[41]

발기유발제 주사에서 주의할 점은 첫째, 정중앙선을 피하여 약간 외측으로 주사해야 신경과 혈관의 손상을 막을 수 있고(그림 26-16), 둘째, 과다한 용량을 사용하는 경우에는 발기지속증이 나타나 음경 조직의 괴사가 발생할 수 있다는 것이다. 발기지속증을 예방하기 위해서는 최소 용량부터 점차로 용량을 올려가면서 주사하여 개인에게 맞는 정확한 용량을 찾아 주어야 한다. 4시간 이상 지속되는 발기지속증이 발생한 경우에는 빨리 병원 응급실로 찾아가도록 교육하여야 하며, 발기지속증은 주사기로 음경 해면체 내의 혈액을 뽑아주거나, 에피네프린(epinephrine)을 음경 해면체에 주사하는 방법을 이용하여 치료할 수 있다.[21]

3) 진공 음경 흡입기

진공 음경 흡입기에 음경을 넣고 펌프를 이용하여 진공 상태를 만들어 음경을 발기시킨 후, 음경의 기저부를 압축 고무밴드로 감아 발기를 유지하는 방법이다(그림 26-17). 척수손상 장애인들도 많이 사용해왔던 방법이지만, 최근에는 잘 사용되지 않고 있다. 이 방법으로 장기간 고무 밴드를 묶어주는 경우에는 음경조직의 괴사가 일어날 수 있으므로 30분 이상 사용해서는 안 된다. 또한 와파린이나 아스피린과 같은 항응고제를 복용 중이거나 출혈성 질환이 있는 환자들은 사용할 수 없다.[21] 만일 발기의 강직도

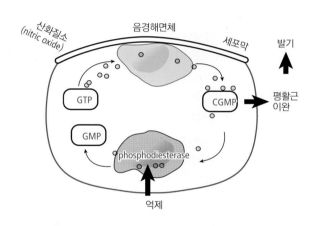

그림 26-14 | 경구용 발기유발제(PDE-5 억제)의 작용 기전
음경해면체 내에서 cGMP의 분해를 담당하는 Phosphodiesterase의 작용을 억제하여 CGMP를 증가시켜 발기를 유발한다

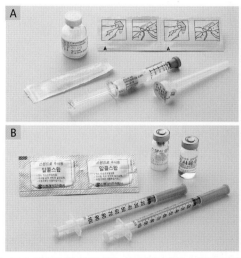

그림 26-15 | 발기유발 주사제인 카바젝트(A)와 스탠드로(B)
주사제의 경우에는 발기지속증의 합병증이 위험할 수 있으므로 반드시 진료를 통해 개인에게 적합한 용량을 처방하여야 한다.

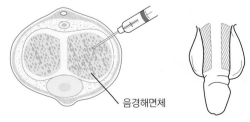

그림 26-16 | 발기유발 주사제의 주사방법
정중앙을 피하고 1~2시 또는 10~11시 방향으로 직각으로 바늘 끝까지 찔러서 주사한다.

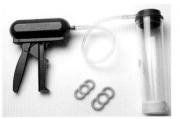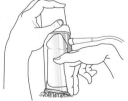

그림 26-17 | 진공 음경 흡입기의 사용방법
음경에 음압을 주어 발기를 유발한 후 기저부위를 고무밴드로 고정하여 발기를 유지시킨다.

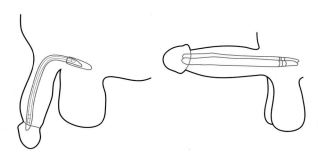

그림 26-18 | 굴곡형 음경 보형물

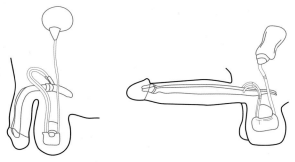

그림 26-19 | 팽창형 음경 보형물

는 충분한데 발기시간이 짧은 경우에는 압축고무밴드만 이용하여 발기를 유지시키는 방법도 시도되고 있다.[28]

4) 음경 보형물 삽입술

음경 보형물(penile prosthesis)은 크게 굴곡형과 팽창형으로 나눌 수 있다. 굴곡형 보형물(malleable prosthesis)은 보형물 중앙에 은봉이나 스테인레스 스틸(stainless steel)이 들어있어 성교나 배뇨 시에는 앞으로 펴서 사용을 하고 평상시에는 아래로 접어둘 수 있다(그림 26-18). 팽창형 보형물(inflatable prosthesis)은 펌프, 실린더, 물주머니의 세 부분으로 구성되어 있으며, 펌프를 누르면 물주머니 속의 수액이 실린더 내로 이동하여 발기가 되고 이완 밸브를 누르면 실린더 내의 물이 물주머니로 되돌아가 다시 이완 상태가 된다(그림 26-19).

경구용 약제와 주사제가 개발되기 전에는 음경보형물 수술이 척수손상환자에서 유일한 치료방법이었다. 그러나 최근에는 음경 보형물 수술이 감소하고 있는데 그 이유는 첫째, 간단하고 안전하며 효과가 좋은 경구용 약제나 발기 유발 주사제가 개발되었고, 둘째, 음경 보형물 삽입 수술 후 합병증이 10%로 높고 합병증으로 음경 보형물을 제거한 경우에는 발기 조직이 영구적으로 손상되어 경구용 약제나 주사제에도 반응하지 않기 때문이다.[38] 따라서 척수손상 환자에서 발기부전의 이유만으로 음경 보형물 수술을 하는 것은 권장되지 않고 있고,[28] 다른 모든 방법을 다 시도해도 성공하지 못할 경우 마지막 선택방법으로 고려할 수 있다.

IV. 성상담 및 성재활 프로그램의 도입

재활의학과에 입원한 환자들은 사회 통념상 받아들여지는 장애인에 대한 부정적 이미지를 가지고 있는 경우가 많다. 즉, 장애인은 측은하고, 불행하고, 비생산적이고, 성적으로 무능하다는 이미지이다. 의료인들은 환자들이 장애인에 대한 이러한 부정적인 이미지를 벗어버리고 바람직한 성적 주체성(sexual identity)을 확립하도록 도와주어야 한다. 성적 주체성에 영향을 미치는 요인은 단순히 생물학적인 요인뿐만 아니라 심리적인 요인도 중요하게 관여한다. 여기에는 신체 이미지(body image), 자아 존중감(self esteem), 성 주체성(gender identity) 등이 포함된다.

45명의 척수손상인을 대상으로 한 국내의 연구에 의하면 척수손상인에서 성생활의 중요성의 11개의 일상생활 중 3위로 중요하다고 생각하였으나, 만족도는 최하위로 나타났다.[41] 즉 장애 후 성생활의 중요성은 인식하고 있으나, 실제적인 만족도는 매우 낮다는 것을 의미한다. 따라서 성 문제를 해결해 주는 것이 장애인 재활에서 중요하며, 이를 해결하기 위해서는 외래나 재활병동에서 성상담을 효과적으로 시행하고 성재활 프로그램을 잘 운영하는 것이 중요하다.

1. 성 상담자의 자세 및 상담기술

의료인들이 성재활 상담을 부담스러워하는 이유로는 첫째, 문화적인 문제로 성은 매우 개인적인 문제이므로 드러내놓고 환자와 이야기 하는 것을 꺼리게 되며, 둘째, 의료인들이 성문제에 대해서는 수련을 받은 바가 거의 없어서 지식이 부족하여 성 문제에 접근하지 못한다고 한다. 따라서 의료인들은 장애인의 성문제에 대해 적극적인 태도를 갖도록 노력하며, 질문에 대해서 적절히 답변할 수 있도록 성상담 지식을 갖추는 것이 필요하다.[1]

환자 스스로는 성 문제를 의료인에게 질문하는 경우가 거의 없기 때문에 성에 대한 대화는 의료인이 주도적으로 질문을 던짐으로써 이루어진다.

성상담에 있어서 특히 성 상담자가 성에 대해서 편안한 마음을 갖는 것이 중요하여, 성에 관한 용어들, 예를 들어 발기, 사정, 음경, 오르가즘 등의 단어를 쉽게 사용할 수 있도록 훈련하는 것이 필요하다.

2. 성상담 단계 PLISSIT 모델

장애인 성상담에서 중요한 것은 모든 재활 팀원들이 성문제에 대해서 열린 마음이 있어야 하고 일정한 지식을 갖고 있어야 한다는 것이다. 그래야만 환자들이 쉽게 성의 문제를 상담할 수 있는 분위기가 형성된다.

Annon에 의해 제안된 PLISSIT 모델은 재활의학과 병동이나 재활의학과 치료팀에서 어떻게 성재활 프로그램을 구성할까에 대한 좋은 아이디어를 제공해준다. PLISSIT는 허가(Permission), 한정적 정보(Limited Information), 특정제안(Specific Suggestion), 집중적 치료(Intensive Therapy)로 구성된다. Annon은 처음 세 단계, 즉 허가, 한정적 정보, 특정제안을 '간결요법(brief therapy)'이라고 불러서 그다지 전문적 훈련 없이도 사용할 수 있다고 했으며, 재활병동에서 쉽게 접근이 가능한 영역이다.[43]

1단계인 '허가'는 성문제에 대해서 이야기하고 상담하는 것이 가능하다고 허가하는 것이다. 대개 장애인들은 스스로 성문제를 꺼내는 경우가 거의 없기 때문에 외래 진료 과정 중 또는 재활의학과 처음 입원 평가 시 성문제를 질문하는 것이 좋은 방법이다. 2단계인 '한정적 정보'는 간단한 교육이나 안내 팜플렛을 통해서 정보를 제공해주는 것을 말한다. 쉽게 사용할 수 있는 방법으로는 성재활에 대한 안내 팜플렛을 만들어 병동이나 외래에 비치하여 쉽게 읽을 수 있도록 하는 것이다. 이와 더불어서 재활병동에 근무하는 모든 직원들은 간단한 성재활 정보를 제공해

줄 수 있는 정도의 훈련을 받도록 하여, 물리치료사, 작업 치료사 또는 간호사도 치료 중 자연스럽게 성문제를 이야기할 수 있도록 하는 것이 필요하다. 3단계인 '특정제안'은 발기부전약물의 처방, 임신과 출산에 대한 상담, 장애 후 신체와 성기능 변화에 대한 상담 등 재활병동에서 해결해 줄 수 있는 부분이다. 발기부전은 장애인들이 가장 관심 있게 상담하는 부분이며, 경구용 발기부전치료제의 개발로 쉽게 접근이 가능한 부분이다. 4단계인 '집중적 치료'는 성재활을 전문으로 하는 곳에서 가능한 것으로, 경구용 발기부전치료제로 해결되지 않는 발기부전의 치료, 임신 및 출산에 대한 전문적인 상담, 집중적인 부부 소그룹 상담 등에 해당할 수 있다.

3. 성 재활 프로그램

Schover[44]는 만성 질환자나 장애인에서의 성상담(sexual counseling)의 다섯 영역을 강조하였는데, 첫째, 성재활 교육, 둘째, 장애로 인해 잘못 적응된 성 태도의 수정, 셋째, 부부가 다시 성생활을 시작하도록 돕기, 넷째, 신체적인 장애를 극복하기, 다섯째, 결혼생활의 갈등을 줄여주기이다. 따라서 의료인들은 성재활 상담에서 이런 영역들을 모두 포함되도록 노력해야 한다.

국내의 한 재활 병원에서 시행하고 있듯이 성재활 상담실이 따로 운영되고 전담요원이 배치된 경우에는, 입원하는 모든 환자를 대상으로 성재활에 대한 평가 및 상담이 이루어지도록 할 수 있다(그림 26-20). 그리고 외래 및 입원 환자를 대상으로 발기부전 클리닉을 통하여 발기 부전에 대한 경구용 발기유발제나 음경내 주사법의 처방 및 전문적인 상담이 이루어지고 있다.[1]

또한 척수장애인 부부를 위한 소그룹 상담 프로그램을 운영하여 실제 성 생활에서 발생할 수 있는 구체적인 문제점 등을 동료 상담을 통해 해결하는 방법을 사용할 수도 있다(그림 26-21). 이 소그룹 상담 프로그램에서는 장애 후 부부간에 겪게 되는 의사소통의 장애와 갈등의 해결 방법, 구체적인 성 문제의 의학적 해결 방법에 대한 교육 및 토론을 통하여 부부간의 관계를 효과적으로 개선시킬 수가 있다. 국내 척수장애인 부부를 대상으로 소그룹부부상담의 효과를 평가한 연구에서, 소그룹 부부상담프로그램이

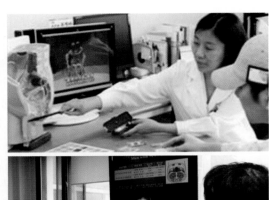

그림 26-20 | 성재활 상담실에서 상담을 하는 모습
전담 상담요원이 배치된 경우 효과적인 성재활 상담이 이루어질 수 있다.

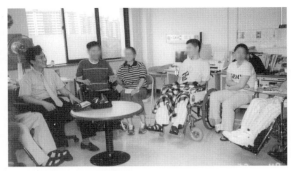

그림 26-21 | 척수장애인 부부를 위한 소그룹 상담
소그룹 상담은 척수장애인 부부의 성적적응을 높여주고 삶의 질을 향상시켜 준다.

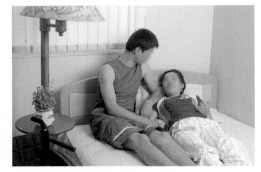

그림 26-22 | 국내 한 재활병원에서 운영되고 있는 '사랑의 쉼터(성재활 실습실)'

성적응 수준을 높여주고 삶의 질을 높여줄 수 있는 것으로 나타났다.[43]

국내 한 재활전문병원 성재활팀에서 오랜 기간 장애인 부부상담을 해오면서 정리된 '장애인 부부를 위한 행복한 성(性) 비결'은 표 26-7과 같다.

재활병원내 성재활 실습실은 장애인 부부들에게 성생활의 기회를 갖게 해주고, 성생활을 다시 시작할 때 겪는 구체적인 문제들을 해결해주어 장애인 성재활에 큰 도움이 되고 있다(그림 26-22).[27] 성 재활 프로그램에 참여한 환자들은 단지 성 문제만을 해결하는데 도움을 받는 것이 아니라 개인의 자아 존중감 회복, 부부 관계의 개선, 재활 의욕의 회복 등에 긍정적인 효과를 거둘 수 있다고 알려져 있다. 장애인 부부가 함께 참여하는 2박 3일간의 '부부 성재활 캠프'도 유용한 성재활 프로그램이다(그림 26-23).

4. 미혼 장애인을 위한 성재활 상담

성재활 상담에서 기혼 장애인들의 문제보다 성 파트너가 없는 미혼장애인의 문제가 더 어려운 문제이다.[46] 우리나라 현실에서 중증의 장애인의 경우는 이성 친구나 성 파트너를 만날 기회가 원천적으로 차단되는 경우가 많기 때문이다.

미혼 장애인의 결혼을 위해서는 장애인 스스로 해결해야 할 문제와 사회적으로 해결해주어야 할 문제들이 같이 있다. 미혼장애인의 성상담에서는 자신의 매력을 스스로 개발하고, 이성을 만나는 기회를 늘리기 위한 사회활동에 적극 참여하며, 자연스럽게 이성 친구를 만나고 결혼에 성공할 수 있도록 노력하도록 격려하는 것이 필요하다.

사회적으로는 장애인들의 성적인 욕구는 인간의 기본

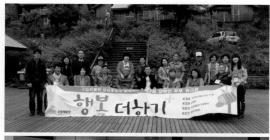

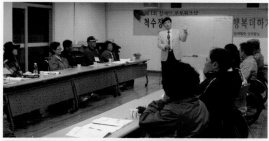

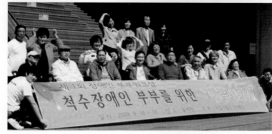

그림 26-23 | 장애인 부부를 위한 2박 3일간의 '부부 성재활 캠프'
부부간의 갈등을 대화로 해결하고 성생활의 구체적인 문제를 해결하여
행복한 부부를 만들어주는 유용한 프로그램이다.

표 26-7 | 성재활 상담에서 구체적으로 활용할 수 있는 상담 기술

장애인의 행복한 성생활을 위한 4가지 비결(국립재활원 성재활팀)

1. 포기하지 말자

   장애가 아무리 심해도 성생활을 하는 부부들이 많이 있다. 장애
   로 성생활을 포기하지 말자.

2. 자신을 사랑하자

   장애를 받아들이는 '장애수용'이 되지 않으면, 분노와 우울에서
   벗어나기 힘들고 배우자와의 관계도 깨지게 된다. 장애를 입은
   자기 자신의 모습을 있는 그대로 사랑하자.

3. 배우자가 더 적극적으로 노력하자

   장애인이 된 당사자들은 마음속으로 배우자와 성적 친밀감을 다
   시 회복하고 싶어 한다. 이때 배우자가 더 적극적으로 노력하는
   것이 중요하다. 성생활을 다시 시작하는 것이 장애인의 신체적,
   정신적 건강에 큰 치료효과가 있다.

4. 삽입성교만이 성생활의 전부가 아니다

   성기 삽입에 의한 성생활에만 집착할 필요가 없다. 애무, 오럴섹
   스, 키스, 포옹 등 다양한 성생활에 대해서 마음을 열고 노력하
   자.

인권이며, 장애인들도 이성교제와 결혼에 대한 욕구가 크
다는 것을 이해하는 것을 홍보하는 것이 필요하다. 또한
미혼 장애인들이 자연스럽게 이성을 만날 수 있는 장애인
스포츠, 레저, 문화 프로그램들이 개발되고, 장애인들의
고용이 안정적으로 이루어져 경제적인 부담감으로 결혼에
이르지 못하는 일을 줄이는 것이 필요하다.[20]

이성 친구를 만날 수 있는 가능성이 적은 장애인에게는
성적욕구를 어떻게 해결해 줄 것인가가 중요한 과제이다.
네덜란드와 독일에서는 성파트너를 전혀 만나기 힘든 장
애인에게 유료 성도우미가 집을 와서 성접촉(성적 마사지
또는 성교)을 제공하거나, 주말을 이용하여 에로틱 캠프를
개최하여 성도우미와 장애인이 같이 프로그램에도 참여하
고 성접촉을 할 수 있는 기회를 제공해주기도 한다.[47]

하지만 이런 방법들은 매매춘이 불법인 우리나라 현실
에서는 아직 불가능한 대안이다. 따라서 인터넷 상담을 통
한 욕구를 들어주고 공감해 주는 것, 자위행위 도구나 가
상현실 섹스 등을 이용하는 방법 등을 소개해주는 것이 성
파트너를 만날 수 없는 미혼장애인을 위한 현실적인 도움
이 될 수 있을 것이다.[20,47]

참고문헌

1. 이범석, 유정아, 김완호, 황성일. 장애인 성재활 가이드북, 2nd ed, 서울: 국립재활원, 2013.

2. Scott KM, Temme KE. Sexual dysfunction and disability. In: Cifu DX, editor. Physical medicine and rehabilitation, 5th ed, Philadelphia: Elsevier, 2016, pp469-485. (수정됨)

3. 이범석. 노인 성건강. In: 대한임상노인의학회, editor. 노인의학, 3판: 도서출판 한국의학, 2017.

4. 이범석. 중년의 행복한 성을 위해 꼭 알아야 할 8가지. 대한성학회 추계학술대회 자료집, 2015 .

5. Bretschneider JG, McCoy NL. Sexual interest and behavior in health 80- to 102-year-olds. Arch Sex Behav 1988; 17: 109-129.

6. Korpelainen JT, Nieminen P, Myllyla VV. Sexual functioning among stroke patients and their spouses. Stroke 1999; 30: 715-719.

7. 김수경, 김완호, 이규범, 노도균, 정효선: 뇌졸중 후 성생활의 임상양상. 대한재활의학회지 2005; 29: 254-259.

8. Giaquinto S, Buzzelli S, Francesco L, Nolfe G: Evaluation of sexual changes after stroke. J Clin Psychiatry 2003; 64: 302-307.

9. Hibbard MR, Gordon WA. Sexual dysfunction after traumatic brain injury. Neurorehabilitation 2000; 15: 107-120.

10. Tilton MC. Chapter 15. In: Sipski ML, Alexandra CJ, editors. Sexual function in people with disabilities and chronic illness. Gaithersberg: Aspen Publishers; 1997, pp279-301.

11. Ellenberg M. Sexual aspects of the female diabetic. Mt Sinai J Med 1977; 44: 495-500.

12. Dunn KM, Croft PR, Hackett GI. Sexual problems: a study of the prevalence and need for healthcare in the general population. Fam Pract 1998; 15: 519-524.

13. Ludeman K. The sexuality of the older person: review of literature. Gerontologist 1981; 21: 203-208.

14. Ueno M. The so-called coital death. Jpn J Legal Med 1963; 17: 330-340.

15. Muller JE, Mittleman MA, Machure M. Triggering myocardial infarction by sexual activity: low absolute risk and prevention by regular physical exertion. JAMA 1996; 275: 1405-1409.

16. Ambler N, Williams AC, Hill P. Sexual difficulties of chronic pain patients. Clin J Pain 2001; 17: 138-145.

17. Nadler S. Chapter 14. In: Sipski ML, Alexandra CJ, editors. Sexual function in people with disabilities and chronic illness. Gaithersberg: Aspen Publishers; 1997, pp261-278.

18. 히라야마 야사시: 장애인의 성과 결혼. 엘맨, 1994.

19. 조성래, 박은숙, 박창일, 곽은희, 김미경: 성인 뇌성마비의 성기능 평가. 대한재활의학회지 2002; 26: 519-525.

20. 이범석: 뇌성마비 장애인의 결혼과 성. 대한재활의학회 춘계연수강좌 강의록. 2006.

21. 이범석, 정효선. 척수장애인을 위한 성재활 강좌, 2nd ed, 서울: 국립재활원, 2002.

22. Tsuji I, Nakjima F, Morimoto J, Nounaka Y. The sexual function in patients with spinal cord injury. Urol Int 1961; 12: 270-280.

23. Alexander CJ, Sipski ML, Findley TW. Sexual activities, desire and satisfaction in males pre- and post-spinal cord injury. Arch Sex Behav 1993; 22: 217-228.

24. 김동아, 이범석, 김정아, 정효선: 여성 척수손상 장애인의 성생활 실태조사. 최신의학 2003; 46: 25-29.

25. Jacson AB, Wadley V. A multi-center study of women's self-reported reproductive health after spinal cord injury. Arch Phys Med Rehabil 1999; 80: 1420-1428.

26. Sipski ML, Alexander Cj, Rogen RC. Physiological parameters associated with psychologenic sexual arousal in woman with complete spinal cord injuries. Arch Phys Med Rehabil 1995; 76: 811-818.

27. 이범석, 정효선, 김병식. 성재활 실습실을 이용한 새로운 성재활 방법에 대한 연구. 대한성학회지 2003; 1: 161-162.

28. Biering-Sorensen F, Sonksen J. Spinal function in spinal cord lesioned men. Spinal Cord 2001; 39: 455-470.

29. 박창일, 신지철, 박은숙, 김덕용, 조성래, 김용욱, 온석훈. 척수 손상 환자에서의 진동 및 전기 자극을 이용한 사정 유도와 정액 분석. 대한재활의학회지 1999; 23: 777-785.

30. 박창일, 신지철, 김덕용, 조성래, 박지웅. 남성 척수손상 장애인에서 사정유도 자극을 이용한 인공수정 및 출산 사례. 대한재활의학회지 2001; 25: 181-185.

31. 조성래, 김덕용, 박창일, 신지철, 김용욱, 박지웅, 박진희, 민경훈. 남성 척수손상인에서 슈도에페드린 복용이 정액의 질에 미치는 효과. 대한재활의학회지 2007; 31: 182-187.

32. 정재홍, 전희종, 김진수, 임동현, 정현철, 김성진, 한혁동. 척수손상 환자에서의 시험관 내 부고환 정자채취술. 대한비뇨기과학회지 2005; 46: 879-881.

33. Verduyn WH. Spinal cord injured women, pregnacy and delivery. Paraplegia 1986; 24: 231-240.

34. Brakett NL, Lynne CM. Sexual function and fertility following spinal cord injury. In: Kirshblum S, Campagnolo DI, editors. Spinal cord medicine, 2nd ed, Philadelphia: Linppincott Williams and Wilkins, 2002, pp410-426.

35. 김광수, 김미정, 하상배. Rigiscan을 이용한 척수 손상 환자의 성 기능 평가. 대한재활의학회지 1996; 20: 632-637.

36. 박명희, 박창일, 신정순. 구해면체반사의 전기진단학적 검사에 관한 고찰. 대한재활의학회지 1986; 10: 7-13.

37. 방문석, 한태륜, 김진호, 임정훈. 발기부전에서 구해면체반사 잠시와 음부신경 체성감각 유발전위의 의의. 대한재활의학회지 1997; 21: 558-564.

38. DeForge D, Blackmer J, Garrity C, Yazdi F, Cronin V, Barrowman N, Fang M, Mamaladze V, Zhang L, Sampson M, Moher D. Male erectile dysfunction following spinal cord injury: a systemic review. Spinal Cord 2006; 44: 465-473.

39. 나인수, 이범석, 김병식, 김기경: 척수 손상 환자의 발기부전에 대한 Sildenafil의 효과. 대한재활의학회지 2002; 26: 306-310.

40. 이상운, 이강목. 척수장애자에 대한 음경해면체내 파파베린 주입에 의한 발기유발 효과 분석. 대한재활의학회지 1987; 11: 200-206.

41. 김기경, 이범석, 김병식, 신병순: 척수손상 환자의 음경해면체내 Prostaglandin E1 주사에 대한 발기반응. 대한재활의학회지 1999; 23: 762-769.

42. 이우홍, 이상운, 최인수, 박상균, 송병두: 척수 손상자의 성생활 실태. 대한재활의학회지 1994; 18: 801-808.

43. Annon J. The behavioral treatment of sexual problems: brief therapy. New York: Harper & Row, 1976.

44. Schover LR. Sexual problems in chronic illness. In: Leiblum SR, Rosen RC, editors. Principles and practice of sex therapy: update for the 1990s, 2nd ed, New York: Guilford Press, 1989, pp319-351.

45. 신영주, 이상욱, 오희철, 손태용, 이범석, 정효선, 허안나: 척수손상인 부부에서 성적응 수준과 삶의 질과의 관련성. 대한재활의학회지 2003; 27: 886-893.

46. 이범석. 우리나라 미혼 남성 척수손상인의 성문제. 국립재활원 성재활 세미나 자료집, 2005.

47. 이범석. 섹스파트너가 없는 장애인의 성문제 어떻게 해결할 것인가? - 네덜란드와 독일 사례를 중심으로-. 재활의 샘, 국립재활원, 2008.

(부록) 장애별 성생활에 대한 실제적인 질문과 답변(국립재활원 성재활팀)

뇌졸중

1. 뇌졸중 후 성생활을 하면 재발을 일으키지 않나요?

가장 많이 가지는 두려움이지만 실제로는 성관계가 뇌졸중의 재발을 더 증가시키지 않습니다. 성관계시 심박동이 증가하고 혈압이 상승하기 때문에 고혈압이 있는 사람은 평소에 혈압관리를 철저히 하는 것이 필요합니다.

2. 뇌졸중 환자에게 발생될 수 있는 성문제는 어떤 것들이 있나요?

성적 관계는 파트너와의 이해와 의사소통이 매우 중요합니다. 그러므로 뇌졸중 후에 발생하는 실어증, 편측 무시, 인지장애 등으로 전반적인 성생활의 저하가 동반됩니다. 뇌졸중 후 경험하게 되는 심리적인 변화도 성생활 변화를 가져오는 중요한 요인이 됩니다. 실제로 자신의 모습에 대한 자존감 변화, 파트너의 거절에 대한 불안감, 미안함 등은 환자와 그 파트너로 하여금 성생활에 대해 소극적이고 수동적이 되도록 만듭니다.

3. 성기능에 영향을 미치는 약은 어떤 것들이 있나요?

수면제, 고혈압약, 우울증약, 항경직제 같은 약물은 성기능을 저하시킬 수 있습니다. 뇌졸중 후 성관계를 시도해보았지만 만족스럽지 못할 때는 먼저 약물에 대해 담당 의사 선생님과 상의를 하여 약을 조절합니다. 하지만, 의사선생님과 상의없이 스스로 약물 복용을 중단해서는 안 됩니다.

4. 뇌졸중 발병 이후 언제부터 성생활이 가능한가요?

본인이 편안하고 안정이 되었다고 느꼈을 때 시작하면 됩니다. 대체로 발병 후 3개월이 지나면 환자는 안정기로 접어들게 되고, 특별한 문제가 없는 한 성관계가 가능하게 됩니다. 6개월이 지난 이후에는 완전히 안정된 상태라고 보고 발병 전 수준의 성관계가 가능합니다.

5. 질이 건조하여 성교가 잘 이루어지지 않습니다. 어떻게 해야 하나요?

성관계를 갖기 전 충분한 전희를 통하여 질윤활액이 잘 분비 되도록 하고, 만일 충분치 못하면 윤활액(젤리)을 사용하거나 윤활액이 함유된 콘돔을 사용하도록 합니다.

6. 뇌졸중 후 편마비가 있습니다. 어떤 체위가 좋을까요?

뇌졸중으로 편마비가 있는 경우의 체위는 마비된 쪽이 아래로 가는 체위를 주로 사용하게 됩니다. 마비된 쪽이 아래로 가도록 누운 상태에서는 건강한 쪽의 팔과 다리를 자유롭게 사용할 수 있습니다.

7. 여성이 뇌졸중 후 장애를 가진 상태에서 임신과 출산이 가능할까요?

뇌졸중 후에도 임신과 출산이 가능합니다. 물론 아주 특별한 준비와 의학적 판단이 필요합니다. 출산을 원하는 여성은 산부인과 의사와 신경과의사 그리고 장애를 담당하는 재활의학과 의사와 상의를 하셔야 합니다.

외상성 뇌손상

1. 뇌손상 이후 성욕이 과다하게 증가하여 부적절한 행동을 보일 때 어떻게 해야 하나요?

외상성 뇌손상 환자 중에서 성에 대하여 과도한 집착을 보이고 부적절한 성적행동을 보이는 경우가 있습니다. 이를 효과적으로 치료하기 위해서는 정신약물치료와 행동 치료 및 상담을 병행해야 합니다.

척수손상

1. 남성 척수 장애인에서 발기가 가능한가요?

발기의 문제는 남성 척수장애인들이 고민하는 가장 큰 성문제입니다. 남성 척수손상 장애인의 약 25%는 발기기능에 문제가 없어서 삽입 성교가 가능합니다. 하지만 75%에서는 발기 문제에 있어서 의학적인 도움이 필요합니다.
발기부전을 해결하는 방법에는 먹는 약, 음경내 약물주사법 등의 방법이 있으며, 이러한 방법으로도 해결이 되지 않는 경우 최후의 방법으로 음경보형물 삽입의 수술방법이 있습니다.

2. 성행위 도중 발생하는 자율신경반사이상은 무엇입니까?

다친 부위가 제 6흉수 보다 위일 경우 자율신경반사이상(또는 자율신경과반사증)이 일어 날 수 있습니다. 증상은 두통이 동반되고, 얼굴과 목이 달아오르고, 코가 멍멍해지고, 혈압이 상승합니다.

성행위 도중 자율신경반사이상이 나타나면 성행위를 멈추고, 머리를 위로 올려주는 자세로 앉아서 혈압을 낮추어 줍니다. 두통이 심한 경우에는 혈압 낮추는 약을 깨물어서 삼킵니다. 성교 전에 미리 복용하는 방법도 있습니다.

3. 성기부위의 감각이 없는데 성생활이 가능한가요?

성기부위의 감각이 없는 경우는 성기나 회음부에 초점을 두지 말고 다른 곳의 성감대를 찾아서 오랄섹스나 애무를 해줍니다. 한 가지 기억하면 도움이 되는 사실은, 우리 몸에서 감각이 있는 부분과 없는 부분의 경계부위가 새로운 성감대로 변할 수 있으므로 이곳을 잘 자극해보는 것도 좋습니다. 서로 부끄러워하지 말고 대담해져야 합니다.

4. 성교 도중에 요실금과 변실금이 있으면 어떻게 해야 합니까?

요실금을 예방하려면 성행위 2시간 전부터는 수분 섭취를 제한합니다. 대소변을 미리 보아서 장과 방광을 비웁니다. 만약의 요실금을 대비하기 위해 성행위 전에 미리 엉덩이 밑에 패드나 수건을 깔아 둡니다. 성행위시 요실금이나 변실금이 있으면 당황하지 말고 배우자의 마음이 상하지 않도록 조심스럽게 처리해 줍니다.

5. 어떤 체위가 좋을까요?

정상인 배우자가 위로 장애인이 아래로 가는 체위가 가장 기본적인 체위입니다. 즉 여성척수장애인의 경우는 남성 상위체위를, 남성 척수장애인의 경우는 여성 상위체위를 사용합니다. 하지마비 남성 척수장애인은 남성 상위 체위를 할 수도 있습니다.

6. 여성 척수 장애인의 경우 어떤 성기능의 장애가 있나요?

모든 여성 척수장애인들은 삽입에 의한 성교가 가능합니다. 척수손상 후에는 성교시 윤활작용을 하는 질 분비액이 감소되거나 분비되지 않을 수 있습니다. 이럴 때는 윤활액(젤리)이 도움이 되는데, 윤활액은 간헐적 도뇨를 할 때 쓰는 젤리를 이용하면 됩니다.

뇌성마비

1. 뇌성마비에서도 성기능의 장애가 있나요?

뇌성마비는 감각이나 촉각의 변화를 일으키지 않습니다. 뇌성마비 장애인들은 완벽한 감각 능력을 가지고 있으며, 비장애인들과 똑같이 느낄 수 있습니다. 성적인 자극과 신체적인 욕구에 대해서도 마찬가지입니다.

2. 뇌성마비 장애인이 주로 갖는 성생활의 어려움은 어떤 것들이 있나요?

대부분의 경우 마비된 목을 자유롭게 움직일 수 없거나 경직으로 인해 성적인 표현을 하는 데 어려움을 가지기도 합니다.

또한 뇌성마비 장애인들은 어렸을 때부터 부모나 가족으로부터 마치 성에 대해서는 관심을 가져서는 안 된다는 부정적인 이미지를 받으며 성장하여, 자기 자신을 마치 성이 없는 무성(無性) 인간이라고 여기는 경우가 많습니다. 그래서 성에 대한 지식이 부족하고 호기심이 결여되고 있는 것이 특징입니다. 그러므로 성에 대한 부정적인 인식을 바꿔어 주는 것이 중요하며, 부모나 교사들의 인식이 먼저 바뀌어야 할 것입니다.

절단

1. 절단 장애에서 성생활에 문제가 있나요?

절단 장애인의 경우 신체적으로 성기능의 문제는 없습니다. 그러나 절단 후에 우울, 자존감의 손상, 신체상(body image)의 변화, 환상통증(phantom pain) 등으로 인해 성생활에 영향을 받을 수 있습니다.

2. 하지 절단인 경우 체위가 어려워요.

무릎 아래 절단의 경우에는 성생활 시 균형을 잡는데 큰 문제가 없습니다. 무릎 위 절단의 경우에는 체위와 균형 잡기에 어려움이 생길 수 있으므로 이런 경우 베개를 이용하면 도움이 됩니다.

심장질환

1. 성생활을 하면 심근경색이 재발하지는 않을까요?

성생활을 하게 되면 심근경색이 재발할 것이라는 걱정이 많지만, 성교 도중 발생하는 심근경색의 위험은 전에 심근경색이 있던 사람이나 없던 사람에서 차이가 없었습니다. 연구에 따르면 심장동맥질환 후 발생하는 사망의 0.5%만이 성행위 도중에 발생하였다고 합니다. 성행위 중 나타나는 심근경색 발생의 위험은 심장질환이 없는 사람들과 마찬가지로 매우 드물게 일어납니다.

2. 심장 장애가 있는 데, 성생활 시 주의해야 할 점은 무엇인가요?

규칙적인 운동이 성행위와 관련된 심근경색의 위험을 줄일 수 있습니다. 성행위에 소모되는 에너지는 두 층의 계단을 오르거나, 20개의 계단을 10초에 오르는 에너지에 해당하므로, 이 정도의 활동이 가능한 사람들은 성행위를 제한할 필요가 없습니다.

또한 피곤이 덜한 아침에 성행위를 하도록 하고, 전희를 충분히 하여 서서히 심박동이 증가하도록 하며, 식사 후나 음주 후에는 성행위를 삼가고, 감정적인 스트레스를 받을 때에는 성행위를 하지 말고, 편안하고 익숙한 체위를 사용하여 성행위를 하도록 합니다.

암

1. 암 치료 중에는 성생활을 하면 안 되나요?

수술 후 체력이 회복되면 부부간의 성생활은 정상적으로 갖는 것이 좋습니다. 암은 신체 접촉에 의해 옮는 병이 아닙니다. 부부 간에 애정 표현을 많이 하면 정신적으로 안정되고, 암을 이겨낼 수 있는 정신력과 면역 능력이 더욱 강해질 수 있습니다.

2. 내 욕심을 차리기 위해 암을 투병중인 배우자에게 성을 요구할 수 있나요?

사랑이 담긴 부부관계는 암환자의 투병의지를 높여주고 생존율을 높일 수 있습니다. 성충동을 억제함으로써 오히려 자신감을 상실하고 우울증에 빠질 우려가 있습니다. 암환자에게 우울증은 최대의 적입니다. 그러므로 상황에 맞는 적절한 성생활 유지가 암환자에게 큰 도움이 됩니다.

3. 자궁수술을 받았는데 자궁이 없으면 성생활을 못하는 것 아닌가요?

성생활은 질을 통해 이루어지는 것이며 자궁과는 무관합니다. 또한 질은 아기를 출산하는 산도의 역할을 하는 기관으로 탄력이 강하여 지속적인 자극으로 인해 넓이나 길이가 확장될 수 있는 기관입니다. 그러므로 수술만을 시행 받은 경우에는 수술 후 질 부위가 회복되는 6~8주부터 정상적인 성생활을 시도하면서 부부간에 서로 노력하는 것이 필요합니다.

4. 암 투병 후 처음 성생활을 시도할 때 배우자가 주의할 점이 무엇인가요?

환자들은 암 진단 후 성적 매력을 상실했다고 느끼는 경우가 많습니다. 이때 배우자의 따뜻한 배려가 필요합니다.

항암 약물 치료나 방사선 치료 중이면 환자가 성욕을 느낄 때까지 기다려 줍니다. 성기 삽입 이외에 애무나 포옹, 손잡기, 쓰다듬기 등으로 친밀감을 유지하는 것이 중요합니다. 환자가 준비가 되었다면 부드럽게 성기를 삽입하고, 환자에게 부담이 적은 새로운 체위를 시도해보시기 바랍니다. 성 관계 시 건조함을 느낀다면 윤활제를 사용하면 도움이 됩니다.

5. 방사선 치료 후 성생활을 하면 방사선이 배우자의 몸에 해를 끼치지 않을까요?

방사선 치료를 마친 뒤 많은 여성이 치료 후 성관계에 대해 불안을 느낄 것입니다. 통증에 대한 공포를 갖기도 하고, 여성의 몸에 축적된 방사선이 상대방의 성기를 손상시킬지도 모른다고 걱정하기도 합니다. 하지만 방사선 치료가 끝난 뒤에는 여성의 몸에 방사선이 남아있지 않으므로 성생활로 인해 배우자의 성기가 손상되지 않습니다.

6. 암치료 후 성욕이 생기지 않아요.

암치료 후 성욕은 감퇴할 수 있습니다. 항암 치료 후 몸이 피곤하고 쇠약해져 성욕이 감퇴할 수 있습니다. 또한 성기 부위의 방사선 치료로 성 관계 시 통증이 생겨서 성욕이 줄어들 수도 있습니다. 호르몬 치료를 받거나, 수술로 생식기관을 제거한 경우 성 호르몬에 변화가 생겨 성욕이 감퇴할 수 있습니다.

이런 상황을 배우자에게 솔직하게 이야기 하는 것이 도움이 됩니다. 성욕 감소로 문제가 생기면 의사선생님과 상의하여 해결책을 찾으시기기 바랍니다.

7. 암치료 후 질이 좁아지고 길이가 짧아졌는지 성교 시 통증이 있어요.

부인암 수술 등의 치료를 받은 경우 질이 짧고 좁아져서 성 관계 시 통증을 느낄 수 있습니다. 이럴 때는 여성상위 체위를 사용하면 여성이 삽입 깊이와 강도를 조절할 수 있어서 도움이 됩니다. 옆으로 누운 자세로 성 관계 하는 체위도 권장됩니다.

질이 짧아졌다면 질 입구에 엄지와 검지 손가락으로 동그랗게 만든 후 성기를 삽입하면 성기가 너무 깊게 삽입되는 것을 막아줍니다. 방사선 치료 후 질이 좁아지고 건조해 지는 것을 막기 위해서 손가락이나 성기, 질 삽입 기구를 이용하여 1주일에 3~4번 질을 늘릴 수 있습니다. 질이 건조해져서 분비물이 잘 나오지 않으면 질 윤활제를 사용할 수 있습니다.

8. 인공항문 주머니가 있는 데 이 상태로 성생활을 할 수 있을까요?

인공항문 주머니가 있는 경우 환자는 자신의 모습에 성적인 자신감을 잃는 경우가 많이 있고, 성관계시 주머니가 터지면 어떻게 하나 걱정하게 됩니다. 이때는 배우자의 따뜻한 배려가 필요합니다.

실제적인 도움으로는 성 관계 전에 항문 주머니를 비워주고, 주머니를 덮거나 미리 고정시킵니다. 주머니 부위는 덮고 성기 부위는 뚫린 속옷을 입으시는 것이 좋습니다. 주머니를 가릴 수 있는 티셔츠를 입는 것이 도움이 되기도 합니다. 성생활 체위는 인공항문 주머니가 직접 자극되지 않는 체위를 사용합니다.

9. 유방암 수술을 한 아내를 도와줄 수 있는 방법이 있나요?

유방암 환자의 경우 유방을 일부 또는 전체를 절제하여 신체상의 변화를 경험합니다. 이러한 변화는 자존감 저하를 초래하여 성생활을 기피하게 되는 원인이 될 수 있습니다. 이럴 때 남편은 처음부터 성관계를 요구하기보다는 포옹하기, 키스하기, 애무하기 등을 통해 자연스럽게 위축된 마음을 어루만져주는 것이 중요합니다.

또한 유방암 환자들 대부분이 항호르몬제를 맞게 되어 여성호르몬을 말려버리기 때문에 질건조증이 생겨서 성관계를 가질 때 많이 아플 수 있습니다. 이럴 때는 윤활제를 사용하면 도움이 됩니다.

척추 수술 후

1. 척추 수술 후 성생활은 언제부터 가능할까요?

수술 후 1.5킬로미터나 2킬로미터를 통증의 악화 없이 걸을 수 있다면 성생활이 가능합니다.

최소 상처의 미세 수술을 받은 경우는 퇴원 후 1~2주 내에 가능합니다. 중간 정도의 수술을 받은 경우, 즉 단순디스크제거술이나 한마디 척추융합술인 경우는 퇴원 후 2~3주에 대부분 가능합니다.

뼈를 붙이는 큰 수술을 받은 경우, 두마디 이상 척추융합술이나 척추나사못 고정술인 경우는 3~4주에 대부분 가능합니다.

2. 척추 수술 후 허리에 부담이 가지 않는 체위는 어떤 것이 있을까요?

여성이 환자인 경우, 남성 상위 체위를 선택할 때는 여성의 엉덩이와 무릎 밑에 베개를 받쳐서 허리 밑에 생기는 빈 공간을 채워줍니다(A). 여성이 남성 쪽으로 등을 대고 누운 측와위는 허리 부담감과 피로가 적어 좋은 체위입니다(B). 남성이 앉아있는 상태에서 여성은 남성의 허벅지 위에 다리를 벌리고 앉습니다. 이 때 남성은 여성의 허리를 손으로 받쳐서 지지해 줍니다(C).

남성이 환자인 경우, 여성상위 체위를 선택할 수 있으며, 이때 남성이 무릎을 세워 눕고, 여성은 앞으로 몸을 숙여 팔꿈치를 남성의 어깨 위나 옆에 둠으로써 자신의 체중을 어느 정도 받치도록 합니다(D). 남성이 의자에 앉은 상태의 좌위를 선택할 수 있습니다(E). 여성이 침대 위에 누운 상태에서 남성이 무릎을 세우고 여성의 양다리 사이로 들어옵니다. 이 때 남성은 허리를 구부리지 않고 앞뒤로 피스톤 운동만 하면 됩니다(F).

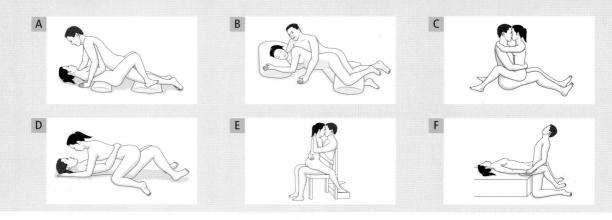